全国高等医学院校本科规划教材

供临床医学、预防医学、全科医学及相关专业使用

# 内 科 学

## NEIKEXUE

| 主　编 | 王庸晋　黄　涛 | | |
|---|---|---|---|
| 副主编 | 胡成平　曹　蘅　唐关敏 | | |
| 编　者 | （以姓氏笔画为序） | | |
| | 王　静　郑州大学第一附属医院 | 王庸晋 | 长治医学院 |
| | 牛晓红　长治医学院附属和济医院 | 冯　玫 | 山西医学科学院山西大医院 |
| | 朱　梅　天津医科大学总医院 | 庄彦华 | 牡丹江医学院红旗医院 |
| | 刘升云　郑州大学第一附属医院 | 刘建平 | 内蒙古自治区人民医院 |
| | 李小安　成都医学院第一附属医院 | 李方江 | 河北北方学院 |
| | 张　茵　台州医学院附属市立医院 | 张真稳 | 扬州大学医学院 |
| | 张彩苹　山西医科大学第一附属医院 | 陈乃耀 | 河北联合大学附属医院 |
| | 陈卫东　蚌埠医学院 | 金武丕 | 延边大学附属医院 |
| | 孟　玲　泰山医学院附属医院 | 胡成平 | 中南大学湘雅医院 |
| | 侯宁宁　潍坊医学院 | 徐米清 | 广州医学院第二附属医院 |
| | 徐　岩　青岛大学医学院附属医院 | 郭元虎 | 包头医学院第一附属医院 |
| | 唐关敏　嘉兴学院附属第一医院 | 黄　涛 | 黄河科技学院 |
| | 曹　蘅　皖南医学院 | 魏　武 | 长治医学院附属和平医院 |
| 秘　书 | 王治平　邢　莉 | | |

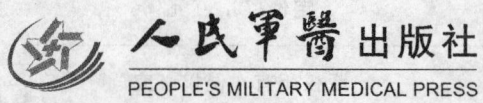

北　京

### 图书在版编目(CIP)数据

内科学/王庸晋,黄涛主编.—北京:人民军医出版社,2013.5
全国高等医学院校本科规划教材
ISBN 978-7-5091-6092-3

Ⅰ.①内… Ⅱ.①王… ②黄… Ⅲ.①内科学－医学院校－教材 Ⅳ.①R5

中国版本图书馆 CIP 数据核字(2013)第 102625 号

策划编辑:徐卓立　　文字编辑:杨善芝　　责任审读:王三荣
出版发行:人民军医出版社　　　　　　　　经销:新华书店
通信地址:北京市 100036 信箱 188 分箱　　邮编:100036
质量反馈电话:(010)51927290;(010)51927283
邮购电话:(010)51927252
策划编辑电话:(010)51927300－8743
网址:www.pmmp.com.cn

印刷:三河市世纪兴源印刷有限公司　　装订:京兰装订有限公司
开本:787mm×1092mm　1/16
印张:46.25·彩页 2 面　　字数:1339 千字
版、印次:2013 年 5 月第 1 版第 1 次印刷
印数:0001－6000
定价:79.00 元

版权所有　　侵权必究
购买本社图书,凡有缺、倒、脱页者,本社负责调换

## 全国高等医学院校本科规划教材(临床医学专业)编审委员会

| 主任委员 | 王庸晋 | 刘学政 | 陶仪声 | | |
|---|---|---|---|---|---|
| 副主任委员 | 张树峰 | 王学春 | 关利新 | 李朝品 | 李建华 |
| | 周立社 | 金哲虎 | 姚 磊 | | |

委　员　（以姓氏笔画为序）

| | | | | |
|---|---|---|---|---|
| 马凤杰 | 王 雪 | 王亚平 | 王庆宝 | 王振杰 |
| 王福彦 | 王震寰 | 井西学 | 牛春雨 | 龙 霖 |
| 史宏灿 | 冯玉芝 | 朱大诚 | 刘丕峰 | 刘林祥 |
| 闫新明 | 许礼发 | 孙 新 | 孙宏伟 | 严 华 |
| 杜友爱 | 李 龙 | 李 松 | 李 娜 | 李幼辉 |
| 杨金香 | 杨保胜 | 杨康娟 | 肖建英 | 沙翔垠 |
| 宋国杰 | 张 敏 | 张晓林 | 张晓杰 | 张晓薇 |
| 陈 琳 | 陈永平 | 陈志伟 | 陈思东 | 陈振文 |
| 武 英 | 卓 朗 | 金 昱 | 周增桓 | 赵中夫 |
| 赵玉玲 | 赵富玺 | 贲亚琍 | 昝加禄 | 姜贵云 |
| 袁兆康 | 徐名颂 | 翁开源 | 高允生 | 黄 涛 |
| 眭 建 | 崔香淑 | 麻健丰 | 章文春 | 梁 勇 |
| 董 蒨 | 韩新荣 | 魏 武 | | |

| 编辑办公室 | 郝文娜 | 徐卓立 | 曾小珍 | 池 静 |

# 全国高等医学院校本科规划教材(临床医学专业)
## 书　目

1. 基础化学　　　　　　杨金香主编
2. 有机化学　　　　　　陈　琳等主编
3. 医用物理学　　　　　王亚平主编
4. 医学心理学　　　　　孙宏伟等主编
5. 医学伦理学　　　　　张树峰等主编
6. 卫生法学　　　　　　冯玉芝主编
7. 医学人际沟通学　　　翁开源主编
8. 系统解剖学　　　　　王震寰等主编
9. 局部解剖学　　　　　金　昱主编
10. 组织学与胚胎学　　　陈志伟等主编
11. 生理学　　　　　　　朱大诚等主编
12. 生物化学　　　　　　周立社等主编
13. 分子生物学　　　　　肖建英主编
14. 病理学　　　　　　　陶仪声等主编
15. 病理生理学　　　　　牛春雨等主编
16. 医学微生物学　　　　严　华等主编
17. 人体寄生虫学　　　　孙　新等主编
18. 医学免疫学　　　　　赵富玺等主编
19. 药理学　　　　　　　高允生等主编
20. 预防医学　　　　　　王福彦等主编
21. 医学统计学　　　　　袁兆康等主编
22. 医学遗传学　　　　　杨保胜主编
23. 医学细胞生物学　　　杨康娟等主编
24. 循证医学　　　　　　赵中夫等主编
25. 医学导论　　　　　　徐名颂主编
26. 诊断学　　　　　　　魏　武等主编
27. 医学影像学　　　　　刘林祥等主编
28. 核医学　　　　　　　李　龙主编
29. 内科学　　　　　　　王庸晋等主编
30. 外科学　　　　　　　王庆宝等主编
31. 妇产科学　　　　　　张晓薇等主编
32. 儿科学　　　　　　　王　雪等主编
33. 传染病学　　　　　　陈永平主编
34. 耳鼻咽喉头颈外科学　李　娜等主编
35. 眼科学　　　　　　　沙翔垠等主编
36. 神经病学　　　　　　马风杰等主编
37. 精神病学　　　　　　李幼辉主编
38. 康复医学　　　　　　姜贵云等主编
39. 中医学　　　　　　　章文春等主编
40. 急诊医学　　　　　　王振杰等主编
41. 全科医学概论　　　　刘学政等主编
42. 口腔科学　　　　　　麻健丰主编
43. 皮肤性病学　　　　　金哲虎等主编
44. 临床技能学　　　　　眭　建等主编

# 全国高等医学院校本科规划教材(临床医学专业)
## 出 版 说 明

医学教育是医药卫生事业发展的重要组成部分,是人民群众医疗健康保障的基础。当前我国开设临床医学专业教育的高等本科院校已有160余所,其中培养基层医疗卫生人才的地方医学本科院校占有较高比例,所培养的大批医学人才已经成为各级基层医疗单位卫生服务及健康保障的主力。然而,我国各高校医学教育所普遍采用的专业教材,在反映不同办学层次、不同培养目标、不同人才定位等方面区分度不足,尚不能很好适应地方医学院校培养基层医疗服务人才的要求。在教育部、卫生部所大力倡导的培养具有不同内涵定位的"卓越医生"的医学教育改革背景下,紧随地方高等医药院校的医学教育改革步伐,广纳现代医学教育改革成果,建设特色鲜明、质量上乘、受众明确的医学专业教材成为当前各医学专业出版社必须完成的重要任务。

根据教育部在"十二五"期间对高校教材建设"高质量、多样化"的要求,针对地方高等医学院校临床医学专业综合改革所涉及教材建设需要,人民军医出版社组织多所本科高等医学院校,在深入调研的基础上,结合当前的教育改革形势和各院校的教学成果,启动了适用于地方医学院校的《全国高等医学院校本科规划教材(临床医学专业)》编写的工作。

本套教材由50余所本科医学院校领导、教授组成编审委员会,讨论确定编写宗旨和思路,逐层分阶段召开主编、副主编联席会议及各分册教材的编写、定稿会议,保证编写出版工作顺利完成。

本套教材具有以下特色:

1. 以地方高等医学院校为主体,围绕培养具有较高医学职业精神和较强的临床实践能力,具备一定公共卫生知识体系,适合基层需要的医学人才这一目标决定教材构建和内容取舍。

2. 除遵循"三基""五性""三特定"的编写原则外,特别突出"三个注重":注重素质培养,强化专业素质和人文素质的融合教育;注重解决临床实际问题的能力和主动学习能力的培养;注重教材的实用性,内容与教学过程紧密结合,编写体例灵活,易用好学。

3. 针对目前医学本科教育内容多、发展快、知识交融、层次需求多样等特点,秉承人民军医出版社教材"宜教宜学、科学严谨"的特点,遵循"从实践中来"的原则,努力使教材满足教学实际需要,真正体现各院校鲜活的教学成果,教材内容完整,涵盖执业医师考试要求。

本套教材共 44 分册,涵盖基础、医学基础、临床医学、人文学科等不同领域,包括近阶段刚建立或发展快的学科,如"循证医学""医学导论""医学人际沟通学""分子生物学""医学细胞生物学""全科医学概论"等科目。本套教材专门设计了"学习要求""要点提示""问题讨论"以及"复习指导""参考案例"等有助于教学的栏目,同时注意为师生的教与学留下发挥空间。

欢迎相关院校使用本套教材后及时反馈宝贵意见。

人民军医出版社

# 前言

为了适应医学教育新模式的发展需要,推进以"5+3"为主体的临床医学教育综合改革和卓越医师教育培养计划的实施,培养素质过硬、能力过硬,适合基层需要的实用型医学人才,人民军医出版社汇集有着丰富临床和教学经验的人员,紧密结合教、学、临床实践工作,力求编写一套老师爱用、学生欢迎、先进实用、有影响力的精品教材。

本书的编写除遵循"三基"(基本知识、基本理论、基本技能)和"五性"(思想性、科学性、先进性、启发性、适用性)的原则外,注重学生终身学习能力、临床实践能力和综合素质的培养,使医学生在掌握牢固的专业理论知识的同时,独立分析、解决问题的能力和自主学习能力不断提高,为今后的职业生涯奠定坚实的基础,使他们在毕业后的专业学习中不断地开拓创新。

本书的内容以影响我国人民健康较为严重的内科常见病、多发病为重点,适当增加了各专业新进展、新成果、新理论的相关内容。在每篇末列举出了一些较为常用的参考书目,以满足学生进一步拓展学科知识的需要。在每章节末设有复习指导,以便于学生自主学习。并在各章节均提出了学习要求,列出了通过理论学习要掌握的主要临床问题或需要具备的基本能力,用临床工作中经常遇到的问题引导学生思考,培养学生的临床思维,提高医学生对常见病、多发病的诊治能力。

本书的编写注重强化专业知识、人文素养和职业精神的融合,同时将循证医学的思想贯穿其中,旨在培养学生的创新思维与实践能力;注重教材的实用性,文字上删繁就简,避免重复,内容与职业医师资格考试相衔接,贴近教师的教学要求、方便教学,贴近学生的学习习惯、方便知识掌握,贴近临床实践需要,注重学生实践能力的培养。突出"必需、够用""注重技能"和"宜教宜学"的特点。

本书除主要供医学院校五年制本科临床医学专业学生使用外,对广大临床医师,尤其是青年医师也可作为更新知识、备考执业医师资格考试、研究生入学考试等的重要参考书籍。

本书的编委来自全国 22 所院校，他们均来自医、教、研第一线，始终保持着高度的责任感和团结协作、精益求精的工作态度，为本书的编写付出了大量的时间和精力。长治医学院附属和平医院在协调、组织本书的编写中做了大量的工作。在此一并表示衷心地感谢！

由于编写时间短促，对书中的不足或错误，希望广大读者批评指正，以便在再版中不断改进与完善。

编 者

2012 年 12 月

# 目 录

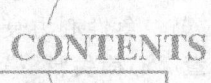

绪论 ……………………………………………………………………………………………… (1)

## 第一篇 呼吸系统疾病

第1章 总论 ………………………………… (5)
第2章 急性上呼吸道感染和急性气管-支气管炎 ………………………… (9)
  第一节 急性上呼吸道感染 ………… (9)
    附 流行性感冒 …………………… (11)
  第二节 急性气管-支气管炎 ………… (12)
第3章 肺部感染性疾病 ……………………… (14)
  第一节 肺炎概述 …………………… (14)
  第二节 细菌性肺炎-肺炎链球菌肺炎 ………………………………… (17)
  第三节 其他病原体所致肺部感染 … (19)
    一、肺炎支原体肺炎 ………………… (19)
    二、肺炎衣原体肺炎 ………………… (20)
    三、病毒性肺炎 ……………………… (21)
    四、肺真菌病 ………………………… (22)
  第四节 肺脓肿 ……………………… (24)
第4章 支气管扩张症 ……………………… (28)
第5章 肺结核 ……………………………… (32)
第6章 慢性阻塞性肺疾病 ………………… (44)
  第一节 慢性支气管炎 ……………… (44)
  第二节 慢性阻塞性肺疾病 ………… (46)
第7章 支气管哮喘 ………………………… (51)
第8章 肺血栓栓塞症 ……………………… (61)
第9章 肺动脉高压与肺源性心脏病 ……… (68)
  第一节 肺动脉高压 ………………… (68)
  第二节 肺源性心脏病 ……………… (71)
第10章 间质性肺疾病与结节病 ………… (76)
  第一节 间质性肺疾病 ……………… (76)
    一、特发性肺纤维化 ………………… (78)
    二、肺泡蛋白质沉积症 ……………… (80)
    三、其他弥漫性间质性肺疾病 ……… (81)
  第二节 结节病 ……………………… (83)
第11章 胸膜疾病 ………………………… (87)
  第一节 胸腔积液 …………………… (87)
  第二节 自发性气胸 ………………… (90)
第12章 原发性支气管肺癌 ……………… (95)
第13章 睡眠呼吸暂停低通气综合征 …… (102)
第14章 呼吸衰竭 ………………………… (107)
  第一节 急性呼吸衰竭 ……………… (109)
  第二节 慢性呼吸衰竭 ……………… (111)
第15章 急性呼吸窘迫综合征与多器官功能障碍综合征 ………… (113)
  一、急性肺损伤及急性呼吸窘迫综合征 ……………………………… (113)
  二、呼吸支持技术 …………………… (117)
  三、系统性炎症反应综合征与多器官功能障碍综合征 …………… (118)

# 第二篇 循环系统疾病

- 第16章 总论 (121)
- 第17章 心力衰竭 (128)
  - 第一节 慢性心力衰竭 (128)
  - 第二节 急性心力衰竭 (139)
- 第18章 心律失常 (143)
  - 第一节 概述 (143)
  - 第二节 窦性心律失常 (149)
    - 一、窦性心动过速与过缓 (149)
    - 二、病态窦房结综合征 (150)
    - 附 窦性停搏与窦房传导阻滞 (151)
  - 第三节 房性心律失常 (152)
    - 一、房性期前收缩与房性心动过速 (152)
    - 二、心房扑动与心房颤动 (153)
  - 第四节 房室交界区性心律失常 (156)
    - 一、房室交界性期前收缩与阵发性室上性心动过速 (156)
    - 二、预激综合征 (157)
    - 附 交界性逸搏、逸搏心律与非阵发性交界性心动过速 (158)
  - 第五节 室性心律失常 (159)
    - 一、室性期前收缩与室性心动过速 (159)
    - 二、心室扑动和心室颤动 (162)
  - 第六节 心脏传导阻滞 (163)
    - 一、房室传导阻滞 (163)
    - 二、室内传导阻滞 (165)
  - 第七节 心律失常非药物治疗的常用方法简介 (166)
- 第19章 心搏骤停和心脏性猝死 (170)
- 第20章 先天性心血管病 (174)
  - 第一节 成年人常见先天性心血管病 (174)
    - 一、房间隔缺损 (174)
    - 二、室间隔缺损 (175)
    - 三、动脉导管未闭 (176)
    - 四、法洛四联症 (177)
    - 五、艾森门格综合征 (177)
    - 六、其他先天性心血管病 (178)
  - 第二节 先天性心脏病的介入治疗 (180)
- 第21章 原发性高血压 (182)
- 第22章 动脉粥样硬化和冠状动脉粥样硬化性心脏病 (191)
  - 第一节 动脉粥样硬化 (191)
  - 第二节 冠状动脉粥样硬化性心脏病 (194)
    - 一、心绞痛 (194)
    - 二、心肌梗死 (201)
    - 三、无症状性心肌缺血 (209)
    - 四、缺血性心肌病 (209)
    - 五、猝死 (210)
  - 第三节 冠状动脉粥样硬化性心脏病的介入诊断和治疗 (210)
    - 一、冠状动脉造影 (210)
    - 二、冠心病的介入治疗 (211)
- 第23章 心脏瓣膜病 (213)
  - 第一节 二尖瓣疾病 (213)
    - 一、二尖瓣狭窄 (213)
    - 二、二尖瓣关闭不全 (216)
  - 第二节 主动脉瓣疾病 (219)
    - 一、主动脉瓣狭窄 (219)
    - 二、主动脉瓣关闭不全 (222)
  - 第三节 其他瓣膜疾病和多瓣膜病 (225)
  - 第四节 瓣膜病的介入治疗 (226)
- 第24章 感染性心内膜炎 (228)
- 第25章 心肌疾病 (235)
  - 第一节 扩张型心肌病 (235)
  - 第二节 肥厚型心肌病 (238)
  - 第三节 限制型心肌病 (241)
  - 第四节 致心律失常性右心室心肌病 (242)
  - 第五节 心肌炎 (244)
- 第26章 心包疾病 (247)
  - 第一节 急性心包炎 (247)
  - 第二节 缩窄性心包炎 (251)
- 第27章 主动脉和周围血管病 (253)
  - 第一节 主动脉夹层 (253)
  - 第二节 闭塞性周围动脉粥样硬化 (255)
  - 第三节 静脉血栓症 (256)

# 第三篇　消化系统疾病

- 第28章　总论 …………………… (259)
- 第29章　胃食管反流病 …………… (263)
- 第30章　胃炎 ……………………… (267)
  - 第一节　急性胃炎 ……………… (267)
  - 第二节　慢性胃炎 ……………… (268)
  - 第三节　其他特殊类型胃炎 …… (270)
- 第31章　消化性溃疡 ……………… (272)
- 第32章　肠结核和结核性腹膜炎 … (280)
  - 第一节　肠结核 ………………… (280)
  - 第二节　结核性腹膜炎 ………… (282)
- 第33章　炎症性肠病 ……………… (285)
  - 第一节　溃疡性结肠炎 ………… (285)
  - 第二节　克罗恩病 ……………… (288)
- 第34章　功能性胃肠病 …………… (291)
  - 第一节　功能性消化不良 ……… (291)
  - 第二节　肠易激综合征 ………… (293)
- 第35章　肝疾病 …………………… (296)
  - 第一节　脂肪性肝病 …………… (296)
    - 一、酒精性肝病 ……………… (296)
    - 二、非酒精性脂肪性肝病 …… (298)
  - 第二节　自身免疫性肝病 ……… (300)
    - 一、自身免疫性肝炎 ………… (300)
    - 二、原发性胆汁性肝硬化 …… (302)
  - 第三节　肝硬化 ………………… (303)
  - 第四节　肝性脑病 ……………… (309)
- 第36章　胰腺炎 …………………… (313)
  - 第一节　急性胰腺炎 …………… (313)
  - 第二节　慢性胰腺炎 …………… (317)
- 第37章　消化道出血 ……………… (320)
- 第38章　消化系统肿瘤 …………… (325)
  - 第一节　食管癌 ………………… (325)
  - 第二节　胃癌 …………………… (328)
  - 第三节　大肠癌 ………………… (331)
  - 第四节　原发性肝癌 …………… (335)
  - 第五节　胰腺癌 ………………… (340)

# 第四篇　泌尿系统疾病

- 第39章　总论 ……………………… (345)
- 第40章　肾小球疾病 ……………… (349)
  - 第一节　概述 …………………… (349)
  - 第二节　急性肾小球肾炎 ……… (351)
  - 第三节　急进性肾小球肾炎 …… (354)
  - 第四节　慢性肾小球肾炎 ……… (356)
  - 第五节　无症状性血尿和(或)蛋白尿 …………………………… (357)
  - 第六节　肾病综合征 …………… (358)
  - 第七节　IgA肾病 ………………… (363)
- 第41章　间质性肾炎 ……………… (366)
  - 第一节　急性间质性肾炎 ……… (366)
  - 第二节　慢性间质性肾炎 ……… (367)
- 第42章　尿路感染 ………………… (370)
- 第43章　肾小管疾病 ……………… (376)
  - 肾小管酸中毒 …………………… (376)
    - 一、远端肾小管酸中毒 ……… (376)
    - 二、近端肾小管酸中毒 ……… (377)
    - 三、高血钾型肾小管酸中毒 … (378)
    - 附　Fanconi综合征 …………… (378)
- 第44章　肾血管疾病 ……………… (380)
  - 第一节　肾动脉狭窄 …………… (380)
  - 第二节　肾动脉栓塞和血栓形成 …………………………………… (381)
  - 第三节　高血压性小动脉性肾硬化 …………………………… (382)
  - 第四节　肾静脉血栓形成 ……… (382)
- 第45章　肾衰竭 …………………… (384)
  - 第一节　急性肾损伤 …………… (384)
  - 第二节　慢性肾病 ……………… (388)
- 第46章　血液净化疗法 …………… (397)

# 第五篇 血液系统疾病

- 第 47 章 总论 …………………………… (401)
- 第 48 章 贫血概述 ……………………… (405)
- 第 49 章 缺铁性贫血 …………………… (409)
- 第 50 章 巨幼细胞贫血 ………………… (413)
- 第 51 章 再生障碍性贫血 ……………… (416)
- 第 52 章 溶血性贫血 …………………… (421)
  - 第一节 概述 ………………………… (421)
  - 第二节 遗传性球形红细胞增多症 …………………………………… (424)
  - 第三节 红细胞葡萄糖-6-磷酸脱氢酶缺乏症 ……………………… (425)
  - 第四节 血红蛋白病 ………………… (426)
    - 一、珠蛋白生成障碍性贫血 …… (427)
    - 二、异常血红蛋白病 …………… (429)
  - 第五节 自身免疫性溶血性贫血 …………………………………… (430)
  - 第六节 阵发性睡眠性血红蛋白尿症 …………………………… (432)
- 第 53 章 粒细胞减少和粒细胞缺乏症 …………………………………… (436)
- 第 54 章 骨髓增生异常综合征 ………… (439)
- 第 55 章 白血病 ………………………… (442)
  - 第一节 概述 ………………………… (442)
  - 第二节 急性白血病 ………………… (443)
  - 第三节 慢性髓系白血病 …………… (450)
  - 第四节 慢性淋巴细胞白血病 ……… (452)
- 第 56 章 淋巴瘤 ………………………… (456)
  - 第一节 霍奇金淋巴瘤 ……………… (456)
  - 第二节 非霍奇金淋巴瘤 …………… (459)
- 第 57 章 多发性骨髓瘤 ………………… (463)
- 第 58 章 骨髓增殖性肿瘤 ……………… (467)
  - 第一节 真性红细胞增多症 ………… (467)
  - 第二节 原发性血小板增多症 ……… (468)
  - 第三节 原发性骨髓纤维化症 ……… (470)
- 第 59 章 脾功能亢进 …………………… (472)
- 第 60 章 出血性疾病 …………………… (474)
- 第 61 章 紫癜性疾病 …………………… (479)
  - 第一节 过敏性紫癜 ………………… (479)
  - 第二节 原发免疫性血小板减少症 …………………………………… (481)
  - 第三节 血栓性血小板减少性紫癜 …………………………………… (483)
- 第 62 章 凝血功能障碍性疾病 ………… (485)
  - 第一节 血友病 ……………………… (485)
  - 第二节 遗传性血管性血友病 ……… (487)
  - 第三节 维生素 K 缺乏症与严重肝病出血 ………………………… (488)
- 第 63 章 弥散性血管内凝血 …………… (490)
- 第 64 章 血栓性疾病 …………………… (493)
- 第 65 章 输血和输血反应 ……………… (495)
- 第 66 章 造血干细胞移植 ……………… (498)

# 第六篇 内分泌系统疾病

- 第 67 章 总论 …………………………… (504)
- 第 68 章 垂体瘤 ………………………… (508)
  - 附 催乳素瘤 ……………………… (510)
- 第 69 章 巨人症和肢端肥大症 ………… (511)
- 第 70 章 腺垂体功能减退症 …………… (514)
- 第 71 章 生长激素缺乏性侏儒症 ……… (517)
- 第 72 章 尿崩症 ………………………… (520)
- 第 73 章 抗利尿激素分泌失调综合征 …………………………………… (523)
- 第 74 章 甲状腺肿 ……………………… (526)
- 第 75 章 甲状腺功能亢进症 …………… (529)
- 第 76 章 甲状腺功能减退症 …………… (538)
- 第 77 章 甲状腺炎 ……………………… (542)
  - 第一节 亚急性甲状腺炎 …………… (542)
  - 第二节 慢性淋巴细胞性甲状腺炎 …………………………………… (544)
  - 第三节 产后甲状腺炎 ……………… (546)
- 第 78 章 库欣综合征 …………………… (548)
- 第 79 章 原发性醛固酮增多症 ………… (553)
- 第 80 章 肾上腺皮质功能减退症 ……… (558)
- 第 81 章 嗜铬细胞瘤 …………………… (561)
- 第 82 章 甲状旁腺功能亢进症 ………… (565)

第83章 甲状旁腺功能减退症 ……… (569)
第84章 多发性内分泌腺肿瘤综合征
　　　　　　　　　　　　　　　　(572)
第85章 伴瘤内分泌综合征 ……… (575)

## 第七篇　代谢疾病和营养疾病

第86章 总论 ………………………… (578)
第87章 糖尿病 ……………………… (581)
第88章 低血糖症 …………………… (594)
　附　常见的低血糖症 ……………… (596)
第89章 血脂异常症 ………………… (598)
第90章 肥胖症 ……………………… (604)
　附　代谢综合征 …………………… (606)
第91章 水、电解质和酸碱平衡紊乱
　　　　　　　　　　　　　　　　(608)
　第一节　水、钠平衡紊乱 ………… (609)
　　一、失水 …………………………… (609)
　　二、水过多和水中毒 ……………… (611)
　　三、低钠血症 ……………………… (612)
　　四、高钠血症 ……………………… (612)
　第二节　钾平衡紊乱 ………………… (613)
　　一、低钾血症和钾缺乏 …………… (613)
　　二、高钾血症和钾过多 …………… (615)
　第三节　酸碱平衡紊乱 ……………… (616)
　　一、代谢性酸中毒 ………………… (617)
　　二、呼吸性酸中毒 ………………… (618)
　　三、代谢性碱中毒 ………………… (619)
　　四、呼吸性碱中毒 ………………… (620)
　　五、混合型酸碱平衡紊乱 ………… (621)
第92章 高尿酸血症与痛风 ………… (622)
第93章 骨质疏松症 ………………… (627)

## 第八篇　风湿性疾病

第94章 总论 ………………………… (632)
第95章 类风湿关节炎 ……………… (636)
第96章 系统性红斑狼疮 …………… (641)
第97章 脊柱关节炎 ………………… (645)
第98章 干燥综合征 ………………… (649)
第99章 血管炎病 …………………… (653)
　第一节　大动脉炎 …………………… (653)
　第二节　巨细胞动脉炎和风湿性多
　　　　　肌痛 ……………………… (655)
　第三节　结节性多动脉炎 ………… (656)
　第四节　贝赫切特病 ……………… (657)
　第五节　其他血管炎病 …………… (660)
　　一、显微镜下多血管炎 …………… (660)
　　二、Churg-Strauss综合征 ………… (660)
　　三、韦格纳肉芽肿 ………………… (661)
　　附　超敏性血管炎 ……………… (661)
第100章 特发性炎症性肌病 ……… (663)
第101章 系统性硬化病 …………… (667)
第102章 雷诺现象与雷诺病 ……… (670)
第103章 骨关节炎 ………………… (672)

## 第九篇　理化因素引起的疾病

第104章 化学因素引起的疾病 …… (676)
　第一节　中毒概述 ………………… (676)
　第二节　农药中毒 ………………… (685)
　　一、有机磷杀虫药中毒 …………… (685)
　　二、其他农药及灭鼠药中毒 ……… (691)
　第三节　急性一氧化碳中毒 ……… (694)
　第四节　有机溶剂中毒 …………… (697)
　第五节　镇静催眠药中毒 ………… (698)
　第六节　急性毒品中毒 …………… (700)
　第七节　急性乙醇中毒 …………… (703)
　　附　毒蛇咬伤中毒 ……………… (705)
第105章 物理因素引起的疾病 …… (708)
　第一节　环境改变致病 …………… (708)
　　一、中暑 …………………………… (708)
　　二、冻僵 …………………………… (710)
　第二节　意外事件致病 …………… (710)

一、淹溺 …………………………（710）
二、电击伤 ………………………（712）
第三节 高原病……………………（713）
附 晕动病…………………………（716）

**参考文献** ……………………………………………………………………………（718）
**参考病例** ……………………………………………………………………………（720）
**彩图** …………………………………………………………………………………（726）

# 绪 论

【内科学是临床医学的基础】

临床医学是研究各系统疾病的发病机制、诊断、治疗和预防的科学。内科学作为临床医学的基础学科,重点论述人体各系统各种疾病的病因、发病机制、临床表现、诊断、治疗与预防,是临床医学专业的主干课程。

内科学以非手术方法治疗疾病而与外科学区分,其诊疗措施不具创伤性或仅有轻微创伤性。随着学科的发展,目前内科学按照不同系统划分为呼吸病学、心血管病学、消化病学、肾病学、血液病学、内分泌及代谢疾病学、风湿病学等,另外,又衍生出传染病学、精神病学、神经病学等学科。学科的划分促进了对疾病的深入研究,有助于提高其诊疗水平。

内科学作为临床医学中的综合学科,涉及面广,整体性强,研究人体各系统器官疾病的病因、诊断和防治,是临床医学中其他学科的基础,并与其他临床学科之间有着密切的联系。内科学教学的核心之一就是让学生学会以患者主诉为中心,通过问诊、体格检查获取与患者病情密切相关的基本资料,并根据实际需要进行实验室和影像学等辅助检查,然后综合分析各项结果,提出诊断和治疗决策。因此,无论将来成为哪一学科医师,内科学学习在培养医学生的临床思维和实践技能方面都起着至关重要的作用。

【如何学好内科学】

基础医学是临床医学的基础,学习内科学,需要及时复习基础医学的人体解剖学、生理学、病理生理学、病理学、免疫学、生物化学与分子生物学、病原生物学、药理学等相关学科知识,只有掌握了扎实的基础医学知识才能深刻理解疾病的发病机制及其特点,并在此基础上进一步探讨并发展疾病的诊断和治疗方法,才能做到举一反三、融会贯通。如在学习某一具体疾病时,应熟悉该系统器官的解剖学、生理学特点;在学习发病机制时应联系病理生理学、病理学、病原生物学、免疫学、医学遗传学等学科的相关知识;在学习药物治疗时应掌握药理学的相关知识,比如药物作用的机制、药动学、药效学、不良反应等。只有这样,才能保障内科学学习的质量与效果。

临床医学是实践性很强的学科。如何接触患者、询问病史、体格检查、选择合适的实验室及影像学检查,确立及排除诊断,并选择恰当合适的治疗,这是内科学的临床技能,也是内科学的基本功。只有在取得真实可信的第一手临床资料的基础上,才能作出正确的诊断及制定合理有效的治疗方案,任何一个环节出现了纰漏都有可能导致诊断的方向性错误。有些同学误以为多读一些专业书籍可以提高临床水平,不重视临床实践的重要性。当然,书固然不可不读,但是现象远比规律丰富,书本记录的是普遍的一般规律,不可能包括临床上千变万化的现象,如果按照本本主义去诊治患者,必然会造成漏诊、误诊误治。临床医学的学习是一个不断学习、实践、再学习、再实践的过程,实践中需要善于观察、勤于思考、勇于怀疑、善于总结。在观察疾病发展的过程中需要不断找寻自己结论的支持点及怀疑点,在批判中确立及修正已经作出的诊断及治疗原则。因此,只有在不断的临床实践中,我们的沟通技巧、诊断技能、临床思维才能得到反复训练,临床水平才能得以不断提高。

医学技术的发展日新月异。高精密度电子计算机化X线体层显像(CT)、计算机化磁共振体层显像(MRI)技术的发展,大大提高了影像学诊断的准确性。放射性核素检查的新技术已广泛应用于胃、肠、肝、胆、心血管、内分泌、肾、血液和肺部疾病的诊断。单光子计算机化体层显像和正电子体层显像使诊断的水平进一步提高,可无创伤地检查脏器的结构和功能状态,观察活体内的物质代谢改变。超声诊断已从原始的一维检查发展到四维诊断技术,从而实现对脏器病变的立体诊断和治疗。心脏、肺、脑的电子监护设备能连续监测病情变化。介入性诊断技术大大提高了对疾病的诊断、治疗水平,降低了患者的创伤。各种先进检测仪器及相应试剂盒的应用、单克隆抗体的制备,更进一步为诊断学和实验医学提供了新的手段。然而需要我们注意的是,无论哪一种检查都不能替代医师的询问病史、体格检查、临床逻辑思维和判断。如果没有通过与患者沟通获知病史、没有通过体格检查获得阳性体征的等基本的临床资料,我们的辅助检查就会无的放矢,撒网式的检查往往会既延误了诊断、治疗,也浪费了大量的医疗资源。

学好内科学需要树立预防为主和防治结合的基本观点,做好疾病的早期发现、早期诊断、早期治疗,以减轻患者痛苦,减少医疗资源浪费。目前,慢性非传染性疾病已成为导致患者过早死亡和影响我国人民健康水平的主要原因,包括心脑血管疾病、糖尿病、癌症、慢性呼吸系统疾病,它们具有共同的可控的危险因素,其中包括吸烟、食盐和糖摄入过多、饱和脂肪酸和反式脂肪酸摄入过多、缺乏运动和过量饮酒等。医师通过健康教育、宣传,促进戒烟、减盐、健康饮食和体力活动、减少有害饮酒,有望减少新发病例,并减少并发症的出现。

必须强调的是,在疾病的诊治过程中,由于医务人员的措施不当(包括漏诊、误诊、误治或治疗不当等)所造成不利患者身心健康的医源性疾病日益突出,目前已成为仅次于心脑血管疾病和癌症的严重的临床问题。这就要求医师在临床工作中在不断丰富医学知识、熟练掌握临床诊断技术,正确使用诊断仪器,全面分析检查结果,努力提高临床诊疗水平的同时,进一步加强人文素养,增强责任心,尽量避免问诊不详细、客观资料不全、检查失误、先入为主惯性思维等造成的不利于甚至有害于疾病康复的医疗行为。

随着生物医学模式向生物-心理-社会医学模式转变,健康不再是简单的体强无病,而且要有健全的身心状态和一定的社会适应能力。现代医师不能只着眼于人的疾病而忽略所患疾病的人。因为患者不只是症状、体征、功能障碍、器官损害和情绪紊乱的结合体,他们是寻找安慰、关注和安心的人。因此,决不能把患者仅仅看成病例或者疾病,除了躯体的不适外,他们通常伴有焦虑和恐惧。医师应通过言行举止明确地给予他们信心,良好的职业态度可以在很大程度减轻患者的焦虑情绪。医师在疾病的诊防治过程中要全面关心患者,需要考虑患者发病的背景,包括自身因素、家庭、经济、社会文化背景等。建立良好、和谐的医患关系,充分尊重患者的知情同意权,并做好告知义务,要正确应用法律武器,保护患者及医者的合法权益。

此外,医学是不断进步的科学,医学生在学习中要善于追踪学科进展,不断更新理论观点、多实践、勤思考,学会结合患者病情查阅参考资料,"借他人之矽,长个人之智",只有这样才能更好地掌握内科学知识,才能"青出于蓝而胜于蓝"。

【内科学研究进展】

随着现代科技进步及生命科学的发展,近年来内科学得以迅速发展。虽然,目前还有不少内科疾病病因尚未能彻底清楚、还不能彻底治愈。但对许多疾病的病因和发病机制的认识日益深入,在诊断技术和防治方法上也有很大的更新和发展,使患者预后得到明显改善。

由于基础医学理论的发展,促进了对多种疾病病因及发病机制的研究。遗传学和分子生物学的研究从基因水平和分子水平进一步揭示了部分遗传性疾病的病因,为这些疾病治疗提供了可能的治疗靶点。例如,现已发现家族性肌萎缩性侧索硬化症是由于基因的点突变所致;1型糖尿病、强直性脊柱炎等的发病可能与组织相容性抗原某些位点密切相关;对高血压、冠心病的研究也相继发现了一些易感基因,提示其遗传相关性。免疫学的发展使免疫机制障碍在多种疾病过程中所起的作用受到重视。组织激素如消化道激素、前列腺素、心房钠尿肽、脑钠肽、内皮素、内皮舒张因子(NO)等的发现和研究,为消化系统、循环系统疾病发病机制和治疗方法的探索开辟了新的途径,对阐明其他疾病的发病机制也具有重要意义。

实验室检查向超微量、高效能、高速度和自动化方面发展。高效液相层析、放射免疫和放射测量、酶联免疫吸附测定、聚合酶链反应和酶学检查技术的建立和完善,使测定体液中微量物质、免疫抗体、药物或微生物的 DNA 和 RNA 成为可能。影像学检查如 CT、MRI 的敏感性和特异性不断提高,新的影像学检查如正电子射线断层检查(PET)、高精度数字造影血管仪不断改进,各种途径的纤维腔镜检查使许多体腔疾病的直视诊断成为可能,心脏电生理检查极大地提高了心律失常的诊断水平。所有这些,为临床医师的诊断提供了及其重要的依据。

各种治疗手段的发明与发展使内科学的治疗手段也得以快速发展,新的有效药物不断问世,使疾病的疗效不断提高。介入治疗目前已成为心血管疾病的重要治疗手段之一,如冠心病的球囊扩张加支架置入、先天性心脏病的封堵治疗等。随着导管技术和制作工艺的发展,射频消融治疗不仅成为快速性心律失常的一线治疗,而且导管消融去肾交感神经(CRSD)的出现使得导管消融技术的临床应用不再局限于心律失常,为难治性高血压提供了可能选择。应用针对幽门螺杆菌的抗菌治疗,从根本上改变了消化性溃疡这一消化系统常见疾病的总体预后。用基因重组技术生产的药物,如红细胞生成素(促红细胞生成素)、重组组织型纤溶酶原激活药(rt-PA)等已广泛应用于临床。脑钠肽、左西孟旦等药物为难治性心力衰竭患者提供了可能。新型免疫抑制药的应用极大地降低了肾移植后的排斥反应。对不同类型的先天性或获得性免疫疾病,可按其性质给予相应的免疫治疗措施,如应用免疫工程技术进行骨髓移植,对白血病进行化疗或化疗加骨髓移植,对重型再生障碍性贫血采用异基因骨髓移植治疗,可使白血病彻底治愈,再生障碍性贫血患者长期存活。

我们相信,随着以上各专业学科的发展,必然会为内科学的发展提供更多、更有效地诊疗手段,内科学的诊疗水平也必然会随之不断提高。

(王庸晋)

# 第一篇

PART 1

# 呼吸系统疾病

# 第1章 总 论

> **学习要求**
>
> 学习影响呼吸系统疾病的主要相关因素,掌握呼吸系统的常见症状、体征及辅助检查,知晓呼吸系统疾病的诊疗原则。

呼吸系统疾病是我国的常见病、多发病。由于大气污染、吸烟、工业经济发展导致的理化因子、生物因子吸入及人口年龄老化等因素,使近年来呼吸系统疾病发病率明显增加,据2006年全国部分城市及农村前10位主要疾病死亡原因的统计数,呼吸系统疾病(不包括肺癌)在城市居民的死亡病因中占第4位,在农村占第3位。慢性阻塞性肺疾病居高不下。肺血栓栓塞症、肺动脉高压、肺部弥漫性间质纤维化及免疫低下性肺部感染等疾病发病率日渐增多。肺结核发病率近年也有增高趋势。艾滋病的主要死亡原因为肺部感染,特别是肺孢子菌肺炎。从2002年底以来,在我国及世界范围内暴发的严重急性呼吸综合征(SARS)疫情,引起了群众的恐慌,同时给国民经济造成巨大损失。因此,做好呼吸系统疾病的防治工作十分重要。

【影响呼吸系统疾病的主要相关因素】

1. **呼吸系统结构与功能特点** 呼吸系统与周围环境相通,静息状态下成年人,每天约有10 000L气体进出呼吸道。肺的呼吸面积广泛,成年人的总呼吸面积约100$m^2$(3亿~7.5亿肺泡)。它具有较强的防御功能,但当各种原因引起防御功能下降或外界的刺激强过时,均可引起损伤及病变。环境中的有机或无机粉尘及各种微生物、蛋白变应原、有害气体等,可进入呼吸道及肺而致病。

肺循环与体循环相比,具有低压、低阻及高容量的特点。肺循环的血管与气管-支气管同样越分越细,细小动脉的截面积大,肺毛细血管床面积更大,且很易扩张。当左心功能下降时,肺毛细血管压可增高,可引发肺水肿;而低蛋白血症时会发生肺间质水肿或胸膜腔液体漏出。肺有两组血管,肺循环的血管为气体交换的功能血管,体循环的血管为气道和脏层胸膜的营养血管。肺与全身各器官的血液及淋巴循环相通,全身各处的菌栓、血栓、癌栓,都可以到达肺,引起继发性肺脓肿、肺血栓栓塞症和转移性肺癌。全身免疫性疾病、肾病及血液病等可累及肺,肺部病变亦可向全身播散。此外,肺还具有异位神经-内分泌等功能非呼吸性功能。

2. **大气污染和吸烟** 流行病学调查证实,呼吸系统疾病如慢性阻塞性肺疾病等与空气污染、吸烟密切相关,二氧化硅、煤尘、棉尘等可刺激呼吸系统引起各种肺尘埃沉着病,工业废气中致癌物质污染大气,是肺癌发病率增加的重要原因。吸烟者慢性支气管炎的发病率较非吸烟者高2~4倍以上,肺癌发病率高4~10倍或(重度吸烟者可高20倍)。据2002年统计,我国成年人吸烟率约为35.8%(男性66.0%),烟草总消耗量占世界首位。目前我国青年人吸烟人数增多,是慢性阻塞性肺疾病和肺癌发病率增加的重要因素。

3. 吸入性变应原增加　随着我国经济的发展,特别在城市变应原的种类及数量增多,如油漆、家具的特殊气味,宠物的毛皮,还有空调机的真菌、都市绿化的某些花粉孢子、有机或无机化工原料、药物及食物添加剂,汽车排出的氮氧化物、燃煤产生的二氧化硫、细菌及病毒感染等,均可导致支气管哮喘患病率的增加。

4. 社会人口老龄化　随着科学和医学技术的突飞猛进,人类寿命延长的速度也迅速加快。据联合国人口司预测,到2025年全世界60岁以上人口将增至11.21亿,占世界人口13.7%,其中发展中国家为12%,发达国家达23%。呼吸系统疾病如慢性阻塞性肺气肿、肺癌均随年龄的增长,其患病率亦随之上升;由于老年人的机体免疫功能低下,且易吸入性,老年人肺部感染常为引起死亡的直接原因。

5. 肺部感染病原学的变异及耐药性的增加　肺部感染是呼吸系统疾病的重要组成部分。由于抗菌药物的广泛应用,耐药菌所致肺炎的发病率及病死率均明显增高。在医院获得性肺炎中,革兰阴性菌占优势,产β-内酰胺酶细菌明显增多。在革兰阳性球菌中,耐甲氧西林的细菌亦明显增加。免疫低下或免疫缺陷者的呼吸系统感染,则应重视特殊病原如真菌、肺孢子菌及非典型分枝杆菌感染。此外,我国肺结核患者人数居全球第二,其中感染耐多药结核分枝杆菌的患者可达17%以上。

【呼吸系统疾病的常见症状与体征】

1. 症状

(1) 咳嗽:短于3周的咳嗽为急性咳嗽,超过8周的咳嗽为慢性咳嗽,咳嗽的性质对疾病的诊断很大,如金属音样刺激性干咳多见于肺癌患者。

(2) 咳痰:痰的性状、量及气味对诊断有帮助。如铁锈样痰、红棕色胶胨样痰、咖啡样痰、果酱样痰、脓性痰、大量黄脓痰并有恶臭味、粉红色泡沫痰均有提示意义。痰量的增减一定程度上反映感染的加剧或炎症的缓解。

(3) 咯血:痰中带血或不同程度地咯血也是呼吸系统疾病常见的症状。

(4) 呼吸困难:表现在呼吸频率、深度及节律改变等方面。急性气促伴胸痛、夜间阵发性呼吸困难、呼气性呼吸困难、慢性进行性气促等不同种类的呼吸困难提示不同的疾病。呼吸困难可分吸气性、呼气性和混合性3种。

(5) 胸痛:壁层胸膜富含痛觉神经末梢,对疼痛比较敏感。病变侵及壁层胸膜或会出现骨隐痛,乃至刀割样痛。伴高热、咯血和(或)呼吸困难提示意义不同,疼痛常与咳嗽、深吸气有关。可在剧咳及突然用力后突发加剧。非呼吸系统疾病也可引起胸痛,应注意鉴别。

2. 体征　病变的性质、范围不同,胸部疾病的体征可正常或异常。可出现以干、湿啰音为主。伴呼吸音性质、音调和强度的改变。有实变体征;双肺出现Velcro啰音以及吸气相高调爆裂音等,可伴气管移位。

【呼吸系统疾病的诊断】

病史和体格检查是诊断呼吸系统疾病的基础。由于呼吸系统疾病常为全身疾病的一种局部表现,还应结合化验及特殊检查结果,进行全面综合分析。

1. 影像学检查　胸部影像学检查,特别是胸部CT能明确病变部位、性质及有关气管、支气管通畅程度。磁共振显像(MRI)对纵隔疾病和肺血栓栓塞症有较大帮助。强化CT及肺血管造影用于肺血栓栓塞症和各种先天性或获得性血管病变的诊断;支气管动脉造影和栓塞术对咯血有较好的诊治价值。

2. 实验室检查

(1) 血液检查:中性粒细胞增加伴有中毒颗粒多提示细菌感染;嗜酸粒细胞增加提示过敏性因素、曲霉菌或寄生虫感染;血清学抗体试验,如荧光抗体、对流免疫电泳、酶联免疫吸附测定等,对病毒、支原体和细菌感染有一定的诊断价值。

(2) 抗原皮肤试验:支气管哮喘的变应原皮肤试验阳性有助于变应体质的确定和相应抗原的脱敏治疗。

(3) 痰液检查：痰液检查对细菌感染、肺结核、肺癌等疾病的诊断很重要。痰培养及药敏检查有助于细菌感染性肺炎的病原学诊断及指导治疗。痰涂片在低倍镜视野里上皮细胞<10个，白细胞>25个为相对污染少的痰标本，定量培养菌量≥107cfu/ml可判定为致病菌。经环甲膜穿刺气管吸引或经支气管镜防污染双套管毛刷采样，可防止咽喉部寄殖菌的污染，此时培养菌量≥103cfu/ml即有诊断意义。反复做痰脱落细胞检查，有助于肺癌的诊断。痰液中检出结核菌则可确诊为肺结核。

(4) 胸腔积液检查：常规检查可明确积液属于渗出性或是漏出性。检查积液的溶菌酶、腺苷脱氨酶、癌胚抗原及染色体分析，有助于良、恶性胸腔积液的鉴别。脱落细胞和胸膜病理活检对明确肿瘤或结核有诊断价值。

3. 支气管镜和胸腔镜 硬质支气管镜和可弯曲支气管镜协同应用，将气管镜介入诊疗技术推向一个新的高点。支气管镜能进入亚段支气管，直接窥视黏膜水肿、充血、溃疡、肉芽肿、新生物、异物等，进行黏膜刷检或钳检，支气管肺泡灌洗。灌洗液可送微生物、细胞学、免疫学、生物化学等检查，有助于明确病原和病理诊断；借助纤支镜的引导还可做气管插管。经支气管镜可进行多种介入治疗，如气管内肿瘤或异物的摘除，高频电刀、激光、微波及药物注射治疗良、恶性病变等。胸腔镜已广泛应用于胸膜疾病的诊断与治疗。

4. 放射性核素扫描 应用$^{133}$氙或$^{99m}$锝-二乙三胺五乙酸($^{99m}$Tc-DTPA)雾化吸入。$^{99m}$锝大颗粒人血清聚合清蛋白($^{99m}$Tc-MAA)静脉注射对肺区域性通气/灌注情况、肺血栓栓塞症和血流缺损，以及占位病变的诊断有帮助。近年发展了正电子发射计算机体层扫描技术(PET)，对肺部阴影及纵隔淋巴结增大的鉴别诊断有了极大帮助。此外，尚有放射性核素免疫显像、肿瘤受体显像、基因显像及肿瘤报告基因显像等技术均可作为肺部肿瘤早期诊断的重要参考。

5. 超声检查 做胸腔积液及肺外周肿物的定位，指导穿刺抽液及穿刺活检。

6. 呼吸功能测定 通过其测定可了解呼吸系统疾病对肺功能损害的性质及程度。对某些肺部疾病的早期诊断具有重要价值。如慢性阻塞性肺疾病表现为阻塞性通气功能障碍，而肺纤维化、胸廓畸形、胸腔积液、胸膜增厚或肺切除术后均显示限制性通气功能障碍。弥散功能有助于明确换气功能损害的情况，如特发性肺纤维化及弥散性肺泡癌的弥散功能损害尤为突出。阻塞性与限制性通气功能障碍的鉴别见表1-1。

表1-1 阻塞性与限制性通气功能障碍的肺容量和气道阻力的特征性变化

| 项目 | 阻塞性通气功能障碍 | 限制性通气功能障碍 |
| --- | --- | --- |
| VC | 减低或正常 | 减低 |
| RV | 增加 | 减低 |
| TLC | 正常或增加 | 减低 |
| RV/TLC | 明显增加 | 正常或略增加 |
| FEV1/FVC | 减低 | 正常或增加 |
| MMFR | 减低 | 正常或减低 |

VC. 肺活量；RV. 残气量；TLC. 肺总量；FEV1. 第1秒用力呼气量；FVC. 用力肺活量；MMFR. 最大呼气中期流速

【呼吸系统疾病防治原则】

慢性阻塞性肺疾病、支气管哮喘、肺癌及间质性肺疾病等均与大气污染密切相关，所以控烟、减少大气污染显得尤为重要。戒烟宣传，并采取切实有效的戒烟措施，是当前的重要任务；同时，由于我国大部分城市空气污染严重，必须严格执行国家环保部门制定的空气污染容许标准。改造工业及家用燃料，将工业废气及室内空气污染降至联合国世界卫生组织规定的标准(或以下)。对于SARS、禽流感之类的急性呼吸道传染性疾病，要按照《中华人民共和国传染病防治法》法定传染病进行管理。

随着经济的发展,治未病的思想彰显突出。如支气管肺癌,当出现明显症状时往往已发展到中、晚期,病人预后差,治疗费用高。而早期防治则明显提高生存率,因而早期诊断十分重要。

目前,我国已制定了慢性阻塞性肺疾病、支气管哮喘、肺血栓栓塞症、间质性肺疾病、医院和社区获得性肺炎等的防治指南及传染性非典型肺炎(SARS)的诊疗方案,规范上述疾病的防治。

【呼吸系统疾病研究进展】

近年来,生理学、生化、免疫、细胞及分子生物学、药理、影像、核医学、超声、电子技术等各领域科研的进展为呼吸系统疾病的诊断提供了条件。如进行定期低剂量CT筛查,对某些早期外周型肺癌的发现具有价值。CT肺动脉造影已经成为肺血栓栓塞症的一线诊断方法。PET对肺部阴影小病灶及纵隔淋巴结的定性,提供了更精确的方法。高分辨CT、肺泡灌洗、肺活检对间质性肺疾病的诊断提供了方便。定期进行肺通气功能的检查将有助于诊断早期慢性阻塞性肺疾病,特别是对吸烟的人群,人体体积描记仪能更全面发现肺功能的变化,强迫震荡技术更适宜对幼儿和老年人进行肺部功能测定。此外,采用聚合酶链反应(PCR)技术的应用对肺结核、军团菌肺炎、支原体、肺孢子菌和病毒感染等的诊断有一定的价值。分子遗传学分析可确定遗传性 $\alpha_1$-抗胰蛋白酶缺乏症,肺囊性纤维化等。

在临床治疗上,由于呼吸生理和重症监护医学及仪器设备的创新重症监护病房(ICU)组织及管理系统的建立,特别是呼吸支持技术的发展与完善,极大地丰富了重症患者呼吸衰竭抢救的理论与实践,降低了病死率。如通气模式的改进可对不同的病因引起的呼吸衰竭进行针对性的治疗;非创伤性面(鼻)罩辅助通气的推广能预防一些患者发展为呼吸衰竭,使部分患者避免气管插管或切开。对睡眠状态的全套临床生理学监测和无创正压通气为睡眠呼吸障碍的诊断和治疗提供了技术手段。新一代抗生素对产超广谱 β-内酰胺酶的阴性杆菌具有更强的治疗作用。新型噁唑烷酮类及糖肽类抗生素对耐甲氧西林葡萄球菌的疗效与万古霉素相似,不良反应更少。新一代的抗真菌药物,对各类真菌感染疗效更佳,不良反应更少。

微创技术的使用可对一些肺功能差的患者施行肺部手术,硬质支气管镜的临床应用使得气管介入微创治疗前景更加广阔。胸腔镜的应用相当程度上替代了胸膜及肺部病变患者的开胸手术。而肺移植的开展,为失代偿呼吸功能不全的患者带来福音。

### 复习指导

1. 影响呼吸系统疾病的主要相关因素:①呼吸系统结构与功能特点;②大气污染和吸烟;③吸入性变应原增加;④社会人口老龄化;⑤肺部感染病原学的变异及耐药性的增加。

2. 通过呼吸系统常见的症状,如咳嗽、咳痰、咯血、胸痛、呼吸困难等,适当采取实验室检查,可对疾病做出正确的诊断。

(孟 玲)

# 第 2 章　急性上呼吸道感染和急性气管-支气管炎

> **学习要求**
>
> 学习急性上呼吸道感染和急性气管-支气管炎的临床表现和诊治原则，对相关疾病能做出正确诊断和鉴别诊断并选择治疗方式。

## 第一节　急性上呼吸道感染

急性上呼吸道感染（acute upper respiratory tract infection）简称上感，为鼻腔、咽或喉部急性炎症的统称。病原体主要是病毒，少数是细菌。一般病情轻，病程短，有自限性，预后良好；但发病率较高，有一定的传染性，偶有严重并发症，应积极防治。

> **临床提示**　鼻塞、流涕＋无肺部体征＋X线正常→急性上呼吸道感染。

【流行病学】

上呼吸道感染是人类最常见的疾病之一，本病冬春季节高发，多散发，也可小规模流行。主要通过患者喷嚏和带病毒的飞沫经空气传播，或接触污染物传播。病原体大多为病毒，类型较多，人体感染后对其产生的免疫力较弱且短暂，病毒间也无交叉免疫，故可反复发生本病。

【病因和发病机制】

急性上呼吸道感染主要由病毒引起，包括流感和副流感病毒、鼻病毒、冠状病毒、腺病毒及呼吸道合胞病毒、埃可病毒和柯萨奇病毒等。少数由细菌引起，可直接发生或继发于病毒感染之后，以溶血性链球菌多见，其次为流感嗜血杆菌、肺炎链球菌和葡萄球菌等。接触病原体后是否发病，还取决于传播途径和人群易感性。当有淋雨、受凉、气候突变等诱因使全身或呼吸道局部防御功能降低时，容易引发本病，尤以老幼体弱者或有慢性呼吸道疾病如鼻窦炎、扁桃体炎或免疫功能低下者更易罹患。

【病理】

组织学上可无明显病理改变，亦可有炎症因子参与发病，可出现鼻腔、咽黏膜充血、水肿、上皮细胞破坏，少量单核细胞浸润，浆液性及黏液性炎性渗出。继发细菌感染后，有中性粒细胞浸润，可有脓性分泌物。

【临床表现】

1. **普通上呼吸道感染**　是最常见的急性呼吸道感染性疾病，俗称"伤风"，病毒感染引起，鼻病毒最常见。潜伏期短，起病急，早期症状以鼻部卡他症状为主，可有喷嚏、鼻塞、流清水样鼻涕。2～3d

鼻涕变稠,可伴咽痛、声嘶、流泪、味觉迟钝、呼吸不畅等,伴咽鼓管炎可致听力减退。较重者有畏寒、发热、乏力、四肢酸痛、头痛及食欲缺乏等全身症状。体检可见鼻腔黏膜充血、水肿、有分泌物,咽部轻度充血。一般5～7d可痊愈,出现并发症可致病程迁延。

2. 急性病毒性咽炎和喉炎　急性病毒性咽炎。主要症状为咽痒和灼热感,咽痛不明显。咳嗽少见。急性喉炎多为流感病毒、副流感病毒及腺病毒等引起,临床特征为声嘶、讲话困难,可有发热、咽痛或咳嗽。体检可见咽喉充血、水肿,有时闻及喉部喘息声,下颌下淋巴结轻度增大和触痛。

3. 急性疱疹性咽峡炎　查体可见软腭、悬雍垂和舌腭弓等处有灰白色疱疹,因疱疹很快破裂,所以通常看不到,而见到浅溃疡,表面覆有淡黄色或白色假膜,周围黏膜呈鲜红色充血。

4. 急性咽结膜炎　主要由腺病毒、柯萨奇病毒引起。临床表现为发热、头痛、咽痛、肌肉痛、畏光、流泪、咽及结膜充血明显。病程4～6d,夏季好发,可由游泳传播,儿童多见。

【实验室检查】

1. 血液检查　多为病毒性感染,白细胞计数正常或偏低,淋巴细胞比例升高。细菌感染者白细胞计数与中性粒细胞增多,可有核左移现象。

2. 病原学检查　因病毒类型很多,病毒类型对治疗无明显价值,一般不需明确病原学检查。若需要可用病毒分离鉴定或免疫荧光法、酶联免疫吸附法、血清学诊断等明确病毒类型。细菌感染者可做细菌培养,药物敏感试验可指导临床用药。

3. 其他　疑合并急性心肌炎时,可行心电图和心肌酶谱检查。少数患者可有肝转氨酶升高。

【并发症】

少数患者可并发急性鼻窦炎、中耳炎、气管-支气管炎。急性扁桃体-咽炎患者可继发溶血性链球菌引起的肾小球肾炎、风湿热等,少数患者可引起病毒性心肌炎。

【诊断与鉴别诊断】

根据鼻咽部的症状和体征,结合周围血象和胸部X线检查阴性可作出临床诊断。一般无须病因诊断,特殊需要时可进行病毒分离、细菌培养或病毒血清学检查确定病原体。需与下列初期表现为上呼吸道感染样症状的疾病鉴别。

1. 过敏性鼻炎　患者常为过敏体质,接触过敏原后急性起病,喷嚏、鼻痒、鼻塞、流涕是最常见的四大症状,无发热,咳嗽较少。脱离过敏原后数分钟至1～2h症状可消失。体检可见鼻黏膜苍白、水肿,鼻分泌物涂片可见较多嗜酸粒细胞,过敏试验可明确过敏原。

2. 流行性感冒　可散发或小规模流行,病毒变异可大规模暴发。起病急,高热、头痛、乏力、眼结膜炎和肌肉酸痛等中毒症状明显,呼吸道卡他症状轻微。取患者鼻洗液中黏膜上皮细胞涂片,免疫荧光标记的流感病毒免疫血清染色检查,或快速血清PCR技术检查流感病毒,可予以鉴别。

3. 急性气管-支气管炎　鼻部症状较轻,咳嗽咳痰明显,血白细胞计数可升高,X线胸片可见肺纹理增粗。

4. 急性传染病前驱症状　许多病毒感染性疾病前期症状类似,如麻疹、脑炎、脊髓灰质炎、流行性出血热等疾病的初期可有鼻塞、头痛等症状。如果发病1周内,呼吸道症状减轻但新的症状出现,需进行进一步检查,以免误诊。

【治疗】

目前无特效抗病毒药物,治疗主要是对症处理,同时注意休息、多饮水,避免劳累,保持居室空气流通,防治继发细菌感染。

1. 对症治疗　对有急性咳嗽、鼻后滴漏的患者可予伪麻黄碱治疗以减轻鼻部充血,亦可局部滴鼻。发热可予解热镇痛类药物。

2. 抗菌药治疗　非细菌感染无须使用抗菌药物。有细菌感染证据,如白细胞计数升高、咽部脓苔、咳黄痰和流脓涕等,可应用抗菌药物,可选青霉素、第一代头孢菌素、大环内酯类或喹诺酮类口服制剂。

3. 抗病毒药治疗　由于目前无特效抗病毒药物,滥用抗病毒药物可致流感病毒耐药,所以一般无需应用。对于免疫缺陷患者,应早期使用,利巴韦林和奥司他韦抗病毒谱较广,对流感病毒、副流感病毒和呼吸道合胞病毒等有抑制作用,可缩短病程。

4. 中药治疗　可选用清热解毒和抗病毒作用的中药,利于改善症状,缩短病程。

【预防】

重在预防,隔离传染源,避免传染及流行。增强体质,生活规律,改善营养。避免受凉和过度劳累可降低易感性,是预防本病的最好方法。年老体弱、易感者应注意防护,流行季节应戴口罩,避免接触本病患者,避免出入公共场合。

## 附　流行性感冒

流行性感冒(influenza)简称流感,是流行性流感病毒引起的急性呼吸道传染病,传染性强,发病率高。临床特点是急起高热,头痛、乏力、眼结膜炎和全身肌肉酸痛等中毒症状明显,而上呼吸道卡他症状较轻。主要通过空气飞沫及接触传播。秋冬季节高发,人群普遍易感。本病具有自限性,但在婴幼儿、老年人和存在心肺基础疾病者可并发严重并发症而导致死亡。

【病原体】

流行性感冒病毒属正黏病毒科,系 RNA 病毒,直径 80~120nm,呈球形或丝状。根据病毒核蛋白抗原性,将流感病毒分为甲、乙、丙 3 型,再根据血凝素 H 和神经氨酸酶 N 抗原性的差异,甲型流感病毒又分为不同亚型。其特点是易发生变异,其中甲型流感病毒最易发生变异,主要是血凝素和神经氨酸酶的变异。甲型流感病毒 H 有 15 种,N 有 9 种,人体的原免疫力对变异了的新病毒可完全或部分无效,可引起流行甚至大流行,病情较重。乙型流感病毒也可发生变异,丙型流感病毒较稳定,少有变异,乙型和丙型可散发或引起流行,病情相对较轻。由于病毒变异较快,人类无法获得永久免疫力。患者以小儿与青年较多见。

【发病机制和病理】

流感病毒主要通过空气中的病毒颗粒人-人传播。带有流感病毒的飞沫侵入呼吸道,在纤毛柱状上皮细胞内复制,借神经氨酸酶的作用从细胞释放,再侵入其他柱状上皮细胞引起变性、坏死与脱落。并发肺炎时肺充血、水肿,肺泡内含有纤维蛋白和渗出液,呈现支气管肺炎改变。

【临床表现】

潜伏期 1~7d,多数为 2~4d。有明显的流行学病史。根据症状分为单纯型、肺炎型、胃肠型和中毒型。常急性起病,畏寒、高热、头痛、全身酸痛、食欲缺乏、乏力等中毒症状明显,鼻咽部症状较轻。胃肠型伴有腹痛、呕吐和腹泻等消化道症状。肺炎型实质上是并发了流感病毒性肺炎。中毒型极少见,表现为高热、休克、呼吸衰竭、中枢神经系统损害等严重症状,严重者可致循环衰竭。

【实验室检查】

1. 血常规　白细胞计数不高或降低,淋巴细胞比例相对增加。鼻咽分泌物或口腔含漱液可分离出流感病毒。

2. 血清学检查　疾病初期和恢复期双份血清抗流感病毒抗体滴度有 4 倍或以上升高,可做回顾性诊断。患者呼吸道上皮细胞流感病毒抗原检测阳性。快速血清病毒 PCR 检测有助于早期诊断。

【治疗】

坚持预防隔离与药物治疗并重、对因治疗与对症治疗并重。治疗要点如下:

1. 对疑似和确诊患者进行隔离。

2. 对症治疗。可应用缓解鼻黏膜充血药、止咳祛痰药、解热镇痛药等。

3. 抗病毒治疗。发病 48h 内使用:①神经氨酸酶抑制药,能抑制流感病毒复制,降低致病性,减轻症状、缩短病程、减少并发症,降低病死率。此类药毒性低,不易耐药。奥司他韦(oseltamivir),成年人剂量 1 次 75mg,每日 2 次,连服 5d。扎那米韦(zanimivir),1 次 5mg,每日 2 次,连用 5d。本品可用于成年患者和 12 岁以上的青少年患者,局部应用后药物在上呼吸道积聚,可抑制病毒复制与释放,无全身不良反应。②$M_2$ 离子通道阻滞药,阻断流感病毒 $M_2$ 蛋白的离子通道,抑制病毒复制,仅对甲型流感病毒有抑制作用。

4. 支持治疗和预防并发症　注意休息、多饮水、增加营养,补充热量。维持水、电解质平衡。观察病情,防治并发症。继发细菌感染应及时使用抗生素。呼吸衰竭时给予呼吸支持治疗。

## 第二节　急性气管-支气管炎

急性气管-支气管炎(acute tracheobronchitis)是由微生物、理化刺激或过敏等因素引起的气管-支气管黏膜急性炎症。寒冷季节或气候突变好发。散发,无流行倾向,年老体弱易发。

**临床提示**　咳嗽、咳痰+无明显肺部体征+胸部X线片大多正常→急性气管-支气管炎。

【病因和发病机制】

1. 微生物　可以由病毒、细菌直接感染或先致急性上呼吸道感染再蔓延致病。常见病毒为腺病毒、流感病毒(甲、乙型)、鼻病毒、冠状病毒、单纯疱疹病毒、呼吸道合胞病毒和副流感病毒。常见细菌为流感嗜血杆菌、肺炎链球菌、卡他莫拉菌等,也可在病毒感染的基础上继发细菌感染,近年来衣原体和支原体感染有所增加。

2. 物理、化学因素　粉尘、过冷空气、刺激性气体或烟雾(如二氧化硫、二氧化氮、氯气、氨气等)的吸入,对气管-支气管黏膜急性刺激和损伤引起。

3. 过敏反应　常见的吸入过敏原包括有机粉尘、真菌孢子、花粉、动物毛皮或排泄物;另外,钩虫、蛔虫等寄生虫的幼虫在肺内移行也可引起急性气管-支气管炎症反应。

【病理】

气管、支气管黏膜充血水肿,中性粒细胞和淋巴细胞浸润;可伴纤毛上皮细胞损伤,脱落;黏液腺体增生肥大。存在细菌感染时,分泌物呈脓性。

【临床表现】

起病较急,常先有急性上呼吸道感染症状,全身症状一般较轻,可有发热,体温38℃左右,多3～5d降至正常。初为干咳或少量黏液痰,随后痰量增多,咳嗽加剧,偶可痰中带血,如发生气道痉挛,可出现不等程度的胸闷气促。咳嗽、咳痰可延续2～3周,如迁延不愈,可演变成慢性支气管炎。可无明显阳性体征。也可闻及两肺散在干、湿啰音,部位不固定,咳嗽后可减少或消失。

【实验室和其他检查】

周围血白细胞计数和分类可正常。细菌感染者,可伴白细胞计数和中性粒细胞百分比增高,红细胞沉降率加快。痰培养可发现致病菌。X线胸片检查,大多表现正常或肺纹理增强。

【诊断与鉴别诊断】

根据咳嗽和咳痰等呼吸道症状,两肺散在干、湿啰音等体征,结合X线胸片和血常规检查,可作出临床诊断。检测病毒和细菌有助于病因诊断。需与下列疾病鉴别诊断。

1. 流行性感冒　起病急,鼻咽部症状较轻,但全身症状较重,伴高热、全身酸痛和眼结膜炎症状。有流行病史,分泌物流感病毒分离和免疫血清学检查,可供鉴别。

2. 急性上呼吸道感染　鼻咽部症状明显,而咳嗽轻微,无痰或少痰。肺部无阳性体征。胸部X线检查正常。

3. 其他肺部疾病　如支气管肺炎、肺结核、肺癌、肺脓肿、麻疹、百日咳等多种疾病可有类似的咳嗽、咳痰症状,应详细问病史,结合实验室检查和影像学检查,以资鉴别。

【治疗】

1. 一般治疗　休息、保暖,多饮水,补充热量,必要时静脉补液,避免劳累。

2. 对症治疗　发热可用解热镇痛药。干咳可用右美沙芬、喷托维林(咳必清)等镇咳,剧烈干咳可服用可待因。有痰不易咳出者,可选用化痰药如氨溴索、盐酸溴己新、桃金娘油提取物等,也可雾化帮助祛痰。兼顾镇咳和化痰作用的药物有复方甘草合剂,也可选用中成药如鲜竹沥等镇咳、祛痰。

伴支气管痉挛,可用茶碱类、$β_2$受体兴奋药等平喘药物治疗。

3. **抗菌药物治疗** 有细菌感染证据时应及时使用,根据经验可首选新大环内酯类、青霉素类,亦可选用头孢菌素类或喹诺酮类等抗生素,给药途径以口服为主,症状较重者经肌内注射或静脉滴注给药。也可根据细菌培养及药物敏感试验结果用药。

【预后和预防】

大部分预后良好,少数体弱者可迁延不愈甚至引起并发症,需引起重视。强身健体,避免劳累,防止上呼吸道感染。改善生活环境,减少污染,远离空气污染。清除治疗口鼻、咽喉部病灶。

## 复习指导

1. 急性支气管炎的临床表现:起病较急,先有急性上呼吸道感染症状,全身症状一般较轻,轻度发热,咳嗽、咳痰可延续2～3周。可无明显阳性体征。也可闻及两肺散在干、湿啰音,部位不固定,咳嗽后可减少或消失。

2. 根据起病较急,先有急性上呼吸道感染症状,全身症状较轻,轻度发热,咳嗽、咳痰,无明显阳性体征可做出诊断。胸部影像学检查常无异常或肺纹理增强。

3. 鉴别诊断:注意与上呼吸道感染、流行性感冒等鉴别。

(张 茵)

# 第 3 章 肺部感染性疾病
chapter 3

**学习要求**

学习并掌握肺炎的临床表现、诊断和鉴别诊断,能够正确选择治疗方式并处理并发症。

**临床提示** 咳嗽、咳痰发热+肺部湿啰音+影像学→肺部感染性疾病。

肺部感染性疾病是指各种病原微生物感染肺实质的疾病。尽管当今是抗菌药物时代,但肺部感染性疾病仍然是威胁人群健康的重要疾病。

## 第一节 肺炎概述

肺炎(pneumonia)是指病原微生物或其他因素所致的肺实质感染性炎症,包括终末气道(呼吸性细支气管-肺泡管)、肺泡腔及肺间质。以细菌性肺炎最常见。

【流行病学】

成年人社区获得性肺炎(CAP)一直是美国第六大死亡原因。据统计美国≥65岁的成年人中每年有915 900人发生CAP,肺炎患者的病死率并没有随着抗生素的发展而下降。有资料显示发病率和病死率升高与人口老龄化、吸烟、伴有基础疾病(如慢性阻塞性肺病、心力衰竭、肿瘤、糖尿病等)和免损害宿主增加(如艾滋病、应用免疫抑制药和器官移植等)有关,此外,也与病原体变迁、医院获得性肺炎发病率增加、病原学诊断困难、抗生素耐药率上升等有关。

近年来肺炎的流行病学有以下特点:①病原体种类的变迁。细菌性肺炎中,革兰阳性球菌比例下降,革兰阴性杆菌比例增加;非典型病原体、病毒比例增加。②新的病原体不断出现。③难治性肺炎增加,与免疫功能低下、存在基础病、细菌耐药等有关。④出现病原不清的肺炎。⑤老年性肺炎比例增高,易漏诊,病死率高。⑥医院获得性肺炎、条件致病菌感染、真菌感染增多。

【病因、发病机制和病理】

正常呼吸道具有免疫防御机制,支气管黏液-纤毛运载系统、肺泡巨噬细胞等使气管隆凸以下的呼吸道保持无菌。是否发生肺炎取决于病原体和宿主2个因素。病原体数量多、毒力强,宿主呼吸道和(或)全身免疫防御系统损害,即可发生肺炎。病原体引起肺炎途径:①呼吸道吸入;②血行播散;③邻近部位感染蔓延。病原体进入下呼吸道后,孳生繁殖,引起肺泡毛细血管充血、水肿,肺泡内纤维蛋白渗出及细胞浸润。多数肺炎治愈后不遗留瘢痕,肺结构与功能均可恢复,但金黄色葡萄球菌、铜绿假单胞菌和肺炎克雷伯杆菌等可引起肺组织的坏死性病变而致肺结构与功能改变。

【分类】

肺炎可根据解剖和影像学、病因或患病场所加以分类。

1. 解剖和影像学分类

(1)大叶性(肺泡性)肺炎:病原体先在某些肺泡引起炎症,经肺泡间孔(Cohn孔)向其他肺泡扩散,致使肺段或肺叶发生炎症改变。典型表现为段或叶的肺实质炎症,通常并不累及支气管。X线胸片或CT显示肺段或肺叶的实变阴影。

(2)小叶性(支气管)肺炎:病原体经支气管入侵,引起细支气管、终末细支气管及其周围的肺泡炎症,常继发于其他疾病,如支气管炎、上呼吸道病毒感染等。X线胸片或CT显示为沿肺纹理分布的不规则斑片状阴影,边缘密度浅而模糊,无实变征象,以肺下叶受累常见。

(3)间质性肺炎:以肺间质为主的炎症,炎症主要累及支气管壁及周围组织,有肺泡壁增生及间质水肿。X线检查通常表现为单侧或两侧肺下部有不规则条索状阴影,从肺门向外伸展,可呈网格状,其间可有小片肺不张阴影,有的表现为弥漫性病变。

2. 病因分类

(1)细菌性肺炎:最为常见,病原菌有肺炎链球菌、金黄色葡萄球菌、流感嗜血杆菌、肺炎克雷伯杆菌、铜绿假单胞菌等。

(2)非典型病原体肺炎:包括支原体、衣原体、军团菌等。

(3)病毒性肺炎:冠状病毒、流感病毒、腺病毒、呼吸道合胞病毒、麻疹病毒、巨细胞病毒等。

(4)真菌性肺炎:如念珠菌、曲霉菌、隐球菌、肺孢子菌等。

(5)其他病原体:如立克次体、弓形虫、寄生虫(如肺吸虫、肺包虫)等。

(6)其他非感染因素:①放射性肺炎,放射性损伤如胸部放疗后引起的肺损伤;②化学性肺炎,吸入刺激性气体、酸或碱引起肺炎;③过敏性肺炎,接触过敏原所致的肺嗜酸粒细胞浸润。

3. 患病场所分类

(1)社区获得性肺炎(community acquired pneumonia,CAP):是指在医院外罹患的感染性肺实质炎症,包括具有明确潜伏期的病原体感染而在入院后平均潜伏期内发病的肺炎。CAP常见病原体为肺炎链球菌、肺炎支原体、肺炎衣原体、流感嗜血杆菌和呼吸道病毒等。

(2)医院获得性肺炎(hospital acquired pneumonia,HAP):是指患者入院时不存在,也不处于感染潜伏期,而于入院48h后在医院(包括老年护理院、康复院等)内发生的肺炎。无感染高危因素患者常见病原体依次为肺炎链球菌、流感嗜血杆菌、金黄色葡萄球菌、大肠埃希菌、肺炎克雷伯杆菌、不动杆菌属等;存在感染高危因素患者为铜绿假单胞菌、肠杆菌属、肺炎克雷伯杆菌、金黄色葡萄球菌等。

【临床表现】

临床症状轻重取决于病变范围、程度等。大多有发热,常见症状咳嗽、咳痰,或原有呼吸道症状加重,并出现脓性痰或血痰,部分伴胸痛。病变范围大可有呼吸困难、呼吸窘迫。早期无明显体征,重症肺炎可有呼吸加快,鼻翼扇动,发绀。实变时患侧胸部叩诊浊音、语颤增强、闻及支气管呼吸音或湿啰音。并发胸腔积液,患侧胸部叩诊浊音、语颤减弱、呼吸音减弱。

【诊断与鉴别诊断】

1. 临床诊断 ①新近出现的咳嗽、咳痰或原有呼吸道疾病症状加重,并出现脓痰,伴或不伴胸痛;②发热;③肺实变体征和(或)闻及湿啰音;④白细胞计数$>10\times10^9$/L或$<4\times10^9$/L,伴或不伴中性粒细胞核左移;⑤胸部X线或CT检查显示片状、斑片状浸润性阴影或间质性改变,伴或不伴胸腔积液。以上1~4项中的任何1项加第5项,排除其他肺部疾病即可做出诊断。

2. 鉴别诊断

(1)肺结核:多有全身毒血症状,如午后低热、盗汗、消瘦、乏力、失眠等。影像学见病变多在结核好发位置即肺上叶的尖后段、下叶背段,密度不匀,可形成空洞或肺内播散,消散缓慢。痰中可找到结核杆菌。一般抗菌治疗无效。

(2) 肺癌：多无急性感染中毒症状，呛咳，有时痰中带血丝。血象不高，痰中找到癌细胞可以确诊。肺癌可伴发阻塞性肺炎，抗菌药物治疗炎症消退后影像学上肿瘤阴影渐趋明显，或可有肺门淋巴结大或肺不张。

(3) 急性肺脓肿，早期临床表现与肺炎链球菌肺炎很相似。但肺脓肿进展到10d左右，咳出大量脓臭痰，影像学显示脓腔及气液平，易与之鉴别。

(4) 肺血栓栓塞症：多有静脉血栓的危险因素，如下肢静脉血栓、血栓性静脉炎、骨折、创伤、手术和肿瘤等病史，可发生咯血、晕厥、胸痛，呼吸困难明显。X线胸片示区域性肺血管纹理减少，有时可见尖端指向肺门的楔形阴影，动脉血气分析常见低氧血症及低碳酸血症。D-二聚体增高、CT肺动脉造影、放射性核素肺通气/灌注扫描和MRI等检查有助鉴别。

(5) 非感染性疾病肺部浸润：如肺间质纤维化、肺水肿、肺不张、尿毒症肺、肺嗜酸粒细胞增多症和肺血管炎、结缔组织病肺部表现等。

2. 评估严重程度　肺炎诊断一旦成立，需正确评价病情，根据病情程度进行分级治疗(门诊治疗，入院治疗，ICU治疗)。决定肺炎严重度的三大要素：局部炎症程度，肺部炎症的播散，全身炎症反应程度。2007年美国感染疾病学会/美国胸科学会(IDSA/ATS)共同发表的成年人CAP诊治指南中重症肺炎诊断标准如下：主要标准①需要气管插管机械通气；②感染性休克需要血管收缩药物治疗。次要标准①呼吸频率每分钟≥30次；②氧合指数($PaO_2/FiO_2$)≤250；③多肺、段性肺炎；④意识障碍/定向力障碍；⑤氮质血症(BUN≥7.5mmol/L)；⑥白细胞计数减少($<4.0×10^9/L$)；⑦血小板计数减少($<10.0×10^9/L$)；⑧体温过低($<36℃$)；⑨需要积极液体复苏的低血压。符合主要标准1项或次要标准3项以上者可诊断为重症肺炎，可以入住ICU治疗。

3. 病原学诊断　门诊治疗的CAP，因经验性治疗疗效好，且病原学检查阳性率低，因此并不要求病原学检测。但对于住院患者，病原学检查的意义很大。上呼吸道有许多定植菌，痰标本须途经口咽部，极易受到污染，有慢性气道疾病或老年人和危重病患者的定植菌明显增加，均影响痰标本致病菌的分离和判断。此外，痰标本应在用抗菌药物前采集，避免污染，及时送检并接种，以提高阳性率和准确率。目前常用方法如下。

(1) 痰涂片及培养：咳痰采集标本最为常用。规范采集后在室温下2h内接种。接种前先涂片，光镜低倍下观察细胞数，若每视野白细胞≥25个，鳞状上皮细胞<10个，或白细胞：鳞状上皮细胞≥2.5:1，提示污染少，可接种。定量培养分离的致病菌或条件致病菌浓度≥$10^7$cfu/ml，可以认为是致病菌；≤$10^4$cfu/ml，考虑污染菌；介于两者之间，建议复查痰培养；如连续2次或以上分离到同一细菌，浓度$10^5$~$10^6$cfu/ml，可认为是致病菌。

(2) 经支气管镜或人工气道吸引：吸引物受口咽部细菌污染的机会少，如标本培养细菌浓度≥$10^5$cfu/ml可认为是致病菌，低于此浓度者考虑为污染菌。

(3) 防污染样本毛刷：所取标本培养细菌浓度≥$10^3$cfu/ml，可认为是致病菌。

(4) 支气管肺泡灌洗：如灌洗液培养细菌浓度≥$10^4$cfu/ml，防污染支气管肺泡灌洗标本细菌浓度≥$10^3$cfu/ml，可认为是致病菌。

(5) 经皮细针吸检和开胸肺活检：这2种方法敏感性和特异性高，但属创伤性检查，易出现气胸、出血等并发症，不宜常规应用，可用于经验性抗菌治疗无效或其他检查不能确定病因者。

(6) 血和胸腔积液培养：肺炎患者血和痰培养的细菌相同，可确定为肺炎的病原菌。如仅血培养阳性，但不能用其他原因如腹腔感染、静脉导管相关性感染解释的菌血症，血培养的细菌也可认为是肺炎的致病菌。胸腔积液培养到的细菌基本认为是肺炎的致病菌。血或胸腔积液标本的采集均经过皮肤，故培养结果须排除皮肤细菌的污染。

(7) 血清病原体抗原抗体检测：临床常进行肺炎支原体、肺炎衣原体、嗜肺军团菌抗体，流感病毒、呼吸道合胞病毒等抗体检测，滴度呈4倍或4倍以上变化(升高或降低)，可以诊断。血液标本曲霉菌半乳甘露聚糖抗原(GM)检测连续2次阳性对诊断曲霉菌有意义；真菌细胞壁成分1,3-β-D葡聚糖抗原(G试验)连续2次阳性对诊断真菌有意义。

(8)尿抗原试验:尿军团菌或肺炎链球菌抗原检测。血液、胸腔积液标本隐球菌荚膜多糖抗原检测,对相应的病原体感染均有诊断价值。

【治疗】

治疗重点是抗感染治疗,一旦诊断肺炎应尽早抗菌药物治疗,治疗包括经验性治疗和针对病原体治疗。前者主要根据当地的肺炎病原体流行病学资料,选择可能覆盖病原体的抗菌药物;后者则根据标本的培养和药物敏感试验结果,选择体外试验敏感的抗菌药物。此外,还应根据患者的年龄、有无基础疾病、是否有误吸、住普通病房或是重症监护病房、住院时间长短和肺炎的严重程度等,选择抗菌药物和给药途径。

青壮年和无基础疾病的CAP患者,常用大环内酯类、青霉素类、第一代头孢菌素、氟喹诺酮类等,由于我国肺炎球菌对大环内酯类耐药率高,故肺炎链球菌肺炎不宜单独使用大环内酯类,对耐药肺炎链球菌可使用喹诺酮类(莫西沙星、左氧氟沙星)。老年人、有基础疾病或需要住院的CAP,常用呼吸喹诺酮类、第二代或第三代头孢菌素、β-内酰胺类/β-内酰胺酶抑制药,或碳青霉烯类,可联合大环内酯类。

重症肺炎应早期使用广谱强力抗菌药物治疗,足量并联合用药。初始经验性治疗不恰当,其病死率明显高于初始治疗正确者。重症CAP常用β-内酰胺类联合大环内酯类或喹诺酮类;青霉素过敏者用氟喹诺酮类和氨曲南。重症HAP可用氟喹诺酮类或氨基糖苷类联合抗假单胞菌的β-内酰胺类、广谱青霉素/β-内酰胺酶抑制药、碳青霉烯类的任何一种,耐甲氧西林青霉素的金黄色葡萄球菌(MRSA)感染,用万古霉素、替考拉宁或利奈唑胺。

抗菌治疗疗程至少5d,多数需7~10d。CAP患者满足下述3个条件即可停用抗生素。

1. 抗生素治疗≥5d。
2. 体温持续正常48~72h。
3. 以下的病情平稳指标仅有1项未满足。①体温≤37.8℃;②心率≤100/min;③呼吸≤24/min;④收缩压≥90mmHg;⑤呼吸室内空气时动脉血氧饱和度≥90%或者氧分压≥60mmHg;⑥能够维持口服药物进行治疗;⑦神志状态正常。盲目延长抗生素疗程对治疗帮助不大。但若初始经验性治疗无效,或者患者并发肺外感染(如脑膜炎、心内膜炎等),或少数特殊病原菌感染如军团菌,抗生素的疗程则需要延长。

应用抗菌药物48~72h应对疗效进行评价,治疗有效表现为体温下降、症状改善、临床状态稳定、白细胞逐渐降低或恢复正常,而影像学病灶吸收较迟。如72h后症状未改善,需考虑是否有以下原因:药物未能覆盖致病菌,或细菌耐药;特殊病原体感染,如结核杆菌、真菌、病毒等;出现并发症(如脓胸、迁徙性病灶)或宿主因素影响疗效(如免疫损害);非感染性疾病误诊为肺炎,如有新生物、肺水肿、系统性疾病肺部表现等;药物热。应认真收集病史和进行有关检查,仔细分析,做出处理和调整。

【预防】

加强锻炼,增强体质。戒烟酒及不良嗜好。年龄＞65岁者可注射流感疫苗。对年龄＞65岁或不足65岁,但存在基础疾病者如慢性阻塞性肺疾病、糖尿病、肝硬化和免疫抑制者(如HIV感染、肾衰竭、器官移植受者)等可注射肺炎疫苗。加强口腔卫生如睡前刷牙等可显著降低肺炎发病率。

## 第二节 细菌性肺炎-肺炎链球菌肺炎

肺炎链球菌肺炎由肺炎链球菌(streptococcus pneumoniae)引起。常急骤起病,以畏寒高热、咳嗽、铁锈色痰及胸痛为特征,影像学呈肺段或肺叶的炎性实变。抗菌药物的广泛使用使本病以轻症和不典型者为多见。

【病因和发病机制】

肺炎链球菌是CAP的主要病原体,革兰染色阳性,常成双或短链排列,细胞外壁有荚膜。毒力大小与荚膜中的多糖结构及含量有关。此菌是寄居在口、鼻咽部的正常菌群,机体免疫功能受损时而致病,也可通过呼吸道飞沫吸入下呼吸道导致肺炎。肺炎链球菌不产生毒素,不引起组织坏死或形成空洞。致病力来自荚膜对组织的侵袭作用,首先引起肺泡壁水肿,出现白细胞与红细胞渗出,含菌的渗出液经肺泡孔向肺的中央部分扩展,甚至累及数个肺段或整个肺叶,因病变始于肺外周,故叶间分界清楚,易累及胸膜,引起渗出性胸膜炎。

【病理】

典型的病理分期:①充血期,侵入肺泡的细菌生长繁殖,引起肺组织充血水肿;②红色肝变期,肺泡内充满大量红细胞和纤维蛋白,病变的肺实变呈暗红色;③灰色肝变期,肺泡内充满大量白细胞和纤维蛋白,肺实变更明显,呈灰色;④消散期,肺泡内的纤维蛋白被中性粒细胞释放的蛋白酶溶解,白细胞吞噬细菌和细胞碎片,肺泡重新充气。病变消散后肺组织结构多无损坏,不留纤维瘢痕。极少数患者可形成机化性肺炎。

【临床表现】

本病冬、春季多发,常与呼吸道病毒感染相伴。好发于健康的青壮年或老年人与婴幼儿,男性多于女性。有慢性基础疾病及免疫抑制宿主易感染。

1. 症状 发病前常有受凉、淋雨、疲劳、醉酒、病毒感染等诱因。起病急、畏寒、高热,体温可达39~40℃,多呈稽留热,高峰在下午或傍晚,脉率加快,痰可带血或呈铁锈色,全身肌肉酸痛。部分患者可有患侧胸痛,可放射到肩部或腹部,咳嗽或深呼吸时加剧。食欲缺乏,偶有恶心、呕吐、腹痛或腹泻而误诊为急腹症。重症者可出现神经精神症状,表现为神志改变(嗜睡、谵妄、昏迷)、烦躁、呼吸困难等。

2. 体征 高热时呈急性热病容,面颊绯红,鼻翼扇动,皮肤灼热、干燥;口角及鼻周有单纯疱疹;实变范围广可出现发绀。伴败血症者,皮肤、黏膜可见出血点,巩膜黄染。肺炎早期肺部无明显体征,叩诊稍浊音,听诊可有呼吸音减低及胸膜摩擦音。肺实变时患侧叩诊浊音,触觉语颤增强,可闻及支气管呼吸音、湿啰音。心率增快,有时心律失常。炎症累及膈胸膜可有上腹部压痛,重症者可有肠胀气。重症肺炎可伴感染性休克、急性呼吸窘迫综合征,累及脑膜时有颈抵抗及出现病理性反射。

本病发病5~10d,体温可自行骤降或逐渐消退;使用有效的抗菌药物后可使体温在1~3d恢复正常,其他症状与体征亦随之逐渐消失。自然病程大致1~2周。

【实验室和其他检查】

1. 血常规检查 白细胞计数升高,可达$(10\sim30)\times10^9$/L,中性粒细胞比例升高0.80(80%)以上,可有核左移,细胞内可见中毒颗粒。老年人、免疫功能低下者白细胞计数可正常,但中性粒细胞百分比仍增高。

2. 痰液检查 痰液直接涂片做革兰染色及荚膜染色镜检,如发现成对或链状排列的革兰染色阳性、带荚膜的球菌,可初步做出病原诊断。痰培养可确定病原体。

3. 其他 聚合酶链反应(PCR)检测及荧光标记抗体检测可提高病原学诊断率。约20%的重症肺炎患者血培养阳性,为菌血症所致。合并胸腔积液,抽取胸腔积液做细菌培养。

4. X线检查 早期仅见肺纹理增粗,或受累的肺段或叶稍模糊。随着病情进展,肺泡内充满渗出物,表现为大片浸润阴影或实变影,实变影中可见支气管充气征,患侧肋膈角可变钝。在消散期,X线显示炎性浸润逐渐吸收,可有片状区域吸收较快,呈现"假空洞"征,多数病例在3~4周或以后才完全消散。部分患者病灶消散较慢,吸收不完全而成为机化性肺炎。

【诊断和鉴别诊断】

根据典型症状与体征,结合胸部X线或CT,易做出初步诊断。年老体弱、继发于其他疾病或呈灶性肺炎改变者,临床表现常不典型,需仔细诊断。检测到肺炎链球菌是确诊的主要依据,但病原学诊断相对困难,原因有:①抗生素的广泛使用;②非侵袭性疾病不伴菌血症,血培养常阴性;③因肺炎链球菌常在上呼吸道定植,故结果受到干扰。

鉴别诊断主要与其他细菌性肺炎、支原体肺炎等鉴别。

## 问题讨论

患者男性,21岁,5d前淋雨后出现畏寒、发热,第2天起出现咳嗽、咳痰,既往体健。请分析患者要考虑哪些问题?怎样进行下一步追问和检查?

关键问题:咳痰的特点(痰的颜色性质等如是否铁锈色痰),有无胸痛等其他伴随症状?体格检查有无肺实变体征?有无闻及湿啰音?有无唇周疱疹?

追踪路径:

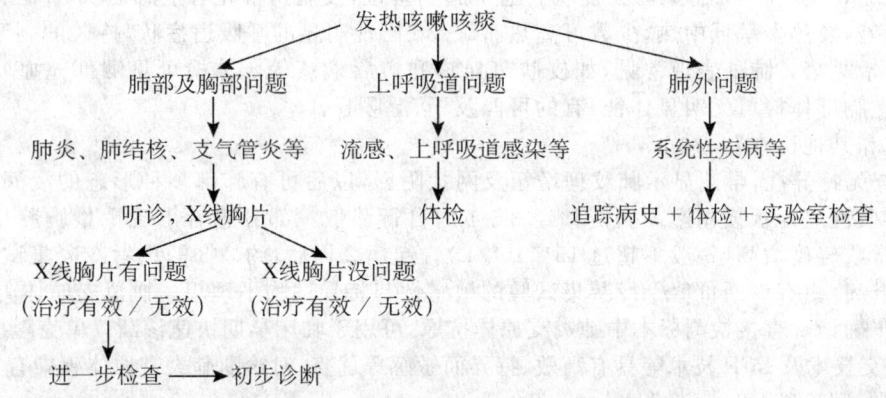

诊断要点:青壮年→发热咳嗽铁锈色痰,肺实变体征,湿啰音,唇周疱疹,结合X线胸片或胸部CT→考虑肺炎球菌肺炎。

【治疗】

1. **抗菌药物治疗** 一经诊断,不必等细菌培养结果,尽早经验性抗生素治疗。首选青霉素,成年轻症患者,可用240万U/d,分3~4次肌内注射。病情稍重者,宜用240万~480万U/d,分3~4次静脉滴注;重症及并发脑膜炎者,可增至1 000万~3 000万U/d,分4次静脉滴注。对青霉素过敏者,或耐青霉素或多重耐药菌株感染者,可用呼吸氟喹诺酮类、头孢噻肟或头孢曲松等药物,多重耐药菌株感染者可用万古霉素、替考拉宁等。

2. **一般治疗** 卧床休息,多饮水,必要时静脉输液。补充足够蛋白质、热量及维生素。密切监测病情变化,注意防止休克。剧烈胸痛者,可应用少量镇痛药。高热可物理降温,尽量不用解热药,以免大量出汗、脱水,并干扰真实热型而导致临床判断错误。重症患者($PaO_2$<60mmHg或发绀、呼吸困难者)应给氧。干咳者给予镇咳药,痰多者可给予祛痰药如溴己新、盐酸氨溴索等。烦躁不安、谵妄、失眠者酌用地西泮5mg或水合氯醛1~1.5g,禁用抑制呼吸的镇静药。

## 第三节 其他病原体所致肺部感染

### 一、肺炎支原体肺炎

肺炎支原体肺炎(mycoplasmal pneumonia)是肺炎支原体引起的急性呼吸道感染伴肺炎,常同时有咽炎、支气管炎和肺炎。在我国CAP中占20%~30%。秋、冬季节好发,各年龄均可发病,但以儿童、青年多见。可散发感染或小流行。

【病因和发病机制】

肺炎支原体是介于细菌和病毒之间没有细胞壁的、兼性厌氧、能独立生活的最小微生物。经呼吸道传播,健康人吸入患者的口、鼻分泌物而感染。发病前2~3d直至病愈数周,都可在呼吸道分泌物中发现肺炎支原体。感染后支原体不侵入肺实质,通过细胞膜上神经氨酸受体位点而吸附于纤毛上皮表面,抑制纤毛活动,破坏上皮细胞。其致病性可能还与患者对支原体或其代谢产物的过敏反应有关。

【病理】

肺部病变呈片状或融合性支气管肺炎、间质性肺炎和细支气管炎。肺泡内有少量渗出,也可发生灶性肺不张。肺间质有炎症细胞浸润。支气管黏膜充血,上皮细胞肿胀,胞质空泡形成,有坏死和脱落。胸腔可有浆液和纤维蛋白渗出。

【临床表现】

潜伏期2~3周,约1/3感染者无症状。通常起病缓慢,发病初常先有上感症状,伴乏力、头痛、发热、肌肉酸痛等,发热多呈低中热,少数可高热。2~3d出现明显的呼吸道症状,持久的刺激性咳嗽为特点,可有少量黏痰。肺外表现常见,如皮肤斑丘疹和口唇疱疹等。体检可见咽部充血,颈、下颌下淋巴结增大。胸部体检可无明显体征,有的可闻及干、湿啰音。

【实验室和其他检查】

X线检查无特异性,早期显示肺纹理增粗及网状阴影,以后可有肺部多种形态的浸润影,以肺下野多见,呈节段性斑片状模糊影。病变常经3~4周自行消散。部分患者出现少量胸腔积液。血白细胞计数正常或轻度增高(一般不超过$15\times10^9/L$)。起病2周后,约2/3的患者冷凝集试验阳性,如果滴度逐步升高,更有诊断价值。冷凝集试验的敏感性与特异性均不理想。血清支原体IgM抗体的测定可进一步确诊。直接检测标本中肺炎支原体抗原,可用于临床早期快速诊断。单克隆抗体免疫印迹法、核酸杂交技术及PCR技术等具有高效、特异而敏感等优点,对诊断肺炎支原体感染有重要价值。

【诊断和鉴别诊断】

根据临床表现、X线检查及血清学检查结果作出诊断。培养分离出肺炎支原体对诊断有决定意义,但阳性率低,技术要求高,时间长。血清学试验有一定参考价值,尤其血清抗体有4倍增高者。本病需与病毒性肺炎、军团菌肺炎、嗜酸粒细胞增多性肺浸润等鉴别。

【治疗】

本病有自限性,部分病例可自愈。早期使用适当抗菌药物可减轻症状及缩短病程。因肺炎支原体无细胞壁,青霉素或头孢菌素类无效。首选药物为大环内酯类,如红霉素、阿奇霉素、罗红霉素,疗程一般2~3周。18岁以上患者也可选用氟喹酮类如左氧氟沙星、莫西沙星等,疗程5~7d。对剧烈呛咳者,给予镇咳药治疗。继发细菌感染,可选用针对性的抗菌药物治疗。

## 二、肺炎衣原体肺炎

肺炎衣原体肺炎(chlamydia pneumonia)是由肺炎衣原体引起的急性呼吸道和肺部炎症,可引起上下呼吸道炎症。常在聚居场所的人群中流行,如家庭、学校、兵营。但3岁以下的儿童患病较少。年老体弱、营养不良、COPD、免疫功能低下者易被感染。

【病因和发病机制】

肺炎衣原体属衣原体科,是专性细胞内细菌样寄生物,其形态不一,原体致密呈球状,直径为$0.2\sim0.4\mu m$。网状体直径约$0.51\mu m$,是衣原体的增殖型,没有感染力。鹦鹉热衣原体也可引起肺炎。肺炎衣原体宿主是人,传播方式为人-人传播,主要通过呼吸道的飞沫或污染物传染。感染后免疫力很弱,易反复感染。

【临床表现】

病情轻重不等,有自限性,少数无症状。起病隐袭,通常症状较轻,可有畏寒、发热、肌肉痛、干咳、胸痛、头痛、乏力。偶咯血。伴咽喉炎者有咽喉痛、声音嘶哑,有些患者可表现为双阶段病程:初期表现为咽炎,对症治疗后好转,1~3周咳嗽加重,并出现支气管炎或肺炎,未经有效治疗,咳嗽持续1~2个月或更长。可伴有肺外表现如红斑结节、中耳炎、甲状腺炎、关节炎、脑炎等。查体肺部偶闻及湿啰音,肺炎较重者湿啰音明显。

【实验室和其他检查】

血常规白细胞正常或略高,红细胞沉降率加快。检测到肺炎衣原体是诊断的金标准,可从痰、咽拭子、咽喉分泌物、支气管肺泡灌洗液中直接分离或培养肺炎衣原体。也可用 PCR 技术对上述标本进行检测。原发感染者,可早期检测血清 IgM,急性期血清 IgM 滴度≥1:16,或急性期和恢复期的双份血清 IgM 或 IgG 抗体升高 4 倍以上,双份血清只能做回顾性诊断,对治疗无意义。再感染者 IgG 滴度≥1:512 或增高 4 倍或以上,或恢复期 IgM 较大升高。

X 线胸片表现以单侧、下叶斑片状浸润影。可有胸腔积液,一般少量至中等量。病灶可累及双侧,表现为肺间质和肺泡渗出共存,病变可持续数周。

【诊断和鉴别诊断】

因临床表现和 X 线表现无特异性,确诊有赖于病原学检查,如病原体分离和血清学检测。应结合临床症状、X 线检查、病原学和血清学检查做综合分析。假如肺炎患者应用 β-内酰胺类抗生素无效,仍有干咳等症状,应警惕本病。

【治疗】

首选红霉素,亦可选用多西环素或克拉霉素,疗程均需 14～21d。

## 三、病毒性肺炎

病毒性肺炎(viral pneumonia)是由病毒感染上呼吸道,向下蔓延引起肺炎。冬、春季节好发,暴发或散发流行。密切接触的人群或有心肺疾病者易感染。婴幼儿、老人、孕妇、原有基础心肺疾病者病情较重。尤其是 SARS 冠状病毒、禽流感病毒 A(H5N1)的出现,再次引起人们对呼吸道病毒感染导致重症肺炎的重视。

【病因和发病机制】

最常见的病毒是流感病毒,其他有腺病毒、副流感病毒、呼吸道合胞病毒和冠状病毒等,患者可同时感染 1 种以上病毒,并可继发细菌感染。脏器移植患者易患巨细胞病毒和疱疹病毒肺炎。免疫抑制宿主易患疱疹病毒和麻疹病毒肺炎,易继发真菌和原虫感染。感染途径为吸入性,病毒可通过飞沫与直接接触迅速传播。

【病理】

病毒侵犯细支气管上皮引起细支气管炎,继而累及肺间质及肺泡引起肺炎。气道上皮广泛破坏,黏膜发生溃疡,被覆纤维蛋白性膜。气道防御功能降低,易继发细菌感染。单纯病毒性肺炎多为间质性肺炎,肺泡间隔大量单核细胞浸润。肺泡水肿,被含血浆蛋白及纤维蛋白的透明膜覆盖,肺泡间隔增厚,弥散距离增宽。肺炎可局灶性或弥漫性,甚至实变。肺泡细胞及巨噬细胞内可见病毒包涵体。释放的炎性介质作用于支气管平滑肌,使支气管痉挛,出现气道反应性增高。病变可吸收,部分可留有肺纤维化,甚至结节性钙化。

【临床表现】

临床症状多数较轻。部分患者起病较急,全身症状明显,有发热、头痛、肌肉酸痛、乏力等,并出现咽痛、咳嗽,少痰。重症肺炎表现呼吸困难、发绀、嗜睡、精神委靡,甚至出现休克、心力衰竭、呼吸衰竭和氮质血症等,严重者可发生急性呼吸窘迫综合征。肺部体征常不明显,重症者心率加快、呼吸浅促、发绀,肺部闻及干、湿啰音。

【实验室和其他检查】

白细胞计数正常、偏低或稍高,继发细菌感染时,白细胞计数及中性粒细胞可增高;红细胞沉降率通常正常;痰涂片见到单核细胞,痰细菌培养常阴性。病毒培养较困难,近年用血清检测病毒的特异性 IgM 抗体,有助早期诊断。

胸部 X 线或 CT 可见两肺呈网状阴影,肺纹理增粗、模糊,小片状或广泛浸润,严重者两肺见弥漫性结节性阴影,实变及胸腔积液少见。病毒不同,其 X 线征象亦有所不同。

【诊断】

根据临床症状及 X 线改变,并排除其他病原体引起的肺炎,作出临床诊断。确诊有赖于病原学检查,如病毒分离、病毒培养、抗原检测、血清学检查、PCR 技术。分离病毒必须收集下呼吸道分泌物或肺活检标本做培养方有诊断价值。血清学检测特异性 IgG 抗体仅能作为回顾性诊断,检测特异性 IgM 抗体有助早期诊断。免疫荧光、酶联免疫吸附试验、酶标组化法等,可进行病毒特异性快速诊断。

【治疗】

以对症治疗为主,卧床休息,居室空气流通,注意隔离消毒,预防交叉感染。给予足量维生素及蛋白质,多饮水,少量多次进软食,酌情静脉输液。保持呼吸道通畅,及时清除上呼吸道分泌物等,必要时氧气治疗。防治水、电解质和酸碱失衡。

原则上不予应用抗菌药物,但明确合并细菌感染,应及时选用敏感的抗菌药物。

抗病毒药物:①利巴韦林,具有广谱抗病毒活性,10～15mg/d,分 2 次静脉滴注或肌内注射。或 0.8～1.0g/d,分次口服。②阿昔洛韦,广谱、强效、起效快,主要用于疱疹病毒、水痘病毒感染。免疫缺陷或应用免疫抑制药者应尽早应用。1 次 5mg/kg,每日 3 次静脉滴注,连续 7d。③更昔洛韦,可抑制 DNA 合成。主要用于巨细胞病毒感染,7.5～15mg/(kg·d),连续 10～15d。④奥司他韦,神经氨酸酶抑制药,对流感病毒有较强抑制,也是抗禽流感、甲型 H1N1 病毒最有效的药物之一。耐药率低,成年人 1 次 75mg,每日 2 次,连续 5d。⑤阿糖腺苷,广泛的抗病毒作用。多用于免疫缺陷者疱疹病毒与水痘病毒感染的治疗,每日 5～15mg/kg,静脉滴注,每 10～14 日为 1 个疗程。⑥金刚烷胺,阻止某些病毒进入人体细胞,并有退热作用。主要用于流感病毒等感染。成年人 1 次 100mg,早、晚各 1 次,连用 3～5d。

## 四、肺真菌病

肺真菌病指真菌引起的肺疾病,是最常见的深部真菌感染。由于广泛使用广谱抗菌药物、糖皮质激素、细胞毒药物及免疫抑制药,以及器官移植的开展、免疫缺陷病如艾滋病增多,肺真菌病发病率明显增长。由于本病无特异临床表现,必须综合宿主因素、临床特征、微生物学检查和组织病理学资料等作出诊断,病理学依据是诊断肺真菌病的金标准。

(一)肺念珠菌病

肺念珠菌病(pulmonary candidiasis)是念珠菌属引起的支气管炎、肺炎,分急性、亚急性或慢性,在肺真菌病中较为常见,多为院内感染,重症监护室、烧伤科和肿瘤科发病率较高。感染途径主要是吸入,其次是血源播散。念珠菌有黏附黏膜组织的特性,白念珠菌的黏附力尤强,故其致病力较其他念珠菌更强。念珠菌被吞噬细胞吞噬后,在细胞内仍可长出芽管,穿破细胞膜并损伤巨噬细胞。念珠菌可产生致病性强的水溶性毒素,引起休克。近年非白念珠菌(如热带念珠菌、光滑念珠菌、克柔念珠菌等)感染率升高。

本病在人体抵抗力降低时易发。临床上分为支气管炎型、肺炎型、过敏型 3 型。

1. 念珠菌支气管炎  症状轻微,一般无发热,主要表现阵发性刺激性剧咳,咳量多,似白泡沫牵丝状痰,偶带血丝,随病情进展,痰稠如干糨糊状。可伴憋喘、气短,夜间尤甚。可有乏力、盗汗。肺部偶可闻及干啰音。X 线检查仅示两肺中下野纹理增粗。

2. 念珠菌肺炎  临床表现有畏寒、高热,咳白色泡沫黏痰,有酵臭味,或呈胶陈状,甚至出现咯血、呼吸困难,肺部偶可闻及干、湿啰音。影像学可表现为支气管肺炎,或融合的大片浸润,自肺门向周边扩展,可形成空洞。病变可累及多叶或双肺,病灶可有变化。少数可伴胸腔积液。

3. 过敏型  可有呼吸困难、鼻痒、流涕、喷嚏等症状,两肺可闻及哮鸣音。

健康人痰中可查到念珠菌。诊断肺念珠菌病,要求痰培养连续 3 次以上有念珠菌生长,涂片查到菌丝,或经动物接种证明有致病力,方可诊断。为排除定植咽喉部的念珠菌污染,留痰标本时先用 3% 过氧化氢溶液含漱数次,丢弃前两口痰,取以后的痰标本,立即送培养。亦可经支气管镜或气管导管吸出痰液送检。痰液不宜在室温下久放,久放可能有菌丝体生长。测定血清念珠菌特异 IgE 抗体有助诊断,一般在感染 14d 后血清中出现血清沉淀素,此项检测方法比较敏感。经支气管镜或经皮肺活检的病理标本查到菌丝和孢子可确诊。

轻症患者消除诱因,病情会逐渐好转。病情严重者应及时抗真菌治疗:氟康唑每日 200mg,首剂加倍,重症者可用 400mg/d,也可选用两性霉素 B 0.6~0.7mg/(kg·d),该药毒性反应大,应根据患者状态和真菌药敏结果选用。

### (二) 肺曲霉病

肺曲霉病(pulmonary aspergillosis)主要由烟曲霉感染引起。该真菌常寄生在上呼吸道,大多在原有肺部疾患的基础上继发感染,或长期使用抗生素和激素、免疫力极度低下时才能致病。曲霉属广泛存在于自然界,在秋冬及阴雨季节,储存的谷草发热霉变时更多。吸入曲霉孢子不一定致病,但大量吸入可引起急性气管-支气管炎甚至肺炎。曲霉的内毒素使组织坏死,影像学上病灶可表现为浸润性、实变、空洞、支气管周围炎或粟粒状弥漫性。

肺曲霉病临床主要症状为咳嗽、咳痰和反复咯血,分3型。

1. 侵袭性肺曲霉病(invasive pulmonary aspergillosis,IPA) 本型最常见,但本型肺组织破坏严重,多为局限性肉芽肿或广泛化脓性肺炎,并形成脓肿。病灶呈急性凝固性坏死,伴坏死性血管炎、血栓及菌栓,可累及胸膜。常见症状为干咳、胸痛,部分有咯血,病变广泛者可胸闷气促、呼吸困难,甚至呼吸衰竭。伴中枢神经系统感染者可有中枢神经系统的症状和体征。

X线胸片表现为无特征性的肺浸润性改变,可有空洞;胸部 CT 尤其是 HRCT 具有较高诊断价值,其典型表现:①单发或多发结节影;②晕轮征,环绕结节周围的一圈密度介于结节和肺组织之间(因结节周围出血所致);③新月征,肺空洞内圆形致密阴影,其边缘有新月形透光影。

治疗药物:①两性霉素 B。以往首选普通两性霉素 B,对威胁生命的严重感染尽可能给予最大的耐受剂量[1~1.5mg/(kg·d)]。如患者无法耐受,首次宜从小剂量开始,每日 0.1mg/kg 溶于 5%葡萄糖溶液中缓慢避光静滴,逐日增加 5~10mg,至最大耐受剂量后维持治疗。疗程、总剂量目前无统一意见。此药毒性反应大,主要有畏寒、发热、心悸、肝肾功能损害等。两性霉素 B 脂质复合体,其肾毒性较小,但价格昂贵,主要用于已有肾功能损害或应用两性霉素 B 后出现肾毒性者,剂量 5mg/(kg·d)。②三唑类,如伏立康唑,疗效好,不良反应较轻,对肾衰竭的患者较为安全。伊曲康唑,疗效较好,但不如伏立康唑。两者价格昂贵,经济条件允许者可首选此类药。③棘球白菌素类,如卡泊芬净和米卡芬净等,对本病也有较好疗效。

2. 曲霉肿(aspergilloma) 即曲菌球,本病常继发于支气管扩张、肺结核和肺脓肿空洞、支气管囊肿。系曲霉在肺部原有的空腔内繁殖蓄积,与纤维蛋白、黏液及细胞碎屑凝聚成曲霉肿,它不侵犯组织,但可发展成侵袭性肺曲霉病。可有刺激性咳嗽、反复咯血等症状,少数可大咯血。因曲霉肿与支气管多不相通,故痰量不多,痰检常阴性。X线胸片显示原有空洞内有球状影,随体位改变可在空腔内移动。

抗真菌药治疗无明显疗效,如病情允许可手术治疗。须警惕致命性大咯血,支气管动脉栓塞可用于大咯血的治疗。

3. 变应性支气管肺曲霉病(allergic bronchopulmonary aspergillosis,ABPA) 烟曲霉引起气道高反应性。对曲霉过敏者吸入大量孢子后,阻塞小支气管,引起短暂的肺不张和喘息的发作,亦可引起肺部反复游走性浸润。临床表现喘息、畏寒、发热、乏力、刺激性咳嗽、咳棕黄色脓痰,偶带血;哮喘样发作为其突出表现,一般解痉平喘药无效。痰涂片见大量嗜酸粒细胞及曲霉丝,痰烟曲霉培养阳性。外周血嗜酸粒细胞增多。此型患者有 IgE 抗体存在,用曲霉浸出液做抗原皮试有速发型反应。典型 X 线胸片为上叶短暂性实变或不张,可发生于双侧。中央支气管扩张征象如"戒指征"和"轨道征"。

急性患者需应用糖皮质激素,初始可用泼尼松 0.5mg/(kg·d),1 周后改为隔日 1 次。重症患者需激素联合抗曲霉菌药物治疗。慢性患者糖皮质激素剂量 7.5~10mg/d,减量和疗程根据病情决定。可酌情使用 $\beta_2$-受体兴奋药或吸入糖皮质激素以解痉平喘。

### (三) 肺隐球菌病

肺隐球菌病(pulmonary cryptococcosis):由新型隐球菌感染引起。感染途径为呼吸道吸入。免疫抑制宿主如艾滋病患者多发;20% 左右发生在免疫功能正常者。

部分患者可无症状。轻者可有发热、干咳,偶有少量咯血,体重减轻。重症患者有呼吸困难和低氧血症。影像学特征为胸膜下结节,也可表现为肺炎、多发结节、肿块样损害、弥漫性粟粒状阴影,偶见空洞。

诊断需组织学和微生物学证据。合并脑膜炎者脑脊液墨汁染色涂片镜检可发现隐球菌。

抗真菌药物可选用氟康唑、两性霉素 B、伊曲康唑。

**(四)肺孢子菌肺炎**

肺孢子菌肺炎由肺孢子菌(pneumocystis)引起,肺孢子菌以往被称为卡氏肺囊虫(pneumocystis carinii, PC),目前归属于真菌,故本病又称卡氏肺囊虫肺炎(pneumocystis carinii pneumonia, PCP)。本病是免疫功能低下患者最常见、最严重的机会感染性疾病。

本病潜伏期一般为 2 周,但艾滋病患者潜伏期约 4 周。发病无性别和季节差异。不同个体及疾病的不同病程,本病临床表现差异很大。根据临床表现可分为两型。

1. 流行型或经典型　主要见于早产儿、营养不良儿,婴儿年龄多在 2～6 个月,可在育婴机构内流行。起病隐匿,进展缓慢。初期表现有低热、食欲下降、睡眠差、腹泻、体重减轻,渐渐出现干咳、气急,并进行性加重,甚至呼吸困难、鼻翼扇动和发绀。部分可出现脾大。病程一般持续 3～8 周,若不及时治疗,可死于呼吸衰竭。病死率高达 20%～50%。

2. 散发型或现代型　多发生在免疫功能缺陷者,偶发于健康者。化疗或器官移植患者发生本病后进展迅速,而艾滋病患者并发本病时进展缓慢。初期表现有食欲缺乏、体重减轻,继而出现干咳、发热、发绀、呼吸困难,可很快出现呼吸窘迫,未及时诊治其病死率可高达 70%～100%。

PCP 患者常表现症状和体征分离现象,即症状重,体征缺如或少见。少数患者(尤其是艾滋病)可有数次复发。

血象示白细胞升高,部分患者可减少,分类正常或核左移,淋巴细胞绝对值减少,嗜酸粒细胞增加。动脉血气分析提示低氧血症和呼吸性碱中毒。血清乳酸脱氢酶明显升高。肺功能检查潮气量、肺总量和弥散功能降低。

胸部 X 线检查早期典型表现为双侧肺门周围弥漫性渗出,呈网格状和小结节状影,可迅速发展成双侧肺门蝶状影或呈肺实变,可见支气管充气征。枸橼酸$^{67}$钙、二乙烯三胺乙酰酸锝($^{99m}$Tc DT-PA)和多克隆免疫球蛋白$^{111}$In 显像显示异常,也可作为 PCP 的诊断筛选,但特异性差。

病原学诊断方法有染色镜检法、β 葡聚糖检测法、实时定量 PCR 法、环介导恒温扩增法(LAMP)等,染色镜检法可取痰、支气管镜刷检、支气管肺泡灌洗、经支气管肺活检、经皮肺穿刺和开胸肺活检等标本涂片染色观察包囊壁、囊内结构和滋养体。基因扩增技术可明显提高诊断的敏感性和特异性。

病原治疗可选用复方磺胺甲基异噁唑、氨苯砜、羟乙基磺酸戊烷脒及三甲曲沙等,棘球白素类抗真菌药如卡泊芬净等对 PCP 也有良好的疗效。注意对症治疗和基础病治疗。

## 第四节　肺 脓 肿

肺脓肿(lung abscess)是病原菌感染引起的肺组织化脓性炎症,导致组织坏死、破坏、液化形成脓肿。临床特征为高热、咳嗽和咳大量脓臭痰。胸部 X 线或 CT 显示含气液平的空洞为特征,如多个直径<2cm 的空洞则称为坏死性肺炎。发病率男性高于女性,抗菌药物广泛使用以来,发病率明显降低。

**【病因和发病机制】**

急性肺脓肿的病原菌常为口、鼻咽喉的定植菌,包括需氧、厌氧和兼性厌氧菌。85%～90% 的肺脓肿合并厌氧菌感染,毒力较强的厌氧菌可单独致病。常见病原菌有葡萄球菌、化脓性链球菌、肺炎球菌、肺炎克雷伯杆菌和铜绿假单胞菌等。根据感染途径,肺脓肿分为 3 型。

1. 吸入性肺脓肿　占肺脓肿的 70%～80%,呼吸道吸入致病,病原体多为含厌氧菌的混合感染。正常情况下,吸入物经气道黏液-纤毛运载系统、咳嗽反射和肺巨噬细胞可被迅速清除。但在意识障碍时如醉酒、麻醉、镇静药物过量、脑血管意外等,或因受寒、极度疲劳等原因导致全身及呼吸道防御功能降低,吸入的病原菌引起发病。吸入性肺脓肿常单发,发生部位与支气管解剖结构和体位有关。右主支气管较陡直,管径较粗,吸入物易吸入右肺。仰卧位时吸入物易进入上叶后段或下叶背段；坐位时易进入下叶后基底段；右侧卧位，易进入右上叶前段或后段。

2. **血源性肺脓肿** 原发病灶常为皮肤或器官的化脓性感染，如创伤、疖、痈、骨髓炎、产后盆腔感染、亚急性细菌性心内膜炎等所致的菌血症，细菌或脓毒栓子经血行进入肺循环，引起肺小血管的栓塞和肺组织的炎症，坏死而形成肺脓肿。胸部X线或CT常表现为两肺多发性脓肿，常发生于肺的边缘。病原菌以金黄色葡萄球菌和表皮葡萄球菌、链球菌为常见。

3. **继发性肺脓肿** 继发于其他疾病，如金黄色葡萄球菌肺炎、肺炎克雷伯杆菌肺炎等细菌性肺炎，此外支气管扩张、肺结核空洞、支气管囊肿、支气管肺癌等继发感染也可引起肺脓肿。支气管异物造成管腔阻塞，其远端也可形成肺脓肿。肺邻近器官的化脓性病变波及至肺也可引起肺脓肿，如膈下脓肿、肾周围脓肿、脊柱旁脓肿或食管穿孔等，其病原菌多为大肠埃希菌、粪链球菌等。阿米巴肝脓肿好发于肝右叶的顶部，故可穿破膈肌至右肺下叶，形成阿米巴肺脓肿。

【病理】

吸入性肺脓肿，早期感染物阻塞细支气管，远端肺小叶不张，肺泡充血，中性粒细胞浸润伴周围小血管炎性栓塞，肺组织缺血坏死，1周左右细菌和死亡细胞释放出蛋白溶解酶，使坏死组织液化形成脓肿，最后破溃到支气管，咳出大量脓痰，空气进入脓腔而出现气液平面。若及时有效治疗，病灶渐退，脓腔缩小，病变愈合或仅留少许纤维瘢痕。如引流不畅、治疗不力，病变可向周围扩展。若脓肿靠近胸膜，可发生局限性纤维蛋白性胸膜炎，引起胸膜粘连，若破溃到胸膜腔，可形成脓气胸、脓胸或支气管胸膜瘘。

急性肺脓肿未能及时控制，迁延3个月以上则称之为慢性肺脓肿，坏死组织存于脓腔中，炎症持续反复，脓腔周围纤维组织包绕，脓腔壁增厚，空洞长期不闭。周围的细支气管可受累而变形或扩张。

【临床表现】

1. **症状** 吸入性肺脓肿患者多有口腔、上呼吸道感染灶，或有引起意识障碍的原因和病史。起病急骤，畏寒、高热，体温达39～40℃，伴有咳嗽、咳黏液痰或黏液脓性痰，并有全身乏力、精神疲软、食欲减退等全身中毒症状。炎症累及壁层胸膜可伴胸痛，深呼吸时加重。病变范围大可出现气促。如感染未能有效控制，可在发病的第10～14天，咳出大量脓臭痰和坏死组织，每日可达300～500ml，静置后可分成3层，约1/3患者有不同程度的咯血。咳出大量脓痰后，体温随之下降，全身中毒症状减轻。肺脓肿患者突发胸痛、气急，考虑脓肿破溃到胸膜腔。少数患者发病缓慢，呼吸道感染症状较轻。

血源性肺脓肿多先有原发病灶引起的全身感染中毒症状如畏寒、高热等。经数日或数周后才出现咳嗽，咳痰不多，咯血罕见。

慢性肺脓肿患者可反复咳嗽、咳脓痰，不规则发热和反复咯血，持续数周到数月或更长。可有贫血、消瘦等慢性消耗症状。

2. **体征** 与脓肿的大小、部位有关。脓肿小或位于深部，肺部体征不明显。脓肿范围大、位置贴近胸壁，初起时肺部可无阳性体征，或患侧可闻及湿啰音；病变继续发展，可出现肺实变体征，可闻及支气管呼吸音；随着脓腔增大，可出现空瓮音；病变累及胸膜可闻及胸膜摩擦音或表现胸腔积液体征。血源性肺脓肿体征大多阴性。慢性肺脓肿可出现杵状指（趾）。

【实验室和其他检查】

急性肺脓肿血白细胞计数增高，可达$(20～30)×10^9/L$，中性粒细胞0.9以上，核明显左移，常有中毒颗粒。慢性肺脓肿血白细胞正常或稍高，红细胞计数和血红蛋白减少。

1. **细菌学检查** 痰涂片革兰染色，痰、胸腔积液和血培养包括需氧和厌氧培养，以及抗菌药物敏感试验，有助于确定病原体和选择有效抗菌药物。胸腔积液和血培养阳性对病原体的诊断意义较大。

2. **X线检查** 吸入性肺脓肿早期炎症阶段X线表现为大片或团片状浓密模糊浸润阴影，边界不清，浓密阴影，与细菌性肺炎易混淆。脓肿形成，脓液经支气管排出后，浓密阴影中出现圆形透亮区及气液平面。脓腔内壁光整或略不规则。经脓液引流和抗菌药物治疗后，脓肿周围炎症先吸收，逐渐缩小至脓腔消失，最后遗留少许纤维条索阴影。慢性肺脓肿脓腔壁增厚，内壁不规则，有时呈多房性，周围纤维组织增生，邻近胸膜增厚，不同程度的肺叶膨胀不全或不张，纵隔可移向患侧，健侧代偿性肺气肿。并发脓胸时,患侧胸部呈大片浓密阴影。若伴发气胸可见气液平面。结合侧位X线检查可明确肺脓肿的部位及范围大小。

血源性肺脓肿,一侧或双侧肺边缘呈现多发的小片状阴影或边缘整齐的球形病灶,常可见到多发性小脓腔和气液平,短期内阴影变化大,炎症吸收后,可出现局灶性纤维化或小气囊后遗阴影。

胸部CT明显优于X线胸片,定位准确,更能区别肺脓肿和有气液平的局限性脓胸,能够发现小脓肿和葡萄球菌肺炎引起的肺气囊,准确指导体位引流和外科手术治疗。

3. 支气管镜检查　有助于发现病因,明确病原体,并可用于治疗,如可明确气道内异物并取出异物使气道引流通畅。疑为肿瘤阻塞,则可取病理标本。借助支气管防污染毛刷采样进行需氧和厌氧菌培养。支气管引流不畅或炎症长期不愈者可经纤维支气管镜吸引脓液、冲洗支气管,以提高疗效,可缩短病程。

【诊断和鉴别诊断】

1. 诊断　急性吸入性肺脓肿发病前可有口腔手术、昏迷、呕吐或异物吸入等诱因,起病急骤,畏寒、高热、咳嗽和咳大量脓臭痰,其血白细胞计数及中性粒细胞显著增高,X线示浓密的炎性阴影中有空腔、气液平面,排除其他疾病可作出诊断。血源性肺脓肿有皮肤感染等原发病灶,或静脉吸毒者患心内膜炎,出现发热不退、咳嗽、咳痰等症状,X线胸片示两肺多发脓肿,可作出诊断。痰、血培养,包括厌氧菌培养以及抗菌药物敏感试验,对确定病原和选择抗菌药物有重要价值。

2. 鉴别诊断

(1)细菌性肺炎:细菌性肺炎与早期肺脓肿在症状和X线胸片表现很相似,易混淆,但细菌性肺炎各有其特点,如肺炎链球菌肺炎,多伴口唇疱疹、铁锈色痰,而无大量脓臭痰,X线胸片示肺叶或段实变,或呈片状淡薄阴影,边缘模糊不清,无空洞形成,经有效治疗一般2周内痊愈。而肺脓肿随着病程进展,影像学显示空洞和气液平面,短期治疗不会吸收。

(2)肺结核空洞继发感染:肺结核空洞继发感染也可出现急性感染症状和咳脓痰,但肺结核起病缓慢,病程长,继发感染前常已有长期咳嗽、结核中毒症状或有反复咯血。X线胸片显示空洞壁较厚,一般无气液平面,空洞周围炎性病变较少,常伴有结核卫星病灶,痰中可找到抗酸杆杆菌。合并肺部感染时,由于细菌大量繁殖,痰中难以找到结核杆菌。如一时不能鉴别,可按急性肺脓肿治疗,控制急性感染后,X线胸片可显示纤维空洞及周围多形性的结核病变,痰结核杆菌可转阳。

(3)支气管肺癌:支气管肺癌阻塞支气管常引起远端肺化脓性感染,因有一个逐渐阻塞的过程,故形成肺脓肿的病程相对较长,毒性症状多不明显,脓痰量亦较少。阻塞性感染因支气管引流不畅,抗菌药物疗效不佳。如果40岁以上患者肺同一部位反复感染、且抗菌药物疗效差,要警惕支气管肺癌引起阻塞性肺炎的可能,可送痰液找癌细胞和纤维支气管镜检查,以明确诊断。肺鳞状细胞癌也可发生坏死液化,形成空洞,但一般无毒性或急性感染症状,X线胸片示多呈偏心空洞,壁较厚,内壁凹凸不平,空洞周围有少许炎症浸润,肺门淋巴结可有增大。

(4)肺囊肿继发感染:肺囊肿继发感染也可有发热、脓痰,囊肿内可见气液平,但其感染中毒症状和病灶周围炎症较肺脓肿轻。感染控制后可见边缘光滑的薄壁空洞。有以往的X线胸片对比更易鉴别。

【治疗】

1. 抗菌药物治疗　吸入性肺脓肿多为混合性厌氧菌感染,多数厌氧菌对青霉素敏感,仅脆弱拟杆菌对青霉素不敏感,但对林可霉素、克林霉素和甲硝唑敏感。可根据病情严重程度决定青霉素剂量,轻度者480万～640万U/d,病情严重者可用1 000万U/d,分3～4次静脉滴注,以提高坏死组织中的药物浓度。一般治疗3～10d体温降至正常,中毒症状改善,体温正常后可改为肌内注射。如青霉素疗效不佳,可用林可霉素1.8～3.0g/d分次静脉滴注,或克林霉素1.2～1.8g/d,或甲硝唑0.4g,每日3次口服或静脉滴注。革兰阴性杆菌可选用第二代或第三代头孢菌素、氟喹诺酮类,必要时联合应用氨基糖苷类抗菌药物。阿米巴原虫感染,则用甲硝唑治疗。抗菌药物应用疗程一般8～12周,停药指征为临床症状消失,X线胸片或CT提示脓腔和炎症消失,或仅留少量的纤维条索影。

血源性肺脓肿多为葡萄球菌和链球菌感染,可选用耐β-内酰胺酶的青霉素或第一代头孢菌素。

如耐甲氧西林的金黄色葡萄球菌感染,应选用万古霉素或替考拉宁。

2. 引流排脓  有效的引流可缩短病程,提高治愈率。对支气管通畅、咳痰顺利、身体状况较好者可采取体位引流排痰,体位应使脓肿处于高位,支气管近端开口处于低位,并可轻拍患部以利痰液排出,每日2~3次,每次15~20min。病情重、衰竭或大咯血者不宜体位引流,以免大量脓痰涌出引起窒息或堵塞健侧气道。痰黏稠不易咳出者可用祛痰药或雾化吸入生理盐水、祛痰药或支气管舒张药以利痰液引流。也可经纤维支气管镜冲洗吸痰引流。血源性肺脓肿需及时处理原发病灶。

3. 手术治疗  适应证:①肺脓肿经内科规律治疗病程超过3个月,脓腔不缩小,感染不能控制,或脓腔过大(5cm以上)较难闭合者;②大咯血经内科治疗无效或危及生命;③伴支气管胸膜瘘或脓胸经引流冲洗疗效不佳者;④存在支气管阻塞,如支气管肺癌。对病情重无法耐受手术者,可经胸壁插入导管到脓腔进行引流。术前应评价患者情况和肺功能。

【预防】

应根据肺脓肿的发病原因采取预防措施。积极治疗口腔、上呼吸道慢性感染病灶如龋齿、化脓性扁桃体炎、鼻窦炎、牙槽溢脓等。口腔、胸、腹手术前应清洁口腔,手术中注意清除口腔和上呼吸道分泌物及血块,鼓励患者咳嗽,及时取出呼吸道异物,保持呼吸道引流通畅。意识障碍、咳嗽反射减弱患者,应加强口腔护理,及时吸痰,以防误吸感染物。合并肺炎应及时使用抗菌药物治疗。

## 复习指导

1. 肺炎球菌肺炎:根据急性起病,发热、咳嗽、咳铁锈色痰伴胸痛。患侧肺实变体征,闻及湿啰音,唇周疱疹等。胸部影像学检查显示大片浸润阴影或实变影,实变影中可见支气管充气征,患侧肋膈角变钝等进行诊断。血常规、痰液细菌学检查可进一步协助诊断和指导治疗。

2. 支原体肺炎:根据起病缓慢,轻、中度发热,顽固持久咳嗽,咳少量痰,胸部体征不明显等,结合胸部影像学检查可考虑诊断。X线检查可见肺纹理增粗及网状阴影,严重者可见浸润影或节段性斑片状模糊影。血常规、血清学检查如支原体抗体进一步协助诊断和指导治疗。首选大环内酯类治疗。

3. 肺炎衣原体肺炎:根据起病缓慢,轻中度发热,咳嗽,咳少量痰,胸部体征不明显等,胸部影像学检查阴性可考虑诊断。血清学检查或病原体分离可进一步协助诊断和指导治疗。首选大环内酯类治疗。

4. 肺真菌病:根据有宿主因素,临床表现即发热高热、咳嗽、咳痰,胸部影像学检查有不同真菌感染的典型表现,如侵袭性肺曲霉病可表现多发结节影、晕轮征、新月征。肺隐球菌病影像学特征为胸膜下结节,也可表现为肺炎、多发结节、肿块样损害、弥漫性粟粒状阴影,偶见空洞等;可考虑临床诊断,有病原微生物证据,或组织病理学可确诊。注意与其他细菌性肺炎、肺脓肿、肺癌等鉴别。

5. 肺脓肿:急性吸入性肺脓肿发病前可有诱因,起病急骤,畏寒、高热、咳嗽和咳大量脓臭痰,血白细胞计数及中性粒细胞显著增高,X线示浓密的炎性阴影中有空腔、气液平面。血源性肺脓肿有皮肤感染等原发病灶等,出现发热不退、咳嗽、咳痰,X线胸片示两肺多发脓肿,可作出诊断。痰、血培养,包括厌氧菌培养以及抗菌药物敏感试验,对确定病原和选择抗菌药物有重要价值。注意与细菌性肺炎、肺囊肿、结核空洞、肺癌等鉴别。

| | 肺癌 | 肺结核 | 肺炎 | 肺囊肿 |
|---|---|---|---|---|
| 主要特点 | 中、老年干咳 | 青年人多 | 有诱因,急性起病 | 感染症状较轻 |
| | 抗生素无效 | 结核菌素试验强阳性 | 发热、白细胞升高 | 边缘光滑薄壁空洞 |
| | 痰有癌细胞 | 抗结核治疗有效 | 抗生素有效 | 既往影像检查有囊肿 |

吸入性肺脓肿混合感染应联合应用抗菌药物,疗程一般8~12周,停药指征为临床症状消失,X线胸片或CT提示脓腔和炎症消失,或仅留少量的纤维条索影。

(张  茵)

# 第 4 章　支气管扩张症
chapter 4

> **学习要求**
>
> 学习并掌握支气管扩张症的临床表现以及诊治要点，建立对以反复咯嗽为主，特别是有咯血症状的患者如何进行临床询问、查体和甄别的基本思路，知晓支气管扩张症的检查方法。

> **临床提示**
>
> 慢性咳嗽和（或）反复咯血＋部位固定的湿啰音→考虑本病。

支气管扩张症（bronchiectasis）大多是继发于急、慢性呼吸道感染和支气管阻塞后，反复发生支气管炎症，致使支气管壁结构破坏，引起支气管异常和持久性扩张的一类疾病。临床表现主要为慢性咳嗽、咳大量脓痰和（或）反复咯血。近年来随着急、慢性呼吸道感染的恰当治疗，其发病率有减少趋势。

【病因和发病机制】

部分患者病因目前仍不明确，主要病因如下：

1. 感染　支气管扩张的主要病因是支气管-肺组织急慢性感染和支气管阻塞。特别是婴幼儿期有肺炎、麻疹病史，支气管内膜结核、肿瘤、异物和反复感染，引起管腔阻塞，黏膜充血、水肿、分泌物增加，肺泡组织失去弹性，胸腔负压的存在，导致支气管逐渐扩大、形成瘢痕和扭曲。支气管壁由于水肿、炎症和新血管形成而变厚。

2. 先天发育障碍及遗传因素　较少见。宿主气道清除机制和防御功能下降，清除分泌物的能力下降，易于发生感染和炎症。

3. 免疫缺陷　弥漫性的支气管扩张发生于存在遗传、免疫或解剖缺陷的患者，如囊性纤维化、纤毛运动障碍和严重的 $\alpha_1$-抗胰蛋白酶缺乏。低免疫球蛋白血症和免疫缺陷和罕见的气道结构异常也可引起弥漫性疾病，如气管支气管扩张，软骨缺陷，以及变应性支气管肺曲菌病等常见疾病的少见并发症。

4. 局灶性支气管扩张　可源自未进行治疗的肺炎或肺阻塞，例如异物或肿瘤，外源性压迫或肺叶切除后解剖移位。

【病理及分型】

1. 支气管扩张　常是位于段或亚段支气管管壁的破坏和炎性改变，受累管壁的结构，包括软骨、肌肉和弹性组织破坏被纤维组织替代。扩张的支气管内可积聚稠厚脓性分泌物，其外周气道也往往被分泌物阻塞或被纤维组织闭塞所替代。常伴有周围毛细血管扩张并形成血管瘤，出现反复咯血。支气管扩张多见于左下叶。

2. 扩张的支气管包括3种不同类型　①柱状扩张：较长的一段支气管呈均一管形扩张且突然在一处变细，远处的小气道往往被分泌物阻塞。②囊状扩张：扩张的支气管腔局部呈囊状改变，支气管末端的盲端也呈无法辨认的囊状结构。③不规则扩张：病变支气管腔呈不规则改变或呈串珠样改变。显微镜下可见支气管炎症及纤维化、支气管壁溃疡、鳞状上皮化生和黏液腺增生。病变支气管相邻的肺实质也可存在纤维化、肺气肿、支气管肺炎和肺萎陷。炎症可致支气管壁血管增多，并伴有相应支气管动脉扩张及支气管动脉和肺动脉吻合。

【临床表现】

1. 症状

(1) 慢性咳嗽、大量脓痰：与体位改变有关，这是由于支气管扩张部位分泌物积储，改变体位时分泌物刺激支气管黏膜引起咳嗽和排痰。其严重度可用痰量估计，轻度，<10ml/d；中度，10～150ml/d；重度，>150ml/d。引起感染的常见病原体为铜绿假单胞菌、金黄色葡萄球菌、流感嗜血杆菌、肺炎链球菌和卡他莫拉菌。

(2) 反复咯血：50%～70%的患者有程度不等的咯血，从痰中带血至大量咯血，咯血量与病情严重程度、病变范围有时不一致。部分患者以反复咯血为惟一症状，临床上称为"干性支气管扩张"，其病变多位于引流良好的上叶支气管。

(3) 反复肺部感染：其特点是同一肺段反复发生肺炎并迁延不愈。这是由于扩张的支气管清除分泌物的功能丧失，引流差，易于反复发生感染。

(4) 慢性感染中毒症状：如反复感染，可出现发热、乏力、食欲减退、消瘦、贫血等，儿童可影响发育。

2. 体征　早期或干性支气管扩张可无异常肺部体征，病变重或继发感染时常可闻及下胸部、背部固定而持久的局限性粗湿啰音，有时可闻及哮鸣音，部分慢性患者伴有杵状指（趾）。出现肺气肿、肺心病等并发症时有相应体征。

【实验室和其他检查】

1. 胸部影像学检查　病变轻时影像学检查可正常。胸部X线平片可见囊状支气管扩张的囊腔，腔内可存在气液平面（图4-1）。囊腔应与大疱性肺气肿或严重肺间质病变的蜂窝肺鉴别。支气管扩张的其他表现为气道壁增厚，主要由支气管周围的炎症所致。纵切面可显示为"双轨征"，横切面显示"环形阴影"（图4-2）。

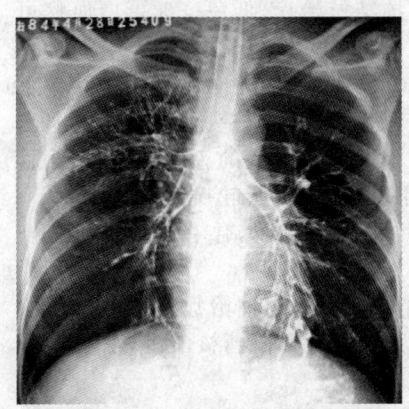
图4-1　支气管扩张

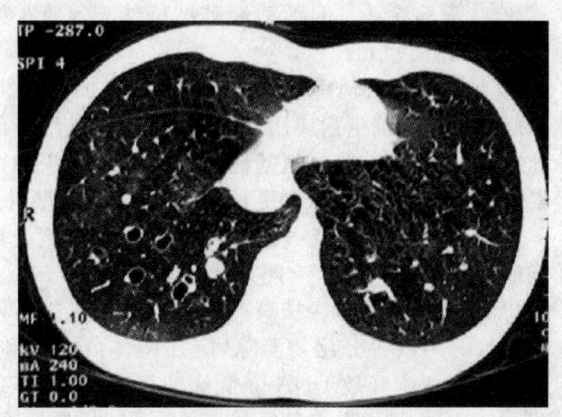
图4-2　支气管扩张"双轨征""囊腔"

2. 高分辨CT（HRCT）　HRCT的出现，进一步提高了CT诊断支气管扩张的敏感性。现已成为支气管扩张的主要诊断方法。

3. 支气管镜检查　临床主要用于气道内脓性分泌物采样、培养，清除气道内脓液等治疗。当支气管扩张呈局灶性且位于段支气管以上时，可发现弹坑样改变。

4. 痰液检查　可显示含有丰富的中性粒细胞及定植或感染的多种微生物。痰涂片染色以及痰细菌培养结果可指导抗生素治疗。

5. 肺功能测定　可以证实由弥漫性支气管扩张或相关的阻塞性肺疾病导致的气流受限。

【诊断和鉴别诊断】

1. 诊断　根据反复咳脓痰、咯血的病史和既往有诱发支气管扩张的呼吸道感染病史或幼时曾患麻疹、百日咳等呼吸道病史,胸部影像学检查显示支气管扩张征象,即可明确诊断为支气管扩张症。支气管镜检查或局部支气管造影,可明确出血、扩张或阻塞的部位。还可经支气管镜进行局部灌洗,采取灌洗液标本进行涂片、细菌学和细胞学检查,进一步协助诊断和指导治疗。

2. 鉴别诊断

(1) 慢性支气管炎:多发生在中年以上的患者,在气候多变的冬、春季节咳嗽、咳痰明显,多为白色黏液痰,感染急性发作时可出现脓性痰,但无反复咯血史。听诊双肺可闻及散在干、湿啰音。

(2) 肺脓肿:起病急,有高热、咳嗽、大量脓臭痰;X线检查可见局部浓密炎症阴影,内有空腔液平。急性肺脓肿经有效抗生素治疗后,炎症可完全吸收消退。若为慢性肺脓肿则以往多有急性肺脓肿的病史。

(3) 肺结核:常有低热、盗汗、乏力、消瘦等结核毒性症状,干、湿啰音多位于上肺局部,X线胸片和痰结核菌检查可作出诊断。

(4) 先天性肺囊肿:X线检查可见多个边界纤细的圆形或椭圆阴影,壁较薄,周围组织无炎症浸润。胸部CT检查和支气管造影可助诊断。

(5) 弥漫性泛细支气管炎:有慢性咳嗽、咳痰、活动时呼吸困难,常伴有慢性鼻窦炎,X线胸片和胸部CT显示弥漫分布的小结节影,大环内酯类抗生素治疗有效。

**案例讨论**　患者男性,42岁,平素易反复发作咳嗽、咳痰病史10余年,出现咳嗽,痰中带血1周,抗生素治疗效果可,但病情易反复。无吸烟史。请分析患者要考虑哪些问题?怎样进行下一步追问和检查?指出排查要点并做出正确诊断。

【治疗】

1. 治疗基础疾病　对活动性肺结核伴支气管扩张应积极抗结核治疗,低免疫球蛋白血症可用免疫球蛋白替代治疗。

2. 控制感染　出现痰量及其脓性成分增加等急性感染征象时需应用抗生素。可依据痰革兰染色和痰培养指导抗生素应用,但在开始时常需给予经验治疗。存在铜绿假单胞菌感染时,可选择静脉给予喹诺酮类,给予氨基糖苷类或第三代头孢菌素。对于慢性咳脓痰的患者,除使用短程抗生素外,还可考虑使用疗程更长的抗生素,或间断并规则使用单一抗生素及轮换使用抗生素。

3. 改善气流受限　支气管舒张药可改善气流受限,并帮助清除分泌物,伴有气道高反应及可逆性气流受限的患者常有明显疗效。

4. 清除气道分泌物　祛痰药物,以及振动、拍背和体位引流等胸部物理治疗均有助于清除气道分泌物。为改善分泌物清除,应强调体位引流和雾化吸入重组脱氧核糖核酸酶,后者可通过阻断中性粒细胞释放DNA降低痰液黏度。

5. 外科治疗　如果支气管扩张为局限性,且经充分的内科治疗仍顽固反复发作者,可考虑外科手术切除病变肺组织。如果大出血来自于增生的支气管动脉,经休息和抗生素等非手术治疗不能缓解反复大咯血时,病变局限者可考虑外科手术,否则采用支气管动脉栓塞术治疗。

【预后】

预后取决于支气管扩张的范围和有无并发症。支气管扩张范围局限者,积极治疗可很少影响生命质量和寿命。支气管扩张范围广泛者易损害肺功能,甚至发展至呼吸衰竭,引起死亡。大咯血也可严重影响预后。

# 第4章 支气管扩张症

> 复习指导

1. 支气管扩张症的临床表现：①慢性咳嗽、大量脓痰、反复咯血，50%~70%的患者有程度不等的咯血，部分患者以反复咯血为惟一症状，临床上称为"干性支气管扩张"，其病变多位于引流良好的上叶支气管；②反复肺部感染，其特点是同一肺段反复发生肺炎并迁延不愈；③慢性感染中毒症状，如反复感染，可出现发热、乏力、食欲减退、消瘦、贫血等，儿童可影响发育。

早期可无异常肺部体征，病变重或继发感染时常可闻及下胸部、背部固定而持久的局限性粗湿啰音，有时可闻及哮鸣音，部分慢性患者伴有杵状指（趾）。出现肺气肿、肺心病等并发症时有相应体征。

2. 辅助检查：胸部HRCT检查可显示为"双轨征"，或"环形阴影"。

3. 诊断：根据反复咳脓痰、咯血的病史和既往有诱发支气管扩张的呼吸道感染病史或幼时曾患麻疹、百日咳等呼吸道病史，胸部影像学检查显示支气管扩张征象，即可明确诊断为支气管扩张症。支气管镜检查可明确出血、扩张或阻塞的部位。还可经支气管镜进行局部灌洗，采取灌洗液标本进行涂片、细菌学和细胞学检查，进一步协助诊断和指导治疗。

4. 鉴别诊断：注意与肺结核、肺癌、肺脓肿鉴别。

| 肺癌 | 肺结核 | 支气管扩张症 | 肺脓肿 |
| --- | --- | --- | --- |
| 中老年干咳 | 青年人多 | 有诱因，急性起病 | 感染史，败血症 |
| 治疗无效 | 结核菌素试验强阳性 | 反复脓痰，咯血 | 胸部特殊体征 |
| 痰有癌细胞 | 抗结核治疗有效 | 抗生素有效 | 影像有脓肿灶 |

（孟 玲）

# 第 5 章 肺 结 核

> **学习要求**
>
> 学习结核杆菌的生物学特性及肺结核的发病机制,掌握其典型病理改变及临床表现,知晓如何对肺结核病人作出诊断和鉴别诊断,能够正确制定治疗方案并处理常见并发症。

肺结核(pulmonary tuberculosis)是由结核分枝杆菌感染引起的慢性传染病,是单一致病菌导致死亡最多的疾病。20世纪60年代以来,结核病的化学治疗使新发现的结核病治愈达到95%以上,但80年代中期以后,结核病出现了全球性恶化趋势。世界卫生组织(WHO)已将肺结核列为重点控制的传染病之一,我国也其列为乙类传染病。

【流行病学】

1. 结核病流行的总趋势  据WHO报道全球约有1/3的人口已被结核分枝杆菌感染。每年有1%人口被结核分枝杆菌感染。全球90%的结核病病人在发展中国家。获得性免疫缺陷综合征世界性的流行不仅增加结核病内源性复燃的机会,也增加了外源性再染的危险,加速了结核病疫情的恶化。此外,耐药及耐多药结核病(multidrug resistant tuberculosis, MDR-TB)至少同时耐异烟肼、利福平2种或以上,也成为了当前结核病控制工作中的重大威胁。

2. 我国结核病疫情  我国是世界上结核病高疫情、高负担国家之一,疫情呈"三高一低",即患病率高(523/10万)、死亡率高(20.9/10万)、耐药率高(原发耐药率28.1%,获得耐药率41.1%)、年递减率低(2.8%)。

【病原学】

1890年Koch首先发现结核分枝杆菌(简称结核杆菌)是结核病的病原菌。结核杆菌在分类上属于放线菌目、分枝杆菌科、分枝杆菌属。包括人型、牛型、非洲型和鼠型4类。人类肺结核主要致病菌结核杆菌,牛分枝杆菌仅占2%~5%。结核杆菌的生物学特性如下。

1. 多形性  典型的结核杆菌细长、微弯,无荚膜、无鞭毛、无芽胞,不能活动,有分支生长的倾向。痰标本中的结核杆菌可呈现T、V、Y字形及丝状、球状、棒状等多种形态。

2. 抗酸性  结核杆菌抗酸染色呈红色,对酸性乙醇(酒精)的脱色有很强的抵抗,故称抗酸杆菌,这也几乎是所有结核分枝杆菌的特征。一般细菌无抗酸性,因此,抗酸染色是鉴别分枝杆菌和其他细菌的方法之一。

3. 生长缓慢  结核杆菌是需氧菌,在固体培养基上生长缓慢,约需4周才能形成1mm左右的菌落,适宜生长温度为37℃左右。培养时间一般为2~8周。

4. 抵抗力强  结核杆菌对干燥、冷、酸、碱等抵抗力强。在干燥的环境中可存活数月或数年。在室内阴暗潮湿处能数月不死。低温条件下如-40℃仍能存活数年。用氢氧化钠或硫酸对痰液处理时,一般杂菌很快被杀死,而结核杆菌仍存活。一般煮沸100℃ 5min、5%石炭酸24h、70%乙醇2min内、太阳光直射2~7h等条件均可杀死结核杆菌。

5. **菌体结构复杂** 结核杆菌菌体成分复杂,主要是类脂质、蛋白质和多糖类。类脂质与结核病的组织坏死、干酪液化、空洞发生及结核变态反应有关,菌体蛋白质是结核菌素的主要成分,诱发皮肤变态反应。多糖类与免疫应答有关。

【发病机制和病理】

1. **传染源、传播途径及易感人群** 痰结核杆菌阳性,尤其是痰涂片结核杆菌阳性的肺结核患者是传染源。最主要的传播途径是经呼吸道传染,经消化道和皮肤途径传播现已极少见,偶有通过胎盘而发生胎内感染的报道。婴幼儿、与排菌病人密切接触者、HIV感染/AIDS病人、糖尿病、硅沉着病(矽肺)、白血病、肾功能不全者、营养不良等各种基础性疾病患者及老年人、长期使用糖皮质激素和(或)其他免疫抑制药者、贫穷、无家可归、流动人口,以及既往患结核病未经彻底治疗者都是肺结核病的易感人群。

2. **发病机制**

(1)Koch现象:1890年Koch通过动物实验观察到,健康豚鼠皮下注射结核杆菌后2~3周,注射局部皮肤红肿、溃烂、形成深的溃疡,不愈合,乃至淋巴结增大,全身播散而死亡;而对3~6周前受少量结核杆菌感染和结核菌素皮肤试验阳转的动物,给予同等剂量结核杆菌皮下注射,2~3d局部出现红肿,形成表浅溃烂,继之较快愈合而未发现淋巴结大、全身播散及死亡。这种机体对结核杆菌再感染和初感染所表现出不同反应的现象称为Koch现象。Koch现象提示,初次感染时,宿主既无保护性防御机制、又无迟发性变态反应,而再感染时机体已产生了细胞介导免疫反应及迟发性变态反应,因此,局部反应迅速、剧烈,但无淋巴结大及全身播散,这与临床上原发性和继发性肺结核的发病经过十分相符。

(2)宿主的免疫应答:机体的抗结核免疫反应主要是通过T淋巴细胞介导的巨噬细胞(下称AM)的细胞免疫反应。人体受结核杆菌感染后,首先是AM作出反应,AM既是结核杆菌的栖居地,又是抗原递呈细胞和效应细胞。被AM吞噬的结核杆菌经加工处理后产生的抗原肽片段再与机体自身的MHC Ⅱ类分子结合形成复合物,递呈给$CD4^+$T细胞的抗原识别受体,使之致敏、增殖,当抗原再次进入时,致敏的$CD4^+$T细胞活化,产生各种细胞因子如IL-2、IL-4、IL-6、IL-8、IL-10、IFN-γ等,从而导致单核巨噬细胞向患处趋化、聚集、刺激淋巴细胞增殖、发挥其抗微生物活性。

(3)结核杆菌感染:结核杆菌经呼吸道被吸入呼吸性细支气管或肺泡内,结核杆菌如能克服AM的防御作用,则可在AM内缓慢繁殖(每25~32小时繁殖1次),2~12周繁殖至$10^3$~$10^4$时,诱导机体产生相应的细胞免疫反应及迟发超敏反应,宿主PPD皮肤试验阳转,结核结节或肉芽肿形成。在机体迟发超敏反应的影响下,水解酶可使肺及淋巴结干酪样坏死组织液化,形成空洞,引起支气管播散,结核杆菌也可通过淋巴管、淋巴结甚至通过血液循环形成早期菌血症而播散至身体各处,最易受累及的部位是脑、长骨骨骺、肾、椎体、淋巴结和肺上叶,感染局部可愈合形成静止的纤维钙化灶,成为以后再活动的根源,也可发展为活动性肺结核,乃至全身血行播散。

(4)原发综合征的发生、发展及转归:经呼吸道吸入的结核杆菌在肺内沉积并繁殖,在局部形成炎性病变(称为原发病灶)。同时,结核杆菌经引流的淋巴管到达相应的肺门及纵隔淋巴结,形成包括原发病灶、淋巴管、淋巴结的原发综合征。如果原发病灶继续扩大,可直接或经淋巴、血行肺内肺外播散,发生结核病。原发感染最常见的过程是原发病灶迅速吸收或留下少量钙化灶,增大的肺门淋巴结逐渐缩小、纤维化或钙化,播散到全身各器官的结核杆菌大部分被消灭。但仍然有少量结核杆菌没有被消灭,长期处于休眠期,成为继发性结核的潜在来源。

(5)继发性肺结核的发生和发展:继发性肺结核可发生在初次感染后的任何时期,早期播散形成的潜在病灶在机体抵抗力低下时活动、进展、发病,称为内源性复燃。结核杆菌也可再次侵入引起新的感染而导致发病,称为外源性再染。肺结核的发生发展过程(图5-1)。

3. **病理** 结核病的基本病理变化是炎性渗出、增殖和干酪样坏死。

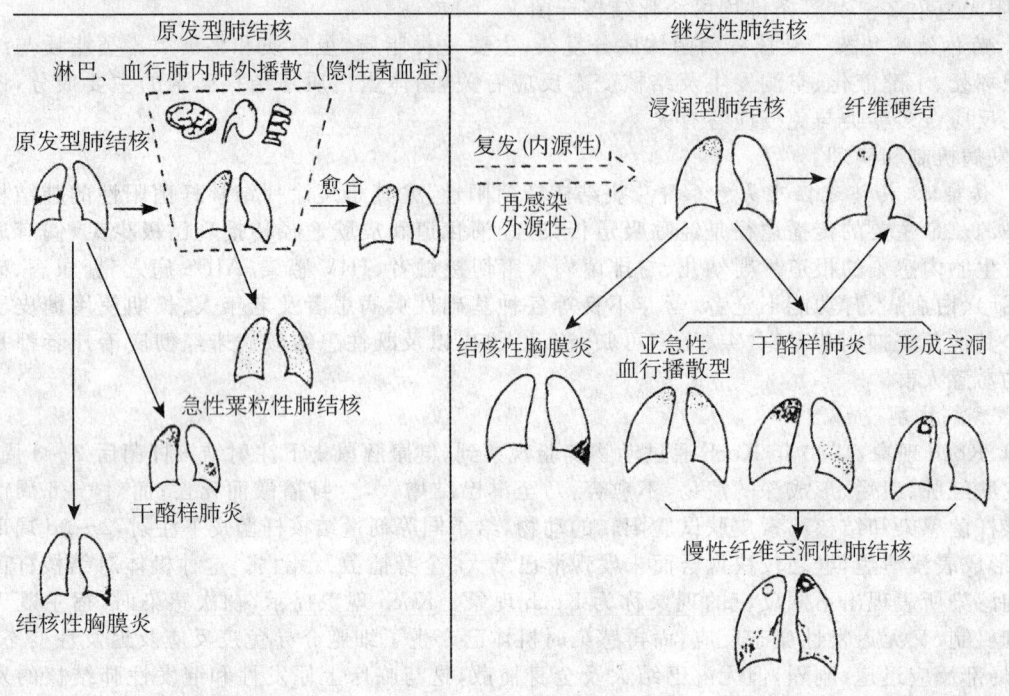

图 5-1 肺结核病自然过程

(1) 渗出性病变：主要出现在结核性炎症初期或病变恶化复发时，其可完全吸收或向增殖性病变转化，也可继续恶化，向干酪坏死发展。

(2) 增殖性病变：结核肉芽肿是一种弥漫性增殖性病变，由郎汉斯巨细胞、上皮样细胞、淋巴细胞及少量中性粒细胞组成，其间可出现干酪样坏死，是结核病的典型病理改变。增殖性病变一般发生在机体抵抗力较强、病变恢复阶段。

(3) 干酪样坏死：肉眼观察呈黄色或黄白色乳酪样的固体或半固体状的坏死组织，镜检为红染无结构的颗粒状物，其液化经支气管排出而形成空洞及支气管播散灶。干酪样坏死为主的病变多发生在结核杆菌毒力强、感染菌量多、机体超敏反应增强、抵抗力低下的情况。

上述 3 种病理变化多同时存在，也可以某种病理改变为主，相互转化，交错存在。这主要取决于结核杆菌的感染量、毒力大小及机体的抵抗力和变态反应状态。消散吸收时，结核病变可完全吸收消失或纤维化而形成纤维瘢痕或纤维干酪灶，也可钙化，病变稳定。未经化学治疗的干酪样坏死病变常发生液化或形成空洞，含有结核杆菌的液化物可经支气管播散到对侧肺或同侧肺其他部位而引起新的病灶。

【临床表现】

各型肺结核的临床表现不尽相同，复杂多样，轻重缓急不一，部分病人发病十分隐蔽，可无症状或症状轻微而被忽视。共同之处如下：

1. 症状 常有疲乏、午后发热、盗汗、食欲减退、消瘦等结核中毒症状及咳嗽、咳痰、咯血等呼吸道症状，当肺部病变靠近胸膜时则可有钝性或锐性胸痛，病变范围广泛时，可出现呼吸困难。亦可有结节性红斑、泡性结膜炎和结核风湿症等。育龄女性可有月经不调。

2. 体征 多寡不一，取决于病变性质和范围。可无阳性体征，也可在患处闻及湿啰音，当伴有支气管结核管腔狭窄时可闻及限局性哮鸣音，肺实变时可闻及支气管呼吸音或支气管肺泡呼吸音，触诊语颤增强,叩诊呈浊音。较大的空洞性病变可以闻及支气管呼吸音。当有较大范围的纤维条索形成时,气管移向患侧,且患侧胸廓塌陷、叩诊浊音、听诊呼吸音减弱并可闻及湿啰音。结核性胸膜炎时,气管移向健侧,患侧胸廓饱满、触诊语颤减弱、叩诊实音、听诊呼吸音消失。少数患者可出现类似风湿热样表现,称为结核性风湿症,多见于青少年女性,常累及四肢大关节,在受累关节附近可见结节性红斑或环形红斑,间歇出现。

【实验室和其他检查】

1. **痰结核杆菌检查** 痰结核杆菌检查是确诊肺结核病的主要方法,也是制定化疗方案和考核治疗效果的主要依据。凡有可疑肺结核症状或胸部影像检查有异常阴影的患者都必须查痰。

(1)痰涂片法:常采用齐-尼染色法,每毫升痰中至少含 5 000～10 000 个结核杆菌时可呈阳性结果。荧光染色法可提高检出率,但有时因脱色不充分,假阳性率较高。肺结核患者的排菌具有间断性和不均匀性的特点,因此要多次查痰。通常初诊患者送 3 份痰标本,包括清晨痰、夜间痰和即时痰,如无夜间痰,则留清晨痰后 2～3h 再留 1 份痰标本。复诊患者每次送 2 份痰标本。如患者无痰可采用痰诱导技术获取痰标本。

(2)痰培养法:培养法检出率约比涂片法高 2 倍。痰结核杆菌培养阳性是肺结核诊断的金标准,常用的培养方法为改良罗氏法,一般为 2～6 周,阳性结果随时报告,培养至 8 周仍未生长者报告阴性。

2. **血清学检查** 即检测患者血清、体液中结核菌抗原、抗体、免疫复合物等,对诊断有一定的辅助意义。采用不同的抗原(如 PPD、38kD 蛋白、A60,LAM 等)检测肺结核患者血标本中结核菌 IgG 的敏感性为 24%～100%。

3. **结核菌素试验** 结核菌素试验常作为结核感染率指标,也常用于卡介苗(BCG)接种后免疫效果的考核,而非检出结核病。结核菌素试验对儿童结核病的诊断有一定辅助意义,对成年人结核病的诊断意义不大,尤其我国是结核病高发国家,又是普遍接种 BCG 的国家,其对结核杆菌感染的检出受到很大限制。

4. **胸部影像学检查** 胸部影像检查可发现肺内异常阴影,但缺乏特异性,需结合临床表现及实验室检查。一般胸部 X 线表现有如下特点。①多发生在肺上叶尖后段、肺下叶背段、后基底段;②病变可局限也可侵犯多肺段;③X 线影像可呈多形态表现(即同时呈现渗出、增殖、纤维和干酪性病变),也可伴有钙化;④易合并空洞;⑤可伴有支气管播散灶;⑥可伴胸腔积液、胸膜增厚与粘连;⑦呈球形病灶时(结核球)直径多在 3cm 以内,周围可有卫星病灶;⑧病变吸收慢(1 个月以内变化较小)。

胸部 CT 扫描对以下情况有补充性诊断价值:①发现胸内隐匿部位病变,包括气管、支气管内的病变;②早期发现肺内粟粒阴影;③诊断有困难的肿块阴影、空洞、孤立结节和浸润阴影的鉴别诊断;④了解肺门、纵隔淋巴结增大情况,鉴别纵隔淋巴结结核与肿瘤;⑤少量胸腔积液、包裹性积液、叶间积液和其他胸膜病变的检出;⑥囊肿与实体肿块的鉴别。

5. **纤维支气管镜检查** 纤维支气管镜检查有助于支气管结核、支气管淋巴结结核、淋巴结支气管瘘等的明确诊断,并可对支气管结核、淋巴结支气管瘘进行局部治疗;有助于肺结核、支气管结核与中心型肺癌、支气管腺瘤等的鉴别;可协助判断咯血的原因及出血部位。

6. **活体组织检查** 经支气管镜、浅表淋巴结或经胸壁的肺活检、胸膜活检及开胸肺活检,均有助于明确诊断。

7. **其他检测技术** 随着分子生物学技术的迅猛发展,PCR 及 PCR 与核酸探针结合、扩增结核杆菌特异性 rRNA、定量 PCR 等使结核病快速诊断取得一些进展,但因存在假阴性和假阳性问题,尚需进一步改进和完善。

**问题讨论** 患者,女性,39岁,幼时曾患"肺结核",口服利福平、异烟肼3个月,自行停药,此后一直咳嗽,少量白痰,未再复查X线胸片。2个月前劳累后咳嗽加重,少量咯血伴低热、盗汗、胸闷、乏力及食欲减退来诊。查体示呼吸22/min,浅表淋巴结未触及,气管居中,双上肺呼吸音稍减弱,并闻及少量湿啰音。2年前诊断糖尿病,间断服用降糖药。请分析患者要考虑什么疾病?怎样进行下一步检查?

**关键问题**:弄清楚2个月来咳嗽加重是否与闻刺激性气味有关?是否使用过抗生素?追问既往"肺结核"的具体情况,是否排菌?并仔细查阅其既往的X线胸片。

**追踪路径**:

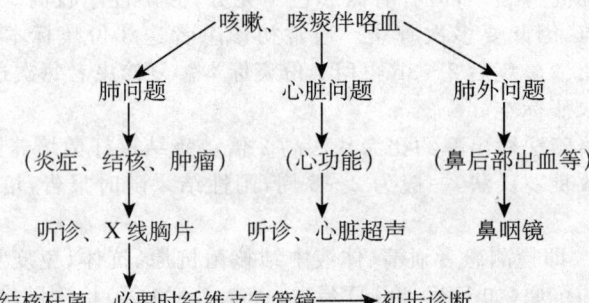

**诊断要点**:间断咳嗽、咳痰5年,加重伴咯血2个月,有结核中毒症状,双上肺呼吸音稍减弱,并闻及少量湿啰音。既往有"肺结核"及"糖尿病"病史。PPD、痰找结核杆菌、X线胸片及纤维支气管镜可协助诊断。

【肺结核诊断】

1. **诊断方法** 肺结核的诊断主要依据病史(结核接触史),包括首次就诊的患者曾接受治疗的情况,如用药品种、用药量和用药时间、特别是痰排菌情况;对复发患者,其治疗史对判断耐药情况有参考意义。参照临床表现、胸部影像学及痰结核杆菌检查,一般诊断不难,但对临床及影像学表现不典型、痰菌检查多次阴性者,需结合结核菌素试验、纤维支气管镜检查、必要时需进行活体组织检查,如仍难以确诊,必要时可进行诊断性治疗。

2. **诊断程序**

(1)疑似肺结核:可疑症状包括咳嗽、咳痰持续2周以上、咯血、午后低热、乏力、盗汗、月经不调或闭经,有肺结核接触史或肺外结核。有上述情况时应考虑到肺结核病的可能性,需进行痰抗酸杆菌和胸部影像学检查。

(2)确诊肺结核:影像学检查发现肺部有异常阴影者,必须通过系统检查,确定病变性质是结核性或其他性质。如一时难以确定,可经2周短期观察后复查,大部分炎症病变会有所变化,肺结核则变化不大。

(3)有无活动性:如果诊断为肺结核,应进一步明确有无活动性,因为结核活动性病变必须给予治疗。活动性病变在X线胸片上通常表现为边缘模糊不清的斑片状阴影,可有中心溶解和空洞,或出现播散病灶。X线胸片表现为钙化、硬结或纤维化,痰检查不排菌,无任何症状,为无活动性肺结核。

(4)是否排菌:确定活动性后还要明确是否排菌,是确定传染源的惟一方法。

3. **肺结核分类标准和诊断要点**

(1)原发型肺结核:指初次感染结核杆菌发病者,绝大多数为儿童、青少年、少数民族及边远地区居民,成年人也偶可发生。包括原发综合征及胸内淋巴结结核。无症状或症状轻微,多有结核病接触史,结核菌素试验多为强阳性,X线胸片表现哑铃形阴影,即原发病灶、引流淋巴管炎和增大的肺门淋巴结,形成典型的原发综合征(图5-2)。原发病灶一般吸收较快,可不留任何痕迹,但偶可形成空洞,有时原发病灶吸收仅表现肺门纵隔淋巴结大,X线胸片上可呈团块状、边缘清晰和密度高的肿块型或边缘不清、伴有炎性浸润的炎症型(图5-3)。可导致肺不张、淋巴结支气管瘘、支气管播散,也可通过淋巴、血行播散,引起结核性脑膜炎、胸膜炎、肝、脾、肾结核等乃至全身结核病。若X线胸片只有肺门淋巴结大则诊断为胸内淋巴结结核。

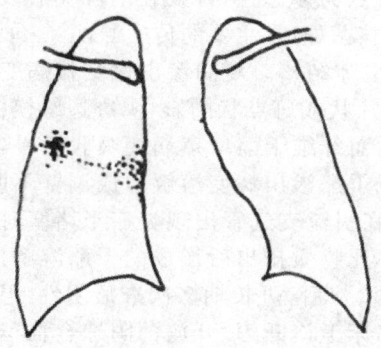

图5-2 原发型肺结核——原发综合征

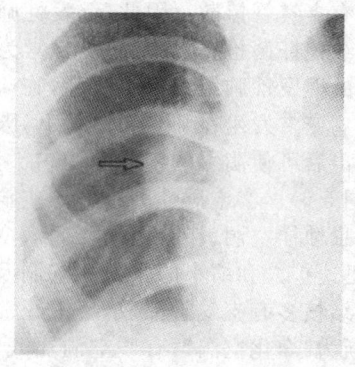

图5-3 右肺门淋巴结结核

(2)血行播散型肺结核:含急性、亚急性、慢性血行播散型肺结核(粟粒性肺结核)。当机体免疫功能降低(特别是营养不良、患传染病和长期应用免疫抑制药者);肺内原发灶及肺门纵隔淋巴结结核内的结核杆菌一次大量侵入或短期内反复侵入血循环引发。故急性粟粒性肺结核多见于婴幼儿和青少年,多同时伴有原发型肺结核。成年人也可发生,往往由病变中和淋巴结内的结核杆菌侵入血管所致。一般起病急,持续高热,中毒症状严重,约50%以上的小儿和成年人合并结核性脑膜炎。虽然病变侵及两肺,但极少有呼吸困难。全身浅表淋巴结大,肝脾大,有时可出现皮肤淡红色粟粒疹,颈项强直等脑膜刺激征,眼底检查约1/3的患者可发现脉络膜结核结节。部分患者结核菌素试验阴性,随病情好转可转为阳性。X线胸片和CT检查开始为肺纹理重,在症状出现1~3周可发现由肺尖至肺底呈大小、密度和分布一致的"三均匀"的1~3mm粟粒状小结节影(图5-4,图5-5)。如果少量结核菌多次间歇性侵入血流可形成亚急性、慢性血行播散型肺结核,其起病较缓,症状较轻,X线胸片呈双上、中肺野为主的大小不等、密度不同和分布不均的粟粒状或结节状阴影,新鲜渗出与陈旧硬结和钙化病灶共存。慢性血行播散型肺结核多无明显中毒症状,好转时病灶可以吸收、硬结或钙化。恶化时病灶可融合扩大,甚至溶解播散,也可发展成纤维空洞型肺结核。

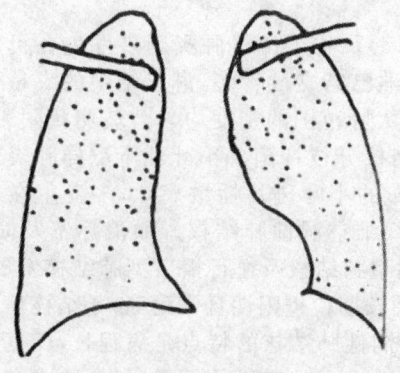

图5-4 急性粟粒性肺结核

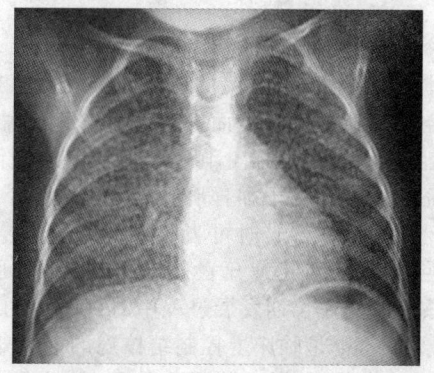

图5-5 急性粟粒性肺结核

(3) 继发性肺结核病：指发生于原发结核病后任何时期的肺结核，故又称初染后结核病。主要由于肺内潜在病灶重新活动而来（内源性复燃），少数病人为再次感染而发病（外源性再燃）。多发生在成年人，病程长，易反复。肺内病变可同时有增殖病变、干酪渗出病变乃至空洞，还常伴有钙化灶及局限性胸膜增厚等改变。结核性空洞根据其干酪坏死组织层、肉芽组织层及纤维组织层的构成不同，可表现为蜂窝样空洞、薄壁空洞、干酪厚壁空洞、纤维厚壁空洞。空洞的邻近和同侧和（或）对侧下肺野常有支气管播散。因此，继发性肺结核病X线表现特点为多态性，好发在上叶尖后段和下叶背段。痰结核杆菌检查常为阳性，且常为耐药菌和耐多药结核菌株，是主要的传染源。

常见的继发性肺结核病有3种，临床特点如下：①浸润型肺结核。浸润渗出性结核病变和纤维干酪增殖病变多发生在肺尖和锁骨下，影像学检查表现为小片状或斑点状阴影，阴影边缘模糊，干酪坏死物排出后可使阴影的密度不均匀。渗出性病变易吸收，而纤维干酪增殖病变吸收很慢，可长期无改变（图5-6）。②空洞性肺结核。空洞形态不一。多由于干酪渗出病变溶解形成洞壁不明显、多个空腔的虫蚀样空洞；伴有周围浸润病变的新鲜薄壁空洞，在引流支气管出现炎症半堵塞时出现壁薄的、可迅速扩大和缩小的张力性空洞及肺结核球干酪样坏死物质排出后形成的干酪溶解性空洞。空洞性肺结核多有支气管播散，痰中经常排菌。经有效化学治疗后，可长期多次查痰阴性，但空洞不闭合，诊断为"净化空洞"，有些空洞还残留一些干酪组织，临床上诊断为"开放菌阴综合征"，仍须随访。空洞性肺结核影像改变（图5-7）。③结核球。多由干酪样病变吸收和周边纤维膜包裹或干酪空洞阻塞性愈合而形成。结核球内有钙化灶或液化坏死形成空洞，80%以上结核球有卫星灶，可

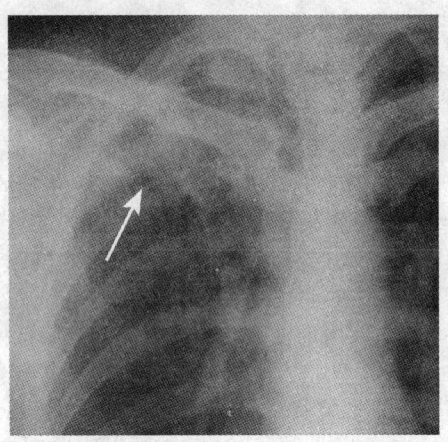
图5-6 浸润型肺结核（右上肺）

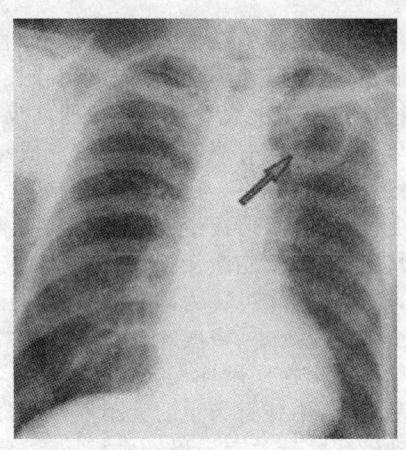
图5-7 空洞性肺结核（左上肺）

作为诊断和鉴别诊断的参考。直径2～4cm，多＜3cm（图5-8）。④干酪样肺炎。多发生在机体免疫力和体质衰弱，又受到大量结核分枝杆菌感染的患者，或有淋巴结支气管瘘，淋巴结中的大量干酪样物质经支气管进入肺内而发生。大叶性干酪样肺炎X线呈大叶范围的密度均匀磨玻璃状阴影，逐渐出现溶解区，呈虫蚀样空洞，可出现播散病灶，痰中能查出结核分枝杆菌。小叶性干酪样肺炎的症状和体征都比大叶性干酪样肺炎轻，X线呈沿支气管走行分布的小叶斑片播散病灶，多发生在双肺中下部。此型结核好转时可吸收或纤维化，也可演变成慢性纤维空洞性肺结核。如治疗不及时，病变难以控制，病人可迅速死亡。⑤纤维空洞性肺结核。由浸润型肺结核及血行播散型肺结核发展而来，是结核性病变在长期发展过程中时好时坏的结果。结核杆菌长期检查阳性且常耐药，是结核病反复的传染源之一，也是临床上控制结核病的老大难问题。纤维空洞性肺结核的特点是病程长，反复进展恶化，肺组织破坏重，肺功能严重受损，双侧或单侧出现纤维厚壁空洞和广泛的纤维增生，造成肺门抬高和肺纹理呈垂柳样，患侧肺组织收缩，肺门及纵隔向患侧移位，胸膜增厚粘连及胸廓塌陷（图5-9）。广泛的肺纤维化可引起支气管扭曲扩张和肺血管床的破坏，导致肺动脉高压和肺源性心脏病。

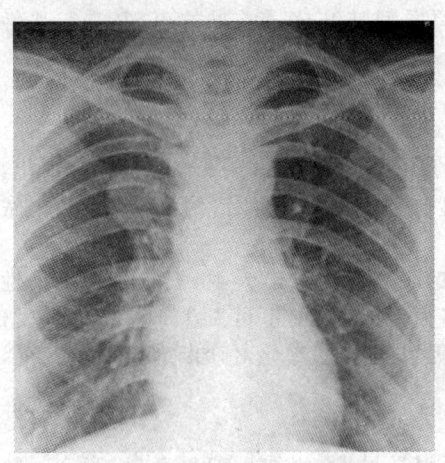

图 5-8　结核球（右上肺）

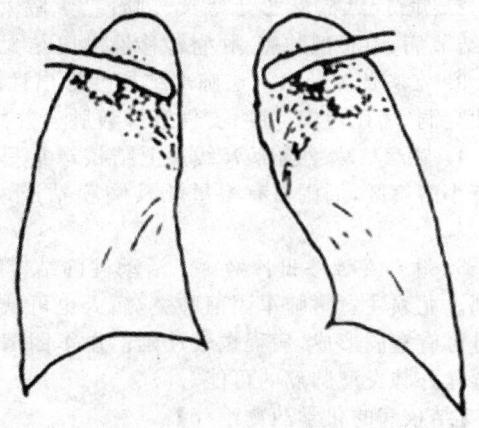

图 5-9　纤维空洞性肺结核

(4) 结核性胸膜炎：患者常有发热、胸痛、刺激性干咳、甚至呼吸困难等症状。以儿童、青少年为主，但成年人甚至老年人也可发生。含结核性干性胸膜炎、结核性渗出性胸膜炎、结核性脓胸。

(5) 其他肺外结核：结核病是全身性疾病，除了肺部是其好发部位外，可侵及胸壁、支气管、中枢神经系统、消化系统、泌尿生殖系统、骨关节乃至内分泌系统。具体按部位和脏器命名，如骨关节结核、肾结核、肠结核等。

(6) 菌阴肺结核：菌阴肺结核为 3 次痰涂片及 1 次培养阴性的肺结核，其诊断标准为①典型肺结核临床症状和胸部 X 线表现；②抗结核治疗有效；③临床可排除其他非结核性肺部疾患；④PPD (5IU)强阳性，血清抗结核抗体阳性；⑤痰结核菌 PCR 和探针检测呈阳性；⑥肺外组织病理证实结核病变；⑦支气管肺泡灌洗(BAL)液中检出抗酸分枝杆菌；⑧支气管或肺部组织病理证实结核病变。具备①~⑥中 3 项或⑦、⑧中任何 1 项可确诊。

4. 记录方法

(1) 痰菌检查记录：以涂(＋)，涂(－)，培(＋)，培(－)表示。当患者无痰或未查痰时，则注(无痰)或(未查)。

(2) 治疗状况记录：①初治，有下列情况之一者为初治。a. 尚未开始抗结核治疗的患者；b. 不规则化疗未满 1 个月的患者；c. 正进行标准化疗方案用药而未满疗程的患者。②复治，有下列情况之一者为复治。初治失败的患者；不规律化疗超过 1 个月的患者；规则用药满疗程后痰菌又复阳的患者；慢性排菌患者。

(3) 肺结核的记录：按结核病分类、病变部位、范围，痰菌情况、化疗史程序书写。如原发型肺结核右中涂(－)，初治。继发性肺结核双上涂(＋)，复治。血行播散型肺结核可注明(急性)或(慢性)；继发性肺结核可注明(浸润型)、(纤维空洞)等。并发症(如自发性气胸、肺不张等)、并存病(如硅沉着病、糖尿病等)、手术(如肺切除术后、胸廓成形术后等)可在化疗史后按并发症、并存病、手术等顺序书写。

【鉴别诊断】

肺结核的临床症状及胸部 X 线表现复杂多样，缺乏特异性，易与其他肺部疾病混淆，因此，临床诊断必须综合分析并排除各种其他可能的支气管肺部疾病，鉴别的主要疾病如下：

1. 血行播散型肺结核　双肺弥漫性点状结节阴影是血行播散型肺结核常有的表现，病人常呈急重症经过，有高热、呼吸困难，有时还伴有脑膜刺激征、肝脾大，胸腔积液、腹水、心包积液等，PPD(－)，痰结核杆菌(－)，需与各种感染性疾病、弥漫型细支气管肺泡癌、转移性肺癌、肺尘埃沉着病、特发性肺间质纤维化及结缔组织病的肺部表现鉴别。

2. **肺门、纵隔淋巴结结核** 肺门、纵隔淋巴结大是原发型肺结核最常见的表现,需与恶性淋巴瘤、结节病、中心型肺癌、肿瘤转移性淋巴结大鉴别。

3. **空洞性肺结核** 当肺部结核性渗出性病变进一步干酪样坏死、液化、形成空洞,需与肺脓肿、癌性空洞、坏死性肉芽肿、支气管肺囊肿合并感染等鉴别。

4. **肺结核球** 胸部X线片上结核球常呈境界清晰、密度较高的球形阴影,其内可有钙化,近心端有小溶解区,周围可有卫星灶及胸膜粘连,常与周围型肺癌、炎性假瘤、错构瘤、慢性肺化脓等鉴别。

5. **肺部炎性渗出性病变** 活动性肺结核时,肺部病变常以炎性渗出为主,需与各种感染性疾病鉴别。尤须注意嗜肺军团菌肺炎,病人也可低热、疲乏、咯血,肺部病变也可发生于结核病好发部位,有时可有空洞形成、病程也较迁延。血军团菌抗体检测,尤其是动态变化对诊断有意义。此外,还需注意除外肺炎型肺癌的可能。

【结核病的化学药物治疗】

1. **化学药物治疗的原则** 肺结核化学药物治疗的原则是早期、规律、全程、适量、联合。整个治疗方案分强化和巩固2个阶段。

(1)早期:对所有检出和确诊患者均应立即给予化学药物治疗。早期化学药物治疗有利于迅速发挥早期杀菌作用,促使病变吸收和减少传染性。

(2)规律:严格遵照医嘱要求规律用药,不漏服,不停药,以避免耐药性的产生。

(3)全程:保证完成规定的治疗期是提高治愈率和减少复发及防止治疗失败的重要措施。

(4)适量:严格遵照适当的药物剂量,药物剂量过低不能达到有效的血浓度,影响疗效和易产生耐药性,剂量过大易发生药物不良反应。

(5)联合:联合用药系指同时采用多种抗结核药物治疗,可达到互补、全方位的杀灭作用,提高疗效,减少或防止耐药性的产生,减少复发。

2. **化学药物治疗的主要作用**

(1)杀菌作用:迅速杀死病灶中大量繁殖的结核杆菌,使患者由传染性转为非传染性,减轻组织破坏,缩短治疗时间,临床上表现为痰菌迅速阴转。

(2)防止耐药菌产生:防止获得性耐药变异菌的出现是保证治疗成功的重要措施,耐药变异菌的发生不仅会造成治疗失败和复发,而且会造成耐药菌的传播。

(3)灭菌作用:彻底杀灭结核病变中半静止或代谢缓慢的结核杆菌是化学药物治疗的最终目的,尽可能地减少复发。

3. **常用抗结核病药物** 目前国际上通用的抗结核药物有十余种,一般可分为基本抗结核药物(即一线药物)及次要抗结核药(即二线抗结核药物,复治用药)两大类,随着耐多药结核病的增多,还有新药类(三线药物)在研究和观察中。常用抗结核药物的用法用量及主要不良反应见表5-1。

(1)基本抗结核药物:WHO倡用的基本药物共有异烟肼(isoniazid,INH,H)、利福平(rifampicin,RFP,R)、吡嗪酰胺(pyrazinamide,PZA,Z)、链霉素(streptomycin,SM,S)、乙胺丁醇(ethambutol,EMB,E)及氨硫脲(thiacetazone,Tb1,T),但氨硫脲不良反应较多,尤其并发AIDS者,目前已很少应用。①异烟肼,是单一抗结核药物中杀菌力,特别是早期杀菌力最强者。INH对巨噬细胞内外的结核杆菌均具有杀菌作用。可抑制细菌DNA的合成。②利福平,抑制细菌mRNA的合成。对巨噬细胞内外的结核杆菌均有快速杀菌作用,特别是对C菌群有独特的杀灭菌作用。INH与RFP联用可显著缩短疗程。③吡嗪酰胺。主要是杀灭巨噬细胞内酸性环境中的B菌群。对于新发现初治涂阳患者PZA仅在头2个月使用,因为使用2个月的效果与使用4个月和6个月的效果相似。④乙胺丁醇,抑制细菌RNA的合成。⑤链霉素,抑制细菌蛋白合成。对巨噬细胞外碱性环境中的结核分枝杆菌有杀菌的作用。

表 5-1　常用抗结核药物成年人剂量和主要不良反应

| 药名 | 缩写 | 每日剂量(g) | 间歇疗法一日量(g) | 制菌作用机制 | 主要不良反应 |
| --- | --- | --- | --- | --- | --- |
| 异烟肼 | H,INH | 0.3 | 0.6~0.8 | DNA合成 | 周围神经炎、偶有肝功能损害 |
| 利福平 | R,RFP | 0.45~0.6* | 0.6~0.9 | mRNA合成 | 肝功能损害、过敏反应 |
| 链霉素 | S,SM | 0.75~1.0△ | 0.75~1.0 | 蛋白合成 | 听力障碍、眩晕、肾功能损害 |
| 吡嗪酰胺 | Z,PZA | 1.5~2.0 | 2~3 | 吡嗪酸抑菌 | 胃肠不适、肝功能损害、高尿酸血症、关节痛 |
| 乙胺丁醇 | E,EMB | 0.7~1.0** | 1.5~2.0 | RNA合成 | 视神经炎 |
| 对氨基水杨酸钠 | P,PAS | 8~12*** | 10~12 | 中间代谢 | 胃肠不适、过敏反应、肝功能损害 |
| 丙硫异烟胺 | 1321TH | 0.5~0.75 | 0.5~1.0 | 蛋白合成 | 胃肠不适、肝功能损害 |
| 卡那霉素 | K,KM | 0.75~1.0△ | 0.75~1.0 | 蛋白合成 | 听力障碍、眩晕、肾功能损害 |
| 卷曲霉素 | $C_P$,CPM | 0.75~1.0△ | 0.75~1.0 | 蛋白合成 | 听力障碍、眩晕、肾功能损害 |

\* 体重<50kg 用 0.45g, ≥50kg 用 0.6g; S、Z、Th 用量亦按体重调节; △ 老年人 1 次 0.75g; \*\* 前 2 个月 25mg/kg; 其后减至 15mg/kg; \* \* \* 每日分 2 次服用（其他药均为每日 1 次）

(2) 二线抗结核药物：包括卡那霉素(kanamycin, KM)、阿米卡星(amikcin, AK)、卷曲霉素(capreomycin, CPM)、喹诺酮类、对氨柳酸(para-aminosalicylic acid, PAS)、乙硫异烟胺(ethionamide, ETH)、丙硫异烟胺(prothionamide, PTH)、环丝氨酸(cycloserine, CS)。

(3) 制定化学药物治疗方案的依据和常用化学药物治疗方案：①要依据病情，尤其是痰结核杆菌检查结果。一般应包括 2 个月、含 3~5 种抗结核药物的强化期及 4~7 个月、含 2~3 种药物的巩固期。②要依据系初治病例抑或复治病例而制定方案。初治者宜采用一线药物。复治病例应依据既往用药史，考虑耐药性存在的可能而定。可选用一线药和（或）二线药。③制定方案时，在力求保证化疗疗效的同时，还需考虑病人的安全性、耐受性和可接受性。常用化疗方案如下：a. 初治涂阳肺结核 2HRZ/4 HR\*；2HRZ/4$H_3R_3$\*\*；2HRZE(S)/4HR；2HRZE(S)/4$H_3R_3$；2SHRE/7HR；2HRE/7HR；6$H_3R_3E_3$\*\*\*（\* 即 2 个月强化期服用 HRZ，4 个月持续期服用 HR；\*\* 即 2 个月强化期服用 HRZ，4 个月持续期每周 3 次服用 HR；\*\*\* 即 6 个月全程每周 3 次的间歇治疗）；b. 初治涂阴肺结核 2HRZ/4HR；2HRZ/4$H_3R_3$；2$HRZ_3$/4$H_3R_3$；c. 复治涂阳肺结核 2HRZES/6HRE；2HRZES/6$H_3R_3E_3$；2$HRZES_3$/1 $HRZE_3$/6 $H_3R_3E_3$。

(4) 耐多药结核病：治疗应采取以化学药物治疗为中心的综合治疗，免疫治疗、介入治疗及外科治疗也是耐多药结核病综合治疗的重要组成部分。化学药物治疗一般需 18~24 个月。MDR-TB 治疗方案通常含 2 个阶段，即强化期（注射剂使用）和继续期（注射剂停用），强化期含 5 种药，治疗 6 个月，注射剂为卡那霉素(KM)，也可选择卷曲霉素(CPM)。停用后，口服药持续至少 12 个月，总疗期 18 个月。治疗方案采用标准代码，例如 6Z-Km(CPM)-Ofx-Cs/12Z-Ofx-Eto-Cs。MDR-TB 治疗药物的选择（表 5-2）。

加强实施 DOTS 策略(directiy observed treatment short-course)是结核病治疗最有效的保证，是防止耐药结核病最有效的策略。

表 5-2 抗结核药物分组

| 组别 | 药物(包括英文缩写) |
|---|---|
| 第1组:一线口服抗结核药物 | 异烟肼(H);利福平(R);乙胺丁醇(E);吡嗪酰胺(Z) |
| 第2组:注射用抗结核药物 | 链霉素(S);卡那霉素(KM);阿米卡星(AK);卷曲霉素(CPM);紫霉素(Vi) |
| 第3组:氟喹诺酮类药物 | 莫西沙星(Mfx)[a];加替沙星(Gfx)[a];左氧氟沙星(Lfx);氧氟沙星(Ofx);环丙沙星(Cfx) |
| 第4组:口服抑菌二线抗结核药物 | 乙硫异烟肼(Eto);丙硫异烟肼(Pto);环丝胺酸(Cs);特立齐酮(Trd);对氨基水杨酸(PAS);氨硫脲(Th)[b] |
| 第5组:疗效不确切的抗结核药物(未被WHO推荐为MDR-TB治疗常规药物) | 氯法齐明(Cfz);阿莫西林/克拉维酸(Amx/Clv);克拉霉素(Clr);利奈唑胺(Lzd) |

对 MDR-TB 治疗的长期安全性和有效性仍未确定,所以未被 WHO 推荐用于 MDR-TB 的治疗;氨硫脲只能用于 HIV 阴性患者,在第4组中通常被最后选择

【其他治疗】

1. 对症治疗 咯血是肺结核的常见症状,可出现在活动性和痰涂阳肺结核患者中,也可在肺结核已好转或稳定时发生。咯血的原因多为渗出和空洞病变存在或支气管结核及局部结核病变引起支气管变形、扭曲和扩张。咯血的处置要注意镇静、止血,患侧卧位,预防和抢救因咯血所致的窒息并防止肺结核播散。一般少量咯血,以安慰、消除患者紧张情绪、卧床休息为主,可用氨基己酸、氨甲苯酸(止血芳酸)、酚磺乙胺(止血敏)、卡络柳钠(安络血)等药物止血。肺结核大咯血可引起窒息、失血性休克、肺不张、结核支气管播散和吸入性肺炎等严重并发症,在抗结核治疗的同时应积极止血,保持气道通畅,注意防止窒息和出血性休克的发生。大咯血时先用垂体后叶素 5~10U 加入 25% 葡萄糖溶液 40ml 中缓慢静脉注射,一般为 15~20min,然后将垂体后叶素加入 5% 葡萄糖溶液按 0.1U/(kg·h)速度静脉滴注。垂体后叶素收缩小动脉,使肺循环血量减少而达到较好止血效果。高血压、冠状动脉粥样硬化性心脏病、心力衰竭患者和孕妇禁用。对支气管动脉破坏造成的大咯血可采用支气管动脉栓塞法。在大咯血时,患者突然停止咯血,并出现呼吸急促、面色苍白、口唇发绀、烦躁不安等症状时,常为咯血窒息,应及时抢救。置患者头低足高 45°的俯卧位,同时拍击健康侧背部,保持充分体位引流,尽快使积血和血块由气管排出,或直接刺激咽部以咳出血块。有条件时可进行气管插管,硬质支气管镜吸引或气管切开。

2. 糖皮质激素 结核病应用糖皮质激素主要是利用其抗炎、抗毒作用,仅用于结核毒性症状严重者。必须确保在有效抗结核药物治疗的情况下使用。使用剂量依病情而定,一般用泼尼松每日 20mg 顿服,用 1~2 周,以后每周递减 5mg,用药时间为 4~8 周。

3. 肺结核外科手术治疗 主要适应证是经合理化学治疗后无效、多重耐药的厚壁空洞、大块干酪灶、结核性脓胸、支气管胸膜瘘和大咯血非手术治疗无效者。

【预防】

1. 建立、加强全国防治系统,实施国家结核病防治工作规划。
2. 早期发现和彻底治疗病人本身就是预防。推行直接面视下的短程化疗策略,保证合理的化疗方案,保证病人按时、全程服药。
3. 病例报告和转诊按《中华人民共和国传染病防治法》,肺结核属于乙类传染病。
4. 卡介苗接种(BCG)。BCG 接种后使未感染机体产生一次轻微的无临床发病危险的原发感染,从而产生特异性免疫力。BCG 是活菌苗,因此,HIV(+)/AIDS 的病人及其他免疫缺陷者接种后有引起 BCG 全身播散性感染的危险。

5. 化学药物预防。PPD强阳性反应者,有密切结核病接触史,PPD近期阳转者(结核病发病率较高),是化学药物预防的对象,防止发病。但应权衡化学药物预防的效果与可能发生不良反应的利弊。已证明口服INH[成年人300mg/d,儿童8～10mg/(kg·d)]6～12个月可有效预防感染者的发病,有研究表明异烟肼与利福喷汀(1周1～2次)的3～4个月治疗也可取得同样的化学药物预防效果。

## 复习指导

1. 结核杆菌的生物学特性:多形性;抗酸性;生长缓慢;抵抗力强;菌体结构复杂。
2. 结核病的基本病理变化是炎性渗出,增殖和干酪样坏死。
3. 各型肺结核的临床表现不尽相同,复杂多样,患者常有疲乏、午后发热、盗汗、食欲减退、消瘦等结核中毒症状及咳嗽、咳痰、咯血等呼吸道症状,当肺部病变靠近胸膜时则可有钝性或锐性胸痛,病变范围广泛时,可出现呼吸困难。亦可有结节性红斑、泡性结膜炎和结核风湿症等。育龄女性可有月经不调。
4. 肺结核分类标准和诊断要点:①原发型肺结核;②血行播散型肺结核;③继发性肺结核;④结核性胸膜炎;⑤其他肺外结核;⑥菌阴肺结核。
5. 鉴别诊断:需与肺部各种感染性疾病、肺癌、结节病等相鉴别。
6. 治疗:肺结核化学药物治疗的原则是早期、规律、全程、适量、联合。整个治疗方案分强化和巩固2个阶段。要依据病情,尤其是痰结核杆菌检查结果及初治病例抑或复治病例而制定方案,在力求保证化疗疗效的同时,还需考虑病人的安全性、耐受性和可接受性。

(张彩苹)

# 第6章 慢性阻塞性肺疾病

> **学习要求**
>
> 学习慢性支气管炎及慢性阻塞性肺疾病的发病机制及相关危险因素,知晓常用药物及其作用机制,对慢性阻塞性肺疾病急性加重期、稳定期能及时处理及教育管理。能根据临床表现及诊断标准做出判断处理。

## 第一节 慢性支气管炎

慢性支气管炎(chronic bronchitis)是气管、支气管黏膜及其周围组织的慢性非特异性炎症。临床上以咳嗽、咳痰伴或不伴有喘息为主要症状,每年发病持续3个月,连续2年或2年以上。排除其他慢性咳嗽疾病(如肺结核、肺尘埃沉着病、肺脓肿、心脏病、心功能不全、支气管扩张、支气管哮喘、食管反流综合征等疾患)。由感染或非感染因素引起,症状冬重夏轻,随病程延长可发展成阻塞性肺疾病。

> **临床提示** 每年咳嗽、咳痰持续3个月且连续2年或以上+排除慢性咳嗽的其他疾患→考虑本病。

【病因与发病机制】

本病的病因尚不完全清楚,可能是宿主因素和环境因素长期作用的结果。

1. **有害气体和有害颗粒** 如香烟、职业粉尘、有害气体如二氧化硫、二氧化氮、氯气等可损伤气道上皮细胞和纤毛运动,巨噬细胞吞噬能力降低,使气道净化功能下降。同时刺激黏膜下感受器,使副交感神经功能亢进,使支气管平滑肌收缩,腺体及杯状细胞增生,黏液分泌增加,气道阻力增加。

2. **感染因素** 是慢性支气管炎发生、发展的重要原因之一,包括病毒、细菌、支原体等感染。病毒可造成气管、支气管黏膜的损伤和慢性炎症,容易继发细菌感染。

3. **其他因素** 气候、年龄和免疫等因素也与慢性支气管炎有关。寒冷空气刺激支气管黏膜血管收缩,局部血循环障碍,同时腺体黏液分泌增加,纤毛运动减弱,容易继发感染。老年人肾上腺皮质功能减退,细胞免疫功能下降,溶菌酶活性降低,从而容易造成呼吸道的反复感染。

【病理】

早期支气管上皮细胞变性、坏死、脱落,后期出现鳞状上皮化生,纤毛变短、粘连、倒伏、脱落。支气管浆细胞、淋巴细胞及中性粒细胞等炎性细胞浸润,充血水肿,腺体增生肥大,分泌功能亢进,杯状细胞增生,大量黏液潴留。随着病情发展,黏膜下层平滑肌束断裂萎缩及弹力纤维断裂,黏膜下和支气管周围纤维组织增生,导致管腔狭窄。

【临床表现】
1. 症状　缓慢起病,反复急性加重为本病特点。
(1)咳嗽:以清晨咳嗽明显,夜间有阵咳或排痰。
(2)咳痰:一般为白色黏液和浆液泡沫性痰,偶带血。清晨排痰多,体位变动可刺激排痰。
(3)喘息:喘息明显者称为喘息性支气管炎,部分患者可能合并支气管哮喘。伴肺气肿可表现为活动后气急或呼吸困难。
2. 体征　早期多无异常体征。急性发作期可在背部或双肺底听到干、湿啰音,咳嗽后可减少或消失。如合并哮喘可闻及广泛哮鸣音并伴呼气期延长。

【实验室和其他检查】
1. X线检查　早期胸片无变化,后期出现肺纹理增粗、紊乱,以双下肺野明显。
2. 呼吸功能检查　早期无异常。如有小气道阻塞时,最大呼气流速-容量曲线在75%和50%肺容量时,流量明显降低。
3. 血液检查　细菌感染时偶可出现白细胞计数和(或)中性粒细胞增高。
4. 痰液检查　痰培养可查出致病菌。

【诊断和鉴别诊断】
1. 诊断　依据咳嗽、咳痰,或伴有喘息,每年发病持续3个月,并连续2年或2年以上,并排除其他慢性咳嗽为表现的疾病。
2. 鉴别诊断
(1)咳嗽变异型哮喘:以刺激性干咳为特征,与接触灰尘、油烟、冷空气等有关,常有家族或个人过敏疾病史。抗生素治疗无效,气道反应性测定阳性可鉴别。
(2)嗜酸粒细胞性支气管炎:以慢性干咳为主,支气管激发试验阴性,诱导痰检查嗜酸粒细胞比例增加(≥3%)可以诊断。
(3)肺结核:常有低热、乏力、盗汗及消瘦等结核中毒症状。胸部X线检查可以鉴别。
(4)支气管肺癌:大多有长期大量吸烟史,顽固性刺激性咳嗽或近期咳嗽性质发生改变,常有痰中带血。有时表现为反复同一部位的阻塞性肺炎。痰脱落细胞学、胸部CT及纤维支气管镜等检查,可明确诊断。
(5)肺间质纤维化:临床逐渐加重的咳嗽,咳痰及活动后气短。下肺可闻及爆裂音(Velcro啰音)。肺功能及胸部影像学检查可鉴别。
(6)支气管扩张症:典型者表现为反复大量咳脓痰或咯血。高分辨螺旋CT检查有助诊断。

【治疗】
1. 急性加重期的治疗
(1)控制感染:为最重要的治疗方法。抗菌药物治疗可选用氟喹诺酮类、大环类酯类、β内酰胺类或磺胺类口服,病情严重时静脉给药。如左氧氟沙星0.5g,每日1次;罗红霉素0.15g,每日2次;如果能培养出致病菌,可按药敏试验选用抗菌药。
(2)疏通气道:镇咳祛痰:可试用复方甘草合剂10ml,每日3次;也可加用祛痰药溴己新8~16mg,每日3次;盐酸氨溴索30mg,每日3次;N-乙酰半胱氨酸0.6g,每日2次。干咳为主者可用镇咳药物,如右美沙芬、复方可待因等。扩张支气管如氨茶碱0.1g,每日3次,或多索茶碱0.2g,每日2次,或长效$β_2$-激动药加糖皮质激素吸入(ICS+LABA)。
2. 缓解期治疗
(1)劝导患者戒烟,脱离污染环境。
(2)增强体质,反复呼吸道感染者,可试用免疫调节药,如细菌溶解产物、卡介菌多糖核酸、胸腺肽等,减少急性发作的次数,延缓肺功能的下降速度。

【预后】
部分患者可控制;部分患者可发展成阻塞性肺疾病,甚至肺源性心脏病,预后不良。

## 第二节 慢性阻塞性肺疾病

慢性阻塞性肺疾病(chronic obstructive pulmonary disease,COPD)是一种可预防和治疗的疾病,以持续存在的气流受限为特征,并呈进行性发展。与肺部对香烟烟雾等有害气体或有害颗粒的异常炎症反应有关。COPD主要累及肺,同时引起全身性的炎症反应。并且不能完全逆转。

COPD由于患病人数多,病死率高,社会经济负担重,已成为重要的公共卫生问题。其病死率居全球死因的第4位,并有逐年增加趋势。近期我国7个地区20 245成年人群进行调查,COPD发病率占40岁以上人群的8.2%。因肺功能进行性减退,严重影响患者的劳动力和生活质量。

【病因和发病机制】

确切的病因尚不清楚。是遗传和环境因素长期共同作用的结果。

1. 危险因素

(1)吸烟:吸烟虽为COPD重要的危险因素。吸烟者慢性支气管炎发病率比不吸烟者高2~8倍,烟龄越长,吸烟量越大,COPD发病率越高。

(2)职业性粉尘和化学物质:职业性粉尘及化学物质,如烟雾、过敏原、工业废气及室内空气污染等,浓度过大或接触时间过长时,可产生与吸烟类似的COPD。

(3)空气污染:大气中的有害气体如二氧化硫、二氧化氮、氯气等损伤气道黏膜和其细胞毒作用,使纤毛清除功能下降,黏液分泌增加,为细菌入侵创造了条件。

(4)呼吸道感染:与慢性支气管炎相似,是COPD发生发展的重要因素之一。

(5)遗传因素:常见的危险因素是$\alpha_1$-抗胰蛋白酶($\alpha_1$-AT)缺乏,目前认为重度$\alpha_1$-抗胰蛋白酶缺乏与非吸烟者的肺气肿形成有关。

(6)社会经济状况:COPD发病与社会经济状况相关。这可能与低社会经济阶层存在室内、室外空气污染暴露,居住环境拥挤,营养不良等状况有关。

2. 发病机制

(1)炎症机制:各种致病因素导致气道、肺实质和肺血管的慢性炎症的炎症机制,是COPD发病的关键机制。中性粒细胞、肺泡巨噬细胞、淋巴细胞(尤其是$CD8^+$细胞)等多种炎症细胞通过释放多种介质如白介素8(IL-8)、肿瘤坏死因子-$\alpha$(TNF-$\alpha$)、白三烯B4(LTB4)等,这些介质促进中性粒细胞的炎症反应及破坏肺的结构。

(2)蛋白酶和抗蛋白酶失衡:蛋白水解酶对组织有损伤、破坏作用;抗蛋白酶对弹性蛋白酶等多种蛋白酶具有抑制功能。蛋白酶和抗蛋白酶维持平衡是保证肺组织正常结构免受损伤和破坏的主要因素。蛋白酶增多或抗蛋白酶不足均可导致肺组织结构破坏产生肺气肿。

(3)氧化与抗氧化失衡:有许多研究表明COPD患者的氧化应激增加。氧化物主要有超氧阴离子、羟根(OH)、次氯酸(HClO)、$H_2O_2$和一氧化氮(NO)等。氧化物可直接作用并破坏血清中的蛋白酶抑制药,增强蛋白酶的作用,引起蛋白酶-抗蛋白酶失衡;促进炎症反应,如激活转录因子NF-kB,参与多种炎症因子的转录,如IL-8、TNF-$\alpha$、NO诱导合成酶和环氧化物诱导酶等。氧化花生四烯酸导致前列腺素、异前列腺素的生成。可使支气管收缩、血管通透性增加。

(4)自主神经功能紊乱:胆碱能神经张力增高在COPD发病中起重要作用。

【病理和病理生理】

1. 病理 累及中央气道、外周气道、肺实质和肺血管。中央气道(气管、支气管以及内径大于2~4mm的细支气管)表层上皮炎症细胞浸润,黏液分泌腺增大和杯状细胞增多使粘液分泌增加。在外周气道(内径<2mm的小支气管和细支气管)内,慢性炎症导致气道壁损伤和修复过程循环发生,结果致气道壁结构重构,引起固定性气道阻塞。肺血管的改变以血管壁的增厚为特征,表现为内膜增厚,平滑肌增生和血管壁炎症细胞浸润。晚期继发心病时,可出现多发性肺细小动脉原位血栓形成。急性加重期易合并深静脉血栓形成及肺血栓栓塞症。

COPD肺实质受累表现为小叶中央型肺气肿,累及呼吸性细支气管,出现管腔扩张和破坏。病情较轻时病变部位常位于肺的上部,当病情进展后累及全肺,伴有肺毛细血管床的破坏。

2. 病理生理　气流受限是COPD最重要的改变,引起阻塞性通气功能障碍。患者还有肺总量、残气容积和功能残气量增多等改变。大量肺泡壁的断裂导致肺泡毛细血管破坏,导致肺毛细血管大量减少,生理无效腔气量增大;也有部分区域肺泡虽有血液灌流,但肺泡通气不良,不能参与气体交换,导致动脉-静脉分流。这些改变产生通气血流比例失调,肺内气体交换效率明显下降。同时,肺泡及毛细血管床大量丧失,弥散面积减少,进一步使换气功能发生障。通气和换气功能障碍可引起缺氧和二氧化碳潴留,发生不同程度的低氧血症和高碳酸血症,最终出现呼吸衰竭。

【临床表现】

1. 症状　缓慢起病、病程较长。

(1) 慢性咳嗽:冬季加重,晨间起床时咳嗽明显,睡眠时有阵咳或排痰。

(2) 咳痰:清晨排痰较多,多为白色黏液或浆液性泡沫性痰,偶可痰中带血丝。急性发作期及细菌感染时,痰量增多,可有脓性痰。

(3) 气短或呼吸困难:这是COPD的标志性症状。早期在体力劳动或上楼时出现,后逐渐加重,以致在日常活动甚至休息时也感到气短。

(4) 喘息和胸闷:部分患者特别是重度患者或急性加重时出现喘息。

(5) 其他:晚期患者有体重下降,食欲缺乏,外周肌肉萎缩等。

2. 体征　早期常无异常,随疾病进展出现桶状胸,部分患者呼吸浅快,严重者可有缩唇呼吸等;触觉语颤减弱;肺部过清音,心浊音界缩小,肺下界和肝浊音界下降;两肺呼吸音减弱,呼气延长,部分患者可闻及湿啰音和(或)干啰音。

【实验室和其他检查】

1. 肺功能检查　肺功能检查,尤其是通气功能检查对COPD诊断及病情严重程度分级评估具有重要意义。

第1秒用力呼气容积占用力肺活量百分比($FEV_1/FVC$)是评价气流受限的一项敏感指标。第1秒用力呼气容积占预计值百分比($FEV_1$%预计值)是评价气流受限严重程度的良好指标,其变异性小,易于操作,应作为COPD肺功能检查的基本项目。吸入支气管舒张药后$FEV_1/FVC<70\%$及$FEV_1<80\%$预计值者,可确定为不能完全可逆的气流受限。

肺总量(TLC)、功能残气量(FRC)和残气量(RV)增高,肺活量(VC)减低,表明肺过度充气,有参考价值。由于TLC增加不及RV增高程度明显,故RV/TLC增高。

2. 胸部影像学检查

(1) X线胸片:COPD早期可无变化,可逐渐出现肺纹理增粗、紊乱等非特异性改变,也可出现肺气肿改变,诊断价值不高,主要作用为确定肺部并发症可与其他肺疾病鉴别之用。

(2) 胸部CT检查:高分辨CT(HRCT)对辨别小叶中央型或全小叶型肺气肿、确定肺大疱的大小和数量及有很高的敏感性和特异性。有助于COPD的表型分析,作为肺大疱切除或外科减容手术的判断指征,对鉴别诊断有帮助。

3. 动脉血气分析　对确定发生低氧血症、高碳酸血症、酸碱平衡失调及判断呼吸衰竭的类型有重要价值。

4. 其他　COPD合并细菌感染时,血白细胞计数增高,核左移。痰培养可能检出病原菌;常见病原菌有肺炎链球菌、流感嗜血杆菌、卡他莫拉菌、肺炎克雷伯杆菌等。

【诊断和鉴别诊断】

1. 诊断　根据吸烟等高危因素史、相应的临床症状和体征,临床可做出COPD的初步诊断,确诊有待于肺功能检查证实有不完全可逆气流受限,这是COPD诊断的金标准。吸入支气管舒张药后$FEV_1/FVC<70\%$可确定为不完全可逆性气流受限,明确诊断为COPD。

有少数患者并无咳嗽、咳痰症状,仅在肺功能检查时$FEV_1/FVC<70\%$,在排除其他疾病后,亦

可诊断为COPD。

2. 严重程度分级和病程分期

(1) 根据$FEV_1/FVC$、$FEV_1\%$预计值和临床表现,可对COPD的严重程度作出临床严重度分级(表6-1)。

表6-1 COPD的严重程度分级

| 分级 | 临床特征 |
| --- | --- |
| Ⅰ级(轻度) | $FEV_1/FVC<70\%$<br>$FEV_1\geq80\%$预计值<br>伴或不伴有慢性症状(咳嗽,咳痰) |
| Ⅱ级(中度) | $FEV_1/FVC<70\%$<br>$50\%\leq FEV_1<80\%$预计值<br>常伴有慢性症状(咳嗽,咳痰,活动后呼吸困难) |
| Ⅲ级(重度) | $FEV_1/FVC<70\%$<br>$30\%\leq FEV_1<50\%$预计值<br>多伴有慢性症状(咳嗽,咳痰,呼吸困难),反复出现急性加重 |
| Ⅳ级(极重度) | $FEV_1/FVC<70\%$<br>$FEV_1<30\%$预计值或$FEV_1<50\%$预计值<br>伴慢性呼吸衰竭,可合并肺心病及右心功能不全或衰竭 |

(2) COPD病程分期:①稳定期,患者咳嗽、咳痰、气短等症状稳定或症状较轻。②急性加重期,疾病过程中病情持续恶化,患者短期内咳嗽、咳痰、气短和(或)喘息加重,痰量增多,呈脓性或黏脓性,可伴发热等需改变COPD的日常基础用药。

3. 鉴别诊断

(1) 支气管哮喘:多在儿童或青少年期起病,以发作性喘息为特征,发作时两肺布满哮鸣音,缓解后症状消失。常有家庭或个人过敏史。哮喘的气流受限多为可逆性,其支气管舒张试验阳性。

(2) 支气管扩张:以反复发作咳嗽、咳痰为特点,常反复咯血。查体常有肺部固定性湿啰音。部分胸部X线片显示肺纹理粗乱或呈卷发状,高分辨CT可见支气管扩张样改变。

(3) 肺结核:可有午后低热、盗汗、乏力等结核中毒症状,痰检可发现抗酸杆菌,胸部X线片检查可发现相应病灶。

(4) 支气管肺癌:有刺激性咳嗽、短期内持续或反复痰中带血或咯血,胸部X线片及CT可发现占位病变或阻塞性肺不张或肺炎。痰细胞学检查、纤维支气管镜检查及肺活检,可有助于明确诊断。

(5) 其他原因所致呼吸气腔扩大:代偿性肺气肿、老年性肺气肿、Down综合征中的先天性肺气肿等临床习惯上也称为肺气肿。患者有劳力性呼吸困难和肺气肿体征,但肺功能测定没有气流受限的改变。

**案例讨论** 患者,男性,65岁,反复咳嗽,咳痰30余年,活动后气喘5年,加重2周,冬重夏轻。查体,脉搏100/min,呼吸26/min,血压110/70mmHg。神志清楚,消瘦。口唇发绀明显,桶状胸,双下肺可闻及湿啰音及干啰音,心率100/min,律齐,剑突下心音强于心尖部,肝脾未触及。既往吸烟40支/日×30年。请分析患者要考虑哪些关键问题?如何进行病史询问?怎样进行下一步问诊和检查?

【并发症】

1. **慢性呼吸衰竭** 多在COPD急性加重时发生,其症状明显加重,发生低氧血症和(或)高碳酸血症,可具有缺氧和二氧化碳潴留的临床表现。

2. **自发性气胸** 呼吸困难突然加重,伴有明显的发绀,患侧肺部叩诊为鼓音,听诊呼吸音减弱或消失,应考虑并发自发气胸,行X线检查可确诊。

3. **慢性肺源性心脏病** 由于COPD肺病变引起肺血管床减少及缺氧致肺动脉痉挛、血管重塑,导致肺动脉高压、右心室肥厚扩大,发生右心功能不全。

【治疗】

1. 稳定期治疗

(1)戒烟:戒烟是预防COPD的重要措施,应劝导病人戒烟,并避免暴露于"二手烟"。尽量避免或防止粉尘、烟雾及有害气体吸入;帮助患者掌握COPD的基础知识,学会自我控制疾病的要点和方法。

(2)支气管舒张药:支气管舒张药是COPD稳定期患者主要的治疗药物,首选吸入治疗。短效制剂适用于各级COPD患者,按需使用,以缓解症状;长效制剂适用于中度以上患者,可预防和减轻症状,增加运动耐力。

①$\beta_2$-肾上腺素受体激动药:短效$\beta_2$-肾上腺受体激动药(SABA)主要有沙丁胺醇(salbutamol)、特布他林(terbutaline)等定量雾化吸入剂,数分钟内起效,疗效持续4~5h,每次100~200μg(1~2喷),24h内不超过8~12喷;长效$\beta_2$-肾上腺受体激动药(LABA)主要有沙美特罗(Salmeterol)、福莫特罗(arformoterol)等,作用持续12h以上,每日吸入2次。

②抗胆碱药:是COPD常用的制剂,短效抗胆碱药(SAMA)主要为异丙托溴铵(tpratroptum)气雾剂,雾化吸入,持续6~8h,1次40~80μg(每喷20μg),每日3~4次。长效抗胆碱药(LAMA)主要有噻托溴铵(tiotropium bromide),作用时间长达24h以上,1次吸入剂量18μg,每日1次。

③茶碱类:常用氨茶碱、茶碱缓释或控释片。

(3)糖皮质激素:对重度和极重度患者及反复加重的患者,研究显示,长期吸入糖皮质激素和长效$\beta_2$-肾上腺肾上腺素受体激动药联合制剂,可增加运动耐量、减少急性加重的次数,提高生活质量,但不能阻止$FEV_1$的下降趋势。联合吸入糖皮质激素和长效$\beta_2$-肾上腺受体激动药,疗效优于单一制剂。不推荐长期口服、肌内注射或静脉应用糖皮质激素治疗。

(4)祛痰药:对痰不易咳出者可应用。常用药物有盐酸氨溴索、乙酰半胱氨酸、羧甲司坦、标准桃金娘油等。

(5)长期家庭氧疗(LTOT):对COPD合并慢性呼吸衰竭者可提高生活质量和生存率,对血流动力学、运动能力、肺生理和精神状态均会产生有益的影响。LTOT使用指征①$PaO_2 \leqslant 55mmHg$或$SaO_2 \leqslant 88\%$,有或没有高碳酸血症;②$PaO_2$ 55~60mmHg,或$SaO_2$ 89%,并有肺动脉高压、心力衰竭或红细胞增多症(血细胞比容>0.55)。一般用鼻导管吸氧,氧流量为1.0~2.0L/min,吸氧时间15h/d。目的是使患者在海平面,静息状态下,达到$PaO_2 \geqslant 60mmHg$和(或)使$SaO_2$升至90%。

(6)康复治疗:康复治疗适用于中度以上COPD患者。其中呼吸治疗包括正确咳嗽、排痰方法和缩唇呼吸等;肌肉训练包括全身性运动及呼吸肌锻炼,如步行、踏车、腹式呼吸锻炼等。

(7)外科手术治疗:如肺大疱切除术、肺减容术和肺移植术。

临床一般应当根据COPD的严重程度采取相应的分级治疗(表6-2)。

2. **急性加重期治疗** 首先应确定急性加重期的病因及病情严重程度,最多见的原因是细菌感染或病毒感染。根据病情严重程度决定门诊治疗或住院治疗。

(1)吸氧:有低氧血症者可鼻导管吸氧,或通过文丘里微克(Venturi)面罩吸氧。鼻导管给氧时,吸入的氧浓度估算公式为吸入氧浓度(%)=21+4×氧流量(L/min)。一般吸入氧浓度为28%~30%,应避免吸入氧浓度过高引起二氧化碳潴留。血气分析是调整吸氧流量的重要客观指标。

表6-2 稳定期COPD的分级治疗方案

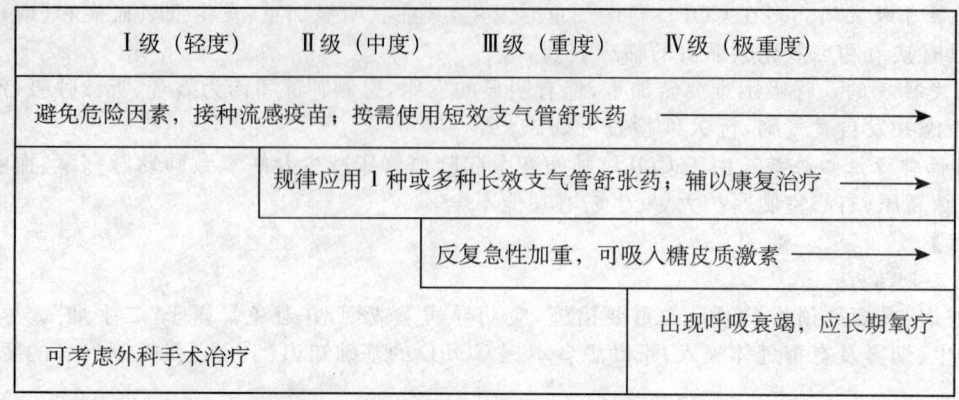

短效支气管舒张药指短效$\beta_2$受体激动药、短效抗胆碱药及氨茶碱；长效支气管舒张药指长效$\beta_2$受体激动药和缓释茶碱；建议首选吸入型支气管舒张药治疗

(2)抗感染药物：细菌感染是COPD急性加重常见诱因，当患者呼吸困难加重，咳嗽伴痰量增加、有脓性痰时，应根据患者所在地常见病原菌类型及药物敏感情况积极选用抗生素治疗。如给予β内酰胺类/β内酰胺酶抑制药；第二代头孢菌素、大环内酯类或喹诺酮类。若对初选抗生素治疗效果不佳，应及时根据痰培养和药敏试验调整抗生素。长期使用抗生素和激素易继发真菌感染，应引起重视。

(3)支气管舒张药：药物同稳定期。有严重喘息症状者可给予较大剂量雾化吸入治疗，如沙丁胺醇2 500μg或异丙托溴铵500μg，或沙丁胺醇1 000μg加异丙托溴铵250～500μg通过小型雾化吸入器给患者吸入，以缓解症状。对喘息症状较重者，可静脉滴注氨茶碱，同时注意给药量和速度。

(4)糖皮质激素：对住院患者宜在应用支气管舒张药基础上口服或静脉给予糖皮质激素。可口服泼尼松龙30～40mg/d，有效后减量，一般疗程10～14d；也可静脉给予甲泼尼龙。

患有呼吸衰竭、肺源性心脏病、心力衰竭者的治疗请参阅有关章节。

【预防】
1. 戒烟、控制职业和环境污染，减少有害气体或有害颗粒的吸入，可减轻气道和肺的异常炎症反应。
2. 积极防治婴幼儿和儿童期的呼吸系统感染，可能有助于减少以COPD的发生。
3. 流感疫苗、肺炎链球菌疫苗等对防止COPD患者反复感染可能有益。
4. 加强体育锻炼，增强体质，提高机体免疫力，可帮助改善机体一般状况。
5. 对COPD高危人群，尽可能及早发现，因为COPD早期干预重于治疗。

## 复习指导

1. 临床表现：①主要症状。慢性咳嗽、咳痰、活动后胸闷，呼吸困难。冬重夏轻。②体征。肺气肿体征，急性加重期可闻及湿啰音和(或)干啰音或哮鸣音。
2. 诊断标准：吸烟或职业性等危险因素＋症状＋肺功能检查。
3. 鉴别诊断：①左侧心力衰竭引起的喘息样呼吸困难；②支气管舒张症；③肺结核等。
4. 治疗：COPD急性加重期是以抗感染治疗为主的综合治疗方法。对于稳定期的病人吸入性的支气管舒张药是主要的治疗方法。

（王 静 吴秋歌）

# 第7章 支气管哮喘

> **学习要求**
>
> 学习支气管哮喘的发病机制及相关危险因素,掌握其临床表现、诊治思路、常用药物及其作用机制,知晓哮喘急性发作时的处治,平时如何做好对哮喘患者的教育和管理,尽量减少哮喘急性发作的次数。

支气管哮喘(bronchial asthma,简称哮喘)是由多种细胞(如嗜酸粒细胞、肥大细胞、T淋巴细胞、中性粒细胞、气道上皮细胞等)和细胞组分参与的气道慢性炎症性疾患。这种慢性炎症导致气道反应性的增加,通常出现广泛多变的可逆性气流受限,并引起一系列临床表现。

> **临床提示** 发作性的喘息、气急、胸闷或咳嗽+夜间或清晨发作+自行或用药缓解→考虑本病。

【病因和发病机制】

支气管哮喘的病因至今尚不完全清楚,多数研究认为与多基因遗传和环境因素共同作用有关。后者主要包括室内、室外变应原(如尘螨、真菌、动物毛屑、花粉等),职业致敏物(如邻苯二甲酸、乙二胺等),吸烟,空气污染(如二氧化硫、氨气等),感染(如细菌、病毒、原虫、寄生虫等),食物(如鱼、虾、蟹、蛋类、牛奶等),药物(如普萘洛尔、阿司匹林等),运动,妊娠,气候变化等。可能通过下面的机制导致哮喘发病(图7-1)。

1. **免疫学机制** 体液(抗体)介导和细胞介导的免疫均参与支气管哮喘的发病。当变应原进入体内刺激机体后,激活T细胞,释放多种细胞因子,进一步激活B细胞,后者合成特异性IgE,并结合于肥大细胞和嗜碱粒细胞表面的高亲和性的IgE受体,当变应原再次进入体内,可与结合在IgE受体上的IgE交联,合成并释放多种活性介质导致平滑肌收缩、黏液分泌增加、血管通透性增高和炎性细胞浸润等。根据变应原吸入后支气管哮喘发生的时间,可分为速发型支气管哮喘反应(IAR)、迟发型支气管哮喘反应(LAR)和双相型支气管哮喘反应(DAR)。IAR几乎在吸入变应原的同时立即发生反应,15~30min达高峰,2h后逐渐恢复正常。LAR约6h发病,持续时间长,可达数天,且临床症状重,肺功能损害严重而且持久,与气道慢性炎症反应有关。

2. **气道炎症** 气道慢性炎症,是导致气道高反应性的重要机制。气道受到变应原或其他刺激后,多种炎性细胞在气道浸润和聚集并相互作用,分泌出多种炎症介质和细胞因子,它们和炎性细胞相互作用构成复杂的网络,使气道反应性增高,气道收缩,血管渗出增多,黏液分泌增加。而且各种细胞因子反复刺激,共同作用于上皮下成纤维细胞和平滑肌细胞,使之增殖而引起气道重塑。

3. **气道高反应性**(airway hyperresponsiveness,AHR) 气道对各种刺激因子出现过早或过强的收缩反应,是支气管哮喘发生发展的又一重要因素。气道受到变应原或其他刺激后,由于多种炎性

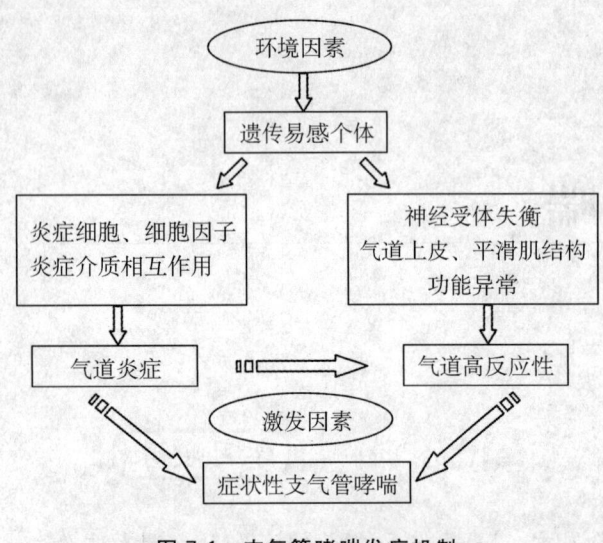

图 7-1　支气管哮喘发病机制

细胞、炎症介质和细胞因子的参与,气道上皮的损害和上皮下神经末梢的裸露等导致气道高反应性。长期吸烟、接触臭氧、病毒性上呼吸道感染、慢性阻塞性肺疾病等也可出现 AHR。

4. 神经机制　目前研究认为支气管哮喘与 β-肾上腺素受体功能低下和迷走神经张力亢进有关,并可能存在 α-肾上腺素能神经的反应性增加。此外,非肾上腺素能非胆碱能(NANC)神经系统能释放舒张支气管平滑肌的神经介质,如血管肠激肽(VIP)、一氧化氮(NO),及收缩支气管平滑肌的介质,如 P 物质,神经激肽等。当两者平衡失调时,则可能引起支气管平滑肌收缩。

【病理】

疾病早期,肉眼观解剖学上很少器质性改变。随着疾病的发展,病理学变化逐渐明显。肉眼可见肺膨胀及肺气肿;中等以上支气管横切面见支气管平滑肌收缩,黏膜肿胀,皱襞增多,管腔内大量黏稠分泌物;小支气管内可见浓缩的黏液栓,气道广泛阻塞。显微镜下可见气道上皮下嗜酸粒细胞、淋巴细胞等多种炎性细胞浸润,气道黏膜下组织水肿,微血管通透性增加,杯状细胞增生及支气管内分泌物潴留,纤毛上皮脱落,基底膜裸露等。若支气管哮喘长期反复发作,大量多种炎性细胞浸润,支气管平滑肌增生、肥大,气道上皮细胞下纤维化,基底膜增厚,出现气道重塑。

【临床表现】

1. 前驱症状　变应原引起的支气管哮喘急性发作前往往有打喷嚏、流鼻涕、眼痒、流泪、干咳或胸闷等前驱症状。

2. 主要症状　发作性伴有哮鸣音的呼气性呼吸困难或发作性喘息、咳嗽、胸闷,常在夜间或清晨发作和加重,可在数分钟内发作,自行缓解或使用支气管舒张药缓解。严重者常被迫采取坐位或呈端坐呼吸。

3. 体征　发作时可胸廓饱满,双肺叩诊呈过清音,听诊可闻及广泛的哮鸣音,伴呼气音延长。严重发作时患者呈端坐呼吸,大汗淋漓,烦躁不安,发绀,心率增快,奇脉,哮鸣音可不出现,呈沉默肺。缓解期可无任何阳性体征。

【实验室和其他检查】

1. 痰液检查　痰液涂片显微镜下可见较多的嗜酸粒细胞,嗜酸粒细胞计数可评估与支气管哮喘相关的气道炎症。

2. 动脉血气分析　哮喘轻度发作时,$PaO_2$ 大致正常;严重发作时可有缺氧,$PaO_2$ 降低;由于过度通气可使 $PaCO_2$ 下降,pH 上升,表现呼吸性碱中毒。若重症支气管哮喘,病情进一步发展,气道严重阻塞,不仅有缺氧,还可有 $CO_2$ 滞留,$PaCO_2$ 上升,表现呼吸性酸中毒。若缺氧明显,可合并代谢性酸中毒。

3. 胸部 X 线检查　在疾病早期缓解期多无明显异常,发作时可见两肺透亮度增加,呈过度通气状态,如合并呼吸道感染,可见肺纹理增加及炎性浸润阴影。但要注意肺不张、气胸或纵隔气肿等并发症的存在。

4. 呼吸功能检查　对于有支气管哮喘症状但肺功能正常的患者,测定气道反应性和最高呼气流量(PEF)日内变异率有助于确诊支气管哮喘。同时肺呼吸功能测定也是评估支气管哮喘控制程度的重要依据之一。

(1) 通气功能检测：支气管哮喘发作时呈阻塞性通气功能改变，有关呼气流速的全部指标均显著下降，$FEV_1$（第1秒钟用力呼气容积）、$FEV_1/FVC\%$（第1秒钟用力呼气积占用力肺活量的比值）、最大呼气中期流量（MMEF）、呼气流量峰值（PEF）均减少；而肺容量指标如残气量、功能残气量和肺总量增加，残气量占肺总量比值增高，用力肺活量减少。缓解期上述通气功能指标可逐渐恢复。病变迁延、反复发作者，其通气功能可逐渐下降。

(2) 评价气流受限可逆性及气道高反应性的检测

① 支气管激发试验（bronchial provocation test，BPT）：用于测定气道反应性。只适用于通气功能在正常预计值的70%以上的患者。常用吸入激发药为乙酰甲胆碱、组胺、甘露醇等。吸入激发药后其通气功能下降、气道阻力增加，测定吸入前后的 $FEV_1$ 变化。运动亦可诱发气道痉挛，使通气功能下降。如 $FEV_1$ 下降 ≥20%，可诊断为激发试验阳性。通过剂量反应曲线计算使 $FEV_1$ 下降20%的吸入药物累积剂量（$PD_{20}\text{-}FEV_1$）或累积浓度（$PC_{20}\text{-}FEV_1$），可对气道反应性增高的程度作出定量判断。

② 支气管舒张试验（bronchial dilation test，BDT）：用于测定气道气流受限的可逆性，有效的支气管舒张药可使发作的气道痉挛得到改善，肺功能指标好转。临床上主要用于诊断和鉴别诊断支气管哮喘，也用作评价支气管舒张药的疗效。对已存在气道阻塞、通气功能在正常预计值的60%以下者，首先测定受试者基础 $FEV_1$，然后吸入 $β_2$ 激动药后 15～20min 重复测定 $FEV_1$，计算吸药后 $FEV_1$ 改善率。常用吸入型的支气管舒张药如沙丁胺醇、特布他林等。舒张试验阳性诊断标准①$FEV_1$ 较用药前增加 ≥12%，且其绝对值增加 ≥200ml；②PEF较治疗前增加 60L/min 或增加 ≥20%。但结果阴性不足以否定支气管哮喘诊断。

③ 呼气流量峰值（PEF）及其变异率测定：PEF可反映气道通气功能的变化。支气管哮喘发作时 PEF 下降。由于支气管哮喘有通气功能时间节律变化的特点，常于夜间或清晨发作或加重，每天定时测定 PEF 有助于了解病情昼夜变化情况，评价病情轻重，发现问题及时处理，减少猝死。若 24h 内 PEF 或昼夜 PEF 波动率 ≥20%（至少连续监测1周），也符合气道可逆性改变的特点，诊断为阳性。

5. 特异性变应原的检测　通过体外检测支气管哮喘患者血清特异性 IgE 或在体变应原皮肤点刺以确定病因，了解导致个体支气管哮喘发生和加重的危险因素。

【诊断】

1. 诊断标准　符合 (1)～(4) 或 (4)、(5) 可诊断支气管哮喘。

(1) 反复发作性喘息、气急、胸闷或咳嗽，多与接触变应原、冷空气、物理、化学性刺激、病毒性上呼吸道感染、运动等有关。

(2) 发作时双肺可闻及散在或弥漫性、以呼气相为主的哮鸣音，呼气相延长。

(3) 上述症状和体征可经治疗缓解或自行缓解。

(4) 除外其他疾病所引起的喘息、气急、胸闷和咳嗽。

(5) 临床表现不典型者（如无明显喘息或体征），应至少具备以下1项试验阳性：①支气管激发试验或运动激发试验阳性；②支气管舒张试验阳性；③呼气流量峰值（PEF）日内变异率 ≥2%。

2. 分期　支气管哮喘可分为急性发作期、慢性持续期和临床缓解期。

急性发作期是指气促、咳嗽、胸闷等症状突然发生或原有症状急剧加重，常有呼吸困难，以呼气流量降低为其特征，常因接触变应原等刺激物、呼吸道感染或治疗不当所致。慢性持续期是指每周均不同频度和（或）不同程度地出现症状（喘息、气急、胸闷、咳嗽等），肺通气功能下降；临床缓解期系指经过治疗或未经治疗症状、体征消失，肺功能恢复到急性发作前水平，并维持3个月以上。

3. 分级

(1) 支气管哮喘急性发作时病情严重度的分级：支气管哮喘急性发作时其程度轻重不一，偶尔可在数分钟内即危及生命，故应对病情作出正确评估，以便给予及时有效的紧急治疗。支气管哮喘急性发作时病情严重程度分为4级，即轻度、中度、重度和危重4级（表7-1）。

表7-1 支气管哮喘急性发作时病情严重程度的分级

| 临床特点 | 轻度 | 中度 | 重度 | 危重 |
|---|---|---|---|---|
| 气短 | 步行、上楼时 | 稍事活动 | 休息时 | |
| 体位 | 可平卧 | 喜坐位 | 端坐呼吸 | |
| 讲话方式 | 连续成句 | 常有中断 | 单字 | 不能讲话 |
| 精神状态 | 可有焦虑,尚安静 | 时有焦虑或烦躁 | 常有焦虑、烦躁 | 嗜睡或意识模糊 |
| 出汗 | 无 | 有 | 大汗淋漓 | |
| 呼吸频率 | 轻度增加 | 增加 | 常>30/min | |
| 辅助呼吸肌活动及三凹征 | 常无 | 可有 | 常有 | 胸腹矛盾运动 |
| 哮鸣音 | 散在,呼吸末期 | 响亮、弥漫 | 响亮、弥漫 | 减弱、乃至无 |
| 脉率(次/min) | <100 | 100~120 | >120 | 脉率变慢或不规则 |
| 奇脉(深吸气时收缩压下降,mmHg) | 无,<10 | 可有,10~25 | 常有,>25(成年人) | 无,提示呼吸肌疲劳 |
| 使用β$_2$-受体激动药后PEF占预计值或个人最佳值% | >80% | 60%~80% | <60%或<100L/min或作用持续时间<2h | |
| PaO$_2$(吸空气,mmHg) | 正常 | ≥60 | <60 | <60 |
| PaCO$_2$(mmHg) | <45 | ≤45 | >45 | >45 |
| SaO$_2$(吸空气%) | ≥95 | 91~95 | ≤90 | ≤90 |
| pH | | 降低 | | |

只要符合某一严重程度的某些指标,而不需满足全部指标,即可提示为该级别的急性发作

(2)病情严重程度的分级:主要用于治疗前或初始治疗时支气管哮喘病情严重程度的判断,分为间歇性、轻度持续、中度持续和重度持续4级。在临床研究中更有其应用价值(表7-2)。

表7-2 支气管哮喘病情严重程度的分级

| 分级 | 临床特点 |
|---|---|
| 间歇状态（第1级） | 症状<每周1次<br>短暂出现<br>夜间哮喘症状≤每月2次<br>FEV$_1$占预计值%≥80%或PEF≥80%个人最佳值,PEF或FEV$_1$变异率<20% |
| 轻度持续（第2级） | 症状≥每周1次,但<每日1次<br>可能影响活动和睡眠<br>夜间哮喘症状≥每月2次,但<每周1次<br>FEV$_1$占预计值%≥80%或PEF≥80%个人最佳值,PEF或FEV$_1$变异率20%~30% |
| 中度持续（第3级） | 每日有症状<br>影响活动和睡眠<br>夜间哮喘症状≥每周1次<br>FEV$_1$占预计值% 60%~79%或PEF 60%~79%个人最佳值,PEF或FEV$_1$变异率>30% |

(续 表)

| 分级 | 临床特点 |
|---|---|
| 重度持续<br>(第4级) | 每日有症状<br>频繁出现<br>经常出现夜间哮喘症状<br>体力活动受限<br>$FEV_1$占预计值% <60%或PEF<60%个人最佳值,PEF或$FEV_1$变异率>30% |

(3) 控制水平的分级：控制水平的分级分为完全控制、部分控制和未控制3个等级(表7-3)。

表7-3 支气管哮喘控制水平分级

| 临床特征 | 完全控制<br>(满足以下所有条件) | 部分控制<br>(在任何1周内出现<br>以下1~2项特征) | 未控制<br>(在任何1周内) |
|---|---|---|---|
| 白天症状 | 无(或≤2次/周) | >2次/周 | 任何1周出现≥3项<br>部分控制特征 |
| 活动受限 | 无 | 有(任何1次) | |
| 夜间症状/憋醒 | 无 | 有(任何1次) | |
| 需要使用缓解药的次数 | 无(或≤2次/周) | >2次/周 | |
| 肺功能(PEF或$FEV_1$)*** | 正常或≥正常预计值(或本人最佳值)的80% | <正常预计值(或本人最佳值)的80% | |
| 急性发作 | 无 | ≥每年1次* | 在任何1周内出现1次** |

\* 患者出现急性发作后都必须对维持治疗方案进行分析回顾,以确保治疗方案的合理性;** 依照定义,任何1周出现1次哮喘急性发作,表明这周的哮喘没有得到控制;*** 肺功能结果对5以岁下的儿童的可靠性差

【鉴别诊断】

1. **左侧心力衰竭引起的喘息样呼吸困难** 常见于左心心力衰竭,发作时的症状与支气管哮喘相似,但发病机制及病变本质与支气管哮喘截然不同。有以下特点：①多有高血压、冠状动脉粥样硬化性心脏病、风湿性心脏病和二尖瓣狭窄等基础心脏疾病；②发作时除呼吸困难外,常阵发性咳嗽,咳粉红色泡沫痰；③体征为两肺可闻及广泛的湿啰音和哮鸣音,左心界扩大,心率增快,心尖部可闻奔马律；④胸部X线检查时,可见心影增大,肺淤血征,心脏彩超和心功能检查有助于鉴别。若一时难以鉴别可雾化吸入选择性$\beta_2$-肾上腺素受体激动药或注射小剂量氨茶碱缓解症状后进一步检查,忌用肾上腺素或吗啡,以免造成危险。

2. **大气道阻塞性疾病** 气管的良性或恶性肿瘤、气管支气管结核、复发性多软骨炎、气管切开术后再生的瘢痕狭窄等气道疾病、中央型肺癌或异物气管吸入等均可引起气管或主支气管(腔内或外

> **临床提示** 分期和分级是支气管哮喘诊断中一项重要内容,请注意3点：
> 
> 1. 强调在支气管哮喘长期管理中使用按控制水平分级。
> 
> 2. 病情严重程度的分级主要用于治疗前和初始治疗时严重程度的判断,在临床研究中更有应用价值。
> 
> 3. 完整的诊断应包括：①疾病诊断,如支气管哮喘；②分期,如急性发作期(重度)；③分级：如未控制。

压性)阻塞,可伴感染或类癌综合征,出现喘鸣或类似支气管哮喘样呼吸困难,肺部闻及哮鸣音且多以吸气相为主。根据病史和表现,如呼吸困难及哮鸣症状进行性加重,支气管舒张药疗效差且无诱因,有血痰,行痰液细胞学及细菌学检查及胸部影像学或纤维支气管镜等检查常可明确诊断。

3. 肺嗜酸粒细胞增多症　是一组与变态反应相关的肺部疾病,其共同特征是肺部均有嗜酸粒细胞浸润,伴外周血中嗜酸粒细胞增多,患者常有咳嗽、胸闷、气短、喘息等症状。主要鉴别点有:①支气管哮喘的病史较长,自数年到数十年,而肺嗜酸粒细胞增多症的病程相对较短,多为数月;②胸部X线检查:支气管哮喘患者即使发作时胸片仍无明显异常,而肺嗜酸粒细胞增多症胸片上多有浸润病灶,而且多为游走性;③支气管哮喘时外周血中嗜酸粒细胞增多<10%,而肺嗜酸粒细胞增多症常>10%。

4. 变态反应性支气管肺曲霉病　常以反复哮喘发作为特征,伴咳嗽、咳痰,痰多为黏液脓性,有时伴血丝,可分离出棕黄色痰栓,常有低热,肺部可闻及哮鸣音或干啰音,X线检查可见浸润性阴影,段性肺不张,周围血嗜酸粒细胞明显增多,曲菌变应原皮肤点刺可出现双相皮肤反应(即刻及迟发型),血清 IgE 水平通常比正常人高 2 倍以上。

> **案例讨论**　患者,女性,24 岁,发作性喘憋 10 余年,加重 2 周。查体:脉搏 140/min,呼吸 26/min,血压 110/70mmHg。神志清楚,言语不连贯,焦虑、大汗、端坐呼吸。口唇发绀明显,双肺满布哮鸣音,心率 140/min,律规整。对尘螨、花粉过敏。请分析患者应考虑哪种诊断?怎样进行下一步问诊和检查?应与哪些病相鉴别?

【并发症】

支气管哮喘发作时可并发气胸、纵隔气肿、肺不张;长期反复发作和感染可并发慢性支气管炎、支气管扩张、间质性肺炎、肺纤维化和肺源性心脏病。

【治疗】

支气管哮喘的病因及发病机制尚未完全阐明,目前亦无特效的治疗方法,但只要能够规范地长期治疗,绝大多数患者能够使哮喘症状得到理想的控制,减少复发乃至不发作,与正常人一样生活、工作和学习。

1. 脱离诱发因素　多数哮喘发作与接触变应原、上呼吸道感染、呼吸系统感染、气候变化、进食某些食物、不适当的用药(如解热镇痛药,β受体拮抗药等)、剧烈运动或治疗不足等因素有关。注意寻找和控制诱发因素,有利于控制病情,预防复发。

2. 药物治疗　治疗支气管哮喘的药物分为 2 种,即控制药物和缓解药物。

(1)控制药物:主要治疗哮喘的气道炎症,亦称抗炎药。支气管哮喘的病理基础是慢性非特异性炎症,所以控制慢性气道炎症,是支气管哮喘的基本治疗。此类药物需要长期每天使用,主要通过抗炎作用使支气管哮喘维持临床控制,对支气管哮喘长期理想的控制起到重要的作用。包括糖皮质激素、白三烯受体调节药、酮替芬及新一代组胺 $H_1$ 受体拮抗药等药物。

①糖皮质激素:是目前控制支气管哮喘发作最有效的药物。主要作用机制为抑制炎症细胞的迁移和活化;减少微血管渗漏;干扰花生四烯酸代谢;抑制炎症介质的释放;增强平滑肌细胞 $\beta_2$-肾上腺受体的反应性。给药途径包括吸入、口服和静脉应用等。

吸入给药:通过吸气过程给药,药物直接作用于呼吸道,局部的抗炎作用强,全身性不良反应较少,是首选的给药途径。常用的吸入药物有倍氯米松(beclomethasone, BDP)、布地奈德(budesonide)、氟替卡松(fluticasone)等。多数成年人支气管哮喘患者吸入小剂量糖皮质激素即可达到较好的控制哮喘,过多的增加吸入剂量对控制支气管哮喘的获益较小而不良反应增加。吸入给药的全身不良反应少,不良反应的大小与药物剂量、药物的生物利用度、在肠道的吸收、肝首过代谢率及全身吸收药物的半衰期等因素有关。长期吸入大剂量糖皮质激素后可能出现皮肤瘀斑、肾上腺功能抑制和骨质疏松等全身不良反应。

口服用药:仅用于激素依赖型支气管哮喘、支气管哮喘病情加重的短期治疗及不能用其他治疗控制的支气管哮喘或作为静脉应用糖皮质激素治疗后的序贯治疗。一般使用半衰期较短的激素(如泼尼松龙或甲泼尼龙等),起始量一般30~60mg/d,当症状缓解或其肺功能已经达到个人最佳值时,可以考虑逐渐减量≤10mg/d,然后停用,改吸入激素。

静脉用药:严重哮喘急性发作时,应尽早静脉给药,常用琥珀酸氢化可的松(400~1 000mg/d,注射后4~6h起效)或甲泼尼龙(80~160mg/d,注射后2~4h起效)。无激素依赖倾向者,可在短期(3~5d)内停药,有激素依赖倾向者应适当延长给药时间,哮喘症状控制后逐步减量,改为口服和吸入用药继续治疗。地塞米松在体内半衰期长,不良反应较多,宜慎用。

②白三烯调节药:包括半胱氨酰白三烯受体拮抗药和5-脂氧化酶抑制药。半胱氨酰白三烯受体拮抗药,可拮抗抑制肥大细胞和嗜酸粒细胞释放白三烯,有轻度舒张支气管平滑肌作用;并减轻血浆渗出导致的黏膜水肿、气道分泌物增加和炎性细胞在气道壁的浸润,具有一定程度的抗炎作用。扎鲁司特20mg,每日2次;孟鲁司特10mg,每日1次;异丁司特10mg,每日2次。不良反应轻微,主要有胃肠道症状,少数有皮疹、血管性水肿、转氨酶升高等,停药后恢复正常。本品疗效不如吸入糖皮质激素,但作为联合用药中的一种,可减少中度至重度支气管哮喘患者每天吸入激素的剂量,提高吸入激素治疗的临床疗效。尤适用于阿司匹林哮喘、运动性哮喘和伴有过敏性鼻炎哮喘患者的治疗。齐留通是目前应用最广的5-脂氧化酶抑制药,但其半衰期太短,通常需每日多次口服给药,可能引起肝损害,需监测肝功能。

③色甘酸钠:通过抑制肥大细胞等炎性细胞释放炎性介质,有防止或减轻支气管平滑肌痉挛、黏膜组织水肿、血管通透性增加等作用,预防变应原、运动、干冷空气和$SO_2$等刺激引起的支气管痉挛,减轻支气管哮喘症状。适用于轻度持续支气管哮喘的长期治疗。

④酮替酚和曲尼斯特等组胺$H_1$受体拮抗药:酮替酚能抑制支气管哮喘患者的非特异性气道高反应性,拮抗过敏原、组胺、二氧化硫、乙酰胆碱等引起的支气管痉挛,对支气管哮喘有预防发作的效果,不良反应主要有嗜睡。曲尼斯特为新型$H_1$受体拮抗药,可稳定肥大细胞和嗜碱粒细胞膜,阻止其脱颗粒,抑制组胺等介质的释放,对支气管哮喘和过敏性鼻炎有较好的防治效果。氯雷他定、阿司咪唑、特非那丁等可选择性阻断$H_1$受体,在轻症支气管哮喘和季节性支气管哮喘有一定效果。

(2)缓解药物:主要作用为舒张支气管,也称支气管舒张药。

①$\beta_2$-肾上腺素受体激动药(简称$\beta_2$-受体激动药):通过激动气道平滑肌细胞膜表面的$\beta_2$-受体,激活腺苷酸环化酶,使细胞内的环磷酸腺苷(cAMP)含量增加,游离$Ca^{2+}$减少,从而舒张气道平滑肌;此外,可减少肥大细胞和嗜碱粒细胞脱颗粒和介质的释放、降低微血管的通透性、增加气道上皮纤毛的摆动等,从而缓解支气管哮喘的症状,是控制支气管哮喘急性发作的首选药物。此类药物较多,可分为短效(作用维持4~6h)和长效(维持12h)$\beta_2$-受体激动药。后者又可分为速效(数分钟起效)和缓慢起效(30min起效)2种。常用的短效$\beta_2$-受体激动药(简称SABA)如沙丁胺醇(salbutamol)和特布他林(terbutaline)等。长效$\beta_2$-受体激动药(LABA)如沙美特罗(salmaterol)和福莫特罗(formoterol)等。给药方法可采用吸入,也可口服或静脉注射。

吸入给药:包括定量气雾剂(MDI)吸入、干粉吸入、持续雾化吸入等。可供吸入的短效$\beta_2$-受体激动药如沙丁胺醇(每次吸入100~200μg)或特布他林(每次吸入250~500μg),通常在5~10min起效,直接作用于呼吸道,松弛气道平滑肌作用强,疗效可维持4~6h,必要时每20min重复1次。这类药物应按需间歇使用,不宜长期、单一使用,也不宜过量应用,否则可引起骨骼肌震颤、低血钾、心律失常等不良反应。压力型定量手控气雾剂(pMDI)和干粉吸入装置不适用于重度支气管哮喘发作,其溶液经雾化泵吸入适用于轻至重度支气管哮喘发作。长效$\beta_2$-受体激动药如沙美特罗经气雾剂或碟剂装置给药后30min起效,平喘作用维持12h以上。推荐剂量50μg,每日2次吸入;福莫特罗经吸入装置给药后3~5min起效,平喘作用维持8~12h以上。推荐剂量4.5~9μg,每日2次吸入。吸入长效$\beta_2$-受体激动药适用于支气管哮喘(尤其是夜间支气管哮喘和运动诱发支气管哮喘)的预防和治疗。但长期、单一应用 $\beta_2$-受体激动药可造成细胞膜 $\beta_2$-受体的向下调节，出现临床耐药现象，应予避免。近年来推荐联合吸入糖皮质激素和长效 $\beta_2$-受体激动药治疗支气管哮喘。这两者具有协同的抗炎和平喘作用，尤其适合于中至重度持续支气管哮喘患者的长期治疗。

口服给药：如沙丁胺醇 2~4mg，特布他林 1.25~2.5mg，每日 3 次，通常在服药后 15~30min 起效，疗效维持 4~6h，但心悸、骨骼肌震颤等不良反应明显。特布他林的前体药班布特罗的作用可维持 24h，适用于反复发作性支气管哮喘和夜间哮喘患者的预防和治疗。

注射给药：虽然平喘作用较为迅速，但因全身不良反应的发生率较高，国内较少使用。

②茶碱类：茶碱类能抑制磷酸二酯酶，提高平滑肌细胞内 cAMP（环磷腺苷）浓度，具有舒张支气管平滑肌、增强气道纤毛清除功能作用，并具有强心、利尿、扩张冠状动脉、兴奋呼吸中枢和呼吸肌等作用。此外，低剂量茶碱具有抗炎和免疫调节作用。是目前治疗支气管哮喘的有效药物。联合应用茶碱、糖皮质激素和抗胆碱药物具有协同作用。但茶碱与 $\beta_2$-受体激动药联合应用时，易出现心率增快和心律失常，应慎用并适当减少剂量。

口服给药：包括氨茶碱和控（缓）释型茶碱。用于轻至中度哮喘发作和维持治疗。一般剂量为每日 6~10mg/kg。口服控（缓）释型茶碱后昼夜血药浓度平稳，平喘作用可维持 12~24h，尤适用于夜间哮喘症状的控制。

静脉给药：氨茶碱加入葡萄糖溶液中，缓慢静脉注射，首次剂量为 4~6mg/kg，注射速度不宜超过 0.25mg/(kg·min)，静脉滴注维持剂量为 0.6~0.8mg/(kg·h)，适用于支气管哮喘急性发作且近 24h 内未用过茶碱类药物的患者，每日注射量一般不超过 1.0g。静脉给药主要用于重、危症支气管哮喘。

茶碱的"治疗窗"窄，且茶碱代谢存在较大的个体差异，其主要不良反应为胃肠道症状（恶心、呕吐）、心律失常、血压下降、尿多，偶可兴奋呼吸中枢，严重者可引起抽搐甚至死亡，因此，在用药中最好监测其血药浓度，及时调整浓度和滴速。茶碱安全有效的血药浓度范围为 6~15μg/ml。发热、妊娠、小儿或老年人，患有肝、心、肾功能障碍及甲状腺功能亢进症者须慎用。合用西咪替丁（甲氰咪胍）、喹诺酮类、大环内酯类等药物均可使茶碱代谢减慢，增加茶碱的毒性作用，应酌情调整剂量。

③抗胆碱药：吸入抗胆碱药物如溴化异丙托品、溴化氧托品和溴化泰乌托品（tiotropium bromide）等，可阻断节后迷走神经传出支，降低其兴奋性而舒张支气管，并有减少痰液分泌的作用。其舒张支气管的作用比 $\beta_2$-受体激动药弱，起效也较慢，但长期应用不易产生耐药，与 $\beta_2$-受体激动药联合吸入有协同、互补作用，适宜夜间支气管哮喘、老年及多痰支气管哮喘患者。但妊娠妇女、患有青光眼、前列腺增生患者应慎用。本品有气雾剂和雾化溶液 2 种剂型。溴化异丙托品吸入后约 10min 起效，作用维持 4~6h。不良反应少，少数患者有口苦或口干感。近年发展的选择性 $M_1$ 和 $M_3$ 受体拮抗药如溴化泰乌托品（噻托溴铵，tiotropium bromide）作用更强，持续时间时间更久（可达 24h），每日仅需吸入 1 次给药。

3. 急性发作期的治疗　急性发作期治疗的目的是尽快缓解气道阻塞，纠正低氧血症，恢复肺功能，预防进一步恶化或再次发作，防止并发症。支气管哮喘急性发作的治疗取决于发作的严重程度以及对治疗的反应。

轻度和部分中度支气管哮喘急性发作可以在家庭中或社区中治疗。部分中度和所有重至危重度支气管哮喘急性发作均应到急诊室或医院治疗。

(1)轻度：每日定时吸入糖皮质激素（200~500μg BDP），有症状时吸入短效 $\beta_2$-受体激动药，效果不佳时可加用抗胆碱药物吸入或口服 $\beta_2$ 受体激动药控释片或小量茶碱控释片（200mg/d）。

(2)中度：每日定时吸入糖皮质激素 500~1 000μg BDP，规则吸入 $\beta_2$-受体激动药或联合抗胆碱药吸入，亦可加用口服 LT 拮抗药，若不能缓解，可持续雾化吸入 $\beta_2$-受体激动药（或联合用抗胆碱药吸入），口服长效 $\beta_2$-受体激动药，或口服糖皮质激素（<60mg/d）。必要时可静脉使用氨茶碱。

(3)重度至危重度：初始治疗时持续雾化吸入 $\beta_2$-受体激动药，或合并抗胆碱药，随后根据需要间断给药，联合使用 $\beta_2$-受体激动药和抗胆碱能制剂（如异丙托溴铵）能够取得更好的支气管舒张作用。

静脉滴注氨茶碱,口服 LT 拮抗药。应尽早静脉滴注糖皮质激素(如琥珀酸氢化可的松或甲泼尼龙),特别是对速效 $β_2$-受体激动药初始治疗反应不完全或疗效不能维持,以及在口服激素基础上仍然出现急性发作的患者。病情缓解后(一般 3~5d),减量并改为口服。治疗中注意给予氧疗,维持水、电解质平衡,纠正酸碱失衡,防止出现并发症,如临床症状和肺功能无改善甚至继续恶化,应及时给予机械通气治疗,其指征主要包括:意识改变、呼吸肌疲劳、$PaCO_2 \geq 45$ mm Hg 等。

4. 支气管哮喘的长期治疗　支气管哮喘急性期症状控制后,其气道慢性炎性改变仍然存在,必须依据哮喘控制水平的不同制定合适的长期治疗方案(表 7-4)。

表 7-4　根据支气管哮喘病情控制分级制定治疗方案

⬅ 降级　　治疗级别　　升级 ➡

| | 第 1 级 | 第 2 级 | 第 3 级 | 第 4 级 | 第 5 级 |
|---|---|---|---|---|---|
| | 支气管哮喘教育、环境控制 | | | | |
| | 按需使用速效 $β_2$ 受体激动药 | 按需使用速效 $β_2$ 受体激动药 | | | |
| 控制性药物 | | 选用 1 种 | 选用 1 种 | 加用 1 种或以上 | 加用 1 种或 2 种 |
| | | 低剂量吸入 ICS* | 低剂量的 ICS 加 LABA | 中或高剂量的 ICS 加 LABA*** | 口服最小剂量的糖皮质激素 |
| | | 白三烯调节药** | 中高剂量的 ICS | 白三烯调节药 | 抗 IgE 治疗 |
| | | | 低剂量的 ICS 加白三烯调节剂 | 缓释茶碱 | |
| | | | 低剂量的 ICS 加缓释茶碱 | | |

\* ICS:吸入糖皮质激素;\*\* 白三烯调节药=白三烯受体拮抗药或合成抑制剂;\*\*\* LABA=长效 $β_2$-受体激动药

　　对以往未经规范治疗的初诊支气管哮喘患者,初始治疗从第 2 级开始,如果支气管哮喘患者症状明显,应直接选择第 3 级治疗方案。从第 2 级到第 5 级的治疗方案中都有不同的支气管哮喘控制药物可供选择。而在每一级中都应按需使用缓解药物,以迅速缓解支气管哮喘症状。可供选择的缓解用药包括:吸入型抗胆碱能药物、短效或长效 $β_2$-受体激动药、短效茶碱等。除非规律地联合使用吸入型糖皮质激素,否则不建议规律使用短效或长效 $β_2$-受体激动药。由于支气管哮喘的复发性以及多变性,需不断评估支气管哮喘的控制水平,治疗方案则依据控制水平进行调整,直至达到支气管哮喘控制为止。当支气管哮喘控制并维持至少 3 个月后,治疗方案可考虑降级。通常情况下,患者在初诊后 2~4 周回访,以后每 3 个月随访 1 次。出现支气管哮喘发作时应及时就诊。长期治疗方案必须个体化,以最小的剂量、最简单的联合、最少的不良反应达到最佳控制症状为原则。

5. 免疫疗法　变应原特异性免疫疗法又称脱敏疗法,通过定期反复皮下注射常见吸入变应原提取液(如尘螨、猫毛、豚草等),以产生免疫耐受性,可减轻支气管哮喘症状和降低气道高反应性,适用于变应原明确但难以避免的支气管哮喘患者。局部不良反应有红肿、瘙痒等。全身反应有荨麻疹、喉头水肿、重症支气管哮喘发作、过敏性休克(罕见)等。因此,脱敏疗法应该是在严格的环境隔离和药物干预无效(包括吸入糖皮质激素)情况下考虑的治疗方法,且应在医师指导下及有抢救措施的医院方可进行。

6. 抗 IgE 治疗　目前用抗 IgE 单克隆抗体治疗血清 IgE 水平增高且经过吸入糖皮质激素和

LABA 联合治疗后症状仍未控制的严重支气管哮喘患者,研究中尚没有发现明显不良反应,但该药临床使用时间尚短,其远期疗效与安全性有待进一步观察。

【支气管哮喘的教育与管理】

支气管哮喘的教育和管理是一个长期、持续的过程,需要经常教育,反复强化,不断更新,持之以恒以尽量使支气管哮喘达到理想的控制。为此,在支气管哮喘治疗过程中一定按照支气管哮喘防治指南对患者进行教育和管理。

【预后】

支气管哮喘的转归和预后与疾病的严重程度及是否选用正确的防治方案关系密切。长期反复发作者预后不良。

### 复习指导

1. 临床表现:①主要症状。发作性伴有哮鸣音的呼气性呼吸困难或发作性喘息、咳嗽、胸闷,常在夜间或清晨发作和加重,自行缓解或使用支气管舒张药缓解。②体征。发作时双肺听诊可闻及广泛的哮鸣音,伴呼气音延长。严重发作时呈端坐呼吸,大汗淋漓,烦躁不安,发绀,心率增快,奇脉,哮鸣音可不出现,呈沉默肺。

2. 诊断标准:符合(1)~(4)或(4)、(5)可诊断支气管哮喘。

3. 鉴别诊断:①左侧心力衰竭引起的喘息样呼吸困难;②肺嗜酸粒细胞增多症;③变态反应性支气管肺曲霉菌病等。

4. 治疗:脱离诱发因素是控制支气管哮喘最主要的方法。支气管哮喘的治疗一定要分期、分级,因人而异。

(张彩苹)

# 第 8 章　肺血栓栓塞症

> **学习要求**
>
> 学习肺血栓栓塞症相关的概念及危险因素，熟悉临床诊治思路、相关的检查方法，大面积肺栓塞及次大面积肺栓塞的不同治疗方法，常用溶栓及抗凝血药物及应用方法。

肺栓塞(pulmonary embolism，PE)是各种栓子阻塞肺动脉引起肺循环障碍的一组疾病或临床综合征总称，包括肺血栓栓塞症、脂肪栓塞综合征、羊水栓塞、空气栓塞、肿瘤栓塞等。

肺血栓栓塞症(pulmonary thromboembolism，PTE)是指来自静脉系统或右心的血栓阻塞肺动脉或其分支所致疾病，以肺循环和呼吸功能障碍为主要临床和病理生理特征，占 PE 的绝大多数，是最常见的 PE 类型，通常所称的 PE 即指 PTE。如果肺栓塞其支配区域的肺组织因血流受阻或中断而发生坏死。称深静脉血栓形成(deep venous thrombosis，DVT)是引起 PTE 的主要血栓来源，PTE 常为 DVT 的合并症。PTE 与 DVT 是同一种疾病病程中 2 个不同阶段的表现，因此统称为静脉血栓栓塞症(venous thromboembolism，VTE)。

经济舱综合征(economy class syndrome，ECS)是指由于长时间空中飞行，静坐在狭窄而活动受限的空间内，双下肢静脉回流减慢、血流淤滞，从而发生 DVT 和(或)PTE，又称为机舱性血栓形成。

普通人群中静脉血栓发病率是 1~3/1 000，主要表现为 DVT 和 PTE。最新研究表明，全球每年确诊的 DVT 和 PTE 患者数百万人。美国致死性和非致死症状性 VTE 发生例数每年超过 90 万，其中约 29.64 万例死亡。我国目前缺乏肺栓塞准确的流行病学资料。由于 PTE-DVT 发病和临床表现的隐匿性和复杂性，对 PTE-DVT 的漏诊率和误诊率普遍较高，应当给予充分关注。

> **临床提示**　危险因素＋不明原因的呼吸困难、胸痛、晕厥和休克，或伴有单侧或双侧不对称性下肢肿胀 → 考虑本病。

【危险因素】

危险因素包括任何可以导致静脉血液淤滞、静脉系统内皮损伤和血液高凝状态的因素，可分为原发性和继发性 2 类(表 8-1 和表 8-2)。这些危险因素可以单独存在，也可同时存在。年龄可作为独立的危险因素，随着年龄的增长，VTE 的发病率逐渐增高。

【病理和病理生理】

PTE 可累及单一或多支肺动脉，病理检查发现多部位或双侧性的血栓栓塞更为常见。右肺多于左肺，下叶多于上叶，也可见栓塞于右肺动脉主干或左肺动脉主干或骑跨在肺动脉分叉处。血栓栓子 24h 后栓子的表面即逐渐为内皮样细胞被覆，2~3 周后牢固贴于动脉壁，血管重建。发生 PTE 后有可能在栓塞局部继发血栓形成，参与发病过程。引起 PTE 的血栓可以来源于下腔静脉径路、上腔

表 8-1　VTE 的原发性危险因素

| | |
|---|---|
| 抗凝血酶缺乏 | Ⅻ因子缺乏 |
| 先天性异常纤维蛋白原血症 | Ⅴ因子 Leiden 突变（活性蛋白 C 抵抗） |
| 血栓调节因子 | 纤溶酶原缺乏 |
| 异常高同型半胱氨酸血症 | 纤溶酶原不良症 |
| 抗心脂抗体综合征 | 蛋白 S 缺乏 |
| 纤溶酶原激活物抑制因子过量 | 蛋白 C 缺乏 |
| 凝血酶原 20210A 基因变异 | |

表 8-2　VTE 的继发性危险因素

| | |
|---|---|
| 创伤/骨折 | 血小板异常 |
| 髋部骨折(50%~75%) | 克罗恩病(Crohn 病) |
| 脊髓损伤(50%~100%) | 充血性心力衰竭(>12%) |
| 外科手术后 | 急性心肌梗死(5%~35%) |
| 疝修补术(5%) | 恶性肿瘤 |
| 腹部大手术(15%~30%) | 肿瘤静脉内化疗 |
| 冠状动脉旁路移植术(3%~9%) | 肥胖 |
| 脑卒中(30%~60%) | 因各种原因的制动/长期卧床 |
| 肾病综合征 | 长途航空或乘车旅行 |
| 中心静脉插管 | 口服避孕药 |
| 慢性静脉功能不全 | 真性红细胞增多症 |
| 吸烟 | 巨球蛋白血症 |
| 妊娠/产褥期 | 置入人工假体 |
| 血液黏滞度增高 | 高龄 |

静脉径路或右心腔，其中大部分来源于下肢深静脉，特别是从腘静脉上端到髂静脉段的下肢近端深静脉（占 50%~90%）。盆腔静脉丛亦是血栓的重要来源。

肺栓塞的病理生理反应取决于肺动脉血流受阻的程度、有无并存的心肺血管疾病及在新鲜血栓部位聚集的激活血小板所释放的血管活性因子等。PTE 一旦发生，肺动脉管腔阻塞，可导致不同程度的血流动力学和呼吸功能改变。

血流动力学改变：肺血栓栓塞可导致肺循环阻力增加，肺动脉压升高。肺血管床阻塞范围越大则肺动脉压升高越明显。5-羟色胺等缩血管物质分泌增多、缺氧及反射性肺动脉收缩会导致肺血管阻力及肺动脉压力进一步升高，最终发生右心功能不全。另一方面，肺动脉压迅速升高会导致右心室后负荷突然增加，引起右心室扩张，导致室间隔左移，进而心排血量减少，体循环血压下降，冠状动脉供血减少及心肌缺血。大块肺栓塞可引起右心室壁张力增加导致右冠状动脉供血减少，心肌氧耗增多，可导致心肌缺血，心肌梗死，心源性休克甚至死亡。

呼吸功能改变：栓塞部位肺血流减少，肺泡死腔量增大；肺内血流重新分布，通气/血流比例失调；右心房压升高可引起未闭合的卵圆孔开放，产生心内右向左分流；神经体液因素引起支气管痉挛；栓塞部位肺泡表面活性物质分泌减少；毛细血管通透性增高，间质和肺泡内液体增多或出血；肺泡萎陷，呼吸面积减少；肺顺应性下降，肺体积缩小并可出现肺不张；如累及胸膜可出现胸腔积液；以上因素导致呼吸功能不全，出现低氧血症和代偿性过度通气（低碳酸血症）或相对性低肺通气。

由于肺组织同时接受肺动脉、支气管动脉和肺泡气体三重氧供，故肺动脉阻塞时较少出现肺梗死。当有慢性阻塞性肺疾病、休克、心脏瓣膜疾病、左侧心力衰竭引起心排血量显著降低时，肺梗死发生率明显升高。

【临床表现】

肺栓塞的症状和体征常是非特异性的,可以多种多样。主要取决于栓子的大小、数量、栓塞的部位及患者是否存在心、肺等器官的基础疾病,其中80%以上的肺栓塞患者没有任何症状而易被临床忽略。较小的肺血管受累时患者可能只有短暂的呼吸困难,或原有心肺疾病的突然恶化。巨大肺栓塞患者可以猝死,开始以休克和急性右侧心力衰竭为突出表现。

1. 症状 ①呼吸困难,为肺栓塞最重要的临床症状,可伴发绀,尤以活动后明显;②胸痛,常为钝痛,包括胸膜炎性胸痛或心绞痛样胸痛;③晕厥,可为PTE的惟一或首发症状,往往提示有大的肺栓塞存在;④烦躁不安、惊恐甚至濒死感;⑤咯血,常为小量咯血,大咯血少见;⑥其他如咳嗽、心悸。

注意临床上出现所谓"肺梗死三联征"(呼吸困难、胸痛及咯血)者不足30%。

2. 体征 ①呼吸急促,呼吸频率>20/min,是最常见的体征;②心动过速;③血压变化,严重时可出现血压下降甚至休克;④发绀;⑤发热,多为低热,少数患者可有中度以上的发热;⑥颈静脉充盈或搏动;⑦肺部可闻及哮鸣音和(或)细湿啰音、胸膜摩擦音,偶可闻及血管杂音;⑧胸腔积液的相应体征;⑨肺动脉瓣区第二心音亢进或分裂,$P_2>A_2$,三尖瓣区收缩期杂音;⑩双下肢不对称性水肿,周径相差>1cm以上或下肢静脉曲张。

【实验室和其他检查】

1. 动脉血气分析 是诊断急性PTE的筛选性指标。特点为低氧血症、低碳酸血症、肺泡动脉血氧分压差[$P(A-a)O_2$]增大及呼吸性碱中毒。但是血气分析的检测指标不具有特异性,据统计,约20%确诊为APTE的患者血气分析结果正常。

2. 血浆D二聚体(D-dimer) D-二聚体是交联纤维蛋白在纤溶系统作用下产生的可溶性降解产物,为一个纤溶过程标记物,血栓栓塞时血中浓度升高。D-二聚体对PTE诊断的敏感性达92%~100%,但其特异性较低,仅为40%~43%。在临床应用中,D-二聚体对急性PTE有较大的排除诊断价值,若其含量低于500μg/L,可基本除外急性PTE。另外,它也是帮助我们判断是否发生DVT复发,以及溶栓疗效的生化标记物。

3. 心电图 大多数病例表现有非特异性的心电图异常。较为多见的表现包括$V_1\sim V_4$的T波改变和ST段异常;部分病例可出现$S_ⅠQ_ⅢT_Ⅲ$征(即Ⅰ导联S波加深,Ⅲ导联出现Q/q波及T波倒置);其他心电图改变包括完全或不完全右束支传导阻滞、肺型P波、电轴右偏、顺钟向转位等。心电图改变多在发病后即刻开始出现,以后随病程的发展演变而呈动态变化。观察到心电图的动态改变较之静态异常对于提示PTE具有更大意义。

4. 胸部X线检查 可出现栓塞区域的肺纹理减少及局限性透亮度增加,肺梗死尖端指向肺门的楔形阴影,也可呈肺不张影,右下肺动脉干增宽或伴截断征,肺动脉段突出及右心室扩大征,患侧横膈抬高,少至中等量胸腔积液等。

5. 超声心动图 在提示诊断和除外其他心血管疾患方面有重要价值。超声心动图可提供急性PTE的直接征象和间接征象。直接征象能看到肺动脉近端或右心腔血栓,结合患者临床表现可明确诊断,但阳性率低,间接征象多是右心负荷过重的表现,如右心室壁局部运动幅度下降,右心室和(或)右心房扩大,三尖瓣反流速度增快及室间隔左移运动异常,肺动脉干增宽等。超声心动图为划分次大面积PTE的依据。

6. 核素肺通气/灌注扫描 核素肺通气/灌注扫描是PTE重要的诊断方法。典型征象是呈肺段分布的肺灌注缺损,并与通气显像不匹配。但任何引起肺血流或通气受损的因素,如肺部炎症、肺部肿瘤、慢性阻塞性肺疾病等均可造成局部通气血流失调,需密切结合临床进行判读。一般可将扫描结果分为3类:①高度可能,其征象为至少1个或更多叶段的局部灌注缺损而该部位通气良好或X线胸片无异常;②正常或接近正常;③非诊断性异常,其征象介于高度可能与正常之间。

7. CT肺动脉造影 能够发现段以上肺动脉内的栓子,是目前确诊PET最常用的手段。PTE的直接征象为肺动脉内的低密度充盈缺损,部分或完全包围在不透光的血流之间(轨道征),或者呈完全充盈缺损,远端血管不显影(敏感性为53%~89%,特异性为78%~100%);间接征象包括肺野楔形密度增高影,条带状的高密度区或盘状肺不张,中心肺动脉扩张及远端血管分支减少或消失等。CT 对亚段及以远端肺动脉内血栓的敏感性较差,对可疑亚段或以远血栓,则需进一步结合下肢静脉超声、肺通气灌注扫描或肺动脉造影等检查明确诊断。

8. **磁共振成像(MRI)** 对段以上肺动脉内栓子诊断的敏感性和特异性均较高,避免了注射碘造影剂的缺点,适用于碘造影剂过敏的患者。MRI 具有潜在的识别新、旧血栓的能力,有可能为将来确定溶栓方案提供依据。

9. **下肢深静脉检查** 90%PTE 患者栓子来源于下肢 DVT,70%PTE 患者合并 DVT。因此,对怀疑 PTE 患者应检测有无下肢 DVT 形成。最常用的检查是下肢静脉超声,另外,对可疑患者推荐行加压静脉超声成像(compression venous ultrasonography,CUS)检查,即通过探头压迫观察等技术诊断下肢静脉血栓形成,静脉不能被压陷或静脉腔内无血流信号为 DVT 的特定征象。

【PTE 临床分类】

急性肺栓塞可分为 2 种类型,有助于估计预后和指导治疗方案的制定。其中大块肺栓塞易导致心源性休克和多器官功能衰竭,是需要紧急处理的急症。

1. **大面积 PTE(massive PTE)** 2 个肺叶以上的大块 PTE,临床上以休克和低血压为主要表现,即体循环动脉收缩压<90mmHg,或较基础值下降幅度≥40mmHg,持续 15min 以上。须除外新发生的心律失常、低血容量或感染中毒症所致血压下降。

2. **非大面积 PTE(nonmassive PTE)** 不符合以上大面积 PTE 标准的 PTE。此型患者中,一部分人的超声心动图表现有右心室运动功能减弱或临床上出现右心功能不全表现,归为次大面积 PTE(submassive PTE)亚型。

【诊断】

由于 PTE 的临床表现多种多样,缺乏特异性,对于 PTE 的诊断主要是提高诊断意识,对有高危因素且有疑似临床表现,应安排相应的检查明确诊断。诊断程序包括疑诊、确诊、求因 3 个步骤。

1. **疑诊** 对存在危险因素,特别是并存多个危险因素的病例,出现不明原因的呼吸困难、胸痛、晕厥和休克,或伴有单侧或双侧不对称性下肢肿胀、疼痛等症状及体征对诊断具有重要的提示意义。结合心电图、X 线胸片、动脉血气分析等基本检查,可以初步疑诊 PTE 或排除其他疾病。行 D-二聚体检测主要作出可能的排除诊断。超声心动图检查可以迅速得到结果并可在床旁进行,对于提示 PTE 诊断和排除其他疾病具有重要价值。

2. **对疑诊病例合理安排进一步检查以明确 PTE 诊断** 有条件的单位宜安排核素肺通气/灌注扫描检查或做肺动脉造影。螺旋 CT/电子束 CT 或 MRI 有助于发现肺动脉内血栓的直接证据,已成为临床上经常应用的重要检查手段。有专家建议将螺旋 CT 作为一线确诊手段。肺动脉造影目前仍为 PTE 诊断的"金标准"与参比方法。需注意该检查具有侵入性,故肺动脉造影临床已很少应用。

3. **寻找 PTE 的成因和危险因素** 对疑诊 PTE,即应同时运用超声检查、核素或 X 线静脉造影、MRI 等手段积极明确是否并存 DVT。若并存,需对两者的发病联系作出评价。寻找危险因素,并据以采取相应的预防或治疗措施。临床常采用 Dutch 研究的床诊断评价评分表对临床疑诊 PTE 患者危险因素进行评价(表 8-3),2010 年中国急性 PTE 诊断治疗专家推荐的诊断流程(图 8-1)。

表 8-3 临床诊断评价评分表

| 临床情况 | 分值 |
| --- | --- |
| DVT 症状或体征 | 3.0 |
| PTE 较其他诊断可能性大 | 3.0 |
| 心率>100/min | 1.5 |
| 4 周内制动或接受外科手术 | 1.5 |
| 既往有 DVT 或 PTE 病史 | 1.5 |
| 咯血 | 1.0 |
| 6 个月内接受抗肿瘤治疗或肿瘤转移 | 1.0 |

>4 分为高度怀疑,≤4 分为低度怀疑

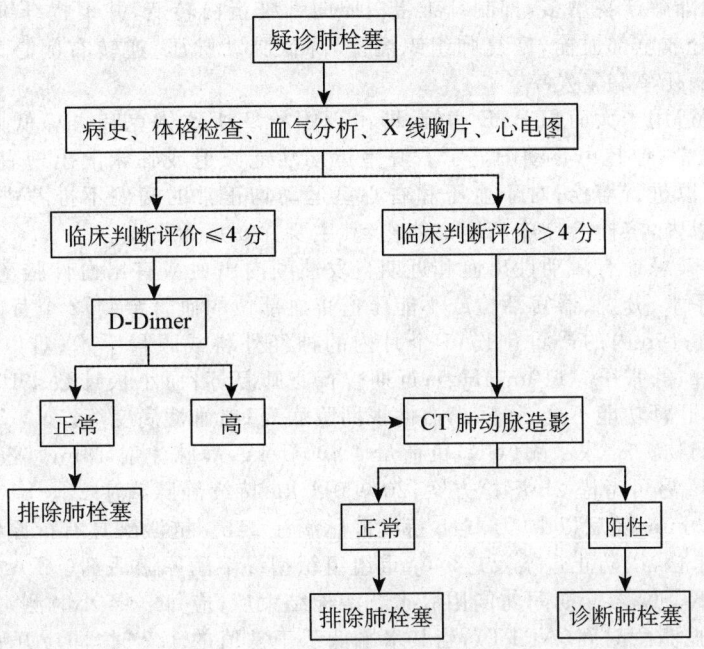

图 8-1 急性肺栓塞的诊断流程

> **案例讨论** 患者,男性,65岁,反复咳嗽,痰中带血半年,6个月前确诊为肺腺癌,给予吉西他滨+顺铂方案化疗4周期,3d前出现呼吸困难,尤以活动后明显,咳嗽,咳少许的白黏痰。查体脉搏100/min,呼吸26/min,血压110/70mmHg。神志清楚,消瘦。口唇发绀明显,双肺未闻及干、湿啰音,心率100/min,律规整,各瓣膜未闻及杂音,肝脾未触及。请分析患者要考虑哪些问题?怎样进行下一步问诊和检查?

【治疗】

1. 急性肺血栓栓塞的治疗

(1)一般处理:对高度疑诊或确诊APTE的患者,应进行严密的监护,监测呼吸、心率、血压、静脉压、心电图及血气的变化,要求绝对卧床休息,保持大便通畅,避免用力;对有焦虑和惊恐症状的患者应给予安慰并可适当使用镇静药;胸痛者可给予镇痛药如吗啡5~10mg,皮下注射;为降低迷走神经兴奋性,防止肺血管和冠状动脉反射性痉挛,可静脉内注射阿托品0.5~1mg;对于发热、咳嗽等症状给予相应的对症治疗。

(2)呼吸循环支持治疗:对有低氧血症的患者,采用经鼻导管和面罩吸氧。当合并严重的呼吸衰竭时,可使用经鼻(面)罩无创机械通气或经气管插管机械通气。应避免做气管切开,以免在抗凝或溶栓的过程中局部大量出血。

对于出现右心功能不全心排血量下降但血压尚正常的患者,可给予具有一定肺血管扩张作用和正性肌力作用的多巴酚丁胺和多巴胺;若出现血压下降可增大剂量或使用其他血管加压药物,如间羟胺、肾上腺素等。对于液体负荷疗法需持审慎态度,因过大的液体负荷可能会加重右心室扩张并进而影响心排血量,一般所给予负荷量限于500ml之内。

(3)溶栓治疗:溶栓药可直接或间接地将纤维蛋白溶酶原转变成纤维蛋白溶酶,迅速降解纤维蛋白,使血块溶解;另外,还通过清除和灭活纤维蛋白原、凝血因子Ⅱ、Ⅴ、Ⅷ及系统纤维蛋白溶酶原,干扰血凝;纤维蛋白原降解产物增多,抑制纤维蛋白原向纤维蛋白转变,并干扰纤维蛋白的聚合。溶栓治疗可迅速溶解部分或全部血栓,恢复肺组织灌注,降低肺动脉压,逆转右侧心力衰竭,增加肺毛细血管血容量及降低病死率和复发率。

①适应证:主要适用于大面积 PTE 病例,即出现因栓塞所致休克和(或)低血压病例;对于次大面积 PTE,即血压正常,但超声心动图显示右心室运动功能减退或临床上出现右心功能不全表现的病例,若无禁忌证可以进行溶栓;对于血压和右心室运动均正常的病例不推荐进行溶栓。溶栓的时间窗一般定为 14d 以内,溶栓治疗应高度个体化,其主要并发症为出血。

②禁忌证:绝对禁忌证有活动性出血和近期自发性颅内出血或有出血性脑卒中病史。相对禁忌证包括 2 周内的大手术、分娩、器官活检或不能压迫止血部位的血管穿刺;2 个月内的缺血性脑卒中;10d 内的胃肠道出血;15d 内的严重创伤;1 个月内的神经外科或眼科手术;难以控制的重度高血压(收缩压>180mmHg,舒张压>110mmHg);近期曾行心肺复苏;血小板计数<$100 \times 10^9$/L;妊娠;细菌性心内膜炎;严重肝肾功能不全;尿病出血性视网膜病变;出血性病变等。

③常用的溶栓药物。a. 尿激酶(UK)负荷量 4 400U/kg,静脉注射 10min,随后以 2 200U/(kg·h)持续静脉滴注 12h;另可考虑 2h 溶栓方案:20 000U/kg 持续静脉滴注 2h。b. 链激酶(SK)负荷量 25 万 U,静脉注射 30min,随后以 10 万 U/h 持续静脉滴注 24h。链激酶具有抗原性,用药前需肌内注射苯海拉明或地塞米松,以防止过敏反应。c. 重组组织型纤溶酶原激活剂(rtPA)50~100mg 持续静脉滴注 2h。使用 UK、SK 溶栓期间勿同用肝素。溶栓结束后,应每 2~4 小时测定 1 次凝血酶原时间(PT)或活化部分凝血激酶时间(APTT),当其水平低于正常值的 1/2 时,即应开始规范的肝素治疗。d. 溶栓时间窗。在 APTE 起病 48h 内即开始行溶栓治疗能够取得最大的疗效,但对于那些有症状的 APTE 患者在 6~14d 内行溶栓治疗仍有一定作用。

(4)抗凝血治疗:为 PTE 和 DVT 的最基本治疗方法,可以有效地防止血栓再形成和复发。高度疑诊或确诊 APTE 的患者应立即给予抗凝血治疗。目前临床上应用的抗凝血药物主要有肝素、低分子肝素和华法林。用药前测定基础 APTT、PT 及血常规(包括血小板计数、血红蛋白),注意是否存在抗凝血的禁忌证。

①普通肝素:首先给予 2 000~5 000U 或按 80U/(kg·h)静脉注射,继之以 18U/(kg·h)持续静脉滴注。第 1 个 24h 每 4~6 小时测定 1 次 APTT,尽快使 APTT 达到并维持于正常值的 1.5~2.5 倍。肝素也可皮下注射方式给药,先给予静脉注射负荷量 2 000~5 000U,然后按 250U/kg 剂量每 12 小时皮下注射 1 次。调节注射剂量使注射后 6~8h 的 APTT 达到治疗水平。肝素可能会引起血小板减少症,使用 3~5d 必须复查血小板计数。若出现血小板迅速或持续降低达 30% 以上,或血小板计数<$100 \times 10^9$/L,应停用肝素。

②低分子肝素(LMWH):根据体重给药。不同低分子肝素的剂量不同,每日 1~2 次,皮下注射。一般不需监测 APTT 和调整剂量。但对肾功能不全的患者需谨慎使用低分子量肝素,并应根据抗Ⅹa 因子活性来调整剂量,当抗Ⅹa 因子活性在 0.6~1.0U/ml 范围内推荐皮下注射每日 2 次,当抗Ⅹa 因子活性在 1.0~2.0U/ml 范围内推荐皮下注射,每日 1 次。

③华法林:是一种维生素 K 拮抗药,它通过抑制依赖维生素 K 凝血因子(Ⅱ、Ⅶ、Ⅸ、Ⅹ)的合成而发挥抗凝血作用,在肝素/低分子肝素开始应用后的第 1~3 天加用口服华法林 3.0~5.0mg/d,与肝素/低分子肝素至少重复应用 4~5 d,当连续 2d 测定国际标准化比率(INR)达到 2.5 时,或 PT 延长 1.5~2.5 倍时,即可停止使用肝素/低分子肝素,单独口服华法林治疗。在达到治疗水平前,应根据每天测定的 INR 或 PT 调节华法林剂量。抗凝治疗的时间应因人而异,一般口服华法林的疗程至少为 3~6 个月。

(5)肺动脉血栓摘除术:适用于危及生命伴休克的急性大块肺栓塞,或肺动脉主干、主要分支完全堵塞,且有溶栓等内科治疗无效或有禁忌的患者,但其病死率高达 30%~40%。

(6)经静脉导管碎解和抽吸血栓:用导管碎解和抽吸肺动脉内巨大血栓或球囊血管成型,同时还可进行局部小剂量溶栓。

(7)下腔静脉滤器:为防止下肢深静脉大块血栓再次脱落阻塞肺动脉,可于下腔静脉安装滤器,上肢的深静脉血栓可应用上腔静脉滤器。

2. 慢性血栓栓塞性肺动脉高压的治疗　严重的栓塞性肺动脉高压病例,若阻塞部位处于手术可及的肺动脉近端,可考虑行肺动脉血栓内膜剥脱术,介入治疗球囊扩张肺动脉成形术。口服华法林可以防止肺动脉血栓再形成和抑制肺动脉高压进一步发展。反复下肢深静脉血栓脱落者,可放置下腔静脉滤器。使用血管扩张剂降低肺动脉压力,积极治疗心力衰竭。

【预防】

对存在发生 DVT-PTE 危险因素的病例,宜根据临床情况采用相应预防措施。方法:①机械预防措施,如加压弹力袜、间歇序贯充气泵和下腔静脉过滤器;②药物预防措施,如小剂量肝素皮下注射、低分子肝素和华法林的应用。

### 复习指导

1. 熟悉 PTE 的先天性或获得性的危险因素。
2. 诊断流程。①疑诊:危险因素＋不明原因的呼吸困难、胸痛、晕厥和休克等症状。②确诊:CT 肺动脉造影或肺灌注核素扫描。③求因:双下肢深静脉彩超。
3. 治疗方法。大面积肺栓塞采用溶栓＋抗凝血治疗为主的治疗;非大面积肺栓塞以抗凝血为主。熟悉溶栓及抗凝血药物。

（王　静　吴秋歌）

# 第9章 肺动脉高压与肺源性心脏病

> **学习要求**
>
> 学习并熟记肺动脉高压、肺源性心脏病的常见病因、发病机制以及诊治要点,建立对以呼吸衰竭为主的患者如何进行临床询问、鉴别和追踪的基本思路,知晓怎样针对基础性疾病特别是慢性阻塞性肺疾病进行预防。

## 第一节 肺动脉高压

肺动脉高压(PAH)是一大类由多种心、肺或肺血管疾病引起的临床常见病症,以肺动脉压力增高,伴或不伴有小肺动脉病变为特征的恶性肺血管疾病,往往引起右侧心力衰竭甚至死亡。是一类严重威胁人类身心健康的常见疾病。2009年美国和欧洲均公布了更新后的 PAH 和肺高血压(PH)指南或专家共识。中华医学会心血管病分会肺血管病学组相关专家和中华心血管病杂志组织国内肺动脉高压领域专家共同对我国指南进行修订更新。

> **临床提示** 呼吸困难或胸痛甚或晕厥+彩超示肺动脉压增高→考虑本病。

【肺动脉高压概念】

1. **肺动脉高压(PAH)** 肺动脉高压是指海平面、静息状态下,右心导管测量所得平均肺动脉压(mPAP)≥25mmHg。同时包括肺毛细血管楔压(PCWP)或左心室舒张末压≤15mmHg。PAH 的严重程度可根据静息 mPAP 水平分为"轻"(26~35mmHg)、"中"(36~45mmHg)、"重"(>45mmHg)三度。超声心动图诊断 PAH 的推荐标准为肺动脉收缩压≥40mmHg。

2. **肺高血压(PH)** 是指肺内循环系统发生高血压,包括 PAH、肺静脉高压和混合性肺高血压。整个肺循环,任何系统或者局部病变而引起的肺循环血压增高均可称为肺高血压。目前可将 PH 分为五大类,具体分类见 PH 的临床分类。

肺动脉高压(PAH)是孤立的肺动脉血压增高,而肺静脉压力正常,主要原因是小肺动脉原发病变或其他的相关疾病导致肺动脉阻力增加,表现为肺动脉压力升高而肺静脉压正常,跨肺压差需要正常,所以需要肺毛细血管楔压(PCWP)才能诊断。

3. **特发性肺动脉高压(IPAH)** 是 PAH 的一种,指没有 PAH 基因突变和明确危险因素接触史的一类特定疾病。在病理上主要表现为"致丛性肺动脉",即由动脉中层肥厚、向心或偏心性内膜增生及丛状损害和坏死性动脉炎等构成的疾病。

## 第9章 肺动脉高压与肺源性心脏病

【肺动脉高压的分类】

2008年对PAH进行的新的诊断分类进行新的更新Dana Point分类(表9-1)。

表9-1 2008年Dana Point会议肺动脉高压临床诊断分类

1. PAH
   1.1. IPAH
   1.2. 遗传性PAH
      1.2.1. 骨形成蛋白受体Ⅱ基因(BMPR2)突变
      1.2.2. 活化素受体样激酶Ⅰ(ALK-1),转化生长因子-β受体(伴或不伴遗传性出血性毛细血管增多症)基因突变
      1.2.3. 未知基因突变
   1.3. 药物和毒物诱导
   1.4. 相关因素所致
      1.4.1. 结缔组织病
      1.4.2. HIV感染
      1.4.3. 肝门静脉高压
      1.4.4. 先天性心脏病
      1.4.5. 血吸虫病
      1.4.6. 慢性溶血性贫血
   1.5. 新生儿持续性PH
      肺静脉闭塞病(PVOD)和(或)肺毛细血管瘤样增生症(PCH)
2. 左心疾病相关性PH
   2.1. 收缩功能障碍
   2.2. 舒张功能障碍
   2.3. 心脏瓣膜疾病
3. 与呼吸系统疾病或缺氧相关的PH
   3.1. 慢性阻塞性肺疾病
   3.2. 间质性肺疾病
   3.3. 其他同时存在限制性和阻塞性通气功能障碍的肺疾病
   3.4. 睡眠呼吸障碍
   3.5. 肺泡低通气综合征
   3.6. 慢性高原病
   3.7. 肺泡-毛细血管发育不良
4. 慢性血栓栓塞性肺动脉高压(CTEPH)
5. 机制不明或多种因素所致PH
   5.1. 血液系统疾病:骨髓增生性疾病,脾切除
   5.2. 全身性疾病:结节病,肺郎格汉斯组织细胞增生症,淋巴管肌瘤病,多发性神经纤维瘤,血管炎
   5.3. 代谢性疾病:糖原累积病,戈谢病,甲状腺疾病
   5.4. 其他:肿瘤性阻塞,纤维性纵隔炎,长期透析的慢性肾衰竭

【流行病学】

美国和欧洲普通人群中发病率为2~3/100万,大约每年有300~1 000名新发病患者。非选择性尸检中检出率为0.08‰~1.3‰。目前我国尚无发病率的确切统计资料。IPH可发生于任何年龄,多见于育龄妇女,平均患病年龄为36岁。

【病因与发病机制】

特发性肺动脉高压迄今病因不明,目前认为其发病与以下因素有关。①遗传因素:家族性IPH至少占所有IPH的6%,家系研究表明其遗传类型为常染色体显性遗传。②免疫因素:免疫调节作用可能参与IPH的病理过程。有29%的IPH患者抗核抗体水平明显升高,但却缺乏结缔组织病的特异性抗体。③肺血管内皮功能障碍:肺血管收缩和舒张由血管内皮分泌的收缩和舒张因子共同调控,前者主要为血栓素A2(TXA2)和内皮素-1(ET-1),后者主要是前列环素和一氧化氮(NO)。由于上述因子表达的不平衡,导致肺血管处于收缩状态,从而引起肺动脉高压。④血管壁平滑肌细胞钾离子通道缺陷:IPH患者存在电压依赖性钾离子($K^+$)通道(Kv)功能缺陷,$K^+$外流减少,细胞膜处于除极状态,使$Ca^{2+}$进入细胞内,从而使血管处于收缩状态。

【临床表现】

1. 症状  PAH本身没有特异性临床表现。患者就诊时最常见的症状有活动后气短和乏力(98.6%)、胸痛(29.2%)、晕厥(26.4%)、咯血(20.8%)、心悸(9.7%),多与心排血量减少、心肌缺血及肺通气/血流比例失调有关。其他症状有下肢水肿、胸闷、干咳、心绞痛、腹胀及声音嘶哑等。气短往往标志PAH患者出现右心功能不全。需要强调,PAH患者首发症状至确诊的时间与预后有明确的相关性。IPH早期通常无症状,仅在剧烈活动时感到不适;随着肺动脉压力的升高,可逐渐出现全身症状。

2. 体征  右心扩大可导致心前区隆起,肺动脉压力升高可出现$P_2$亢进;肺动脉瓣开放突然受阻出现收缩早期喷射性喀喇音;三尖瓣关闭不全引起三尖瓣区的收缩期反流杂音;晚期右心功能不全时出现颈静脉充盈或怒张;下肢水肿;发绀;右心室充盈压升高可出现颈静脉巨大"a"波;右心室肥厚可导致剑突下出现抬举性搏动;出现$S_3$表示右心室舒张充盈压增高及右心功能不全,约38%的患者可闻及右心室$S_4$奔马律。

【实验室和其他检查】

1. 血液检查  包括肝功能试验和HIV抗体检测及血清学检查,以除外肝硬化、HIV感染和隐匿的结缔组织病。

2. 心电图  心电图有提示PAH的诊断价值。其敏感性仅为55%,特异性为70%。约87%患者心电图可提示右心室肥厚,79%患者出现电轴右偏。

3. 胸部X线检查  约90%的PAH患者首次就诊时可表现为X线胸片异常。常见征象有:肺动脉段凸出及右下肺动脉扩张,伴外周肺血管稀疏——"截断现象";右心房和右心室扩大。胸部X线检查还有助于发现原发性肺部疾病、胸膜疾病、心包钙化或者心内分流性畸形。胸部X线检查对于中、重度的PAH患者有更高的诊断价值,胸部X线正常并不能排除PAH。

4. 超声心动图和多普勒超声检查  超声心动图是筛查PAH最重要的无创性检查方法,在不合并肺动脉口狭窄、肺动脉闭锁及右心室流出道梗阻时,肺动脉收缩压(sPAP)等于右心室收缩压(RVSP)。超声心动图提示PAH的征象有:三尖瓣反流速度增加、肺动脉瓣反流速度增加、右心室射血到肺动脉加速时间缩短、右心房、右心室扩大、室间隔形状及功能异常、右心室壁增厚及主肺动脉扩张等。

5. 肺功能测定  可有轻度限制性通气障碍与弥散功能减低,部分重症患者可出现残气量增加及最大通气量降低。

6. 血气分析  几乎所有的患者均存在呼吸性碱中毒。早期血氧分压可以正常,随着病程延长多数患者有轻、中度低氧血症,系由通气/血流比例失衡所致,重度低氧血症可能与心排血量下降、合并肺动脉血栓或卵圆孔开放有关。

7. 放射性核素肺通气/灌注扫描  是排除慢性栓塞性肺动脉高压的重要手段。IPH患者可呈弥漫性稀疏或基本正常。

8. 右心导管术  右心导管术是能够准确测定肺血管血流动力学状态的惟一方法。IPH的血流动力学诊断标准为静息PAPm>20mmHg,或运动PAPm>30mmHg,PAWP正常(静息时为12~15mmHg)。

9. 肺活检　对拟诊为IPH的患者有相当大的益处,但对心功能差的患者应避免应用。

【诊断与鉴别诊断】

IPH必须在除外各种引起肺动脉高压的病因后方可做出诊断,凡能引起肺动脉高压的疾病均应与IPH进行鉴别。

【治疗】

因特发性肺动脉高压的病因不明,治疗主要针对血管收缩、内膜损伤、血栓形成及心功能不全等方面进行,旨在恢复肺血管的张力、阻力和压力,改善心功能,增加心排血量,提高生活质量。

1. 一般治疗　PAH是一种慢性致死性疾病,一般治疗包括运动和康复训练、避孕、绝经期激素替代治疗、旅行、心理治疗、预防感染及择期手术指导等多个方面,鼓励患者及家庭成员参与PAH患者俱乐部等组织,增强战胜疾病的信心。

2. 药物治疗

(1)抗凝血治疗:特发性PAH易合并远端小肺动脉原位血栓形成,心力衰竭和活动减少也易导致静脉血栓形成,因此建议对无抗凝血禁忌的IPAH患者给予华法林抗凝血治疗,抗凝血强度建议INR维持在2.0~3.0。

(2)利尿药:右心功能不全可导致体液潴留、出现颈静脉充盈、肝及胃肠道淤血、胸腔积液、腹水和下肢水肿,建议对存在明显容量超负荷的PAH患者给予利尿药。

(3)地高辛:CO低于4L/min或心指数低于2.5L/(min·m$^2$)是应用地高辛的首选指征;另外,右心室扩张、基础心率>100/min、心室率偏快的心房颤动等也均是应用地高辛指征。

(4)多巴胺和多巴酚丁胺:是治疗重度右侧心力功能衰竭(血流动力学不稳定的WHO心功能Ⅲ级或心功能Ⅳ级患者)首选的正性肌力药物,患者血压偏低首选多巴胺,血压较高首选多巴酚丁胺。

(5)血管舒张药:①钙拮抗药。钙拮抗药仅对约20%的IPH患者有效,使用剂量通常较大,如硝苯地平150mg/d,应用时要特别注意药物的不良反应。急性血管扩张药物试验结果阳性是应用钙离子拮抗药治疗的指征。②前列环素。不仅能扩张血管降低肺动脉压,长期应用尚可逆转肺血管改建。现有半衰期长能皮下注射的曲前列尼尔,口服的贝前列素,口服和吸入的伊洛前列素。③一氧化氮(NO)。NO吸入是一种仅选择性地扩张肺动脉而不作用于体循环的治疗方法。④内皮素受体拮抗药。常用非选择性内皮素受体拮抗药波生坦62.5~125mg,每日两次。

3. 氧疗　尽管吸氧并不能改善艾森门格综合征患者的病程,仍建议对PaO$_2$低于60mm Hg的患者给予吸氧治疗,且每日>15h。对其他类型PAH如动脉血氧饱和度低于90%则建议进行常规氧疗。

4. 肺或心肺移植　疾病晚期可以行肺或心肺移植治疗。

## 第二节　肺源性心脏病

肺源性心脏病(简称肺心病)是指由支气管-肺组织、胸廓或肺血管病变致肺血管阻力增加,产生肺动脉高压,继而右心室结构和(或)功能改变的疾病。根据起病缓急和病程长短,分为急性、慢性两类。

**临床提示**　中老年,尤其是慢性阻塞性肺疾病+呼吸困难+心悸→考虑本病。

### 慢性肺源性心脏病

【流行病学】

慢性肺源性心脏病是我国呼吸系统的一种常见病。1992年在北京、湖北、辽宁农村调查102 230例居民,该病患病率为4.4‰,其中≥15岁人群的患病率为6.7‰。患病率存在地区差异,东北、西北、华北患病率高于南方地区,农村患病率高于城市,并随年龄增高而增加。吸烟者比不吸烟者患病率明显增多,男女无明显差异。冬、春季节和气候骤然变化时,易出现急性发作。

【病因】

1. **支气管、肺疾病** 以COPD最为多见,占80%～90%,其次为支气管哮喘、支气管扩张症、重症肺结核、间质性肺疾病、过敏性肺泡炎、嗜酸肉芽肿、药物相关性肺疾病等。

2. **胸廓运动障碍性疾病** 严重的脊椎后凸、侧凸、脊椎结核、类风湿关节炎、胸膜广泛粘连及胸廓成形术后造成的严重胸廓或脊椎畸形,以及神经肌肉疾患如脊髓灰质炎,均可引起胸廓活动受限、肺受压、支气管扭曲或变形,导致肺功能受损。该类比较少见。

3. **肺血管疾病** 慢性血栓栓塞性肺动脉高压、肺小动脉炎、累及肺动脉的过敏性肉芽肿病,特发性肺动脉高压,均可使肺动脉狭窄、阻塞,引起肺血管阻力增加、肺动脉高压和右心室负荷加重,发展成慢性肺源性心脏病。

4. **其他** 见于睡眠呼吸暂停低通气综合征等。

【发病机制和病理】

1. **肺动脉高压的形成**

(1)肺血管阻力增加的功能性因素:比肺血管阻力增加的器质性因素更重要。缺氧、高碳酸血症和呼吸性酸中毒使肺血管收缩、痉挛,其中缺氧是肺动脉高压形成最重要的因素。引起缺氧性肺血管收缩的原因很多,现认为体液因素在缺氧性肺血管收缩中占重要地位。缺氧时收缩血管的活性物质增多,使肺血管收缩,血管阻力增加,白三烯、5-羟色胺(5-HT)、血管紧张素Ⅱ、血小板活化因子(PAF)等起收缩血管的作用。内皮源性舒张因子(EDRF)和内皮源性收缩因子(EDCF)的平衡失调,在缺氧性肺血管收缩中也起一定作用。

高碳酸血症时,由于$H^+$产生过多,使血管对缺氧的收缩敏感性增强,致肺动脉压增高。

(2)肺血管阻力增加的解剖学因素:解剖学因素系指肺血管解剖结构的变化,形成肺循环血流动力学障碍。主要原因是①在慢性阻塞性肺疾病基础上长期反复发作的感染,可累及邻近肺小动脉,引起血管炎,管壁增厚、管腔狭窄或纤维化,甚至完全闭塞,使肺血管阻力增加,产生肺动脉高压。②发生肺气肿时,肺泡内压增高,压迫肺泡毛细血管,造成毛细血管管腔狭窄或闭塞。肺泡壁破裂造成毛细血管网的毁损,肺泡毛细血管床减损超过70%时肺循环阻力增大。③肺血管重塑。慢性缺氧使肺血管收缩,管壁张力增高,同时缺氧时肺内产生多种生长因子(如多肽生长因子),可直接刺激管壁平滑肌细胞、内膜弹力纤维及胶原纤维增生。④血栓形成。慢性肺源性心脏病急性发作期患者可存在多发性肺微小动脉原位血栓形成,引起肺血管阻力增加,加重肺动脉高压。

此外,肺血管性疾病、肺间质疾病、神经肌肉疾病等皆可引起肺血管的病理改变,使血管腔狭窄、闭塞,肺血管阻力增加,发展成肺动脉高压。

(3)血液黏稠度增加和血容量增多:慢性缺氧产生继发性红细胞增多,血液黏稠度增加。缺氧可使醛固酮增加,使水、钠潴留;缺氧使肾小动脉收缩,肾血流减少也加重水、钠潴留,血容量增多。血液黏稠度增加和血容量增多,更使肺动脉压升高。

2. **心脏病变和心力衰竭** 肺动脉高压早期,右心室尚能代偿,舒张末压正常。随着病情进展,特别是急性加重期,肺动脉压持续升高,超过右心室的代偿能力,右心排血量下降,右心室收缩末期残留血量增加,舒张末压增高,促使右心室扩大和右心室功能衰竭。

由于缺氧、高碳酸血症、酸中毒、相对血流量增多等因素,慢性肺源性心脏病除发现右心室改变外,也有少数可见左心室肥厚,使左心负荷加重,甚至导致左侧心力衰竭。

3. **其他重要器官的损害** 缺氧和高碳酸血症除影响心脏外,尚导致其他重要器官如脑、肝、肾、胃肠及内分泌系统、血液系统等发生病理改变,引起多器官的功能损害。

【临床表现】

1. **肺、心功能代偿期**

(1)症状:主要表现原发病的症状,如咳嗽、咳痰、气促,活动后可有心悸、呼吸困难、乏力和劳动耐力下降。急性感染可使上述症状加重。少有胸痛或咯血。

(2)体征:可有不同程度的发绀和肺气肿体征。可有干、湿啰音,心音遥远,$P_2 > A_2$,三尖瓣区可出现收缩期杂音或剑突下心脏搏动增强,可有颈静脉充盈,肝界下移等表现。

2. 肺、心功能失代偿期

(1)呼吸衰竭:①症状。呼吸困难加重,常有头痛、失眠、食欲下降,甚至出现表情淡漠、嗜睡、神志恍惚、谵妄等肺性脑病的表现。②体征。发绀是典型缺氧表现,球结膜充血、水肿。腱反射减弱或消失,出现病理反射。高碳酸血症可导致周围血管扩张,表现为皮肤潮红、多汗。

(2)右侧心力衰竭:①症状。主要表现为心悸、食欲缺乏、腹胀、恶心等。②体征。发绀,颈静脉怒张,可出现心律失常,剑突下可闻及收缩期杂音,舒张期杂音。肝大且有压痛,肝颈静脉回流征阳性,下肢水肿,重者可有腹水。少数患者可出现肺水肿及全心衰竭的体征。

【实验室和其他检查】

1. X 线检查 除肺、胸基础疾病及急性肺部感染的特征外,尚有肺动脉高压征,如右下肺动脉干扩张,其横径≥15mm;其横径与气管横径比值≥1.07;肺动脉段明显突出或其高度≥3mm;中央动脉扩张,外周血管纤细,形成"残根"征;右心室增大征。

2. 心电图检查 主要表现有右心室肥大改变,如电轴右偏、额面平均电轴≥+90°、重度顺钟向转位、$RV_1 + SV_5 \geq 1.05mV$ 及肺型 P 波。也可见右束支传导阻滞及低电压图形,可作为诊断慢性肺源性心脏病的参考条件。在 $V_1$、$V_2$ 甚至延至 $V_3$,可出现酷似陈旧性心肌梗死图形的 QS 波,应注意鉴别。

3. 超声心动图检查 通过测定右心室流出道内径(≥30mm)、右心室内径(≥20mm)、右心室前壁的厚度、右心室内径比值(<2)、右肺动脉内径或肺动脉干及右心房增大等指标,可诊断慢性肺源性心脏病。

4. 血气分析 慢性肺源性心脏病肺功能失代偿期可出现低氧血症或合并高碳酸血症,当 $PaO_2 < 60mmHg$、$PaCO_2 > 50mmHg$ 时,表示有呼吸衰竭。

5. 血液检查 红细胞及血红蛋白可升高。全血黏度及血浆黏度可增加,红细胞电泳时间常延长;合并感染时白细胞计数增高,中性粒细胞增加。部分患者血清学检查可有肾功能改变或肝功能改变;血清钾、钠、氯、钙、镁均可有变化。

6. 其他 肺功能检查对早期或缓解期慢性肺源性心脏病患者有意义。痰细菌学检查对急性加重期慢性肺源性心脏病可以指导抗生素的选用。

【诊断与鉴别诊断】

1. 诊断 根据患者有慢性支气管炎、肺气肿、其他胸肺疾病或肺血管病变,并已引起肺动脉高压、右心室增大或右心功能不全,如 $P_2 > A_2$、颈静脉怒张、肝大压痛、肝颈静脉反流征阳性、下肢水肿等,心电图、X线胸片、超声心动图有右心增大肥厚的征象,可以作出诊断。

2. 鉴别诊断

(1)冠状动脉粥样硬化性心脏病(冠心病):慢性肺源性心脏病与冠心病均多见于老年人。冠心病有典型的心绞痛、心肌梗死病史或左侧心力衰竭的发作史、原发性高血压、高脂血症、糖尿病史等,体检、X线、心电图、超声心动图检查呈左心室肥厚为主的征象,可助鉴别。慢性肺源性心脏病合并冠心病时鉴别有较多困难,应详细询问病史,并结合体格检查和有关心、肺功能检查加以鉴别。

(2)风湿性心脏病:风湿性心脏病的三尖瓣疾患,应与慢性肺源性心脏病的相对三尖瓣关闭不全相鉴别。前者往往有风湿性关节炎和心肌炎病史,其他瓣膜如二尖瓣、主动脉瓣常有病变,超声心动图有助于鉴别。

(3)原发性心肌病:多为全心增大,无慢性呼吸道病史,无肺动脉高压的X线表现等。

**案例讨论** 患者男性,67岁,平素易反复发作咳嗽、咳痰病史20余年,出现咳嗽、呼吸困难、心悸10d,抗生素治疗效果不佳。有吸烟史。体检:体温37.5℃,血压90/68mmHg,发绀,颈静脉充盈,两肺湿啰音,心率110/min,律规整,下肢水肿。请分析患者要考虑哪些问题?怎样进行下一步追问和检查?诊断是什么?

【治疗】
(一) 急性加重期
1. 控制感染　参考痰菌培养及药敏试验选择抗生素。在还没有培养结果前，可先进行经验用药。社区获得性感染以革兰阳性菌、支原体占多数，常用的有青霉素类、头孢菌素、大环内酯类抗感染药物。医院感染则以革兰阴性菌为主。可选氨基糖苷类、喹诺酮类及头孢菌素类抗感染药物，院内感染更常见，还必须注意可能继发真菌感染。

2. 氧疗　通畅呼吸道，纠正缺氧和二氧化碳潴留，可用鼻导管或面罩给氧，并发呼吸衰竭者参阅呼吸衰竭的治疗方案。

3. 控制心力衰竭　慢性肺源性心脏病心力衰竭的治疗与其他心脏病心力衰竭的治疗有其不同之处，因为慢性肺源性心脏病患者一般在积极控制感染、改善呼吸功能后心力衰竭便能得到改善，患者尿量增多，水肿消退，不需加用利尿药。但对治疗无效的重症患者，可适当选用利尿药、正性肌力药或扩血管药物。

(1) 利尿药：有减少血容量、减轻右心负荷、消除水肿的作用。原则上宜选用作用轻的利尿药，小剂量使用。如氢氯噻嗪 25mg，每日 1~3 次，一般不超过 4d；重度而急需行利尿的患者可用呋塞米 20mg，肌内注射或口服。利尿药应用后可出现低钾、低氯性碱中毒，痰液黏稠不易排痰和血液浓缩，应注意预防。

(2) 正性肌力药：慢性肺源性心脏病患者由于慢性缺氧及感染，对洋地黄类药物的耐受性很低，疗效较差，且易发生心律失常。正性肌力药的剂量宜小，一般约为常规剂量的 1/2 或 2/3 量，同时选用作用快、排泄快的洋地黄类药物，如毒毛花苷 K 0.125~0.25mg，或毛花苷 C 0.2~0.4mg 加于 10% 葡萄糖溶液内静脉缓慢注射。应用指征：感染已被控制、呼吸功能已改善、用利尿药后有反复水肿的心力衰竭患者；以右侧心力衰竭为主要表现而无明显感染的患者；合并急性左侧心力衰竭的患者。

(3) 血管扩张药：血管扩张药可减轻心脏前、后负荷，降低心肌耗氧量，增加心肌收缩力，对部分顽固性心力衰竭有一定效果。血管扩张药在扩张肺动脉的同时也扩张体动脉，往往造成体循环血压下降，反射性产生心率增快、氧分压下降、二氧化碳分压上升等不良反应。因而限制了血管扩张药在慢性肺源性心脏病的临床应用。

4. 控制心律失常　一般经过治疗慢性肺源性心脏病的感染、缺氧后，心律失常可自行消失。如果持续存在可根据心律失常的类型选用药物。

5. 抗凝血治疗　应用普通肝素或低分子肝素防止肺微小动脉原位血栓形成。

6. 加强护理工作　因病情复杂多变，必须严密观察病情变化，加强心肺功能的监护。翻身、拍背排出呼吸道分泌物是改善通气功能的一项有效措施。

(二) 缓解期
原则上采用中西医结合综合治疗措施，目的是增强患者的免疫功能，去除诱发因素，减少或避免急性加重期的发生，希望使肺、心功能得到部分或全部恢复。慢性肺源性心脏病患者多数有营养不良，营养疗法有利于增强呼吸肌力，改善缺氧。

【并发症】
1. 肺性脑病　由于呼吸功能衰竭所致缺氧、二氧化碳潴留而引起精神障碍、神经系统症状的一种综合征。肺性脑病是慢性肺源性心脏病死亡的首要原因，应积极防治。

2. 酸碱失衡及电解质紊乱　慢性肺源性心脏病出现呼吸衰竭时，由于缺氧和二氧化碳潴留，当机体出现失代偿时，可发生各种不同类型的酸碱失衡及电解质紊乱，使呼吸衰竭、心力衰竭、心律失常的病情更为恶化，对患者的预后有重要影响。

3. 心律失常　多表现为房性期前收缩及阵发性室上性心动过速，其中以紊乱性房性心动过速最具特征性。也可有心房扑动及心房颤动。少数病例由于急性严重心肌缺氧，可出现心室颤动以至心脏停搏。

# 第9章 肺动脉高压与肺源性心脏病

4. 休克　慢性肺源性心脏病休克并不多见,一旦发生,预后不良。发生原因有严重感染、失血(多由上消化道出血所致)和严重心力衰竭或心律失常。

5. 其他　弥散性血管内凝血(DIC)。

【预后及预防】

慢性肺源性心脏病常随肺功能的损害病情逐渐加重,多数预后不良,病死率在10%～15%,但经积极治疗可以延长寿命,提高患者生活质量。主要是防治措施是防治原发病。

1. 积极采取各种措施,广泛宣传提倡戒烟,使全民吸烟率逐步下降。
2. 积极防治原发病的诱发因素,如呼吸道感染、避免各种变应原、有害气体、粉尘吸入等。
3. 开展多种形式的群众体育活动和卫生宣教,普及人群的疾病防治知识,增强抗病能力。

## 复习指导

1. 慢性肺源性心脏病的常见病因:支气管、肺疾病、胸廓运动障碍性疾病、肺血管疾病、其他如睡眠呼吸暂停低通气综合征。

2. 慢性肺源性心脏病肺动脉高压的形成的机制:主要是肺血管阻力增加的功能性因素、肺血管阻力增加的解剖学因素和血液黏稠度增加和血容量增多。

3. 影像学特点:除肺、胸基础疾病及急性肺部感染的特征外,尚有肺动脉高压征,如右下肺动脉干扩张,其横径≥15mm;其横径与气管横径比值≥1.07;肺动脉段明显突出或其高度≥3mm;中央动脉扩张,外周血管纤细,形成"残根"征;右心室增大征。

4. 心电图特点:主要表现有右心室肥大改变,如电轴右偏、额面平均电轴≥+90°。重度顺钟向转位、$RV_1 + SV_5 \geq 1.05mV$ 及肺型P波。也可见右束支传导阻滞及低电压图形,可作为诊断慢性肺源性心脏病的参考条件。在 $V_1$、$V_2$ 甚至延至 $V_3$,可出现酷似陈旧性心肌梗死图形的QS波,应注意鉴别。

5. 慢性肺心病的常见并发症:包括肺性脑病、酸碱失衡及电解质紊乱、心律失常、休克及弥散性血管内凝血(DIC)。

(孟　玲)

# 第10章 间质性肺疾病与结节病

chapter 10

> **学习要求**
>
> 学习间质性肺疾病的概念、分类及基本临床特点，建立对间质性肺疾病正确的临床诊断思路及程序。知晓如何对IPF进行诊断和鉴别诊断。能够根据肺泡蛋白质沉积症的影像学特点，对其进行诊断，并了解其治疗措施。学习结节病的影像学改变及临床特点，能够对结节病病人进行鉴别诊断，正确选择治疗方式并了解其预后。

## 第一节 间质性肺疾病

间质性肺疾病（interstitial lung disease，ILD）是以肺泡壁为主并包括肺泡周围组织及其相邻支持结构病变的一组疾病群。由于多数ILD病变不仅仅局限于肺泡间质，还可累及肺泡上皮细胞、肺毛细血管内皮细胞和细支气管，常伴有肺实质受累如肺泡炎、肺泡腔内蛋白渗出等改变，故也称为弥漫性肺实质疾病（diffuse parenchymal lung disease，DPLD）。

> **临床提示**
> 进行性气短＋双肺底Velcro啰音＋限制性通气功能障碍＋弥漫性肺部HRCT表现→间质性肺疾病。

不同病因所致的间质性肺病具有一些共同的临床特点。表现为渐进性劳力性气促、限制性通气功能障碍伴弥散功能降低、低氧血症和影像学上的双肺弥漫性病变。病程多缓慢进展，逐渐丧失肺泡-毛细血管功能单位，最终发展为弥漫性肺纤维化和蜂窝肺，导致呼吸功能衰竭而死亡。

【病因和分类】

DILD的病因诸多，分类复杂，病因超过200种，但仅约35%的病例能够明确。目前DILD病因分为3大类（图10-1）。第一大类即特发性间质性肺炎（IIP）；第二大类涵盖所有病因已知及与其他已知疾病明确相关的病症，包括胶原病的肺部表现、药物、有机与无机物质(如外源性过敏性肺泡炎和肺尘埃沉着病）诱发及与遗传性疾病相关的DILD；第三大类DILD具有明确的临床与组织学特征，而病因未明。

【临床诊断思路】

关于ILD的诊断，需依靠病史、体格检查、胸部影像学检查（特别是HRCT）和肺功能测定来进行综合分析。诊断步骤包括下列3点（图10-2）：

1. 明确是否为ILD/DPLD  病史中最重要的症状是进行性气短、干咳和乏力。多数ILD患者体格检查可在双侧肺底闻及Velcro啰音。晚期病人缺氧严重者可见发绀。

（1）胸部X线：对ILD/DPLD的诊断有重要作用。早期可见磨玻璃样改变，典型的改变是小结节影、线状（网状）影或两者混合的网状结节状阴影。肺泡充填性疾病表现为弥漫性边界不清的肺泡性

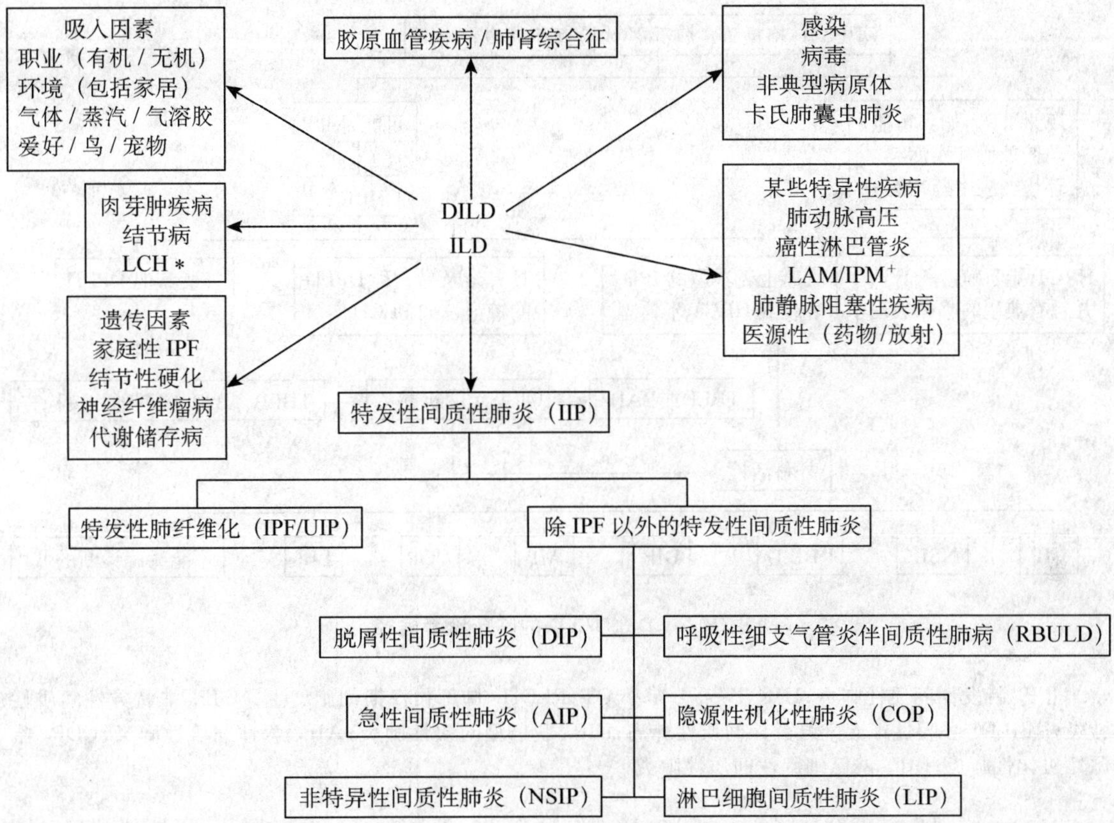

# 第10章 间质性肺疾病与结节病

```
吸入因素
职业（有机/无机）
环境（包括家居）
气体/蒸汽/气溶胶
爱好/鸟/宠物
                胶原血管疾病/肺肾综合征         感染
                                              病毒
                                              非典型病原体
                                              卡氏肺囊虫肺炎

  肉芽肿疾病                                    某些特异性疾病
  结节病            DILD                       肺动脉高压
  LCH*             ILD                        癌性淋巴管炎
                                              LAM/IPM⁺
  遗传因素                                     肺静脉阻塞性疾病
  家庭性IPF                                    医源性（药物/放射）
  结节性硬化
  神经纤维瘤病      特发性间质性肺炎（IIP）
  代谢储存病
```

特发性肺纤维化（IPF/UIP） —— 除IPF以外的特发性间质性肺炎

- 脱屑性间质性肺炎（DIP） —— 呼吸性细支气管炎伴间质性肺病（RBULD）
- 急性间质性肺炎（AIP） —— 隐源性机化性肺炎（COP）
- 非特异性间质性肺炎（NSIP） —— 淋巴细胞间质性肺炎（LIP）

图 10-1 DPLD/ILD 的临床病因分类
*．LCH 指郎格汉斯组织细胞增生症；+．LAM/IPH 指淋巴管肌瘤病/特发性肺含铁血黄素沉着病

小结节影,有时可见含气支气管征,晚期肺容积缩小可出现"蜂窝"样改变。

（2）肺功能检查:主要表现为限制性通气功能障碍和弥散功能下降。动脉血气分析可显示不同程度的低氧血症,而二氧化碳潴留罕见,常因呼吸频率加快及过度通气而出现低碳酸血症。

2. 属于哪一类 ILD/DPLD

（1）调查病史:包括环境接触史、职业史、个人史、治疗史、用药史、家族史及基础疾病情况。

（2）胸部 X 线影像(特别是 HRCT)特点:主要根据病变特点、分布、有无淋巴结和胸膜的受累等,鉴别诊断。①病变以肺上叶分布为主提示肺郎格汉斯细胞增生症（PLCH）、囊性肺纤维化和强直性脊柱炎;②病变以肺中、下叶为主提示癌性淋巴管炎、慢性嗜酸细胞性肺炎、特发性肺纤维化以及与类风湿关节炎、硬皮病相伴的肺纤维化;③病变主要累及下肺野并出现胸膜斑或局限性胸膜肥厚提示石棉沉着病(石棉肺);④胸部 X 线呈游走性浸润影提示变应性肉芽肿性血管炎、变应性支气管肺曲菌病、慢性嗜酸细胞性肺炎;⑤气管旁和对称性双肺门淋巴结大强烈提示结节病,也可见于淋巴瘤和转移癌;⑥蛋壳样钙化提示硅沉着病(矽肺)和铍肺,出现 Keley B 线而心影正常时提示癌性淋巴管炎,如果伴有肺动脉高压,应考虑肺静脉阻塞性疾病;⑦出现胸膜腔积液提示类风湿关节炎、系统性红斑狼疮、药物反应、石棉沉着病、淀粉样变性、肺淋巴管平滑肌瘤病或癌性淋巴管炎;⑧肺容积不变和增加提示并存阻塞性通气障碍如肺淋巴管平滑肌瘤病、PLCH 等。

（3）支气管肺泡灌洗液检查有确诊价值或者有助于诊断:①找到感染源,如卡氏肺孢子虫;②找到癌细胞;③肺泡蛋白沉积症,支气管肺泡灌洗液呈牛乳样,过碘酸-雪夫染色(PAS)阳性;④含铁血

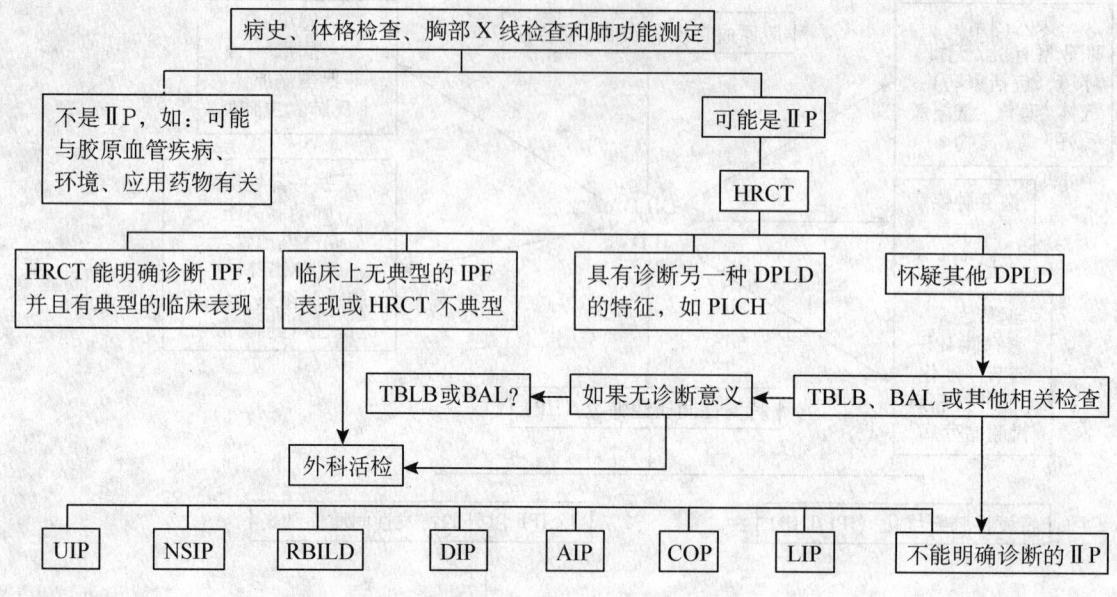

图 10-2 DPLD/ILD 的临床诊断途径

ⅡP. 特发性间质性肺炎；HRCT. 高分辨率 CT；PLCH. 肺郎格汉斯细胞增生；NSIP. 非特异性间质性肺炎；RBILD. 呼吸性细支气管炎伴间质性肺病；DIP. 脱屑型间质性肺炎；AIP. 急性间质性肺炎；CDP. 隐源性机化性肺炎；LIP. 淋巴细胞性间质性肺炎

黄素沉着症，支气管肺泡灌洗液呈铁锈色并找到含铁血黄素细胞；⑤石棉小体计数超过 1/ml 提示石棉接触。分析支气管肺泡灌洗液细胞成分的分类在某种程度上可帮助区分 ILD/DPLD 的类别。

（4）某些实验室检查：包括①抗中性粒细胞胞浆抗体，见于韦格纳肉芽肿；②抗肾小球基底膜抗体，见于肺出血肾炎综合征；③针对有机抗原测定血清沉淀抗体：见于外源性过敏性肺泡炎；④特异性自身抗体检测，提示相应的结缔组织疾病。

3. 如何对特发性间质性肺炎进行鉴别诊断　如经上述分析，仍不能确定为何种 ILD/DPLD，则应归为 IID，IIP 包括特发性肺纤维化（病理学上称为寻常型间质性肺炎）、脱屑型间质性肺炎、呼吸性细支气管炎伴间质性肺病、非特异性间质性肺炎、急性间质性肺炎、淋巴细胞间质性肺炎和隐源性机化性肺炎。其中特发性肺纤维化/寻常型间质性肺炎最常见，非特异性间质性肺炎次之，而其余类型的 IIP 相对少见。IIP 的最后确诊，除了特发性肺纤维化可以根据病史、体征、支气管肺泡灌洗液检查及胸部 HRCT 作出临床诊断外，其余 IIP 的确诊均需依靠病理诊断。

## 一、特发性肺纤维化

特发性肺纤维化（idiopathic pulmonary fibrosis, IPF）是一种原因不明的，局限于肺部的、并以普通型间质性肺炎（UIP）为特征性病理改变的一种慢性、进行性纤维化性肺部疾病。在ⅡP 中最常见，占 47%～71%。主要发生于老年人，由于弥漫性肺纤维化，导致肺功能损害和呼吸困难。

**临床提示**　肺部 HRCT 是目前能显示肺间质病变最好的影像手段，在 IPF 诊断中胸部 HRCT 特点可作为独立的 IPF 诊断依据。

IPF 无准确的流行病学资料，最近一项来自美国大样本健康计划研究资料的分析，估计 IPF 发病率在 14.0～42.7/10 万，患病率随着年龄增长而增加，男性多于女性。近年来 IPF 发病率呈明显的增长趋势。

【病因与发病机制】

IPF 的发病机制尚不清楚,其高危因素包括:①吸烟,每年超过 20 包危险性明显增加;②环境暴露,包括金属粉尘、木屑、务农、养鸟、护发剂、石粉接触、牧畜接触、植物和动物粉尘接触等;③微生物因素,主要是病毒感染,其中以 EB 病毒和肝炎病毒研究报道较多,其他还有巨细胞病毒、疱疹病毒等;④胃-食管反流,多数 IPF 患者缺乏胃-食管反流症状,因此容易被忽略。另外,自身免疫、遗传基因对发病过程可能有一定的影响。致病因素导致肺泡上皮损伤和基底膜破坏,启动成纤维细胞的募集、分化和增生,致使胶原和细胞外基质过度生成。损伤的肺泡上皮和炎症浸润的白细胞分泌 TGF-β 和 IL-8 等,促进肺纤维化过程。肺泡内氧化负荷过重,也参与肺泡的损伤过程。这种慢性损伤和纤维增生修复,最终导致肺纤维化。

【病理】

主要特点是病变在肺内分布不均一,可以在同一低倍视野内看到正常、间质炎症、纤维增生和蜂窝肺的变化,以下肺和胸膜下区域病变明显。肺泡壁增厚,伴有胶原沉积、细胞外基质增加和灶性单核细胞浸润。炎症细胞不多,通常局限在胶原沉积区或蜂窝肺区。肺泡腔内可见到少量的 II 型肺泡上皮细胞聚集。可以看到蜂窝肺气囊、纤维化和纤维增殖灶。有肺容积减小、牵拉性支气管扩张和肺动脉高压等改变。急性加重 IPF(AE-IPF)组织学表现为弥漫性肺泡损伤,少数表现为机化性肺炎。

【临床表现】

1. 发病年龄多在中年以上,男:女=2:1,儿童罕见。
2. 起病隐袭,主要表现为干咳、进行性呼吸困难,活动后明显。
3. 本病少有肺外器官受累,但可有一些伴随症状,如疲倦、关节痛、食欲减退及体重下降等,发热少见。
4. 查体可发现呼吸浅快,超过 80% 的病例双肺底闻及吸气末期 Velcro 啰音,20%~50% 有杵状指(趾)。
5. 晚期出现发绀等呼吸衰竭和肺源性心脏病的表现。

近期观察显示每年有 5%~10% 的患者发生急性加重。这些加重可能继发于肺炎、肺栓塞、气胸或心力衰竭;只有当无法确定导致急性呼吸衰竭的原因时,才能考虑急性加重 IPF(AE-IPF)的诊断。AE-IPF 可以出现在病程的任何时间,偶然也可能是 IPF 的首发表现。

【实验室和其他检查】

1. 胸部影像学 X 线胸片显示双肺弥漫的网格状或网格小结节状浸润影,以双下肺和外周(胸膜下)明显。通常伴有肺容积减小。个别早期患者的 X 线胸片可能基本正常或呈磨玻璃样变化。随着病情的进展,可出现直径多在 3~15mm 大小的多发性囊状透光影(蜂窝肺)。HRCT 有利于发现早期病变,如肺内呈现不规则线条网格样改变,伴有囊性小气腔形成,较早在胸膜下出现,小气道互相连接可形成胸膜下线等。

2. 肺功能 表现为限制性通气功能障碍和弥散量减少。

3. 实验室检查 为非特异性变化,可以有红细胞沉降率加快、血乳酸脱氢酶增高和免疫球蛋白增高;有 10%~26% 的患者类风湿因子和抗核抗体阳性。

【诊断和鉴别诊断】

1. 诊断 特发性肺间质纤维化(IPF)的诊断需要结合临床、HRCT 和病理资料综合分析。

(1)IPF 的诊断首先要排除其他间质性肺疾病,如结缔组织疾病相关的 ILD,药物毒性相关的 ILD 及环境相关的 ILD 等。即便缺乏结缔组织疾病相关临床表现,也应常规进行相应的血清学检查。

(2)胸部 HRCT 可作为独立的 IPF 诊断手段,若肺部 HRCT 影像具备 UIP 典型表现者,可以诊断 IPF,不必行外科肺活检。根据 HRCT 的表现进行 IPF 诊断分级(表 10-1)。

(3)若肺部 HRCT 不典型者(可能、疑似诊断者)需接受肺活检。

表 10-1 UIP 型 HRCT 分级诊断标准

| 典型的 UIP(符合以下 4 项) | 可能 UIP(符合以下 3 项) | 不符合 UIP(具备以下 7 项中任何 1 项) |
|---|---|---|
| ①病灶以胸膜下、基底部为主<br>②异常网状影<br>③蜂窝肺伴或不伴牵张性支气管扩张<br>④缺少第 3 级中的任何一项(不符合 UIP 条件) | ①病灶以胸膜下、基底部为主<br>②异常网状影<br>③缺少第 3 级中的任何一项(不符合 UIP 条件) | ①病灶以中上肺为主<br>②病灶以支气管周围为主<br>③广泛的磨玻璃影(程度超过网状影)<br>④多量的小结节(两侧分布、上肺占优势)<br>⑤囊状病变(两侧多发,远离蜂窝肺区域)<br>⑥弥漫性马赛克征/气体陷闭(两侧分布,3 叶以上或更多肺叶受累)<br>⑦支气管肺叶或肺段实变 |

(4)结合 HRCT 和组织病理学表现进行多学科讨论,最后得出诊断。

IPF 患者大多数不需要进行经支气管镜肺活检(TBLB)和支气管肺泡灌洗(BAL),少数不典型患者进行 TBLB 和 BAL 检查的目的是排除其他疾病,对 UIP 的直接诊断帮助不大。

(5)AE、IPF 诊断标准:1 个月内发生无法解释的呼吸困难加重;低氧血症加重或气体交换功能严重受损;新出现的肺泡浸润影;无法用感染、肺栓塞、气胸或心力衰竭解释。

2.鉴别诊断　IPF 的鉴别诊断并不多,主要是与结缔组织疾病相关的 ILD,慢性过敏性肺炎(EAA)和职业相关的肺纤维化(尤其是石棉肺)鉴别。

**案例讨论**　患者男性,58 岁,平素体健,近 6 个月出现干咳及渐进性呼吸困难。查体见呼吸浅快,双肺底可闻及 Velcro 啰音,有吸烟史。患者要考虑间质性肺疾病吗?怎样进行下一步追问和检查?指出排查要点和基本追踪路径。

【治疗】

IPF 至今尚无肯定有效的药物治疗,新指南将大多数治疗措施改为不同强度的推荐意见新指南。推荐长期氧疗,肺移植,肺康复训练。大多数 AE-IPF 患者应使用糖皮质激素,但少数患者不适用。无症状的胃食管反流,大多数应该治疗,少数可不给予治疗。对于充分知情,且强烈希望接受药物治疗的患者,建议可以从以下方案中选择:①糖皮质激素＋N-乙酰半胱氨酸＋硫唑嘌呤;②单用 N-乙酰半胱氨酸;③抗凝血药物;④吡非尼酮等。

【预后】

IPF 进展的速度有明显的个体差异,有研究提示 IPF 从诊断到死亡的中位生存期为 2~3 年。大多数 IPF 肺功能在数年内逐步恶化,少数患者维持稳定或快速下降。

## 二、肺泡蛋白质沉积症

肺泡蛋白质沉积症(pulmonary alveolar proteinosis,PAP)是指肺泡和细支气管腔内充满不可溶性富磷脂蛋白质物质的疾病。临床上以隐袭性、渐进性气促和双肺弥漫性阴影为特征。

【病因及发病机制】

病因未明,有多种假说,包括感染、免疫缺陷状态、肺泡巨噬细胞功能缺陷、粒细胞-巨噬细胞集落刺激因子(GM-CSF)基因缺乏、表面活性物质生产过多或转化异常以及对吸入气体等的不寻常损伤反应。现普遍认为与肺表面活性物质的分泌和(或)清除的紊乱有关。

**临床提示**　隐袭性渐进性气促＋两肺弥散性磨玻璃影或"铺路石"征→肺泡蛋白质沉积症。

【病理】

肉眼观察肺大部分实变,胸膜下可见黄色或黄灰色结节,切面有黄色液体渗出。镜下改变包括肺泡及细支气管内充填有富磷脂蛋白质物质,嗜酸性、过碘酸雪夫(PAS)染色阳性。

【临床表现】

好发于中、青年男性,发病多隐袭,典型症状为活动后气促,逐渐进展至休息时亦感气促,咳白色痰或黄色痰。全身症状不明显,但可继发肺部感染而出现相应的症状。早期轻症病例可无症状。

体征常不明显,肺底偶闻及少量捻发音;重症病例出现呼吸衰竭时有相应的体征。

【实验室和其他检查】

1. 影像学检查　胸部X线表现为两肺弥散性磨玻璃影,病情进展可出现斑片状影和融合实变影,常有支气管气相。肺内病灶分布不均匀,通常在肺门附近较明显,酷似心源肺水肿。HRCT可显示病灶与周围正常组织形成鲜明对照的"地图状"改变,小叶间隙和间隔不规则增厚形成多角形态的"铺路石"或"碎石路样"改变。

2. 肺功能　呈轻度限制性通气功能障碍,一氧化碳弥散量降低。

3. 支气管肺泡灌洗　支气管肺泡灌洗物典型表现为"牛奶"状或泥浆样的液体,放置后沉淀,脂蛋白含量高和PAS染色阳性。

**案例讨论**　患者男性,45岁,平素体健,近6个月出现渐进性呼吸困难。查体见呼吸稍促,双肺未闻及明显啰音,胸部X线表现为两肺弥散性磨玻璃影。请问怎样进行下一步追问和检查?指出追踪路径和诊断要点。

【诊断与鉴别诊断】

根据临床、影像学和支气管肺泡灌洗物特点或经支气管镜肺活检病理进行诊断。支气管肺泡灌洗物呈典型的"牛奶"状,PAS染色阳性即可诊断。

肺泡蛋白质沉积症要注意与心力衰竭、肺孢子虫肺炎、IPF、肺尘埃沉着病(尘肺)及结节病等相鉴别。

【治疗】

目前没有明确有效的药物治疗。主要采用肺灌洗治疗,在全身麻醉下经双腔气管导管实行一侧肺通气、另一侧肺灌洗。灌洗液用37℃生理盐水,每次灌洗200～500ml,直至回收液体清亮。通常需要的灌洗总量为5 000～12 000ml。一侧灌洗完后,根据患者的具体情况决定继续做另一侧肺灌洗或间隔数天后再做对侧灌洗。灌洗治疗后,多数患者的呼吸困难和肺功能显著改善或恢复正常,X线胸片可变清晰。缓解状态多数可保持数年以上。少数患者复发,可再做肺灌洗。部分患者对粒细胞-巨噬细胞集落刺激因子(GM-CSF)替代治疗反应良好。

## 三、其他弥漫性间质性肺疾病

ILD的病因众多,除特发性间质性肺炎以外,还包括结缔组织病、药物诱发、过敏性、遗传性和放射性等疾病引起的ILD。

1. 非特异性间质性肺炎(non-specific interstitial pneumonia,NSIP)　指IIP中病理表现不能诊断为其他已确定类型的间质性肺炎。根据细胞成分和纤维化成分,NSIP的肺病理改变可分为3个亚型:Ⅰ型以间质性炎症(细胞型)为主;Ⅱ型兼有炎症和纤维化;Ⅲ型以纤维化为主。

NSIP患者的临床表现差异大,多发于40～60岁,大部分患者有吸烟史,发病过程通常呈渐进性,少数表现为亚急性。咳嗽、呼吸困难和乏力是常见的症状,可伴发热和杵状指。双下肺可闻及吸气相末的爆裂音。胸部X线表现为双肺网状或斑片状模糊影,多累及下肺。胸部HRCT表现为双肺斑片状磨玻璃影或实变影,呈对称性分布,并以胸膜下区域为显著,伴不规则线影和细支气管扩张。肺功能表现为限制性通气功能障碍和弥散量减少。支气管肺泡灌洗液中的淋巴细胞比例增高,

T细胞亚群、CD4/CD8有明显比例倒置。诊断主要根据临床特征、胸部HRCT、肺通气及弥散功能、病理活检及排除其他原因导致的ILD。

目前采用肾上腺糖皮质激素作为首选治疗药物。大多数患者经治疗后预后较好,5年存活率为90%,部分患者几乎能完全缓解。但可能复发,少数患者病情持续进展甚至死亡。

2. 结缔组织病所致肺间质性疾病　如类风湿关节炎、系统性硬化症、系统性红斑狼疮、结节性多动脉炎等均可累及肺,产生肺间质纤维化的病理、病理生理、影像学和临床表现,并有胸腔积液。早期患者可能没有明显的临床症状,相关表现及诊治参阅有关章节。

3. 药物性弥漫性肺间质纤维化　可引起弥漫性间质性肺炎和肺纤维化的药物日益增多,包括胺碘酮及抗肿瘤药物或细胞毒药物(甲氨蝶呤、白消安、博来霉素等)、六烃季胺、麦角新碱、肼屈嗪、苯妥英钠(大仑丁)、呋喃妥因等。用药到发病间隔的时间不一,可为急性型或慢性型。除了博来霉素等致肺纤维化强的药物以外,多数表现为慢性型。至今对发生肺纤维化的机制还不很清楚。患者可出现气促,或X线胸片见肺间质性改变。早期停服药后大多可恢复,但发展到纤维化则吸收困难。糖皮质激素治疗可有一定效果。

> **临床提示**　患者有肺部弥漫性间质病变,并有肺外的多系统损害,特别是有关节、肌肉、皮肤和血管等受累,要考虑结缔组织病所致的肺间质性疾病可能,特异性的抗体阳性可确诊。

4. 慢性嗜酸粒细胞性肺炎(chronic eosinophilic pneumonia)　病因不明。病理改变是肺间质、肺泡和细支气管内有成熟嗜酸粒细胞为主的白细胞浸润,伴有少量淋巴细胞和多核巨细胞。可形成"嗜酸性脓肿"。本病多见于中青年女性,临床表现为慢性病程,有发热、咳嗽伴气促,偶有少量咯血。可有体重减轻、盗汗。周围血嗜酸粒细胞的比例多在20%~70%。胸部X线片显示非段或叶性分布的片状阴影,常为双侧外带分布("肺水肿反转"表现),阴影可呈游走性。诊断主要根据典型临床表现、X线表现、血嗜酸粒细胞增高和治疗后的反应等,但需除外其他嗜酸粒细胞增多伴肺部病变(如单纯性肺嗜酸粒细胞浸润症、哮喘型肺嗜酸粒细胞增多症和热带嗜酸粒细胞增多症等)。糖皮质激素(泼尼松30~40mg/d)治疗效果显著,常可恢复正常,因停药较易复发,故疗程需在1年以上。

5. 肺出血-肾炎综合征(GoodPasture综合征)　以肺弥散性出血、肺泡内纤维素沉着和肾小球肾炎为特征。病因不明,多数人认为可能在遗传基础上接受病毒或化学物质刺激有关。肾小球基底膜和肺泡毛细血管基底膜有交叉抗原性。由于病毒感染、吸入化学物质(烃或一氧化碳)等因素,引发机体产生抗肾小球基底膜抗体和抗肺泡毛细血管基底膜抗体。通过自身免疫机制损伤肾小球和肺泡毛细血管基底膜,引发肺出血和肾炎。

肺的病理改变主要是广泛的新旧不一的肺泡内出血,肺泡腔可见有含铁血黄素的巨噬细胞,局灶性肺泡纤维化。肺泡结构保持完整。荧光染色有肺泡基底膜抗体沉着。

本征好发于青中年男性,病程长短不一。肺出血可因轻微而被忽略,亦可因严重而危及生命。咯血常为首发症状(少量血痰到大咯血),可有发热、咳嗽、气促等症状。多数在咯血后数周(月)出现血尿、蛋白尿、贫血。血清中抗肾小球基底膜(GBM)抗体及抗中性粒细胞胞质抗体(ANCA)滴度升高。病程较短的患者多数死于咯血、呼吸衰竭或尿毒症。肺部X线显示弥散性点状浸润阴影,从肺门向外围散射,但肺尖少见。反复咯血者可因潴留于肺部的含铁血黄素引起肺间质纤维化。

糖皮质激素应尽早使用,一般应用泼尼松40~60mg/d。若有条件,可根据血清中抗GBM抗体及ANCA滴度确定疗程,泼尼松维持疗法可在该滴度转阴6个

> **临床提示**　肺出血-肾炎综合征与结缔组织病所致肺间质性疾病不同,虽然两者均可累及肺和肾,但结缔组织病还可累及肺和肾以外的其他多个系统,而肺出血-肾炎综合征是器官特异性的,只累及肺和肾,不累及其他系统,特异性的抗体可资鉴别。

月停止。大剂量甲泼尼龙(1~2g/d)对危及生命的肺出血有效,3d后改为常规剂量。其他治疗方法有血浆置换、细胞毒药物等。出现氮质血症者需行透析治疗。

6. **特发性肺含铁血黄素沉着症**(idiopathic pulmonary hemosiderosis)　病因未明,以弥散性肺泡出血和继发性缺铁性贫血为特征。多见于儿童(1~2岁起病),成年人少见。

由于肺毛细血管反复出血至肺间质,其中珠蛋白部分被吸收,含铁血黄素沉着于肺组织,病理见肺重量增加,切面有广泛棕色色素沉着。镜检肺泡和间质内可见含有红细胞及含铁血黄素的巨噬细胞。肺内有程度不等的弥漫性纤维化。电镜下见弥散性毛细血管损害,伴内皮细胞水肿、Ⅱ型肺泡上皮细胞增生及蛋白沉着于基底膜上。

临床表现与病变发展过程和年龄有关。急性期呈阵发性或持续性咳嗽、咯血和气促。咯血持续数小时或数天,逐渐自行缓解,但数周或数月后又可复发。慢性反复发作期表现为咳嗽、血痰、发热、喘息,此型以成年人常见。静止期无明显临床表现。反复出血者由于含铁血黄素沉积形成肺间质纤维化出现呼吸困难。肺部可闻及与出血时相相应的体征。由于贫血,发绀常被掩盖。病程后期常伴肺心病或杵状指。大咯血是致死的常见原因。胸部X线示两肺门或中、下野内带磨玻璃影、散在小结节阴影或网状阴影。症状缓解时磨玻璃影可吸收。

治疗用糖皮质激素可控制出血,但不能长期稳定病情和预防复发,对慢性病例疗效不显著。铁剂可缓解严重贫血。

7. **外源性过敏性肺泡炎**(extrinsic allergic alveolitis)　是因吸入外界有机粉尘所引起的过敏性肺泡炎,为免疫介导的肺部疾病。本组疾病近年来不断增加,如农民肺(吸入发霉的干草、谷物)、蘑菇肺、甘蔗渣肺、饲鸽(鸟)肺、空调机肺(如嗜热放线菌)、皮毛工人肺、咖啡工人肺及化学工人肺等。本病的发病机制比较复杂,主要是通过Ⅲ型和Ⅳ型变态反应途径。部分患者可能有Ⅰ型变态反应参与。

病理变化在急性期以肺泡炎和间质性肺炎为特征。肺泡壁有淋巴细胞、多形核细胞、浆细胞和巨噬细胞浸润,肺泡腔有蛋白渗出。在亚急性期的特征为肉芽肿形成,非干酪性肉芽肿分散于肺实质中,慢性期呈弥漫性间质纤维化,严重者出现"蜂窝肺"。

> **临床提示**　外源性过敏性肺泡炎是一种T淋巴细胞性肺泡炎,周围血中的嗜酸粒细胞往往不高,所以不能因为血中的嗜酸粒细胞不高而排除外源性过敏性肺泡炎。

临床特点是接触抗原数小时后出现发热、干咳、呼吸困难、全身不适等症状;亦有起病缓慢,反复或持续接触抗原一段时间后出现渐进性呼吸困难;可伴有咳嗽、咳痰和体重减轻等表现。重者可出现呼吸衰竭。急性期胸部X线片显示双中、下肺野弥散性、细小、边缘模糊的结节状阴影。慢性期呈肺部弥散性间质纤维化,伴"蜂窝肺"改变。

本病的诊断主要依靠病史、症状及典型的X线胸部表现,血清特异抗体阳性。变应原激发试验对诊断有一定帮助,但要谨慎应用。支气管镜检查有一定的诊断和鉴别诊断价值。

治疗方法是离开工作环境,脱离过敏原,同时可应用糖皮质激素治疗(泼尼松30~60mg/d,用药1~2周)。急性发作病例疗效好;对于慢性已形成纤维化的病例疗效较差。

## 第二节　结节病

结节病(sarcoidosis)是一种病因未明、多系统器官受累的肉芽肿性疾病。常侵犯肺、双侧肺门淋巴结,也可以侵犯几乎全身每个器官。部分病人可自限,大多预后良好。

> **临床提示**　影像学呈明显的双侧肺门对称性淋巴结大+较轻临床症状→结节病。

【病因和发病机制】

病因尚不清楚。许多学者认为特殊病原体的感染可能是致病因素,也可能是特殊基因基础上对致病因素的特殊反应。

发病机制尚不明确,致病因素可能首先激活肺泡内巨噬细胞(AM)和 T 辅助细胞($CD4^+$)。被激活的上述细胞释放 IFN-$\gamma$、TNF-$\alpha$ 及白细胞介素-1(IL-1)、IL-12、IL-18 等细胞因子和炎症介质,趋化和激活淋巴细胞,启动一系列的细胞免疫和体液免疫异常。被激活的淋巴细胞可以释放单核细胞趋化因子、白细胞抑制因子和巨噬细胞炎症蛋白,促进单核细胞的聚集。随着病变的发展,肺泡炎的细胞成分不断减少,而由巨噬细胞衍生的上皮样细胞逐渐增多,在其合成和分泌的肉芽肿激发因子(granuloma-inciting factor)等的作用下,逐渐形成非干酪性结节病肉芽肿。后期,巨噬细胞释放的纤维连接素能吸引大量的成纤维细胞,并使其和细胞外基质黏附,加上其所分泌的成纤维细胞生长因子(fibroblasts growth factor,FGF),促使成纤维细胞数增加;与此同时,周围的炎症和免疫细胞进一步减少以致消失,导致肺的广泛纤维化。

总之,结节病是致病因素与机体细胞免疫和体液免疫功能相互抗衡的结果,受个体差异(年龄、性别、种族等)、遗传因素、激素、人类白细胞抗原(HLA)和机体免疫反应调节的影响,并视其产生的促炎因子和拮抗因子之间的失衡状态决定肉芽肿的发展和消退,从而表现出结节病的不同病理过程和自然缓解的趋势。近年证实 HLA-$DRB_1$ 和 HLA-B 等位基因、T 细胞受体、ACE 等基因多态性与结节病相关。

【病理】

结节病的病理特点是非干酪样坏死性类上皮肉芽肿。肉芽肿的中央部分主要是多核巨噬细胞和类上皮细胞,后者可以融合成郎格汉斯巨细胞。周围有淋巴细胞浸润,而无干酪样病变。在巨噬细胞的胞质中可见有包涵体,如卵圆形的舒曼(Schaumann)小体、双折光的结晶和星状小体(asteroid body)。初期病变可见有较多的单核细胞、巨噬细胞、淋巴细胞等炎症细胞浸润,累及肺泡壁和间质。随着病情的进展,炎症细胞减少,非特异性的纤维化逐渐加重。

【临床表现】

结节病多见于中、青年人,女性患病率略高于男性,临床表现和自然病程均有较大的个体差异,因起病的缓急和累及器官的多少而不同。90% 以上的病例累及肺和胸内淋巴结。缺乏特异性临床表现,约 2/3 的病例无症状,而在健康体检时发现。早期结节病的特点是临床症状较轻而胸部影像学异常明显,后期主要是肺纤维化导致的呼吸困难。早期常见的呼吸道症状和体征有咳嗽、无痰或少痰,偶有少量血丝痰,可有乏力、低热、盗汗、食欲减退、体重减轻等。病变广泛时可出现胸闷、气急,甚至发绀。肺部体征不明显,部分患者有少量湿啰音或捻发音。如结节病累及其他器官,可发生相应的症状和体征。皮肤的常见表现为结节性红斑(多见于面颈部、肩部或四肢)、冻疮样狼疮、麻疹、丘疹等。眼部受累者可有虹膜睫状体炎、急性色素层炎、角膜-结膜炎等。也可以累及外周淋巴结、肝、脾、骨关节、肌肉、心脏、神经中枢等,而出现相应的症状、体征。

【实验室和其他检查】

1. 血液检查  无特异性变化。可有红细胞沉降率增快、血清球蛋白部分增高(以 IgG 增高者多见)和 C 反应蛋白增高等。在活动期可有淋巴细胞中度减少、血钙增高、血清尿酸增加、血清碱性磷酸酶增高、血清血管紧张素转换酶(sACE)活性增加(正常值为 17.6~34U/ml),对诊断和判断活动性有参考意义。

2. 结核菌素试验(PPD)  约 2/3 的结节病患者对 5IU 结核菌素的皮肤试验呈阴性或极弱反应。

3. 影像学检查  异常的胸部影像学表现常是结节病的首要发现,约有 90% 以上的患者伴有 X 线胸片改变。肺门、支气管旁、纵隔淋巴结大和肺部浸润影是主要的表现。典型的改变是双侧对称性肺门淋巴结明显增大,呈土豆状,边界清晰,密度均匀。肺部病变多数为两侧弥漫性网状、网结节状、小结节状或片状阴影。后期可发展成肺间质纤维化或蜂窝肺。CT(尤其是 HRCT)更能准确地估计结节病的类型、肺间质病变的程度和淋巴结增大情况。结节病的淋巴结肿大通常无融合和坏死,也不侵犯邻近器官,有助于与淋巴瘤、淋巴结结核等疾病鉴别。

根据 X 线胸片对结节病分 5 期,以 Ⅰ 期和 Ⅱ 期为常见。

0 期:肺部 X 线检查阴性,肺部清晰。

Ⅰ期：两侧肺门和（或）纵隔淋巴结大，常伴右主支气管旁淋巴结大，肺内无异常。

Ⅱ期：肺门淋巴结大，伴肺浸润影。

Ⅲ期：仅见肺部浸润影，而无肺门淋巴结大。

Ⅳ期：肺纤维化、肺大疱和肺囊肿的改变。

以上分期是相对的，也不一定按照顺序发生，Ⅲ期不一定从Ⅱ期发展而来。

4. 活体组织检查　活体组织检查是诊断结节病的重要方法。如果皮肤和浅表淋巴结受累，则是首选的活检部位。胸内型结节病，可以行支气管镜内膜活检、经支气管镜肺活检术（TBLB）、经支气管镜纵隔淋巴结针吸活检术（TBNA）、胸腔镜活检或开胸活检。

5. 肺功能检查　初期无变化，随病变发展可出现肺弹性减退、限制性通气功能障碍（肺活量、肺总量下降）和弥散功能障碍。喉、气管、支气管受累或肺囊性纤维化时可引起阻塞性通气障碍，从而产生混合性通气功能障碍。

【诊断和鉴别诊断】

1. 诊断　结节病的诊断应符合3个条件：①患者的临床表现和X线表现与结节病相符合；②活检证实有非干酪样坏死性类上皮结节；③除外其他原因引起的肉芽肿性病变。

建立诊断以后，还需要判断累及器官的范围、分期和活动性。活动性判断缺乏严格的标准。起病急、临床症状明显、病情进展较快、重要器官受累、血液生化指标异常提示属于活动期。

2. 鉴别诊断　临床上结节病常与以下疾病鉴别。

（1）肺门淋巴结结核：患者较年轻，常有中毒性症状，结核菌素试验多为阳性，肺门淋巴结大一般为单侧性。有时伴有钙化。可见肺部原发病灶。CT可见淋巴结中心区有坏死。

（2）淋巴瘤：常有全身症状，包括发热、消瘦、贫血等，胸膜受累出现胸腔积液，胸内淋巴结大多为单侧或双侧不对称肿大，淋巴结可呈现融合，常累及上纵隔、隆突下等处的纵隔淋巴结。肿瘤组织可侵犯邻近器官。结合其他检查及活组织检查可作出鉴别。

（3）肺门转移性肿瘤：肺癌和肺外癌肿转移至肺门淋巴结，皆有相应的症状和体征。对可疑原发灶作进一步的检查可助鉴别。

（4）其他肉芽肿病：如外源性过敏性肺泡炎、铍肺、硅沉着病、感染性、化学性因素所致的肉芽肿，应与结节病相鉴别，结合临床资料及有关检查综合分析判断。

**案例讨论**　患者女性，42岁，平素体健，体检时发现纵隔增宽及双侧肺门影增大，近6个月偶有轻微的干咳。请分析患者要考虑哪些问题？如考虑结节病，请对本例的关键问题、追踪路径和诊断要点做出分析。

【治疗】

因大部分患者可自行缓解，对于胸内型结节病，病情稳定、无症状且肺功能正常的Ⅰ期、Ⅱ期和Ⅲ期患者无需立即治疗。每3个月复查X线胸片和肺功能等，无进展则不需治疗。当累及心脏、肾、神经系统，眼部（局部用药无效时）及高钙血症、有症状的Ⅱ期和Ⅲ期肺部结节病时，可使用全身糖皮质激素治疗。累及重要器官者，常用泼尼松40～60mg/d，每4周将每日量减少10mg，减量至20mg/d后，缓慢减量。可以采用隔日1次顿服的方法。总疗程1年以上。没有累及重要器官或单纯的胸内型结节病，起始剂量为泼尼松30～40mg/d，在2个月内逐渐减量至20mg/d，随后缓慢减量（如上述）。当糖皮质激素治疗无效或患者不能耐受其不良反应时，可考虑使用其他免疫抑制药和细胞毒药物如甲氨蝶呤、硫唑嘌呤等。

【预后】

与结节病的临床类型有关。急性起病者，经治疗或自行缓解，预后较好；而慢性进行性，多个器官功能损害、肺广泛纤维化等则预后较差。死亡原因常为呼吸功能不全或心脏、中枢神经系统受累所致。有报道平均5年随访中34%的病例完全恢复，30%改善，20%不变，病情恶化和死亡各占8%。

## 复习指导

1. ILD 的诊断依靠病史、体格检查、胸部影像学检查(特别是 HRCT)和肺功能测定来进行综合分析。诊断步骤:明确是否是弥漫性间质性肺病(ILD/DPLD)→明确属于哪一类 ILD/DPLD→如何对特发性间质性肺炎(ⅡP)进行鉴别诊断。

2. IPF 的诊断首先要排除其他间质性肺疾病,胸部 HRCT 特点可作为独立的 IPF 诊断依据。

3. 肺泡蛋白质沉积症的临床特征是隐袭性渐进性气促、两肺弥散性磨玻璃影或"铺路石"征。

4. 结节病在临床上缺乏特异性临床表现,影像学呈明显的双侧肺门对称性淋巴结大。诊断应符合 3 个条件:①患者的临床表现和 X 线表现与结节病相符合;②活检证实有非干酪样坏死性类上皮结节;③除外其他原因引起的肉芽肿性病变。

(牛瑞超　胡成平)

# 第11章 胸膜疾病

chapter 11

> **学习要求**
>
> 学习胸腔积液的病因,发病机制,症状体征,实验室检查。熟记胸腔积液的诊断程序,尤其是漏出液和渗出液的鉴别。能对常见胸腔积液作出诊断和治疗。学习自发性气胸的概念、病因和临床分型;能根据气胸的症状、体征作出诊断和鉴别诊断正确处理。

胸膜是覆盖于肺和胸壁内侧的一层薄的透明膜。壁层胸膜和脏层胸膜之间存在3~5ml起润滑作用的液体。任何原因引起的胸膜本身的病变和胸膜腔内液体生成增多都会影响到肺正常的呼吸功能。临床上最常见的胸膜疾病是胸腔积液和自发性气胸。

> **临床提示** 呼吸系统症状+影像学胸膜腔异常的积气、积液→胸膜疾病。

## 第一节 胸腔积液

正常胸腔液体循环的过程被打破,空气、血液、液体或其他物质可进入两层胸膜之间,导致腔隙形成。即产生胸腔积液。

【病因和发病机制】

根据胸腔积液的产生原因分为以下3种。

1. 漏出液  见于引起胸膜毛细血管内静水压增高的疾病,如充血性心力衰竭,缩窄性心包炎,血容量增加;或引起胸膜毛细血管内胶体渗透压降低的疾病,如低蛋白血症,肝硬化,肾病综合征,急性肾小球肾炎等。

2. 渗出液  见于引起胸膜通透性增加的疾病,最常见的有胸膜本身的炎症(结核)或肿瘤,以及继发于其他疾病导致的胸膜病变(肺炎,肺梗死,结缔组织病,肝脓肿,急性胰腺炎等)。壁层胸膜淋巴引流障碍的疾病(癌性淋巴管阻塞),损伤后产生的血胸、脓胸和乳糜胸(主动脉瘤破裂,食管破裂,胸导管破裂)。

3. 混合液  一种疾病可以通过1种或多种机制导致胸腔积液的产生。如恶性胸腔积液可以是肿瘤细胞直接侵犯胸膜,也可以是淋巴管阻塞引起。

【病理和病理生理】

胸腔积液由于压力梯度从壁层胸膜和脏层胸膜的体循环血管通过有渗漏性的胸膜进入胸膜腔,然后通过壁层胸膜的淋巴管微孔经淋巴管回吸收(图11-1)。

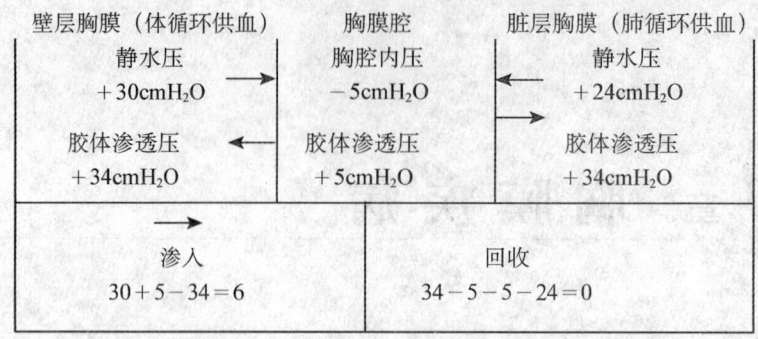

图 11-1 正常胸膜腔压力对比

【临床表现】

1. 症状 临床症状取决于病因,产生时间,积液量,患者年龄。少量胸腔积液可无症状。

(1) 胸痛最早出现的症状。少量胸腔积液时为锐痛,与呼吸相关,深吸气时明显,是壁层胸膜的感觉神经受炎症刺激所致。随着胸腔积液量的增加,胸痛可以缓解。呼吸困难为最常见的症状。积液量越多越明显,健侧卧位时症状加重。

(2) 咳嗽多为干咳。炎性积液常伴咳痰,发热。心力衰竭时可伴粉红色泡沫痰。

2. 体征 胸腔积液少于 200~300ml 时无明确体征。大量积液时表现气管向健侧移位,患侧呼吸动度减弱,肋间隙饱满,叩诊呈浊音,语音震颤减弱或消失,听诊呼吸音减弱或消失。胸膜摩擦音常见于早期胸膜炎或胸膜炎恢复期。

【实验室和其他检查】

1. 胸腔积液细胞学检查 胸腔积液的细胞学检查是最简便的方法之一。54%~63%的恶性胸腔积液在首次胸腔积液的细胞学检查中得到阳性结果。检查阴性不能排除诊断,每次抽取胸腔积液均应找瘤细胞,即使临床上考虑是结核性胸腔积液,在诊断性抗结核治疗的同时,也应寻找瘤细胞。对于结核性胸腔积液,胸腔积液抗酸染色找结核菌是一个重要的检查,但其阳性率仅 0~9%,结核菌培养阳性率为 13%~65%。

2. 胸腔积液生化检查 其中最重要的是腺苷脱氨酶(ADA),在诊断结核性胸腔积液中十分重要。ADA<45U/L 排除结核性胸腔积液的敏感性和特异性均为 100%。其次,癌胚抗原(CEA)检查对恶性胸腔积液的诊断有一定意义,特异性 70%~90%,敏感性 40%~60%。当胸腔积液中 CEA>20μg/L(20ng/ml),胸液/血浆 CEA>1 时提示恶性胸腔积液。在怀疑类风湿或狼疮性胸腔积液时,胸腔积液和血清 ANA、抗 dsDNA、RF 很有意义。

3. 胸部影像学检查 胸部 X 线检查简单易行,表现为肋膈角消失,侧位片更敏感,可检出 100~150ml 的液体。CT 检查费用较高,能检测少量胸腔积液和肺内病变。一般在恶性胸腔积液抽取后,再对肺内病变进行检查。

4. 超声检查 对诊断胸腔积液敏感性高,常用来做胸腔积液穿刺前的定量和定位。

5. 支气管镜检查 对于咯血或有肺部病变疑有气道阻塞的患者可以行此项检查。

6. 胸腔镜 对其他检查方法都不能明确胸腔积液病因者,必要时可行胸腔镜活检。

7. 其他检查 如 PPD 皮试,痰找结核杆菌,都可作为诊断参考。

【诊断和鉴别诊断】

胸腔积液的诊断与鉴别诊断主要分 3 步进行(图 11-2)。

1. 确定有无胸腔积液 明确发现胸腔内存在过量液体(游离或包裹性积液)即可诊断胸腔积液。

2. 鉴别渗出液和漏出液 两者鉴别是胸腔积液病因诊断的基础。依据 1972 年 Light 提出的标

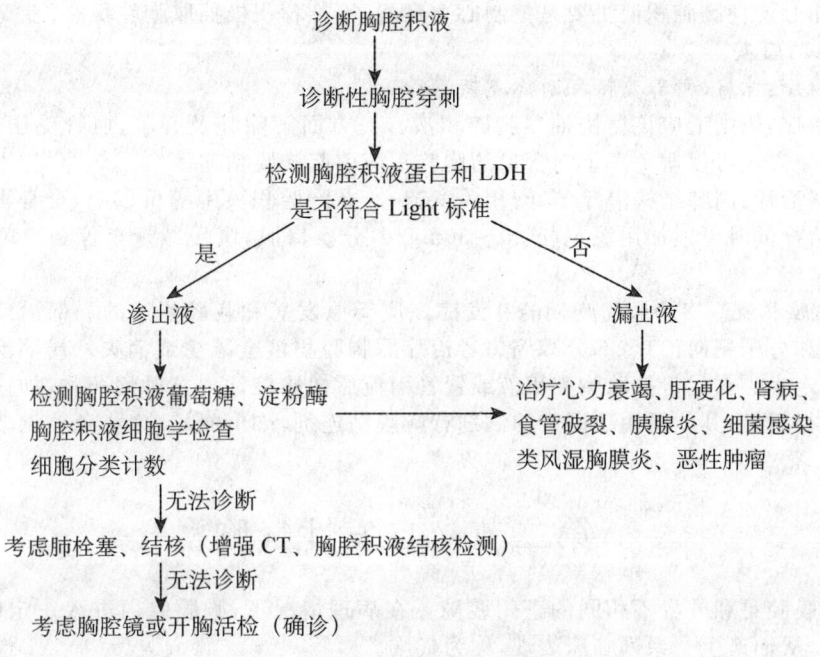

图11-2 胸腔积液病因诊断流程

准：①胸腔积液蛋白/血清蛋白>0.5；②胸腔积液/血清LDH>0.6；③胸腔积液LDH大于正常血清LDH的2/3上限。3条中符合1条即可诊断渗出液。

3. 寻找胸腔积液的病因

（1）通过详细询问病史推测病因：感冒后急性咳嗽、发热、胸痛等症状提示肺炎旁胸腔积液；既往有冠心病、高血压，伴有夜间不能平卧和阵发性呼吸困难应考虑慢性心功能不全所致漏出液；长期口服免疫抑制药、伴有夜间盗汗、体重下降提示结核性胸腔积液；伴有咯血、胸痛可能是肺栓塞引起的胸腔积液，伴有进行性消瘦时应怀疑恶性胸腔积液。

（2）渗出液中的细胞分类对明确病因很有帮助：如以多形核粒细胞为主，伴有肺实质浸润，则最可能诊断为肺炎旁积液；如无肺实质浸润，则可能是肺栓塞、病毒感染、石棉、消化系统疾病，此时应该完善胸部、腹部CT检查和B超检查。如以单核细胞为主，恶性胸腔积液及结核性胸腔积液可能性大。

（3）原因不明的渗出液可以通过其他化验检测辅助诊断：胸腔积液的革兰、抗酸染色，细菌（需氧、厌氧）、分枝杆菌和真菌培养有助于诊断肺炎旁胸腔积液；结核性胸膜炎ADA多超过45U/L；肺炎旁胸腔积液葡萄糖由于细菌的分解，水平明显降低，多<1.12mmol/L。

（4）胸腔积液量少不利于穿刺，如倾向于结核或肺炎，但临床诊断困难时，可以给予诊断性治疗。

**案例讨论** 患者，女性，32岁，1周前受凉后出现高热、寒战、咳痰，近3d觉右胸胀痛，伴有气促、乏力。血象示WBC $19×10^9/L$，N 0.8（88%）；HGB 109g/L。X线胸片示右下肺野均匀致密阴影，上缘呈弧形，外高内低。请分析患者要考虑什么疾病？如何追踪？诊断的关键在哪里？

【治疗】

胸腔积液的治疗包括原发病治疗和对症治疗，涉及全身治疗和局部治疗。漏出液常在纠正病因后可以吸收,如心源性胸腔积液主要是控制心力衰竭,不推荐积极抽取胸腔积液(参阅相关章节)。

1. 结核性胸膜炎

(1)一般治疗:休息、营养支持和对症支持治疗。

(2)抽液治疗:原则上应该尽快抽尽胸腔积液。一方面解除肺及心脏、血管受压情况,改善呼吸和肺功能。另一方面可以避免高蛋白含量的胸腔积液引起胸膜粘连。

(3)抗结核治疗:同肺结核治疗(参阅相关章节)。在胸腔积液中等量以上,全身毒性症状重的患者,在抗结核治疗同时可以加用泼尼松 20～30mg/d,分次口服,缓慢减量至停药。可以减轻中毒作用,减少胸膜粘连。

2. 恶性胸腔积液　多为肿瘤晚期的并发症。应行原发病和胸腔积液的局部治疗。原发病的治疗主要为化疗和分子靶向治疗,部分肺癌患者治疗后胸腔积液会减少或消失。局部治疗最常用的是化学性胸膜固定术。在尽量抽取胸腔积液或置管引流后向胸腔注射抗肿瘤药物,如博来霉素、顺铂、丝裂霉素等进行固定;其他可用于固定的试剂有胸膜粘连剂,如滑石粉;生物免疫调节药,如干扰素、白介素等。

## 第二节　自发性气胸

正常的胸膜腔是和外界不相同的密闭腔隙。在病理情况下,胸膜腔内进入一定的气体,造成肺组织受压萎陷,从而产生一系列临床表现,称为气胸。

【病因和发病机制】

在整个呼吸周期中,密闭的胸膜腔内压均为负压(比大气压低 54mmHg)。肺泡和胸膜腔之间产生破口或者胸壁创伤产生与胸膜腔的交通都能够使胸膜腔负压消失。负压的消失导致肺膨胀能力减弱,肺容积减小,肺活量减低,最大通气量下降。大量气胸时除了导致早期通气/血流比例减少、低氧血症外,还能引起回心血量减少、心排血量下降、纵隔移位、甚至低血压休克,窒息死亡。

根据气胸发生的病因分型,可为自发发生,也可继发于外伤,其他疾病,以及特殊的介入检查等。因此,可以分为自发性、外伤性和医源性。自发性气胸又分为特发性气胸和继发性气胸。特发性气胸(原发性自发性气胸)的患者没有肺部疾病病史,且 X 线胸片正常;多见于瘦高体型的男性青壮年,可能是肺发育异常形成的胸膜下肺大疱破裂导致的气胸。其他所有可以引起肺病变组织坏死、肺泡腔压力过大导致肺泡破裂的疾病都有继发性气胸的可能。例如:慢性阻塞性肺病、陈旧性肺结核、肺大疱、肺脓肿、肺间质纤维化、肺尘埃沉着病、肺癌等。

需要注意的引起医源性气胸的操作包括:锁骨下静脉穿刺,肺活检直接损伤胸膜,胸腔穿刺术,呼吸机正压通气模式,胸腔镜检查和治疗等。在进行这些操作时应该尽量避免。此外,一些常见的诱因还有剧烈咳嗽、大笑、用力过猛,特殊职业作业防护不当会导致气胸的发生。

【临床类型】

1. 闭合性气胸(单纯性)　胸膜腔内的气体压迫肺使肺组织萎陷,破口闭合后不再漏气,胸膜腔内压接近大气压,抽气后胸内压可以下降。

2. 开放性气胸(交通性)　肺表面的破口持续开放,形成支气管胸膜瘘,胸内压接近大气压,抽气后压力保持不变。

3. 张力性气胸(高压性)　肺表面破口随着吸气时胸膜腔内压降低,活瓣开放,空气进入胸膜腔;呼气时压力升高,活瓣关闭,气体不能排出导致胸内压力急剧升高。张力性气胸可以在短时间内导致肺大面积受压,纵隔移动,产生严重的循环障碍,需要紧急处理。

少见类型的气胸还包括月经性气胸和家族性气胸。月经性气胸是发生于月经期的气胸。发病机制可能和子宫内膜移位有关。对于任何年龄>25岁,在经期第 1 个 48h 内发生原因不明确的气胸都应疑为月经性气胸。家族性气胸少见,有认为是常染色体显性遗传性疾病。

【临床表现】

1. 症状　发病前可能有剧烈咳嗽、体力活动等诱因。多为突然发生的持续性一侧胸痛及呼吸困难。患者可能被迫健侧卧位。伴随的刺激性咳嗽无痰或少痰。在原有肺部疾病、肺功能差,气胸发生迅速量大时,患者症状会更为明显。张力性气胸患者由于胸膜腔内压力骤然升高,可能引起一系列血流动力学异常的全身症状如表情紧张、烦躁不安、发绀、冷汗、脉速、心律失常、血压下降,甚至休克。

2. 体征　气管向健侧移位,患侧胸部隆起,呼吸运动及触觉语颤减弱,叩诊过清音或鼓音,左侧气胸时心脏浊音界可消失。听诊呼吸音减弱至消失。左侧少量气胸或纵隔气肿时,有时可以在左心缘处听到与心脏收缩期出现的破裂音(Hamman征)。

【辅助检查】

1. X线检查　X线是检测气胸最重要、最可靠的方法,还可以了解肺萎陷程度、肺内病变、胸膜粘连、纵隔移位、胸腔积液等。X线典型表现为患侧肺透光度增加,肺纹理消失。内侧可见肺压缩影,交界处的线状阴影称为气胸线。纵隔气胸表现为纵隔心缘旁可见透光带,偶尔可见颈部筋膜见及皮下气肿。

2. 胸部CT　CT对于小量气胸、局限性气胸,以及肺大疱与气胸的鉴别比X线胸片更敏感和准确。纵隔面可以用来区分纵隔和胸膜腔气肿,同时可以更好显示肺内病变和胸腔积液。

3. 动脉血气分析　急性气胸导致肺组织萎陷>20%后,由于气体交换受到阻碍,产生通气/血流比例下降,肺内右向左分流,动脉血流$PaO_2$降低;$PaCO_2$多随着呼吸的浅快而降低,轻度呼吸性碱中毒,但随着患侧肺血流的减少,$PaCO_2$恢复正常。慢性气胸的动脉血气分析不一定有改变。

4. 肺功能检查　多表现为限制性通气功能障碍和顺应性减低。但一般不建议对气胸患者行肺功能检查。

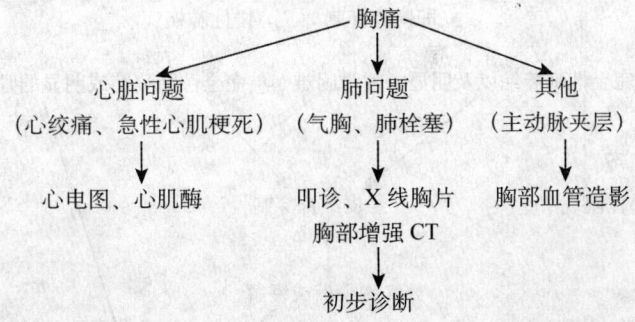

患者,男性,25岁,搬运重物时突然出现左侧胸部尖锐刺痛,伴有进行性呼吸困难、出了冷汗,家人急送患者至急诊。体查:血压122/70mmHg,呼吸25/min,左胸膨隆,呼吸音消失,叩诊呈鼓音。心率103/min,律规整。请分析要考虑什么病因引起的胸痛和呼吸困难?怎样进行下一步检查?

关键问题:弄清胸痛发生的具体情况(与劳力的关系,是否可以缓解),有无肺大疱、陈旧性肺结核、肺间质疾病等肺部疾病病史?有无心脏病史?追问是否伴血流动力学改变(低血压、窦性心动过速)、血栓形成(下肢静脉曲张)等情况。

追踪路径:

诊断要点:诱因+急性胸痛+X线胸片找到气胸线→气胸及其病因的初步诊断。

【诊断和鉴别诊断】

根据症状、体征和X线检查,诊断可以明确,但需要警惕其他疾病症状掩盖了气胸,忽略或延迟诊断。气胸需要和以下几种疾病相鉴别。

1. 急性心肌梗死和心绞痛　急性心肌梗死和心绞痛患者多有高血压和(或)冠心病病史。查体有心音性质及节律改变,无气胸的诱因和体征。ECG可以表现为ST-T的改变,床旁心电图或X线胸片可以鉴别。

2. 主动脉夹层  多伴有高血压,胸痛较为剧烈,X线胸片常显示纵隔增宽,心血管超声和胸部CT造影检查可见主动脉夹层征象。

3. 急性肺栓塞  以呼吸困难和胸痛为主要症状,但常伴随有发热、咯血、血白细胞计数升高。有栓子来源的基础疾病,例如恶性肿瘤,下肢静脉曲张,长期卧床等。ECG有相应典型改变,诊断依靠增强CT。

4. 肺大疱  肺大疱在X线胸片上亦表现为靠近胸膜的没有肺纹理的透亮区。肺大疱位于上部时,其下缘易误诊为气胸线。肺大疱位于下部时,其上缘易误诊为气胸线。应该注意肺大疱边缘方向和气胸线方向相反。

5. 其他  另外,气胸还应与心包炎、胸膜炎、支气管哮喘、消化性溃疡穿孔等可以引起胸痛、呼吸困难的疾病相鉴别。气胸线还需要与老年人皮肤皱褶相区别。

【并发症】

气胸可因细菌感染病发脓气胸。少量气胸由于胸膜粘连使血管断裂,并发有血胸。气体从破裂的肺泡沿着肺间质,血管鞘进入纵隔,甚至胸部和皮下组织,形成相应部位的气肿。

【治疗】

1. 一般治疗  包括卧床休息和氧疗,酌情给予镇静镇痛药物治疗。严格卧床休息可以减少再发气胸,促进气胸的吸收。吸氧可以一定程度上缓解患者抽气前后呼吸困难的症状,同时提高胸膜腔和组织之间气体的压力梯度,有利胸膜腔其他气体尤其是氮气的吸收,吸氧下胸腔积气吸收率可提高3~4倍。通常使用的吸氧流量是3L/min。

2. 非手术治疗  适用于无明显症状的闭合性气胸,少量气胸可以在1~2周自行吸收。非手术治疗需要密切观察病情变化。对年龄偏大并且有肺大疱基础疾病患者,胸膜破口愈合慢,容易发生再破裂,呼吸困难等症状严重,即使少量气胸,原则上也不推荐非手术治疗。

3. 胸腔穿刺抽气  用于气胸量较多、不易吸收、症状明显的气胸患者。特发性气胸肺组织萎陷>40%,继发性气胸伴随严重的呼吸困难者都应当考虑胸腔穿刺抽气。穿刺点选患侧胸部锁骨中线第2肋间。局限性气胸应定位后选择相应的穿刺点。每日或隔日抽气1次,抽气量每日不能超过1L。张力性气胸诊断成立时,应该迅速解除胸内正压状态(图11-3)。

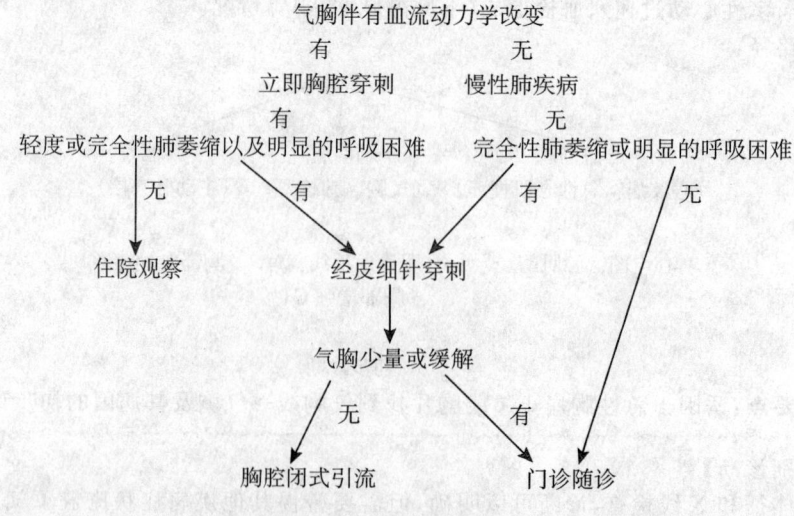

图11-3  气胸处理流程

4. 胸腔闭式或水封瓶引流　适用于呼吸困难明显、肺压缩较重、交通性或张力性气胸、反复发生气胸患者。无论气胸量多少都应该行胸腔闭式引流。插管位置多取锁骨中线外侧第2肋间或腋前线第4、5肋间。导管位于水封瓶的一端应该置于水面下1~2cm,使胸膜腔内压力保持在1~2cm水柱以下,气泡持续冒出代表插管成功,呼吸困难迅速缓解,压缩的肺在数小时至数天复张。注意避免复张性肺水肿。当水封瓶引流后不能使胸膜破口愈合,肺不能复张,可在引流管加用负压吸引装置。一般负压为-10~-20cmH$_2$O,为了避免过大的负压吸引对肺的损伤,可以加用调压瓶。计算吸引负压的大小=调压瓶内调压玻管插入液体下的深度-水封瓶内玻管插入液体下的深度(图11-4)。

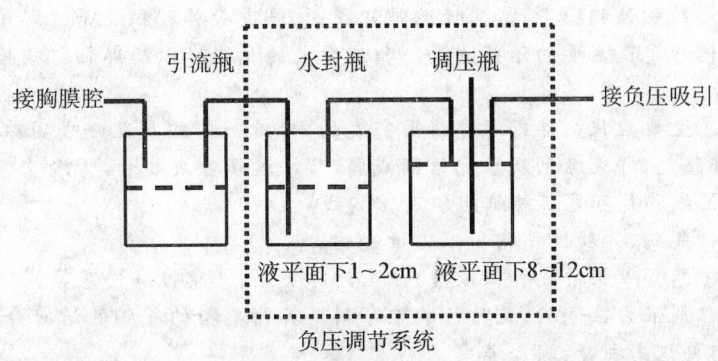

图11-4　负压吸引水平装置

引流管无气泡冒出代表肺可能已经复张,用胸部X线确诊,夹住引流管,停止负压吸引,观察2~3d,病情稳定后可以拔管。

5. 胸膜粘连术　主要针对持续或复发性气胸、双侧气胸、合并肺大疱、肺功能不全不能耐受手术的气胸患者。化学性胸膜粘连是经闭合或开放的胸膜腔将粘连剂或硬化药注入,通过引起胸膜炎症、纤维化和粘连来治疗和预防自发性气胸的复发。目前使用最多的硬化药是多西环素和滑石粉。使用前尽可能使肺完全复张;利多卡因经胸腔导管注入,利用体位转动麻醉胸膜;15~20min后将硬化药用生理盐水100ml稀释后注入,夹管1~2h后引流。壁层胸膜切除能使壁层胸膜与脏层胸膜之间形成炎性创面,从而获得永久性胸膜粘连,是治疗和预防复发性气胸最有效的方法。机械性摩擦也是一种安全有效的手段,它使整个胸壁纤维化,胸膜外解剖结构保持正常。

6. 手术治疗

(1)电视胸腔镜手术治疗(video-assisted thoracoscopic surgery,VATS):许多学者认为,在气胸和肺大疱的处理中,VATS已经占主导地位,不仅创伤小,还可以完成肺大疱切除和胸膜固定术,同时切口感染程度和胸腔积液并发症概率都低于传统开胸手术。切除肺大疱的方法有嵌钉切除法、套扎结扎法、激光切除、电灼法等。

(2)开胸手术:开胸除了可以完成修补破口,肺大疱结扎切除外,若发现肺内原有病变,必要时可以转行肺叶或肺段切除。为了克服开胸的缺点新方法随之而生,如腋下小切口胸廓切开术,手术损伤轻,能达到预计手术效果。

7. 其他治疗　继发性气胸的原发病治疗。例如COPD患者的感染给予抗生素治疗。

8. 并发症及其处理　脓胸发生时,脓液细菌培养可以明确病原菌。治疗主要是积极使用抗生素,插管引流,生理盐水冲洗胸腔。血气胸待肺完全复张后,出血多能自行停止。

纵隔气肿和皮下气肿的气胸随着胸膜腔内气体排出减压而自行吸收。高浓度吸氧也有助于吸收。当纵隔气肿张力过高影响了呼吸循环功能,可以做胸骨上窝切开排气治疗。

**复习指导**

1. 胸腔积液

(1)临床表现:①主要症状为干咳,以及与呼吸相关的胸痛。②体征,少量积液无明显体征,大量积液有气管移位,患侧呼吸度减弱,肋间隙饱满,叩诊呈浊音,语音震颤减弱或消失,听诊呼吸音减弱或消失。

(2)诊断标准:只要明确发现胸腔内存在过量液体,均可诊断胸腔积液。

(3)分类:漏出液、渗出液。

(4)鉴别诊断:①结核性胸膜炎;②恶性胸腔积液;③肺炎旁胸腔积液等。

(5)治疗:病因治疗是最主要的治疗方法。积液量大的患者可以局部抽取胸腔积液。

2. 自发性气胸

(1)临床表现:①主要症状。伴或不伴诱因突发的,持续一侧胸痛及呼吸困难。②体征。气管向健侧移位,患侧胸部隆起,呼吸运动及触觉语颤减弱,叩诊过清音或鼓音,听诊呼吸音减弱至消失。

(2)诊断标准:X线胸片可见压缩肺组织及气胸线。

(3)分类:闭合性气胸、开放性气胸和张力性气胸。

(4)鉴别诊断:①急性心肌梗死和心绞痛;②主动脉夹层;③急性肺栓塞等。

(5)治疗:注意识别张力性气胸,及时行胸腔穿刺。其他类型的气胸的治疗分为非手术和手术治疗,选择治疗方式需要权衡利弊,综合考虑。

(安 健 胡成平)

# 第12章 原发性支气管肺癌
chapter 12

**学习要求**

学习原发性支气管肺癌的常见病因、分类，掌握肺癌的诊治要点，建立对以咳嗽为主的中、老年患者如何进行临床询问、甄别和追踪的基本思路，知晓怎样针对性进行筛查和危险因素预防。

原发性支气管肺癌（primary bronchogenic carcinoma），简称肺癌（lung cancer），是原发于支气管黏膜或腺体的最常见的肺部恶性肿瘤。21世纪后肺癌已成为全世界的头号恶性肿瘤，WHO于1997年、1999年均报道肺癌为各种癌症死因之首位。预计到2025年，我国肺癌病人将达到100万，成为全世界第一肺癌大国。

肺癌多在40岁以后发病，男性多于女性。但由于症状缺乏特异性，早期临床表现多隐蔽，早期诊断困难，大多数肺癌获得诊断时已处于晚期，5年生存率不超过15%。

**临床提示**　中年，尤其是50岁以上＋吸烟＋不明原因的干咳→考虑本病。

【病因及发病机制】

1. 吸烟　是目前公认的引起肺癌的重要危险因素。调查显示，85%以上的肺癌患者有吸烟史。吸烟者肺癌的死亡率比不吸烟者高10～13倍，而且开始吸烟的年龄越早、吸烟的时间越长、吸烟量越大，肺癌死亡率越高。纸烟中的苯并芘、尼古丁、烟碱、亚硝胺及微量砷等均有致癌作用。戒烟者患肺癌的危险性随着戒烟年份的延长而逐渐降低。

2. 空气污染　室内空气污染如煤焦油、煤烟、烹调油烟、室内被动吸烟、室内氡气等是女性患肺癌的危险因素。大气污染、城市中的汽车废气、工业废气、公路沥青等都含有苯并芘、氧化亚砷、放射性物质等致癌物质。

3. 职业致癌因子　在某些职业的劳动环境中具有许多致癌物质，确认的致癌物质有：铬、镍、砷、石棉、煤油、煤焦油、芥子气、三氯甲醚等。

4. 饮食与营养　食物中天然维生素A及其衍生物β胡萝卜素和锌、硒等微量元素的摄入不足与以后恶性肿瘤的发生有着一定的关系，尤其突出的是肺癌。

5. 其他　大剂量的电离辐射可引起遗传物质改变而致肺癌。某些肺部疾病（如肺结核、慢性支气管炎、结节病、慢性肺间质纤维化等）对肺癌的发生有一定的相关性。近年研究证明，肺癌的发生与某些癌基因的活化和肿瘤抑制基因的丢失或失活密切相关。

【病理和分类】

肺癌的病理分类是确定治疗方案的参考依据，目前仍沿用按解剖学部位分类和组织病理学型分类标准。

1. 按解剖部位分类

(1) 中央型肺癌:生长在段以上支气管的肺癌,位于肺门附近,以鳞状上皮细胞和小细胞未分化癌多见。

(2) 周围型肺癌:生长在段以及段以下支气管的肺癌,以腺癌多见。近年来呈上升趋势,也是女性肺癌最常见的类型。

2. 按组织学分类 按癌细胞的分化程度、形态特征及生物学特点分为以下几种。

(1) 鳞状上皮细胞癌(鳞癌):最常见,与吸烟关系密切。多为中央型,向管腔内生长,早期即易引起支气管狭窄,导致肺不张或阻塞性肺炎,癌组织易变性、坏死可形成癌性空洞并继发肺脓肿。但癌细胞生长缓慢,转移晚,手术机会相对较多,5年生存率高。对放疗、化疗不如小细胞未分化癌敏感。

(2) 小细胞未分化癌(简称小细胞肺癌):在肺癌中恶性程度最高,约占1/4。患者年龄较轻,常有吸烟史。癌肿多生长在肺门附近的大支气管,倾向于向黏膜下层生长,癌细胞生长快,侵袭力强,易向远处转移,可引起类癌综合征。手术较难切除,但对化疗和放疗较敏感。

(3) 大细胞未分化癌(简称大细胞癌):分为巨细胞癌和透明细胞癌,多数发生于肺周边部位,故手术切除机会较大。

(4) 腺癌:女性多见,与吸烟关系不大。多发生于肺周边部位,向管腔外生长,也可循肺泡壁蔓延,倾向于形成腺体,常在肺组织边缘部位形成2~4cm的肿块,易于累及胸膜而引起胸腔积液。局部浸润及血行转移较鳞状上皮细胞癌早。

【临床表现】

肺癌的表现复杂多样,5%~15%的患者无症状,仅在体检时发现。

1. 局部症状

(1) 咳嗽:肺癌以此为首发症状者占45%左右,为最常见的早期症状。多呈阵发性刺激性干咳,如造成明显支气管狭窄,咳嗽呈高调的金属音。

(2) 痰血:以中央型肺癌多见,因癌组织血管丰富,可有痰中带血或小量咯血,晚期癌肿侵蚀较大血管时,可有大量咯血。

(3) 喘鸣喘息:癌肿造成气道部分阻塞时,可有局限性喘鸣,可伴有喘息。

(4) 胸部胀痛:癌肿侵犯胸壁、胸膜、肋骨、压迫肋间神经等均可引起顽固性胸痛。晚期疼痛剧烈需用吗啡镇痛。

(5) 呼吸困难:肿瘤如果压迫阻塞气道、侵犯胸膜引起大量胸腔积液、压迫上腔静脉等均可引起胸闷、气急。

2. 全身症状

(1) 低热:癌组织坏死可引起发热,癌肿压迫或阻塞引起阻塞性肺炎是肺癌最常见的发热原因。抗生素治疗效果不佳。

(2) 体重下降:消瘦是常见症状。晚期可出现恶病质。

(3) 肿瘤转移所致的症状:如声音嘶哑(转移到纵隔淋巴结后压迫喉返神经);吞咽困难(癌肿压迫或侵犯食管);面部、颈部及胸壁静脉曲张淤血和组织水肿(直接侵犯或因纵隔淋巴结转移压迫上腔静脉);Horner综合征(发生于肺尖部的上沟癌,又称Pancoast癌,因侵犯或压迫交感神经节,引起患侧眼睑下垂、瞳孔缩小、眼球内陷、同侧额部或胸部少汗或无汗);臂丛神经压迫综合征(患侧自腋下为主向上肢内侧放射的、夜间较为显著的烧灼样疼痛);远处转移的表现(瘤转移至脑引起头痛、呕吐、眩晕、复视、共济失调、瘫痪及精神异常,转移到骨骼引起骨痛和病理性骨折,转移到肝引起肝大、肝区疼痛、黄疸和腹水等,转移至淋巴结引起锁骨上无痛性淋巴结增大、多发性皮下结节等)。

(4) 伴癌综合征:包括内分泌、神经肌肉、结缔组织、血液系统和血管的异常改变。最常见的为骨关节肥大、杵状指(趾)伴指端疼痛、甲床周围红晕环绕即肥大性肺性骨关节病。还可表现为男性乳房发育、多发性神经炎、重症肌无力、库欣综合征、抗利尿激素分泌不当综合征等。

【实验室和其他检查】

1. 胸部X线检查　是发现肺癌的重要方法之一。

(1) 中央型肺癌：肺门肿块是中央型肺癌的直接征象。多为单侧肺门增宽或类圆形阴影或不规则肿块，边缘毛糙，有时有分叶表现。肿块可与肺不张或阻塞性肺炎并存，形成下缘呈"S"状的典型X线征象。肿块所致支气管完全或部分阻塞可引起阻塞性肺不张、阻塞性肺炎、局限性肺气肿等间接征象。

(2) 周围型肺癌：早期可发现局限性小片状阴影，边缘不清，密度较淡，易误诊为结核或炎症；随着癌肿的增大，X线表现为结节、肿块，边缘清楚但不规则，可有分叶、脐凹或短细毛刺，密度较高。如发生癌性空洞者多为偏心空洞、洞壁厚薄不一、内壁不规则，呈蚕蚀样可伴有液平面。

(3) 细支气管-肺泡癌：单发结节型可表现为肺部孤立结节状阴影，密度低而不均匀，边缘模糊不清。弥漫型表现为两肺大小不等的结节状阴影，多分布在中、下肺野，边缘清晰，密度较深，动态观察可发现阴影逐渐增大、增多，常伴网状阴影。

2. CT检查　胸部CT具有较高的分辨能力，能发现普通X线不易发现的、更小的和一些特殊部位（如心脏后、肺尖等）的病灶；能辨别有无肺门及淋巴结增大，有助于肺癌临床分期的判定；螺旋式CT可显示直径<5mm的小结节、中央气管内以及第6级、第7级支气管和小血管，能明确癌肿与周围血管和气管的关系，对治疗方法的选择具有重要意义。

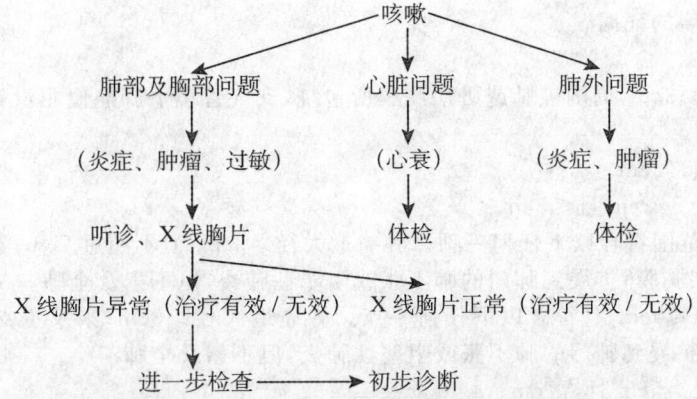

问题讨论

患者男性，52岁，平素体健，出现刺激性咳嗽3周，抗生素症治疗效果不好。有吸烟史。请分析患者要考虑哪些问题？怎样进行下一步追问和检查？指出排查要点。

关键问题：本次咳嗽有无诱因？咳嗽的特点（持续时间、有没有痰、痰中是否带血），有没有慢性咳嗽/结核等肺部疾病病史？有无吸烟史？哮喘的家族史？接触动物、烟尘等工作史？有什么疼痛等其他伴随症状？

追踪路径：

诊断要点：中老年＋吸烟史→刺激性干咳→有痰→抗炎治疗无效。无痰＋有血→痰脱落细胞检查→高度怀疑癌症。

3. 磁共振成像（MRI）检查　在临床上MRI对明确癌肿与大血管之间的关系、分辨肺门淋巴结或血管阴影等方面价值高于CT，但肺门病变的分辨力则相对CT较差。

4. 支气管镜检查　是诊断肺癌的主要方法。可直接窥视主支气管、气管隆突以及第4级、第5级支气管内的情况，或活检可疑的黏膜组织。对中央型肺癌诊断的阳性率可达90%～93%。对肺癌的确诊及组织学分型都具有决定性意义。

5. 痰液脱落细胞学检查　是肺癌最有效、最简便的早期诊断方法，可判断肺癌的组织学类型，阳性率可达80%,尤其是中央型肺癌阳性率更高。

6. **活组织检查** 是肺癌确诊及分型诊断的最重要依据,检查方法包括在X线透视、胸部CT或B超等的引导下,采用细针经胸壁穿刺进行肺部病灶的活检,对周围型肺癌的阳性率较高,可达70%~80%;经纵隔镜或胸腔镜进行活检;对锁骨上增大的淋巴结及胸膜活检等。

7. **其他检查** 癌的相关抗原的检查,如癌胚抗原(CEA)、神经肽类等检查,酶学检查以及放射性核素肺部扫描等,但对肺癌的诊断均无特异性。

【诊断和鉴别诊断】

对于肺癌应强调早期发现、早期诊断。一般通过病史询问、体格检查、X线检查、痰液、支气管镜及穿刺活检综合判断,80%~90%的患者可以确诊。

1. **早期诊断的线索** 一方面取决于患者对肺癌防治知识的了解,能否及时就诊,对高危人群定期体检;另一方面取决于医务人员对肺癌早期征象的警惕性,不漏诊、误诊。临床上应对于40岁以上长期吸烟者并具有下列情况的人群提高警惕:①刺激性干咳或呛咳2~3周,抗炎及镇咳治疗无效;②原有慢性呼吸道疾病患者,近期咳嗽性质发生改变;③近2~3个月出现持续痰中带血而无其他原因可解释者;④同一部位、反复发作的阻塞性肺炎;⑤单侧局限性、固定性干啰音,咳嗽后性质不发生改变者;⑥原因不明的四肢关节疼痛、杵状指(趾),或其他异位内分泌综合征等肺外表现者;⑦局限性的肺气肿或原因不明的段、叶肺不张;⑧肺部孤立性圆形病灶及单侧肺门阴影增大者;⑨原有肺结核病灶已稳定,现在其附近出现新的结节、团块状病灶、经抗结核治疗无效者;⑩无中毒症状的进行性增多的血性胸腔积液患者。

2. **确诊** 病理学标准是诊断肺癌的金标准。对于没有病理学依据的诊断仅为临床诊断,不能认定为确诊。在病情允许的条件下,应当尽可能取得组织标本或细胞学标本,进行病理学检查。完整的病理诊断应包括组织类型、分化程度、基因状态,以利于临床合理的个体化治疗。

3. **分期** 肺癌分期方法是沿用国际肺癌研究协会(IASLC)的TNM分期(2009年,第7版)

(1)肺癌TNM分期中T、N、M的定义

①原发肿瘤(T)

$T_x$:原发肿瘤不能评估,或痰、支气管冲洗液找到癌细胞但影像学或支气管镜没有可见的肿瘤。

$T_0$:没有原发肿瘤的证据。

Tis:原位癌。

$T_1$:肿瘤最大径≤3cm,周围被肺或脏层胸膜所包绕,支气管镜下肿瘤侵犯没有超出叶支气管(即没有累及主支气管)。

$T_1a$:肿瘤最大径≤2cm。

$T_1b$:肿瘤最大径>2cm且≤3cm。

$T_2$:肿瘤大小或范围符合以下任何一项。肿瘤最大径>3cm;但不超过7cm;累及主支气管,但距隆突≥2cm;累及脏层胸膜;扩展到肺门的肺不张或阻塞性肺炎,但不累及全肺。

$T_2a$:肿瘤最大径≤5cm,且符合以下任何一点。肿瘤最大径>3cm;累及主支气管,但距隆突≥2cm;累及脏层胸膜;扩展到肺门的肺不张或阻塞性肺炎,但不累及全肺。

$T_2b$:肿瘤最大径>5cm且≤7cm。

$T_3$:任何大小的肿瘤已直接侵犯了下述结构之一者。胸壁(包括肺上沟瘤)、膈肌、纵隔胸膜、心包;或肿瘤位于距隆突2cm以内的主支气管,但尚未累及隆突;或全肺的肺不张或阻塞性肺炎。肿瘤最大径>7cm;与原发灶同叶的单个或多个卫星灶。

$T_4$:任何大小的肿瘤已直接侵犯了下述结构之一者。纵隔、心脏、大血管、气管、食管、喉返神经、椎体、隆突;或与原发灶不同叶的单发或多发病灶。

②区域淋巴结(N)

$N_x$:区域淋巴结不能评估。

$N_0$:无区域淋巴结转移。

$N_1$：转移至同侧支气管旁淋巴结和（或）同侧肺门淋巴结，和肺内淋巴结，包括原发肿瘤直接侵犯。

$N_2$：转移至同侧纵隔和（或）隆突下淋巴结。

$N_3$：转移至对侧纵隔、对侧肺门淋巴结、同侧或对侧斜角肌或锁骨上淋巴结。

③远处转移（M）

$M_x$：远处转移不能评估。

$M_0$：无远处转移。

$M_1$：有远处转移。

$M_1a$：胸膜播散（包括恶性胸腔积液、恶性心包积液、胸膜转移结节）；对侧肺叶的转移性结节。

$M1b$：胸腔外远处转移。

（2）肺癌 TNM 分期：见表 12-1。

表 12-1　国际肺癌研究协会 TNM 分期（IASLC 2009）

| 分期 | TNM |
| --- | --- |
| 隐性肺癌 | $T_x, N_0, M_0$ |
| 0 | $Tis, N_0, M_0$ |
| ⅠA | $T_1a,b, N_0, M_0$ |
| ⅠB | $T_2a, N_0, M_0$ |
| ⅡA | $T_1a,b, N_1, M_0$ |
|  | $T_2a, N_1, M_0$ |
|  | $T_2b, N_0, M_0$ |
| ⅡB | $T_2, N_1, M_0$ |
|  | $T_3, N_0, M_0$ |
|  | $T_1, N_2, M_0$ |
| ⅢA | $T_2, N_2, M_0$ |
|  | $T_3, N_1, M_0$ |
|  | $T_3, N_2, M_0$ |
|  | $T_4, N_0, M_0$ |
|  | $T_4, N_1, M_0$ |
| ⅢB | $T_4, N_2, M_0$ |
|  | 任何 $T, N_3, M_0$ |
| Ⅳ | 任何 T，任何 $N, M_1a,b$ |

4. 鉴别诊断

（1）肺结核：①肺门淋巴结结核，多见于青年人或儿童，常伴有低热、盗汗等结核中毒症状，结核菌素试验呈强阳性，且抗结核治疗有效。②结核球，青年人多见，病灶多位于上叶尖后段以及下叶背段；略呈波浪状分叶，但无明显切迹；直径常<3cm，外有包膜；边界清晰，少有毛刺；病灶内多有钙化，密度高而不均匀；周围伴有纤维结节状卫星病灶，长期观察，多年不变；有空洞形成时，多为中心性空洞，洞壁较厚，内面光滑。③粟粒性肺结核，多见于年轻人，起病急，全身中毒症状显著；X线胸片检查显示为病灶大小相等、分布均匀、密度一致的粟粒状阴影，纤维支气管镜活检有助于鉴别。④结核性胸膜炎，应与癌性胸腔积液鉴别。

（2）肺炎、支气管炎：肺癌所致的阻塞性肺炎应与肺炎和"慢性支气管炎"相鉴别，肺炎起病急，有寒战、高热以及呼吸道感染症状，抗生素治疗病灶多可迅速吸收；而阻塞性肺炎则进展缓慢，毒血症表现相对较轻，抗生素治疗吸收缓慢，炎症吸收后可在相应部位发现块状阴影。慢性支气管炎应有长期慢性咳嗽史，肺部有相应的影像学特点。

（3）肺脓肿：应与癌性空洞继发感染时相鉴别，原发性肺脓肿起病急，寒战、高热等中毒症状显著，有咳嗽、咳大量脓臭痰病史。X线检查显示肺部厚壁空洞，周围有炎症改变。白细胞计数增高及中性粒细胞增多。

【治疗】

肺癌的治疗原则为根据患者的机体状况，肿瘤的细胞学、病理学类型，侵及范围（临床分期）和发展趋向，采取多学科综合治疗（multi-disciplinary team，MDT）模式，有计划、合理地应用手术、化疗、放疗、分子靶向治疗、生物免疫治疗、营养支持等治疗手段，以期达到根治或最大程度控制肿瘤、提高治愈率、改善患者的生活质量、延长患者生存期的目的。目前肺癌的治疗仍以手术治疗、放射治疗和药物治疗为主。

1. **手术治疗**　是早期非小细胞肺癌的首选治疗方法。鳞状上皮细胞癌切除机会多，术后 5 年生存率较高,腺癌次之。小细胞癌在就诊时90%以上已经发生胸内或远处转移,故手术切除机会最小,目前国内主张先化疗,再手术。在癌肿局限未累及对侧以及高位淋巴结时,可行肺叶、肺段、楔形、双肺叶或袖状切除术;当癌肿已经累及同侧纵隔淋巴结或胸壁(包括未侵犯椎体和交感神经节肺上沟癌)仍可试行肿瘤切除加纵隔淋巴结清扫或胸壁重建手术。手术切除彻底、边缘无肿瘤细胞者,其5年生存率在40%以上。

2. **放射治疗(放疗)** 常用的有 $^{60}Co$、γ线、电子束β线及中子加速器等。利用放射线对癌细胞的杀伤作用达到治疗癌肿的目的。肺癌对放疗的敏感性以小细胞肺癌最高,其次为鳞状上皮细胞癌和腺癌,故此放射线的剂量以小细胞最小,腺癌最大。在放疗过程中,应注意减轻和防止白细胞减少、放射性肺炎、放射性肺纤维化以及放射性食管炎等放疗反应。全身状况极差,有严重心、肺、肝、肾功能不全的患者为放射治疗的禁忌证。放疗方法有2种:①根治性放疗,适用于病灶局限但因解剖原因不便手术,或不愿意手术的患者。在此种情况下,若辅以化疗可以提高疗效。②姑息性放疗,目的在于抑制肿瘤的生长、延迟肿瘤的扩散、缓解症状,对肺癌所致的顽固性咳嗽、咯血、肺不张、上腔静脉阻塞综合征等有肯定疗效。此外,对骨骼转移性疼痛及脑转移所致的症状也有一定的缓解作用。

3. **化学药物治疗(化疗)**

(1) 小细胞肺癌的化疗:小细胞肺癌对化疗最为敏感,有效率可达60%,缓解率在50%~90%,其中完全缓解率达25%,所以,小细胞癌首选化疗,且化疗加放疗的疗效较单用化疗好。治疗方案应首选依托泊苷(足叶乙苷)/顺铂(EP)或卡铂(EC)方案。亦可采用顺铂加拓扑替康(IP)或加伊立替康(IC)。治疗2周期后病变进展,或在化疗周期的休息期中再度恶化者,应当停止原方案,改用其他方案。二线方案推荐拓扑替康。

(2) 非小细胞肺癌的化疗:非小细胞肺癌的化疗分为姑息化疗、辅助化疗、新辅助化疗和局部化疗等。非小细胞肺癌一线化疗主要采用含铂两药方案治疗。常选用的方案有长春瑞宾+顺铂/卡铂(NP)、紫杉醇+顺铂/卡铂(TP)、吉西他宾+顺铂/卡铂(GP)、多西他赛+顺铂/卡铂(DP)。对一线治疗达到疾病控制(CR+PR+SD)的患者,可选择适宜的维持治疗。非小细胞肺癌的二线药物治疗:可选择的药物包括多西紫杉醇、培美曲塞及分子靶向药物。

4. **靶向药物治疗** 分子靶向治疗是在细胞分子水平上,针对已经明确的导致细胞癌变或促使肿瘤进展的关键致癌位点,来设计相应的药物,药物进入体内选择性与特异致癌位点结合发生作用,促使肿瘤细胞特异性死亡的治疗方法。所以,分子靶向治疗又被称为"生物导弹"。近年来针对肿瘤分子靶点的靶向药物已广泛用于临床,并获得巨大成功。目前疗效较好的靶向药物包括表皮生长因子酪氨酸激酶抑制药(EGFR-TKI),如吉非替尼和厄罗替尼,主要用于EGFR突变者。已用于肺癌的其他靶向药物还有西妥昔单抗(cetuximab)及抗血管生成的贝伐单抗(bevacizumab)、血管内皮抑素(endostar)等。

5. **肺癌的介入治疗** 近年来采用局部介入治疗的方法来缓解患者的症状,部分患者可控制癌肿发展,经支气管镜进行血卟啉染料激光治疗、YAG激光切除治疗、支气管腔内放疗、电刀切割治疗、支架置入等。

6. **生物缓解调节药(BRM)** 为小细胞肺癌的治疗提供了一种新的治疗手段。BRM可增强人体免疫功能以及对化疗、放疗的耐受性,提高疗效,减少复发,目前已经成为肿瘤治疗的重要组成部分,尤其是如干扰素、白细胞介素-2、转移因子、左旋咪唑、肿瘤坏死因子(TNF)、菌落刺激因子(CSF)等在临床上已经有较广泛的的应用。

7. **中医药治疗** 中医学里有许多单药、方剂,可与西药联用,起到协同治疗作用,能减少患者对化疗、放疗的反应,增强机体的免疫力。

【预后】

肺癌的预后取决于早发现、早诊断、早治疗。肺癌的总体预后仍不理想,5年生存率一般仍不超过15%。早期肺癌接受手术治疗后,5年生存率可达90%以上,而未经抗癌治疗的晚期肺癌患者中位生存时间仅为3~5个月。因此,早期诊断、合适的治疗是改善肺癌预后的关键。

控制吸烟是肺癌最有效的预防措施。治理大气污染和做好职业暴露的防范均有助于减少肺癌的发病风险。

### 复习指导

1. 肺癌的组织学特点：鳞状上皮细胞癌，生长缓慢、转移慢、手术切除的机会大，放疗效果不如小细胞肺癌；腺癌，周边型多见，血行转移比鳞癌早，易侵犯胸膜导致胸腔积液；小细胞肺癌，占肺癌的15%，恶性程度最高，多见于肺门附近，易侵犯肺实质，与肺门、纵隔淋巴结融合成块，转移早，对放化疗敏感，可引发副瘤综合征。

2. 肺癌的症状：刺激性干咳、侵犯胸壁、远处转移症状（锁骨上淋巴结、肝脑骨肾上腺等）。

3. 辅助检查

(1) 影像：①中央型。一侧肺门类圆形不规则阴影，并发肺不张时有"S"现象，肺门、纵隔块状影，气管移向健侧，可有局限性肺不张、肺气肿。②周边型。斑片状阴影、有分叶毛刺，胸膜牵拉，癌性空洞壁厚不平、偏心、有液平。

(2) 病理：包括痰脱落细胞检查、支气管镜活检、经皮穿刺活检。

(3) 肿瘤标志物检查。

4. 诊断：不明原因的刺激性干咳、隐痛、血丝痰，治疗效果差，原有肺部疾患近期加重；结核病人正规抗结核治疗无效，病灶增大；可有非特异性全身皮肤、神经、内分泌表现，单侧局限性哮鸣音或湿啰音要考虑考虑肺癌。

5. 鉴别诊断：注意与肺结核、肺炎、肺脓肿鉴别。

|  | 肺癌 | 肺结核 | 肺炎 | 肺脓肿 |
| --- | --- | --- | --- | --- |
| 主要特点 | 中、老年人干咳<br>治疗无效<br>痰有癌细胞 | 青年人多<br>PPD强阳性<br>抗结核治疗有效 | 有诱因,急性起病<br>发热,白细胞计数升高<br>抗生素有效 | 感染史、败血症<br>胸部特殊体征<br>影像有脓肿灶 |

（顾其华　胡成平）

# 第13章 睡眠呼吸暂停低通气综合征

> **学习要求**
>
> 学习睡眠呼吸暂停低通气综合征的病因、发病机制、临床表现及多导睡眠图监测,能够对睡眠呼吸暂停低通气综合征作出诊断、分类和鉴别诊断、正确选择治疗方式。

睡眠呼吸暂停低通气综合征(sleep apnea hypopnea syndrome,SAHS)是指各种原因引起睡眠状态下反复出现呼吸暂停和(或)低通气,引起低氧血症、高碳酸血症,从而使机体产生一系列病理生理改变的临床综合征。

> **临床提示**
>
> 打鼾+呼吸暂停+多导睡眠图→睡眠呼吸暂停低通气综合征。

【概述】

1. **定义** 睡眠呼吸暂停低通气综合征是指每晚7小时睡眠过程中呼吸暂停反复发作30次以上或呼吸暂停低通气指数(apnea hypopnea index,AHI)每小时≥5次。呼吸暂停指睡眠过程中口鼻气流完全停止10s以上;低通气指睡眠过程中呼吸气流强度(幅度)较基础水平降低50%以上,并伴有血氧饱和度较基础水平下降≥4%或微醒觉。睡眠呼吸暂停低通气指数指每小时睡眠时间内呼吸暂停加低通气的次数。

2. **分型** 根据睡眠过程中呼吸暂停时胸腹运动情况分为3种类型:①阻塞型(OSAS),指呼吸暂停时呼吸动力依然存在,此型最为常见;②中枢型(CSAS),呼吸暂停时呼吸动力消失;③混合型(MSAS),指一次呼吸暂停过程中,前半部分有中枢型特点,后半部分有阻塞型特点。其中以阻塞型最为常见,目前把阻塞型和混合型统称为阻塞型睡眠呼吸暂停低通气综合征(OSAHS)。

【流行病学】

美国40岁以上人群OSAHS患病率2%~4%,澳大利亚高达6.5%,我国香港地区4.1%,上海市3.62%,长春市为4.81%。男性多于女性,老年人发病率更高。美国多项研究报告显示,未治疗的OSAS患者,5年之后,AHI>20者的病死率远远高于AHI<20者,其中57%死于心血管并发症。

【病因和发病机制】

1. **中枢型睡眠呼吸暂停综合征**(central sleep apnea syndrome,CSAS) 单纯中枢型比较少见,可与阻塞型同时存在,中枢型又进一步分为高碳酸血症和正常碳酸血症2类,其发病机制可能与下列因素有关:①睡眠时呼吸中枢对各种刺激的反应性减低;②中枢神经系统对低氧血症尤其是$CO_2$浓度改变引起的呼吸反馈调控的不稳定性;③吸气与呼气转换机制异常等。

2. **阻塞型睡眠呼吸暂停低通气综合征**(obstructive sleep apnea hypopnea syndrome,OSAHS) 本型有家族聚集性及遗传倾向,占SAHS的大多数。多数有上呼吸道主要是鼻咽部狭窄或堵塞,常见原因有肥胖、短颈、变应性鼻炎、鼻息肉、软腭松弛、舌根后坠、扁桃体肥大、小颌畸形、下颌后缩、颞颌关节功能障碍等。某些内分泌疾病如甲状腺功能减退症、糖尿病常合并 OSAHS。发病机制可能与睡眠状态时上气道软组织和肌肉的塌陷性加重、睡眠过程上气道肌肉对低氧和二氧化碳的刺激反应性降低有关。

【临床表现】

1. 白天临床表现　①日间极度嗜睡：本病最常见的症状，轻者表现为白天工作或学习时犯困、瞌睡，严重者进食、交谈中即可入睡，甚至引发严重后果，如驾车时因打瞌睡而发生交通事故。②头晕乏力：因夜间反复呼吸暂停、低氧血症，睡眠中断，醒觉次数增多，睡眠质量差，醒后常感头晕、头昏、疲倦、乏力。③精神行为异常：机制是夜间低氧血症对大脑的损害以及深睡眠时相减少。表现为注意力分散，精细操作能力下降，记忆力和判断力下降，反应迟钝，严重者无法胜任工作，年老者可有痴呆症状。④晨起头痛：常在清晨出现，多为隐痛，可持续1～2h，有时需服镇痛药方可缓解。与血压升高、颅内压及脑血流的变化有关。⑤口干：因夜间张口呼吸，醒后感口干舌燥、咽喉不适。⑥性格行为变化：急躁、焦虑、易激动，使家庭和社会关系受影响，致使亲情与友情疏远，甚至发展为抑郁症。⑦性功能减退：约有10%的患者因快动眼睡眠期缩短造成性器官末梢神经损害而出现性欲减退，甚至阳萎。

2. 夜间临床表现　①打鼾：夜间主要症状，鼾声高低不平且不规则，常为鼾声-呼吸暂停-喘气-鼾声交替出现，一般气流中断的时间为20～30s，个别可持续2min以上，此时患者可出现明显发绀。②呼吸暂停：旁睡者发现患者有呼吸暂停，随着喘气、憋醒或响亮的鼾声使呼吸暂停终止。OSAHS患者有明显的胸腹矛盾呼吸。③憋醒：呼吸暂停后突然憋醒，常伴有翻身，四肢不自主运动甚至抽搐，突然坐起或翻到床下，憋醒后感胸闷、心慌或心前区不适。④多动不安：由于低氧血症，患者夜间翻身、体位转动频繁。⑤多汗：出汗较多，以颈部、上胸部较为明显。与气道阻塞后呼吸用力和呼吸暂停引起的高碳酸血症有关。⑥睡眠行为异常：可有恐惧、惊叫、呓语、幻听、梦游等。⑦夜尿：醒觉多致夜尿次数增多，部分患者有遗尿。

3. 全身器官损害　OSAHS患者常以心血管系统异常为首发表现，OSAHS可以是高血压、冠心病、心律失常、脑卒中的独立危险因素，而且药物疗效不佳。

(1) 高血压。OSAHS者高血压发生率约45%，可为首发症状，降压药物疗效不佳。

(2) 冠心病。因缺氧引起冠状动脉内皮损伤、脂质沉积在血管内膜、继发性红细胞增多血黏度增加所致。表现为各种类型的心律失常、夜间心绞痛、心肌梗死，甚至猝死。

(3) 肺心病、呼吸衰竭。低氧血症、高碳酸血症等所致。

(4) 各种类型的心律失常。

(5) 缺血性或出血性脑血管病。

(6) 精神异常，如精神躁狂或抑郁症。

(7) 2型糖尿病。糖尿病和OSAHS两者具有较高的临床并存率。

4. 中枢型和阻塞型睡眠呼吸暂停低通气综合征的鉴别　临床表现各有其特点，见表13-1。

5. 体征　CSAS可有原发病的相应体征，OSAHS患者可以有肥胖(体重指数 BMI>28)、短颈、下颌畸形、鼻息肉、鼻甲肥大、软腭低垂、扁桃体肥大、悬雍垂肥大、舌体肥大、咽腔狭窄等。

【实验室和其他检查】

1. 多导睡眠图(polysomnography, PSG)　多导睡眠图监测是确诊SAHS的金标准，根据PSG能确定其类型及病情轻重。病情轻重分级标准见表13-2。

2. 血液检查　部分患者有不同程度的血红细胞计数增高和血红蛋白增加。

3. 胸部X线检查　并发肺心病、高血压、冠心病时，可有相应的X线表现。

4. 血气分析　并发肺心病、呼吸衰竭时，可有低氧血症、高碳酸血症和呼吸性酸中毒。

5. 肺功能检查　并发肺心病、呼吸衰竭患者，可有不同程度的通气功能障碍。

6. 心电图　可有心肌缺血、心室肥厚、心律失常等表现。

表 13-1  中枢型和阻塞型睡眠呼吸暂停低通气综合征的鉴别

| 中枢型 | | 阻塞型 |
|---|---|---|
| $PaCO_2$ 增高 | $PaCO_2$ 正常 | |
| 呼吸衰竭 | 夜间醒觉 | 打鼾明显 |
| 肺心病 | 失眠 | 明显呼吸暂停或憋醒 |
| 红细胞增多症 | 轻度及间歇打鼾 | 白天嗜睡 |
| 打鼾 | 白天嗜睡 | 体型大多肥胖 |
| 白天嗜睡 | 体型常正常 | |

表 13-2  睡眠呼吸暂停低通气综合征病情轻重分级

| 病情分度 | AHI(次/h) | 夜间最低 $SaO_2$ (%) |
|---|---|---|
| 轻度 | 5～14 | 85～89 |
| 中度 | 15～30 | 80～84 |
| 重度 | >30 | <80 |

【诊断】

1. 临床诊断  根据患者睡眠时打鼾伴呼吸暂停、白天嗜睡、身材肥胖、颈短等典型临床表现,结合多导睡眠图监测结果,可作出临床诊断。

2. 病因诊断  对确诊患者常规检查口、鼻咽喉部有无局部解剖和发育异常,有无增生和肿瘤等。查头颅、颈部的 X 线片、CT 和 MRI 测量口咽横截面积,可作为狭窄的定位判断。对怀疑内分泌疾病者可进行相应的检查,如怀疑甲状腺功能减退可检测甲状腺功能。

【鉴别诊断】

1. 单纯性鼾症  有明显的鼾声,但 PSG 检查不符合上气道阻力综合征诊断,患者无呼吸暂停和低通气,无低氧血症。

2. 上气道阻力综合征  气道阻力增加,PSG 检查反复出现 α 醒觉波,夜间微醒觉每小时超过 10 次,表现白天疲倦及嗜睡,明显鼾声可有可无,无呼吸暂停及低氧血症。

3. 发作性睡病  发作性不可抗拒的睡眠或伴有猝倒,好发于青少年,常有家族史,PSG 检查睡眠潜伏期缩短,<10min,入睡后 20min 内有快速眼动时相出现,无呼吸暂停和低氧血症。

4. 夜间发作性癫痫  发生在睡眠过程中的轻度癫痫也可存在呼吸暂停,脑电图检查有助于鉴别。

【治疗】

1. 中枢型睡眠呼吸暂停综合征

(1)积极治疗原发病:如神经系统、运动系统疾病等。

(2)呼吸兴奋药物:目的是增加呼吸中枢驱动力,改善呼吸暂停及低氧血症。疗效不确定,不作为常规治疗。药物有阿米三嗪、茶碱、乙酰唑胺等。

(3)氧疗:可纠正低氧血症,预防肺动脉高压、肺心病。对神经肌肉疾病患者有加重高碳酸血症的可能,因此建议低浓度吸氧。合并 OSAHS,氧疗可能加重阻塞性呼吸暂停。

(4)辅助通气治疗:适用于严重患者,可选择无创正压通气和有创机械通气。

2. 阻塞型睡眠呼吸暂停低通气综合征

(1)一般治疗:①减肥,控制饮食,适当运动。必要时药物或手术减肥;②戒烟酒,避免使用镇静药;③改变睡眠体位,侧位睡觉,抬高床头;④治疗引发本病的疾病:如肥胖症等。

(2)药物治疗:疗效不肯定,可选用增加上气道开放、减低上气道阻力的药物,如有变应性鼻炎、鼻阻塞等,睡前血管收缩药滴鼻如麻黄碱。也可试用乙酰唑胺、甲羟孕酮(安宫黄体酮)。普罗替林可缩短REM睡眠,延长深睡眠。莫达非尼(Modafinil)是一种新型中枢兴奋药,明显减少白天的睡眠时间和次数,而不影响夜间睡眠的时间和质量,对CPAP治疗后嗜睡症状改善不明显的患者,有一定的疗效。

(3) 器械治疗

①经鼻持续气道内正压通气(n-CPAP):是治疗中重度OSAHS患者的首选方法。疗效高达90%~95%。n-CPAP可使患者的功能残气量增加,上气道阻力减低,特别是通过机械压力使上气道畅通,并通过刺激气道感受器增加上气道肌张力,防止睡眠过程上气道塌陷。可有效地消除夜间打鼾、改善睡眠结构、改善夜间呼吸暂停和低通气,并纠正夜间低氧血症,使白天症状显著改善。不良反应有口鼻黏膜干燥、憋气、局部压迫、结膜炎和皮肤过敏等。选择合适的鼻罩和加用湿化装置可以减轻不良反应。

适应证:①AHI≥15次/h的患者;②AHI<15次/h,但白天嗜睡等症状明显的患者;③手术治疗失败或术后复发者;④不能耐受其他方法治疗者。

禁忌证:昏迷患者,有肺大疱、气胸、咯血及血压不稳定者。

②双水平气道内正压(BiPAP)呼吸机:适用于CPAP治疗压力要求较高者、OSAS合并COPD或OSAS病情严重者。使用鼻(面)罩呼吸机时,在吸气和呼气相分别给予不同的送气压力,在患者自然吸气时,送气压力较高,而自然呼气时,送气压力较低。既保证上气道开放,又更符合呼吸生理过程,增加了患者治疗依从性。

③自动调压智能(Auto-CPAP)呼吸机治疗:根据夜间气道阻塞程度的不同,呼吸机送气压力也随时变化。疗效和耐受性优于CPAP治疗,但价格昂贵。

呼吸机压力调定:受睡眠体位、睡眠阶段和呼吸时相等因素影响,夜间气道阻塞的程度和所需的最低有效治疗压力也随时变化。因此进行CPAP治疗前,应在医院先行压力检测试验,选定最合适的治疗压力并指导患者在家中长期治疗,定期复诊,根据病情变化调整送气压力。使用CPAP治疗,压力一般设置在6~11 cmH$_2$O。

④口腔矫治器(oral appliance,OA)治疗:目前应用较多的是下颌前移器,下颌位置前移使舌根部及舌骨前移,上气道扩大。具有简单、无创、费用低等优点。适应证:①单纯性鼾症;②轻中度OSAHS患者;③不能耐受其他治疗方法者。有颞颌关节炎或功能障碍者不宜应用。本法可减轻打鼾,但对改善缺氧和呼吸紊乱的效果尚难评价。

(4) 手术治疗

①鼻手术:鼻中隔偏曲采用鼻中隔矫正术,鼻甲肥大采用鼻甲切除术,鼻息肉予息肉摘除。

②悬雍垂软腭咽成形术(uvulopalatopharyngoplasty,UPPP):是目前最常用的手术方法。对单纯口咽部狭窄患者如软腭过低、松弛、扁桃体肥大等有一定疗效,近期有效率50%~60%,术后(3~5年)易复发。需注意术后鼾声消失并不表示呼吸暂停和低氧血症的改善,无鼾声的呼吸暂停易被疏忽或延误治疗,故更危险。因此术后仍应随访和监测患者。

③激光辅助咽成形术:利用激光进行咽部成形术,局部麻醉,可以门诊进行,降低了手术风险,疗效和适应证同UPPP。

④低温射频消融术:是一种软组织射频微创手术,利用射频能量使目标组织容积缩小和顺应性降低。具有手术安全、创伤小、能重复治疗、患者易接受、可在门诊进行等特点,适应于单纯性鼾症或轻中度OSAHS患者,对消除打鼾及减轻气道阻塞有短期疗效。

⑤正颌手术:包括下颌前移术、颏成形术、颏前移和舌骨肌肉切断悬吊术、双颌前移术等。适用于各种原因的下颌后缩、小颌畸形与下颌弓狭窄等患者。

### 复习指导

1. **睡眠呼吸暂停综合征的临床表现**:日间极度嗜睡,头晕乏力,精神行为异常,晨起头痛,性格行为变化,性功能减退。夜间打鼾,呼吸暂停,憋醒,多动不安,多汗,睡眠行为异常,夜尿。

2. 分型:①阻塞型(OSAS),最为常见;②中枢型(CSAS);③混合型(MSAS)。

3. 辅助检查:PSG是确诊SAHS的金标准,能确定其类型及病情轻重。

4. 诊断:根据患者睡眠时打鼾伴呼吸暂停、白天嗜睡、身材肥胖、颈短等典型临床表现,结合PSG监测结果,可作出临床诊断。病因诊断应检查口、鼻咽喉部有无局部解剖和发育异常,有无增生和肿瘤等。

5. 鉴别诊断:单纯性鼾症,上气道阻力综合征,发作性睡病,夜间发作性癫痫。

6. 治疗:减肥,控制饮食,适当运动;戒烟酒,避免使用镇静药;改变睡眠体位,侧位睡觉,抬高床头。严重患者可选择无创正压通气和有创机械通气。

(张 茵)

# 第14章 呼吸衰竭

chapter 14

> **学习要求**
> 
> 学习呼吸衰竭的常见病因、分型以及诊治要点，建立对以呼吸困难为主的重症患者如何进行临床询问、甄别和治疗的基本原则，知晓酸碱失衡电解质紊乱的基本判定方法。

呼吸衰竭（respiratory failure）是指各种原因引起的肺通气和（或）换气功能严重障碍，以至在静息状态下亦不能维持足够的气体交换，导致低氧血症伴（或不伴）高碳酸血症，进而引起一系列病理生理改变和相应临床表现的综合征。在海平面、静息状态、呼吸空气条件下，动脉血氧分压（$PaO_2$）< 60mmHg，伴或不伴二氧化碳分压（$PaCO_2$）> 50mmHg，并排除心内解剖分流和原发于心排血量降低等因素，可诊为呼吸衰竭。

> **临床提示** 有基础疾病或突发意外创伤＋呼吸困难＋发绀＋精神症状→考虑本病。

【病因】

1. **气道阻塞性病变** 气管-支气管的炎症、痉挛、肿瘤、异物、纤维化瘢痕等可引起气道阻塞和肺通气不足，或伴有通气/血流比例失调，导致缺氧和 $CO_2$ 潴留，发生呼吸衰竭。

2. **肺组织病变** 肺炎、肺心病、严重肺结核、间质性肺疾病、肺水肿等疾病，可导致肺泡减少、有效弥散面积减少、通气/血流比例失调，导致缺氧或合并 $CO_2$ 潴留，发生呼吸衰竭。

3. **肺血管疾病** 肺栓塞、肺血管炎等可引起通气/血流比例失调，动静脉短路，严重时导致呼吸衰竭。

4. **胸廓与胸膜病变** 气胸、大量胸腔积液或伴有胸膜肥厚与粘连、强直性脊柱炎、类风湿脊柱炎等，均可影响胸廓活动和肺扩张，造成通气/血流比例失调，导致呼吸衰竭。

5. **神经肌肉疾病** 脑血管疾病、颅脑外伤、脑炎以及镇静催眠药中毒，可直接或间接抑制呼吸中枢。脊髓损伤、脊髓灰质炎、多发性神经炎、重症肌无力、有机磷中毒、破伤风及严重的钾代谢紊乱，均可累及呼吸肌，造成呼吸肌无力，引起肺通气不足以致呼吸衰竭。

【发病机制】

低氧血症和高碳酸血症的发生机制：

1. **肺通气不足** 正常成年人在静息状态下有效肺泡通气量约为 4L/min，才能维持正常的肺泡氧分压（$P_AO_2$）和二氧化碳分压（$P_ACO_2$）。肺泡通气量减少会引起 $P_AO_2$ 下降和 $P_ACO_2$ 上升。从而导致 $PaO_2$ 下降和 $PaCO_2$ 升高。

2. **弥散障碍** 系指 $O_2$、$CO_2$ 等气体通过肺泡膜的物理弥散过程发生障碍。肺泡膜两侧气体分压差、气体弥散系数、肺泡膜的弥散面积、厚度和通透性等因素影响弥散速度，另外，血液与肺泡接触时间及心排血量、血红蛋白含量、通气/血流比例等也是影响因素。$CO_2$ 的弥散能力是 $O_2$ 的 20 倍,故在弥散障碍时,通常以低氧血症为主。

3. 通气/血流比例失调　正常成人静息状态下,通气/血流比值约为 0.8。通气/血流比例失调通常仅导致低氧血症,严重的通气/血流比例失调亦可导致 $CO_2$ 潴留。

4. 肺内动-静脉解剖分流增加　由于动静脉瘘的形成,肺动脉内的静脉血未经氧合直接流入肺静脉,导致 $PaO_2$ 降低。在这种情况下,提高吸氧浓度并不能提高分流静脉血的血氧分压。

5. 氧耗量增加　发热、寒战、呼吸困难和抽搐均增加氧耗量。对于存在通气或换气功能障碍的病人,氧耗量的增加可造成或加重缺氧和二氧化碳的潴留。

【低氧血症和高碳酸血症对机体的影响】

1. 对中枢神经系统的影响　脑组织耗氧量大,占全身耗氧量的 1/5~1/4。中枢皮质神经元细胞对缺氧最为敏感。通常完全停止供氧 4~5min 即可引起不可逆的脑损害。对中枢神经影响的程度与缺氧的程度和发生速度有关。当 $PaO_2$ 降至 60mmHg 时,可以出现注意力不集中、智力和视力轻度减退;当 $PaO_2$ 迅速降至 40~50mmHg 以下时,会引起一系列神经精神症状,如头痛、不安、定向与记忆力障碍、精神错乱、嗜睡;低于 30mmHg 时,神志丧失乃至昏迷;$PaO_2$ 低于 20mmHg 时,只需数分钟即可造成神经细胞不可逆性损伤。

缺氧和 $CO_2$ 潴留导致的神经精神障碍症候群称为肺性脑病,又称 $CO_2$ 麻醉。肺性脑病早期,往往有失眠、兴奋、烦躁不安等症状。缺氧和 $CO_2$ 潴留均会使脑血管扩张、脑间质水肿、脑细胞水肿、颅内压增高,严重时出现脑疝。

2. 对循环系统的影响　$PaO_2$ 降低和 $PaCO_2$ 升高,可以引起反射性心率加快、心肌收缩力增强,使心排血量增加;缺氧和 $CO_2$ 潴留时,交感神经兴奋引起皮肤和腹腔器官血管收缩,而冠状血管主要受局部代谢产物的影响而扩张,血流量增加。严重的缺氧和 $CO_2$ 潴留可直接抑制心血管中枢,造成心脏活动受抑和血管扩张、血压下降和心律失常等严重后果。急性严重缺氧可导致心室颤动或心脏停搏。长期慢性缺氧可导致心肌纤维化、心肌硬化。

3. 对呼吸系统的影响　低氧血症对呼吸的影响较 $CO_2$ 潴留的影响为小。低 $PaO_2$ 作用于颈动脉体和主动脉体化学感受器,可反射性兴奋呼吸中枢,增强呼吸运动。但当 $PaO_2$<30mmHg 时,缺氧对呼吸中枢的直接作用是抑制作用。

$CO_2$ 是强有力的呼吸中枢兴奋剂。但当 $PaCO_2$>80mmHg 时,会对呼吸中枢产生抑制和麻醉效应,此时呼吸运动主要靠 $PaO_2$ 降低对外周化学感受器的刺激作用得以维持。

4. 对肾功能的影响　呼吸衰竭的患者常常合并肾功能不全,随着缺氧的改善,肾功能可以恢复。

5. 对消化系统的影响　呼吸衰竭的患者常合并消化功能障碍,表现为消化不良、食欲缺乏,甚至出现胃肠黏膜糜烂、坏死、溃疡和出血。缺氧可直接或间接损害肝细胞使丙氨酸氨基转移酶上升,若缺氧能够得到及时纠正,肝功能可逐渐恢复正常。

6. 呼吸性酸中毒及电解质紊乱　血 $PaCO_2$ 增高(>45mmHg),pH 下降(<7.35),导致呼吸性酸中毒。在缺氧持续或严重的患者体内,组织细胞能量代谢的中间过程如三羧酸循环、氧化磷酸化作用和有关酶的活动受到抑制,能量生成减少,导致体内乳酸和无机磷产生增多而引起代谢性酸中毒。此时患者出现呼吸性酸中毒合并代谢性酸中毒。由于能量不足,体内转运离子的钠泵功能障碍,使细胞内 $K^+$ 转移至血液,而 $Na^+$ 和 $H^+$ 进入细胞,造成细胞内酸中毒和高钾血症。

慢性呼吸衰竭时因 $CO_2$ 潴留发展缓慢,肾减少 $HCO_3^-$ 排出以维持 pH 的恒定。但当体内 $CO_2$ 长期增高时,$HCO_3^-$ 也持续维持在较高水平,导致呼吸性酸中毒合并代谢性碱中毒。此时 pH 可处于正常范围,称为代偿性呼吸性酸中毒合并代谢性碱中毒。因血中主要阴离子 $HCO_3^-$ 和 $Cl^-$ 之和相对恒定(电中性原理),当 $HCO_3^-$ 持续增加时血中 $Cl^-$ 相应降低,产生低氯血症。当呼吸衰竭恶化,$CO_2$ 潴留进一步加重时,$HCO_3^-$ 已不能代偿,pH 低于正常范围(7.35)则呈现失代偿性呼吸性酸中毒合并代谢性碱中毒。

【分类】

在临床实践中,通常按动脉血气分析、发病急缓及病理生理的改变进行分类。

1. 按照动脉血气分析分类

(1) Ⅰ型呼吸衰竭:血气分析特点是 $PaO_2 < 60mmHg$,$PaCO_2$ 降低或正常。主要见于肺换气障碍疾病,如间质性肺疾病、急性肺栓塞等。

(2) Ⅱ型呼吸衰竭:血气分析特点是 $PaO_2 < 60mmHg$,同时伴有 $PaCO_2 > 50mmHg$。系肺泡通气不足所致,如慢性阻塞性肺疾病。

2. 按照发病急缓分类

(1) 急性呼吸衰竭:由于某些突发的致病因素,如严重肺疾患、创伤、休克、电击、急性气道阻塞等,使肺通气和(或)换气功能迅速出现严重障碍,在短时间内引起呼吸衰竭。

(2) 慢性呼吸衰竭:指一些慢性疾病,如 COPD、肺结核、间质性肺疾病、神经肌肉病变等,逐渐加重对呼吸功能的损害,经较长时间才发展为呼吸衰竭。另一种临床较常见的情况是在慢性呼吸衰竭的基础上,病情急性加重,在短时间内出现 $PaO_2$ 显著下降和 $PaCO_2$ 显著升高,称为慢性呼吸衰竭急性加重,其病理生理学改变和临床情况兼有急性呼吸衰竭的特点。

3. 按照发病机制分类　驱动或制约呼吸运动的中枢神经系统、周围神经系统、神经肌肉组织(包括神经-肌肉接头和呼吸肌)及胸廓统称为呼吸泵,这些部位的功能障碍引起的呼吸衰竭称为泵衰竭。通常泵衰竭主要引起通气功能障碍,表现为Ⅱ型呼吸衰竭。肺组织、气道阻塞和肺血管病变造成的呼吸衰竭,称为肺衰竭。

# 第一节　急性呼吸衰竭

【病因】

引起急性呼吸衰竭的病因较复杂,严重呼吸系统感染、急性呼吸道阻塞性病变、重度或危重哮喘、急性肺水肿、肺血管疾病、胸廓外伤或手术损伤、自发性气胸和急剧增加的胸腔积液等呼吸系统疾病,导致肺通气和(或)换气障碍;急性颅内感染、颅脑外伤、脑血管病变(脑出血、脑梗死)等直接或间接抑制呼吸中枢;脊髓灰质炎、重症肌无力、有机磷中毒引起通气不足。

【临床表现】

急性呼吸衰竭的临床表现主要是低氧血症所致的呼吸困难和多器官功能障碍。

1. 呼吸困难　多数患者较早出现的呼吸困难,可表现为频率、节律和幅度的改变。早期表现为呼吸频率增快,病情加重时,查体见"三凹征"。中枢性疾病或中枢神经抑制性药物所致的呼吸衰竭,表现为呼吸节律改变,如潮式呼吸、比奥呼吸等。

2. 发绀　当动脉血氧饱和度低于90%时,可在口唇、指甲出现发绀;是缺氧的典型表现。因发绀的程度与还原型血红蛋白含量相关,所以红细胞增多者发绀更明显,贫血者则不明显或不出现;严重休克等原因引起外周性发绀。

3. 精神神经症状　急性缺氧可出现精神错乱、躁狂、昏迷、抽搐等症状。如合并急性二氧化碳潴留,可出现嗜睡、淡漠、扑翼样震颤,以至呼吸骤停。

4. 循环系统表现　多数患者有心动过速;严重低氧血症、酸中毒可引起心肌损害,亦可引起周围循环衰竭、血压下降、心律失常、心搏停止。

5. 消化和泌尿系统表现　严重呼吸衰竭对肝、肾功能都有影响,丙氨酸氨基转移酶与血浆尿素氮可以升高;也可出现尿蛋白、红细胞和管型。消化系统可见胃肠道黏膜充血水肿、糜烂渗血或应激性溃疡,引起上消化道出血。

【诊断】

1. 动脉血气分析　对于判断呼吸衰竭和酸碱失衡的严重程度及指导治疗具有重要意义。当 $PaCO_2$ 升高、pH 正常时,称为代偿性呼吸性酸中毒,若 $PaCO_2$ 升高、$pH < 7.35$,则称为失代偿性呼吸

性酸中毒。

2. **肺功能检测** 通过肺功能的检测能判断通气功能障碍的性质(阻塞性、限制性或混合性)及是否合并有换气功能障碍,并对通气和换气功能障碍的严重程度进行判断。

3. **胸部影像学检查** 普通X线胸片、胸部CT和放射性核素肺通气/灌注扫描、肺血管造影等有助于呼吸衰竭的病因诊断。

4. **支气管镜检查** 可以帮助明确大气道情况,从病理学角度帮助明确病因。

【治疗】

呼吸衰竭总的治疗原则是:加强呼吸支持,包括保持呼吸道通畅、纠正缺氧和改善通气等;呼吸衰竭病因和诱发因素的治疗;加强一般支持治疗和对其他重要脏器功能的监测与支持。

1. **保持呼吸道通畅** 对任何类型的呼吸衰竭,保持呼吸道通畅是最基本、最重要的治疗措施。气道不畅使呼吸阻力增加,呼吸功消耗增多,会加重呼吸肌疲劳;气道阻塞致分泌物排出困难将加重感染,同时也可能发生肺不张,使气体交换面积减少;气道如发生急性完全阻塞,会发生窒息,在短时间内导致患者死亡。

保持气道通畅的主要方法:①若患者昏迷应使其处于仰卧位,头后仰,托起下颌并将口打开;②清除气道内分泌物及异物;③若以上方法不能奏效,必要时应建立人工气道。若患者有支气管痉挛,需积极使用支气管扩张药物。

2. **氧疗** 通过增加吸入氧浓度来纠正患者缺氧状态的治疗方法即为氧疗。

(1) 吸氧浓度:原则是保证$PaO_2$迅速提高到60mmHg的前提下,尽量减低吸氧浓度。较高浓度(>35%)给氧可以迅速缓解Ⅰ型呼吸衰竭的低氧血症而不会引起$CO_2$潴留。对于伴有高碳酸血症的急性呼吸衰竭,往往需要低浓度给氧。

(2) 吸氧装置:①鼻导管或鼻塞,主要优点为简单、方便;不影响患者咳痰、进食。缺点为氧浓度不恒定,高流量时对局部黏膜有刺激,氧流量不能大于7L/min。吸入氧浓度与氧流量的关系,即吸入氧浓度(%)=21+4×氧流量(L/min)。②面罩,主要优点为吸氧浓度相对稳定,可按需调节,该方法对于鼻黏膜刺激小,缺点为在一定程度上影响患者咳痰、进食。

3. **增加通气量、改善$CO_2$潴留**

(1) 呼吸兴奋药:呼吸兴奋药的使用原则是必须保持气道通畅,否则会促发呼吸肌疲劳,并进而加重$CO_2$潴留;脑缺氧、水肿未纠正而出现频繁抽搐者慎用;患者的呼吸肌功能基本正常;不可突然停药。主要适用于以中枢抑制为主、通气量不足引起的呼吸衰竭,对以肺换气功能障碍为主所导致的呼吸衰竭患者,不宜使用。常用的药物有尼可刹米和洛贝林。

(2) 机械通气:当机体出现严重的通气和(或)换气功能障碍时,以人工辅助通气装置(呼吸机)来改善通气和(或)换气功能,即为机械通气。呼吸衰竭时应用机械通气能维持必要的肺泡通气量,降低$PaCO_2$;改善肺的气体交换效能;使呼吸肌得以休息,有利于恢复呼吸肌功能。

气管插管的指征因病而异。急性呼吸衰竭患者昏迷逐渐加深,呼吸不规则或出现暂停,呼吸道分泌物增多,咳嗽和吞咽反射明显减弱或消失时,应行气管插管使用机械通气。机械通气的主要并发症为血压下降、心排血量下降、脉搏增快等循环功能障碍;气道压力过高或潮气量过大可致气压伤;并发呼吸机相关肺炎。

无创正压通气(NIPPV)用于急性呼吸衰竭的治疗已取得了良好效果。经鼻/面罩行无创正压通气,简便易行,与机械通气相关的并发症发生率低。但患者应具备以下基本条件:①清醒能够合作;②血流动力学稳定;③不需要气管插管保护(即患者无误吸、严重消化道出血、气道分泌物过多且排痰不利等情况);④无影响使用鼻/面罩的面部创伤;⑤能够耐受鼻/面罩。

4. **病因治疗** 引起急性呼吸衰竭的原发疾病多种多样,在解决呼吸衰竭本身造成危害的前提下,针对不同病因采取适当的治疗措施十分必要,也是治疗呼吸衰竭的根本所在。

5. **一般支持疗法** 积极纠正电解质紊乱和酸碱平衡失调。加强液体管理,防止血容量不足和液体负荷过大。保证充足的营养及热量供给。

6. 其他重要脏器功能的监测与支持　呼吸衰竭往往会累及其他重要脏器,应加强对重要脏器功能的监测与支持,预防和治疗肺动脉高压、肺源性心脏病、肺性脑病、肾功能不全、消化道功能障碍和弥散性血管内凝血(DIC)等。特别要注意防治多器官功能障碍综合征(MODS)。

## 第二节　慢性呼吸衰竭

【病因】

慢性呼吸衰竭多由支气管-肺疾病引起,如慢性阻塞性肺疾病(COPD)、严重肺结核、肺间质纤维化等。胸廓和神经肌肉病变如胸部手术、外伤、胸廓畸形、脊髓侧索硬化症等,亦可导致慢性呼吸衰竭。

【临床表现】

慢性呼吸衰竭的临床表现与急性呼吸衰竭大致相似,但以下几个方面有所不同:

1. 呼吸困难　COPD 所致的呼吸衰竭,病情较轻时表现为呼吸费力伴呼气延长,严重时发展成浅快呼吸。若并发 $CO_2$ 潴留,$PaCO_2$ 升高过快或显著升高时,可表现为浅慢呼吸或潮式呼吸。

2. 神经症状　慢性呼吸衰竭伴 $CO_2$ 潴留时,随 $PaCO_2$ 升高可表现为先兴奋后抑制现象。兴奋症状包括失眠、烦躁、躁动、夜间失眠而白天嗜睡。但此时切忌用镇静药或催眠药,以免加重 $CO_2$ 潴留,发生肺性脑病。肺性脑病表现为神志淡漠、肌肉震颤或扑翼样震颤、间歇抽搐、昏睡,甚至昏迷等。

3. 循环系统表现　$CO_2$ 潴留使外周体表静脉充盈、皮肤充血、温暖多汗、血压升高、心排血量增多而致脉搏洪大;多数患者有心率加快;因脑血管扩张产生搏动性头痛。

【诊断】

慢性呼吸衰竭的血气分析诊断标准参见急性呼吸衰竭。

【治疗】

治疗原发病、保持气道通畅、恰当的氧疗等治疗原则,与急性呼吸衰竭基本一致。

1. 氧疗　COPD 是导致慢性呼吸衰竭的常见呼吸系统疾病,患者常伴有 $CO_2$ 潴留,氧疗时需注意保持低浓度吸氧,防止血氧含量过高。慢性高碳酸血症患者呼吸中枢的化学感受器对 $CO_2$ 反应性差,呼吸主要靠低氧血症对颈动脉体、主动脉体化学感受器的刺激来维持。若吸入高浓度氧,使血氧迅速上升,解除了低氧对外周化学感受器的刺激,便会抑制患者呼吸,造成通气状况进一步恶化,$CO_2$ 上升,严重时陷入 $CO_2$ 麻醉状态。

2. 机械通气　根据病情选用无创或有创机械通气。COPD 急性加重早期给予无创机械通气可以防止呼吸功能不全加重,缓解呼吸肌疲劳,减少后期气管插管率,改善预后。

3. 抗感染　慢性呼吸衰竭急性加重的常见诱因是感染,一些非感染因素诱发的呼吸衰竭也容易继发感染。抗感染治疗抗生素的选择可以参考相关章节。

4. 呼吸兴奋药的应用　慢性呼吸衰竭患者可服用呼吸兴奋剂阿米三嗪 50～100mg,每日 2 次。该药通过刺激颈动脉体和主动脉体的化学感受器兴奋呼吸中枢,增加通气量。

5. 纠正酸碱平衡失调　呼吸性酸中毒的发生多为慢性过程,机体常常以增加碱储备来代偿,以维持 pH 于相对正常水平。当以机械通气等方法较为迅速地纠正呼吸性酸中毒时,原已增加的碱储备会使 pH 升高,对机体造成严重危害,故在纠正呼吸性酸中毒的同时,应当注意同时纠正潜在的代谢性碱中毒,通常给予患者盐酸精氨酸和补充氯化钾。

### 复习指导

1. 呼吸衰竭的临床表现:①呼吸困难。呼吸费力伴呼气延长,严重时发展成浅快呼吸。$CO_2$ 麻醉时,可出现浅慢呼吸或潮式呼吸。②神经症状。慢性呼吸衰竭伴 $CO_2$ 潴留时,随 $PaCO_2$ 升高可表现为先兴奋后抑制现象。兴奋症状包括失眠、烦躁、躁动、夜间失眠而白天嗜睡。肺性脑病表现为神志淡漠、肌肉震颤或扑翼样震颤、间歇抽搐、昏睡,甚至昏迷等。③循环系统表现。$CO_2$潴留使外周体表静脉充盈、皮肤充血、温暖多汗、血压升高、心排血量增多而致脉搏洪大;多数患者有心率加快;因脑血管扩张产生搏动性头痛。

2. 诊断:①动脉血气分析。动脉血氧分压($PaO_2$)<60mmHg,伴或不伴二氧化碳分压($PaCO_2$)>50mmHg,并排除心内解剖分流和原发于心排血量降低等因素,可诊为呼吸衰竭。②肺功能检测。通过肺功能的检测能判断通气功能障碍的性质(阻塞性、限制性或混合性)及是否合并有换气功能障碍,并对通气和换气功能障碍的严重程度进行判断。③胸部影像学检查。普通X线胸片、胸部CT和放射性核素肺通气/灌注扫描、肺血管造影等有助于病因诊断。④支气管镜检查。对于明确大气道情况和取得病理学证据具有重要意义。

3. 慢性呼吸衰竭的治疗方案:①氧疗。Ⅱ型呼吸衰竭氧疗时需注意保持低浓度吸氧,防止血氧含量过高。②机械通气。根据病情选用无创机械通气或有创机械通气。③抗感染。抗感染治疗抗生素的选择可以参考相关章节。④呼吸兴奋药的应用。⑤纠正酸碱平衡失调。

(孟 玲)

# 第15章 急性呼吸窘迫综合征与多器官功能障碍综合征

> **学习要求**
>
> 学习 ALI/ARDS 病因及危险因素,发病机制及病理生理学特点,知晓 ALI/ARDS 的诊断标准及 ALI/ARDS 和 MODS 是同一疾病的不同发展阶段,熟悉呼吸支持技术,警惕可引起 ALI/ARDS 危险因素,能早期作出诊断,减少病死率。

多种肺内、外致病因素均可导致肺等器官的损伤,严重时可以引起急性肺损伤(acute lung injury,ALI)/急性呼吸窘迫综合征(acute respiratory distress syndrome,ARDS)和(或)多器官功能障碍综合征(multiple organ dysfunction syndrome,MODS)。肺是 MODS 中最先累及的器官,ALI/ARDS 是 MODS 在肺部的表现,在 MODS 整个发病过程中居重要甚至是决定性的地位。呼吸支持技术是治疗呼吸衰竭、特别是 ALI/ARDS 的重要技术方法,也是危重症医学技术体系中的重要组成部分。

## 一、急性肺损伤及急性呼吸窘迫综合征

ALI/ARDS 是指心源性以外的各种肺内、外致病因素导致的急性、进行性呼吸衰竭。它是连续的病理生理过程,为同一疾病的 2 个不同的阶段,而不是一种独立的疾病,属于一个复杂动态变化的临床综合征。ALI 代表早期和病情相对较轻的阶段,而 ARDS 代表后期病情较严重的阶段,55% 的 ALI 在 3d 内会进展成为 ARDS。将两者区分开来,有助于早期识别病情及早期处理。

> **临床提示** 肺内、外严重创伤的危险因素+出现进行性呼吸窘迫、难治性低氧血症+两肺浸润阴影→考虑本病。

【流行病学】

ALI/ARDS 是一种常见危重症,病死率极高。在第二次世界大战的伤员中,人们首次认识了急性呼吸窘迫综合征,当时被称为"创伤性湿肺"。1972 年开始将这种综合征称为成年人呼吸窘迫综合征(ARDS),以便与新生儿的呼吸窘迫综合征相区别。然而经多年的临床实践表明,该综合征不仅限于成年人,在儿童和青少年患者中也有大量的报道,故将这种呼吸衰竭按其发病特点改称为急性呼吸窘迫综合征。

【病因和发病机制】

1. 病因 引起 ALI/ARDS 病因多种多样,可以分为肺内因素和肺外因素。肺内因素是指对肺的直接损伤,包括:严重肺部感染,胃内容物吸入,肺挫伤,吸入有毒气体,淹溺、氧中毒等;肺外因素包括:肺外严重感染,严重的非胸部创伤,急性重症胰腺炎,大面积烧伤,大量输血,体外循环,弥散

性血管内凝血,药物(如丙氧芬、阿司匹林、海洛因等)的大量应用。

创伤、感染、休克是导致 ALI/ARDS 发生的三大主要原因。在直接导致 ALI 的原因中,国外报道胃内容物吸入占首位,国内的2个回顾性调查表明感染是 ARDS 最常见的原因,特别是重症肺炎。

2. 发病机制　ALI/ARDS 发病机制复杂,至今尚未完全阐明,除胃酸或毒气的吸入、胸腔创伤等直接因素导致肺泡细胞及毛细血管壁的物理化学性损伤外。更为重要的是由多种炎症细胞和细胞组分参与的间接性损伤。直接或间接损伤破坏肺泡上皮细胞,Ⅰ型上皮细胞损伤导致肺泡渗出增多,肺水肿,弥散功能下降,肺泡Ⅱ型细胞损伤导致肺表面活性物质合成减少,导致肺萎陷及肺不张。另外炎性细胞和炎性因子作用于肺毛细血管内皮细胞,使毛细血管通透性增加和微血栓形成。

目前参与 ALI/ARDS 发病过程的细胞学与分子生物学机制有了很大进展,但尚不十分清楚。几乎所有的肺内细胞均参与了 ALI/ARDS 的发病,但其中最重要的效应细胞为中性粒细胞,在创伤、脓毒血症情况下,由于内毒素脂多糖、IL-8 作用下,中性粒细胞在肺内聚集、激活,并通过"呼吸暴发"释放氧自由基、蛋白酶和炎性介质,以及巨噬细胞、肺毛细血管内皮细胞的参与是 ALI/ARDS 发病的重要细胞学机制。生理情况下,衰老的中性粒细胞以凋亡的形式被吞噬细胞清除,但目前研究发现,很多导致 ALI 发生的因素能够延迟中性粒细胞凋亡,使中性粒细胞持续发挥作用,引起过度和失控的炎症反应,因此,促肺泡上皮性粒细胞凋亡有可能成为 ALI/ARDS 颇具希望的治疗手段之一。除中性粒细胞外,肺泡上皮细胞、成纤维细胞、巨噬细胞及血管内皮细胞可分泌肿瘤坏死因子-α(TNF-α)、白细胞介素-1(IL-1)等炎性介质,对启动早期炎症反应与维持炎症反应起重要作用。凝血和纤溶紊乱也参与 ARDS 的病程,ARDS 早期促凝血机制增强,而纤溶过程受到抑制,引起广泛血栓形成和纤维蛋白的大量沉积,导致血管堵塞及微循环结构受损。

肺内炎性介质和抗炎介质的平衡失调,是 ALI/ARDS 发生、发展的关键环节。除炎性介质增加外,研究表明,体内一些神经肽/激素也在 ALI/ARDS 中具有一定的抗炎作用,如胆囊收缩素(CCK)、血管活性肠肽(VIP)和生长激素等。因此,加强对体内保护性机制的研究,实现炎性介质与抗炎介质的平衡亦十分重要。

目前认为,ARDS 的发生是机体炎症反应失控的结果。系统性炎症反应综合征(SIRS)是创伤、感染导致 ARDS 的共同途径和根本原因。SIRS 即指机体失控的自我持续放大和自我破坏的炎症反应;而机体在 SIRS 发生的同时启动的一系列内源性抗炎介质和抗炎性内分泌激素引起的抗炎反应称为代偿性抗炎症反应综合征(CARS)。如果 SIRS 和 CARS 在病变发展过程中出现平衡失调,则会导致 MODS。

【病理和病理生理】

ARDS 早期在病理学上可见弥漫性肺损伤,透明膜形成及Ⅰ型肺泡上皮或内皮细胞坏死、水肿,Ⅱ型肺泡上皮细胞增生和间质纤维化等表现。病理过程可分成3个阶段:渗出期、增生期和纤维化期。3个阶段常重叠存在。ARDS 大体标本的肺呈暗红或暗紫红的肝样变,可见水肿、出血、重量明显增加,切面有液体渗出,固有"湿肺"之称。镜下可见肺微血管充血、出血、微血栓,肺间质和肺泡内有蛋白质水肿液及炎性细胞浸润。约经72h后,有凝结的血浆蛋白、细胞碎片、纤维素及残余肺表面活性物质混合形成透明膜,伴灶性或大片肺泡萎陷,且肺部病变有"非均一性"特点,可见Ⅰ型肺泡上皮受损坏死。经1～3周,逐渐过渡到增生期和纤维化期。可见Ⅱ型肺泡上皮、成纤维细胞增生和胶原沉积。部分肺泡的透明膜经吸收消散而修复,亦可有部分形成纤维化,肺血管床发生广泛管壁纤维增厚,动脉变形扭曲。

由于肺泡毛细血管内皮细胞和肺泡上皮细胞受损,引起肺间质和肺泡水肿;肺表面活性物质减少,导致小气道闭陷、肺泡萎陷不张,导致肺顺应性降低,肺弥散功能降低;通气/血流比例失调、肺内动-静脉样分流增加;肺毛细血管通透性增加,肺微血栓形成引起肺动脉高压。上述因素综合作用引起弥散障碍和肺内分流,造成严重的低氧血症和呼吸窘迫。呼吸窘迫的产生机制主要有:①低氧血症刺激颈动脉窦和主动脉体化学感受器可反射刺激呼吸中枢,产生过度通气;②肺水肿刺激肺毛细血管旁J感受器,引起反射性呼吸增快。ARDS 早期,常由于过度通气而出现呼吸性碱中毒,但在终

# 第15章 急性呼吸窘迫综合征与多器官功能障碍综合征

末期,可发生通气不足,伴 $CO_2$ 潴留,形成混合性酸中毒。

【临床表现】

1. 原发病的症状,如感染、外伤、手术创伤。

2. 急性起病,在直接或间接肺损伤后 12~48h 发病,出现进行性呼吸急促,伴有发绀,常规吸氧后低氧血症难以纠正。

3. 可无胸部体征,但随后可听到支气管呼吸音或细湿啰音或呼吸音减低。

4. 无心功能不全证据。

【实验室和其他检查】

1. X 线胸片 早期可无异常,或表现为边缘模糊的网状及点片状阴影。继之出现斑片状以至融合成大片状的浸润阴影,大片阴影中可见支气管充气征,以下肺多见。后期可出现肺间质纤维化的改变。

2. 动脉血气分析 $PaO_2$ 降低,$PaCO_2$ 降低,pH 升高是 ARDS 典型改变,$PaCO_2$ 升高提示病情危重。根据动脉血气分析可以计算出肺泡动脉氧分压差[$P_{(A-a)}O_2$]、静动脉血分流(Qs/Qr)、呼吸指数[$P_{(A-a)}O_2/PaO_2$],氧合指数 $PaO_2/FiO_2$ 等指标,对诊断和评价病情严重程度及判断疗效有重要意义。$PaO_2/FiO_2$ 降低是诊断 ALI/ARDS 的必要条件,正常值为 400~500,ALI 时≤300,ARDS 时≤200。

3. 床旁肺功能检查 ARDS 时肺顺应性降低,无效腔通气量比例(VD/VT)增加,但无呼气流速受限。顺应性的改变,对严重性评价和疗效判断有一定的意义。

4. 心脏超声和 Swan-Ganz 导管检查 不仅对诊断、鉴别诊断有价值,而且对机械通气治疗,特别是 PEEP 对循环功能影响,亦为重要的监测指标。通过置入 Swan-Ganz 导管可测定肺动脉楔压(PAWP),这是反映左心房压较可靠的指标。PAWP 一般<12mmHg,若>18mmHg 则支持左侧心力衰竭的诊断。

【诊断和鉴别诊断】

1. 诊断 中华医学会呼吸病学分会 1999 年制定的诊断标准如下:

(1)有 ALI/ARDS 的高危因素。

(2)急性起病、呼吸频数和(或)呼吸窘迫。

(3)低氧血症:ALI 时 $PaO_2/FiO_2$≤300;ARDS 时 $PaO_2/FiO_2$≤200。

(4)胸部 X 线检查显示两肺浸润阴影。

(5)PAWP≤18mmHg 或临床上能除外心源性肺水肿。

同时符合以上 5 项条件者,可以诊断 ALI 或 ARDS。

2. 鉴别诊断 主要与急性心源性肺水肿鉴别。心源性肺水肿时,患者咳嗽、咳粉红色泡沫痰,卧位时呼吸困难加重,双肺底可闻及湿啰音,吸氧、强心剂、利尿剂治疗效果好。ARDS 临床表现为进行性呼吸困难,咳稀血水样痰,急性呼吸窘迫,高流量吸氧,氧分压仍持续下降。另外要与大片肺不张、自发性气胸、上气道阻塞、急性肺栓塞等相鉴别。

【治疗】

治疗原则:消除和治疗原发病因,尽早呼吸支持,改善循环和组织氧供,缺氧,纠正预防并发症,维护肺和其他器官功能,预防 MODS。

1. 原发病的治疗 原发病是影响 ALI、ARDS 预后和转归的关键,尽快除去或妥善处理导致 ARDS 的原发病或诱因,是 ARDS 治疗和预防的首要措施。感染是 ALI/ARDS 的第一高危因素;而 ALI/ARDS 又易并发感染,所以对于所有患者都应怀疑感染的可能,除非有明确的其他导致 ALI/ARDS 的原因存在。治疗上宜选择广谱抗生素。其他积极纠正休克、骨折复位、伤口清创等。遏制全身失控性炎症反应是预防和治疗 ALI/ARDS 的必要措施。

2. 呼吸支持治疗

(1)氧疗:氧疗是改善低氧血症的最基本的措施。一般需要高浓度吸氧,使 $PaO_2$ 达到 60~80mmHg。可根据低氧血症改善的程度和治疗反应调整氧疗方式,可选用鼻导管或面罩吸氧。

ARDS 患者往往低氧血症严重,常规的氧疗常难以奏效。

(2)机械通气:尽管 ARDS 机械通气的指征尚无统一的标准,多数学者认为一旦诊断为 ARDS,应尽早进行机械通气。机械通气目的是维持合适的气体交换和充分的组织氧供,避免或减少对血流动力学的干扰,为病因治疗和肺损伤的修复赢得时间。当 ARDS 患者神志清楚、血流动力学稳定,并能够得到严密监测和随时可行气管插管时,可以尝试无创机械通气(NIV)治疗。若无效或病情加重改为有创通气治疗。

①肺保护性通气策略:由于 ARDS 患者大量肺泡塌陷,肺部病变有"非均一性"及"小肺"特点,常规或大潮气量通气易导致肺过度膨胀和气道平台压过高,加重肺及肺外器官的损伤。气道平台压能够客观反映肺泡内压,其过度升高可导致呼吸机相关肺损伤,气道平台压不应超过 $30\sim35cmH_2O$。由于 ARDS 肺容积明显减少,为限制气道平台压,ARDS 机械通气时常采用小潮气量通气,即 $6\sim8ml/kg$,允许动脉血二氧化碳分压($PaCO_2$)高于正常,即所谓的允许性高碳酸血症。一般主张保持 pH 值 >7.20,否则可考虑静脉输注碳酸氢钠。

②肺复张:促进萎陷的肺泡重新复张可改善 ARDS 患者肺的顺应性和组织氧合。为限制气道平台压而被迫采取的小潮气量通气往往不利于 ARDS 塌陷肺泡的膨胀,为促进萎陷的肺复张而提出了肺复张手法,目前临床常用的肺复张手法包括控制性肺膨胀、呼气末正压(PEEP)递增法及压力控制法(PCV 法)。采用肺复张手法合并小潮气量通气,可明显改善 ARDS 患者的预后。肺复张手法可能影响患者的循环状态,实施过程中应密切监测。

③PEEP 的调节:ARDS 广泛肺泡塌陷不但可导致顽固的低氧血症,而且部分可复张的肺泡周期性塌陷开放而产生剪切力,会导致或加重呼吸机相关肺损伤。适当水平的 PEEP 可使萎陷的小气道和肺泡再开放,防止肺泡随呼吸周期反复开闭,使呼气末肺容量增加,并可减轻肺损伤和肺泡水肿,从而改善肺泡弥散功能和通气/血流比例,减少肺内分流,达到改善氧合和肺顺应性的目的。因此,ARDS 应采用能防止肺泡塌陷的最低 PEEP。PEEP 的调节从低水平开始,先用 $5cmH_2O$,逐渐增加至合适的水平。一般 PEEP 水平为 $8\sim18cmH_2O$。争取维持 $PaO_2>60mmHg$ 而 $FiO_2<0.6$。但 PEEP 可增加胸内正压,减少回心血量,从而降低心排血量,并有加重肺损伤的危险。因此,对血容量不足的患者应用 PEEP 时应补充足够的血容量,同时避免过量,以免加重肺水肿。

对 ARDS 患者机械通气时如何选择通气模式尚无统一的标准,压力控制通气可以保证气道吸气压不超过预设水平,避免呼吸机相关肺损伤,因而较容量控制通气更常用。其他可选的通气模式包括双相气道正压通气、反比通气、压力释放通气等,并可联用肺复张法(recruitment maneuver)、俯卧位通气、液体通气、体外膜氧合技术等以进一步改善氧合。

3. 加强液体管理　大量研究表明,对于急性期患者,如维持正液体平衡患者预后不良。在血流动力学稳定的情况下,在保证组织器官灌注前提下,可酌用利尿药以减轻肺水肿,有助于改善 ALI/ARDS 患者的氧合和肺损伤。存在低蛋白血症的 ARDS 患者,可通过补充人血白蛋白等胶体溶液和应用利尿药,有助于实现液体负平衡,并改善氧合。

4. 营养支持与监护　ARDS 时机体处于高代谢状态,尽早使用强有力的营养支持治疗。肠道内营养可预防肠黏膜萎缩及肠道细菌和内毒素移位,应优先采用。对病情严重,消化功能差者可采用全肠外营养。ARDS 患者应入住 ICU,动态监测呼吸、循环、水电解质、酸碱平衡。MODS 是 ARDS 后期主要的死亡原因。在治疗中监测和支持循环功能、肾功能、肝功能及胃肠功能,以便及时调整治疗方案。

5. 其他治疗　糖皮质激素、表面活性物质、鱼油、一氧化氮、前列腺素 E1、N-乙酰半胱氨酸、布洛芬、重组人活化蛋白 C 等在 ALI/ARDS 中的治疗价值尚不确定。

【预后】

ALI/ARDS 总体病死率在 $30\%\sim70\%$,与其原发病和严重程度有关。存活者大部分能完全恢复,部分遗留肺纤维化。

## 二、呼吸支持技术

对于急危重症病人来说,呼吸支持技术是保障生命的基本手段,包括氧疗和辅助呼吸。

1. **氧疗** 通过增加吸入氧浓度来纠正患者缺氧状态的治疗方法即为氧气疗法(简称氧疗)。氧疗的目的是纠正低氧血症,减少呼吸做功,降低氧耗量,减轻心肺负荷。

(1)适应证:①心搏、呼吸骤停;②低氧血症。按照血气分析,可分为以下2种低氧血症。a. 不伴$CO_2$潴留的低氧血症,可给予较高浓度吸氧(≥35%),使$PaO_2$提高到60mmHg或$SaO_2$达90%以上。b. 伴明显$CO_2$潴留的低氧血症,氧疗可纠正低氧血症,但无助于二氧化碳排出,应予低浓度(<35%)持续吸氧,控制$PaO_2$于60mmHg或$SaO_2$于90%或略高;③组织缺氧,心排血量下降、急性心肌梗死、贫血时,可能并无明显的低氧血症,但组织可有缺氧。

(2)吸氧装置:常用的有鼻导管吸氧和面罩吸氧。其他氧疗方式还有机械通气氧疗、高压氧疗、气管导管给氧或氦-氧混合气吸入等。

(3)氧疗的不良反应及注意事项:①氧中毒、晶状体后纤维组织形成,避免长时间高浓度吸氧($FiO_2>0.5$);②二氧化碳潴留,给予低浓度吸氧;③吸收性肺不张;④交叉感染,吸氧装置需定期消毒;⑤火灾危险,注意防火。

2. **人工气道的建立与管理** 在危重症急救治疗工作中维持呼吸道通畅,建立人工气道是治疗和改善呼吸衰竭的重要手段。

(1)建立人工气道的目的:①解除气道梗阻;②及时清除呼吸道内分泌物;③防止误吸;④严重低氧血症和高碳酸血症时施行正压通气治疗。

(2)建立人工气道的方法:①人工气道的建立分为经口或经鼻气管插管,环甲膜穿刺或气管切开。紧急情况下,一些简单的保持呼吸道通畅的方法,如迅速清除呼吸道、口咽部分泌物和异物;头后仰,托起下颌;放置口咽通气道;用简易呼吸器经面罩加压给氧能起到重要作用,甚至可以避免气管插管。②气管插管前的准备。喉镜、简易呼吸器、气管导管、负压吸引等设备。应先与家属交代清楚插管的必要性和危险性,取得理解和一致认识。③插管具体操作方法见《麻醉学》。插管过程中应监测基础生命征,并确定气管导管是否插入气管内。

(3)气管插管的并发症:①动作粗暴可致牙脱落,或损伤口鼻腔和咽喉部黏膜,引起出血,或造成下颌关节脱位。②浅麻醉下进行气管插管,可引起剧烈咳嗽或喉、支气管痉挛。有时由于迷走神经过度兴奋而产生心动过缓、心律失常,甚至心脏停搏。有时也会引起血压剧升。③导管过细使呼吸阻力增加,甚至因压迫、扭曲而使导管堵塞。导管过粗则容易引起喉头水肿。④导管插入过深误入一侧支气管内,可引起另一侧肺不张。

(4)人工气道的管理:固定好插管,防止脱落移位。监测人工气道气囊压力,注意气道湿化,在拔管及气囊放气前必须清除气囊上滞留物,以防止误吸、呛咳及窒息。每日定时口腔护理,持续声门下吸引,减少肺部感染概率。注意环境消毒隔离。

3. **机械通气** 机械通气是在患者自然通气和(或)氧合功能出现障碍时,运用器械(主要是呼吸机)使患者恢复有效通气并改善氧合的技术方法。

(1)适应证:①通气功能障碍为主的疾病,包括阻塞性通气功能障碍(如COPD急性加重、哮喘急性发作等)和限制性通气功能障碍(如神经肌肉疾病、间质性肺疾病、胸廓畸形等);②换气功能障碍为主的疾病,如ARDS、重症肺炎心源性肺水肿等。

(2)禁忌证:随着机械通气技术的进步,现代机械通气已无绝对禁忌证,相对禁忌证仅为气胸、纵隔气肿未行引流者及大咯血。

(3)有创机械通气常用通气模式:控制通气用于无自主呼吸或自主呼吸极微弱的患者,辅助通气模式用于有一定自主呼吸但尚不能满足需要的患者。常用的通气模式包括控制通气(control mechanical ventilation,CMV)、辅助通气(assist mechanical ventilation,AMV)、辅助-控制通气(A-CV)、同步间歇指令通气(synchronized intermittent mandatory ventilation,SIMV)、压力支持通气(pressure support ventilation，PSV)、双相气道正压(biphasic positive airway pressure,BIPAP)等。

(4) 并发症：机械通气的并发症主要与正压通气和人工气道有关。①呼吸机相关肺损伤(ventilator associated lung injury,VALI)包括气压-容积伤、剪切伤和生物伤；②血流动力学影响，胸腔内压力升高，心排血量减少，血压下降；③呼吸机相关肺炎(ventilator associated prieumonia,VAP)；④气囊压迫致气管-食管瘘。

(5) 撤机：由机械通气状态恢复到完全自主呼吸需要一个过渡过程，这个过程即为撤机。呼吸衰竭的病因去除后，呼吸衰竭得到改善，应尽早撤机。采用逐步降低机械通气水平和逐步延长自主呼吸时间的撤机策略，可以 T 形管、SIMV、PSV 和有创-无创序贯通气等方式逐渐撤机。

(6) 无创机械通气：主要适用于 COPD 急性加重期和急性心源性肺水肿患者及免疫抑制的呼吸衰竭者。持续气道正压(CPAP)和双水平正压通气(BIPAP)是最常用的 2 种通气模式，后者最为常用。

(7) 其他通气技术：高频通气(HFV)、液体通气(LV)、气管内吹气(TGI)、体外膜氧合(ECMO)等技术，亦可应用于急性呼吸衰竭的治疗。

## 三、系统性炎症反应综合征与多器官功能障碍综合征

1. **系统性炎症反应综合征**(systemic inflammatory response syndrome,SIRS)  指感染或非感染因素作用于机体而引起的一种难以控制的持续放大的炎症反应综合征。

主要特征是继发于各种严重打击后所出现的持续高代谢、高动力循环状态以及过度的炎症反应。SIRS 发展的最终结果为多器官功能障碍综合征(MODS)。

(1) 诊断标准：具有诱发 SIRS 的因素并至少具有以下临床表现中的 2 项。①体温＞38℃或＜36℃；②心率＞90/min；③呼吸急促，频率＞20/min，或过度通气、$PaCO_2$＜32mmHg；④血白细胞计数＞$12×10^9$/L 或＜$4×10^9$/L，或未成熟(杆状核)中性粒细胞比例＞10%。

诱发 SIRS 的因素有感染性和非感染性，其中常见的是感染性因素。

(2) 发病机制：具体的发病机制不清楚，主要是由感染或非感染因素导致机体内炎症细胞的活化，引起炎症介质大量释放及促炎介质/抗炎介质平衡失调。发展过程可分为以下 3 个阶段。①局限性炎症反应阶段，该阶段对促进机体康复具有重要意义。②有限性炎症反应阶段，为 SIRS 典型临床表现，致病因素作用强烈或持久时，不足以将有害因素清除，导致病情的进展及炎症反应失控。炎症介质入血，引起全身炎症反应。为防止过度应激和炎症失控对机体的损害，机体还有许多抗炎介质参与了炎症调节过程。③SIRS/CARS 失衡阶段。

代偿性抗炎反应综合征（compensatory anti-inflammatory response syndrome CARS)：由抗炎介质的大量释放引起的免疫功能的抑制及对感染的易感性的增高：在阶段中 SIRS 过强则导致炎症反应失控，使细胞因子由保护作用转为损伤性作用，局部组织及远处器官均遭到损伤而导致 MODS；CARS 过强导致全身免疫功能严重低下，引发全身性感染而导致 MODS。当 SIRS 与 CARS 同时存在又相互加强，则会导致炎症反应和免疫功能更为严重的紊乱，对机体产生更强的损伤，称为混合性拮抗反应综合征（mixed antagonist response syndrome, MARS）。

2. **多器官功能障碍综合征**  MODS 是 SIRS 进一步发展的严重阶段，指在严重创伤、感染、休克、烧伤等急性危重病时或在其复苏后，同时或相继出现 2 个或 2 个以上的器官障碍，以致机体的内环境的稳定必须靠临床干预才能维持的综合征。肺为这一病理生理过程中最易受累的器官，表现为 ALI/ARDS。强调 MODS 是一个动态发展的过程。

MODS 不包含慢性疾病终末期发生的多个器官功能障碍或衰竭。

3. **SIRS 与 MODS 的治疗原则**  在去除病因的前提下进行综合治疗，最大限度地保护各器官系统功能，切断恶性循环。

# 第15章 急性呼吸窘迫综合征与多器官功能障碍综合征

**复习指导**

1. ALI/ARDS概述:主要病理特征为肺毛细血管内皮细胞和肺泡上皮细胞损伤造成弥漫性肺间质及肺泡水肿。病理生理改变以肺容积减少、肺顺应性降低和严重通气/血流比例失调为主。临床表现为急性进行性呼吸窘迫和顽固性低氧血症,肺部影像学表现为非均一性的渗出性病变。

2. ALI/ARDS诊断标准:①有 ALI/ARDS 的高危因素。②急性起病、呼吸频数和(或)呼吸窘迫。③低氧血症,ALI 时 $PaO_2/FiO_2 \leqslant 300$;ARDS 时 $PaO_2/FiO_2 \leqslant 200$。④胸部 X 线检查显示两肺浸润阴影。⑤$PAWP \leqslant 18mmHg$ 或临床上能除外心源性肺水肿。同时符合以上5项条件者,可以诊断ALI 或 ARDS。

3. 治疗:①原发病治疗。控制感染、抢救休克、调整液体输入量、避免长期高浓度氧吸入等。②改善通气和组织供氧。机械通气是纠正缺氧的主要措施。最常用的通气模式是 PEEP。③严格控制输入液体量。一般入量比出量少 500ml。④减轻肺损伤和全身损伤。

4. 呼吸支持技术有氧疗、建立人工气道及机械通气:Ⅰ型呼吸衰竭及Ⅱ型呼吸衰竭的氧疗方法前者可给高浓度氧,而后者应给予低浓度氧疗。常用的机械通气模式为无创正压通气。

(王 静 吴秋歌)

# 第二篇 PART 2

## 循环系统疾病

# 第16章 总　论

**学习要求**

学习循环系统的结构、功能特点，知晓循环系统疾病的分类、常见症状和体征、诊断和防治原则，能够正确诊断循环系统疾病，并能写出完整的诊断。

循环系统疾病是威胁人民健康和生命的首要疾病，对经济发展和社会进步造成巨大负担，是我国引起居民死亡的第一杀手。循环系统疾病中，高血压和冠状动脉粥样硬化性心脏病是最常见的病种，随着治疗水平进步，寿命的延长，心力衰竭逐年增多，严重危害人群健康。

在过去的10多年中，心血管疾病已经成为世界范围内的头号杀手。仅以2004年为例，30%的患者死亡是由于心血管疾病所导致的。如同20世纪末的欧美国家一样，目前包括中国在内的发展中国家正处于心血管疾病的发病高峰期，2001年的统计资料显示，冠心病导致的死亡和致残事件中75%～82%发生在发展中国家。目前我国每年约有300万人死于循环系统疾病，因此，掌握循环系统疾病的相关知识具有重要的现实意义。

【结构及功能特点】

1. 循环系统的结构特点　人体血液循环系统是由心脏和血管组成的一个分布于全身各组织器官的连续封闭式管道系统，心脏是血液循环的驱动器官。血管包括动脉、静脉和毛细血管，是血液流动的通道，将营养物质、氧、激素等运送到组织，并将组织的代谢产物运走，维持机体新陈代谢，维持生命活动。

心脏是充满血液的肌性器官，外覆心包，由左心房、左心室、右心房及右心室4个心腔构成。正常的左、右心房之间及左、右心室之间由房间隔和室间隔隔开，在心房与心室之间有房室瓣相通，心脏在特化的心电传导系统的带领下由心脏工作细胞规律舒张、收缩，完成泵血功能。心脏自身的血液供应来自起源于主动脉根部的左、右冠状动脉，回流的静脉血大部分经冠状窦流入右心房。

2. 循环系统的功能特点

(1) 心脏的泵血功能：心脏通过房室的快速协调运动维持身体的血液循环，是整个循环系统的动力装置。心室肌的收缩和舒张是造成房室间、心脏与大血管压力阶差，推动血液流动的根本原因：心室肌收缩造成室内压上升推动射血，而心室肌舒张造成室内压急剧下降形成的抽吸力是心室快速充盈的主要动力。与此同时，瓣膜的正常活动保证了血液的单方向顺畅流动。

(2) 调节血液循环的神经体液因素：心脏虽然有自律性，但整个循环系统的功能受神经体液因素的调节。①交感神经通过兴奋心脏肾上腺素能 $\beta_1$ 受体，使心率加速、传导加快、心脏收缩力增强，兴奋 $\alpha$ 受体使周围血管收缩。②副交感神经通过兴奋乙酰胆碱能受体，使心率减慢、传导抑制、心脏收缩力减弱、周围血管扩张。③体液调节包括全身性调节和局部调节。全身性调节有多种系统参与，如肾素-血管紧张素-醛固酮系统、交感-肾上腺素能系统、激肽释放酶-激肽系统,其特点是作用时间持久稳定,调节物质经血液循环被携带到全身各处,作用于相应的靶组织或靶细胞而发挥调节作用。局部调节则是由一些细胞分泌的活性物质作用于其邻近的细胞,以旁分泌和(或)自分泌的方式产生调节作用。

(3)冠状动脉血流量的调节:心脏作为动力器官,耗氧量巨大。成年人安静状态下,左心室每分钟血流量为60~90ml/100g心肌,每分钟耗氧量达7~9ml/100g心肌。心脏主要通过扩张冠状动脉和增加冠状动脉血流量来适应心肌对氧需求的增加。冠状动脉血流量取决于:①心肌氧耗量;②冠状动脉灌注压;③舒张期的长短;④内源性或外源性血管活性物质对冠状动脉舒张收缩状态的影响;⑤心脏收缩时,心室壁对穿行于室壁内的冠状动脉的压迫作用。

【分类】

1. **病因分类**　根据致病因素分为先天性和后天性两大类。

(1)先天性心血管病:简称先心病,为心脏大血管在胎儿期发育异常所致。

(2)后天性心血管病:又称获得性心脏病,有以下几种类型。①动脉粥样硬化性心脏病。②风湿性心脏瓣膜病。③高血压及高血压心脏病。④肺源性心脏病,简称为肺心病。⑤感染性疾病导致的心脏疾病。⑥内分泌和代谢疾病,导致的心脏病。⑦结缔组织病导致的心脏损伤。⑧血液病性心脏病。⑨神经官能症引起的心血管功能紊乱。⑩其他。包括肾病性、药物或化学物中毒性、放射性或其他物理因素损伤、高原性及不明原因心肌病等。

2. **病理解剖分类**　由此分为:①心内膜病变。②心肌病变。③心包病变。④血管病变。⑤心脏肿瘤。⑥心脏和大血管先天性畸形。

3. **病理生理分类**　根据不同的病理生理变化分为:①心力衰竭,包括心脏收缩功能和舒张功能不全常见于各种心血管病晚期;②休克,周围循环血液灌注不足造成的内脏和外周组织缺血缺氧、微循环障碍等一系列变化;③肺水肿,由于左心室舒张末压增高,肺静脉压快速增高,肺毛细血管压力随之增高,导致血管内液体渗入到肺间质和肺泡内形成肺水肿;④冠状动脉循环功能不全,导致的心肌缺血变化;⑤瓣膜和乳头肌功能不全;⑥高血压;⑦高动力循环状态;⑧阿-斯综合征;⑨心脏神经官能症;⑩心律失常。

【常见症状和体征】

**(一)症状**

1. **胸痛或胸部不适**　是心脏病患者最常见的症状,常是患者就诊的原因。多由冠状动脉供血不足或心肌梗死引起,需要与其他一些心血管疾病鉴别,某些心血管以外的疾病也需注意鉴别。

2. **呼吸困难**　患者感到空气不足,呼吸费力,常伴随呼吸频率、深度和节律的变化。病因包括呼吸系统疾病、循环系统疾病、中毒、神经精神性疾病和血液病等。

3. **心悸**　患者自觉心搏的跳动引起不适,可伴率增快或减慢,也可以有心律失常。也见于正常健康人群。阵发性、突发性心悸是心血管疾病症状特点。

4. **晕厥**　指大脑一时性供血、供氧不足引起的一种突然、短暂的意识丧失,为不能站立而晕倒。发生快速但能自行完全恢复,发生的基本机制是短暂大脑低灌注。一般分为心源性、反射血管性和脑源性3类。晕厥与昏迷不同,后者持续时间长,恢复较难且缓慢。

5. **水肿**　心源性水肿多由水钠潴留、毛细血管静水压增高致有效滤过压降低而致液体积聚在组织间隙常为凹陷性。一般为全身性、对称性,首先出现于身体的下垂部位,逐渐发展到全身,长期卧床者水肿出现在腰骶部,颜面一般不水肿。早期仅于活动后出现,经卧床休息后可减轻。

6. **发绀**　发绀为毛细血管内的还原血红蛋白超过50g/L时可出现发绀,但发绀并不能确切反映动脉血氧下降的情况。中心性发绀为全身性,所累及部位皮肤是温暖的,见于发绀性先天性心脏病。周围性发绀常出现于肢体末端和下垂部位,局部皮肤发冷。心力衰竭时常两种发绀多同时存在。

## (二)体征

1. **视诊** 视诊有助于发现胸廓及心前区畸形、心尖搏动、颈静脉充盈等情况。特别注意心前区有无局部隆起;心尖搏动移位情况;心尖搏动强弱及范围。颈静脉卧位时有无充盈;有无环形红斑、皮下结节,皮肤黏膜瘀点、Janeway 点、Osler 结节以及杵状指和发绀。

2. **触诊** 触诊能更准确地判断心尖搏动的位置、强度和范围,有无震颤也是器质性心脏病的特征性体征之一。心包发生炎症,时可在胸骨左缘第 4 肋间触及心包摩擦感。

3. **叩诊** 心脏叩诊采用间接叩诊法,以确定心界,判定心脏大小、位置和形状。注意改变的心形,有无靴形改变、梨形,改变、普大型改变以及坐位时是否呈三角烧瓶形等。

4. **听诊** 听诊是心脏检查的重要内容,具有举足轻重的诊断价值。听诊需要安静的环境,以发现心脏搏动的快慢和节律,判断心音和杂音的时相,必要时辅以运动、呼吸或改变体位以便对发现的杂音加以鉴别。医师要以正常心音听诊为基础,学会分辨异常的心音强度、节律,有无额外心音、杂音、心包摩擦音等,确定判定它们的性质、部位、来源与所提示的临床意义。这是诊断心血管疾病必不可少的重要环节,具体内容见后续相关疾病介绍。

5. **周围血管征** 包括水冲脉、枪击音、Duroziez 双重音、毛细血管搏动征等,均是脉压差增大表现。交替脉为左侧心力衰竭的重要体征之一。奇脉是心脏压塞、心包缩窄的重要体征,又称吸停脉。

【辅助检查诊断】

### (一)实验室检查

心血管疾病的实验室检查除一般常规血、尿、便检查外,还有多种生化、病原学和免疫学检查。如凝血功能、血小板聚集功能、心肌损伤标志物检测等;感染性心内膜炎时需做血培养及药敏试验、高敏 C 反应蛋白、红细胞沉降率测定;风湿性心脏病、心肌炎时要做血清抗体测定。BNP 及 BNP 前体测定是鉴别心源性及非心源性呼吸困难的重要指标,并有助于判断患者预后。

### (二)影像学检查

1. **常规 X 线胸片** 不能直接显示心脏的内部结构,需根据心脏边缘和轮廓来判断心脏及各房室有无增大及增大程度。通过观察心脏、大血管的搏动可判断心脏功能,了解心脏大血管钙化病变及肺循环,尤其对左侧心力衰竭时肺水肿的判断和治疗转归随访有重要作用。

2. **X 线计算机断层扫描(CT)检查** 由于心脏不停搏动,普通 CT 分辨力低,不能克服心脏大血管搏动伪影,很难用于心血管疾病的诊断,随着电子束 CT(EBCT)和多排螺旋 CT(MSCT)出现,CT 在心脏的检查取得一定进展,16 排 CT,尤其是 64 排 CT 的出现,进一步提高时间分辨率,并能进行容积数据采集,使冠状动脉 CT 血管造影(称冠脉 CTA)成为一项实用临床技术。CTA 虽在反映冠状动脉狭窄程度的准确性上存在争议,但阴性预测值高,在排除冠状动脉狭窄方面有很好的临床价值。

3. **磁共振成像(MRI)** MRI 的优点在于无创无辐射,组织分辨力好,组织对比度高,能够清楚显示心脏解剖形态,可在任意层面显示心脏大血管结构,无质含碘对比剂,能准确显示心脏功能、血流灌注及心肌活性。MRI 常需结合 2 个层面方位的图像进行分析。已运行的 MRI 机器多数扫描速度不如 CT,对钙化病变不敏感是其缺点。

4. **心脏超声检查** 超声心动图可实时观察心脏及大血管的形态结构及运动,了解心脏收缩舒张功能和瓣膜活动,还能实时显示心血管内血流状态,是诊断心血管疾病最常用的检查方法之一。

(1)M 型超声心动图:采用一维声束探测心脏及大血管各界面的距离和某些结构的快速超微运动,由于不能显示心脏解剖结构、形态及毗邻关系,目前仅作为一种辅助手段不单独使用。

(2)二维超声心动图:能清晰直观、实时显示心脏各结构的空间位置、连续关系等,是超声心电图基本检查方法。通过不同心脏切面反映心脏各房室及大血管的大小、形态及运动,观察瓣膜形态及启闭运动。

(3)彩色多普勒超声心动图:通过多普勒效应,测量心脏及大血管内血流速度及血流方式,分为脉冲多普勒和连续多普勒 2 种形式。对于瓣膜间湍流和反流、心内异常分流、血流速度及方向诊断具有重要意义。结果显示为不同的血流颜色和亮度,朝向探头方向血流显示为红色,背离探头方向血流显示为蓝色,色彩的明亮度越高表示血流速度越快。

(4) 经食管超声心动图:因食管和左心房紧密相邻,经食管超声心动图可获得清晰度和分辨率较高的图像,主要评价房室特定结构、观察节段性室壁运动变化、评价左心功能,评价主动脉夹层及动脉瘤。还可用于术中监测和引导心外科手术。经食管超声心动图显示左心房,特别是左心耳血栓与肿瘤,检测感染性心内膜炎赘生物,显示主动脉夹层方面均优于常规经胸壁超声检查,常用技术包括二维、M型和多普勒等多种常规超声诊断技术。

(5) 负荷超声心电图:广泛应用在冠心病心肌缺血的诊断、危险分层和判断心肌活性等领域。根据负荷方式分为运动、药物、起搏和冷加压试验等。临床主要应用的是多巴酚丁胺、腺苷、双嘧达莫(潘生丁)、踏车试验和活动平板负荷试验。结果表示通常采用与心脏核医学一致的描述,采用17节段心肌模型来说明缺血范围和程度(正常、减弱、丧失)。

其他超声检查还包括心脏声学造影、三维超声心动图、彩色室壁运动显像、组织多普勒成像技术等。

(三) 无创心脏电学检查

1. 常规心电图(electrocardiogram)  常规心电图是针对心肌生物电活动的无创性检查手段,反映了心肌激动时心肌除极、复极及激动传导等电活动的图形,对诊断、心律失常、心肌缺血、心肌梗死、房室肥大心包炎、药物影响等具有很广泛的应用价值,甚至是确定性诊断依据。

2. 动态心电图(dynamic electrocardiogram)  采用长时间、动态记录并配有心律失常和ST段改变等自动分析功能的心电图检查。适用于原因不明的晕厥、怀疑心律失常、心肌缺血而常规心电图难以发现的患者,还可以用于评价抗心律失常治疗效果,判断预后。

3. 心电图负荷试验(exercise stress test)  包括运动负荷试验和药物负荷试验,常用的是通过运动增加心肌耗氧量,临床广泛应用活动平板运动试验和踏车运动试验。如诱发心肌缺血、左心室功能不全及心律失常为阳性,但注意运动负荷试验具有一定假阳性和假阴性,女性绝经期患者假阳性较多。

其他还有遥测心电图、食管导联心电图、房室束电图、空间心向量描记术、心音图、颈动脉和颈静脉波图、心尖搏动图等检查。

(四) 动态血压监测

间断测量并记录24h血压,诊断阵发性高血压、白大衣性高血压并判定高血压程度,评估血压形态是否杓形血压,了解1d之内血压变动及对药物的反应性,指导临床用药。

(五) 放射性核素检查

放射性核素检查主要包括心肌灌注显像和心脏血池显像,目前多采用的方法为单光子发射型断层显像术(single photon emission computed tomography,SPECT),但最准确的仪器是正电子发射断层扫描(positron emission tomography)。

1. 心肌灌注显像的原理  注射入体内的放射性阳离子可以浓聚在心肌细胞内,而各个部位心肌聚集放射性物质的多少与该部位的局部冠状动脉血流量成正比,由此可以反映冠状动脉狭窄导致的局部血流异常。但由于冠状动脉的强大储备能力和建立的侧支循环,静息状态下心肌缺血常被掩盖,往往需要采用运动(活动平板、踏车)或药物负荷(腺苷、双嘧达莫、多巴酚丁胺等)使心肌缺血充分显现出来。

2. 心肌灌注显像的分类  局部心肌缺血、坏死或瘢痕形成时表现为放射性减低或缺损,称为"冷区"显像法,常用显像剂包括$^{201}$铊($^{201}$Tl)和$^{99m}$锝($^{99m}$Tc)-甲氧基异丁基异腈($^{99m}$Tc-MIBI)。而$^{99m}$锝-焦磷酸盐($^{99m}$Tc-PYP)或$^{111}$铟-抗肌凝蛋白抗体($^{111}$In-antimyosin)使新鲜坏死心肌显影,正常心肌反而不显影,称为"热区"显像法。

3. 常见用途  核素心肌灌注影像主要用于检测心肌缺血、判断心肌梗死程度、检测存活心肌。SPECT还可以心脏三维重建,用于检测室壁运动异常,测量左心室容量和射血分数,评价心功能。PET进一步提高了空间分辨率,更好地评估心肌灌注和心肌代谢活性,是检测存活心肌的"金标准",

但PET技术条件高,检查费用昂贵,限制了其使用。心血池显像通过SPECT机自动、连续和等时地采集多个心动周期的信息,信息处理后显示出一个清晰的心动周期心血池系列影像。从而观察心室形态,显示室壁运动情况,并能计算出心室功能的各项参数,包括心室容积、射血分数及心室充盈率等。

### (六)心导管术(cardiac catheterization)和心血管介入技术

心导管术包括经动脉途径插入导管获取左侧循环系统信息的左心导管术和以测定肺动脉压力、肺毛细血管楔压、心脏异常分流为主的右心导管术,以及经皮先心病封堵术、经皮肺动脉瓣、二尖瓣球囊成形术、经皮主动脉瓣置换术等。外周动脉疾病诊断和治疗也可采用相应的介入性检查治疗。

1. **冠状动脉造影术** 是识别有无粥样硬化性冠状动脉狭窄的"金标准",对冠心病患者采用何种治疗方法具有重要的参考价值是目前心血管内科中应用最广泛的侵入性操作之一。其适应证与禁忌证参见相关的医学影像学教材。

冠状动脉造影术通过选择性多体位显像,可分别显示左、右冠状动脉至直径小到$100\mu m$的分支,结果一般通过评估狭窄病变最重节段血管直径与其正常邻近血管直径节段之比和冠状动脉血流TI-MI分级指标表示,具体参见相关章节。

2. **血管内超声(IVUS)** 不仅可以提供血管腔和管壁的精确信息,而且结合冠状动脉内多普勒还可以评估冠状动脉的功能,尤其是对于冠状动脉造影正常的患者,血管内超声检查可以发现存在的动脉粥样硬化病变,对斑块类型的识别有高敏感性和特异性。由于它可以提供良好的血管横断面信息,目前主要用于临界病变、特殊部位病变、特殊形态病变的判断,手术策略的选择,评价及随访支架置入效果,指导冠状动脉左主干病变、复杂病变诊断和治疗,避免漏诊和过度医疗。

3. **光学相干断层显像技术(OCT)** 是新一代的血管内影像学技术,利用光纤干涉仪和近红外光源,通过导管技术,成像纤维导丝提供冠状动脉的二维截面图像和三维重建图,成像分辨率高于IVUS。对易损斑块的评价,如斑块破裂、冠状动脉内血栓、薄帽的纤维粥样斑块及纤维帽内部的巨噬细胞等,远远胜过传统的显像模式。并且OCT还可清晰显示支架后的支架贴壁不良、组织脱垂,以及晚期随访中的内膜增生。

4. **心脏电生理检查** 是一种有创的评价心脏电功能的精准方法,通过心内电极记录自身心律或者起搏心律时的心内电活动,分析其表现和特征,获得心律失常的正确诊断、发病机制,为选择治疗方法和判断预后的重要依据。常用的电生理标测方法包括激动标测、起搏标测、拖带标测和电压标测等,新发展技术的包括三维电解剖标测和非接触式心内标测。

### (七)心内膜心肌活检术

多采用经颈内静脉途径活检,也可采用经股静脉途径心肌活检及左心室心肌活检,心肌活检谨慎操作下风险很低,但仍存在穿刺损伤、肺动脉栓塞、心肌穿孔、心律失常等风险。临床主要用来检测心脏移植后的器官排异反应,鉴别心肌炎和心肌病等。

### (八)心包穿刺术

多采用心尖途径或剑突下途径,用针头或导管经皮行心包穿刺,引流心包腔内异常积液,达到缓解心脏压塞和获取心包积液标本的目的。如有需要还可进行心包镜检查,并可以留置引流管以缓解症状。主要适用于中、重度心包积液、心脏压塞、心包积液病因不明及需心包腔内注射药物的患者。

## 【防治原则】

1. **病因治疗** 对于病因比较明确的心血管病应积极消除病因,但有些疾病,即使能够消除病因,其业已形成的损害是不能逆转或只能预防其病变继续发展。目前对人类健康危害最大,发病率最高的一些心血管疾病,譬如高血压、冠心病并无明确的单一病因,而是由多种危险因素致病,且病情呈进展势态,故需要对各种危险因素进行早期综合干预。其中可逆的可控制因素,如肥胖、吸烟、高血压、血脂异常、糖代谢异常等可通过改变不良生活方式,综合干预各种危险因素,达到降低高血压、冠心病及其相关并发症的发生率和死亡率的目的。

2. **介入治疗** 因心血管病介入治疗较外科手术相比创伤性更小且效果好,近年来与心导管术结合施行的心血管病介入治疗发展迅速,如使大量复杂病变、病情危重患者的介入治疗成为可能。冠心病常用球囊扩张、支架置入等介入技术;抗心动过缓、心动过速起搏器,如 CRT、ICD、CRT-D 等治疗也日趋成熟,先天性心脏病的介入封堵治疗,明胶海绵封堵小动脉导管未闭和主动脉窦瘤破裂已成为可能;复杂病变还可进行杂交手术或称镶嵌治疗;经皮穿刺球囊导管瓣膜成形术和经皮主动脉瓣置换术获得满意效果;还有射频消融治疗异位快速心律失常均取得了良好的疗效。

3. 药物治疗　虽然心力衰竭仍在用利尿药、血管扩张药和强心药物治疗,但目前强调,根据不同的类型、病因诱因、合并症和并发症,选择合适的治疗,还有不少新型药物如脑钠肽、左西孟旦、奈西立肽等也在应用并取得疗效。

心律失常的治疗中一些常用药物仍在使用,一些老药新用收到显著效果,出现了一批新型抗心律失常制剂,包括中成药可以缓解症状,改善生活质量。特别强调注意心律失常药物的致心律失常作用,严格掌握抗心律失常药物的适应证和禁忌证。

冠心病药物治疗仍然是调节血脂治疗、抗血小板、抗凝血治疗和抗心肌缺血治疗。目前推荐使用依折麦布无诱导细胞色素 P450 代谢酶和血小板糖蛋白 Ⅱb/Ⅲa 抑制药,前者与其他药物的相互作用少,适用于单用或联合控制血脂。后者提高了高危患者的存活率,便要评估消化道出血风险。

【进展和展望】

目前已认识到循环系统疾病除了传统危险因素外,疾病易感基因、修饰基因和环境危险因素等作用也促进了疾病的发生发展。

分子生物学的快速进展为心血管疾病的早期诊断和危险分层提供了广阔前景。如通过基因连锁分析已经成功筛查出单基因心血管疾病如肥厚型心肌病、长 QT 综合征、Liddle 综合征等致病基因,这一分析还把动脉粥样硬化性心脏病的基因座定位在染色体 1、2、3、13、14、16 和 X 染色体上。通过单核苷酸多态性位点研究已发现 ALOX5AP 与心肌梗死和脑卒中显著相关,微小 RNA 参与心血管疾病的发病提示了非常重要的心血管疾病调整因子信息,综合多年的研究结果可以项目,检查微小 RNA 可提供疾病诊断信息,启动微小 RNA 功能治疗有助于实现部分心血管疾病的基因治疗。

药物治疗中,新型抗血小板制剂正加紧研制,其中新药物替卡格雷临床试验已证实有效。临床中长期抗血小板治疗存在胃肠道出血风险,常规使用的多数质子泵抑制药因药物相互作用影响氯吡格雷抗血小板疗效,必要时可以使用泮托拉唑或 $H_2$ 受体拮抗药。新型药物脑钠肽、左西孟旦为难治性心力衰竭患者提供了可能。

血栓形成和血管再狭窄是制约支架术的主要瓶颈,药物支架降低了过多的内膜增生,但又难以完全内皮化,容易形成血栓,其金属支架作为永久性异物在血管内的长期存留安全性存在质疑,生物相容性好、可降解支架是当前下一代支架的发展方向,目前可降解支架处于初步应用阶段,需要解决自身局限性,其机械强度、体积、X 线示踪性、支架放置系统等多方面均需改进。不同来源干细胞或前体细胞移植治疗急性心肌梗死和心力衰竭的研究显示,该措施可以改善梗死区的心肌再生和心脏功能,为心脏病的治疗提供了新的手段,但有可能诱发心律失常。左心室减容术可以改善心室的几何形态,但临床试验尚无明显临床症状的改善,期待进一步研究。机械循环装置无论是作为终末期心脏病患者移植前的过渡,还是作为单一治疗,均具有很好疗效,但其存在的风险和费用限制了这项技术发展。

心房颤动的消融治疗在成熟团队中成功率很高,复发率已逐年降低,决奈达隆也加入了药物控制心房颤动治疗。抗凝血治疗作为不能复律患者的主要方法之一,目前主要抗凝血药物华法林治疗窗窄,治疗效果受到多种药物和食物影响,新近开发的新型抗凝血药物达比加群、利伐沙班、阿哌沙班、依度沙班已应用于临床。因左心耳是心房血栓的主要发生部位,可以考虑在瓣膜性心脏病心脏手术同时行左心耳切除术或左心耳封堵术。新近发明的可行 MRI 检查的起搏器的出现和起搏器的生理性起搏发展进一步扩大了起搏器的使用范围。导管消融去肾交感神经(CRSD)治疗顽固性高血压的有效性和安全性已经得到初步证实,不仅有效而且安全地降低了血压,而且对增强胰岛素敏感性、改善糖紊乱等方面取得一定作用。CRSD 的出现使得导管消融技术的临床应用不再局限于心律失常,增加了导管消融术的适应证。图像融合技术、远程导航系统和新型消融导管的不断研制及改进将进一步简化和易化导管消融的标准化程序,使术者和患者均收益。

随着新技术、新器械的不断涌现,我们对疾病的认识必将进一步加深,但不同的个体有其特殊性,其发病特点、临床特点及治疗策略上均存在差异之处,临床医师需要审慎评估和利用可以采用的技术及手段,以人为本、因病制宜、结合指南、采取个体化原则,使个体最大化获益。

### 复习指导

1. 心脏是充满血液的肌性器官,外覆心包,由左心房、左心室、右心房及右心室4个心腔构成。正常的左、右心房之间和左、右心室之间由房间隔和室间隔隔开,在心房与心室之间有房室瓣相通,心脏在特化的心肌传导系统的带领下由心脏工作细胞规律舒张、收缩,完成泵血功能。

2. 循环系统疾病的分类分为病因分类、病理解剖分类和病理生理分类3个方面。

3. 循环系统的常见症状包括胸痛或胸部不适、呼吸困难、心悸、晕厥先兆或晕厥、水肿及发绀等。

4. 循环系统检查包括实验室检查、影像学检查、无创心脏电学检查、放射性核素检查、心导管术和心血管介入技术、心包穿刺术等。

(王庸晋)

# 第17章 心力衰竭
chapter 17

> **学习要求**
>
> 学习慢性心力衰竭的病因、常见诱因、分类、心功能分级以及诊治要点;知晓急性心力衰竭的抢救流程;能够建立对呼吸困难、水肿鉴别诊断的基本思路。

心力衰竭(heart failure),是由心脏结构性或功能性疾病所导致的一种临床综合征,由各种初始心肌损害(如心肌梗死、心肌病、血流动力学负荷过重、炎症等)引起心室充盈和射血能力受损,最后导致心室泵血功能低下的综合征。心力衰竭是一种症状性疾病,表现为血流动力学障碍,患者常用呼吸困难、疲乏和液体潴留。心力衰竭还是一种进展性疾病,表现为渐进性心肌重构(ventricular remodeling),是心血管疾病的严重阶段,病死率高,预后不良。根据心力衰竭发生速度分为急性心力衰竭和慢性心力衰竭。

> **链接** 2005年美国心力衰竭防治指南将心力衰竭的发生发展分为4个阶段:第一阶段有高危因素,但无心脏结构功能异常;第二阶段有心脏结构功能异常,但无相关症状和体征;第三阶段有心脏结构功能异常,有过心力衰竭症状;第四阶段是发生顽固性心力衰竭。

## 第一节 慢性心力衰竭

慢性心力衰竭(chronic heart failure)是不同病因引起器质性心血管病的主要综合征,是临床常见的危重症。我国对35—74岁城乡居民共15 518人的随机抽样调查结果显示,心力衰竭患病率为0.9%,心力衰竭患者约有400万,其中男性为0.7%,女性为1.0%;女性高于男性,不同于西方国家的男性高于女性,这主要是由于引起心力衰竭病因构成存在差异。随着年龄增长,心力衰竭

> **临床提示** 有基础心脏病+呼吸困难或水肿+诱因→考虑此病。

的患病率显著上升。冠心病在病因中所占比例由1980年的36.8%上升至2000年的45.6%,居各种病因之首;高血压由8.0%上升至12.9%;而风湿性心瓣膜病则由34.4%下降至18.6%,心力衰竭患者的死亡原因依次为泵衰竭(59%)、心律失常(13%)和猝死(13%)。

【病因】

(一)基本病因

1. 心肌病变

(1)原发性心肌损害:冠状动脉疾病导致缺血性心肌损害如心肌梗死、慢性心肌缺血;炎症和免

疫性心肌损害如心肌炎、扩张型心肌病；遗传性心肌病如家族性扩张型心肌病、右心室心肌病、肥厚型心肌病、心室肌致密化不全、线粒体肌病。

(2) 继发性心肌损害：内分泌代谢性疾病(如糖尿病、甲状腺疾病)、结缔组织病、心脏毒性药物和系统性浸润性疾病(如心肌淀粉样变性)等并发的心肌损害，酒精性心肌病和围生期心肌病也是常见的病因。

2. 心脏负荷过重

(1) 压力负荷(后负荷)过度：是心脏收缩时承受的阻力负荷增加。为克服增高的阻力，心室肌代偿性肥厚以保证射血量，持久的负荷过重，心肌发生结构功能改变，终致失代偿，体现在心排血量下降。左心室压力负荷过度见于高血压、主动脉流出道受阻(主动脉瓣狭窄、主动脉缩窄)；右心室压力负荷过度见于肺动脉高压、肺动脉瓣狭窄、肺栓塞和肺阻塞性疾病等。

(2) 容量负荷(前负荷)过度：是心脏舒张时承受的容量负荷过重。早期心室腔代偿性扩大，心肌收缩功能尚能维持正常，但超过一定限度心肌结构功能发生改变终致失代偿。左心室容量负荷过度见于主动脉瓣、二尖瓣关闭不全，先天性心脏病右向左分流或左向右分流；右心室容量负荷过度见于房间隔缺损、肺动脉瓣或三尖瓣关闭不全等；双心室容量负荷过重见于严重贫血、甲状腺功能亢进症、脚气性心脏病、动静脉瘘等。

(3) 心脏舒张受限：常见于心室舒张期顺应性减低(如冠心病心肌缺血、高血压心肌肥厚、肥厚型心肌病)、限制型心肌病和缩窄性心包炎。二尖瓣狭窄和三尖瓣狭窄限制心室充盈，导致心房衰竭。

(二) 诱因

1. 感染　感染是常见诱因，以呼吸道感染占首位。
2. 心律失常　心房颤动是器质性心脏病最常见的心律失常之一，也是诱发心力衰竭最重要的因素。各种快速性心律失常及严重缓慢性心律失常均可诱发或加重心力衰竭。
3. 血容量增加　如进食过度或摄盐过多，静脉输液过多、过快等。
4. 劳力过度　体力活动、情绪激动和气候突变、妊娠分娩等。
5. 治疗不当　如不恰当停用利尿药物或降压药物等。
6. 原有心脏病病变加重或并发其他疾病　如冠心病发生心肌梗死。
7. 贫血与出血　慢性贫血患者表现为高排血量性心力衰竭。大量出血引发低心排血量和反射性心率加快，诱发心力衰竭。

【病理生理】

心脏做功维持机体血液循环，生理状态下受到神经介质和内分泌因子的调节。当心肌受到损害时，心肌会发生适应性代偿，维持心脏做功，机体通过神经-内分泌-细胞因子的相互作用，使心脏代偿维持机体相对正常水平的血液循环；由于神经-内分泌-细胞因子过度激活，心肌细胞发生能量代谢、细胞结构和调节蛋白的变化，心室重构从适应性代偿到失代偿，最终发生心力衰竭。

(一) 慢性心力衰竭的细胞和分子机制

1. 心脏收缩障碍　心肌收缩力减低的发生机制包括收缩蛋白改变、调节蛋白异常、兴奋-收缩偶联障碍与钙运转失常。

(1) 心肌收缩蛋白的改变：心力衰竭时，各种原因引起心肌细胞坏死和凋亡，心肌收缩蛋白(如肌凝蛋白重链、肌纤蛋白)由正常成年人型向胚胎型转化，导致 ATP 酶活性降低，心肌收缩能力减弱，心排血量减少。

(2) 心肌调节蛋白异常：由于机械应力增加，在人类心力衰竭患者的心房及心室肌中，可以观察到肌钙蛋白亚型($T_2$)表达增加，其表达水平与心力衰竭严重性相关，而正常心肌组织以肌钙蛋白T亚型($T_1$)为主。

(3) 兴奋-收缩偶联障碍与钙转运失常：钙在心肌收缩过程中起关键作用。心力衰竭时导致①衰竭心肌细胞 $Ca^{2+}$-ATP 酶活性降低，肌浆网摄取和储存 $Ca^{2+}$ 的量减少，影响心肌复极化，可能是心肌收缩能力降低的重要原因；②$Ca^{2+}$ 内流受阻或肌浆网摄取障碍时，可影响肌浆网释放 $Ca^{2+}$，从而妨碍心肌收缩;③心肌细胞内心肌腺苷酸环化酶(cAMP)生成减少,引起钙内流和肌浆网摄取钙的量减少,导致兴奋-收缩偶联障碍。

2. 心肌能量代谢障碍

(1)心肌能量产生障碍:心肌能量几乎全部来自有氧氧化,当心肌缺血、缺氧时,严重影响三羧酸循环和氧化磷酸化的正常进行,从而导致心肌能量产生障碍。

(2)能量储存和转运障碍:心力衰竭时肌酸磷酸(CP)含量却显著减少,并与心肌舒缩功能障碍呈正相关。

(3)能量利用障碍:随着心脏负荷过重而发生心肌肥大、肌凝蛋白头部 ATP 酶活性降低,致使 ATP 分解障碍,即心肌能量利用障碍,因而影响心肌舒缩功能。

### (二)慢性心力衰竭的代偿机制

**1. Frank-Starling 机制**　Frank-Starling 机制通过对心脏前负荷的调节维持正常心排血量。通过肾上腺素能神经冲动增多、儿茶酚胺分泌增多,使心肌收缩力增强,舒张末期压力和容量几乎没有变化,心排血量和心室作功可以维持在正常水平。

**2. 心肌肥厚**　心肌肥厚是心脏对后负荷增加的主要代偿机制。肥厚引起的早期变化是线粒体增加,为肥厚的心肌提供能量;到后期,线粒体增大、增多的幅度落后于心肌纤维的增多,心肌从整体上显得能源不足,进而逐渐发展为心肌细胞凋亡。心肌肥厚使心肌收缩力增强,克服后负荷阻力,使心排血量在相当长时间内维持正常。然而心肌肥厚者,心肌顺应性差、舒张功能减低、心室舒张末期压力升高,客观上已出现心力衰竭表现。

**3. 神经-体液-细胞因子的代偿机制**　当心排血量不足、心腔内压力增高时,机体全面启动神经-体液-免疫机制进行代偿,三大系统之间发生相互作用,促使心肌重构渐进性进展。

(1)神经介质:慢性心力衰竭引起某些神经介质的明显变化,交感神经兴奋性增强。心力衰竭早期,通过颈动脉和主动脉压力感受器和化学感受器的调控,引起交感神经兴奋性增强,大量肾上腺素(epinephrine,E)和去甲肾上腺素(norepinephrine,NE)释放入血,维持心排血量在正常范围。心力衰竭患者血中 NE 和 E 显著升高,但心肌组织中 NE 含量显著减少。力衰竭时,副交感神经对窦房结自律性的控制显著降低;在静息状态下,心力衰竭患者由于迷走神经张力降低,对动脉血压升高所致心率减慢的控制作用显著减弱。因此,心力衰竭时交感神经兴奋占主导,为应用 β 受体阻滞药治疗心力衰竭提供了理论依据。

(2)内分泌的调节代偿机制:主要包括肾素-血管紧张素-醛固酮系统、精氨酸血管加压素、利钠肽类和内皮素几个方面。①心力衰竭时,由于心排血量减少,肾灌注压降低,刺激肾小球旁体的 $β_1$-受体,这是急性心力衰竭引起肾素-血管紧张素-醛固酮系统(renin-angiotensin-aldosterone system,RAAS)激活的主要机制。对于慢性心力衰竭,严格限钠和利尿药的使用引起低血钠,到达致密斑的钠离子也减少,激活致密斑感受器,使 RAAS 分泌活跃。其有力的一方面是心肌收缩力增强,周围血管收缩维持血压,调节血液的再分配,保证心、脑等重要器官的血液供应;同时引起水钠潴留,增加总体液量及心脏前负荷,对心力衰竭起到一定代偿作用。然而,RAAS 被激活后 AngⅡ和醛固酮分泌增加,使心肌、血管平滑肌、血管内皮细胞等发生一系列变化,称为细胞和组织重构,加重心肌损伤和心功能恶化,渐进性激活神经-体液机制,形成恶性循环。②精氨酸加压素(arginine vasopressin,AVP)由下丘脑神经元分泌,具有血管收缩作用和抗利尿作用。心力衰竭早期 AVP 效应有一定的代偿作用,而长期 AVP 增加的负面效应是进一步恶化心力衰竭。③已经证实人类有 3 种利钠肽,心房利钠肽(ANP)主要储存于右心房,脑钠肽(brain natriuretic peptide,BNP)主要储存于心室肌,C-利钠肽(type C natriuretic peptide,CNP)主要存在于血管系统,利钠肽的分泌主要受压力负荷增加、牵拉机制所激活,表现为扩张血管、增加排钠,对抗肾上腺素和 RAAS 的水钠潴留效应。心力衰竭时心室肌张力增加,循环中脑钠肽水平升高,其增高程度与心力衰竭的严重程度呈正相关,可以作为评定心力衰竭进程和预后的指标。④内皮素(endothelin,ET)是由循环系统内皮细胞释放的强力血管收缩多肽。已发现至少 2 种 ET 受体亚型,即 ET-A、ET-B。心力衰竭时,受血管活性物质如去甲肾上腺素、血管紧张素、血栓素等的影响,血浆 ET 水平升高。

(3) 细胞因子的作用:心力衰竭患者循环中促炎细胞因子如肿瘤坏死因子(tumor necrosis factor, TNF)-α、白细胞介素(interleukin, IL)-1β 和 IL-6 水平增加,抗炎细胞因子如 IL-10 水平降低,转化生长因子-β(transforming growth factor-β,TGF-β)水平增加,这些促炎细胞因子水平增加与心力衰竭程度呈正相关。

(4) 心力衰竭时神经-内分泌-细胞因子的相互作用:心脏受超压力负荷刺激,致心脏收缩蛋白胚胎型 β-肌球蛋白重链、心房肽表达;诱导 RNA 和蛋白质合成,导致心肌肥厚。AngⅡ 和 TNF-α 信号可以激活心肌细胞内 ERK、JNK 和 P38,可引起心肌细胞肥大。心力衰竭过程中 β-肾上腺素能受体激动药的慢性刺激可以诱导心肌细胞因子(TNF-α、IL-1β 和 IL-6)表达。总之,心力衰竭时机体神经-内分泌-细胞因子的激活及其相互作用,导致心室重构,使心力衰竭不断进展,发生心脏恶病质。

4. **心室重构** 原发性心肌损害和心脏负荷过度使心脏功能受损,导致心室肥厚或心室扩大等代偿性变化,包括心脏的几何形态、心肌细胞及其间质成分、心肌细胞的表型发生一系列改变的病理及病理生理现象,称心室重构。心室重构是心力衰竭发生发展的基本机制,具有 3 个主要特征:伴有胚胎基因再表达的病理性心肌细胞肥大、心肌细胞死亡、心肌细胞外基质过度纤维化或降解增加。心室重构初期是对血流动力学等因素改变的适应性机制,目的是为了维持心排血量;在持久病理性情况下,这种心脏结构的改变最终导致失代偿性心力衰竭(图 17-1)。

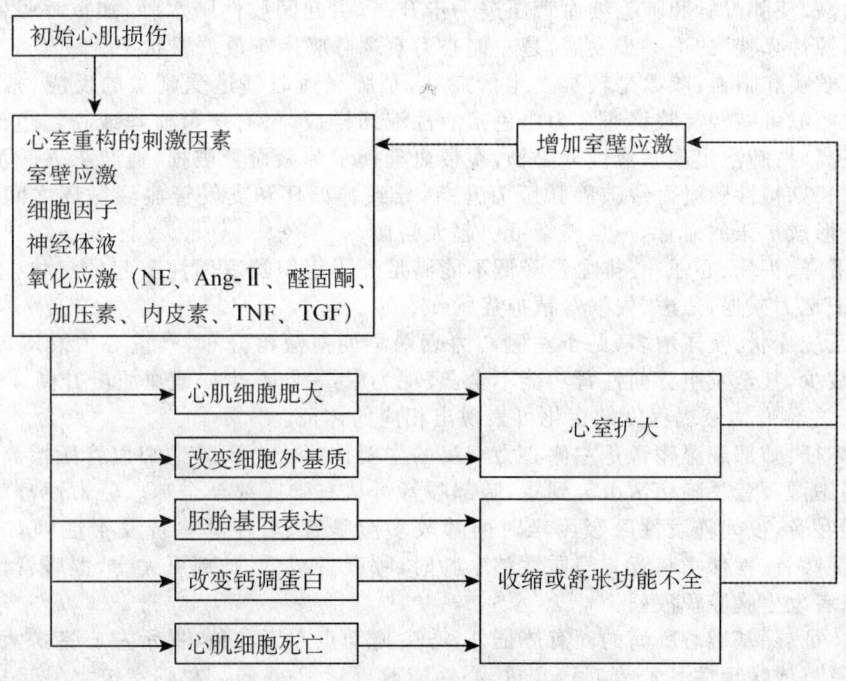

图 17-1 心室重构的病理生理机制

### (三)舒张性心力衰竭

1. **心肌舒张的分子基础** 当肌浆中的 $Ca^{2+}$ 浓度从 $10^{-5}$ mol 降至 $10^{-7}$ mol 时,$Ca^{2+}$ 与肌钙蛋白解离,使肌钙蛋白-原肌凝蛋白的构型恢复原位,肌纤蛋白向肌节外滑行,肌节延长;ATP 的充足是心肌舒张的基础。当任何原因使心肌肌浆中的 $Ca^{2+}$ 不能及时转移或使 ATP 供应障碍时,均可导致心脏的舒张异常和充盈受限,从而发生舒张性心力衰竭。

2. **心肌舒张异常的机制**

(1) 肌浆网对钙的摄取发生障碍:当心肌缺血缺氧时,cAMP 缺乏、钙调素不足或酸中毒,钙泵活性降低,能量供应不足,使肌浆中的$Ca^{2+}$不能迅速移去,造成心脏早期舒张异常。

(2) 心室舒张顺应性降低和充盈障碍:心室顺应性是指单位压力变化下所能引起的容积改变(dv/dp),顺应性的倒数称为心室僵硬度,即在单位容积下所能引起的压力变化。肌联蛋白的含量极其亚型$N_{2B}$表达的增加和间质胶原重构,分别从心肌细胞本身和细胞间结构的改变两方面影响心肌僵硬度。以巨噬细胞为主的炎症因子激活,巨噬细胞分泌基质金属蛋白酶降解基质胶原蛋白,继发的纤维增生修复促进间质胶原重构,心肌僵硬度增加,心肌僵硬度的进行性增加是代偿性舒张功能不全向舒张性心力衰竭发展的重要因素。

【临床表现】

(一) 左侧心力衰竭

1. 症状 主要表现为肺循环淤血和心排血量降低所致的临床综合征。

(1) 呼吸困难:呼吸困难是左侧心力衰竭的主要症状。①劳力性呼吸困难,呼吸困难发生在重体力活动时,休息后可自行缓解,不同程度运动量引发的呼吸困难,预示心力衰竭的不同程度。②夜间阵发性呼吸困难,阵发性呼吸困难发生在夜间,患者突然憋醒,感到窒息和恐怖而被迫采取坐位,呼吸深快,重者可有哮鸣音,称之为"心源性哮喘",其发生机制与平卧睡眠后回心血量增加、迷走神经张力增高、小支气管痉挛以及膈肌抬高,肺活量减少等因素有关。③端坐呼吸,肺淤血达到一定程度时,患者不能平卧,只有采取高枕卧位、半卧位甚至端坐位时呼吸困难减轻。其发生机制是左心室舒张末期压力增高,使肺静脉和肺毛细血管压进一步升高,引起间质性肺水肿,加重呼吸困难。④急性肺水肿,是"心源性哮喘"的进一步发展,是左侧心力衰竭呼吸困难最严重状态。

(2) 咳嗽、咳痰和咯血:咳嗽是较早发生的症状,是肺淤血时气道受刺激的反应,常发生在夜间,坐位或立位时咳嗽可减轻。咳痰通常为白色浆液性泡沫样痰,可有痰带血丝或粉红色泡沫样痰。肺毛细血管压很高时,肺泡出现浆液性分泌物,痰带血丝提示肺微血管破损,血浆渗入肺泡时出现粉红色泡沫样痰。长期慢性肺淤血致肺静脉压力升高,导致肺循环和支气管血液循环之间形成侧支,在支气管黏膜下形成扩张的血管,一旦破裂可引起大咯血。

(3) 体力下降、头晕、心悸:心排血量降低不能满足外周组织器官灌注引起的症状;老年人还可出现意识模糊、记忆力减退、焦虑、失眠等精神症状。

(4) 泌尿系统症状:夜尿增多,见于左侧心力衰竭早期血流再分布,严重心力衰竭时心排血量下降,肾血流量减少,甚至发生肾前性肾功能不全,表现为尿量减少、少尿或血肌酐升高。

2. 体征 左侧心力衰竭程度的变化可表现出相应的体征。

(1) 肺部体征:肺部细湿啰音是左侧心力衰竭的主要体征。由于肺毛细血管压增高,液体可渗出到肺泡而出现细湿啰音。随病情由轻到重,肺部啰音可从右肺底部至全肺。劳力性呼吸困难时可闻及肺底少许湿啰音,夜间阵发性呼吸困难时两肺较多湿啰音、可伴哮鸣音及干性啰音,急性肺水肿时,两肺满布湿啰音、常伴哮鸣音。间质性肺水肿时,呼吸音减低,肺部可无干、湿啰音。约1/4的左侧心力衰竭患者发生胸腔积液征。

(2) 心脏体征:除基础心脏病的固有体征外,心尖搏动点左下移位,提示左心室扩大。心率加快、舒张早期奔马律(或病理性$S_3$心音)、$P_2$亢进,心功能改善后$P_2$变弱。左心室扩大引起相对性二尖瓣关闭不全时心尖部可闻及收缩期杂音。交替脉见于左心室射血分数增加引起的心力衰竭,如高血压、主动脉瓣狭窄、冠心病。

(3) 一般体征:严重呼吸困难患者可出现口唇发绀、出汗、黄疸、颧部潮红、脉压减小、动脉收缩压下降、心率加快。外周血管收缩表现为四肢收缩末梢苍白、发冷、指(趾)发绀、窦性心动过速、心律失常等交感神经活性增高的伴随征象。

(二) 右侧心力衰竭

1. 症状 主要表现为体循环淤血为主的临床综合征。①消化系统症状:胃肠道淤血引起食欲缺乏、腹胀、恶心、呕吐、便秘及上腹痛等症状。②泌尿系统症状:肾淤血引起肾功能减退、白天少尿、夜间多尿,尿中可出现少量蛋白、透明或颗粒管型、红细胞,血尿素氮升高。③呼吸困难:右心室扩大限制左心室充盈、肺淤血,表现轻度气喘、呼吸困难。

2. 体征　右侧心力衰竭可表现出体循环淤血的体征。①颈外静脉体征:颈静脉搏动增强、充盈、怒张是右侧心力衰竭的主要体征。肝-颈静脉反流征阳性更具特征性。颈外静脉充盈是右侧心力衰竭最早征象,有助于与其他原因引起的肝大相区别。②肝大和压痛:肝淤血、肿大,肝包膜被牵拉致右上腹饱胀、肝区疼痛、黄疸、转氨酶升高。长期肝淤血可导致心源性肝硬化。③水肿:首先出现于身体最低垂的部位,常为对称性、可压陷性。由足、踝、胫骨前水肿,向上延及全身,发展缓慢。长期卧床患者表现为腰骶部和下肢水肿。④胸腔积液和腹水:一般双侧胸腔积液多见,常以右侧为甚,也可表现单纯右侧胸腔积液。腹水见于病程晚期,与心源性肝硬化有关。⑤心脏体征:除基础心脏病的相应体征外,心率加快,胸骨下部左缘或剑突下可见明显搏动,提示右心室肥厚和右心室扩大。三尖瓣听诊区可闻及右心室舒张期奔马律、收缩期杂音,提示心肌损害、相对性三尖瓣关闭不全。右侧心力衰竭多由左侧心力衰竭引起,可见全心扩大征象。⑥其他:发绀多为外周性,可有心包积液、脉压降低或奇脉等体征。

**(三) 全心衰竭**

全心衰竭见于心脏病晚期,病情危重,同时具有左、右侧心力衰竭的临床表现。右侧心力衰竭继发于左心衰而形成的全心衰竭,左侧心力衰竭症状和体征有所减轻。

【实验室和其他检查】

1. 化验检查

(1) 常规化验检查:有助于对心力衰竭的诱因、诊断与鉴别诊断提供依据。一般包括①血常规,白细胞增加、中性粒细胞增多提示感染诱因;血红蛋白降低、贫血为心力衰竭加重因素。②尿常规和肾功能检查,心力衰竭合并肾功能不全时,尿中可出现少量蛋白、透明或颗粒管型、红细胞,血尿素氮和肌酐升高,有助于与肾疾病和肾病性水肿相鉴别。③电解质和酸碱平衡检查,低钾、低钠血症和代谢性酸中毒是难治性心力衰竭的诱因。④肝功能检查,低蛋白血症也见于右侧心力衰竭晚期;丙氨酸氨基转移酶(ALT)、γ-谷氨酰转肽酶(GGT)和总胆红素轻度升高,有助于与非心源性水肿鉴别。⑤内分泌功能,甲状腺功能减退症、皮质醇减低,是心力衰竭诱发加重和难治的原因。

(2) 脑钠肽检查:检查血浆脑钠肽(BNP)和氨基末端脑钠肽前体(NT-proBNP)有助于心力衰竭诊断和预后判断。血浆半衰期 NT-proBNP 为 60~120min,而 BNP 约 18min,前者更稳定、更能反映 BNP 通路的激活。慢性心力衰竭包括症状性和无症状性左心室功能障碍患者 BNP 水平均升高。BNP 正常的呼吸困难基本除外心源性。正常人血浆中 NT-proBNP 和 BNP 的浓度相似,随心力衰竭程度加重而升高,NT-proBNP 水平与年龄、性别和体重有关。

2. 超声心动图检查　是心力衰竭诊断中最有价值的检查方法,简便、价廉,便于床旁检查及重复检查。可用于:①定量或定性房室内径、心脏几何形状、室壁厚度、室壁运动,以及心包、瓣膜和血管结构;定量瓣膜狭窄、关闭不全程度,测量左心室射血分数(LVEF),左心室舒张末期容量(LVEDV)和左心室收缩末期容量(LVESV),推荐采用的改良 Simpson 法测量左心室容量及 LVEF;正常 LVEF>50%,LVEF<40% 为收缩性心力衰竭的诊断标准。②诊断心包、心肌或瓣膜疾病。③区别舒张功能不全和收缩功能不全。④估测肺动脉压。⑤为评价治疗效果提供客观指标。

3. 心电图检查　提供既往心肌梗死、左心室肥厚、广泛心肌损害及心律失常信息。有心律失常时应做 24h 动态心电图。

4. X 线胸片检查　除提供原有肺部疾病信息外,可有心脏增大,肺淤血,肺水肿征象。

5. 核素心室造影及核素心肌灌注显像检查　前者可准确测定左心室容量、LVEF 及室壁运动;后者可诊断心肌缺血和心肌梗死,对鉴别缺血性心肌病或扩张型心肌病有一定帮助。

6. 6min 步行试验　是一项简单易行、安全、方便的试验,用以评价心脏的储备功能,评价心力衰竭治疗的疗效。根据美国卡维地洛研究设定的标准:测定 6min 的步行距离,若 6min 步行距离<150m,表明为重度心功能不全;150~425m 为中度心功能不全;>426m 为轻度心功能不全。

7. 有创性血流动力学检查　对急性重症心力衰竭并治疗无反应的患者,或需对呼吸困难和低血压休克做鉴别诊断的患者,采取漂浮导管检测,经静脉插管直至肺小动脉,测定各部位的压力及血液含氧量,计算心脏指数(CI)及肺小动脉楔压(PCWP),直接反映左心功能,正常 CI>2.5L/(min·m²);PCWP<12mmHg。

8. 其他检查  冠状动脉造影适用于缺血性心肌病的病因诊断;心内膜心肌活检适用于心肌疾病的病因诊断。

> **病例讨论**  患者女性,46岁,发现心脏瓣膜病17年,"感冒"后出现心悸、夜间咳嗽、咳白色泡沫样痰、气短、坐位可缓解1周,抗生素治疗效果不好。请分析,患者呼吸困难的原因?还需要了解哪些症状、体征和检查?指出诊断要点。

【诊断和鉴别诊断】

**(一)心力衰竭的诊断**

是综合病因、病史、症状、体征及客观检查而作出的。首先应有明确的器质性心脏病的诊断;心力衰竭的症状体征是诊断心力衰竭的重要依据;实验室和辅助检查是诊断心力衰竭的客观证据。心力衰竭的诊断流程(图17-2)。

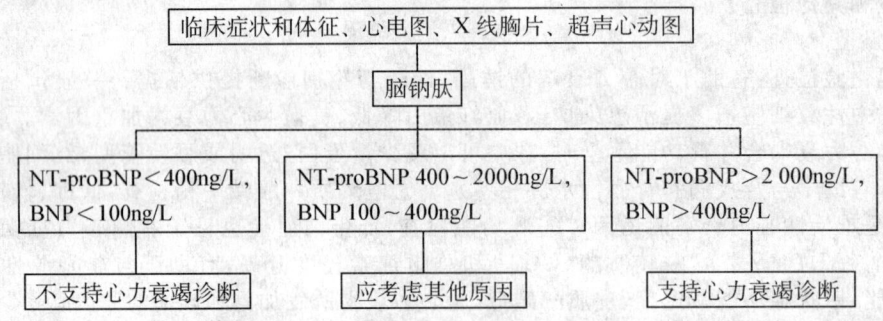

图17-2  应用脑钠肽诊断心力衰竭的流程

临床诊断应包括心脏病的病因、病理解剖、病理生理、心律失常及心功能分期、分级等诊断。

1. 心功能的评估

(1)美国纽约心脏病协会(NYHA)心功能分级:Ⅰ级,日常活动无心力衰竭症状;Ⅱ级,日常活动出现心力衰竭症状(呼吸困难、乏力等);Ⅲ级,低于日常活动出现心力衰竭症状;Ⅳ级,在休息时亦出现心力衰竭症状。NYHA心功能分级使用最广,但与反映左心室收缩功能的LVEF并非完全一致。

(2)6min步行实验:用于评定慢性心力衰竭患者的运动耐力和预测患者预后。

(3)液体潴留的判断:液体潴留(隐性水肿)对决定利尿药治疗十分重要,短时间内体重增加是液体潴留的可靠指标,每次随诊应记录体重。最可靠的容量超载体征是颈静脉怒张,肺部啰音只反映心力衰竭进展迅速而不能说明容量超载的程度。

2. 心力衰竭的临床分类  临床分类的目的不仅仅是为了心力衰竭的评估,更重要的是指导心力衰竭的治疗。根据临床发病特征,心力衰竭可分为:急性心力衰竭或慢性心力衰竭起病、慢性心力衰竭。根据解剖部位分为:左侧心力衰竭、右侧心力衰竭和全心衰竭。根据心脏功能特征,心力衰竭可分为:收缩性心力衰竭、舒张性心力衰竭。收缩性心力衰竭和舒张性心力衰竭可以并存。

3. 舒张性心力衰竭的诊断  主要依据是:有典型心力衰竭的症状和体征;LVEF正常(≥50%),左心室腔大小可以正常;超声心动图有左心室舒张功能异常的证据(左心室松弛异常或舒张僵硬);超声心动图检查无心瓣膜疾病,并可明确心包疾病、肥厚型心肌病、限制型(浸润性)心肌病的诊断。

## (二)鉴别诊断

1. **左侧心力衰竭的鉴别诊断** 左侧心力衰竭以呼吸困难为主要表现,应与肺部疾病引起的呼吸困难相鉴别。急性心源性哮喘患者通常要端坐呼吸、咳粉红色泡沫痰、肺底部布满水泡音,既往有心脏病史也有助于鉴别;慢性阻塞性肺病发生呼吸困难常有咳嗽、咳痰症状,肺部湿啰音部位固定,可伴哮鸣音,咳痰后喘息减轻;支气管哮喘以两肺哮鸣音为主,可有少许湿性啰音。床边检测血浆脑钠肽显著升高有助于鉴别诊断。

2. **右侧心力衰竭的鉴别诊断** 右侧心力衰竭和(或)全心衰竭引起外周水肿、肝大、腹水和胸腔积液,应与急性心包炎或慢性缩窄性心包炎、肾源性水肿、门脉性肝硬化引起的水肿相鉴别。肾源性水肿和门脉性肝硬化通常没有颈静脉怒张或肝-颈静脉回流征的表现,既往病史和辅助检查有助于鉴别。急性心包炎或慢性缩窄性心包炎时心影通常不大,超声检查心包增厚、右心室不扩大;而右侧心力衰竭时心影扩大呈烧瓶样,心界范围随体位变化,超声检查容易鉴别。甲状腺功能减退可伴有水肿,呈非凹陷性。老年人单纯下肢水肿需要注意下肢深部静脉瓣疾病,平卧时没有颈静脉怒张。

## 【治疗】

心力衰竭的治疗目标是降低发病率和病死率,改善患者的预后。对有症状患者应当缓解心力衰竭的症状和体征、改善生活质量和延长寿命、减少心力衰竭住院次数;对无症状患者应当预防心肌损伤的发生和发展,延缓心脏疾病进展。心力衰竭的治疗策略包括:短期应用改善血流动力学药物治疗,改善心力衰竭症状;长期应用延缓心室重构药物,改善衰竭心脏的生物学功能,提高生活质量、减少住院和降低病死率。心力衰竭的治疗原则包括:病因治疗,去除心力衰竭的基本病因和诱因;调整代偿机制,降低神经-体液-细胞因子活性,防止和延缓心室重构;缓解症状,改善患者的心功能状态。

### (一)病因治疗

1. **基本病因治疗** 冠心病心肌缺血经皮冠状动脉介入治疗或旁路手术;心脏瓣膜病行瓣膜置换术;先天性心血管畸形行矫正手术;治疗心肌炎和心肌病;治疗高血压及其靶器官损害;控制糖尿病和血脂异常等。

2. **消除诱因** 针对常见心力衰竭诱因如感染、心律失常、肺梗死、贫血和电解质紊乱的治疗。

### (二)一般治疗

1. **监测体重** 在3d内体重增加2kg以上,要考虑患者有液体潴留,应调整利尿药的应用。

2. **调整生活方式** 主要包括:①营养和饮食,宜低脂饮食,肥胖者应减轻体重,戒烟戒酒;严重心力衰竭伴明显消瘦(心脏恶病质)者,应给予营养支持,给予人血白蛋白。②休息和适度运动,失代偿期需卧床休息,需多做被动运动,预防深部静脉血栓形成;稳定的慢性心力衰竭患者可每日多次步行,每次5~10min,并酌情逐步延长步行时间。③限钠,轻度心力衰竭患者钠摄入控制在2~3g/d(钠1g相当于氯化钠2.5g),中、重度心力衰竭患者<2g/d;应用强效利尿药患者限钠不必过严,避免发生低钠血症。④限水,总液体摄入量每日1.5~2.0L为宜。⑤氧气治疗,氧气用于治疗急性心力衰竭;慢性心力衰竭没有给氧应用指征。⑥心理和精神治疗,抑郁焦虑情绪是心力衰竭患者死亡的主要预后因素,综合情感干预可改善心功能状态。

### (三)药物治疗

1. **改善血流动力学的治疗**

(1)利尿药的应用:是惟一能充分控制液体潴留的药物,是标准治疗的必要组成部分。合理使用利尿药是其他治疗心力衰竭药物取得成功的关键因素之一。①适应证为有液体潴留的心力衰竭患者或原先有过液体潴留的患者均应给予早期应用利尿药。②剂型的选择:轻、中度心力衰竭可选用噻嗪类利尿药;重度心力衰竭选用襻利尿药;急性心力衰竭或肺水肿,首选襻利尿药静脉注射,伴发心源性休克不宜应用。③使用方法,通常从小剂量开始,如每日口服氢氯噻嗪25mg,呋塞米20mg或托拉塞米10mg,逐渐增加剂量至尿量增加、体重减轻0.5~1.0kg,呋塞米的剂量与效应呈线性关系。利尿药有效者应同时补钾,尿量过多时不要限制饮食钠盐;病情控制后以最小有效剂量长期维持。④利尿药抵抗,当心力衰竭进展恶化时常需加大利尿药剂量,如果最终增加剂量也无反应,即出现利尿药抵抗；此时可用以下方法克服：呋塞米静脉注射 40mg，继以持续静脉滴注（10~40mg/h）；2 种或 2 种以上利尿药联合应用，短期应用小剂量多巴胺 100~250μg/min，增加肾血流量。⑤应用利尿药后：心力衰竭症状得到控制，应尽早联合应用 ACEI 和 β 受体阻滞药，特别注意监测电解质、血压、肾功能和外周有效灌注量等情况。

（2）洋地黄的应用：①洋地黄的作用。洋地黄通过抑制衰竭心肌细胞膜 $Na^+/K^+$-ATP 酶，使细胞内 $Na^+$ 水平升高，促进 $Na^+$-$Ca^{2+}$ 交换，提高细胞内 $Ca^{2+}$ 水平，从而发挥正性肌力作用。副交感传入神经的 $Na^+/K^+$-ATP 酶受抑制，提高了位于左心室、左心房与右心房入口处、主动脉弓和颈动脉窦的压力感受器的敏感性，抑制传入冲动的数量增加，进而使中枢神经系统下达的交感兴奋性减弱。肾的 $Na^+/K^+$-ATP 酶受抑制，可减少肾小管对钠的重吸收、增加钠向远曲小管的转移、降低肾分泌肾素。DIG 试验结果显示，地高辛对心力衰竭患者总死亡率的影响为中性，肯定了地高辛的长期临床疗效。②临床应用适应证。已应用 ACEI（或 ARB）、β 受体阻滞药和利尿药治疗仍有症状的慢性收缩性心力衰竭患者，尤其心力衰竭伴有快速心室率的心房颤动患者，不推荐应用于 NYHA 心功能 Ⅰ级的患者。禁忌证为伴窦房传导阻滞、二度或高度房室传导阻滞、急性心肌梗死（尤其发病 24h 内）、急性心肌炎、低钾血症、甲状腺功能减退症患者，与抑制窦房结或房室结功能的药物（如 β 受体阻滞药、胺碘酮）合用时必须谨慎。应用方法为地高辛 0.125~0.25mg/d，口服，可与 β 受体阻滞药联合使用，不推荐地高辛增加剂量。③洋地黄中毒的临床表现。大剂量应用可出现心律失常（期前收缩、折返性心律失常和传导阻滞），胃肠道症状（厌食、恶心和呕吐），神经精神症状（定向力障碍、视觉异常、昏睡及精神错乱）。这些不良反应常出现在血清地高辛浓度＞2.0μg/ml 时，也可见于地高辛水平较低时，特别是伴有低血钾、低血镁、甲状腺功能减退症患者。洋地黄中毒的治疗：早期诊断停用洋地黄是关键；有低钾、低镁者需要补充钾盐和镁盐；快速性室性心律失常可用利多卡因，电复律治疗一般属禁忌证；缓慢性心律失常，如果心室率不低于 40/min 可以观察，心率过缓可用阿托品，伴发血流动力学障碍者可安置临时起搏器。

> **病例讨论** 患者男性，32 岁，扩张型心肌病、全心衰竭 9 年，一直口服"β 受体阻滞药、ACEI/ARB、醛固酮受体拮抗药、地高辛"，劳累后出现心悸、上腹部憋胀、恶心、呕吐 6 天。请分析：患者出现消化道症状的原因？是心力衰竭加重还是洋地黄药物中毒？怎样进行检查和试验？

（3）正性肌力药物的静脉应用：环腺苷酸依赖性正性肌力药 β 肾上腺素能激动药如多巴胺、多巴酚丁胺和磷酸二酯酶抑制药如米力农。临床应用建议：慢性心力衰竭进行性加重阶段、难治性终末期心力衰竭患者，心脏手术后心肌抑制所致急性心力衰竭患者，可以短期应用正性肌力药物，以缓解心力衰竭危重状态，临床试验证明正性肌力药物长期应用增加心力衰竭病死率。应用方法为多巴酚丁胺 100~250μg/min，米力农负荷量为 2.5~3mg，继以 20~40μg/min，给予静脉滴注，疗程 3~5d。

（4）血管扩张药的应用：以缓解心绞痛或呼吸困难的症状。A-HeFT 试验报道，硝酸酯类和肼屈嗪两者合用对非洲裔美国人有益，但不适于中国人应用。ACEI 类药物具有良好的扩血管作用，为临床常用的血管扩张药。单纯应用血管扩张药治疗心力衰竭临床意义不大。

2. 延缓心室重构的治疗　初始心肌损害之后，室壁应激、神经体液、细胞因子和氧化应激等刺激因子参与心室重构的发生与发展。临床试验证明，神经内分泌拮抗药能够降低心力衰竭患者的病死率。这些药物不仅抑制神经内分泌活性，还能够调节细胞因子和氧化应激活性，改善衰竭心脏的生物学功能，从而延缓心室重构。因此，延缓心室重构是慢性心力衰竭长期治疗的基本方法。

（1）血管紧张素转换酶抑制药（ACEI）：①ACEI 的作用。抑制 RAAS、降低循环和组织的 AngⅡ水平、阻断 Ang1-7 的降解、发挥扩张血管和抗增生作用；作用于激肽酶Ⅱ，抑制缓激肽的降解，提高缓激肽水平，通过缓激肽-前列腺素——氧化氮通路而发挥有益作用。ACEI 能够缓解慢性心力衰竭症状，降低患者病死率；能延缓心室重构、防止心室扩大、降低神经体液和细胞因子水平，从而奠定了

ACEI作为治疗心力衰竭的基石。②临床应用。所有慢性收缩性心力衰竭患者,只要没有禁忌证或不能耐受,均需终身应用ACEI。ACEI曾引起血管性水肿导致的喉头水肿、无尿性肾衰竭,妊娠妇女绝对禁用;双侧肾动脉狭窄,血肌酐显著升高[>265.2μmol/L(3mg/dl)],高钾血症(>5.5mmol/L),有症状性低血压(收缩压<90mmHg),左心室流出道梗阻的患者如主动脉瓣狭窄、梗阻性肥厚型心肌病需慎用。③应用方法。治疗宜尽早使用,从小剂量开始,1~2周剂量加倍,逐渐增加至最大耐受量;可和利尿药、β受体阻滞药合用。不应和钾盐或保钾利尿药合用或减量(表17-1)。

表17-1 治疗慢性心力衰竭常用RAAS抑制药和β受体阻滞药参考剂量

| 药名 | 起始剂量 | 最大量 |
| --- | --- | --- |
| 血管紧张素转换酶抑制药 | | |
| 卡托普利 | 6.25mg,3/d | 50mg,3/d |
| 依那普利 | 2.5mg,2/d | 10~20mg,2/d |
| 培哚普利 | 2mg/d | 4~8mg/d |
| 福辛普利 | 5~10mg/d | 40mg/d |
| 赖诺普利 | 2.5~5mg/d | 30~35mg/d |
| 喹那普利 | 5mg,2/d | 20mg,2/d |
| 雷米普利 | 2.5mg,2/d | 5mg,2/d |
| 西拉普利 | 0.5mg/d | 1~2.5mg/d |
| 贝那普利 | 2.5mg/d | 5~10mg,2/d |
| β受体阻滞药 | | |
| 琥珀酸美托洛尔(缓释片) | 12.5mg/d | 200mg |
| 酒石酸美托洛尔平片 | 6.25mg,2/d | 100mg/d |
| 比索洛尔 | 1.25mg/d | 10mg |
| 卡维地洛 | 3.125mg,2/d | 25mg,2/d |
| 醛固酮受体拮抗药 | | |
| 螺内酯 | 10mg/d | 20mg/d |
| 依普利酮 | 25mg/d | 50mg/d |
| 血管紧张素受体阻滞药 | | |
| 坎地沙坦 | 4~8mg/d | 32mg/d |
| 缬沙坦 | 20~40mg/d | 160mg,2/d |
| 氯沙坦 | 25~50mg/d | 50~100mg/d |
| 厄贝沙坦 | 150mg/d | 300mg/d |
| 替米沙坦 | 40mg/d | 80mg/d |
| 奥美沙坦 | 10~20mg/d | 20~40mg/d |

(2)β受体阻滞药:①β受体阻滞药的作用。慢性心力衰竭时,肾上腺素能系统持续、过度的激活介导心肌重构,$β_1$受体信号转导的致病性明显大于$β_2$、$α_1$受体,这就是应用β受体阻滞药治疗慢性心力衰竭的理论基础。治疗初期β受体阻滞药具有负性肌力作用,长期应用β受体阻滞药具有改善内源性心肌功能的"生物学效应",长期治疗能改善临床情况、改善左心室功能、降低心力衰竭住院率和病死率,降低猝死率41%~44%。②临床应用。所有慢性收缩性心力衰竭NYHA Ⅱ~Ⅲ级且病情稳定以及阶段B、无症状性心力衰竭或NYHA Ⅰ的患者应尽早开始应用β受体阻滞药,需终身使用,除非有禁忌证或不能耐受。NYHA Ⅳ级心力衰竭患者需待病情稳定后,在严密监护下应用。应在利尿药和ACEI的基础上早期加用β受体阻滞药。支气管痉挛性疾病、心动过缓(心率<60/min)、二度及二度以上房室传导阻滞(已安装起搏器者除外);有明显液体潴留时,需大量利尿者,暂时不能应

用。③应用方法。起始治疗前患者需无明显液体潴留;为避免β受体阻滞药的负性肌力作用,必须从极小剂量开始,每2~4周剂量加倍,清晨静息心率55~60/min即为β受体阻滞药达到目标剂量或最大耐受量的指征。监测血压、心率、液体潴留等情况,如病情恶化,可将β受体阻滞剂减量或停用,但应避免突然撤药,每2~4天减1次量,2周减完。病情稳定后继续应用或加量(见表17-1)。

(3)醛固酮受体拮抗药:能阻断醛固酮效应,抑制心血管重构,改善"醛固酮逃逸现象"(即循环醛固酮水平不能保持稳定持续的降低),降低全因病死率、心源性猝死和心力衰竭住院率。适用于中、重度心力衰竭,NYHA Ⅲ、Ⅳ级患者,禁用于高钾血症和肾功能异常患者。应用过程中监测血钾和肾功能:治疗后3d、1周、前3个月每月监测1次,以后每3个月1次,如血钾>5.5mmol/L,即应停用或减量。长期应用可致男性乳房增生:为可逆性,停药后消失(表17-1)。

(4)血管紧张素受体阻滞药(ARB):ARB阻断经ACE和非ACE途径产生的AngⅡ与AngⅡ受体Ⅰ型($AT_1$)结合,理论上其阻断AngⅡ作用更完全,其效应与ACEI作用基本相当。目前,心力衰竭仍以ACEI为首选。ARB用于不能耐受ACEI患者,ARB应用注意事项与ACEI相同,小剂量起用,在患者耐受的基础上逐步将剂量增至推荐的最大剂量(表17-1)。

3. 抗凝血和抗血小板治疗 心力衰竭时由于扩大且低动力的心腔内血液淤滞、局部室壁运动异常及促凝因子活性升高,有血栓栓塞事件发生风险,其发生率为每年1‰~3‰。心力衰竭时抗凝血和抗血小板药物的应用建议:心力衰竭伴有冠心病、糖尿病和脑卒中,有二级预防适应证的患者,必须应用阿司匹林75~150mg/d或氯吡格雷75mg/d;心力衰竭伴心房颤动、心室腔内血栓患者应用华法林抗凝血治疗,并调整剂量使国际标准化比率在2~3。

(四)非药物治疗

1. 心脏再同步治疗(CRT) 心力衰竭患者的左、右心室及左心室内收缩不同步时,可致心室充盈减少、左心室收缩力或压力的上升速度降低、时间延长,加重二尖瓣反流及室壁逆向运动,使心室排血效率下降。CRT治疗可恢复正常的左、右心室及心室内的同步激动,减轻二尖瓣反流,从而增加心排血量。心脏再同步治疗适应证:窦性节律,LVEDD≥55mm,LVEF≤35%,尽管使用了最佳的药物治疗NHYA心功能仍为Ⅲ级或Ⅳ级、QRS时限延长>120ms。

2. 心脏移植 心脏移植可作为终末期心力衰竭的一种治疗方式,主要适用于无其他可选择治疗方法的重度心力衰竭患者。除了供体心脏短缺外,心脏移植的主要问题是移植排斥,这是术后1年死亡的主要原因,长期预后主要受免疫抑制并发症影响。

(五)难治性心力衰竭的治疗

慢性心力衰竭患者经过合理的最佳方案治疗后,仍不能改善症状或持续恶化,称为难治性心力衰竭。首先,应分析难治性心力衰竭的原因:重新评价心脏病因;寻找心力衰竭潜在的诱因;重新评价心力衰竭类型;重新评价心力衰竭诊断是否正确;评价心力衰竭治疗是否合理。其次,调整心力衰竭治疗方案:利尿药、血管扩张药及正性肌力药物等联合应用;纠正电解质紊乱;超滤法或血液透析应用于严重肾功能不全患者;左心室辅助装置可考虑应用于内科治疗无效、预期1年存活率<50%,且不适于心脏移植的患者;心脏移植适用于有严重心功能损害,或依赖静脉正性肌力药的患者。

(六)舒张性心力衰竭的治疗

积极治疗基础心脏病:积极控制血压,收缩压<130mmHg,舒张压<80mmHg;冠心病患者若有症状性或可证实的心肌缺血,应考虑冠状动脉血供重建。控制心率和心律:心动过速时舒张期充盈时间缩短,每搏量降低。慢性心房颤动应控制心室率,心房颤动转复并维持窦性心律可能有益。肥厚型心肌病应用β受体阻滞药、钙通道阻滞药可以松弛心肌。纠正液体潴留:有肺淤血和外周水肿,应用利尿药可缓解症状,但不宜过度,以免前负荷过度降低而致低血压。逆转左心室肥厚:ACEI、ARB、β受体阻滞药等药物治疗,可以逆转左心室肥厚,改善心室舒张功能。其他无收缩性心力衰竭情况下,禁用正性肌力药物。

# 第17章 心力衰竭

## 第二节 急性心力衰竭

急性心力衰竭,是发生在原发性心脏病或非心脏病基础上的急性血流动力学异常,导致组织器官灌注不足和急性淤血综合征。大块肺栓塞可引起急性右侧心力衰竭。急性左侧心力衰竭以急性肺水肿、心源性休克为主要表现,是临床上较为常见严重的急危重症。

【病因和病理生理】

急性心力衰竭通常由一定的诱因致心脏解剖或功能的突发异常,使心排血量急剧下降和肺静脉压突然升高。常见的病因如下。

(一)心源性

1. 弥漫性心肌损害　如急性冠状动脉综合征(约占15%)、急性重症心肌炎和围生期心肌病;急性心肌梗死并发乳头肌断裂、室间隔破裂穿孔、心室壁瘤;急性大面积右心室心肌梗死后出现低右心室心排血量,颈静脉不怒张和低左心室灌注压为特征的急性肺充血。

2. 心脏后负荷过重　如突然动脉压显著升高或高血压危象;原有瓣膜狭窄(主动脉瓣、二尖瓣)或左心室流出道梗阻者突然过度体力活动;急性快速心律失常发作(快速心房颤动或心房扑动、室性心动过速)。

3. 容量负荷过重　如急性缺血性乳头肌功能不全;感染性心内膜炎伴发瓣膜穿孔或腱索断裂致瓣膜性急性反流。

4. 心源性休克　严重的急性心力衰竭,由于心衰导致的组织低灌注,通常表现为血压下降(收缩压<90mmHg,或平均动脉压下降>30mmHg)和少尿[尿量<0.5ml/(kg·h)]。

(二)非心源性

无心脏病患者由于高心排血量状态(甲状腺功能危象、贫血、感染败血症)、快速大量输液导致容量陡增、急性肺动脉压显著升高(药物治疗缺乏依从性、容量负荷过重、大手术后、急性肾功能减退、吸毒、酗酒、哮喘、急性肺栓塞),引起急性肺水肿。

【临床表现和其他检查】

(一)临床表现

1. 症状　发病急剧,突发严重呼吸困难、端坐呼吸、烦躁不安,频繁咳嗽,严重时咳白色泡沫状痰或粉红色泡沫痰,患者有恐惧和濒死感。

2. 体征　患者面色灰白、发绀、大汗、皮肤湿冷。心率增快、心尖部第一心音减弱、舒张期奔马律($S_3$)、$P_2$亢进。呼吸频率达30~40/min,开始肺部可无啰音,继之双肺满布湿啰音和哮鸣音。或有基础心脏病的相关体征,发病开始可有一过性血压升高,病情如未缓解,血压可持续下降直至休克,极重者致神志模糊。

急性右侧心力衰竭主要表现为低心排血量综合征,右心循环负荷增加,颈静脉怒张、肝大、低血压。

(二)实验室检查和辅助检查

1. 心电图　主要了解有无急性心肌缺血、心肌梗死和心律失常。

2. X线胸片　肺门血管影模糊、蝴蝶形肺门影,重者弥漫性肺内大片阴影等肺淤血征。

3. 超声心动图　床边超声心动图有助于评价急性心肌梗死的机械并发症、室壁运动失调、心脏的结构与功能、心脏收缩/舒张功能的相关数据,了解有无心脏压塞。

4. 脑钠肽检测　检查血浆 BNP 和 NT-proBNP,有助于快速诊断与鉴别,阴性预测值可排除AHF,诊断急性心力衰竭的参考值:NT-proBNP>300pg/ml,BNP>100pg/ml。

5. 心肌标志物检测　心肌肌钙蛋白(cTnT 或 cTnI)和 CK-MB 异常有助于诊断急性冠状动脉综合征。

6. 有创的导管检查　安置 SWAN-GANZ 漂浮导管进行血流动力学检测,有助于指导急性心力衰竭的治疗,PCWP随病情加重而增高,CI则相反。急性冠状动脉动脉综合征的患者酌情可行冠状动脉造影、血管重建治疗及IABP应用。

7. 其他实验室检查  动脉血气分析:急性心力衰竭时常有低氧血症;酸中毒与组织灌注不足可有二氧化碳潴留。

【诊断和鉴别诊断】

(一)诊断

根据典型症状和体征、NT-proBNP升高,一般诊断并不困难。进一步检查明确病因诊断,有助于进行针对性治疗。临床常用的急性心力衰竭严重程度分级有以下2种。

1. Killip分级  用于急性心肌梗死心功能损害的评价。具体分级方法是：Ⅰ级,无心力衰竭;Ⅱ级,有心力衰竭,肺部中下野湿啰音(肺野下1/2),可闻及奔马律,X线片见肺淤血;Ⅲ级,严重的心力衰竭,有肺水肿,满布湿啰音(超过肺野下1/2);Ⅳ级,心源性休克、低血压(收缩压≤90mmHg)、发绀、少尿、出汗。

2. Forrester分级  根据临床表现和血流动力学状态分级,主要用于急性心肌梗死患者,也可用于其他原因急性心力衰竭的评价。血流动力学分级根据肺毛细血管楔嵌压(PCWP)和心脏指数(CI):Ⅰ级,PCWP≤18mmHg,CI>2.2L/(min·m$^2$),无肺淤血及周围灌注不良;Ⅱ级,PCWP>18mmHg,CI>2.2L/(min·m$^2$),有肺淤血;Ⅲ级,<18mmHg,CI≤2.2L/(min·m$^2$),周围组织灌注不良;Ⅳ级,PCWP>18mmHg,CI≤2.2L/(min·m$^2$),有肺淤血和组织灌注不良。

(二)鉴别诊断

急性心力衰竭常需与重度支气管哮喘鉴别,还需与其他原因的非心源性肺水肿、非心源性休克相鉴别。根据临床表现及相关的辅助检查、BNP或NT-proBNP的检测,可以进行鉴别诊断并作出正确的判断。心源性肺水肿与非心源性肺水肿鉴别诊断(表17-2)。

表17-2  心源性肺水肿与非心源性肺水肿的鉴别诊断

| 参数 | 心源性肺水肿 | 非心源性肺水肿 |
| --- | --- | --- |
| 病史 | 急性心脏病发作 | 近期没有心脏病史 |
| 潜在非心脏疾病 | 通常缺乏 | 存在 |
| 体格检查 | | |
| S$_3$奔马律 | 存在 | 无,脉搏有力 |
| 心排血量状态 | 低心排血量:皮肤湿冷 | 高心排血量:皮肤温暖 |
| 颈静脉怒张 | 存在 | 无 |
| 肺部啰音 | 湿啰音 | 干啰音 |
| 实验室检查 | | |
| 心电图 | 心肌缺血/心肌梗死 | 正常 |
| NT-proBNP | >300pg/ml | <100pg/ml |
| 心肌标志物 | 增高 | 正常 |
| X线胸片 | 肺门影扩大,可呈蝴蝶状 | 肺周边阴影 |
| 肺毛细血管楔嵌压 | ≥18mmHg | <18mmHg |

【治疗】

急性心力衰竭治疗目的应当包括立即纠正血流动力学异常、去除诱发急性心力衰竭的诱因、尽早针对引发急性心力衰竭的病因治疗,最大限度的挽救生命,降低病死率。

(一)抢救措施

减轻心脏前后负荷,纠正血流动力学异常,急性心力衰竭的治疗措施(图17-3)。

1. 体位  取坐位,双足下垂;用血压计袖带进行四肢轮流结扎,充气压力应低于舒张压

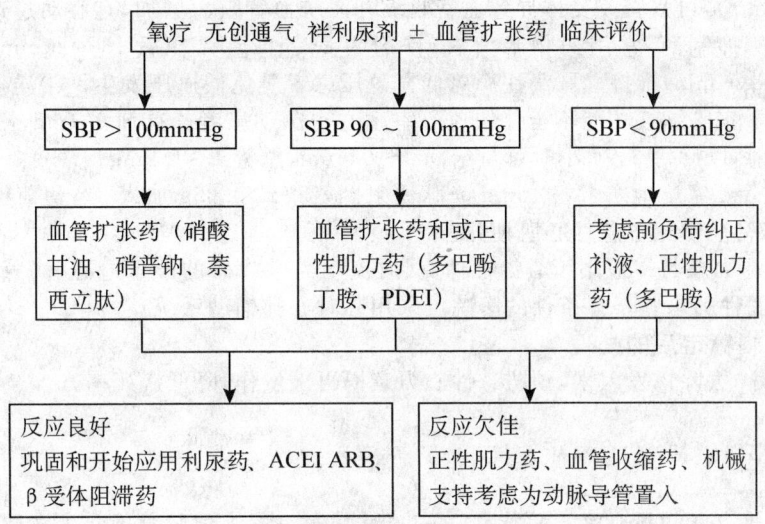

图 17-3 根据收缩压不同制定的治疗措施

10mmHg(1.3kpa)。

2. **吸氧** 可高流量给氧 6~8L/min,需要时予以面罩呼吸机加压给氧或正压通气。应用 50%~70%乙醇(酒精)湿化瓶或有机硅消泡剂,使泡沫表面张力降低而破裂,有利于肺泡通气的改善。吸氧后保持血氧饱和度($SaO_2$)在 95%~98%。

3. **吗啡用法** 吗啡 3~5mg 静脉注射,必要时每隔 15min 重复 1 次,共 2~3 次,或 5~10mg 皮下注射,是治疗急性肺水肿极为有效的药物。吗啡降低外周静脉和小动脉张力,减轻心脏负荷;降低呼吸中枢和咳嗽中枢兴奋性,减慢呼吸和镇咳,缓解支气管平滑肌痉挛,改善通气功能;中枢镇静作用能减轻或消除焦虑、紧张、恐惧等情绪。禁用于低血压或休克、慢性阻塞性肺部疾病、支气管哮喘、神志障碍及伴有呼吸抑制危重患者。

4. **快速利尿** 强效襻利尿药可大量迅速利尿,降低心脏容量负荷,缓解肺淤血。观察和记录每日出入量:对肺淤血水肿明显和体循环淤血水肿明显者应保持出入量负平衡,约 500ml/24h,严重肺水肿者可负平衡 1 000~2 000ml/24h。

5. **扩张血管** 大多数急性心力衰竭患者血压正常存在低灌注状态,或有淤血体征且尿量减少。硝普钠和硝酸甘油在体内转化为一氧化氮,扩张外周静脉和小动脉,减轻心脏前后负荷,缓解肺淤血。硝普钠,起始 0.3μg/(kg·min)至 5μg/(kg·min),需要密切监测血压,长期应用可引起硫氰酸盐毒性,适宜短期使用。硝酸甘油,静脉给予硝酸甘油 20μg/min,密切监测血压,保持平均动脉血压降低 10mmHg 左右。使收缩压不低于 90~100mmHg。重组人脑钠肽(rhBNP,奈西立肽),通过血管环鸟苷-磷酸受体通路介导血管扩张、利钠利尿、降低肺毛细血管楔嵌压和肺动脉压,适度抑制交感神经系统、醛固酮和内皮素等血管收缩神经激素,纠正急性心力衰竭时血流动力学异常,用法:负荷量 1.5μg/kg 静脉注射,维持剂量 0.0075μg/(kg·min)静脉滴注 24h。rhBNP 最常见不良反应为低血压。

6. **正性肌力药物** 适用于心排血量减低伴有淤血的患者,可减轻低灌注所致的症状,保证重要脏器的血供。①多巴酚丁胺,用法为起始剂量为 2~3μg/(kg·min),最大剂量可达 20μg/(kg·min),100~250μg/min。滴注速度可以根据患者的症状、对利尿药的反应或临床状态进行调整。停药前应逐渐减量。不良反应有室性或房性心律失常、心动过速,可触发冠心病心肌缺血发作。②多巴胺,小剂量多巴胺[<3μg/(kg·min)]可激活多巴胺受体,降低外周血管阻力,增加肾、冠状动脉和脑血流。中等剂量[3~5μg/(kg·min)]刺激β受体,直接或间接增加心肌收缩力及心排血量。大剂

量[>5μg/(kg·min)]可兴奋α受体导致血管收缩和系统血管阻力增加,有心动过速、心律失常的危险。③磷酸二酯酶抑制药,常用药物米力农,首剂为25μg/kg,稀释后15～20min静脉注射,继之0.375～0.7μg/(kg·min)维持静脉滴注。对低充盈压患者避免低血压发生。④洋地黄类药物,毛花苷C最适合于左心室收缩性功能不全伴快速心室率心房颤动患者。首剂0.4mg,用5%葡萄糖注射液稀释后缓慢注射,以后每2～4小时可再给0.2～0.4mg,总量1～1.2mg。

7. 解除支气管痉挛  地塞米松10mg静脉注射。氨茶碱0.25g加入5%葡萄糖溶液40ml中缓慢静脉注射解除解痉,慎用于急性心肌梗死。

8. 主动脉内球囊反搏  适用于心源性休克、血流动力学障碍的严重冠心病(急性心肌梗死合并机械并发症)、顽固性肺水肿。有条件的医院可采用临时心肺辅助系统。

(二)心力衰竭稳定后的处理

针对病因治疗,去除诱发因素,预防急性心力衰竭再次发作,降低病死率。

## 复习指导

1. 心血管系统血液循环血液流动特点 左心室收缩射血经主动脉瓣进入主动脉—各级动脉—毛细血管—各级静脉—汇聚上下腔静脉—右心房—三尖瓣—右心室—肺动脉瓣—肺动脉及肺循环—肺静脉—左心房—二尖瓣—左心室。

2. 心力衰竭的临床表现:左侧心力衰竭主要以症状(呼吸困难)为主,体现为肺循环淤血;右侧心力衰竭主要以体征(水肿)为主,体现为体循环淤血。

3. 诊断:综合基础心脏病病因、诱发因素、临床表现、辅助检查结合BNP监测,诊断区分左、右侧心力衰竭、收缩舒张性心力衰竭、心功能分级。注意呼吸困难、水肿鉴别诊断。

4. 心力衰竭的治疗:从针对液体潴留、血流动力学异常、泵衰竭应用利尿药、扩血管药和强心药,进展到针对神经—内分泌异常激活的神经激素拮抗药应用。利尿药是治疗液体潴留最基本、最重要的药物;β受体阻滞药、ACEI/ARB、醛固酮受体拮抗药能改善心室重构,无禁忌证时强调早期应用;洋地黄类药物适用于收缩性左侧心力衰竭伴快速心室率心房颤动患者。

5. 其他:洋地黄类药物应用要明确适应证、了解禁忌证、注意洋地黄药物中毒临床表现,心电图ST-T的改变不一定是洋地黄中毒的表现。

(李方江  牛晓红)

# 第18章 心律失常

> **学习要求**
>
> 学习常见心律失常的心电图图形诊断标准、常见心律失常的治疗原则。知晓心律失常的产生机制、复杂心律失常的诊断。能够在临床区分诊断心律失常并作出初步处理。

## 第一节 概 述

心脏由工作细胞和自律细胞2种细胞构成。自律细胞构成心脏的特殊传导系统,能发出兴奋,通过传导系统传到心肌的工作细胞,使心房心室顺序协调地收缩或舒张,从而完成心脏的泵血功能。

心律失常是指心脏冲动的起源、频率、节律、传导速度与传导顺序的异常。

【发病机制】

（一）冲动形成异常

冲动形成异常包括两大机制:自律性异常和触发活动,两者均有独特的细胞电生理基础。

1. **自律性异常** 窦房结及窦房结以外的心脏传导系统及普通心肌细胞都具有自律性,能自动发生节律性兴奋。正常情况下,窦房结的自律性最高,心脏在窦房结的带领下维持心脏的泵血功能,窦房结下位的起搏点称为异位起搏点。神经体液系统、各种化学药物和物理因素通过影响自律细胞的舒张期除极速度、最大舒张电位和阈电位影响自律性高低。低血钾、缺氧、酸中毒、交感神经兴奋性增高,血中儿茶酚胺浓度增高、拟交感神经药物等使自律性增高;高血钾、低血钙、碱中毒、迷走神经兴奋性增高等使自律性降低。

(1)窦房结自律性异常:正常情况下,窦房结是心脏激动起源的生理起搏点。当各种生理、病理因素及药理作用,使窦房结自律性异常增高、减低或不规则时,发生窦性心律失常。

(2)异位自律性异常:当异位起搏点的频率绝对或相对高于正常窦房结的频率时,它们会发出异位冲动,产生异位心律失常。

①主动性异位心律:指异位起搏点兴奋性增强,其频率超过正常窦房结频率。如期前收缩、阵发性心动过速、心房、心室扑动与心室颤动等。

②被动性异位心律:指正常固有的窦房结兴奋频率低于异位起搏点的频率时,异位起搏点冲动控制心脏活动产生的心律失常,如各种逸搏、逸搏性心律等。

2. **触发活动** 指在正常动作电位复极相产生的膜电位震荡。由于其总是在一次除极活动后发生,因而称后除极,可看作由该动作电位驱动的异常电活动,故称之为触发活动。触发活动目前认为是引起心律失常的重要机制(图18-1)。

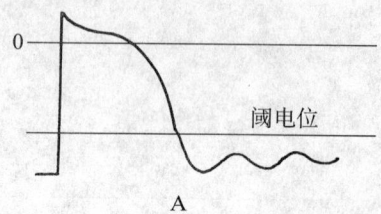 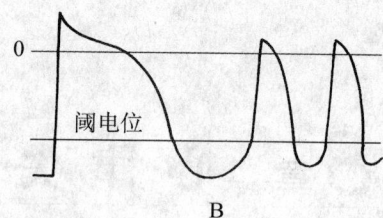

**图 18-1　后除极与触发活动**
A. 后除极未达阈值电位；B. 后除极达阈值电位引起触发活动

触发活动可以分为早期后除极和延迟后除极。早期后除极发生于动作电位的 2 相平台或 3 相早期，一旦后除极电位震荡达到阈值，则出现 1 个或 1 串快速的异常波动，临床中可见联律间期极短的期前收缩、尖端扭转型室速等，常见诱因是低氧血症、儿茶酚胺浓度增高、心肌缺血、低血钾、高血钙、洋地黄中毒等。延迟后除极是复极终末或复极完成后触发的后除极，属于 4 相膜震荡电位，可能与细胞内钙离子超载有关。洋地黄中毒、儿茶酚胺浓度增高、低血钾、超速起搏等可以产生延迟后除极。

触发活动可引起一次心脏冲动形成期前收缩，也可连续发生触发活动形成心动过速。触发活动发生于心室，可表现为室性期前收缩，在膜电位极低的条件下，可表现为室性心动过速，甚至心室颤动；若发生于心房，可产生房性期前收缩、房性心动过速和心房颤动等。

**（二）冲动传导异常**

1. **传导功能障碍**　是冲动传导异常中最常见机制，指心肌细胞的传导功能完全或部分丧失，使心脏冲动传导过程中出现传导中断或延迟的现象，称为传导阻滞。传导阻滞根据发生机制的不同，可分为生理性和病理性传导阻滞。

（1）生理性传导阻滞：当激动过早地到达心脏某处时，该处恰处于对前一激动反应后的正常不应期，因而激动在该处出现传导中断或延缓，这种现象称为干扰。干扰现象有可能连续发生，这样就形成了干扰性脱节。干扰现象的生理机制是心脏激动后产生的正常不应期。

（2）病理性传导阻滞：心肌某部由于不应期病理性延长，致使激动到达该处时发生传导中断或延缓的现象。临床上所谓的传导阻滞均指病理性传导阻滞而言。病理性传导阻滞可以发生在窦房结、窦房、房内、房室结、束支、室内各级水平。

2. **折返激动**　指激动在向下传导激动心脏的同时，通过另一径路返回到原处，再次引起心脏激动的现象，是产生异位搏动的主要发生机制之一（图 18-2）。

折返激动的前提是存在折返环，折返环产生需要具备以下条件：①心脏 2 个或多个部位的传导性与不应性各不相同，相互连接形成一个解剖或功能性闭合环路；②其中一条通道发生单向传导阻滞，多由心肌病变或者心肌组织不应期差异所致；③另一条通道传导速度缓慢，使原先发生阻滞的通道有足够的时间恢复兴奋性。原先阻滞的通道再次激动，从而完成 1 次折返激动，冲动在折返环中反复激动，产生折返性心动过速。

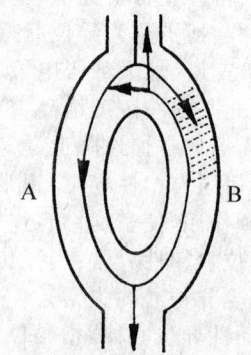

**图 18-2　折返激动**
激动由：A. 通道下传；B. 通道折返

常见的折返激动有窦房结折返、心房内折返、房室交界区双径路折返、预激综合征旁路折返、心室内折返等。绝大多数的室上性心动过速、室性心动过速和期前收缩都是折返引起的。

【病因和诱因】

心律失常的原因是多方面的,且较复杂。心律失常的常见原因包括以下几类:①各种器质性心脏病,如冠心病、风湿性心脏病、肺心病、心肌病等;②药物的毒性作用,如奎尼丁、胺碘酮、洋地黄等抗心律失常药及羟萘苄芬宁(灭虫宁)、锑剂等;③全身性疾病,如感染、中毒、贫血、缺氧、低温、电解质紊乱、酸碱失衡等病理因素;④其他系统疾病,如蛛网膜下腔出血、脑外伤等中枢神经系统疾病,甲状腺功能亢进症或减退症、醛固酮增多症、嗜铬细胞瘤等内分泌疾病;⑤解剖异常,如房室旁路传导引起的预激综合征;⑥先天因素,如先天性Q-T延长等;⑦外科手术、麻醉、器械检查,尤其是心脏手术、心导管检查;⑧其他,如饮酒、吸烟,大量饮用兴奋性饮料等。同时,临床上很大一部分心律失常发生于无明显心脏病变的"健康人",如窦性心律不齐、偶发性期前收缩、阵发性室上速、预激综合征等。

【心律失常的分类】

根据心律失常的发生机制、频率及部位不同,可有不同的分类方法。根据心律失常的发生机制可分为冲动形成异常、冲动传导异常、冲动形成异常伴传导异常三大类;根据心律失常发生时的频率可分为快速性心律失常和缓慢性心律失常两大类;根据心律失常的发生部位可分为窦性、房性、房室交界性、室性四大类。

(一)根据心律失常的发生机制分类

1. 冲动形成异常

(1)窦性心律失常。窦性心动过速;窦性心动过缓;窦性心律不齐;窦性停搏;病态窦房结综合征等。

(2)异位冲动和异位心律。①主动性异位冲动和异位心律:期前收缩(房性、房室交界性、室性);阵发性心动过速(房性、房室交界性、室性);心房扑动、心房颤动;心室扑动、心室颤动。②被动性异位冲动和异位心律:逸搏(房性、房室交界性、室性);逸搏心律(房性、房室交界性、室性)。

2. 冲动传导异常

(1)生理性:干扰与脱节。心脏2个不同起搏点并行产生激动,引起一系列干扰,称之为干扰性脱节。干扰可以发生在心脏的各个部位,最常见部位是房室交界区。

(2)病理性:窦房传导阻滞;房内传导阻滞;房室传导阻滞;室内传导阻滞(左、右束支及左束支分支传导阻滞)。

(3)房室间传导途径异常:预激综合征。

3. 冲动形成异常伴传导异常  包括并行心律、异位心律伴外出阻滞。

(二)根据心律失常发生时的频率分类

1. 快速性心律失常

(1)期前收缩:房性、房室交界性、室性。

(2)心动过速:窦性心动过速;阵发性心动过速(房性、房室交界性、室性);非阵发性心动过速(房性、房室交界性、室性)。

(3)扑动与颤动:房性、室性。

2. 缓慢性心律失常

(1)窦性:窦性心动过缓;窦性停搏;窦房传导阻滞;病态窦房结综合征。

(2)逸搏和逸搏心律:房性、房室交界性、室性。

(3)传导阻滞:房室传导阻滞(一度、二度、三度);室内传导阻滞(左、右束支及左束支分支传导阻滞)。

(三)根据心律失常的发生部位分类

1. 窦性心律失常  窦性心动过速;窦性心动过缓;窦性心律不齐;窦性停搏;窦房传导阻滞。

2. 房性心律失常  房性期前收缩;房性心动过速;心房扑动和颤动;房内阻滞;窦室传导。

3. 房室交界性心律失常 交界性期前收缩；交界性心动过速（阵发性、非阵发性）；房室传导阻滞；交界性逸搏和逸搏性心律。

4. 室性心律失常 室性期前收缩；室性心动过速（阵发性、非阵发性）；室内传导阻滞（左、右束支及左束支分支传导阻滞）；室性逸搏和逸搏心律；心室扑动、颤动、停搏。

【心律失常的诊断】

1. 病史 医生通过详细询问病史，可了解心律失常发作的起因、症状、终止、发作频度、治疗经过以及对血流动力学的影响，为心律失常的初步诊断提供重要资料。

2. 体格检查 体格检查有助于判断心律失常的性质和对血流动力学的影响，可以发现基础心脏疾病。特别是心率、心律，心音强度、脉搏的变化有助于心律失常的诊断。

3. 常规体表心电图 常规体表心电图是诊断心律失常有效和常用的方法，临床上多采用标准12导联心电图，具体做法见"诊断学"相关部分。对各种心律失常包括传导障碍的诊断具有决定性意义，绝大多数心律失常通过心电图可作出诊断。当标准心电图不能提供足够信息时，可采用特殊导联记录电活动。

4. 动态心电图 反映人体在一昼夜内处于不同状态下的心律情况，可提高心律失常检出率，并对其作出定性和定量分析。对推测晕厥原因、抗心律失常药物疗效的评定、预测心源性猝死和检测心肌缺血等有一定的意义。动态心电图还具有心率变异性的分析功能，从而确定自主神经对心脏的影响。

5. 负荷心电图 负荷心电图指通过运动或其他方法增加心脏负荷，使心肌耗氧量增加，以诱发冠心病患者的心肌缺血，一般用于提高冠心病的诊断率，也可用于评估运动诱发的心律失常。常用的有二阶梯试验、踏车试验及活动平板运动试验。

6. 食管导联心电图及经食管心房调搏 食管导联电极距左心房近，因而记录到的心电图心房波（P波）较大，当体表心电图上心房波不易辨认时，可记录食管导联心电图对心律失常进行鉴别。食管心房调搏术是将导管电极置于食管对心脏进行体外起搏的技术，目前主要用于窦房结功能测定及阵发性室上性心动过速的诊断和鉴别诊断。

7. 心内电生理检查 心内电生理检查是利用心脏导管技术，通过放置在心脏不同部位的多根电极导管顺序记录心房、房室交界区、心室的电活动，同步记录局部心脏电活动。经过测量分析，了解电冲动的起源的部位、传导途径、速度、顺序以及传导过程中出现的异常心电现象，研究心脏电活动的生理和病理规律，用于确定异常通道的部位，明确室上性和室性快速心律失常的机制或确定房室传导阻滞的程度。

【心律失常的治疗】

抗心律失常治疗的目的是缓解或消除心律失常所致的症状，纠正血流动力学障碍，降低猝死率和病死率，阻止心律失常对心脏和人体的进一步危害，延长患者寿命。目前有以下多种方法。

(一) 病因及诱因治疗

病因及诱因治疗是抗心律失常治疗的基础。针对基础心脏病及电解质紊乱、甲状腺功能异常、风湿热、药物中毒等治疗可使心律失常的控制事半功倍，达到消除、控制或缓解心律失常的作用。焦虑、紧张引起的心律失常可通过精神安慰、心理疏导而有效缓解。

(二) 药物治疗

药物治疗是心律失常治疗最常用的方法。抗心律失常药物主要是通过影响心肌电兴奋过程中不同时相的离子通道和离子流，使其兴奋性和传导性等电生理特性发生改变而起作用。抗心律失常药物包括抗快速性心律失常和抗缓慢性心律失常两大类。

1. 快速心律失常的药物治疗

(1) 抗心律失常药物种类：目前根据改良 Vaughan Williams 分类法分为 5 类（表 18-1）。

(2) 常用抗心律失常药物的临床应用：见表 18-2。

表18-1 抗快速心律失常药物分类及常用药

| 分类及作用机制 | | 代表药物 |
|---|---|---|
| Ⅰ类 钠通道阻滞药<br>作用于细胞膜,抑制快通道钠内流,减慢0相除极速度和动作电位上升幅度 | ⅠA:减慢动作电位0相上升速度,延长动作电位时程 | 奎尼丁、普鲁卡因胺、丙吡胺 |
| | ⅠB:不减慢动作电位0相上升速度,缩短动作电位时程 | 利多卡因、苯妥英钠、美西律、阿普林定(安搏律定)、乙吗噻嗪 |
| | ⅠC:减慢0相除极速度,减慢传导与轻微延长动作电位时程 | 普罗帕酮、氟卡尼 |
| Ⅱ类 β受体阻滞药<br>通过抗交感神经和影响动作电位时间起作用 | | 普萘洛尔、美托洛尔、阿替洛尔等 |
| Ⅲ类 抗心律失常药物为钾通道阻滞药<br>阻断钾通道和延长复极 | | 胺碘酮、索他洛尔、伊布利特、多非利特等 |
| Ⅳ类 钙通道阻滞药<br>抑制窦房结和房室交界区的自律性,延长房室结的不应期 | | 药物有维拉帕米、地尔硫䓬等 |
| 其他类药物 | | 洋地黄类、腺苷、硫酸镁等 |

表18-2 各类抗快速心律失常药物的应用

Ⅰ类,钠通道阻滞药

①奎尼丁。适应证:心房扑动、心房颤动的复律及复律后药物维持、顽固的室性期前收缩和室上性期前收缩及心动过速的治疗。禁忌证:对本药过敏或有毒性反应者,病态窦房结综合征、高度或完全性房室传导阻滞、明显的心力衰竭、孕妇。不良反应有恶心、呕吐、腹泻、低血压、奎尼丁晕厥(扭转型室速所致)、过敏反应、皮疹、血小板减少,心电图可有QRS增宽、Q-T间期延长、心脏传导阻滞。

②普鲁卡因胺。适应证:同奎尼丁,但以室性心律失常效果好。不良反应同奎尼丁,但略小,长期服用可诱发白细胞减少和红斑狼疮。

③丙吡胺。适应证:电生理作用同奎尼丁,用于不能耐受奎尼丁者。小剂量时不抑制窦房结,对室性心律失常疗效常高于室上性心律失常。禁忌证同奎尼丁。

④利多卡因。适应证:各种原因所致快速室性心律失常的治疗,静脉注射15~30s见效,持续15~20min,70%经肝代谢。禁忌证:高度或完全性房室传导阻滞、严重病态窦房结综合征及对本药过敏者。不良反应有头晕、恶心,静脉注射时较易产生。

⑤阿普林定。适应证:各种快速心律失常,尤其是室性心律失常的治疗;静脉注射5~10min见效,口服2h见效,半衰期20~30h,95%在肝代谢。不良反应有头晕、失眠、共济失调、手足发抖、复视、癫痫发作、粒细胞减少。

⑥苯妥英钠。适应证:洋地黄中毒所致室性、室上性心律失常以及其他原因所致的室性期前收缩的治疗。口服8~12h达高峰,半衰期18~36h,主要在肝代谢。禁忌证:妊娠期(可致胎儿畸形)、显著心动过缓、心力衰竭、低血压。不良反应有心动过缓、窦性停搏、低血压、头晕、恶心、共济失调、牙龈增生、白细胞减少、皮疹等。

⑦乙吗噻嗪。适应证:室上性及室性心律失常。不良反应有口干、恶心、眩晕、共济失调、低血压。

⑧普罗帕酮。广谱抗心律失常药适应证:室性、室上性期前收缩、心动过速的治疗,也可用于心房扑动和心房颤动的复律、预激综合征所致的逆向型折返性心动过速。口服30min起作用,1~3h达高峰,静脉注射3~5min起作用,作用持续8h,主要在肝代谢。禁忌证:病态窦房结综合征、心力衰竭、低血压、休克等。不良反应有头晕、头痛、口干、心动过缓、心脏传导阻滞。

(续　表)

Ⅱ类,β受体阻滞药
①普萘洛尔。适应证:为非选择性β受体阻滞药,用于各种类型的室上性快速心律失常,对各种与交感神经兴奋有关的心律失常,包括室性心律失常也有效。禁忌证:显著的缓慢性心律失常、严重心力衰竭、低血压、支气管哮喘、重度糖尿病。不良反应有失眠、腹泻或便秘、心动过缓。
②阿替洛尔,适应证为选择性$β_1$受体阻滞药。用于室上性快速心律失常。
③美托洛尔,适应证与阿替洛尔相似。

Ⅲ类,动作电位延长药:
①胺碘酮。适应证:为广谱抗心律失常药,用于各种室性、室上性心律失常,特别是折返机制所致者。其致心律失常发生率低、抗心律失常效率高,不增加患者病死率,是目前器质性心脏病患者快速性心律失常最常用的抗心律失常药物。口服吸收慢,波动大,口服后4~6d起作用,静脉注射后5~10min开始作用,半衰期30~55d,停药后作用可持续20~45d。禁忌证:严重房室传导阻滞、心动过缓及甲状腺功能异常。不良反应有消化道症状、头晕、头痛、角膜微小沉淀、碘过敏、心动过缓、传导阻滞;长期服用偶可引起甲状腺功能紊乱、肺间质纤维化。
②索他洛尔。适应证:兼有Ⅱ类、Ⅲ类抗心律失常药物的药理特性,用于室性快速心律失常,也用于预激综合征伴室上性快速心律失常。不良反应有心动过缓、低血压、偶致尖端扭转型室上性心动过速。
③伊布利特。适应证:用于转复新近发生的心房扑动和心房颤动。因肝首过效应大,使其生物利用度低,故没有口服剂型。禁忌证:低血钾、低血镁、QT间期延长的患者慎用;伴严重左心室功能异常的患者如存在发生室性心律失常、非持续性室性心动过速、尖端扭转型室性心动过速、房室传导阻滞的风险,用药期间和用药后需要密切观察,并避免与可能引起QT间期延长的药物一起使用。
④多非利特,适应证:新型Ⅲ类抗心律失常药物,用于心房颤动、心房扑动的治疗;不仅可以转复心房颤动和心房扑动,还用于复律后维持窦性心律,可以口服或静脉应用。不良反应为尖端扭转型室速,与QT间期延长、低血钾、低血镁、心动过缓相关。肾功能不全或QT间期延长者药物减量。

Ⅳ类,钙通道阻滞药
①维拉帕米。适应证:室上性期前收缩、室上性心动过速和减慢心房颤动、心房扑动的心室率;对触发活动形成的心律失常疗效较好。静脉注射1~12min达高峰,20~30min迅速下降;口服0.5h出现作用,2h达高峰,半衰期7~10h。禁忌证:预激综合征伴室上性心动过速、心房颤动、心房扑动的患者。不良反应有头晕、头痛、消化道症状;静脉注射可引起血压下降、心力衰竭加重、心动过缓、传导阻滞、窦性停搏等。
②地尔硫䓬。适应证:与维拉帕米相似,用于室上性心律失常。不良反应有眩晕,低血压等。

其他抗快速心律失常药物:
①洋地黄类。适应证:阵发性室上性心动过速以及心房颤动、心房扑动伴快心室率,尤其伴心力衰竭者;常用药物有地高辛、毛花苷C。
②腺苷。适应证:房室结折返性心动过速。
③硫酸镁。除尖端扭转型室性心动过速外,一般不作为一线抗心律失常药应用。

注:各药具体用法见心律失常各论

2. 缓慢心律失常的药物治疗　一般选用增强心肌自律性和(或)加速传导的药物。

(1)β肾上腺素能受体激动药:包括异丙肾上腺素、麻黄碱、肾上腺素等。

(2)M胆碱能受体阻滞药:包括阿托品、溴丙胺太林、山莨菪碱、颠茄等。

(3)非特异兴奋、传导促进药:包括糖皮质激素、氨茶碱、心宝丸等。①异丙肾上腺素。为肾上腺素能β受体激动药,能增强心肌收缩力,加快心率和房室传导。适用于窦房结功能低下的缓慢心律失常、高度或完全性房室传导阻滞以及心脏停搏的抢救。一般以1~2mg置于5%葡萄糖溶液500ml中静脉滴注。②阿托品。通过解除迷走神经对心脏的抑制作用,使窦房结恢复时间缩短,心房和房室传导改善,心率加快。适用于迷走神经增张力高所致的窦性心动过缓、房室传导阻滞以及Q-T间期延长所伴随的室性心律失常。③氨茶碱。可拮抗内源性腺苷的生成,还能刺激肾上腺髓质释放内源性儿茶酚胺,间接发挥拟肾上腺素作用,提高窦房结的自律性。常用剂量为0.1~0.2g,每日3次,或缓释片 0.1g,12h 服用 1 次。

3. 抗心律失常药物的促心律失常作用及合理用药　在心律失常治疗过程中,治疗量或亚治疗量抗心律失常药物应用,会使得原有心律失常加重或诱发新的心律失常,称抗心律失常药物的促心律失常作用。

不同的抗心律失常药物促心律失常表现不同。Ia 类奎尼丁可诱发尖端扭转型室速,Ic 类药物阻滞钠通道作用最强,可以减慢房扑率,增加房室结传导,同时减慢室内传导,容易诱发折返激动,形成无休止室性心动过速,甚至恶化成心室颤动。Ⅲ类药物导致 QT 间期延长,易诱发尖端扭转型室速。洋地黄中毒表现为房颤合并三度房室传导阻滞、房性心动过速合并房室传导阻滞、期间收缩二联律等。Ic 类、Ⅱ类、Ⅳ类抗心律失常药物还常引起窦房结或房室结隐匿性功能障碍,表现为窦性停搏、窦房结阻滞、窦房或房室结阻滞。几乎所有的抗心律失常药物都有促心律失常作用,尤其常见于心力衰竭、使用洋地黄及利尿药、QT 间期延长患者。

合理使用抗心律失常的药物首先要注意基础心脏病的治疗和病因诱因的解除,对于危及生命的心律失常需要紧急处理,常静脉用药或者电复律治疗。一般选择胺碘酮治疗器质性心脏病合并的快速性心律失常较多。对于良性或者安全范围之内的心律失常可以不治疗,解除顾虑、定期随访是最安全的措施,或选用相对安全的药物,如小剂量 β 受体阻滞药;如确实需要药物控制心律失常,在积极纠正心律失常的病因及诱发因素前提下,严格掌握抗心律失常药物的应用指征,少用有致心律失常作用的药物,严密监测心电图及血压、心功能,以确保用药安全。

(三) 机械及电治疗

最简单的方法是通过刺激咽部诱发恶心、呕吐,或按压颈动脉窦或眼球、做 Valsalva 动作等方法提高迷走神经张力,常用于阵发性室上性心动过速的治疗。其他治疗还包括心脏电复律、人工心脏起搏,经导管射频消融术及外科手术治疗等,参见心律失常的介入和手术治疗。

## 第二节　窦性心律失常

冲动起源于窦房结的心律,称为窦性心律。正常情况下,窦房结频率为 60～100/min。窦性心律失常指窦性心律的频率、节律的异常。

### 一、窦性心动过速与过缓

成年人窦性心律频率>100/min 称窦性心动过速,频率<60/min 称窦性心动过缓。

【病因和发病机制】

窦性心动过速可见于正常人运动、情绪激动、焦虑、恐惧、吸烟、饮茶等生理状态,也可见于发热、贫血、休克、心力衰竭、嗜铬细胞瘤、甲状腺功能亢进症、低氧血症等病理状态,或由于使用阿托品、儿茶酚胺、甲状腺制剂等引起。交感神经兴奋性增高和(或)迷走神经张力降低,使窦房结 4 相上升速度加快,到达阈电位时间缩短,致心率加快,引起窦性心动过速。

窦性心动过缓生理状态下见于睡眠状态、运动员、老年人、呕吐、压迫颈动脉窦、压迫眼球、Valsalva 动作。病理情况下可见于低体温、高钾血症、病态窦房结综合征、阻塞性黄疸、甲状腺功能减退症、颅内高压等。另外使用 β 受体阻滞药、拟胆碱药、洋地黄、维拉帕米、胺碘酮等也可引起窦性心动过缓。一般认为与迷走神经张力增高或窦房结功能低下有关。

【临床表现】

窦性心动过速多无临床症状,有时可有心悸、乏力,主要为原发病表现,严重者可诱发心绞痛、心功能不全。频率超过 150/min 时需与阵发性室上速鉴别,一般其心率的增快与减慢均呈逐渐变化,这区别于突发突止的阵发性室上性心动过速。窦性心动过缓者心率在 50/min 以上,一般无症状。心率低于 50/min 者,可由于心排血量降低引起心悸、头晕、乏力、胸闷,严重者可诱发晕厥、心功能不全、低血压甚至休克。

【诊断】

诊断主要依靠心电图(图 18-3、图 18-4)。

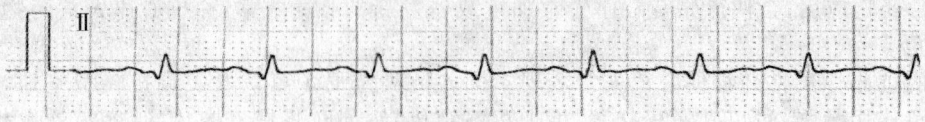

图 18-3 窦性心动过速

Ⅱ、Ⅲ、aVF、V$_{4~6}$ 导联 P 波直立，aVR 导联 P 波倒置），频率>100/min；P-R 间期≥0.12s

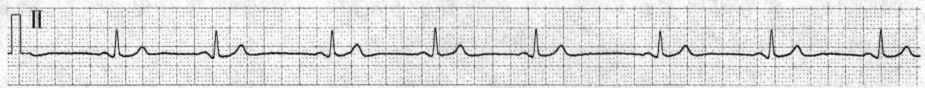

图 18-4 窦性心动过缓伴窦性心律不齐

窦性 P 波，频率<60/min；P-R 间期≥0.12s；如同导联长短 P-P 间期之差>0.12s 为伴有窦性心律不齐

【治疗】

窦性心动过速一般不需处理，有症状者主要针对原发病及诱因进行治疗，如治疗心力衰竭、发热性疾病、甲状腺功能亢进症等。必要时可选用 β 受体阻滞药（有禁忌证可选用维拉帕米或地尔硫䓬）及镇静药治疗，如普萘洛尔 10mg，每日 3 次或美托洛尔 25~50mg，每日 2 次，地西泮（安定）2.5mg，每日 3 次。

无症状的窦性心动过缓也不需要特殊治疗，有症状者可针对病因及诱因治疗，必要时可应用阿托品、麻黄碱或异丙肾上腺素等治疗，严重的窦性心动过缓，药物治疗无效、反复发生晕厥者，应考虑安装人工心脏起搏器治疗。

## 二、病态窦房结综合征

简称病窦综合征(sick sinus syndrome，SSS)，是窦房结及其邻近组织的病变，使窦房结的冲动形成和(或)传导障碍而导致的一系列心律失常和临床表现的综合征。常伴有窦性停搏与窦房阻滞。

【病因和发病机制】

常见于冠心病、心肌炎、心肌病、风心病、老年退行性变、结缔组织病、代谢性疾病、肿瘤及家族遗传性疾病等。另外，迷走神经张力过高、某些药物、颈动脉窦过敏等也可引起窦房结功能不全。窦房结结内病变和窦房结外因素导致窦房结冲动形成障碍和(或)冲动传导障碍，或两者均存在，因而引起心律失常。病变主要局限在窦房结者，称之为单纯病态窦房结综合征。除窦房结及其邻近组织外，累及心脏传导系统的其余部分，如合并房室交界区自律性或传导功能障碍时，称为"双结病变"。同时累及左、右束支时，称为全传导系统病变。

【临床表现】

症状轻重不一，除了原发疾病表现，主要以心率缓慢所致的脑、心、肾等重要器官供血不足，尤其是脑供血不足为主要表现。轻者表现为头晕、乏力、失眠、记忆力减退、反应迟钝等，重者可出现黑矇、晕厥、抽搐甚至猝死。如伴有心动过速发作，则可有心悸等症状。

【诊断】

对症状明显和心电图表现典型者，病态窦房结综合征诊断不难。①持续而严重的窦性心动过缓，频率<50/min，常伴交界性及室性逸搏，并非由于药物引起且与生理状况不相适应；②窦性停搏或窦房阻滞；③窦房阻滞与房室阻滞同时并存。④慢-快综合征，即心动过缓为基础常合并室上性快速心律失常，如房性心动过速、交界性心动过速、心房颤动、心房扑动等。

对可疑患者可选择性应用下述方法,测定窦房结功能。

1. 阿托品试验  静脉注射阿托品 2mg,在注射前,注射后即刻及 1、3、5、7、10、15、20min 各记录一次心电图,若窦性心率均<90/min 为阳性。

2. 经食管心房调搏或心内电生理检查  固有心率低于 118.1－(0.57×年龄),窦房结恢复时间>1 600ms,校正的窦房结恢复时间>550ms,窦房传导时间>150ms,心脏固有频率<80/min 等有助于病态窦房结综合征的诊断。

【治疗】

1. 病因治疗  积极治疗原发病。

2. 药物治疗  应避免使用减慢心率的药物,对不伴快速心律失常者常用:①阿托品口服 0.3～0.6mg,每日 3～4 次;静脉注射或皮下注射每次 1～2mg。②异丙肾上腺素 1～3μg/min 静脉滴注。③氨茶碱口服 100mg,每日 3 次。对于慢性病态窦房结综合征,药物只能作为暂时对症治疗,长期使用药物不良反应较多,且效果并不理想。

3. 人工心脏起搏器  ①临时起搏:对于急性病态窦房结综合征,如心肌炎、急性心肌梗死或药物等因素致使短时严重窦房结功能障碍,临床症状明显,不能使用药物或药物疗效不满意者,应临时人工心脏起搏。②永久性心脏起搏器:适用于慢性病态窦房结综合征,反复出现严重症状者。

**附  窦性停搏与窦房传导阻滞**

窦性停搏又称窦性静止,指窦房结在某个时期内受抑或永久不产生冲动,心房、心室暂时不能除极。见于颈动脉窦过敏、咽部刺激、气管插管,或窦房结损伤或退行性变、冠心病、颅内高压等病理情况。洋地黄、奎尼丁中毒及应用维拉帕米、β受体阻滞药、乙酰胆碱等药物亦可能导致窦性停搏。

症状取决于窦性停搏时限的长短,短时间窦性停搏可无症状或仅感心悸、乏力,长时间窦性停搏可出现眩晕、黑矇、晕厥,甚至昏迷、抽搐、阿-斯综合征。

诊断主要依赖心电图(图 18-5)

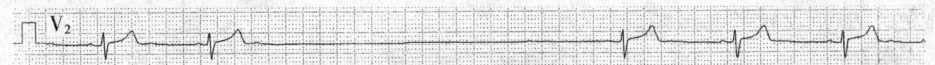

图 18-5  窦性停搏

一段长间歇内无窦性 P 波;长 P-P 间歇与正常的 P-P 间期不成倍数关系;在长间歇内可出现逸搏或逸搏心律

偶发、无症状者不需特殊治疗,频发、持续时间长及症状明显者应针对病因及诱因治疗,必要时应用阿托品、异丙肾上腺素等药物治疗。但多数患者药物治疗反应不佳,必要时行人工心脏起搏治疗。

窦房阻滞指窦房结激动传入心房时发生延缓或完全阻滞,多因迷走神经张力增高或窦房结周围组织病变,窦性冲动不能下传激动心房所致。病因与临床表现同窦性停搏,按其阻滞程度分为三度。

1. 一度窦房阻滞  在体表心电图无法诊断。

2. 二度窦房阻滞  既有冲动的传导延迟,也有冲动传导脱落。见图 18-6、图 18-7。

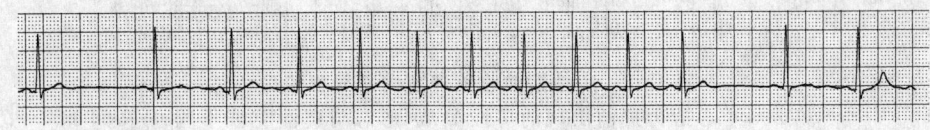

图 18-6  二度 I 型窦房阻滞

窦性 P-P 间距进行性缩短,直至 1 次 P 波"脱漏",出现一较长 P-P 间期,然后 P-P 间期再次逐渐缩短,再下次 P 波"脱漏",周而复始;最长 P-P 间期<最短 P-P 间期的 2 倍。此型要注意与窦性心律不齐相鉴别

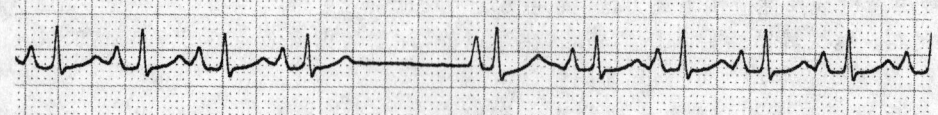

图 18-7　二度 Ⅱ 型窦房阻滞

规律 P-P 间期中突然出现长 P-P 间期；长 P-P 间期为原窦性 P-P 间期的整倍数

3. 三度窦房阻滞　所有的窦性激动均受阻于窦房交界区，不能传入心房，心电图表现为窦性 P 波消失，心室由房室交界区异位起搏点激动。三度窦房阻滞与窦性停搏在体表心电图无法鉴别。

偶见的、无症状的窦房阻滞多为短暂的迷走神经张力增高所致，不必处理。频繁发作的有症状的窦房阻滞，可选择 β 肾上腺素能受体激动药、M 胆碱能受体阻滞药等，必要时人工心脏起搏治疗。

## 第三节　房性心律失常

### 一、房性期前收缩与房性心动过速

期前收缩是指心脏某一起搏点比基本心律提前发出冲动，过早引起心脏某一部分或全部发生除极。起源于心房内异位节律点的提前冲动称之为房性期前收缩。连续出现 3 次或 3 次以上称为房性心动过速，可分为自律性、折返性及紊乱性 3 种房性心动过速，其中折返性房性心动过速较为少见。

【病因和发病机制】

常见于健康人，与情绪激动、焦虑、疲劳、失眠大量饮酒等有关。各种器质心脏病、甲状腺功能亢进症、心脏手术、心导管检查及使用洋地黄中毒，肾上腺素、异丙肾上腺素、麻黄碱等药物也可诱发房性期前收缩。房性期前收缩是期前收缩中发生率最高的，心动过速也较常见。发病机制主要为自律性增高、触发活动、折返机制及房性并行心律。

【临床表现】

多无症状，或有心悸及心搏暂停感。严重者可有胸闷、恶心、头晕等症状；伴心动过速严重者有诱发心动能不全，低血压的可能。心脏听诊发现第一心音增强，第二心音减弱或消失，其后有一长代偿间歇。除原有心脏病体征外，可发现短暂、间歇或持续性心率增快，多为 160~200/min，紊乱性房性心动过速心率为 100~130/min。当房性心动过速伴有房室传导阻滞时心率增快可不显著，心律可不规则。

【诊断】

主要依靠心电图。房性期前收缩见图 18-8。房性心动过速的诊断如下。

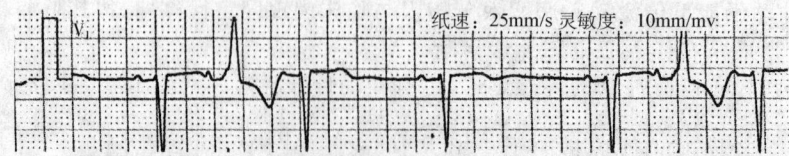

图 18-8　房性期前收缩伴室内差异性传导

第 2、6 个心搏为提前出现的房性 P 波，形态与窦性 P 波不同；P-R 间期 ≥0.12s；P 波后下传心室的 QRS 波群形态正常或变异（室内差异传导）；有的 P 波后无 QRS 波群，称为阻滞的或未下传的房性期前收缩；代偿间歇多不完全

1. **自律性房性心动过速** ①房性 P 波,频率 100～180/min,P 波形态始终不变;②P-P 间期常不规则,发作开始时可见速率逐渐加快致稳定,称之为温醒现象;③QRS 波群通常与窦性冲动下传者相似或变形(伴有室内差异传导);④可出现继发性 ST-T 改变;⑤房性期前收缩不能诱发或终止心动过速,插入的期前收缩可使频率增快。

2. **折返性房性心动过速** ①房性 P 波,频率 130～150/min,P 波整齐规律,P 波可重叠于前一心动周期的 T 波内,不易辨认,与交界性心动过速难以鉴别时,诊断为阵发性室上性心动过速;②P-P 间期规则,多次发作时频率可变化,节律无温醒现象;③QRS 波群通常与窦性冲动下传者相似或变形(伴有室内差异传导);④可出现继发性 ST-T 改变;⑤折返性房性心动过速常由房性期前收缩诱发,心脏程序刺激可以反复诱发和终止,有拖带现象。

3. **紊乱性房性心动过速** 又称多源性房性心动过速,表现为:①房性 P 波,频率 100～130/min,同一导联可见 3 种或 3 种以上形态不一 P 波;②P-P 间期不规则,存在等电位线,有别于心房扑动和心房颤动;③无固定规律的基本心律,P-P 间期、P-R 间期、R-R 间期多变,部分 P 波不能下传心室;④房性期前收缩不能诱发和终止。

【治疗】

无器质性心脏病或偶发房性期前收缩者,一般不需特殊治疗,以去除可能诱因,保持生活规律及情绪稳定,忌用烟、酒、浓茶、咖啡等,适当应用镇静药为主。症状显著者使用β受体阻滞药,常用药物包括:①普萘洛尔口服 10mg,每日 3 次;②阿替洛尔口服 25～50mg,每日 2 次;③维拉帕米口服 40～80mg,每日 3～4 次;④普罗帕酮口服 100～150mg,每日 3～4 次。器质性心脏病者应积极病因治疗,控制心力衰竭,治疗甲状腺功能亢进症常可使房性期前收缩减少或消失。

房性心动过速如伴器质性心脏病应积极治疗。①自律性房性心动过速治疗首先是针对原发基础心肺疾病,纠正药物及异常代谢的影响。药物能降低心房异位灶兴奋性或延长房室阻滞以减慢心室率,可以选择洋地黄、Ⅰa、Ⅱ、Ⅲ、Ⅳ类抗心律失常药物,必要时可以通过射频手术消融心房自律灶。②折返性房性心动过速:可经食管快速起搏心房终止心动过速发作,射频消融术具有较高成功率,药物可以选用 Ic 及Ⅳ类抗心律失常药物。③紊乱性房性心动过速:首先针对原发疾病进行治疗,纠正原发心肺疾病及洋地黄中毒、低血钾、低血镁等,维拉帕米、胺碘酮可能有效。④应用药物未能终止的房性心动过速,除洋地黄中毒所致者外,可行同步直流电复律。

## 二、心房扑动与心房颤动

心房扑动简称房扑,是一种快速规则的房性异位节律,多为阵发性。心房颤动是心房不规则、紊乱的电活动,心房肌纤维以 350～600/min 的频率不协调、不规则的乱颤,简称心房颤动。按心房颤动时心室率分为快速房颤(心室率多为 100～160/min)和缓慢房颤(心室率低于 100/min);根据房颤 f 波大小可分为粗颤和细颤。

【病因和发病机制】

房扑与房颤多见于器质心脏病者,多与心房扩大和心房肌受损有关。常见于风湿性心脏瓣膜病(特别是二尖瓣狭窄)、冠心病、心肌病、高血压性心脏病、房间隔缺损、心包炎等;其他原因包括预激综合征、甲状腺功能亢进症、肺栓塞、局部和全身感染等。找不到明确病因称为特发性心房扑动或颤动。

房内折返是心房扑动的发生基础,典型心房扑动是右心房内围绕三尖瓣环经过峡部的大折返,其他折返不经过峡部称之为非经典的心房扑动。除原有心脏病体征外,主要体征是短暂、间歇、或持续性心率增快,多为 160～200/min,紊乱性房性心动过速心率为 100～130/min。当房性心动过速伴有房室传导阻滞时心率增快可不显著,心律可不规则。

心房颤动的发生机制较为复杂,一直存在异位兴奋灶和折返冲动 2 种假说。许多阵发性心房颤动由恒定的房性期前收缩诱发,成功消融肺静脉口附近可以成功阻断此类房性期前收缩诱发的心房颤动,此类心房颤动称之为肌袖性心房颤动。心房颤动与心房组织损害及心房内压力增高导致的心房电重构有关,心房肌纤维发生多处微折返可出现心房纤颤。目前认为异位兴奋灶与心房颤动的触发相关,而心房内多发微折返环与心房颤动的持续相关。

【临床表现】

心房扑动本身往往不产生任何症状。心房颤动的症状取决于心室率的快慢及基础心脏病、心脏功能。如果房扑房颤者心室率增快,对血流动力学产生明显影响,患者可有心悸、乏力、胸闷、气促、头晕、心绞痛、心力衰竭、心源性休克、晕厥。心房颤动常合并附壁血栓,当血栓脱落时,可引起体循环、肺循环栓塞,体循环栓塞以脑栓塞、肾动脉栓塞及肠系膜动脉栓塞多见。房颤的心脏听诊为心律绝对不规则,心音强弱不等;脉搏不规则,强弱不一,并有短绌脉,心室率越快,脉搏短绌越明显。

【诊断】

主要依靠心电图(图 18-9、图 18-10)

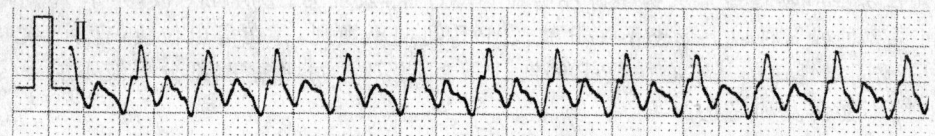

图 18-9 心房扑动

P 波消失,代之以快速匀齐的形态、方向、幅度、间隔一致的 F 波。F 波呈锯齿状或波浪状连续,其间无等电位线,频率多为 250~350/min;F 波与 QRS 波群之间多呈 2:1 或 4:1 传导,传导比例不固定时出现不规则的心室率;QRS 波群多呈室上型

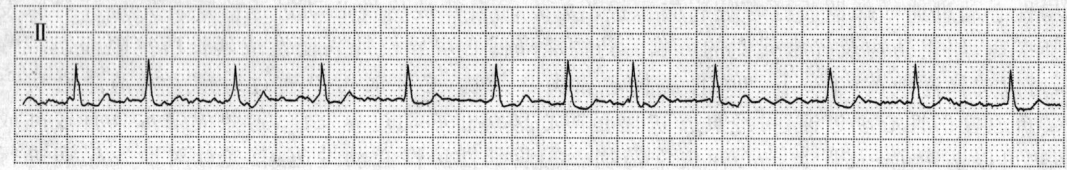

图 18-10 心房颤动

P 波消失,代之以一系列大小不等,形态各异,间隔不匀的 f 波,频率为 350~600/min,等电位线消失;R-R 间期绝对不规则,房颤合并三度房室传导阻滞时 R-R 间期相等 QRS 波群多呈室上性,出现室内差异传导及蝉联现象时,QRS 波群可变形

【鉴别诊断】

1. **心房颤动伴室内差异传导与心房颤动伴室性期前收缩鉴别**　两者心电图均表现为畸形的 QRS 波群,前者往往在心室率较快时出现,需用洋地黄类药物治疗;后者常是洋地黄中毒的表现之一,须及时停用洋地黄,故两者的鉴别十分重要(表 18-3)。

表 18-3　心房颤动伴室内差异传导与伴室性期前收缩的鉴别

| 鉴别 | 心房颤动伴室内差异传导 | 心房颤动伴室性期前收缩 |
| --- | --- | --- |
| 心室率 | 快速时易出现 | 缓慢时易出现 |
| 联律间期 | 不固定 | 固定或很少变化 |
| 类代偿间歇 | 常无 | 常有 |
| QRS 波群 | 多呈右束支阻滞图形 | 多呈单相或双相波,左束支阻滞略多 |
| QRS 起始向量 | 不固定,多同室上性 | 常与室上性不同 |
| 出现时间 | 不提前 | 提前 |
| 与洋地黄关系 | 常为洋地黄不足所致 | 常为洋地黄过量 |
| 与前一个 R-R 间期的关系 | 多于长 R-R 间期后出现 | 无关 |

2. 心房颤动与心房扑动鉴别　后者如有不同比例的房室传导时,心室律不整齐,易与前者混淆。鉴别要点:①前者心房率在350~600/min,后者心房率在250~350/min;②前者心房波极不规整,形状大小不一,后者心房波绝对匀齐呈锯齿状;③前者心室律绝对不齐,后者在不规则的心室律中有其内在规律,即长R-R间期、短R-R间期分别相等。

【治疗】

1. 治疗基础病因或诱因　纠正病因或诱因十分重要,甚至可转复为窦性心律并维持窦性心律。如进行介入或手术治疗纠治二尖瓣狭窄,积极治疗甲状腺功能亢进症等。ACEI/ARB、醛固酮拮抗药、他汀、多不饱和脂肪酸等可以延缓高血压、心力衰竭、炎症导致的心肌重构,可以延缓新发心房颤动(一级预防),减少心房颤动复发或进展(二级预防)。

2. 复律治疗　将房扑房颤转复为窦性心律,可恢复心房功能,改善血流动力学,预防栓塞,特别是房颤复律更重要,适用于:①心房颤动持续时间在1年以内且心脏扩大不显著,左心房内径<45mm,无严重心脏病损者;②基本病因去除后心房颤动持续存在,如二尖瓣病变术后,甲状腺功能亢进症控制后;③症状性心房颤动药物治疗无效,预期转复为窦律后心力衰竭或心绞痛可得以改善;④预激综合征并发心房颤动。

(1)药物复律:是房扑房颤的首选治疗。药物治疗应体现个体化原则。①胺碘酮,需经较长时间才能生效。用法,0.6g/d,分3次口服,连用1周,然后改为0.4g,分2次口服,连用1周后给维持量0.2g,每日1次或每周5次。②普罗帕酮,口服150~300mg,每日3次,或1次70mg静脉注射。③伊布利特,静脉使用1mg输注时间需在10min以上,用药10min后心律仍未转复者,可重复使用,不应用于有低血钾、低血镁、QT间期延长的患者。④决奈达隆:无器质性心脏病心房颤动的首选治疗,伴左心室肥厚的高血压、冠心病、稳定性心功能不全心房颤动患者的首选治疗,400mg,每日2次口服。

(2)同步直流电复律:主要用于血流动力学不稳定、药物复律失败者,是房扑的首选治疗。药物或电复律后常需抗心律失常药物维持窦性心律治疗。

(3)食管心房调搏、射频消融及外科手术治疗:食管心房调搏通过超速起搏心房的办法用于使部分房扑转复为窦性心律。而射频消融及外科手术治疗房颤的成功率逐年增高,成为根治心房颤动的重要手段。对于抗心律失常药物失败,且不合并严重器质性心脏病的症状性阵发性房颤患者应积极推荐射频消融治疗,长期持续性房颤也可选择用。在手术矫治心脏结构异常者时可通过外科迷宫手术或左心耳封闭术治疗心房颤动和减少血栓栓塞事件。

3. 控制心室率　症状不严重的患者可采用宽松的心室率控制目标,将静息心率控制<110/min,如仍有症状或发生心动过速性心肌病则应采取严格的心室率控制,控制静息心率<80/min,中等程度的运动时心率<110/min。心室率严格达标的患者,出于安全考虑,应定期行24h动态心电图检查。控制心室率常用药物:①洋地黄,能较好地控制静息时的心室率,尤其适用于器质性心脏病伴心功能不全者,可据病情轻重选用毛花苷C、地高辛;②β受体阻滞药,既可降低静息时的心室率,也可降低体力负荷时的心室率,但不能提高患者的运动耐量,尤其适用于运动和应激状态,常用阿替洛尔、美托洛尔;③钙通道阻滞药。主要用于控制运动时的心室率,可提高患者的运动耐量,适用于高血压、冠心病患者,如维拉帕米、地尔硫䓬。

4. 预防栓塞并发症　房颤栓塞发生率高于房扑,特别是心房内发现附壁血栓、过去有栓塞病史、瓣膜病、高血压、糖尿病、老年患者、左心房扩大、冠心病等发生栓塞的危险性更大。心房颤动的抗凝血治疗需遵循个体化原则,口服华法林使凝血酶原时间国际标准化比值维持在2.0~3.0能安全有效预防脑卒中。不易耐受或无以上危险因素者,可应用阿司匹林100~300mg/d。心房颤动持续不超过2d复律前无须抗凝血,否则应在复律前接受3周华法林治疗,心律转复后继续治疗3~4周,紧急复律可应用肝素及低分子肝素抗凝血。达比加群是一种新型口服直接凝血酶抑制药,与其他药物相互作用少,不需要检测国际标准化比值,是不适合或不能接受华法林治疗高危患者的替代治疗。

## 第四节 房室交界区性心律失常

### 一、房室交界性期前收缩与阵发性室上性心动过速

房室交界区(包括房结区、结区、结希区、希氏束)过早发放冲动产生的期前收缩,称之房室交界性期前收缩,简称交界性期前收缩。连续出现3次或3次以上称为交界性心动过速。因心动过速时P波不易辨认,故临床上常将起源在心室以上或途径不局限于心室的一切快速心律称为阵发性室上性心动过速(简称室上速),包括房室结折返性心动过速(AVNRT)、房室折返性心动过速(AVRT)、窦房结折返性心动过速等,甚至起源于心房的房性心动过速、心房扑动、心房颤动等也归入该类。其中前2类发生率最高,约占阵发性室上性心动过速的90%。

【病因和发病机制】

交界性期前收缩较常见于器质性心脏病和洋地黄中毒,而室上速器质性心脏病者相对较少。多由交界区自律性增高或折返冲动造成。交界区的冲动前传速度快于逆传速度,起搏点靠下者,交界性R波位于交界性P波之前;反之,交界性冲动先传入心房,交界性P波位于交界性R波之前;交界性冲动同时到达心房和心室,则出现交界性P波和交界性QRS波群融合。室上速的发生多与折返激动有关。

【临床表现】

交界性期前收缩一般无症状,频发时患者可有心悸、胸闷、头晕等不适。心脏听诊时,在心脏正常节律中提前出现心搏,随后有一较长间歇,期前收缩的第一心音增强,可有脉搏脱漏。

室上速的特点是阵发性,突发突止,发作持续时间不等。心悸可能是惟一症状,如心室率过快,患者可有焦虑、紧张、胸闷、头晕、晕厥等,长时间发作可诱发低血压状态,原有心脏病者可诱发心绞痛及心力衰竭,听诊心率多在160~250/min,心律绝对规则,$S_1$强度不变。

【诊断】

诊断主要依靠心电图(图18-11、图18-12)。

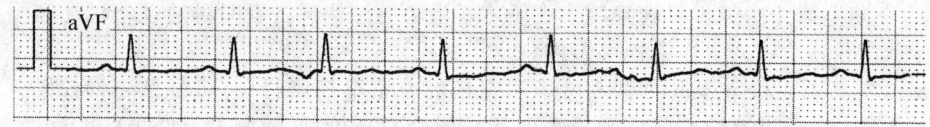

图18-11 交界性期前收缩

第3个心搏为提前出现QRS波群和逆行P波,逆P可在QRS波群之前(P-R间期<0.12s)、在QRS之中或之后(R-P间期<0.20s);QRS波群形态多与窦性激动相同,也可因室内差异传导而变形;代偿完全间歇

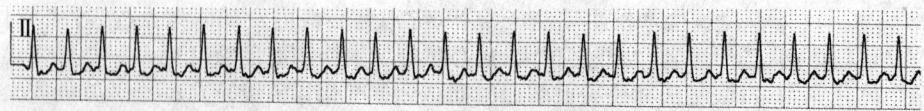

图18-12 阵发性室上性心动过速(房室结折返)

心律绝对规则,频率150~250/min;QRS波群形态多呈室上性,或因心室内差异传导而变形;P波位于QRS波群中不易辨证;可伴有继发性ST-T改变

如为房室折返性心动过速则QRS波群形态与时限很重要,两者均正常时提示为房室正路顺传型AVRT,如QRS畸形伴delta波者为房室正路逆传型AVRT;P波如在QRS波群之后则R-P>70ms,R-P明显<P-R;可伴有继发性ST-T改变。

【鉴别诊断】

1. **与房性期前收缩鉴别** 两者均有逆行P波时,房性期前收缩P-R间期>0.12s,交界性期前收缩P-R间期<0.12s。

2. **房室交界性期前收缩伴室内差异传导与室性期前收缩鉴别** 两者均出现宽大畸形的QRS波群,前者多呈右束支阻滞的图形,后者则呈不同形态的QRS波群。逆行P波出现在QRS波群之前并伴短P-R间期或逆向P波出现在QRS波群后伴R-P间期<0.16s有助于交界性期前收缩的诊断。

【治疗】

交界性期前收缩治疗同房性期前收缩,这里重点介绍阵发性室上性心动过速的治疗。

1. 室上速急性发作期治疗

(1)刺激迷走神经:对无明显血流动力学障碍者首选。常用方法①Valsalva动作,深吸气后屏住气,用力做呼气动作,使胸内压增高,维持10~20s。②颈动脉窦按摩,患者取平卧位,一般先按摩右侧10~30s,无效时按摩左侧,避免同时按摩双侧颈动脉窦。按压过程中观察心率,心动过速终止后立即停止按压。高龄患者、颈动脉窦过敏及脑血管病者禁用。③刺激咽部,引起恶心反射。④按压眼球。拇指指腹加压一侧眼球上部,每次10s,青光眼、高度近视、老年人禁用。⑤将面部浸入冰水内等。

(2)药物治疗:①维拉帕米,为首选药物,5mg加入葡萄糖溶液20ml中静脉注射,3~5min注完,无效时,15min后可重复注射,总量不超过15mg;②普罗帕酮,1.0~2.0mg/kg溶于葡萄糖溶液20ml中,缓慢静脉推注5~7min,无效时,间隔20~30min重复注射,总量不超过350mg;③腺苷,5~20mg快速静脉注射,无效可在短时间内重复应用;④毛花苷C 0.4~0.8mg,稀释后缓慢静脉注射,无效时,2~4h后重复0.2~0.4mg,总量不超过1.2mg。洋地黄已较少应用,但对合并心力衰竭者可作首选;⑤其他,如胺碘酮、索他洛尔等。

(3)食管心房起搏法:药物无效时可经食管心房超速或亚速起搏终止室上性心动过速。

(4)同步直流电复律:当患者出现严重心绞痛、低血压与心力衰竭表现,药物未能终止室上性心动过速,应立即行同步直流电复律,常用电量为100~150J。但应注意,已接受洋地黄者不应接受电复律治疗。

2. 室上速缓解期的治疗

(1)射频消融治疗:技术成熟,安全性高,经皮射频消融术为预防阵发性室上性心动过速复发的首选治疗,安全有效,属于根治性手术。

(2)药物预防:部分患者由于不愿或不能进行射频消融治疗,而心动过速发作频繁,可应用抗心律失常药预防发作。常选用口服普罗帕酮、美托洛尔、胺碘酮、维拉帕米、地尔硫䓬、地高辛等。

## 二、预激综合征

预激综合征指激动从起源处经正常传导路外其他途径提前激动心室肌的一部分或者全部,也就是说心室肌的一部分提前接受从心房下传的冲动,这种激动比正常的房室结-希氏束-蒲肯野纤维更早下传心室。这种房室间传导"加快"的现象在临床上常常引起快速性心律失常发作。

【发生机制】

预激综合征者心脏的房室间往往存在传导旁路(附加束),常见的有①Kent束:是连接心房至心室之间的肌束;②James束:是连接心房至希氏束之间的肌束;③Mahaim束:是连接房室结下部或希氏束至室间隔肌部之间的肌束。该旁路没有正常房室结传导延迟的特点,传导速度较快。

如果旁路仅有心室向心房逆传的功能,而无心房向心室的传导功能(单向阻滞)称隐匿型房室旁路,可将正常传导至心室的激动逆传至心房形成折返,引起阵发性室上性心动过速。

【临床表现】

患者一般无器质性心脏病,预激综合征本身不引起临床症状、体征,只有当心动过速发作时才引发相应的临床表现,如导致房颤或房扑时,心室率可达220～360/min,会出现休克、心力衰竭,甚至猝死。

【诊断】

预激综合症主要有3类,诊断依赖心电图(图18-13)。

1. 典型的预激综合征(W-P-W综合征) 按胸区导联QRS波群主波方向,可分为A、B两型。QRS波群主波在$V_1$～$V_6$导联均向上者为A型,提示预激发生在左心室或右心室后底部;QRS波群主波方向在$V_1$～$V_2$导联向下,$V_4$～$V_6$导联向上者为B型,提示右房室间有旁道,心室右侧壁预激(图18-13)。

2. 短PR间期综合征(LGL综合征) ①P-R间期<0.12s;②QRS波群形态正常,无预激波。

3. 变异的预激综合征 ①P-R间期>0.12s;②QRS波群增宽,起始部有预激波。

【治疗】

1. 单纯预激综合征不需要治疗。

2. 预激综合征患者发作正向房室折返性心动过速者(激动由正常房室传导系统下传心室,由旁路逆传心房),治疗同室上性心动过速。逆向性房室折返心动过速(激动由旁路下传心室,由正常房室传导系统逆传心房)应避免使用兴奋迷走神经药物、维拉帕米、洋地黄等。它们可延长房室结不应期和缩短旁路不应期,可能诱发致命性室性心律失常。

3. 预激综合征合并心房扑动、心房颤动者,首选电复律治疗,药物可选用普鲁卡因胺、普罗帕酮、胺碘酮等,以延长旁道不应期,减慢心室率。

4. 介入性治疗通过电极导管进行射频消融,阻断旁道,为目前根治预激综合征的最佳治疗方法。

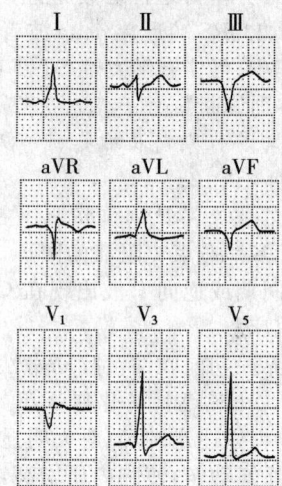

图18-13 典型的预激综合征(B型)

P-R间期<0.12s;QRS时限>0.10s;QRS波群起始部可见粗钝的预激波(箭头所指delta波);P-J间期正常;常有继发性ST-T改变

### 附 交界性逸搏、逸搏心律与非阵发性交界性心动过速

在窦房结病损或受到抑制而出现停搏或频率明显减慢,或其他原因造成长间歇的情况下,交界区异位起搏点以其固有的自律性发出1个或一连串的冲动,激动心房或心室。仅1～2个者称为交界性逸搏,连续3次或3次以上者称为交界性逸搏心律,逸搏或逸搏心律是避免心脏过长停搏的一种保护机制。如果逸搏心律加速至70～150/min,称为非阵发性交界性心动过速或加速的房室交界性心律。常见于器质性心脏病与洋地黄中毒。

诊断依靠心电图(图18-4)。多于窦房结自律性下降、窦房阻滞、房室阻滞、期前收缩导致长间歇后或心室节律减慢时出现。

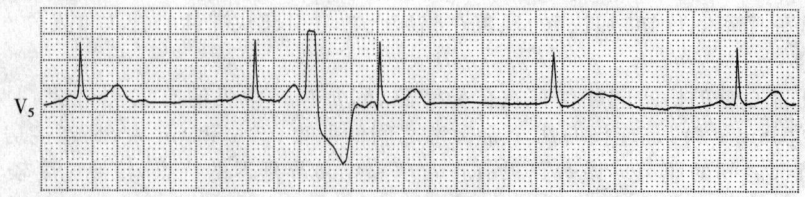

图18-14 交界性逸搏

心动周期长间歇后QRS波群延迟出现,其形态与窦性基本相同;逆行P波符合交界性心搏特点心律缓慢而规则,频率40～60/min

其治疗主要是针对原发的心律失常,如纠正病因及诱因,提高窦性心律的频率和改善传导,必要时使用人工心脏起搏。非阵发性交界性心动过速不宜采取电复律。

## 第五节 室性心律失常

### 一、室性期前收缩与室性心动过速

起源于心室异位节律点的提前使心室提前除极称室性期前收缩,又称室性早搏(简称室早),室性期前收缩发生率低于房性期前收缩,高于交界性期前收缩。连续发生3个或3个以上的室早称为室性心动过速(简称室速)。根据室早形态可分为加速性心室自搏性心律、单形性室性心动过速、并行心律性室性心动过速、束支折返性室性心动过速、特发性室性心动过速、尖端扭转型室性心动过速等多种。如持续时间>30s称为持续性室性心动过速,需药物或电复律终止。

【病因和发病机制】

部分室早可见于健康人,多以焦虑、失眠、激动、运动、烟酒、浓茶为诱因。但频发室早与室速多见于各种器质性心脏病,最常见于冠心病,尤其是急性心肌梗死,还可见于心肌病、心肌炎、Q-T间期延长综合征等。室速如发生于无器质性心脏病者,称为特发性阵发性室性心动过速。心外因素及药物过量或中毒、内环境紊乱、严重缺氧、心理应激等也是重要诱因。心室异位节律点自律性增高、心室内折返激动、触发活动是室早如室速的发生机制。近年发现心肌细胞离子通道基因突变相关性疾病,如先天性长QT综合征、Brugada综合征、儿茶酚胺介导性室速、短QT综合征等,易发生多形性室性心动过速、心室扑动、心室颤动、甚至猝死。

【临床表现】

室早症状取决于其发生频率及患者的敏感性,个体差异大。频发者可引起心悸、胸闷、眩晕。心脏听诊发现正常心脏节律中提前出现搏动,其后有一较长代偿间歇。期前收缩的$S_1$增强,$S_2$减弱或消失,可有心音分裂,触诊可有脉搏脱漏。

室速的表现取决于基础心脏病情况、发作时心室率及持续时间。发作时间<30s或无器质性心脏病者可无症状或仅有心悸;持续性室性心动过速、心室率过快或原有严重心脏病者,可导致血流动力学障碍,表现为头晕、乏力、呼吸困难、心绞痛、心力衰竭、休克、猝死等。体检可见颈静脉搏动强弱不等,有时可见到较强的颈静脉波;心脏听诊心律轻度不规则,$S_1$强度不一致,偶可闻及大炮音。

【诊断】

诊断主要依靠心电图(图18-15、图18-16)。

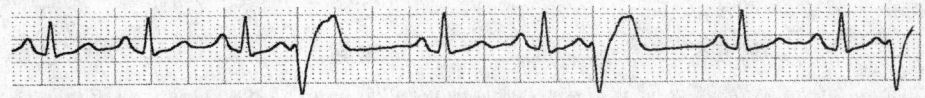

图18-15 室性期前收缩

第4、7、10个心搏为提前出现的宽大畸形QRS波群,时限≥0.12s;其前无相关的P波;伴继发性ST-T改变,T波方向与主波方向相反;多有完全性代偿间歇

1. **室性早搏** ①单形室早与变形或多源性室早:同一导联上室早的联律间期与形态都相同者称之为单形性室早;联律间期相等而波形不同者称之多形性室早;同一导联中多个室性期前收缩的QRS波群形态、联律间期不等为多源性室性期前收缩,见于心肌梗死、洋地黄中毒、明显低血钾、严重心肌损伤等。②偶发与频发室早:偶发室早指每分钟<5次或动态心电图<30个/h;频发室早指每

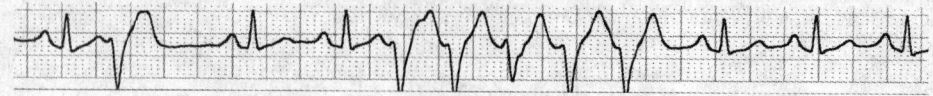

**图 18-16 阵发性室性心动过速**

第 2 个 QRS 波为室早，第 5~9 个 QRS 波为连续的室性异位激动；心室率 100~250/min，节律略不规则；QRS 波群符合室性搏动特点。如其间发现窦性 P 波则与 QRS 波群无固定关系，形成房室分离，可有心室夺获或室性融合波

分钟期前收缩≥每分钟 6 次或动态心电图检测＞30 个/h。③二联律、三联律：1 个正常搏动后继以 1 个室早，形成二联律；2 个正常搏动后继以 1 室早，形成三联律。④间位性室早：在 2 个窦性激动之间插入 1 个室早，无代偿间歇。⑤并行心律性室早：室早的联律间期不等，异位 R-R 间期相等或呈整倍数关系，常产生室性融合波。

2. 室性心动过速　①单形性室速：诊断标准参见单形性室早，连续发生。②并行心律性室速：诊断标准参见并行心律性室早，连续发生。③尖端扭转性室速（Tdp）：发生的室性早搏及 QRS 的主波方向反复间断性上下变化。④加速性室性自主心律：心率 60~110/min，常与窦性心律交替，开始与终止呈渐进性，可见房室分离、心室夺获或室性融合波。⑤特发性室速：中青年多，找不到病因，左束支阻滞多见。

【鉴别诊断】

1. 室性期前收缩与房性或交界性期前收缩伴心室内差异传导鉴别　见表 18-4。

**表 18-4　室性期前收缩与房性或交界性期前收缩伴心室内差异传导鉴别**

| 鉴别 | 室性期前收缩 | 交界性期前收缩伴心室内差异传导 |
| --- | --- | --- |
| P 波 | QRS 波群前无有关 P 波 | 异位 P′波与窦性 P 波不同，位于 QRS 波群之前、之中或之后 |
| QRS 波群初始向量 | 与窦性 QRS 波群不同 | 多呈右束支阻滞图形，也可为左束支阻滞图形 |
| $V_1$ 导联 QRS 波群形态 | 呈单相或双相 | 呈三相波即右束支阻滞图形 |
| QRS 时间 | 通常＞0.12~0.14s | 0.12s 左右 |
| QRS 易变性 | 小 | 大 |
| 代偿间歇 | 完全 | 可完全或不完全 |
| 室性融合波 | 可有 | 无 |
| 联律间期 | 长短不一 | 较短 |
| 希氏心电图 | V 前有 H，H-V 缩短为分支性期前收缩，V 前无 H 为肌性期前收缩 | V 前有 A 或 AH，H-V 间期不短 |

2. 室性期前收缩与间歇性预激综合征鉴别　后者有预激波，P-R 间期＜0.12s。

3. 宽 QRS 波群心动过速的鉴别　主要是阵发性室速、室上速伴差异传导或束支阻滞与预激综合症伴室上速的鉴别（表 18-5）。Vereckei 宽 QRS 心动过速鉴别流程见图 18-17。

表 18-5　QRS 波群宽大畸形的阵发性心动过速的鉴别

| 鉴别 | 阵发性室性心动过速 | 阵发性室上性心动过速伴室内差异传导或束支阻滞 | 预激综合征伴阵发性室上性心动过速 |
| --- | --- | --- | --- |
| 心脏病变 | 多有严重心脏病变 | 多有,也见于正常人 | 不一定有 |
| 心率(/min) | 160~200 | 160~250 | 160~250 |
| 心室节律 | 稍有不规则 | 规则 | 规则 |
| 第1心音强度 | 强弱不等 | 一致 | 一致 |
| 按压颈动脉窦 | 无效 | 可终止发作或无效 | 无效 |
| P波形态 | 窦性 P 波,心房率＜心室率,房室分离 | 异位 P′波,1:1 房室传导 | 或见房性期前收缩 |
| QRS 波群 | 宽大畸形,很少呈右束支阻滞图形 | 差异性传导多呈右束支阻滞的图形 | 宽大畸形,QRS 波群起始部可见预激波 |
| 心室夺获或室性融合波 | 可能见到,具有较大诊断意义 | 房性心动过速一般不会出现心室夺获,交界性心动过速可能出现心室夺获 | 无心室夺获,可出现室性融合波 |
| 发作前心电图 | 可能见到与心动过速 QRS 形态相同的室性期前收缩 | 束支阻滞者可能出现束支阻滞的图形 | 可能有预激波 |

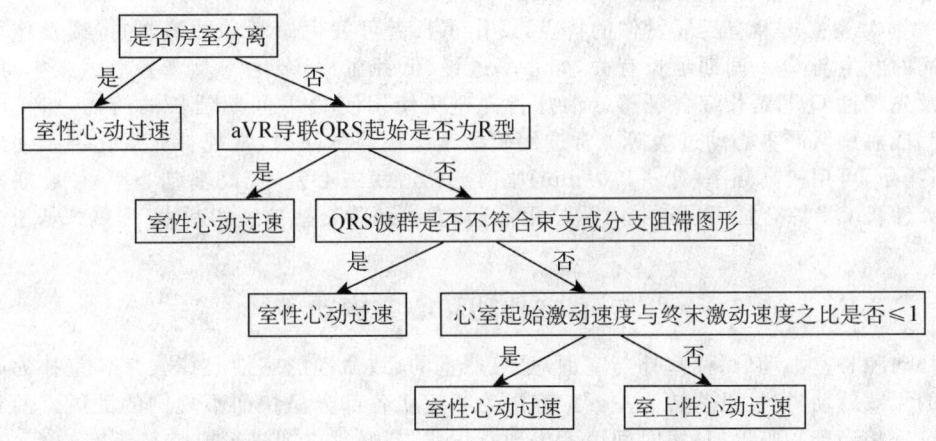

图 18-17　Vereckei 宽 QRS 心动过速鉴别流程

【治疗】

(一)室性期前收缩的治疗

1. 无器质心脏病的良性室早　多属功能性,一般不需要使用抗心律失常药。解除和减轻焦虑避免劳累,戒烟酒,忌浓茶、咖啡可使部分患者室早减少甚至消失。如确有症状可选择 β 受体阻滞药、美西律、普罗帕酮等。

2. 器质性心脏病伴发室早　治疗主要针对原发疾病,并纠正可能存在的水电解质紊乱等诱因。心肌梗死后室首选 β 受体阻滞药作为心源性猝死的一级预防药物。对频发性、联律、多源性、连发室早及 R on T 室早(期前收缩的 R 波落在 T 波上)或室早导致明显血流动力学异常者,因可能导致室速和室颤,应选择胺碘酮、利多卡因等迅速控制。非紧急情况下,可选用口服药物治疗。

3. 其他  对症状不能耐受,不接受和不能耐受药物治疗或药物治疗无效,及可能导致心室功能不全的反复发作室早,应在心脏三维标测的基础进行导管射频消融。

### (二)室性心动过速的治疗

1. 终止发作  任何原因的持续性室速均需积极终止发作。在治疗心律失常的同时,应努力纠正病因和诱因,并尽可能去除一切可逆的不利因素。常采用的方法有①同步直流电复律:最有效的方法之一。对急性心肌梗死、心力衰竭,伴严重的血流动力学障碍者首选,血流动力学稳定但药物治疗无效者也可选用。常用能量为100~200J。②药物治疗:对血流动力学较稳定的非持续性室速常用静脉给予利多卡因、胺碘酮、普鲁卡因胺、普罗帕酮。③人工心脏起搏:同步直流电复律和药物治疗无效者,可采用心导管右心室起搏,通过超速抑制终止室速。

2. 预防复发  对发作频繁,持续时间长,血流动力学不稳定的室速要预防复发。常用的方法如下。①药物预防:一些大规模研究表明,Ⅲ类药胺碘酮不仅能减少或有效预防室性心动过速发作,而且能降低心性猝死的发生率;Ⅳ类药对预防维拉帕米敏感性室速有效。②射频消融术:对特发性室速、束支折返性室速首选,但器质性心脏病引起的室速成功率不高。③埋藏式心脏复律除颤器:可迅速高效终止室速,应用于反复发作而药物治疗无效者,尤其对遗传性心律失常、心肌梗死、心搏骤停患者,但价格昂贵。④外科手术治疗:如室壁瘤切除术、心内膜环切术可消除室速。

### (三)特殊类型的室性心动过速治疗

1. 加速性室性自主节律  常见于心脏病患者,如心肌病、风湿热、心脏手术、急性心肌梗死再灌注期间。一般无须治疗,必要时应用阿托品提高窦性心律或用心房起搏可消除。

2. 特发性室速  发作时选用敏感药物或电复律,反复发作者建议经皮射频消融术根治。起源于左后分支靠近左心室中后间隔区域者对维拉帕米敏感。

3. 尖端扭转型室速  有反复发作的特点,发作稍长者可发生晕厥和抽搐,如持续发作可发展为室颤。本病的发生与Q-T间期延长有关,如心率过慢、低钾血症、奎尼丁及普鲁卡因胺中毒、严重的心肌损害及先天性Q-T延长综合征等。治疗首先避免使用使Q-T间期延长的药物,纠正电解质紊乱(低血钾、低血镁)、严重心动过缓等。常选用硫酸镁缓慢静脉注射,常规补充氯化钾及使用异丙肾上腺素、阿托品,可用较高频率(90~110/min)临时起搏心房或心室,提高基础心率,使心肌复极差异缩小。先天性长QT综合征可以选择β受体阻滞药、左侧颈胸交感神经切断术、埋藏式心脏复律除颤器治疗。

## 二、心室扑动和心室颤动

心室扑动和心室颤动(简称室扑与室颤)是最严重的、致命性的室性心律失常。室扑为心室肌呈快而规则的无效搏动,往往迅速转为室颤。室颤为心室肌各部分呈快而不规则的乱颤。两者对血流动力学的影响相当于心脏停搏,短时间患者出现意识丧失,必须立即进行心肺复苏抢救。

【病因和发病机制】

严重器质性心脏病是主要病因,包括冠心病尤其是急性心肌梗死、心肌炎、心肌病等。另外可见于严重电解质紊乱、低温麻醉、药物中毒(洋地黄、奎尼丁、乌头碱、锑剂等)、触电、雷击、溺水等。少数属于遗传性心律失常。心室自律性增高、心室肌细胞间复极时间不同步或两者的共同作用是心室扑动和心室颤动的形成机制。

【临床表现】

突然出现意识丧失、抽搐、阿-斯综合征表现,继之呼吸停止,瞳孔散大,脉搏和心音消失,血压测不到,若不及时抢救患者迅速死亡,即为心脏性猝死。

【诊断】

诊断主要依靠心电图(图18-18,图18-19)。

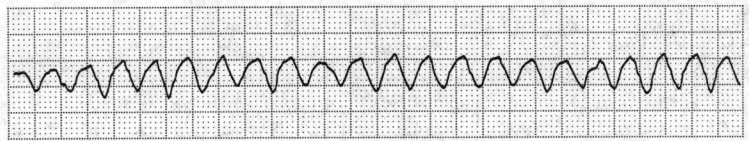

**图 18-18　心室扑动**

快速而规则的大幅度的正弦曲线状波,频率为 150~250/min;QRS 波群与 T 波融合无法辨认,等电位线消失

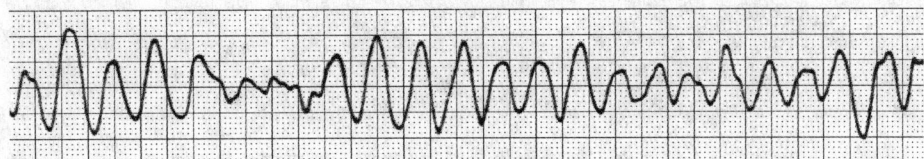

**图 18-19　心室颤动**

QRS 波群和 T 波消失,代之以形态、振幅、频率极不规则的颤动波;频率约 250~500/min

【治疗】

1. 最初的急救措施　①胸外按压;②通畅呼吸;③尽快以 200~300J 行非同步直流电复律,静脉注射肾上腺素、胺碘酮、利多卡因利于提高电复律成功率及转复后维持窦律;④开放静脉通道并尽早建立心电监护。

2. 后续处理　进一步辅助呼吸、循环,恢复原有心律,防止心室颤动再发和并发症的发生。

## 第六节　心脏传导阻滞

### 一、房室传导阻滞

房室传导阻滞是指房室交界组织不应期延长而引起激动从心房到心室之间出现的传导延缓或中断。按其程度可分为第一、二、三度房室传导阻滞。第一、二度称为不完全性房室传导阻滞,第三度称为完全性房室传导阻滞。

【病因和发病机制】

器质性心脏病、电解质紊乱、酸碱失衡、药物中毒、β 受体阻滞药的应用等常可出现房室传导阻滞。生理状态下迷走神经张力增高,可引起一度和二度Ⅰ型房室传导阻滞,多数发生于房室结的上部。房室传导阻滞的发生机制是房室传导系统不应期延长所致:①房室传导系统相对不应期延长使激动传导时间延长,引起第一度房室传导阻滞;②房室传导系统相对和绝对不应期延长,使部分激动传导终止,出现心室脱漏,引起第二度房室传导阻滞,其中Ⅱ型房室传导阻滞主要是有效不应期延长;③房室传导系统的有效不应期占据了整个心动周期,使激动完全阻滞而不能下传心室,引起第三度或称完全性房室传导阻滞。

【临床表现】

完全性房室传导阻滞多无症状,心脏听诊可发现第 1 心音减弱或仅感心脏有漏搏。漏搏较多可产生胸闷、心悸、乏力、头晕,甚至产生阿-斯综合征。完全性房室传导阻滞常出现供血不足表现,发生心悸、乏力、头晕、胸闷、黑矇、晕厥、阿-斯综合征,甚至死亡。体格检查脉搏充实、缓慢,收缩压增高,脉压增大,听诊发现缓慢尚规则的心律,通常 30~40/min,$S_1$ 强弱不等,可产生响亮的"大炮音"。

【诊断】
诊断主要依靠心电图(图18-20～图18-23)

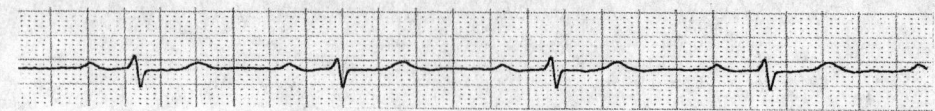

**图 18-20　第一度房室传导阻滞**
P-R 间期＞0.20s；每个 P 波后均有下传的 QRS 波群

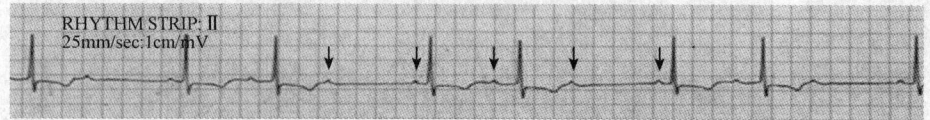

**图 18-21　第二度Ⅰ型房室传导阻滞(莫氏Ⅰ型房室传导阻滞)**
P-R 间期进行性延长，直至 P 波不能下传，出现心室脱漏。脱漏后的 P-R 间期缩短，继后周而复始；QRS 脱落之前的 P-R 间期增量逐渐缩短；QRS 脱落之前的 R-R 间期进行性缩短，QRS 脱落之前的 R-R 间期最短，最长 R-R 间期小于最短 R-R 间期的 2 倍；包含受阻 P 波在内的 R-R 间期小于正常窦性 P-P 间期的 2 倍

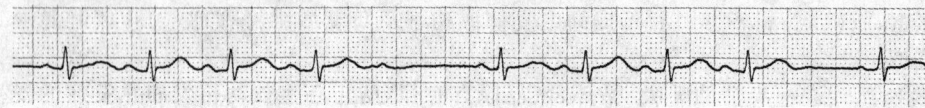

**图 18-22　第二度Ⅱ型房室传导阻滞**
P-R 间期固定，正常或延长；P 波后 QRS 波群出现周期性脱漏，形成的长间歇多为正常 R-R 间期的 2 倍

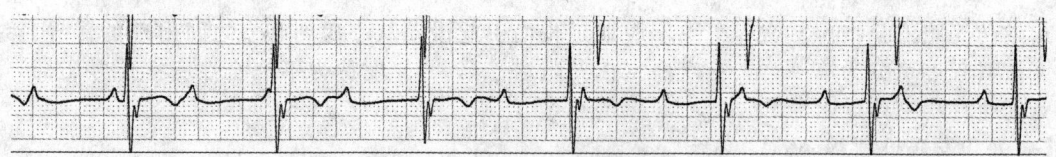

**图 18-23　第三度房室传导阻滞**
P 波与 QRS 波群规律出现，两者无固定关系(完全性房室分离)；P-P 间期＜R-R 间期；QRS 波群呈房室交界区性或室性，心室率慢而匀齐，通常 30～40/min

【鉴别诊断】
1. 2∶1的第二度房室传导阻滞与房性期间收缩未下传的二联律鉴别　前者 P 波形态固定，P-P 间期相等，后者提前的 P′波形态与窦性 P 波不同，P-P′间期短于 P′-P 间期。
2. 第二度规则的 2∶1 或 3∶1 房室传导阻滞与第三度房室传导阻滞鉴别　第三度房室传导阻滞 P 波与 QRS 波群无固定关系，而第二度房室传导阻滞 P 波与 QRS 波群有固定关系。

【治疗】
1. 病因治疗　积极纠正电解质紊乱等，停用和避免使用抑制房室传导的药物，心肌炎者应用肾上腺皮质激素,迷走神经张力高者应用阿托品。

2. 对症治疗　第一度及第二度Ⅰ型房室传导阻滞,多为功能性,一般无须抗心律失常药物治疗。第二度Ⅱ型、第三度房室传导阻滞心室率过缓者,可使用异丙肾上腺素、氨茶碱等提升心室率,阿托品因其加速心房率使第二度Ⅱ型房室传导阻滞加重,故不宜应用。

3. 安装人工起搏器　第二度Ⅱ型、第三度房室传导阻滞者,多属于不可逆性,出现血流动力学障碍甚至阿-斯综合征者,行人工心脏起搏器治疗。对急性心肌梗死、心肌炎等由可逆原因导致者,可安置临时起搏器。

## 二、室内传导阻滞

室内传导阻滞指发生在希氏束分叉以下部位的传导阻滞。根据阻滞部位的不同,可分为左束支传导阻滞、右束支传导阻滞、左前分支传导阻滞、左后分支传导阻滞等。按阻滞的程度分为完全性阻滞、不完全性阻滞。按阻滞的支数不同分为单支阻滞、双束支阻滞、3分支阻滞。

【病因和发病机制】

室内传导阻滞是由于心脏器质性病变直接累及室内传导系统,使其发生断裂或损伤,致激动传导障碍。①右束支阻滞:右束支细而长,易于受损。其阻滞多见于右心室负荷过重的心脏器质性病变,如风湿性二尖瓣狭窄、房间隔缺损、慢性肺源性心脏病,有时右束支阻滞也见于健康人。②左束支阻滞:左束支阻滞常提示心肌弥漫性病变,多见于冠心病、高血压性心脏病、主动脉瓣狭窄、心肌炎、心肌病。③左前分支、左后分支阻滞:以左前分支阻滞多见,常见于冠心病。双束支、3分支阻滞多见于原因不明的传导系统退行性变,也见于心肌炎、急性心肌梗死。

【临床表现】

束支、分支阻滞多无临床症状,严重的3分支阻滞和双束支阻滞与完全性房室传导阻滞有相同的临床表现。最常见的3分支阻滞为右束支、左前分支和左后分支均发生不同程度阻滞;双束支阻滞者左束支和右束支均发生不同程度阻滞。单支阻滞心脏听诊时可出现心音分裂。

【诊断】

诊断主要依靠心电图(图18-24、图18-25)。

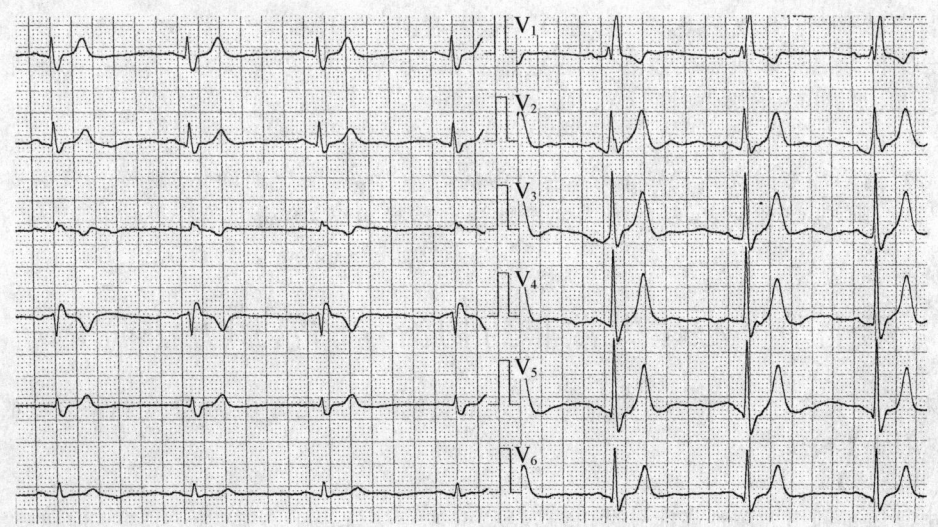

图18-24　完全性右束支传导阻滞

QRS波群在$V_1$、$V_2$导联呈rSR'或M型,$V_5$、$V_6$导联呈qRS或RS型,S波宽钝;QRS波群时间≥0.12s(<0.12s为不完全性右束支传导阻滞);伴继发性ST-T改变

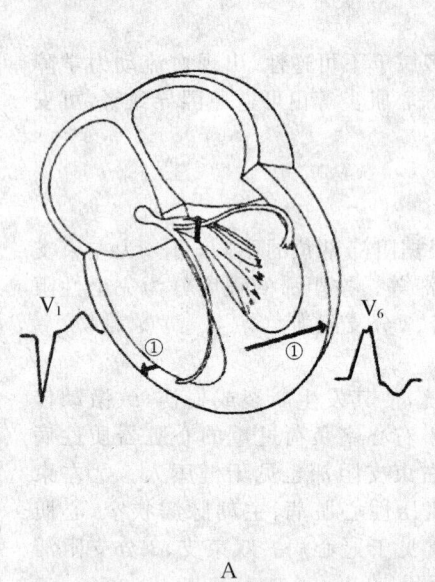
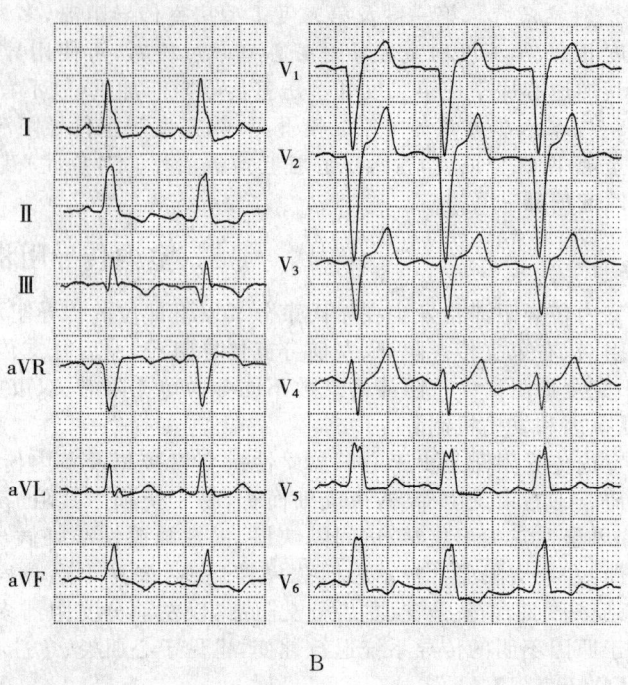

**图 18-25 完全性左束支传导阻滞**

$V_1$、$V_2$ 呈 rS 或 QS 波形,$V_5$、$V_6$ 导联 QRS 波群呈粗钝、切迹的 R 波,其前无 q 波;QRS 波群时间≥0.12s(<0.12s 为不完全性左束支传导阻滞);伴继发性 ST-T 改变

左前分支传导阻滞诊断标准如下:①心电轴左偏,-45°~-90°之间;②Ⅰ、aVL 导联呈 qR 波形,Ⅱ、Ⅲ、aVF 导联呈 rS 波形,$S_Ⅲ$>$S_Ⅱ$;③QRS 波群时间<0.12s。

左后分支传导阻滞诊断标准如下:①心电轴右偏,>+110°;②Ⅰ、aVL 导联呈 rS 形,Ⅱ、Ⅲ、aVF 导联呈 qR 形;③QRS 波群时间<0.12s。

【治疗】

单支心室内阻滞本身无需特殊治疗,主要为病因治疗,需要定期随访、观察。双束支、三分支阻滞引起晕厥、阿-斯综合征者,易发展为完全性房室传导阻滞,除病因治疗外,应行人工心脏起搏治疗。

## 第七节 心律失常非药物治疗的常用方法简介

近年来,心律失常的非药物治疗进展迅速,其主要包括心脏电复律、经导管射频消融术、人工心脏起搏和外科手术治疗等。

【心脏电复律】

心脏电复律是利用外源性高能脉冲电流,经胸壁或直接作用于心脏,使心肌瞬间同时除极,中断折返激动或抑制异常兴奋灶,以消除多种快速性心律失常,使之恢复窦性心律的方法。其中用于消除心室颤动时称之心脏电除颤。

适用于各类异位快速心律失常,尤其是药物治疗无效及血流动力学不稳定者。①心室、心房扑动和颤动,可首选本法;②室性和室上性心动过速,药物治疗无效或伴有显著血流动力学障碍者;③

性质未明或并发于预激综合征的异位快速心律失常。

紧急电复律者一般无禁忌证。择期电复律者在下列情况应禁用或慎用：①病史多年，心脏尤其是左心房明显增大；②伴高度或完全性房室传导阻滞的心房颤动、心房扑动；③病态窦房结综合征伴异位快速性心律失常；④洋地黄中毒和低血钾时暂不宜电复律；⑤原发病未治疗，如风湿性心脏病仍有风湿活动，甲状腺功能亢进性心脏病甲状腺功能亢进症未控制等；⑥合并心腔附壁血栓或近期血栓性事件者。

术前要向患者及家属交代电复律的意义和注意事项，并签署知情同意书；对患者进行全面细致的检查，注意纠正电解质紊乱，尤其是低血钾；心房扑动、心房颤动患者有心力衰竭而心室率快者，先使用洋地黄，使休息时心率控制在 70~80/min，复律前 1~2d 停用洋地黄；复律当日早晨禁食，检查设备，备好抢救物品。

操作步骤如下：

1. 卧位　患者平卧于木板床上，常规描记心电图，行心电监护。

2. 准备　建立静脉输液通道，面罩或鼻导管吸氧，做好各种抢救准备。给予地西泮 10~20mg 或硫喷妥钠 40~50mg 缓慢静脉注射，当患者进入朦胧状态，再静脉注射阿托品 1mg，即可进行电击。

3. 选择同步与非同步电复律　同步电复律是利用心电图 QRS 波触发同步放电，使电刺激落入 R 波降支，在心动周期中相当于心室的绝对不应期，避免诱发心室颤动，常用于心房扑动和颤动、室性和室上性心动过速的复律；非同步电复律则不用同步触发装置，可在任何时间放电，适用于心室扑动、颤动的复律。

4. 操作　电极板均匀涂一层导电糊或包 2~3 层盐水纱布，分别置于胸骨右缘第 2 肋间及心尖部，或左肩胛骨下和心尖部，电极板应紧贴胸壁，工作人员勿接触患者。按充电按钮至所需能量，通常 100~300J。按放电按钮放电，直到患者胸部肌肉及肢体出现抽动，移开电极板，观察心电图变化，如未转复，可增加电量，间隔数分钟后再次电复律。

5. 复律后　复律成功后，观察患者血压、心律、心率、呼吸等，至患者完全苏醒。

复律后并发症及处理如下。①低血压：一般 4h 可恢复可不给予处理。②心律失常：电击后常有短暂心律失常，可按心律失常种类处理。如室性心动过速复律后出现频发多源性室早，提示可能再发室速或室颤，应采取积极措施。③肺水肿：器质性心脏病患者复律后 1~3h 可发生心力衰竭、肺水肿，应及早给予强心、利尿等治疗。④栓塞：在复律后 24~40h 发生栓塞者不在少数，如二尖瓣狭窄者易致体循环栓塞。有栓塞倾向者应在复律前先做抗凝血治疗。⑤心肌损害：多见于高能量、多次反复电击者，可有心肌酶谱的增高，心电图 ST 段下移，T 波低平、倒置等，均可逐渐恢复。⑥皮肤灼伤：见于电极板与皮肤接触不良，一般可不给予处理。

【埋藏式心脏复律除颤器】

埋藏式自动心脏复律除颤器（ICD）近年来应用于临床，是防治致命性心律失常的多功能、多参数程控的电子设备，基本功能包括 ICD 对快速性室性心律失常的感知、识别功能和 ICD 对快速性室性心律失常的分层治疗功能（抗心动过速起搏、低能量电复律和高能量电除颤 3 个层次治疗功能）及抗心动过缓起搏功能。ICD 通过置于心腔内的电极，感知室性心动过速、心室颤动，通过抗心动过速起搏或电击终止室性心动过速、心室颤动，从而挽救患者生命，避免猝死。

ICD 的主要应用于心源性猝死的一级预防，目前已成为致命性快速室性心律失常治疗策略的首选，主要适用于：①非 AMI 患者发生过一次室性快速心律失常而致心脏停搏的存活者；②反复发生血流动力学不稳定的室性心动过速，药物治疗无效或不能耐受药物治疗者。ICD 置入技术及并发症等基本同起搏器。ICD 采用经静脉导线和心内膜置入技术，引入双向除颤脉冲波后进一步提高了治疗效率。2001 年，心力衰竭患者中使用了将 ICD 和 CRT 功能整合在一起的 CRT-D。大大降低了心力衰竭患者因心律失常导致的猝死。

【人工心脏起搏】

人工心脏起搏是通过脉冲发生器发出脉冲电流,经电极导管刺激心脏,以电刺激可兴奋心肌组织,产生动作电位并扩布到周围组织。人工心脏起搏器由脉冲发生器(pulse generator)和电极导线(lead)两大部分组成,通常合称为起搏系统,而将脉冲发生器称为起搏器。人工心脏起搏的作用实际是提供人造的异位兴奋灶,以代替正常的起搏点来激动心脏。主要用于治疗缓慢性心律失常。对因心肌的兴奋和收缩功能丧失所致的心脏停搏,人工心脏起搏器无效。

1. 起搏器简介　临床应用的起搏器品类众多分为单腔起搏、双腔起搏和多部位起搏。起搏器常用代码来分型,目前国际上通常用北美和英国心脏起搏和电生理学会制定的 NBG 代码来表明起搏器的功能(表18-6)。

表18-6　NBG起搏器代码

| 位置 | 1 | 2 | 3 | 4 | 5 |
|---|---|---|---|---|---|
| 类目 | 起搏心腔<br>O=无 | 感知心腔<br>O=无 | 感知后反应<br>O=无 | 程控功能/频率应答<br>O=无 | 抗快速心律失常功能<br>O=无 |
| 代码字符 | A=心房<br>V=心室<br>D=双腔 | A=心房<br>V=心室<br>D=双腔 | T=触发<br>I=抑制<br>D=T+I | P=程控频率及(或)输出<br>M=多项参数程控<br>R=频率调节<br>C=通讯 | P=抗心动过速起搏<br>S=电击<br>D=P+S |

注:第1、2、3代码位为起搏器的基本功能

2. 适应证　按起搏方式可分为临时性和永久性心脏起搏2种。

(1)临时起搏:主要用于紧急需要心脏起搏,但病情可能恢复的患者,或病情严重在紧急情况下作过渡起搏,也可作为一种保护措施,应用于术中或术后可能出现严重的缓慢性心律失常的患者。心动过缓患者临时起搏目的是临时紧急的心率支持。心动过速患者的临时起搏目的是预防抗心动过速治疗中发生的心动过缓事件,或经起搏终止心动过速发作。

(2)永久起搏:主要用于缓慢性心律失常伴有症状,其中症状是否与缓慢性心律失常有关非常重要,如心动过缓造成发作性头晕、眩晕、黑矇、晕厥、乏力、运动耐量下降、胸闷及心力衰竭等都是安装起搏器的指征。常用于永久性或间歇性第三度、第二度Ⅱ型房室传导阻滞、3分支阻滞、病态窦房结综合征、颈动脉窦过敏综合征及心脏移植术后等。随着起搏技术的发展,起搏器功能日趋完善,多参数程控、频率应答和抗心动过速功能的出现,使其适应证逐渐增多。如肥厚梗阻型心肌病、长QT综合征、起搏治疗预防和终止心律失常,以及双心室同步起搏治疗充血性心力衰竭。

3. 起搏方式选择

(1)单腔起搏:将一根电极导线放置在心房或者心室,连接脉冲发射器后形成。常用的模式如下。①VVI模式:最基本的心脏起搏模式,工作方式是心室起搏、心室感知,感知自身心室活动后抑制心室脉冲的发放,属于心室按需起搏,适用于慢心室率的持续性心房颤动或心房静止。②AAI模式:是心房起搏、心房感知,感知自身心房活动后抑制心房脉冲的发放。适用于病态窦房结综合征而房室传导功能正常,心房应激功能正常者。③AAT和VVT模式:为心房、心室触发型起搏模式,不作为单独的起搏器,但可用于评估感知不良或感知过度。

(2)双腔起搏:2根起搏电极分别放置于右心房和右心室,电极导线与脉冲发射器连接。常用DDD模式,即心房心室双重感知、触发和抑制双重反应的生理性起搏模式,具有房室双腔顺序起搏特点。根据自身心律的不同,可以呈现AAI、VAT、VDD、DVI等不同工作方式。主要适用于病态窦房结综合征和房室传导阻滞患者。

(3)频率适应性起搏:此类起搏模式纠正了心脏变时功能不全,使起搏频率可以随人体的代谢活

动而自动改变。目前认为,对于符合起搏器治疗适应证的患者,无论是否存在变时功能不全,如条件允许,应尽量安装频率适应性起搏器。

**4. 起搏器安置及术后处理** 安置术是切开或穿刺浅静脉(临床多选择头静脉或锁骨下静脉),先将电极导线置于心房、心室的合适部位(室间隔或心尖部,若需心房起搏,则电极置于右心耳),在X线下适当调整电极位置,获得满意的起搏阈值和感知灵敏度后固定电极导线后,将脉冲发生器与电极导线相连,埋藏在胸壁胸大肌前皮下组织中囊袋中。

起搏器手术并发症包括气胸、静脉血栓形成、臂丛神经损伤、起搏器囊袋感染、血肿、电极移位脱位、电极断裂、心肌穿孔、起搏器综合征、起搏器相关心动过速等。起搏器综合征指起搏器置入后起搏系统功能正常,但由于房室收缩不同步,室房逆传及左、右心室不同步造成血流动力学及心脏电生理学的异常,患者出现一系列症状。尤其是安置VVI起搏器者,术后可发生胸闷、头晕、先兆晕厥或晕厥,以及乏力、气短、低血压、心功能不全等症状。选择正确的起搏方式及设置最佳的起搏参数是预防和治疗起搏器综合征的最有效方法。只有在永久性心房颤动及心房扑动合并心室率过缓或心房静止患者才使用VVI起搏器。

术后2~4周应进行一次全面检查,尤其要注意起搏器囊袋有无出血、感染等并发症。如有必要可对起搏参数进行程控调整,术后3个月内一般1个月1次,起搏器置入3个月后情况稳定者6个月至1年随访1次。更换起搏器前1年,预计快达起搏器电池寿命耗竭前,应加强随访每月1次。目前的起搏器多可进行诊室随访及远程随访,可根据病情需要,在确保起搏器工作安全有效的前提下,规定合理的起搏方式、频率、输出幅度、脉冲宽度等,节省能量消耗,延长起搏器使用年限。

【导管消融治疗快速性心律失常】

射频消融原理是经皮穿刺将电极导管插入心腔,输入射频能量经过阻抗生热转换为热能,通过热损伤和干燥使心肌局部发生凝固性坏死,形成电学上不可逆的损伤,从而根治心律失常。通过采用激动标测、起搏标测、拖带标测、电压标测、三维标测等技术发现最早的激动点和心动过速的起源点,明确心律失常发生机制,确定治疗靶点。目前射频消融是房室结折返性心动过速、房室折返性心动过速、局灶性房性心动过速、心房扑动、心房颤动、室性心动过速等快速性心律失常的一线治疗手段,对顽固性室性期前收缩和不适当窦性心动过速也有较高的有效性和安全性。

【快速性心律失常的外科治疗】

外科手术曾成功根治了预激综合征、心房颤动。目前随着射频技术发展,外科手术治疗心律失常主要应用于需外科手术治疗的器质性心脏病伴快速性心律失常的患者。如冠状动脉旁路移植术可防治心肌缺血引起的心律失常;冠状动脉旁路移植术同时切除室壁瘤,可治疗由此而引起的室性心律失常。

### 复习指导

1. **心律失常**:是由于心脏冲动形成和(或)冲动传导异常导致节律紊乱,症状取决于心脏节律和频率对血流动力学影响。

2. **心电图**:是诊断心律失常的主要依据,复杂心电图需进行进一步心脏电生理检查。

3. **心律失常的治疗**:应在消除病因和诱因的基础上恢复心脏节律或者控制心室率,抗心律失常药物、电复律、射频消融、起搏技术是主要治疗手段,在评估心律失常及治疗风险后选择合适手段。其中心房颤动、阵发性室上性心动过速、阵发性室性心动过速、期前收缩、房室及室内传导阻滞是重点掌握内容。

(王庸晋)

# 第19章 心搏骤停和心脏性猝死

> **学习要求**
>
> 学习心搏骤停和心脏性猝死的临床表现和心电图表现,能够及时作出诊断并进行有效的心肺复苏术。

心搏骤停(sudden cardiac arrest,SCA)是指心脏泵血功能的突然停止。临床表现为意识丧失、大血管搏动消失、呼吸停止、瞳孔散大等。

> **临床提示**
>
> 心脏泵血突然停止 + 短时间不能恢复(1h)→ 心脏性猝死。

心脏性猝死(sudden cardiac death,SCD)是指由心脏原因引起,短时间内发生(在症状发作后1h内)以突发性意识丧失为特征的不可预测的死亡,患者既往可有或无心脏疾病。

目前随着我国冠心病的发生率逐年增高,心脏性猝死的发生率也随之增高,通常男性高于女性,年龄的增长也是危险因素。SCD大多发生在院外,存活率为1%~20%不等,与是否及时发现和进行现场的急救有密切的关系。

【病因和发病机制】

(一)病因

1. **冠状动脉粥样硬化性心脏病** 是心脏性猝死最常见的病因,70%~80%的心脏性猝死是由冠心病及其并发症导致,其中75%的患者有心肌梗死的病史。

2. **心肌病** 肥厚型心肌病是心肌病中发生心脏性猝死最多的类型,且多为年轻的患者,占心脏性猝死中5%~10%。此为遗传性心血管疾病,系常染色体显性遗传,可由多个单基因突变引起。肥厚梗阻性心肌病患者多在运动后发生SCD。扩张型心肌病发生心脏性猝死多在疾病的晚期。致心律失常性右心室发育不良,主要表现为心律失常,尤其是反复持续的室性心动过速、心力衰竭和猝死。

3. **心脏瓣膜病** 瓣膜病中以合并有严重心律失常和心力衰竭的二尖瓣脱垂患者易发生心搏骤停。

4. **原发性心电生理异常** 这些患者心脏的结构和泵血功能均正常,仅表现在心电功能的异常。常见的有先天性长QT间期综合征(LQTS),这是一组遗传性疾病,由不同位点的基因突变引起,按照突变基因的位置等将其分为5种亚型,部分患者可以伴有耳聋。多由致命性心律失常(尖端扭转型室性心动过速、心室颤动)致晕厥、猝死。Brugada综合征属于常染色体显性遗传疾病,可以分成3型,心电图间歇性类似右束支传导阻滞图形,常在休息或睡眠时发生SCD,男性多见。其他还有短QT间期综合征、早期复极综合征、预激综合征并室颤等均可导致SCD。

5. **先天性心脏病** 一些法洛四联症、主动脉狭窄、肺血管狭窄、肺动脉高压的患者易发生心脏性猝死。

6. **心力衰竭** 心力衰竭是几乎所有心脏疾病患者的最终通路。严重的血流动力学障碍、机械功能恶化、各种电活动的异常均为导致 SCD 的重要原因。

(二)触发机制

通常认为,心脏解剖异常和生理调节的一过性显著紊乱是发生严重心律失常导致心搏骤停的触发机制。如:心肌的缺血-再灌注损伤、自主神经功能紊乱、酸碱失衡和电解质紊乱、血流动力学异常、电触发等,已经越发受到重视,需要积极防治。

【病理生理】

心搏骤停的病理生理机制为严重致命性心律失常,这也是心脏性猝死的始动机制。通过心搏骤停发生时的心电监护、动态心电图等资料的分析结果提示:心搏骤停时的初始节律最常见为室性心动过速和心室颤动,约占心搏骤停的83%;缓慢性心律失常约占17%,无脉性电活动较少见。发生心搏骤停时的初始节律与预后关系密切。

1. **快速性心律失常** 心搏骤停时最常见的心律失常是心室颤动/室性心动过速。快速性心律失常的抢救成功率相对较高,同时心室颤动的振幅也与抢救和除颤的成功率有关。

2. **缓慢性心律失常** 严重的传导阻滞、心室停搏等。可以从心搏骤停发生时的室性心动过速、心室颤动发展而来,也可以是一开始就表现为缓慢性心律失常,后者则存活率较低。

3. **电-机械分离** 此时只有心电活动,但是没有心脏的机械活动,或是超声下有微弱心肌活动,但是没有心脏泵血,没有可以触及的脉搏。心电活动大多是缓慢的心律失常,如室性自主心律,少数为快速性心律失常,存活率低。急性心肌梗死时多意味着心脏破裂。

【临床表现】

(一)心搏骤停的临床表现

通常患者发生心搏骤停时将依次表现如下:①意识丧失。通常心搏骤停4s以上可出现黑矇,5～10s会晕厥,15s可发生抽搐,称为 Adams-Stokes 综合征(阿-斯综合征),即急性心源性脑缺氧综合征。②大动脉搏动消失、心音消失、血压测不出。③呼吸改变。心搏刚停止时还有浅促、断续呼吸,随后呼吸停止。④瞳孔散大。多发生在心搏停止后45s以后,1～2min后瞳孔固定。⑤皮肤苍白或青紫及大、小便失禁。

(二)心脏性猝死的临床表现

通常人为地将心脏性猝死分为4期。

1. **前驱期** 在事件发生前的数天或数月有些患者可能有一些非特异性症状,如乏力,气促,胸痛等。

2. **终末事件期** 在心搏骤停发生前的瞬间到1h不等的时间里,可能有严重的胸痛、呼吸困难、心悸、眩晕等,有些患者则无任何先兆。

3. **心搏骤停** 一旦心脏泵血功能突然停止,脑和全身脏器血流中断,并引起意识丧失、呼吸停止等严重后果,甚至死亡。但是心搏骤停的发生并不意味着机体已经死亡,因为此时机体组织代谢活动并未立即停止,细胞仍然在有限的时间内维持微弱的生命活动。

4. **生物学死亡** 大多数患者在心搏骤停后4～6min 发生不可逆脑损害,约8min 过渡到生物学死亡。此时中枢神经系统和机体各器官的新陈代谢相继终止,出现不可逆变化。因此,在心搏骤停8min 内及时进行有效的急救十分关键。

【诊断】

主要依据患者突然意识丧失、大血管搏动消失,心电图表现有助于明确心搏骤停的类型及指导抢救和下一步的治疗。

【治疗】

心搏骤停的抢救称为心肺复苏(cardiopulmonary resuscitation,CPR),心肺复苏是指针对心搏骤停采取的一系列有效的抢救措施,尽力避免心、肺、脑等重要脏器发生不可逆损害,尽快帮助患者恢复自主心搏和自主呼吸。近年来随着对复苏认识的不断加深,脑复苏的重要性逐渐得到重视,提出了"心肺脑复苏"的概念,意在注重同时实施早期脑复苏,提高复苏的成功率。《2010 美国心脏协会心肺复苏及心血管急救指南》是目前最新的复苏纲领性文件。

心肺复苏(CPR)的基本三要素为:人工呼吸、胸外按压、电复律。整个 CPR 可以分为 3 个阶段和 9 个程序,即:基本生命支持(basic life support,BLS)、进一步生命支持(advanced life support,ALS)、长程生命支持(prolonged life support,PLS)3 个阶段,后 2 个阶段可统称为高级生命支持阶段(表 19-1)。

表 19-1 心肺脑复苏的程序化和标准化

| 3 个阶段 | 9 个程序 | |
|---|---|---|
| 基础生命支持(basic life support,BLS) | A(airway) | 开放气道 |
| | B(breathing) | 人工呼吸 |
| | C(circulation) | 人工循环 |
| 进一步生命支持(advanced life support,ALS) | D(drugs) | 药物应用 |
| | E(ECG) | 心电监测 |
| | F(fibrillation) | 电除颤 |
| | G(gauge) | 再评估 |
| 持续生命支持(prolonged life support,PLS) | H(hypothermia) | 低温治疗 |
| | I(intensive care) | 重症监护 |

《2010 年美国心脏协会心肺复苏及心血管急救指南》与 2005 年的指南相比在心肺复苏的实施过程有一些重要的变化,结合具体的治疗措施如下。

1. **心血管成年人生命链** 心血管成年人生命链的概念是 1988 年在世界 CPR 会议上提出,即:早呼救、早复苏、早除颤、早期高级生命支持。2010 年修改为 5 个环(步骤),即:在 4 个环的基础上又增加了最后面的复苏后处理,以提高复苏的成功率。

2. **基础生命支持(BLS)** 该阶段强调人工循环的尽早和高质量的进行,2010 年指南已将人工循环这个步骤调整到人工呼吸前,即:C-A-B。且这 3 个步骤往往需要循环往复地实施,尽可能不要间断,直至可以除颤或实施高级生命支持措施,以及病人的意识恢复才可停止。

(1)人工循环:即通过胸外按压来改变胸内压或直接挤压心脏产生抽吸作用,使得血液流动,维持脑和其他重要脏器的人工循环。有效的胸外按压是复苏成果的关键,救助者双手交叉重叠,掌心向下,用左手的掌根部按压胸骨中、下段交点处,垂直按压。按压的深度≥5cm、按压的频率≥100/min,胸外按压与人工呼吸的比率为 30:2。如果是没有培训的一个人可以仅仅只是不停地按压,强调不要因为人工呼吸而中断胸外按压。

(2)通畅气道:心搏骤停时舌根后坠是最常见的气道梗阻原因,口腔内有异物或呕吐物也是气道梗阻的常见原因。可以先去除口腔内的异物,然后用仰头-抬颌法(救助者站在患者一侧,一手按压前额另一手示指和中指将下颌骨上提使头部后仰)或托颌法(救助者站在患者头侧,双手将下颌向上托起使头后仰)来通畅气道。

(3)人工呼吸:通畅气道后立即进行 2 次口对口的人工呼吸,救助者用口罩住患者的口部,吹气时将患者的鼻子捏紧,取消以往的"一听二看三感觉"。

3. **进一步生命支持(ALS)** 此阶段最重要和强调的是电除颤,药物治疗和不断的再评估则要穿插其中进行。

(1)电除颤。

(2)复苏药物的使用：①肾上腺素，是 CPR 首选药物，可以用于最初电击无效的心室颤动及无脉性室性心动过速、心脏停搏、无脉性电活动等情况。常规剂量为首次静脉推注 1mg，每 3～5min 重复 1 次，可逐渐增加剂量至 5mg。目前认为超大剂量的肾上腺素使用并无益处。②血管加压素，目前认为与肾上腺素相同可以作为 CPR 的一线用药选择，推荐用 40U 单剂静脉注射。③多巴胺和多巴酚丁胺，为治疗复苏后低血压和休克的用药，可视血压、心率等情况选择使用。④碳酸氢钠，用于纠正心搏骤停后的代谢性酸中毒，以 1mmol/L 为起始剂量，如有可能应依据血气分析或实验室检查结果计算和调整用量。应用的原则是"使用宜迟不宜早，剂量宜小不宜大，速度宜慢不宜快"。而在发生心搏骤停后 10min 内，机体主要以呼吸性酸中毒为主，此时需要的是迅速建立有效的人工循环和人工呼吸。⑤抗心律失常药物，阿托品用于心脏停搏和缓慢性心律失常，0.5mg 静脉注射，3～5min 可重复 0.5～1.0mg，直至总量 0.04mg/kg(3mg)；胺碘酮用于持续性心室颤动或室性心动过速，300mg 加入 20～30ml 生理盐水或葡萄糖溶液内快速推注，3～5min 后再推注 150mg，维持剂量为 1mg/min，每日用量不超过 2g；利多卡因也可用于治疗室性快速性心律失常。⑥溶栓药，由于临床上约 70% 心搏骤停的原发病为心肌梗死和大面积肺栓塞，溶栓治疗可能有益，但是要考虑有致命性大出血的可能性。

4. 持续生命支持(PLS) 尽管经过努力和普及 CPR 卓有成效，心搏骤停患者恢复自主循环的成功率提高，但这只是复苏成功的第一步，需重视复苏后的处理。心脏复苏后综合征的概念是指自主循环恢复后表现为多脏器损伤的病理生理和临床综合征，临床表现为低血压状态，心、脑、肾功能不全，栓塞，感染等，以高病死率为特征。主要治疗措施如下：①转运到有条件的 ICU 等急救单位，实施各种必要的无创和有创监护；②降温，尽早将中心温度逐步降至 32～34℃ 并维持 12～24h，以保护脑功能；③维护循环，通过必要的病因治疗、抗心律失常药物、血管活性药物、主动脉内气囊反搏、心脏起搏、体外膜肺、心室辅助装置等措施改善低血压状况，维护循环功能；④改善通气，维护肺循环；⑤镇静治疗，可用硫酸镁、地西泮(安定)等防治癫痫、低温治疗时的寒战、辅助呼吸机治疗等；⑥其他如血糖的管理、控制感染、防治肾衰竭、病因和诱因的治疗、支持营养治疗等。

### 复习指导

1. **心搏骤停**：是指心脏泵血功能的突然停止。临床表现为意识丧失、大血管搏动消失、呼吸停止、瞳孔散大等。

2. **心脏性猝死**：是指由心脏原因引起，短时间内发生(在症状发作后 1h 内)以突发性意识丧失为特征的不可预测的死亡，患者既往可有或无心脏疾病。

3. **心肺复苏(CPR)** 的基本三要素为人工呼吸、胸外按压、电复律。

(曹 蘅)

# 第20章 先天性心血管病

> **学习要求**
>
> 学习常见先天性心脏病的病理解剖、病理生理及诊治要点,熟练掌握典型杂音的听诊方法,具备对成年人常见先天性心脏病的初步临床诊断能力。

## 第一节 成年人常见先天性心血管病

先天性心脏病(congenital heart disease)是指出生时就存在的心血管结构或功能的异常。是胎儿期心血管系统发育异常或障碍,及出生后应当退化的组织未能相应退化而造成的心血管畸形。未经治疗者,大多在婴儿期或儿童期死亡,5%～15%可存活到成年期。本章对常见的可自然存活至成年人的先天性心血管病做扼要介绍。有关先天性心血管病详细的病因、发病情况及分类可参考儿科学相关章节。

### 一、房间隔缺损

房间隔缺损(atrial septal defect,ASD)是最常见的先天性心血管病,发病率女性多于男性,男女比例为1:2～4。

【病例解剖】

房间隔缺损一般分为原发性缺损和继发性缺损,前者实际上属于部分心内膜垫缺损,通常同时有二尖瓣及三尖瓣发育不良。后者为单纯房间隔缺损,包括卵圆窝型、卵圆窝上型、卵圆窝下型及单心房。房间隔缺损大小差别很大,小者无症状可不处理,大者出现症状需及时处理。

【病理生理】

房间隔缺损时左心房的血液分流入右心房,分流量的大小随缺损和肺循环阻力的大小、右心室的顺应性及两侧心房的压力差而不同,肺循环的血流量增加,常达到体循环的2～4倍,而体循环的血流量则正常或略降低。肺动脉压与右心室压可正常或增高,右心室与肺动脉收缩压间可有差别(相对性的肺动脉口狭窄)。长期的肺血流量增加,可导致肺小动脉内膜增生,管腔狭窄,肺动脉阻力明显增加而出现显著的肺动脉高压。本病以右心室与右心房增大为主,常肥厚与扩大并存,肺动脉及其分支扩大,但左心室及左心房都不增大。合并显著的肺动脉高压或右心衰竭等时,右心房压高于左心房,此时分流转为右向左分流则出现发绀。在高位和低位的缺损,上腔和下腔静脉的血液可有一部分直接流入左心房,但一般不引起发绀。

【临床表现】

1. 症状　症状轻重不一,轻者可无任何症状。主要表现为劳累后乏力、气喘、心悸、咳嗽及咯血;无发绀,如发生右至左分流时可出现发绀;可发生阵发性室上性心动过速、心房扑动、心房颤动等心律失常;偶尔由于扩大的肺动脉压迫喉返神经而引起声音嘶哑;后期可出现心力衰竭,并发感染性心内膜炎者少见。

2. 体征　缺损较大的患者发育较差,左前胸隆起,甚至胸脊柱后凸。心脏血管常有以下体征:心界扩大,心前区胸骨左缘有抬举性搏动;胸骨左缘第2肋间闻及收缩期吹风样杂音,呈喷射性,为肺循环血流量增加及相对性肺动脉瓣狭窄所致,常不伴有震颤;$P_2$增强并分裂,此分裂在深吸气时多不加重(固定分裂);肺动脉瓣区可能听到短促且高亢的肺动脉收缩喷射音(出现在杂音之前、第一心音之后);肺动脉压增高时也可闻及由于相对性肺动脉瓣关闭不全而引起的舒张期吹风样杂音;三尖瓣区可能闻及相对性三尖瓣狭窄所致的隆隆样舒张期杂音。

【实验室和其他检查】

1. X线检查　肺充血,肺动脉增粗,肺动脉干凸出;肺门血管影粗且搏动强烈(肺门舞蹈);右心房及右心室增大,主动脉弓缩小。

2. 心电图　可有不完全性或完全性右束支传导阻滞及右心室肥大、P波可增高、电轴可右偏、P-R间期可延长。

3. 超声心动图检查　可直接显示房间隔缺损处超声反射的失落,超声造影可进一步证实缺损的存在;彩色多普勒血流显像可显示分流的部位。此检查为最常用的诊断方法。

4. 心脏导管检查　右心导管检查可发现右心房、右心室和肺动脉的血流氧含量均高出腔静脉血氧含量达1.9容积%以上,说明在心房水平有左向右分流存在。可直接了解肺动脉压力和阻力、分流量的大小,发现肺动脉口狭窄。

【诊断和鉴别诊断】

根据典型的体征和辅助检查结果容易得出诊断。鉴别诊断方面主要和室间隔缺损、肺动脉瓣狭窄、原发性肺动脉高压等鉴别。

【治疗及预后】

本病的治疗是外科手术修补或介入封堵治疗。有肺动脉显著高压,尤其是已有右向左分流者,不宜外科及介入治疗。本病一般预后较好,但缺损大易发生肺动脉高压、心力衰竭则预后不良。

## 二、室间隔缺损

室间隔缺损(ventricular septal defect,VSD)在成年人先天性心脏病中约占10%,发病率仅次于房间隔缺损占第2位。

【病理解剖】

室间隔在解剖学上由流入道、流出道、肌小梁3部分组成,三者和位于主动脉瓣下的小片膜状间隔相连接。根据室间隔缺损的边界构成可分成以下3型:Ⅰ型肌型缺损,缺损周围均为肌肉结构,可位于以上3个部分中的任何一部分;Ⅱ型膜部缺损,指缺损边缘除肌肉结构外,有一部分由房室瓣或主动脉瓣间延伸的纤维组织构成,也见于以上3部分中的任何一部分;Ⅲ型为动脉瓣下缺损,缺损周围主要由主、肺动脉瓣延伸的结缔组织构成,仅见于流出道。

【病理生理】

室间隔缺损导致心室水平左向右分流,可造成以下血流动力学改变:①肺血量增多;②体循环血量下降;③左心室容量负荷增大。长期肺循环血量增多,肺动脉压力增高,早期肺血管阻力出现功能性增高,之后肺血管逐渐发生组织学改变,形成肺血管梗阻性病变,导致右心压力升高超过左心压力,由左向右分流转变为右向左分流,形成艾森门格综合征。

【临床表现】

由于血流动力学受影响的程度不同,症状轻重不一,轻者可无症状。主要症状为乏力、气急、心悸等;病人无发绀,如发生右向左分流时可出现发绀;缺损大者,如未经治疗,多在30岁以前死亡,可死于心力衰竭、心律失常、反复栓塞或感染性心内膜炎。胸骨左缘第3~4肋间可闻及响亮粗糙的全收缩期反流性杂音,可伴有收缩期震颤,$P_2$亢进分裂,有时可在心尖区闻及舒张中期反流性杂音。

【实验室和其他检查】

心电图无特异性改变,可有左心室、右心室肥厚等表现;X线检查小室间隔缺损X线检查可无异常征象;中等以上缺损可见肺血管增加、心影增大、肺动脉及分支扩张;超声心动图是本病最常用及最重要的检查方法,可以确定缺损部位及大小,判断心室肥厚及心腔大小,还可以估算跨瓣及跨隔压差,并可以推算Qp/Qs值;心导管检查典型的室间隔缺损不需要常规行心导管检查及心血管造影,心导管术可显示右心室和肺动脉压力增高,右心室血氧饱和度显著高于右心房,左心室造影可显示心室水平的左向右分流。

【诊断及鉴别诊断】

典型者根据临床表现及超声心动图检查即可确诊。需与房间隔缺损、肺动脉口狭窄、肥厚型梗阻性心肌病等相鉴别。

【治疗及预后】

外科手术修补治疗或介入封堵治疗。对肺动脉压正常的小缺损,可不处理,但应随访观察。合并主动脉瓣脱垂和关闭不全时,即使分流量很小也应手术。发生肺动脉高压后治疗效果欠佳,严重肺动脉高压致右向左分流者预后极差。

## 三、动脉导管未闭

动脉导管未闭(patent ductus arteriosus,PDA)发病率比房间隔缺损和室间隔缺损少见,占第3位,多见于女性,男、女比例约为1∶3。

【病理解剖】

胎儿期连接肺动脉主干与降主动脉的动脉导管在出生后1年内未闭塞,即为动脉导管未闭。可分为管型、窗型和漏斗型3种类型,窗型者几乎无长度,漏斗型者肺动脉端较窄。

【病理生理】

经过未闭的动脉导管血流从主动脉持续进入肺动脉,即左向右分流,肺血量增多,肺动脉及分支扩张,左心系统的血流量同时增多,使左心负荷加重,左心扩大。舒张期主动脉血分流至肺动脉使周围动脉舒张压下降,脉压增大。肺血管阻力增高可引起肺动脉高压,显著高压时左向右分流减少或发生右向左分流,出现发绀并有右心室增大。

【临床表现】

1. 症状  轻型者无症状,重者可有乏力、心悸、气喘、胸闷、咳嗽、咯血等。发生感染性心内膜炎的危险性大,晚期可出现心力衰竭、肺动脉高压和发绀。

2. 体征  胸骨左缘第2肋间连续性机器样杂音,常有震颤;舒张压低、脉压增宽,有水冲脉,毛细血管搏动征阳性和枪击音;右向左分流时上述典型杂音的舒张期及收缩期成分均可减轻或消失,多伴有青紫和杵状指(趾),青紫在下半身较上半身更为明显。

【实验室和其他检查】

心电图检查常见左心室及左心房肥大改变;肺动脉高压时,有右心房、右心室肥大。X线检查示肺血增多,心脏扩大,肺动脉凸出,透视见肺门舞蹈征是本病的特征性变化。

超声心动图是最重要及最常用的无创检查方法,可显示未闭的动脉导管和血流分流,并可见左心室内径扩大。心导管检查可了解肺血管阻力、分流情况及除外其他病变畸形,是确诊本病的方法之一,但不常选用。

【诊断及鉴别诊断】

依据典型杂音及实验室检查容易作出诊断。应和主动脉窦瘤破入右心室、主动脉瓣关闭不全合并室间隔缺损、冠状动静脉瘘等相鉴别。

## 第20章 先天性心血管病

【治疗及预后】

在出现肺动脉高压及右向左分流之前,可采用介入封堵或手术结扎未闭的动脉导管。除少数病例发展至晚期丧失手术介入治疗外,总体预后良好。本病容易合并感染性心内膜炎,宜尽早治疗。

## 四、法洛四联症

先天性法洛四联症(congenital tetralogy of Fallot)是成年人最常见的发绀型先天性心脏病,包括肺动脉狭窄、室间隔缺损、主动脉右位(骑跨)和右心室肥大4种情况合并存在的先天性心脏血管畸形。

【病理解剖】

主要畸形为室间隔缺损和肺动脉狭窄。室间隔缺损多为膜周围部大缺损;肺动脉狭窄可为瓣膜型,或瓣上、瓣下型以右心室流出道漏斗部狭窄为最多;主动脉骑跨右心室所占比例为15%~95%;右心室肥厚是由于肺动脉狭窄,右心室压力升高造成的继发性改变。该病同时也可并发其他畸形。

【病理生理】

由于肺动脉狭窄致右心室压力增高而肥厚;室间隔缺损大使左、右心室压力相等,等同于一个心室向体循环及肺循环排血,右心室血流大量进入骑跨的主动脉,使主动脉血氧含量明显降低,从而出现发绀并继发红细胞增多;肺动脉狭窄越严重、室间隔缺损越大、右向左分流越多,发绀也越严重;肺动脉狭窄使肺血减少,在肺部氧合的血量也减少,从而整个循环的氧合血液减少,使发绀更为显著。

【临床表现】

本病的突出症状是发绀和呼吸困难,易疲劳、劳累后常取蹲踞位休息。缺氧严重时可发生晕厥,甚至癫痫样抽搐。本症常容易并发感染性心内膜炎、肺部感染、脑血管意外等。

常见体征主要有:明显发绀、杵状指(趾),心脏听诊肺动脉瓣第二心音减弱以致消失,胸骨左缘第2~3肋间可闻及喷射性收缩期杂音。

【实验室和其他检查】

血常规示红细胞、血红蛋白及血细胞比容显著增高;心电图可有电轴右偏,右心室肥厚;X线检查右心室肥厚,肺动脉段凹陷,肺血减少;超声心动图可显示心脏解剖畸形;磁共振检查可进一步清晰显示各种心脏解剖结构异常;拟行手术治疗者应行心导管检查,为制定手术方案提供依据。

【诊断及鉴别诊断】

根据临床表现、超声心动图检查基本可明确诊断。应与大动脉错位合并肺动脉瓣狭窄、右心室双出口及艾森门格综合征等鉴别。

【治疗及预后】

主张早期手术治疗。早期手术治疗者,30年存活率可达77%~86%,术后远期死亡原因主要为心力衰竭和严重心律失常。

## 五、艾森门格综合征

艾森门格综合征(Eisenmenger syndrome)是一组先天性心脏病发展的后果,从严格意义上讲并不能称为先天性心脏病。如室间隔缺损、房间隔缺损、动脉导管未闭等基础先天性心脏病持续存在,由于进行性肺动脉高压发展至器质性肺动脉阻塞性病变,由原来的左向右分流,转变为右向左分流,从而出现发绀时,即称为艾森门格综合征。

【病理解剖】

除原发的室间隔、房间隔缺损或动脉导管未闭等基础解剖畸形之外,可有右心室、右心房扩大,肺动脉主干和主要分支扩大,而肺小动脉壁增厚、内腔狭小甚至闭塞。

【病理生理】

本病基础心血管畸形导致的左向右分流量均较大,引起进行性肺动脉压增高,肺动脉逐渐发生器质性狭窄或者闭塞,合并有右心室和右心房压力增高,导致原来左向右分流逆转为右向左分流而有发绀,均有继发性相对性肺动脉瓣及三尖瓣关闭不全。

【临床表现】

发绀常于劳累后加重,伴有乏力、气急、头晕等症状,之后出现右侧心力衰竭相关症状。体征有:心界扩大,胸骨左缘第3～4肋间有明显搏动,原有左向右分流的杂音减弱或消失(动脉导管未闭的连续性杂音中,舒张期部分可消失),肺动脉瓣第二心音亢进、分裂,胸骨下段可闻及反流性收缩期杂音。

【实验室和其他检查】

心电图检查表现为右心房肥大、右心室肥大伴劳损;X线检查示右心房、右心室大,肺动脉干及左、右肺动脉扩大,肺淤血或不淤血,纹理变细,左心情况根据原发性畸形而定;超声心动图检查除表现有基础心血管畸形外,可见肺动脉扩张及相对性肺动脉瓣及三尖瓣关闭不全;因该病已无手术适应证,一般不行心导管检查,该检查可见原有畸形外,可确定双向分流或右向左分流情况。

【诊断及鉴别诊断】

根据病史、体征,同时结合超声心动图、X线检查,诊断常无困难。鉴别诊断主要和先天性发绀型心脏病鉴别。

【治疗及预后】

本病无手术矫治可能,有条件者可行心肺联合移植。预后极差。

## 六、其他先天性心血管病

### (一)二叶主动脉瓣

除上述先天性心脏病外,还有一些类型的先天性心脏畸型,但均比较少见。

先天性二叶主动脉瓣(congenital bicuspid aortic valve)相对发生率较其他几种略高。二叶主动脉瓣在出生时瓣膜功能与正常三叶瓣膜无差别,可无任何症状体征,随着年龄增长二叶主动脉瓣常渐进性钙化增厚从而导致主动脉瓣狭窄;另外,二叶瓣也可因瓣叶和瓣环发育不匹配而导致主动脉瓣关闭不全。该先天畸形与主动脉根部中层囊性坏死有内在的联系,可合并存在。

临床表现主要是瓣膜出现狭窄或关闭不全时有相应的症状及体征,详见瓣膜疾病相关章节。超声心动图是诊断本病最直接、最可靠及最常用的方法,对瓣膜的功能也可作出明确判断;心电图及X线检查无诊断价值;心导管检查可用于拟行介入或者手术治疗者,该检查可测定跨瓣压差、计算瓣口面积及判断分流程度等。应与风湿性瓣膜疾病及肥厚型梗阻性心肌病等相鉴别。

对有严重瓣膜狭窄或关闭不全时应考虑换瓣或成形手术治疗。瓣膜狭窄也可选用介入治疗,但远期疗效不十分理想。该病预后取决于瓣膜功能障碍程度,本病容易并发感染性心内膜炎常致病情急剧恶化。

### (二)主动脉缩窄

先天性主动脉缩窄(congenital coarctation of the aorta)是一种较少见的先天畸形,在成年人先天性心脏病中占0.35%。根据缩窄段与动脉导管部位的关系将其分为导管前型及导管后型。前型缩窄常位于左锁骨下动脉与导管之间,后型缩窄位于左锁骨下动脉开口的远端,后型占95%以上。前型可合并其他先天复杂畸形,后型不常合并其他复杂畸形。

患者缩窄以上部位的血压常增高,出现头痛、头晕、鼻出血、面部潮红充血等;缩窄以下部位出现供血不足,导致下肢乏力、麻木、发凉、跛行等。上肢血压高于下肢20mmHg以上,在肩胛间区、腋部、胸骨旁和中上臂可见侧支循环动曲张,搏动明显,可伴有震颤;肩胛间区可闻及收缩期杂音,常传导至心前区、心尖区、左腋下及胸骨上窝。

磁共振成像(MRI)或CT可清晰显示主动脉的解剖结构,显示缩窄部位、形态及侧支循环情况;逆行主动脉造影可确切显示缩窄部位、程度,可测定压力阶差及显示侧支循环;超声心动图可发现缩窄部位,多普勒超声可测量缩窄段前后的压力阶差;心电图多为左心室肥大伴劳损;X线检查可见升主动脉扩大,搏动明显。如有影像检查证据诊断并不困难,但需与多发性大动脉炎、其他类型高血压等相鉴别。

可行球囊扩张及支架置入的介入治疗,也可在缩窄部位行外科手术切除治疗。早治疗,预后较好,如不治疗多死于50岁以内,50%以上死于30岁以内。远期死亡原因包括心力衰竭、脑卒中、主动脉瘤破裂等。

### (三) 肺动脉瓣狭窄

先天性肺动脉瓣狭窄(congenital pulmonary valve stenosis)是指肺动脉瓣、瓣上或瓣下有狭窄,常单独出现,发病率在成年人先天性心脏病中可达25%。可分为3型:瓣膜型表现为瓣膜肥厚、瓣口狭窄,约占75%;瓣膜下型是右心室流出道漏斗部肌肉肥厚造成梗阻;瓣膜上型指肺动脉主干或大分支有单独或多发狭窄。可导致右心室排血受阻,右心室压力增高,肺动脉压力降低,最终右侧心力衰竭。常根据右心室收缩压来判定病情的严重程度,右心室收缩压<50mmHg为轻型,>50mmHg未超过左心室收缩压为中型,超过左心室收缩压为重型。

临床上轻者可无症状,重者有呼吸困难,严重狭窄者可致晕厥甚至猝死。典型的体征为胸骨左缘第2肋间响亮、粗糙的收缩期喷射性杂音,常伴有震颤;第二心音分裂,肺动脉瓣成分减弱;可有肺动脉的收缩早期喷射音。

心电图示右心室肥厚伴劳损;X线检查见右心室扩大,肺血减少;超声心动图可显示狭窄病变的解剖位置和形态,可估测跨瓣压力阶差;心导管检查可测量跨狭窄部位压力阶差,右心室造影可显示狭窄病变特征。典型的杂音和辅助检查可以确诊,应和房间隔缺损、室间隔缺损、原发性肺动脉扩张等鉴别。

主要应用介入治疗可参见本章第二节;介入治疗不成功或不适合介入治疗者,如跨瓣压差>40mmHg应外科手术治疗。重症狭窄如不及时处理,可致右心衰竭而死亡。

### (四) 三尖瓣下移畸形

三尖瓣下移畸形也称埃勃斯坦畸形(Ebstein anomaly),大多可存活,至成年人并不少见。主要病变为三尖瓣后叶和隔叶下移至右心室,部分右室房化,右心房扩大,三尖瓣关闭不全。几乎都合并卵圆孔未闭或房间隔缺损,可存在右侧房室旁路。主要病理生理改变类似三尖瓣关闭不全,如同时合并房间隔缺损或卵圆孔未闭,当右心房压增高时,可致右向左分流而出现发绀。

临床上轻者无症状;重者可出现发绀、呼吸困难和心力衰竭。发绀和心力衰竭是决定预后的重要因素。可合并预激综合征,常反复发生室上性心动过速,甚至引起猝死。检查可有心界扩大,三尖瓣区收缩期杂音,第一、二心音分裂。心电图示右心房肥大表现;25%有预激综合征图形;X线检查见巨大右心房为其特征;超声心动图显示三尖瓣附着位置下移,右心房扩大,三尖瓣反流;心导管检查可发现右心房压力升高。确诊依赖超声心动图,发绀者应与其他发绀型先天性心脏病鉴别,不发绀者应与扩张型心肌病和心包积液鉴别。

一般选择15岁之后尽早外科手术治疗及切断房室旁路,旁路也可行射频消融治疗。病情重者心脏进行性扩大,发绀、心律失常及心力衰竭出现早,预后差。

### (五) 主动脉窦动脉瘤

先天性主动脉窦动脉瘤(congenital aortic sinus aneurysm)是一种少见的先天性心脏疾病,大多数在成年时被发现,男性多于女性。瘤体多位于主动脉窦的下部,其囊壁由血管内膜及退化的组织构成,缺乏动脉壁应有的中层组织,故很容易破裂;瘤体可破入右心房、右心室、肺动脉、左心室及心包腔。常伴有室间隔缺损。根据瘤体的部位及破入不同的腔室而有不同的病理生理改变。最常见为右主动脉窦动脉瘤破入右心室,表现为典型的类似心室水平左向右分流的病理生理特征。

一般瘤体未破裂前无明显症状体征,瘤体破裂常发生在20岁以后。瘤体破裂至右心室时症状比较特异,可突觉心悸、胸痛、气喘、咳嗽甚至休克,随后逐渐出现右侧心力衰竭表现;如破入心包腔可因发生心脏压塞而迅速死亡。查体可发现胸骨左缘第3~4肋间闻及连续性响亮的机器样杂音伴有震颤,心界增大,$P_2$亢进,周围血管征(+),肝大、下肢水肿等右侧心力衰竭表现。

心电图示破裂后可出现左心室、右心室增大表现;X线检查见破裂后可有肺淤血,左心室、右心室增大;超声心动图示瘤体未破之前可显示相应的囊状瘤体,破裂后可见裂口,可显示经裂口的血流分流;磁共振成像可清晰显示瘤体部位、大小及和周围解剖结构的关系;心导管检查示升主动脉造影可显示窦瘤相关的解剖学改变,破裂后可准确判断破入的部位及分流量。超声心动图和(或)磁共振成像可明确诊断。应与急性心肌梗死、动脉导管未闭、室间隔缺损伴主动脉瓣关闭不全等相鉴别。

瘤体未破裂可随访观察,一旦破裂可在体外循环下实行手术修补。如不及时手术,多在数周或数月内死于心力衰竭。

## 第二节 先天性心脏病的介入治疗

随着影像学、各种导管技术及使用导管的介入器材的不断发展与改进,使先天性心脏病的介入治疗在一定范围内取代了外科手术治疗。介入治疗主要针对先天性的狭窄或缺损型的病变,采用球囊扩张、缺损或异常通道的封堵等技术对某些先天性心脏病进行治疗。

1. **经皮球囊肺动脉瓣成形术(PBPV)** ①适应证:a. 单纯肺动脉瓣狭窄或同时合并继发性流出道狭窄,右心室与肺动脉间收缩压差≥30mmHg;b. 发育不良型肺动脉瓣狭窄(超大球囊扩张法);c. 法洛四联症或其他复杂畸形伴有肺动脉瓣狭窄暂时不能承受根治手术治疗者,行 PBPV 姑息治疗;d. 肺动脉瓣狭窄经外科手术后再狭窄。②禁忌证:a. 肺动脉瓣下狭窄;b. 肺动脉瓣发育不良合并有瓣上狭窄,无肺动脉干的狭窄后扩张。③并发症:主要为血管并发症、心律失常、漏斗部反应性狭窄、三尖瓣受损及继发性肺动脉瓣关闭不全。④疗效评估及预后:术后跨瓣压差<25mmHg 为优,<50mmHg 为良,>50mmHg 为差。术后跨瓣压差明显下降者达 75%,并发症<6%,总病死率<0.5%。

2. **经皮球囊主动脉瓣成形术(PBAV)** PBAV 由于操作难度大,术中并发症多,远期疗效不理想,因而较少应用于临床。①适应证:a. 先天性主动脉瓣膜型狭窄伴有症状者;b. 跨主动脉瓣压力阶差≥50mmHg 伴正常心排血量,无或轻度主动脉瓣反流;c. 瓣膜外科切开术后再狭窄;d. 最好的适应证为非瓣膜发育不良型,瓣膜薄而活动好,跨主动脉瓣压力阶差≥50mmHg 者。②禁忌证:a. 先天性主动脉瓣狭窄伴有主动脉及瓣膜发育不良者;b. 中度以上主动脉瓣反流。③并发症:外周动脉损伤、主动脉瓣关闭不全或残余狭窄、血流动力学障碍、心律失常。④疗效评价及预后:PBAV 成功的标准为跨主动脉瓣压差下降 50% 以上、主动脉瓣口面积增大 25% 以上;术后发生主动脉瓣关闭不全者约有 45%,约 14% 的患者 2 年内仍需要行主动脉瓣置换术。

3. **未闭动脉导管封堵术** 目前介入治疗已经成为动脉导管未闭(PDA)的常规治疗。①适应证:绝大多数 PDA 均可进行介入封堵。②禁忌证:已形成艾森门格综合征的 PDA;PDA 是某些复杂先天性心脏病的生命通道时。③并发症:封堵装置的脱落及异位栓塞、机械性溶血、心律失常及血管并发症等。④疗效评价及预后:疗效确切,发展前景乐观。

4. **房间隔缺损封闭术** ①适应证:a. 继发孔型房间隔缺损,左向右分流,最大伸展直径<40mm,缺损边缘距冠状静脉窦、上下腔静脉、肺静脉口处至少 4~5mm,房间隔的整体直径应大于房间隔缺损 14~16mm;b. 房间隔缺损外科修补术后残留缺损或再通;c. 复杂先天性心脏病功能矫治术后遗留的房间隔缺损。②禁忌证:已有右向左分流;房间隔缺损解剖特点不符合适应证要求;合并有其他复杂的先天性心血管畸形。③并发症:残余分流、补片脱落异位栓塞、血管并发症、机械性溶血及感染等。④疗效评价及预后:该技术属于较成熟的技术,选择合适的适应证疗效及预后均良好。

5. **室间隔缺损封闭术** ①适应证:a. 膜周部 VSD,缺损口上缘距主动脉瓣至少 1mm,离三尖瓣隔瓣至少 3mm,VSD 的最窄直径<14mm;b. 肌部缺损型 VSD;c. 外科手术后有残余分流且有血流动力学影响。②禁忌证:a. 缺损过大无相应大小补片;b. 已有右向左分流;c. 合并有其他先天性心脏畸形不能进行介入治疗者。③并发症:与 ASD 介入封闭术相同。④疗效评价及预后:目前该技术已经得到很大推广应用,VSD 成功封闭后即刻效果与手术修补相同。选择合适的适应证疗效及预后均良好。

6. 先天性心脏病的其他介入治疗术　①经皮球囊动脉扩张及支架置入术：适用于主动脉缩窄、单纯肺动脉主干或分支狭窄。②异常血管弹簧圈封闭术：适用于肺动静脉瘘、冠状动静脉瘘、先天性心脏病姑息手术后的血管间异常通道。

### 复习指导

1. 容易引起感染性心内膜炎的先天性心脏病，如 VSD、PDA、二叶主动脉瓣、法洛四联症；容易引发艾森门格综合征的基础先天性心脏病，如 VSD、ASD、PDA 等。

2. 先天性法洛四联症：肺动脉狭窄、室间隔缺损、主动脉右位（骑跨）和右心室肥大。

3. ASD 胸骨左缘第 2 肋间闻及收缩期吹风样杂音，呈喷射性，常不伴有震颤；VSD 胸骨左缘第 3～4 肋间可闻及响亮粗糙的全收缩期反流性杂音，可伴有收缩期震颤；PDA 胸骨左缘第 2 肋间可闻及连续性机器样杂音，常有震颤；主动脉缩窄肩胛间区可闻及收缩期杂音，常传导至心前区、心尖区、左腋下及胸骨上窝；肺动脉瓣狭窄胸骨左缘第 2 肋间可闻及响亮、粗糙的收缩期喷射性杂音，常伴有震颤。

4. VSD 血流动力学改变：①肺血量增多；②体循环血量下降；③左心室容量负荷增大。

（唐关敏）

# 第21章 原发性高血压

> **学习要求**
>
> 通过对高血压定义、机制、分类和临床表现的学习,以达到具有对高血压进行诊断、鉴别诊断、适当的治疗和预防能力。

高血压是世界范围内的重大公共卫生问题,目前全球约有10亿高血压患者,高血压的相关并发症严重危害人类的健康。其发病率在不同地区、国家和种族有差别。在西方发达国家发病率达20%,美国黑种人较白种人的发病率高2倍。我国近20年高血压的患病和发病率呈增高趋势,高血压患者已经达2亿人。目前我国总患病率为11.26%。45岁前男性多于女性,60岁后女性多于男性。调查还显示,我国人群高血压的知晓率、治疗率和控制率均很低,分别为30.2%、24.7%和6.1%。

> **临床提示**
>
> 动脉血压持续增高(≥140/90mmHg)+排除继发性原因→原发性高血压。

> **链接**
>
> 2005年美国高血压学会(ASH)提出高血压的新概念,即:高血压是一个由多种病因引起的伴有多种心血管危险因素并处于不断进展状态的临床综合征。其中原发性高血压(essential hypertension)的原因不明,占高血压中的绝大多数,又称为高血压病。而病因明确,高血压仅为疾病全身性表现一部分的称为继发性高血压,约占高血压中的5%。

【病因和发病机制】

(一)病因

高血压的病因尚未阐明,流行病学的调查发现可能与下列因素有关。

1. 遗传因素　有高血压家族史的子女高血压的发病率和高血压的程度都明显高于无高血压家族史者。大多数学者认为高血压是一种多基因疾病,是多个基因有突变、缺失、重排和表达水平的异常。

2. 膳食因素　目前认为凡摄入过多钠盐、大量饮酒、长期喝咖啡、膳食中缺少钙、饮食中饱和脂肪酸过多,均可能促使血压增高。素食为主者,经常吃鱼地区,血压水平也往往较低。

3. 体重　已证实体重指数(BMI),即体重(kg)/身高($m^2$)与血压呈显著正相关。

4. 吸烟　烟草中含烟碱和微量元素镉,过多吸入镉和烟碱可导致血压升高。

5. 精神应激　在从事过度的精神紧张、不良的精神刺激、噪声的驾驶员、会计等职业中较高。

6. 其他　年龄和性别与高血压的发病有关,一般男性的发病率高于女性,但绝经期后女性的发病率显著增高。随年龄增大,高血压的发病率也逐年增高,老年人多以收缩压增高为主。

(二) 发病机制

上述这些遗传和环境因素如何引起血压增高至今不明确,血压＝心排血量(CO)×总外周阻力(TPR);从血流动力学角度看,各种影响心排血量和外周阻力的因素均可影响血压,然而,高血压的发病机制不可能用单一病因和发病机制来解释,同时,在不同国家、地区、种族、人群和个体之间的也不完全一致。目前认为,高血压的发生和发展可能主要与以下因素有关。

1. 交感神经系统活性亢进　大量证据表明这是重要的高血压形成和维持机制。如一些长期应激等原因使得大脑皮质下神经中枢功能紊乱,导致交感神经末梢释放增强,血浆儿茶酚胺浓度升高,周围阻力小动脉的收缩痉挛和结构重建,TPR显著增高,血压上升。

2. 肾的排钠障碍　高血压患者的肾有水钠潴留的倾向,水和钠的潴留造成细胞外容量增加,血压上升,再通过促进利钠肽的分泌等作用将潴留的水钠排出。临床上通过盐负荷试验,即摄入钠盐后平均动脉压是否显著上升,将高血压人群分为盐敏感和盐耐受两大类。

3. 肾素-血管紧张素系统(RAAS)　肾小球旁细胞分泌释放肾素,激活肝产生的血管紧张素原,生成血管紧张素Ⅰ(ATⅠ),再经肺循环中血管紧张素转换酶(ACE)作用下转化为血管紧张素Ⅱ(ATⅡ)。ATⅡ具有强有力的收缩小动脉平滑肌作用,使外周阻力增高、同时刺激肾上腺皮质球状带分泌醛固酮使血容量增加、还可促进肾上腺髓质和交感神经末梢释放儿茶酚胺,这些作用均可导致血压升高。

4. 胰岛素抵抗　胰岛素抵抗是指机体组织对胰岛素处理葡萄糖的敏感性降低。约有50%的高血压患者存在胰岛素抵抗现象。

5. 血管内皮与平滑肌细胞功能异常　高血压时存在多种细胞膜离子的转运异常,这些离子转运的异常最终激活平滑肌细胞兴奋-收缩耦联系统,使外周血管收缩功能增强,TPR和血压升高。内皮细胞产生的内皮素是一种最强的缩血管物质,后者则是强力扩血管活性物质。

【病理】

1. 动脉　血管是高血压作用的最重要的靶器官。高血压早期仅为全身小动脉的痉挛,长期反复的痉挛导致内膜的玻璃样变、中层平滑肌增殖使管壁增厚、最终管壁纤维化、管腔狭窄,小动脉硬化,促进高血压的发展,以肾小动脉病变最明显。高血压时血流的涡流增加,可加重血管内膜损伤,有利于血小板和脂质黏附沉积于血管壁,促使动脉粥样硬化形成。长期高血压可导致主动脉中层囊性坏死和内膜破裂,血液进入血管壁内,形成主动脉夹层。

2. 心脏　长期血压升高使压力与容量负荷加重,是产生向心型和离心型左心室肥厚的主要致病因素。其他因素如去甲肾上腺素、ATⅡ、甲状腺素、甲状旁腺激素、醛固酮、肾上腺素能活性、儿茶酚胺等均能促进蛋白质合成,胶原沉着,心肌纤维化导致左心室肥厚。另外其他活性物质如5-HT、缓激肽、前列腺素、加压素、生长因子等,通过促进血管平滑肌细胞生长和心肌细胞生长,参与心肌肥厚形成。随着病情进展,心室腔扩大,心排血量相对增高或出现心力衰竭。

3. 肾　肾小动脉硬化主要累及入球小动脉,由于入球小动脉管腔的狭窄和闭塞,使得肾实质缺血,肾小球纤维化、萎缩,最终导致肾萎缩,肾功能由代偿期进入失代偿期,导致肾衰竭。

4. 神经系统　脑部小动脉的硬化容易导致腔内血栓形成。

5. 其他　视网膜动脉的硬化可以导致视网膜出血、渗出、视盘水肿。Keith wagener眼底分级：Ⅰ级,视网膜动脉变细；Ⅱ级,视网膜动脉狭窄,动脉交叉压迫；Ⅲ级,眼底出血或絮状渗出；Ⅳ级,出血或渗出物伴有视盘水肿。

【临床表现】

(一) 一般表现

高血压起病往往缓慢,症状缺乏特异性,常见症状包括头痛、头晕、后枕部或颞部搏动感,后颈部痛等,还可能有乏力、失眠、健忘、视物模糊、鼻出血、心悸等。

主要表现为血压的升高,血压随季节、情绪、昼夜、场合、活动等均可有明显波动,一般冬季高于夏季、白天尤其是早晨高于夜间、诊所高于家中。

### (二)脏器受累表现

1. **心脏受累表现**　左心室肥厚是高血压累及心脏最常见的表现,可触及抬举样心尖搏动;心尖搏动左移,提示左心室扩大;主动脉瓣区可闻及第二心音增强,带金属音调。早期症状不明显,晚期发生心力衰竭时有相应的临床表现。合并冠心病时可有心绞痛、心肌梗死等表现。

2. **脑部受累表现**　脑血管病是高血压最主要的直接后果,分出血性和缺血性两大类。

(1)腔隙性脑梗死:表现较轻,可有轻偏瘫、面部或上下肢无力、感觉异常等,常在数周内改善或消失。

(2)短暂性脑缺血发作:是由于高血压引起短暂脑血管痉挛,表现为一过性头痛、失明、失语、肢体偏瘫、意识丧失,持续数分钟、数小时,绝大多数在24h内恢复。

(3)脑血栓形成:多在休息时发生,出现头晕、肢体麻木、失语、偏瘫,甚至意识障碍。

(4)脑出血:起病急骤,常出现偏瘫、偏身感觉障碍、偏盲,严重时进入昏迷。

3. **其他脏器受累表现**　肾受累早期肾功能代偿阶段,无明显临床表现,一旦肾功能失代偿时,可出现多尿、夜尿、口渴、尿比重固定,进一步发展为尿毒症,肌酐、尿素氮明显增高;眼底血管受累可出现视力进行性减退;下肢血管受累可出现间歇性跛行。主动脉夹层破裂时表现为剧烈、撕裂样持续胸痛,可向背部、腹部等处放射。

### (三)高血压急症

高血压急症包括高血压脑病和高血压危象。高血压脑病多见于急进型高血压和恶性高血压,由于过高的血压使得脑血管自动调节机制紊乱,导致脑血流灌注过多,液体渗漏到血管周围脑组织,造成脑水肿,临床表现为突然和十分明显的血压升高、头痛、恶心、呕吐,重者昏迷、抽搐,局部神经系统体征少见,经过紧急有效的治疗症状可以在12~72h消失。

短期内血压急剧升高,舒张压超过120mmHg或130mmHg,并伴有一系列严重症状,甚至危及生命的临床现象称高血压危象。是由于在紧张、疲劳、寒冷、停药等各种诱因下,全身小动脉强烈痉挛导致血压骤然升高致使重要脏器的血供减少而出现各种症状,如头痛、恶心、眩晕、呕吐等脑部症状,以及心悸、心绞痛、急性心力衰竭、视物模糊等。

【实验室和其他检查】

1. **心电图**　可诊断左心室肥厚,由于左心室顺应性减退,左心房舒张压升高,表现为左房负荷过重,即P波增宽、切迹、在$V_1$导联上的终末电势的负值增大。还可有各种心律失常。

2. **X线胸片**　可观察到主动脉增宽、纡曲、左心室扩大,对诊断主动脉缩窄、主动脉夹层、肺淤血等有帮助。

3. **超声心动图**　观察主动脉硬化和增宽的程度,诊断主动脉夹层、左心室肥厚。评价高血压患者的心脏收缩功能和舒张功能。

4. **动态血压测定(ABPM)**　通过患者上臂袖带间断性充气间接测量血压,携带式记录仪记录后得到血压数据并用计算机分析得出一些血压参数分析。

5. **实验室检查**

(1)基本项目:血生化;全血细胞计数、血红蛋白和血细胞比容;尿液分析(尿蛋白、糖和尿沉渣镜检);心电图。

(2)推荐项目:24h动态血压监测(ABPM)、超声心动图、颈动脉超声、餐后血糖(当空腹血糖≥6.1mmol时测定)、同型半胱氨酸、尿清蛋白(白蛋白)定量(糖尿病患者必查项目)、尿蛋白定量(用于尿常规检查蛋白阳性者)、眼底、X线胸片、脉搏波传导速度(PWV)以及踝臂血压指数(ABI)等。

(3)选择项目:对怀疑继发性高血压患者,根据需要可以分别选择以下检查项目。血浆肾素活性、血和尿醛固酮、血和尿皮质醇、血游离甲氧基肾上腺素(MN)及甲氧基去甲肾上腺素(NMN)、血和尿儿茶酚胺、动脉造影、肾和肾上腺超声、CT或MRI、睡眠呼吸监测等。对有合并症的高血压患者，进行相应的脑功能、心功能和肾功能检查。

【诊断和鉴别诊断】

高血压的诊断步骤依次为：确诊高血压、鉴别原发性和继发性高血压、评估靶器官功能和进行危险分层。

（一）高血压的诊断

1. 高血压的定义和分类　高血压的诊断主要依赖测量血压，包括诊所血压、家庭血压和动态血压测量，以诊所测量坐位上臂血压为主，必要时可观测家庭和动态血压。在测量血压时需要休息片刻并注意方法的正确，每次需要连续测量3次并取平均值。一般右上臂血压高于左上臂血压10～20mmHg，下肢血压高于上肢血压。高血压的定义和分类，见表21-1。

表21-1　血压水平的定义和分类（2010年中国高血压防治指南）

| 类别 | 收缩压（mmHg） | 舒张压（mmHg） |
| --- | --- | --- |
| 正常血压 | <120 | <80 |
| 正常高值 | 120～130 | 80～89 |
| 高血压 | ≥140 | ≥90 |
| 1级高血压 | 140～159 | 90～99 |
| 2级高血压 | 160～179 | 100～109 |
| 3级高血压 | ≥180 | ≥110 |
| 单纯收缩期高血压 | ≥140 | <90 |

当收缩压和舒张压分属于不同级别时，以较高的分级为准。测量血压时应该在静息状态下，至少2次以上非同日血压测量且需连续测量3次取平均值。对于既往有高血压病史，目前在服降压药，血压虽未达到上述水平，亦应诊断为高血压。

2. 高血压的危险分层　高血压的预后与是否存在其他心血管危险因素及脏器损害密切相关，因此主张进行高血压的危险分层，将高血压患者分为低危、中危、高危，来指导治疗和预测预后（表21-2，表21-3）。

表21-2　高血压患者的心血管风险水平分层（2010年中国高血压防治指南）

| 其他危险因素和病史 | 血压（mmHg） | | |
| --- | --- | --- | --- |
| | 1级<br>SBP 140～159<br>或DBP 90～99 | 2级<br>SBP 160～179<br>或DBP 100～109 | 3级<br>SBP≥180<br>或DBP≥110 |
| 无 | 低危 | 中危 | 高危 |
| 1～2个其他危险因素 | 中危 | 中危 | 极高危 |
| ≥3个其他危险因素或靶器官损害 | 高危 | 高危 | 极高危 |
| 临床并发症或合并糖尿病 | 极高危 | 极高危 | 极高危 |

表21-3　影响高血压患者预后的心血管重要因素(2010年中国高血压防治指南)

| 心血管危险因素 | 靶器官损害 | 伴临床疾病 |
| --- | --- | --- |
| • 高血压(1~3级)<br>• 男性＞55岁；女性＞65岁<br>• 吸烟<br>• 糖耐量受损(2h血糖7.8~11.0mmol/L)和(或)空腹血糖异常(6.1~6.9mmol/L)<br>• 血脂异常<br>　TC≥5.7mmol/L(220mg/dl)或LDL-C＞3.3mmol/L(130mg/dl)或HDL-C＜1.0mmol/L(40mg/dl)<br>• 早发心血管病家族史<br>　(一级亲属发病年龄＜50岁)<br>• 腹型肥胖<br>　(腰围：男性≥90cm 女性≥85cm)或肥胖(BMI≥28kg/m²)<br>• 高同型半胱氨酸<br>　＞10μmol/L | • 左心室肥厚<br>　心电图<br>　超声心动图LVMI：<br>　男性≥125g/m²，<br>　女性≥120g/m²<br>• IMT＞0.9mm<br>　或动脉粥样斑块<br>• 颈-股动脉脉搏波速度＞12m/s(*)<br>• 踝/臂血压指数＜0.9(*)<br>• 估算的肾小球滤过率降低：<br>　(eGFR＜60ml/min/1.73m²)<br>　或血清肌酐轻度升高：<br>　男性115~133mmol/L(1.3~1.5mg/dl)，<br>　女性107~124mmol/L(1.2~1.4mg/dl)<br>• 微量清蛋白(白蛋白)尿：30~300mg/24h或白蛋白/肌酐比：≥30mg/g(3.5mg/mmol) | • 脑血管病<br>　脑出血<br>　缺血性脑卒中<br>　短暂性脑缺血发作<br>• 心脏疾病<br>　心肌梗死史<br>　心绞痛<br>　冠状动脉血运重建史<br>　充血性心力衰竭<br>• 肾疾病<br>　糖尿病肾病<br>　肾功能受损：血肌酐<br>　男性＞133mmol/L(1.5mg/dl)；<br>　女性＞124mmol/L(1.4mg/dl)<br>　蛋白尿(＞300mg/24h)<br>• 外周血管疾病<br>• 视网膜病变<br>　出血或渗出<br>　视盘水肿<br>• 糖尿病<br>　空腹血糖≥7.0mmol/L(126mg/dl)<br>　餐后血糖≥11.1mmol/L(200mg/dl)<br>　糖化血红蛋白：(HbA1c)＞6.5% |

TC. 总胆固醇；LDL-C. 低密度脂蛋白胆固醇；HDL-C. 高密度脂蛋白胆固醇；LVMI. 左心室质量指数；IMT. 颈动脉内膜中层厚度；BMI. 体质量指数；*. 选择使用

**(二)鉴别诊断**

1. **肾性高血压**　包括肾实质性高血压，如慢性肾小球肾炎、慢性肾盂肾炎、多囊肾等；肾血管性高血压，如多发性大动脉炎、动脉粥样硬化等导致肾动脉狭窄。

2. **内分泌性高血压**　常见原因为甲状腺功能亢进症、嗜铬细胞瘤、醛固酮增多症等。

嗜铬细胞瘤因体内嗜铬组织(多位于肾上腺，少数位于主动脉旁等部位)释放出大量儿茶酚胺，引起血压升高和代谢紊乱，临床多表现为阵发性高血压，发作时血压骤然升高，同时伴有头痛、心悸、恶心、多汗、可有心动过速和心绞痛等。

原发性醛固酮增多症是肾上腺皮质肿瘤或增生致使体内醛固酮分泌过多，其临床特征为高血压、低钾血症、多尿、碱性尿、口渴、肌无力等。

皮质醇增多症(库欣综合征)是由于肾上腺分泌过量的糖皮质激素(主要是皮质醇)，导致临床高血压同时有向心性肥胖、满月脸、多血质。实验室检测发现皮质醇昼夜节律消失；尿皮质醇或17-羟皮质醇类固醇增高；小剂量地塞米松抑制试验呈不抑制反应。

甲状腺功能亢进症表现为甲状腺肿大、突眼、手震颤、收缩压增高、脉压差增大等。

3. 睡眠呼吸暂停低通气综合征  是一种睡眠期间反复发生呼吸暂停等紊乱的综合征,临床表现为响亮鼾声、睡眠时窒息、憋气、白天疲乏、嗜睡等。行多导睡眠呼吸监测可确诊。

4. 药源性高血压  长期服用一些药物可以导致血压升高,如避孕药(雌、孕激素)、肾上腺皮质激素、非甾体类抗炎药、三环类抗抑郁药、促红细胞生成素、可卡因、甘草等。

5. 主动脉缩窄  是一种阻塞性主动脉病变,临床上特征为上肢血压增高,下肢血压明显低于上肢血压。主动脉造影、CT 和磁共振血管成像有助于确诊。

【治疗】

高血压患者的主要治疗目的是最大程度地降低心血管并发症发生与死亡的总体危险。需要治疗所有可逆性心血管危险因素、亚临床靶器官损害以及各种并存的临床疾病。

(一)降压的目标值

降压治疗的目标值为:血压应降至 140/90mmHg 以下;65 岁及以上的老年人的收缩压应控制在 150mmHg 以下,如能耐受还可进一步降低;伴有肾疾病、糖尿病或病情稳定的冠心病的高血压患者治疗更宜个体化,一般可以将血压降至 130/80mmHg 以下,脑卒中后的高血压患者一般血压目标为<140/90mmHg。处于急性期的冠心病或脑卒中患者,应按照相关指南进行血压管理。

(二)治疗策略和原则

1. 全面评估患者的总体危险,并在危险分层的基础上作出治疗决策。极高危病人立即开始对高血压及并存的危险因素和临床情况进行综合治疗;高危病人立即开始对高血压及并存的危险因素和临床情况进行药物治疗;中危病人先对血压及其他危险因素进行为期数周的观察,评估靶器官损害情况,然后,决定是否以及何时开始药物治疗;低危病人需进行较长时间的观察,反复测量血压,尽可能进行 24h 动态血压监测,评估靶器官损害情况,然后,决定是否以及何时开始药物治疗。

2. 治疗原则

(1)高血压是一种心血管综合征,常伴有其他危险因素、靶器官损害或临床疾患,需要在降压的同时进行综合干预。

(2)抗高血压治疗包括非药物和药物 2 种方法,大多数患者需长期、甚至终身坚持治疗。

(3)定期测量血压,规范治疗,改善治疗依从性,尽可能实现降压达标;坚持长期平稳有效地控制血压。

(三)治疗方法

1. 非药物治疗  适用于各型高血压病人,尤其轻型高血压病人,单纯非药物治疗可使血压有一定程度下降。

(1)控制体重:超重是高血压独立的危险因素。控制体重的有效措施是节制饮食,其次辅以适当体育活动。

(2)低盐饮食:对钠盐敏感高血压病人疗效较好。一般限制钠盐摄入,以食盐 6g/d 左右为宜。

(3)限制饮酒:每日饮酒量大者,不仅高血压患病率增加,而且脑卒中的发生率大大提高。

(4)减少膳食脂肪:补充适量优质蛋白质,多吃蔬菜和水果。

(5)体育锻炼:参加体育锻炼和体力劳动能解除精神过度紧张,对防治高血压有积极意义。

(6)精神心理疗法:采用传统医疗保健方法,如太极拳、按摩,对高血压病人有积极治疗作用,对于精神紧张病人可酌情使用镇静药,如地西泮 2.5mg,每日 3 次,口服。

2. 降压药物治疗  降压药物的选用原则:①坚持长期用药,即使血压降至接近正常也应维持量用药;②对大多数高血压病人宜选作用缓和、持久、不良反应少、病人易掌握的口服制剂;③坚持个体化用药,根据病人对药物的敏感性、病情严重程度及并发症等情况选用有效药物;④联合用药,可作为用一种药物疗效不佳时的选择,也可首选联合用药,以达到降压协同疗效,减少药物不良反应;⑤经过治疗血压已满意控制后,可酌情减少降压药剂量。

(1)利尿药:可使血浆和细胞外液容量减低,心排血量下降,从而使血压降低。常用药物有噻嗪类:氢氯噻嗪(双氢克尿噻)25mg,每日 1~2 次,口服;保钾利尿药:如螺内酯(安体舒通)20mg,每日

2～3次,口服;袢利尿药,如呋塞米20mg,每日2次至隔日1次,口服。

(2) β受体阻滞药:目前临床应用有10余种制剂,其中选择性β受体阻滞药比较适合长期使用。美托洛尔25～50mg,每日2次,口服;阿替洛尔12.5～25mg,每日2次,口服。其降压作用可能是通过β受体阻滞减慢心率,使心排血量降低,还可抑制肾素释放,降低血浆肾素活性。本类制剂对心脏具有保护作用,可改善脂质代谢,降低胰岛素敏感性。哮喘、慢性阻塞性肺病、二、三度房室传导阻滞者禁用。卡维地洛具有α受体和非选择性β受体阻滞作用,能扩血管,降低外周血管阻力,降压迅速,5～10mg,每日2次,口服,可长时间维持降压作用。

(3) 钙通道阻滞药(CCB):主要通过阻滞钙离子进入平滑肌细胞,抑制血管平滑肌收缩,降低周围血管阻力,增加冠脉血流等使血压下降。CCB中的二氢吡啶类以硝苯地平为代表,10～20mg,每日3次,口服;其他还有尼群地平、尼卡地平、尼莫地平、非洛地平、氨氯地平等,其中非洛地平、氨氯地平具有作用时间长、对外周血管作用较明显等优点。CCB非二氢吡啶类以维拉帕米为代表,40～120mg,每日2次,口服;硫苯类以地尔硫䓬为代表,30～60mg,每日3次,口服。妊娠期病人慎用或禁用。

(4) 血管紧张素转化酶抑制药(ACEI):通过抑制将血管紧张素Ⅰ转换为血管紧张素Ⅱ的转换酶,减少血管紧张素Ⅱ生成而产生降压。目前常用制剂为依那普利、培哚普利、苯那普利、赖诺普利、雷米普利等。ACEI逆转左心室肥厚,改善胰岛素抵抗作用较其他降压药物为强,主要不良反应为干咳。

(5) 血管紧张素Ⅱ受体阻断药(ARB):现有的ATⅡ受体拮抗药都是ATⅡ1型受体拮抗药,可分为3类。二苯咪唑类。以Losartan(科素亚)为代表;非二苯四咪唑类,以Eprosartan(依普罗沙坦)为代表;非杂环类以Valsartan(缬沙坦,代文)为代表。此类药物主要适用于ACEI而不能耐受者;对妊娠合并高血压(有致畸及胎儿致病危险),高血压合并高钾血症或严重肾衰竭者禁用。

(6) α受体阻滞药:降压确切,代表药有哌唑嗪、特拉唑嗪,不良反应为直立性低血压。

(7) 血管扩张药:硝普钠为强力血管扩张药,作用迅速,可直接扩张小动脉和小静脉,减少心脏前后负荷,10～25μg/min静脉滴注,然后根据血压情况,可每隔5～15min增加剂量。硝普钠在体内红细胞中被代谢为氰化物,然后形成硫氰酸盐从尿中排出,肾功能不全患者,应尽量慎用或禁用。硝酸甘油以扩张静脉为主,主要用于高血压合并冠心病心绞痛,左侧心力衰竭病人,以10～30μg/min滴速进行静脉滴注。

(8) 其他:可乐定为中枢性降压药,抑制交感神经功能抑制肾素活性,减少醛固酮分泌。0.075～0.15mg,每日3次,口服;控释贴片2.5mg,每周1～2次外贴皮肤。不良反应有口干、便秘、心动过缓、嗜睡等,突然停药可出现高血压危象。

3. 降压药物的选择 各种降压的药物有其不同的适应证和禁忌证,需要根据不同情况进行适当的选择,可参考下表进行(表21-4),同时还需要考虑是否合并使用其他药物、患者的经济能力、个人习惯等综合选择。

表21-4 降压药物的选择参考

| 药物种类 | 适应证 | 强制禁忌证 | 可能禁忌证 |
| --- | --- | --- | --- |
| 噻嗪类利尿药 | 充血性心力衰竭、老年高血压、收缩期高血压 | 痛风 | 妊娠 |
| 袢利尿药 | 肾功能不全、充血性心力衰竭 | | |
| 醛固酮抑制药 | 充血性心力衰竭、心肌梗死后 | 肾衰竭、高血钾 | |

（续　表）

| 药物种类 | 适应证 | 强制禁忌证 | 可能禁忌证 |
| --- | --- | --- | --- |
| β受体阻滞药 | 心绞痛、心肌梗死后、快速性心律失常、充血性心力衰竭、妊娠 | 高度房室传导阻滞、哮喘、COPD | 周围血管病、糖尿病 |
| 钙拮抗药（二氢吡啶类） | 老年高血压、收缩期高血压、妊娠、周围血管病、心绞痛、颈动脉粥样硬化 |  | 快速性心律失常、充血性心力衰竭 |
| 钙拮抗药（非二氢吡啶类） | 心绞痛、颈动脉粥样硬化、室上性心动过速 | 高度房室传导阻滞、充血性心力衰竭 |  |
| 血管紧张素转换酶抑制药 | 充血性心力衰竭、心肌梗死后、糖尿病肾病、蛋白尿 | 妊娠、高血钾、双侧肾动脉狭窄 |  |
| 血管紧张素Ⅱ受体拮抗药 | 糖尿病肾病、蛋白尿、左心室肥厚、ACEI所致咳嗽 | 妊娠、高血钾、双侧肾动脉狭窄 |  |
| α受体阻滞药 | 前列腺增生、高血脂 | 直立性低血压 | 充血性心力衰竭 |

4. 降压药物的联合使用　大多数高血压病人为控制血压须用2种或2种以上降压药，这样既可以避免单药控制血压不佳且增大剂量出现不良反应；又可减少每种药物的剂量、增加药效。现有的临床试验结果支持以下类别降压药的组合：利尿药和β受体阻滞药；利尿药和ACEI或ARB；钙拮抗药（二氢吡啶）和β受体阻滞药；钙拮抗药和ACEI或ARB；钙拮抗药和利尿药；α受体阻滞药和β受体阻滞药等。另外还可采用固定配比复方，其优点是方便，有利于提高病人的依从性。

5. 高血压急症治疗　降低颅内压，制止抽搐，但应注意降压速度。

(1)迅速降压：争取在短时间内将血压降至安全范围，即开始的24h内可将血压降低20%～25%，48h内血压不低于160/100mmHg，以避免血压突然降至正常引起重要脏器缺血，可在随后的1～2周，再将血压逐步降到正常水平。可用下类药①硝普钠静脉滴注（详见血管扩张药）；②硝酸甘油，以5～10μg/min静脉滴注。

(2)降低颅压：可选用呋塞米20～40mg加入50%葡萄糖溶液20～40ml静脉注射；20%甘露醇250ml快速静脉滴注。

(3)制止抽搐：可选用地西泮（安定）10～20mg静脉推注；10%水合氯醛10～15ml保留灌肠。

6. 特殊情况高血压处理

(1)老年性高血压：由于老年人血浆肾素活性较低，血浆容量相对增高，故将利尿药作为治疗老年人高血压的第一线药，一般宜小剂量应用；选择性β₁受体阻滞药（美托洛尔、阿替洛尔、比索洛尔）更能降低总外周阻力而有效降低血压，且对心血管具有更好保护作用，对伴有确诊冠状动脉疾患或曾患有心肌梗死者，选用选择性β₁受体阻滞药是有利的，但多主张较小剂量；CCB，尤其是长效CCB对单纯收缩期高血压有佳效；ACEI也为治疗轻度至中度老年人高血压的第一线药物。

(2)高血压合并冠心病：高血压合并心绞痛，首选CCB。

(3)高血压脑卒中：①缺血性脑卒中治疗。中华医学会神经病分会参照国外经验建议，如平均动脉压>130mmHg或收缩压200mmHg，可慎服降压药。②出血性脑卒中治疗。目前认为只有当收缩压>200mmHg、舒张压>120mmHg，平均动脉压>125mmHg时，降压可能改善预后，但2h内降压幅度不应>25%。③蛛网膜下腔出血治疗。要兼顾再出血及血管痉挛两方面。收缩压>160mmHg或平均动脉压>110mmHg时再出血及病死率升高，故收缩压控制在143～158mmHg为最理想。

(4)高血压合并糖尿病：改善生活方式和降压药物治疗具有同样作用，须将血压控制在130/80mmHg以下，首选ACEI、α₁受体阻滞药及CCB；慎用或不用利尿药、β受体阻滞药及神经节阻滞药。近报道,使用血管紧张素Ⅱ受体拮抗药,可延缓肾衰竭及消除尿微量蛋白。

(5)高血压合并高脂血症:应减肥降体重,限制总热量、脂肪、食盐、酒,加强体育锻炼。

(6)妊娠期高血压:妊娠期高血压可首选β受体阻滞药。当发生先兆子痫或子痫时,应迅速降压,将血压控制在160~170/100~110mmHg,一般选用25%硫酸镁液静脉注射或肌内注射,或含服硝苯地平;当合并左侧心力衰竭时,可静滴硝普钠或硝酸甘油。

(7)围术期高血压:血压＞180/110mmHg使围术期心、脑血管事件发生率增加,因此手术宜延后;对择期手术者宜将血压控制在140~160/90~95mmHg。

(8)顽固性高血压:即已经足量应用3种或3种以上的降压药物(其中至少包括1种利尿药)治疗后,血压依然不能降至140/90mmHg以下者。

①常见的原因。继发性高血压;伴随情况未清除如:睡眠呼吸暂停低通气综合征、合并用药的影响、饮食因素、等;高血压肾损害对治疗的影响;"白大衣高血压";治疗不当;病人的依从性等。

②处理措施。强调病因治疗;治疗可能的继发性高血压原因,发现并清除不利的伴随因素;合理调整用药。

【预防】

对高血压患者应及早发现和及早治疗,其预防措施包括:①自我预防,坚持低盐、低脂饮食,戒烟酒,养成良好生活习惯,劳逸结合;②建立高血压预防网,开展群防群治;③定期进行普查,做到及早诊断和治疗;④加强预防宣传教育。

### 复习指导

1. 高血压的诊断主要依赖测量血压。
2. 掌握高血压治疗原则。鉴别原发性高血压和继发性高血压。

(曹 蘅)

# 第22章 动脉粥样硬化和冠状动脉粥样硬化性心脏病

> **学习要求**
>
> 学习冠状动脉粥样硬化性心脏病的分型及各型的病理生理、临床表现、诊断、治疗特点及冠状动脉造影和冠心病介入治疗的适应证,能够初步具备对该病及以胸痛就诊患者的正确分析及诊断能力。

## 第一节 动脉粥样硬化

动脉粥样硬化(atherosclerosis)是欧美发达国家人群的主要死亡原因,但随着我国经济水平的提高及饮食习惯的改变,动脉粥样硬化也已成为我国人民群众的主要死亡因素。动脉粥样硬化始发自儿童时期而持续进展,至中、老年人出现临床症状,是一个逐渐进展的过程。

【病因】

本病的病因目前还不完全清楚,近年来大量的研究表明动脉粥样硬化是由多因素作用所致,这些因素称为危险因素,其主要的危险因素如下。

1. 年龄和性别 病理研究显示,动脉粥样硬化是从婴儿期就开始的缓慢发展的过程,出现临床症状多见于40岁以上的人群,49岁以后进展较快,近年来临床发病年龄有年轻化趋势,男性发病率高于女性,发病年龄男性较女性平均年龄早10岁,但女性在绝经期后发病率增加。年龄和性别属于不可改变的危险因素。

2. 血脂异常 脂质代谢异常是动脉粥样硬化最重要的危险因素。总胆固醇(TC)、三酰甘油(TG)、低密度脂蛋白(LDL)或极低密度脂蛋白(VLDL)增高,高密度脂蛋白(HDL)减低都被认为是危险因素;在临床工作中,以TC和LDL增高最受关注。

3. 高血压 血压增高与本病关系密切,高血压患者患本病较血压正常者高3~4倍。收缩压及舒张压增高均和本病有密切相关性。

4. 糖尿病 糖尿病患者中动脉粥样硬化发生较早并更为常见,且病变进展迅速,比非糖尿病者罹患本病的发病率要高出数倍。本病患者有糖耐量异常者也十分常见。

5. 吸烟 Framingham心脏研究结果显示,吸烟能使男性心血管病死率增加18%,女性心血管病死亡率增加31%;如合并有其他易患因素的人群,吸烟对冠心病的病死率和致残率有协同作用。

6. 遗传因素 该病有在家族中聚集发生的倾向,家族史是较强的独立危险因素,可能是基因对其他易患因素介导而起作用,如肥胖、高血压、血脂异常和糖尿病。

7. 其他因素  其他的一些危险因素包括：①肥胖；②体力活动减少；③不良的饮食方式，常进高热量、高脂肪、高糖的食物；④进取心和竞争性强、性情急躁、不善于劳逸结合的 A 型性格人群；⑤高尿酸；⑥血中同型半胱氨酸增高；⑦胰岛素抵抗；⑧血中纤维蛋白原及一些凝血因子增高；⑨病毒、衣原体感染等。

【发病机制】

关于其发病机制至今尚未完全明了，曾有脂肪浸润学说、平滑肌细胞克隆学说、血小板聚集和血栓形成学说等多种学说出现。1973 年又提出动脉粥样硬化形成的"内皮损伤反应学说"，而且由于新的研究结果不断涌现，该学说正不断得到修改和完善，目前认为各种危险因素最终都会损伤动脉内皮，而粥样斑块的形成是动脉对内皮损伤后作出反应的结果，多数学者支持这种学说。

动脉内皮受损可为功能紊乱或解剖损伤。例如在长期高脂血症下，氧化低密度脂蛋白（oxLDL）和胆固醇对动脉内膜可造成功能性损伤，使内皮细胞和白细胞（单核细胞和淋巴细胞）表面特性发生改变，黏附因子表达增加，单核细胞黏附在内皮细胞上的数量增多，通过趋化吸引，从内皮细胞之间移入内皮下成为有清道夫样作用的巨噬细胞，通过清道夫受体吞噬 oxLDL，巨噬细胞吞噬大量脂质后转变为泡沫细胞，并形成早期的粥样硬化病变脂质条纹。巨噬细胞能氧化 LDL，形成过氧化物和超氧化离子，还能合成和分泌多种细胞因子，这些物质能进一步损伤内皮细胞，也促使脂肪条纹演变为纤维脂肪病变，再发展为纤维斑块。

此外，血流动力学的变化，如血压增高、血管局部狭窄所产生的湍流和应切力，可使动脉内皮细胞间的连续性中断，引起细胞之间的分离，内皮细胞收缩，从而暴露内皮下的胶原结缔组织，激活循环血液中的血小板，血小板发生黏附、聚集并形成附壁血栓；血小板释放出的一些细胞因子进入动脉壁，对促发粥样硬化病变中平滑肌细胞增生也起着非常重要的作用。

【病理解剖】

动脉粥样硬化的病理变化主要累及体循环系统的大型弹力型动脉（如主动脉）和中型肌弹力型动脉（如冠状动脉）的动脉内皮。其特征是动脉内皮散在的斑块形成，每个斑块的组成成分不同，脂质是粥样硬化斑块的基本成分。

斑块大体解剖上可呈扁平的黄斑或线（脂质条纹），或呈高起内皮表面的白色或黄色椭圆形的丘（纤维脂质性斑块）。脂质条纹常见于儿童；纤维脂质斑块始见于 20 岁以后，是在脂质条纹基础上形成。

根据病理解剖可将粥样硬化斑块进程分为 6 期。

第Ⅰ期（初始病变）：单核细胞黏附在内皮细胞表面并从血管腔面迁移到内膜。

第Ⅱ期（脂质条纹期）：主要由泡沫细胞在内皮细胞下聚集而成。

第Ⅲ期（粥样斑块前期）：出现细胞外脂质池。

第Ⅳ期（粥样斑块期）：内皮细胞下出现平滑肌细胞及细胞外脂质池融合成脂核。

第Ⅴ期（纤维斑块期）：脂核表面有明显结缔组织沉着，形成斑块的纤维帽。

第Ⅵ期（复杂病变期）：为严重病变，斑块发生出血、坏死、溃疡、钙化和附壁血栓。

本病的病理变化进展较慢，目前有资料证明，早期的动脉粥样硬化病变经过控制和治疗各种危险因素一段时间后，粥样硬化病变可以部分消退，提示早期干预危险因素的重要性。

【临床表现】

根据粥样硬化斑块的进程可将粥样硬化的临床过程分为 4 期。

1. 无症状期或亚临床期  过程长短不一，粥样硬化斑块已形成，但尚无管腔明显狭窄，无组织或器官受累的临床表现。

2. 缺血期  根据管腔狭窄的程度和累及靶器官不同，所导致的临床表现也有不同。长期脑缺血可造成脑萎缩、血管性痴呆；冠状动脉狭窄导致心肌缺血可引起心绞痛；肾动脉狭窄可引起高血压和肾功能损害；下肢动脉狭窄可引起间隙性跛行、疼痛、痉挛、动脉搏动减弱或消失；内脏器官动脉狭窄可产生靶器官缺血的相关症状。

3. 坏死期  由于血管管腔堵塞或血管腔内血栓形成而产生靶器官组织缺血坏死的一系列临床表现。脑动脉闭塞表现为脑梗死;冠状动脉闭塞表现为急性心肌梗死;肾动脉闭塞表现为肾梗死;下肢动脉闭塞可表现为肢体的坏疽。

4. 纤维化期  长期缺血导致靶器官组织纤维化、萎缩而导致一系列临床症状。心脏纤维化可引起心脏扩大、心功能不全和心律失常;肾纤维化可导致肾萎缩、肾衰竭。部分可不经过坏死期而进入纤维化期,在纤维化期的患者也可发生缺血期的临床表现。

主动脉粥样硬化大多数无特异症状。主动脉粥样硬化最主要的后果是形成主动脉瘤,以发生在腹主动脉处最多见,其次为主动脉弓和降主动脉。腹主动脉瘤多在体检时腹部有搏动性肿块而发现,相应部位可听到血管杂音,股动脉搏动可减弱。胸主动脉瘤可导致胸痛、气急、咯血、吞咽困难、声音嘶哑、气管移位或阻塞、上腔静脉或肺动脉压迫等表现。瘤体一旦破裂,可因急性大出血而导致迅速死亡。在动脉粥样硬化的基础上也可发生动脉夹层分离。

【实验室和其他检查】

本病无敏感而又特异性高的早期实验室检查方法。可有脂质代谢异常,常表现为血 TC、LDL、TG、ApoB、Lp(a)增高和 HDL、ApoA 降低。动脉造影可显示病变所累及血管的部位、范围、程度或动脉瘤样病变,有助于确定外科治疗或介入治疗的适应证和选择施行手术的方式。CT、磁共振成像、脑电图、X 线有助于判断四肢和脑动脉的功能状况以及脑组织的病变情况。超声心动图、心电图、放射性核素常规和负荷试验有助于诊断冠状动脉粥样硬化。血管内超声显像(IVUS)可从管腔内了解病变的性质和组成,在诊断动脉粥样硬化方面较血管造影更敏感和准确。血管镜在识别粥样病变基础上的血栓形成方面有独特的应用。随着技术的进步,多排螺旋 CT 和磁共振成像可望用于无创性诊断冠状动脉粥样硬化。

【诊断和鉴别诊断】

早期诊断很不容易,当发展到一定程度,尤其是出现器官明显病变时,诊断并不困难。如年长患者伴有血脂异常及动脉造影发现血管狭窄性病变,应首先考虑诊断本病。

主动脉粥样硬化引起的主动脉病变和主动脉瘤,需与梅毒性主动脉炎以及纵隔肿瘤相鉴别;冠状动脉粥样硬化引起的心绞痛和心肌梗死,需与冠状动脉其他疾病(炎症、畸形、栓塞等)所引起者鉴别;心肌纤维化、心脏扩大需与其他心脏病尤其是扩张型心肌病相鉴别;脑动脉粥样硬化所引起的脑血管意外,应与其他原因引起的脑血管意外相鉴别;肾动脉粥样硬化所引起的高血压,需与其他原因的高血压鉴别;四肢动脉粥样硬化所产生的症状需与多发性动脉炎等其他可能导致动脉病变的原因鉴别。

【防治】

首先应积极预防动脉粥样硬化的发生与发展,一旦发生动脉粥样硬化,应积极治疗并争取能逆转粥样硬化。

1. 一般预防措施

(1)发挥患者的主观能动性配合治疗:经过防治,本病病情可得到控制,病变可能出现部分消退;此外,病变本身也可以促使动脉侧支循环的形成,使病情得以改善。因此,说服患者接受长期的防治措施至关重要。

(2)合理膳食:①膳食总热量不能过高,以维持正常体重为度,估测体重可以体重指数(BMI)作为参考指标,BMI=体重(kg)/身高($m^2$),以 BMI 18.5~24.9kg/$m^2$ 为正常,25~29.9kg/$m^2$ 为超重,30~39.9kg/$m^2$ 为肥胖,BMI>40kg/$m^2$ 为病态肥胖。②超过正常标准体重者,应减少每日饮食的总热量,使用低脂膳食,限制蔗糖及含糖食物的摄入。③年过 40 岁者即使血脂无异常,也应避免经常食用过多的动物性脂肪和含胆固醇较高的食物,应食用低胆固醇食物如鱼肉、鸡肉、各种瘦肉、蛋白、豆制品等。④有冠状动脉粥样硬化者,严禁饮饮暴食,以免诱发心绞痛或心肌梗死;合并有高血压或心力衰竭者,应同时限制盐的摄入。⑤清淡饮食,多食富含维生素 C 和植物蛋白的食物。

(3)适当体力劳动和体育锻炼:一定的体力劳动和体育活动是预防本病的积极措施。活动量可根据身体状况和心脏功能状态而定,以不过多增加心脏负担和不引起不适感觉为原则。

(4) 合理安排工作和生活:生活要有规律,保持乐观、愉快的情绪,避免过度劳累和情绪激动等,提倡不吸烟、不饮烈性酒。

(5) 积极治疗与本病有关的一些疾病:包括高血压、肥胖、高脂血症、痛风、糖尿病和有关的内分泌疾病等。

本病的预防措施应从儿童期开始,避免摄食过量高胆固醇、高动物性脂肪的饮食,防止肥胖。

2. 药物治疗

(1) 调整血脂药物:血脂异常的患者,经饮食控制和进行体力活动3个月后未达到目标水平者,应选用以他汀类降低 TC 和 LDL-C 为主的调脂药。调节血脂药多需长期使用,但应注意掌握好用药剂量和不良反应。

(2) 抗血小板药物:抗血小板黏附和聚集的药物可防止血栓形成,可能有助于防止血管阻塞性病变病情发展。最常用者为阿司匹林,其他还有氯吡格雷、阿昔单抗、埃替巴肽、替罗非班等药。

(3) 溶血栓和抗凝血药物:对动脉内形成血栓导致管腔狭窄或阻塞者,可用溶解血栓制剂,继而用抗凝血药。

(4) 针对缺血症状的相应治疗,如心绞痛时使用血管扩张药及 β 受体阻滞药等。

3. 介入和外科手术治疗　包括对狭窄或闭塞的血管,特别是冠状动脉、肾动脉和四肢动脉施行再通、重建或旁路移植外科手术,以恢复动脉的供血;介入治疗包括应用最多的经皮腔内血管成形术和支架术,以及血管旋切术、旋磨术、激光成形术等多种介入治疗方法。

【预后】

本病预后随病变部位、程度、血管狭窄发展速度、受累器官受损情况和有无并发症而不同。病变涉及心、脑、肾等重要脏器动脉则预后不良。

## 第二节　冠状动脉粥样硬化性心脏病

冠状动脉粥样硬化性心脏病(coronary atherosclerotic heart disease)指冠状动脉粥样硬化使血管腔狭窄或阻塞,或(和)因冠状动脉功能性改变(痉挛)导致心肌缺血缺氧或坏死而引起的心脏病,简称冠心病,也称缺血性心脏病(ischemic heart disease)。

冠心病是动脉粥样硬化导致器官病变的最常见类型,也是严重危害人类健康的常见病。本病男性发病早于女性。欧美国家多见,我国发病率不如欧美,但近年来有较快增长趋势。

【分型】

根据病理解剖和病理生理的不同,本病有不同的临床分型。1979 年世界卫生组织(WHO)曾将其分为 5 型。临床上通常将本病分为急性冠状动脉综合征(acute coronary syndrome,ACS)和慢性冠状动脉疾病(chronic coronary artery disease,CAD)两大类。ACS 包括不稳定型心绞痛(unstable angina,UA)、非 ST 段抬高性心肌梗死(non-ST-segment elevation myocardial infarction,NSTEMI)和 ST 段抬高性心肌梗死(ST-segment elevation myocardial infarction,STEMI),也有将猝死包括在内;CAD 包括稳定型心绞痛、冠状动脉正常的心绞痛(如 X 综合征)、无症状性心肌缺血和缺血性心肌病。本章将重点论述"心绞痛"和"心肌梗死",其他类型仅做简要介绍。

## 一、心绞痛

### (一) 稳定型心绞痛

稳定型心绞痛(stable angina pectoris)也称稳定型劳力性心绞痛,是在冠状动脉固定性狭窄的基础上,由于心肌负荷的增加引起心肌缺血与缺氧,导致胸部及附近部位的疼痛不适,可有心功能不全,但无心肌的坏死。本症男性多于女性,多数患者年龄在 40 岁以上。

## 第22章 动脉粥样硬化和冠状动脉粥样硬化性心脏病

【发病机制】

冠状动脉由于粥样硬化导致动脉狭窄使冠脉血流量不能满足心肌代谢的需要时,可引起心肌急剧的、暂时性的缺血缺氧,便可发生心绞痛。

心肌耗氧量($MVO_2$)主要由心肌收缩强度、心肌张力和心率所决定,通常用"心率×收缩压"值作为评估心肌氧耗的指标。心肌能量的产生要求大量的氧供,但心肌平时对血液中氧的吸取已接近于最大值,如心肌对氧的需求增加时,只能依靠增加冠状动脉的血流量来提供。正常情况下,冠状动脉循环有很大的储备能力,其血流量可随机体的生理情况作相应的调节。剧烈运动时,冠状动脉可适度扩张,血流量可增加到休息时的6~7倍;缺氧时,冠状动脉也可扩张,能使血流量增加4~5倍以供机体所需。但当动脉粥样硬化引起冠状动脉狭窄或闭塞时,其动脉扩张性减弱,调节血流量的能力减弱。一旦心脏负荷突然增加时,会相应使心肌张力、心肌收缩力增加和心率增快,导致心肌氧耗量增加,心肌对血液的需求也明显增加,而此时的冠状动脉供血已不能随之相应增加,使心肌发生缺血和缺氧,即可引发心绞痛。大部分情况下,由劳力诱发的稳定型心绞痛常在同一"心率×收缩压"的水平上发生。

疼痛感觉产生的直接原因可能是:在心脏缺血缺氧时,乳酸、丙酮酸、磷酸等酸性物质或多肽类物质等代谢产物在心肌内大量积聚,刺激心脏内自主神经的传入纤维末梢,经1~5胸交感神经节和相应的脊髓段传至大脑,随即产生疼痛感觉。这种痛觉反映在与自主神经进入水平相同脊髓段的脊神经所分布的区域,即胸骨后及两臂的前内侧与小指,尤其是在左侧,而多不反映在心脏所处的部位。另外,有学者认为在缺血区内富含神经分布的冠状动脉的异常牵拉或收缩,也可以直接产生疼痛冲动。

【病理解剖和病理生理】

通常至少1支冠状动脉的主要分支狭窄程度>70%才会导致心肌缺血。稳定型心绞痛的患者,冠状动脉造影显示有1、2支或3支动脉直径减少>70%的病变者分别各有约25%,5%~10%有冠状动脉左主干狭窄,其余约15%的患者无显著狭窄。无显著冠状动脉狭窄患者发生心绞痛的原因,可能是冠状动脉痉挛、微小动脉病变、交感神经过度激活、血红蛋白和氧的离解异常或心肌代谢异常等所致。

在心绞痛发作之前,常有心率增快、血压增高和肺毛细血管压增高等变化。发作时可有左心室收缩力降低、射血速度减慢、每搏量和心排血量降低、左心室收缩压下降、左心室舒张末期压和血容量增加等左心室收缩和舒张功能障碍的病理生理改变。左心室壁可呈收缩不协调或矛盾运动,部分心室壁有收缩减弱现象。以上病理生理的改变通常为暂时和可逆性改变,随着冠状动脉血液供应平衡的恢复,可以减轻及消失。

【临床表现】

1. 症状 心绞痛以发作性胸痛为主要临床表现,疼痛的特点有以下几方面。

(1)部位:疼痛部位主要位于胸骨体上段或中段之后,可波及心前区,范围有手掌大小,甚至横贯前胸部,界限不很清楚;疼痛常放射至左肩、左侧臂内侧达环指(无名指)和小指,或至颈、咽或下颌部。

(2)性质:疼痛常为压迫、发闷或紧缩性,可伴濒死的恐惧感;某些患者仅感觉有胸闷不适而不认为有疼痛;发作时患者往往不自觉地停止原来的活动,直至症状缓解。

(3)诱因:发作常由体力劳动或情绪激动所激发,寒冷、饱食、吸烟、心律失常、休克等也可诱发;疼痛发生于体力劳动或情绪激动的当时,而不是在事后发生。典型的心绞痛常在相似的诱发条件下发生,但有时同样的体力劳动只在早晨而不是在其他时间引起心绞痛,这和晨间痛阈较低有关。

(4)持续时间:疼痛出现后常逐渐加重,在3~5min可逐步自然消失,一般在诱发条件停止后可缓解,舌下含服硝酸甘油也能在数分钟内得到缓解;可数天或数周发作1次,也可1d内发作多次。

(5)缓解方式:停止诱发因素、休息、舌下含服硝酸甘油后数分钟内缓解。

根据心绞痛的严重程度及其对体力活动的影响,加拿大心血管学会将稳定型心绞痛分为4级

(CCS 分级)。Ⅰ级,一般体力活动如步行或上楼不引起心绞痛,但可发生于费力或长时间用力时;Ⅱ级,体力活动轻度受限,快速或餐后步行、寒冷或顶风行走、情绪激动、平地行走 200m 以上或者登楼一层以上能诱发心绞痛;Ⅲ级,日常体力活动明显受限,平地行走 200m 或登楼一层可诱发心绞痛;Ⅳ级,任何体力活动或休息均可出现心绞痛。

2. 体征　心绞痛不发作时常无异常体征。发作时常见血压升高、心率增快、表情痛苦、皮肤冷或出汗,可出现第四心音或第三心音奔马律;乳头肌缺血致功能失调而引起二尖瓣关闭不全时,可有暂时性心尖部收缩期杂音;可有第二心音逆分裂或出现交替脉;部分患者可出现肺部啰音。

【实验室和其他检查】

1. 心脏 X 线检查　可无异常发现,如已经伴有缺血性心肌病时可见心影扩大,肺血增多等表现。

2. 心电图检查　心电图是发现心肌缺血、诊断心绞痛最常用的检查方法。

(1) 静息心电图检查:由于静息心电图检查在心绞痛不发作时可以正常,所以,只凭静息心电图检查并不能除外冠心病心绞痛。最常见的静息心电图异常是 ST-T 改变,包括 ST 段压低和(或)T 波低平、倒置,可伴有陈旧性心肌梗死的表现,也可出现房室、束支传导阻滞或室性、房性期前收缩等心律失常。

(2) 心绞痛发作时心电图检查:绝大多数可出现暂时性心肌缺血引起的 ST 段移位,常见 ST 段压低 0.1mV 以上,发作缓解后恢复,有时出现 T 波倒置;静息心电图 ST 段压低或 T 波倒置的患者,发作时可变为 ST 段无压低或 T 波直立的所谓"假性正常化"改变,也支持心肌缺血的诊断。仅有心电图 T 波改变虽然对反映心肌缺血的特异性不如 ST 段改变,但如与平时心电图比较有明显差别,也有助于诊断。

(3) 心电图负荷试验:心电图负荷试验是对怀疑冠心病的患者采取增加心脏负荷(运动或药物)而激发心肌缺血的心电图检查方法。其中运动负荷试验最为常用,运动方式主要为分级活动平板或踏车,以前者常用,判断阳性标准为运动中或运动后 ST 段水平型或下斜型压低≥0.1mV(J 点后 60~80ms)持续 2min。运动负荷试验终止的指标:ST 段降低或抬高≥0.2mV;心绞痛发作;血压较负荷前下降;收缩压超过 220mmHg;室性心律失常包括多源性室性期前收缩或室性心动过速。禁忌证包括:高危的不稳定型心绞痛;急性心肌梗死;急性心肌炎、心包炎;心功能不全;严重高血压[收缩压≥200mmHg 和(或)舒张压≥110mmHg];肥厚型梗阻性心肌病;严重主动脉瓣狭窄;静息状态下有严重心律失常;主动脉夹层。本检查有一定比例的假阳性和假阴性,故单凭该检查不能作为诊断或排除冠心病的依据。

(4) 心电图连续动态监测:连续记录 24h 或以上的心电图,可提供症状发作前后心电图的改变情况,从而有助于对病因的诊断。如有缺血性 ST-T 改变而当时并无心绞痛则称为无痛性心肌缺血。

3. 放射性核素检查

(1) $^{201}$TI-静息和负荷心肌灌注显像:$^{201}$TI(铊)随冠状动脉血流很快被心肌所摄取。静息时铊显像所示灌注缺损常见于心肌梗死后的瘢痕部位,冠状动脉缺血导致的灌注缺损仅见于运动负荷后。不能运动的患者可行双嘧达莫(潘生丁)试验,引起"冠状动脉窃血",产生狭窄血管供应的局部心肌缺血,可取得与运动试验相似的效果。还可采用腺苷或多巴酚丁胺作药物负荷试验。近年使用 $^{99m}$TC-MIBI 做心肌显像取得良好效果,对冠心病的诊断有较高的临床价值,目前较多采用该方法。

(2) 放射性核素心脏造影:应用 $^{99m}$TC 进行体内红细胞标记,可得到心腔内血池显影,可测定左心室射血分数及显示室壁局部运动障碍。

(3) 正电子发射断层心肌显像(PET):利用发射正电子的核素示踪剂如 $^{18}$F、$^{13}$N、$^{11}$C 等进行心肌显像,除了可以判断心肌的血流灌注状况外,也可以显示心肌的代谢情况,对心肌血流灌注和代谢显像匹配分析可准确评估心肌的活力。

4. 冠状动脉造影检查　参见本章第三节。

5. 其他检查　负荷超声心动图可以帮助识别心肌缺血的范围和程度,根据各室壁的运动情况,可将室壁运动异常分为运动减弱、运动消失、矛盾运动及室壁瘤。电子束或多层螺旋X线计算机断层显像(EBCT或MDCT)、磁共振成像(MRI)等,也可运用于冠状动脉的显像。血管镜检查、冠状动脉内超声显像及多普勒检查有助于指导冠心病介入治疗时采取更恰当的治疗措施。

【诊断和鉴别诊断】

根据典型的症状、体征以及辅助检查,结合冠心病危险因素的存在,并除外其他疾病所致的心绞痛,即可建立诊断。经常规检查诊断仍困难者可考虑放射性核素、冠状动脉CTA、冠状动脉造影检查。考虑介入治疗或外科手术者必须行冠状动脉造影检查。

稳定型心绞痛尤其需要与以下疾病鉴别:

1. 不稳定型心绞痛和急性心肌梗死　不稳定型心绞痛发病机制与稳定型心绞痛不同,急性心肌梗死临床表现更严重,在本节二中将做详细介绍。

2. 其他疾病引起的心绞痛　包括主动脉严重狭窄或关闭不全、肥厚型心肌病、冠状动脉炎、X综合征等病均可引起心绞痛,可根据其他临床表现作鉴别。其中X综合征常多见于女性患者,心电图负荷试验常阳性,但冠状动脉造影阴性且无冠状动脉痉挛表现,被认为与毛细血管功能不全有关,预后良好。

3. 心脏神经症　常诉有胸部短暂(数秒钟)的刺痛或持久(数小时)的隐痛,部位多位于左胸乳房下心尖部附近或经常变动;疼痛多在劳力之后出现,而不在劳力的当时,可耐受较重的体力活动而不发生胸痛或胸闷,甚至反感症状缓解;发作时心电图无心肌缺血改变,服用硝酸甘油无效,常伴有心悸、疲乏及其他神经衰弱的症状。

4. 肋间神经痛　本病疼痛常累及1～2个肋间,常为刺痛或灼痛,呈持续性而非发作性,用力呼吸和体位变动可使疼痛加剧,沿肋间神经行走处有压痛,手臂活动时局部有牵拉感,与心绞痛鉴别不难。

5. 不典型疼痛　包括反流性食管炎、食管裂孔疝等食管疾病以及消化性溃疡、颈椎病等所致的疼痛鉴别。

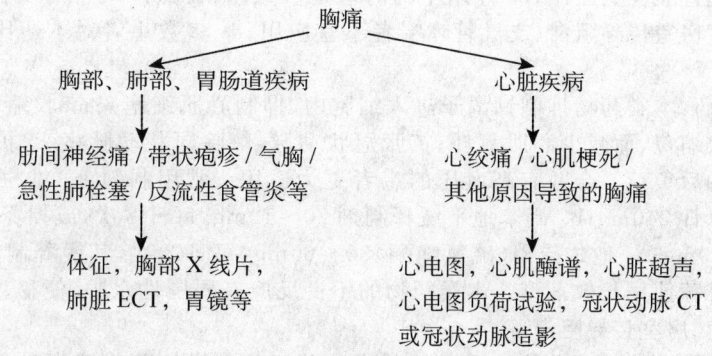

患者,男性,58岁,反复活动后胸痛2年。查体:BP 150/70mmHg,口唇及四肢末梢无发绀,心前区无隆起,未见异常搏动,心尖搏动位于第5肋间左锁骨中线内0.5cm,心率70次/min,律齐,各瓣膜听诊区未闻及杂音,双下肢不肿。请分析患者应考虑哪些问题?怎样进行下一步问诊和检查?

关键问题:患者胸痛的诱因、部位、性质、持续时间、有无放射痛以及缓解的方式?既往是否有高血压、糖尿病、高脂血症、嗜烟、嗜酒、冠心病家庭史?

追踪路径:

诊断要点:反复活动后胸痛,疼痛位于胸骨后,呈压榨性,放射至左上肢内侧面,持续3～5min,舌下含服硝酸甘油或休息后可缓解。心电图可正常也可有ST段变化,冠状动脉造影可明确。

## 【治疗】

治疗主要有两个目的:一是预防发生心肌梗死和猝死,改善预后;二是减轻症状和缺血发作,提高生活质量。

1. **一般治疗** 发作时立即休息,休息后常能使症状消失。尽量避免各种确知的诱发因素。调整日常生活与工作量,治疗高血压、高血脂、糖尿病、贫血、甲状腺功能亢进症等相关疾病,务必戒烟。

2. **药物治疗** 药物治疗首先考虑预防心肌梗死和死亡,其次是缓解症状、减轻缺血及改善生活质量。

(1) 抗心绞痛和抗缺血治疗

① 硝酸酯类药物:该类药物能降低心肌需氧,并增加心肌供氧,可以缓解心绞痛。除扩张冠状动脉、降低血管阻力、增加冠状动脉的血液流量外,对周围容量血管也有扩张作用,减少静脉回心血量,可降低心室容量、心腔内压和心室壁张力;该类药物对动脉系统有轻度扩张作用,可以减低心脏后负荷和心脏的需氧。

硝酸甘油,为即刻缓解心绞痛可使用作用较快的硝酸甘油舌下含片,1~2片(0.3~0.6mg),舌下含化,1~2min即可开始起作用,约30min后作用消失,对92%的患者有效,大多在3min内见效;用硝酸甘油橡皮膏帖片或油膏,涂贴在胸前或上臂皮肤上,能使药物缓慢吸收,适合用于预防夜间心绞痛发作。硝酸异山梨脂,即消心痛,口服每日3次,每次5~20mg,服后30min起作用,持续3~5h;缓释制剂可维持12h,可用20mg,每日2次;本药也可舌下含化,可在2~5min见效。5-单硝酸异山梨脂,多为长效制剂,每次20~50mg,每日1~2次。长期应用硝酸酯类药物会产生耐药性,其机制目前尚不明,可能与巯基利用度下降、肾素-血管紧张素-醛固酮(RAS)系统激活等有关。预防耐药发生的有效方法是每天保持足够长(8~10h)的无药期(空白期)。不良反应有头痛、头晕、面红、心悸等,偶见血压下降。

② β肾上腺素受体阻滞药:其机制是抑制交感神经活性,起减慢心率、降低血压、减低心肌收缩力和氧耗量的作用,从而缓解心绞痛的发作;还可减低运动时血流动力学的反应,而使同一运动量水平上心肌氧耗量减少;该类药也能使不缺血的心肌区小动脉缩小,让更多的血液通过扩张的侧支循环流入缺血区而改善血供;该类药物能降低冠心病的病死率。不良反应主要可引起心肌收缩力降低,但其正性有益作用远超过其不良反应。常用的制剂有美托洛尔25~100mg,每日2次,缓释片95~190mg,每日1次;比索洛尔2.5~5mg,每日1次;阿替洛尔12.5~50mg,每日1~2次;普萘洛尔,10mg,每日3~4次,剂量可增加到100~200mg/d;另外,兼有α受体阻滞作用的卡维地洛25~50mg,每日2次等。

使用本类药物时需注意:a. 本药与硝酸酯类药物有协同作用,使用时应从小剂量开始,逐渐加量,以免合用时引起直立性低血压;b. 停用本药时应逐步减量,突然停用有诱发心肌梗死的风险;c. 显著心动过缓、高度房室传导阻滞、支气管哮喘者不宜应用;d. 多数患者对本药比较敏感,常难以耐受大剂量。

③ 钙通道阻滞药:本类药物抑制钙离子进入细胞内、抑制心肌细胞兴奋-收缩耦联中钙离子的作用,可以抑制心肌收缩,从而减少心肌氧耗;扩张冠状动脉,解除冠状动脉痉挛;扩张周围血管,降低动脉压,减轻心脏的后负荷。合并有高血压的患者更为适用。常用制剂:a. 维拉帕米40~80mg,每日3次,或缓释剂每日240mg;b. 硝苯地平缓释制剂20~40mg,每日2次,或控释制剂每日30mg;c. 氨氯地平每日5~10mg;d. 地尔硫䓬(硫氮䓬酮)30~60mg,每日3次,其缓释制剂每日45~90mg。需要长期应用者,推荐使用长效剂型。本类药物的不良反应有周围性水肿、便秘、头痛、面色潮红、嗜睡、心动过缓或过速、房室传导阻滞等。

④ 改善心肌代谢类药物:曲美他嗪通过抑制脂肪酸氧化和增加葡萄糖代谢,可以改善心肌供氧平衡而有利于对心肌缺血的治疗,通常剂量为20mg,每日3次。

(2) 预防心肌梗死和死亡的药物治疗

① 抗血小板治疗:阿司匹林,通过抑制血小板环氧化酶和$TXA_2$,从而抑制血小板聚集,防止血栓

形成,同时也抑制 TXA$_2$ 导致的血管痉挛,剂量每日 75~300mg,顿服。不良反应主要是胃肠道症状,与剂量有关。禁忌证包括药物过敏、活动性消化性溃疡、未经治疗的严重高血压和出血体质等。

二磷酸腺苷(ADP)受体拮抗药,通过 ADP 受体抑制血小板内 Ca$^{2+}$ 活性,并抑制血小板之间纤维蛋白原桥的形成。目前常用药物为氯吡格雷,剂量每日 75mg,每日 1 次;另外尚有噻氯吡啶,250mg,每日 1~2 次,由于引起白细胞、中性粒细胞和血小板减少发生率高,已经少用。氯吡格雷引起的以上不良反应相对噻氯吡啶明显减少。

其他的抗血小板制药,如西洛他唑是磷酸二酯酶抑制药,50~100mg,每日 2 次。

②降脂药物:在治疗冠状动脉粥样硬化中起重要作用,降脂治疗与冠心病病死率和总病死率降低有明显关系。HMG-COA 还原酶抑制药(他汀类药物)可以改善内皮细胞的功能、抑制炎症、稳定斑块,使动脉粥样硬化斑块消退或显著延缓病变进展,可明显减少不良心血管事件的发生。建议将 LDL-C 水平降到<100mg/dl 为治疗目标。

③血管紧张素转化酶抑制药(ACEI):ACEI 能逆转左心室及血管重构,延缓动脉粥样硬化进展,减少斑块破裂和血栓形成,也有利于心肌氧供/氧耗平衡和心脏血流动力学,并可降低交感神经活性,在降低缺血性事件方面有重要作用。下述情况不应使用本药,即收缩压<90mmHg、双侧肾动脉狭窄、肾衰竭和过敏者。不良反应干咳、低血压和血管性水肿等。

3. 经皮冠状动脉介入治疗　参见本章第三节。

4. 冠状动脉旁路手术(CABG)　药物治疗不理想又不适合行介入治疗的患者可选择 CABG,手术适应证:①冠状动脉左主干病变;②冠状动脉多支血管病变,尤其合并有糖尿病者;③闭塞段的远段血管通畅,并有存活心肌;④心肌梗死后合并室壁瘤,需要进行室壁瘤切除者。

5. 运动锻炼疗法　进行适宜的运动锻炼,有利于促进侧支循环的建立,可提高体力活动耐受量而改善症状。

【预后】

稳定型心绞痛患者大部分能生存很多年,但有发生急性心肌梗死或猝死的危险。合并有糖尿病者预后明显差于无糖尿病者,冠状动脉病变范围和心功能是决定预后的主要因素。

(二)不稳定型心绞痛

除上述典型的稳定型心绞痛之外,有关心绞痛的分型命名有十余种,如恶化型心绞痛、卧位型心绞痛、静息心绞痛、梗死后心绞痛等,这些目前统称为不稳定型心绞痛(unstable angina,UA)。但变异型心绞痛(Prinzmetal's variant angina)因具有短暂 ST 段抬高的特异心电图变化而仍为临床所保留。这些类型的心绞痛有进展至心肌梗死的高度危险性,必须予以足够重视。不稳定型心绞痛(UA)与非 ST 段抬高型心肌梗死(NSTEMI)同属非 ST 段抬高性急性冠状动脉综合征,部分 UA 常发生心肌坏死而没有 ST 段抬高,因而常称为 NSTEMI,UA 与 NSTEMI 的病因和临床表现类似但严重程度不同,不同主要表现在缺血是否严重到有足够的心肌受到损害。

【发病机制】

不稳定型心绞痛与稳定型心绞痛的发病机制有不同,差别主要在于前者冠状动脉内不稳定的粥样斑块继发病理改变。其特征是由于斑块破裂或糜烂合并血栓形成、血管收缩、微血管栓塞,使局部心肌血流量明显下降,导致心肌严重缺血和缺氧。

【临床表现】

胸痛部位、性质与稳定型心绞痛相似,但具有以下特点:①原有稳定型心绞痛者,临床症状发生变化,常表现为在近 1 个月内心绞痛发作的程度加重、发作频率增加、时间延长、诱发心绞痛的体力活动阈值突然或持久降低,应用硝酸酯类药物缓解作用减弱;②1 个月之内新出现的心绞痛,可因较轻的负荷所诱发;③轻微活动或休息状态下即会发作心绞痛,发作时表现有 ST 段抬高的变异型心绞痛也属此列;④甲状腺功能亢进症、贫血、感染、心律失常等原因也可诱发心绞痛,称之为继发性不稳定型心绞痛。

体征常为非特异性,与稳定型心绞痛体征相似,但详细的体格检查可以发现潜在的可加重心肌缺血的因素，从而为判断预后提供重要线索。

【实验室和其他检查】

1. 心电图和连续心电监护　胸痛发作时心电图除了可表现为ST段压低外，也可表现为抬高，这和稳定型心绞痛常见的心电图表现不同；ST段偏移的动态改变是严重冠状动脉疾病的表现，提示可能会发生急性心肌梗死或猝死。

2. 冠状动脉造影和其他侵入性检查　本病常有严重冠状动脉病变存在，建议尽早进行冠状动脉造影检查。同时也可进行冠状动脉内超声或血管镜检查，可以准确发现斑块的性质、破溃的大小、位置及血栓的性质。

3. 心脏标志物检查　需进行肌钙蛋白（包括cTn-T或cTn-I）或CK-MB检查，如升高表明有心肌损害，cTn-T或cTn-I超过正常3倍可考虑NSTEMI的诊断，肌钙蛋白阳性比阴性者预后差。

4. 其他检查　超声心动图和放射性核素检查的结果与稳定型心绞痛类似。

【诊断和鉴别诊断】

根据典型症状及辅助检查，容易作出诊断。鉴别诊断主要需和急性ST段抬高性心肌梗死鉴别，与其他疾病的鉴别参见稳定型心绞痛。

【危险分层】

UA患者临床表现严重程度不一，为选择优化的治疗方案，必须尽早进行危险分层。可根据心血管危险因素、心绞痛程度和发作时间、心电图、心肌损伤标志物和心功能等因素作出危险分层。如分别或合并有静息心绞痛持续>20min、有血流动力学异常（左心室功能降低、充血性心力衰竭或出现低血压）、心电图广泛的ST改变或肌钙蛋白（包括cTn-T或cTn-I）阳性为高危患者；中、低危的患者血流动力学状况稳定、心绞痛时间较短以及肌钙蛋白阴性。Braunwald根据心绞痛的特点和基础病因，对不稳定型心绞痛分为3级（Braunwald分级）。Ⅰ级，严重的初发型心绞痛或恶化型心绞痛，无静息痛；Ⅱ级，亚急性静息型心绞痛（1个月内发生过，但48h内无发作）；Ⅲ级，急性静息型心绞痛（在48h内有发作）。

【治疗】

该病病情发展常难以预料，故应立即住院治疗。

1. 一般处理　应卧床休息，床边24h心电图监测，给氧；烦躁不安、疼痛剧烈者可给予吗啡5~10mg，皮下注射。适时复查心电图及心肌坏死标志物。

2. 缓解疼痛　该病单次使用口服硝酸酯类常不能缓解症状，常用硝酸甘油或硝酸异山梨酯持续静脉滴注或微泵输注，以10μg/min开始，每3~5min增加10μg/min，直至症状缓解或出现血压下降。同时，应及早开始用β受体阻滞药，剂量应个体化。少数情况下，如伴有血压明显升高、心率增快者可静脉滴注艾司洛尔250μg/(kg·min)，停药后20min内作用消失；也可用非二氢吡啶类钙拮抗药，如硫氮䓬酮1~5μg/(kg·min)持续静脉滴注，也可口服使用。治疗变异型心绞痛以钙通道阻滞药的疗效最好，也可与硝酸酯类同时使用，停用这些药时宜逐渐减量至停服，以免诱发冠状动脉痉挛。

3. 抗凝血（抗栓）　阿司匹林、ADP受体拮抗药（抗血小板）和肝素、低分子肝素（抗凝药）是UA治疗非常重要的措施，常联合使用，目的是防止冠状动脉内血栓形成，阻止病情进一步向心肌梗死方向发展，血小板糖蛋白Ⅱb/Ⅲa受体阻滞药常用于进行介入治疗时，具体用药及方法参见本篇第14章。本病不推荐应用溶栓药物，因有促发心肌梗死的危险。

4. 调脂治疗　无论血脂是否增高，如无禁忌证应尽早给予他汀类药物，目标值LDL<100mg/dl。

5. 血管紧张素转化酶抑制药　对合并有心功能不全的UA患者尤需使用，可降低病死率。

6. 冠状动脉血供重建术　对于个别病情严重者，非手术治疗效果不佳，心绞痛发作时ST段压低>1mm，持续时间>20min，或血肌钙蛋白升高者，在有条件的医院可行急诊冠状动脉造影，尽早行PCI或CABG治疗；病情相对稳定者可择其行冠状动脉造影及采取合适的血运重建策略。

7. 出院指导　经治疗病情稳定出院后，需继续应用原来的口服药物治疗方案，遵照ABCDE方案对指导治疗及二级预防有帮助（A 即 aspirin 抗血小板聚集、anti-anginal therapy 抗心绞痛治疗；B 即 beta-blocker 预防心律失常和减轻心脏负荷；C 即 cholesterol lowing 控制血脂水平、cigarettes quiting 戒烟；D 即 diet control 控制饮食、diabetes treatment 治疗糖尿病；E 即 education 普及冠心病教育、exercise 适当运动）。

## 二、心肌梗死

心肌梗死（myocardial infarction，MI）是指在冠状动脉病变的基础上，发生冠状动脉内血流急剧减少或中断，使相应的心肌发生严重而持久的急性缺血而导致心肌坏死，属急性冠状动脉综合征（ACS）的严重类型。本病在欧美常见，近年来国内发病也在明显增多。

【病因和发病机制】

基本病因是冠状动脉粥样硬化，也可能因冠状动脉痉挛、栓塞、炎症等所致。冠状动脉粥样硬化可造成 1 支或多支血管管腔狭窄和心肌血供不足，在此基础上，如不稳定的粥样斑块溃破、斑块内出血等导致冠脉内血栓形成或血管持续痉挛，可使冠状动脉完全或次全闭塞，发生冠状动脉内血流急剧减少或中断，引起相应的心肌发生持久的急性缺血，如急性缺血达 30min 以上，即可导致急性心肌梗死（AMI）的发生。

【病理】

1. 冠状动脉病变 大部分 AMI 患者冠脉内可发现在粥样斑块的基础上因血栓形成而使管腔闭塞，但在由冠状动脉痉挛引起的管腔闭塞者中，可无粥样硬化病变。另外，梗死的发生与原来冠状动脉受粥样硬化病变累及的支数及其所造成管腔狭窄程度之间不一定成平行关系，即使轻度的冠状动脉狭窄也可能因斑块不稳定发生溃破而引起血栓形成。左冠状动脉主干闭塞，可引起广泛左心室梗死；左前降支闭塞，可引起左心室前壁、前间隔、心尖部、下侧壁和二尖瓣前乳头肌梗死；右冠状动脉闭塞，可引起左心室膈面（右冠状动脉占优势时）、右心室与后间隔梗死，并可累及窦房结和房室结；回旋支闭塞，可引起左心室高侧壁、左心房和膈面（左冠状动脉占优势时）梗死，可能累及房室结；右心房梗死比较少见。

2. 心肌病变 冠状动脉发生急性闭塞后 20～30min，受其供血的心肌即有少量坏死，闭塞 1～2h 大部分心肌呈凝固性坏死，心肌间质充血、水肿伴炎症细胞浸润；之后，坏死的心肌纤维逐渐溶解，坏死组织 1～2 周开始吸收，并逐渐纤维化，在 6～8 周形成瘢痕愈合，称为陈旧性或愈合性心肌梗死。它可波及心包引起心包炎症，波及心内膜可致心室腔内附壁血栓形成。

既往常将 AMI 分成 Q 波 AMI 和无 Q 波 AMI，Q 波 AMI 认为是透壁性心肌梗死，无 Q 波 AMI 是非透壁或心内膜下心肌梗死，但实际并非如此。近年来，对 AMI 的表现形式得到了重新认识，提出了 ACS 的概念，并把 AMI 分型为 ST 段抬高型心肌梗死（STEMI）和非 ST 段抬高型心肌梗死（NSTEMI），帮助更早诊断和更好地指导治疗。

【病理生理】

主要表现为左心室舒张和收缩功能障碍的一些血流动力学变化，严重程度和持续时间取决于梗死的部位、程度和范围。

主要改变为：心脏收缩减弱、心肌收缩不协调、左心室舒张末期压增高、舒张和收缩末期容量增多、左心室压力曲线最大上升速度（dp/dt）减低、心脏顺应性减低、心排血量下降、射血分数减低；血压下降、心率增快或心律失常、动脉血氧含量降低等；大面积 MI，可发生心源性休克或急性肺水肿。右心室梗死时，可发生急性右心衰竭的血流动力学变化，右侧心力房压力增高，心排血量减低，血压下降。

心室重塑（remodeling）为 MI 的后续改变，表现为梗死节段心肌变薄和非梗死节段心肌增厚、左心室体积增大和形状改变，对心室的收缩期效应及电活动均有明显的影响，在 MI 急性期后的治疗中要非常注意对心室重塑的干预。

AMI 引起的心力衰竭称为泵衰竭，按 Killip 分级法分为以下 4 级：Ⅰ级，无明显心功能损害；Ⅱ

级,有左侧心力衰竭,肺部啰音<50%肺野;Ⅲ级,有急性肺水肿,啰音>50%肺野;Ⅳ级,心源性休克。

【临床表现】

心肌梗死的临床表现与梗死面积大小、部位、冠状动脉侧支血管情况密切有关。

1. 先兆　大多患者在发病前数日有心绞痛、胸部不适和活动时心悸、气急等前驱症状,其中以新发生心绞痛或原有心绞痛加重为最突出。原有心绞痛者,心绞痛发作较以往频繁、程度重、持续时间长,疼痛时伴有冷汗、心动过速、恶心、呕吐,或伴有心功能不全、严重心律失常、血压下降,诱发因素常不明显,硝酸甘油的疗效差;同时,心电图 ST 段一过性明显抬高(变异型心绞痛)或压低,T 波倒置或增高("假性正常化"),均应警惕近期内发生心肌梗死的可能。一旦出现先兆,及时住院处理可使部分患者避免发生心肌梗死。

2. 症状

(1)疼痛:是最先出现的症状,疼痛部位和性质与心绞痛相同,但诱发因素多不明显,且常发生于安静时,程度较重,可达数小时或更长,休息和含用硝酸甘油多不能缓解;常伴有濒死感、出冷汗及烦躁不安;有少数患者无疼痛,一开始即表现为急性心力衰竭或休克,在老年人和合并有糖尿病的患者中多见。部分患者疼痛位于上腹部,可被误认为急腹症;部分患者疼痛放射至下颌、背部上方,可被误认为牙痛、骨关节痛等。

(2)胃肠道症状:以下壁心肌梗死更多见,可有频繁的恶心、呕吐和上腹胀痛,与迷走神经受坏死的心肌组织刺激和心排血量降低致组织灌注不足等有关。

(3)心律失常:多发生在起病1~2周,以 24h 内最多见,发生率高。以室性心律失常多见,如室性期前收缩频发(每分钟 5 次以上)、多源性或落在前一心搏的易损期(R on T 现象)、成对出现或短阵室性心动过速属高危;房室和束支传导阻滞也较多见,房室传导阻滞多见于下壁 MI;前壁 MI 如发生房室传导阻滞和(或)室内传导阻滞表明梗死范围广泛;心室颤动是心肌梗死早期,特别是入院前主要的死因;室上性心律失常则较少见,多发生在心力衰竭患者中。

(4)低血压和休克:休克多在起病后数小时至 1 周内发生,见于约 20% 的患者,常由于心肌广泛(40%以上)坏死导致心排血量急剧下降所致,神经反射引起的周围血管扩张及血容量不足等因素可能也参与其中。常表现为收缩压降低(低于 80mmHg)、脉细而快、尿量减少(<20ml/h)、烦躁不安、面色苍白、皮肤湿冷、大汗淋漓等,严重者可发生神志淡漠甚至晕厥。

(5)心力衰竭:可在发病最初几天内发生,或在疼痛、休克好转阶段出现,发生率约有 1/3 以上。主要表现为急性左侧心力衰竭,为梗死后心脏收缩力减弱或不协调所导致。常表现为呼吸困难、发绀、烦躁、咳嗽等症状,甚至可发生肺水肿,之后可有肝大、水肿、颈静脉怒张等右侧心力衰竭表现。右心室梗死可一开始即出现右侧心力衰竭表现,伴血压下降。

(6)全身症状:一般在疼痛发生后 24~48h 出现,可有发热(体温一般在 38℃ 左右,很少超过 39℃,持续约 1 周)、心动过速、白细胞增高和红细胞沉降率增快等,发生原因与坏死组织吸收有关,程度与梗死范围常呈正相关。

3. 体征　大多数无特异性。心脏可有增大,心尖区第一心音减弱,可出现第四心音奔马律,少数有第三心音奔马律;乳头肌功能失调或断裂时可引起二尖瓣关闭不全,心尖区可出现粗糙的收缩期杂音伴收缩中晚期喀喇音;10%~20%患者在起病第 2~3 天,在胸骨左缘或心前区可听到心包摩擦音,为反应性纤维性心包炎所致;可有各种心律失常出现;除极早期血压可增高外,几乎所有患者都有血压降低;其他可有心力衰竭、休克等相关体征。

【实验室和其他检查】

1. 心电图　心电图常有动态演变,对 MI 的诊断、定位及估计梗死范围、病情演变、预后都有很大帮助。

(1)特征性改变:ST 段抬高性心肌梗死(STEMI)心电图特点①ST 段抬高呈弓背向上型,在面向坏死区周围心肌损伤区的导联上出现;②宽而深的 Q 波(病理性 Q 波),在面向透壁心肌坏死区的导联上出现;③T波倒置,在面向损伤区周围心肌缺血区的导联上出现;④在背向 MI 区的导联则出现相反的改变,即 R 波增高、ST 段压低和 T 波直立并增高。非 ST 段抬高性心肌梗死(NSTEMI)心电图有 2 种类型:①无病理性 Q 波,有普遍性 ST 段压低≥0.1mV,但 aVR 导联(有时还有 $V_1$ 导联)ST 段抬高,或有对称性 T 波倒置(为心内膜下 MI 所致);②无病理性 Q 波,也无 ST 段变化,仅有 T 波倒置改变。

(2)动态性改变:STEMI①起病极早期(10 多分钟到数小时内),可尚无异常或出现异常高大两支不对称的高耸 T 波(常在 $V_3$ 导联出现),为超急性期改变;②数小时后,ST 段呈弓背向上抬高,与直立的 T 波连接,形成单相曲线;③数小时至 2d 内出现病理性 Q 波、R 波减低,为急性期改变,Q 波一旦出现,70%~80%的患者将永久存在,少数患者由于坏死心肌纤维化、收缩,Q 波可变小甚至完全消失;④病情如自然演变,ST 段抬高可持续数日至 2 周左右,然后逐渐回到基线水平,T 波则变为平坦或倒置,为亚急性期改变;⑤数周至数月以后,T 波倒置(两支对称、波谷尖锐、形态呈"V"形)为慢性期改变,T 波倒置可永久存在,也可在数月内逐渐恢复。NSTEMI:上述类型①先是 ST 段普遍压低(除 aVR,有时 $V_1$ 导联外),继而 T 波倒置加深呈对称型,ST 段和 T 波的改变持续数日或数周后恢复;上述类型②T 波改变在 1~6 个月恢复。

(3)定位和定范围:ST 段抬高性 MI 的定位和定梗死范围可根据出现特征性改变的导联数来判断(表 22-1)。

表 22-1 心肌梗死的心电图定位诊断

| 导联 | 前间隔 | 局限前壁 | 前侧壁 | 广泛前壁 | 下壁① | 下间壁 | 下侧壁 | 高侧壁② | 正后壁③ |
|---|---|---|---|---|---|---|---|---|---|
| $V_1$ | + | | | + | | + | | | |
| $V_2$ | + | | | + | | + | | | |
| $V_3$ | + | + | | + | | + | | | |
| $V_4$ | | + | | + | | | | | |
| $V_5$ | | + | + | + | | | | | |
| $V_6$ | | | + | | | | | | |
| $V_7$ | | | + | | | | | | + |
| $V_8$ | | | | | | | | | + |
| aVR | | | | | | | | | |
| aVL | | ± | + | ± | | | | + | |
| aVF | | | | | … | … | … | | |
| Ⅰ | | ± | + | | | | | + | |
| Ⅱ | | | | | … | … | … | + | |
| Ⅲ | | | | | + | + | + | | |

①即膈面,右心室心肌梗死不易从心电图得到诊断,但 $CR_{4R}$(负极置于右上肢前臂,正极置于 $V_4$ 部位)或 $V_{4R}$ 导联的 ST 段抬高,可作为下壁合并右心室心肌梗死的参考指标;②在 $V_5$、$V_6$、$V_7$ 导联高 1~2 肋处有正面改变;③在 $V_1$、$V_2$、$V_3$ 导联 R 波高,同理,在前侧壁梗死时,$V_1$、$V_2$ 导联 R 波也增高;"+"为正面改变,表示典型 Q 波,ST 段上抬和 T 波变化;"—"为反面改变,表示 QRS 主波向上,ST 段下降及与"+"部位 T 波方向相反的 T 波;"±"为可能有正面改变;"…"为可能有反面改变

2. 心向量图  有 QRS 环的改变,ST 向量的出现和 T 环的变化,目前临床已极少应用。

3. 放射性核素检查  目前多用正电子发射计算机断层扫描(PET)及单光子发射计算机断层显像(SPECT)来观察心肌的代谢变化,对判断梗死区是否有存活心肌有很高的临床价值。其他的一些

放射性核素检查方法现在已经极少应用。

4. 超声心动图  超声心动图有助于了解心室壁的运动、心室功能及诊断室壁瘤、乳头肌功能失调等,每个 MI 患者均需进行该项检查。

5. 实验室检查

(1) 一般检查:起病 1~2h,白细胞可增加、中性粒细胞增多、嗜酸粒细胞减少或者消失,红细胞沉降率可加快,这些变化均可持续 1~3 周;起病初期血中游离脂肪酸也可增高。

(2) 心脏标志物检查

①肌钙蛋白(cTn)T 或 I:cTnT 或 cTnI 是最特异、最敏感反映心肌坏死的指标,cTnT 和 cTnI 在急性心肌梗死后 3~6h 在血中的浓度很快升高,并且对 MI 的诊断具有相当长的诊断窗口期,cTnI 一般持续 7~9d,cTnT 持续约 14d;cTnI 和 cTnT 对急性心肌梗死的诊断敏感性无显著差异,都能鉴别出 CK-MB 所不能检测的心肌损伤。

②血清心肌酶谱:在起病 6h 内磷酸肌酸激酶(CK)增高,24h 内达到高峰,3~4d 恢复正常;在起病 8~10h 乳酸脱氢酶(LDH)升高,达峰时间 2~3d,持续 1~2 周恢复正常;在起病 6~12h 后天冬氨基转移酶(AST)升高,24~48h 达高峰,3~6d 降至正常;其中 CK-MB(CK 的同工酶)和 $LDH_1$(LDH 的同工酶)诊断的特异性最高,CK-MB 在起病后 4h 内增高,16~24h 达到高峰,3~4d 才恢复正常,其增高的程度能较准确地反映心肌梗死范围的大小,CK-MB 达高峰时间也有助于判断溶栓治疗是否成功。

③血肌红蛋白:可增高,虽其出现最早,但恢复也快,特异性较差。

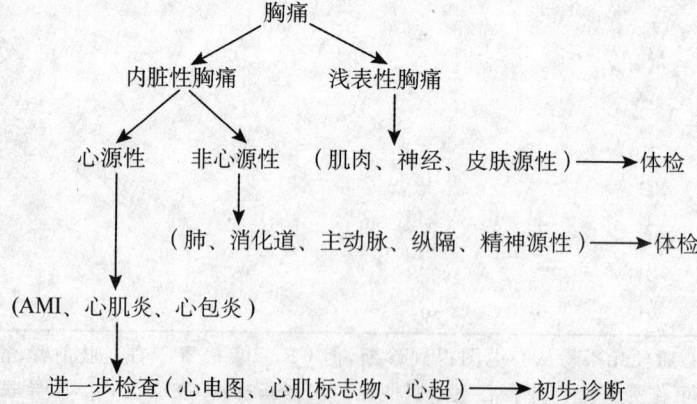

**问题讨论**  患者男性,65 岁,有高血压、糖尿病,突发胸痛 5h。请分析,该患者需考虑哪些问题?如何进行下一步追问和检查?

关键问题:胸痛诱因?胸痛特点,包括部位、强度、持续时间、牵涉痛、因动作/体位而改变、与进食关系、对硝酸甘油的反应怎样?有无既往类似胸痛史及基础疾病史?伴随症状有哪些?

追踪路径:

诊断要点:老年人+高血压及糖尿病史→突发胸痛→心电图急性损伤性改变+心肌标志物升高→AMI。

【诊断和鉴别诊断】

根据典型的临床表现,特征性的心电图改变及动态演变过程,同时结合实验室和辅助检查发现,诊断本病并不困难。对于老年患者,如突发休克、心力衰竭、严重心律失常而原因未明,或突然发生胸闷和胸痛者,都应考虑本病的可能,必要时宜先按 AMI 来处理,并短时间内进行心电图和心脏标志物测定等动态观察,尽早予以明确诊断。鉴别 STEMI 和 NSTEMI 在临床上相当重要,前者主张尽早药物溶栓治疗或紧急血运重建术,以达到快速、完全和持久开通闭塞血管的目的,而后者则不主张药物溶栓治疗。鉴别诊断要考虑以下一些疾病。

1. 心绞痛　心绞痛和 AMI 疼痛部位相同,但 AMI 更剧烈;心绞痛常有发作诱因,而 AMI 不常有;前者疼痛持续时间短,常在 15min 以内,而后者持续时间可达数小时或 1～2d;心绞痛发作频率常频繁,而 AMI 不频繁,用硝酸甘油对心绞痛可显著缓解,对 AMI 作用则较差;心绞痛极少伴有气喘或肺水肿,AMI 则常伴有此类症状;心绞痛发作时常有血压升高或无显著改变,而 AMI 血压常降低,甚至发生休克;AMI 可有心包摩擦音,心绞痛则无;AMI 常有坏死物质吸收的表现,心绞痛无此类表现;AMI 有特征性心电图变化并且有动态性演变,而心绞痛心电图可无变化或有暂时性 ST-T 的改变。

2. 急性肺动脉栓塞　可有胸痛、呼吸困难、低氧血症、休克和咯血等症状,但有右心负荷急剧增加表现(发绀、$P_2$ 亢进、颈静脉充盈、肝大、下肢水肿等),心电图示 $S_I Q_{III} T_{III}$(I 导联 S 波加深、III 导联 Q 波显著和 T 波倒置)、胸导联过渡区左移、右胸导联 T 波倒置等改变;超声心动图可发现右心扩大、右心负荷增加、肺动脉高压表现,CT 检查对较大分支肺动脉栓塞的诊断价值较大,如 D-二聚体正常基本可除外肺动脉栓塞。

3. 主动脉夹层　该病胸痛开始即可达高峰,常放射到背、腰、肋、腹和下肢,双上肢的血压和脉搏可有明显差别,可有主动脉瓣关闭不全、下肢暂时性瘫痪、偏瘫等表现。经食管超声心动图检查、CT、MRI 常可明确诊断。

4. 急性心包炎　尤其是急性非特异性心包炎可有较剧烈而持久的心前区疼痛,但疼痛常与发热同时出现,呼吸和咳嗽时常会加重,早期即可闻及心包摩擦音,当心包腔出现渗液时疼痛和摩擦音均可消失;全身症状一般不如心肌梗死严重;除 aVR 导联外,其余导联的心电图均有 ST 段弓背向下抬高、T 波倒置,同时没有异常 Q 波出现。

5. 急腹症　急性胰腺炎、急性胆囊炎、胆石症、消化性溃疡穿孔等,均可有上腹部剧烈疼痛或伴有休克表现,经过病史询问、体格检查、心电图和血清心脏标志物测定常易鉴别。

【并发症】

1. 乳头肌功能不全或断裂(dysfunction or rupture of papillary muscle)　发生率比较高,可达 50%。二尖瓣乳头肌因缺血、坏死导致功能不全或断裂,造成不同程度的二尖瓣脱垂并关闭不全,可引起急性二尖瓣反流,严重者可发生急性心力衰竭,可迅速发生肺水肿而在数日内死亡。查体心尖区可闻及收缩中晚期喀喇音和吹风样收缩期杂音,第一心音可不减弱,轻症者杂音可消失。乳头肌整体断裂极少见,多发生在二尖瓣后乳头肌,多见于下壁心肌梗死。

2. 心脏破裂(rupture of heart)　常在起病 1 周内出现,发生率低。多为心室游离壁破裂,可造成急性心包积血致心脏压塞而猝死;偶有室间隔破裂造成穿孔,可引起心力衰竭和休克而在数日内死亡,在胸骨左缘第 3～4 肋间可及响亮的收缩期杂音,常伴有震颤。心脏破裂也可为亚急性,患者能存活数月。

3. 栓塞(embolism)　AMI 后左心室附壁血栓并不少见,但发生体循环栓塞却并不多见,发生率 1%～6%,常见于起病后 1～2 周,附壁血栓脱落可引起脑、肾、肠系膜或四肢等动脉栓塞;也可因活动度少而易发生下肢深静脉血栓而导致肺栓塞。

4. 心室壁瘤(cardiac aneurysm)　是心肌梗死后期的并发症之一,多见于前壁或心尖部大面积心肌梗死,见于 12%～15% 的心肌梗死幸存者。除心室壁瘤本身膨出外,还使心肌及整个室壁张力增加,造成心室扩大、心功能不全;心室壁瘤周围有岛状存活心肌构成复杂的三维交错,是恶性心律失常发生的基础;瘤壁内的附壁血栓脱落可造成体循环脏器栓塞。体格检查可见左侧心界扩大,心脏搏动范围较广,可有收缩期杂音;心电图 ST 段表现为持续抬高;X 线、心脏超声、放射性核素及左心室造影检查可见局部心缘突出,搏动减弱或有反常搏动,以心脏超声心动图检查最常用。

5. 心肌梗死后综合征(postinfarction syndrome)　常于心肌梗死后数周至数月内出现,表现为胸膜炎、心包炎或肺炎,有发热、胸痛等症状,症状可反复发生,这可能与机体对坏死物质的过敏反应有关。

【治疗】

及早诊断,及早住院,并加强住院前的就地处理,"时间即是心肌、时间即是生命"！治疗原则是尽快恢复梗死区心肌的血液灌注,挽救濒死的心肌,防止梗死面积扩大,保护心脏功能;同时,及时处理严重心律失常、泵衰竭和各种并发症,防止猝死。

1. 院前急救　院前急救的基本任务是帮助 AMI 患者安全、迅速地转运到医院,以利尽早开始再灌注治疗,有条件者可在急救车上立即行溶栓治疗。到达医院后,力争在 10～20min 完成病史采集、临床检查和心电图检查以进一步确立诊断。对 ST 段抬高的 AMI 患者,应在 30min 内开始溶栓,或在 90min 内开始行急诊 PCI 治疗。临床症状和心电图检查已能确诊为 AMI 时,绝不能因等待血清心脏标志物检查结果而人为地延误再灌注治疗。

2. 住院治疗

(1)监护和一般治疗:①休息。急性期卧床休息,保持环境安静,防止不良刺激,解除焦虑和紧张。②吸氧。AMI 患者常有不同程度的动脉血氧张力降低,在休克和左侧心力衰竭时尤为明显,吸氧对这些患者特别有益;对一般患者也有利于防止心律失常发生,并改善心肌缺氧和有助于减轻疼痛。③监测。进行心电图、血压和呼吸的监测,必要时还需要监测肺毛细血管楔压和静脉压,为适时采取治疗措施、避免猝死提供客观资料。④护理。在最初 2～3d 应以流质为主,宜少量多餐;钠盐和液体的摄入量应根据出入量及有无心力衰竭情况做适当估计;保持大便通畅,可适当给予缓泻药;卧床时间不宜过长,症状控制并病情稳定者应鼓励早期活动,有利于减少并发症及及早康复。

(2)解除疼痛:心肌再灌注治疗是解除疼痛最有效的方法,在再灌注治疗前可选用下列药物尽可能地缓解疼痛:①吗啡 2～4mg,静脉注射,必要时 5～10min 后重复,注意低血压和呼吸功能抑制的不良反应,但很少发生,或用哌替啶 50～100mg,肌内注射;②硝酸酯类药物对于大多数心肌梗死患者有应用指征,而在下壁心肌梗死、可疑右心室梗死或明显低血压的患者(收缩压低于 90mmHg),尤其合并心动过缓时,不适合应用;③β受体阻滞药在 AMI 最初数小时可以限制梗死面积,并能缓解疼痛,无禁忌证的情况下应尽早常规应用,口服制剂或静脉制剂均可选用,口服β受体阻滞药可用于AMI 后的二级预防,能降低发病率和病死率。

(3)抗血小板治疗:目前推荐氯吡格雷加阿司匹林联用。阿司匹林首次剂量至少 300mg,嚼服,其后 100mg/d 长期维持;氯吡格雷首剂至少 300mg,以后 75mg/d 维持使用 1 年。

(4)抗凝血疗法:对应用药物溶栓治疗的患者,肝素常作为溶栓治疗的辅助用药,一般使用方法是静脉推注普通肝素 70U/kg,然后静脉滴注 15U/(kg·h)维持,每 4～6 小时测定 APTT,使 APTT 为对照组的 1.5～2 倍,一般在 48～72h 后改皮下注射 7 500U,每 1 小时 1 次,注射 2～3d;溶栓制剂不同,肝素用法也不同,重组组织型纤维蛋白溶酶原激活药(rt-PA)治疗中需充分抗凝,而尿激酶和链激酶只需溶栓治疗后行皮下注射治疗,而不需溶栓前的静脉使用。对未溶栓治疗的患者,肝素静脉应用是否有利并无充分证据。目前临床多应用低分子肝素,可皮下应用,不需要实验室监测,较普通肝素有疗效更肯定、使用更方便的优点。

(5)再灌注治疗:早期开通闭塞的冠状动脉,使缺血心肌得到再灌注,让濒临坏死的心肌得以存活或坏死范围缩小,这种治疗方法称为再灌注治疗,对 AMI 是极重要的治疗措施。

①溶栓治疗:早期静脉应用溶栓药物能提高 AMI 患者的生存率,在患者症状出现后 3h 内开始用药,治疗效果最显著。

适应证:胸痛符合 AMI;相邻 2 个或更多导联 ST 段抬高>0.1mV,或新出现的左束支传导阻滞;起病<12h 以内者,甚至起病在 12～24h,患者仍有严重胸痛,并且 ST 段抬高导联有 R 波者,也可以考虑溶栓治疗。

绝对禁忌证:任何时候发生的出血性脑卒中,或 1 年内曾发生其他脑卒中或脑血管事件史;已知的颅内肝瘤;活动性内脏出血(月经除外);可疑主动脉夹层。

## 第22章 动脉粥样硬化和冠状动脉粥样硬化性心脏病

相对禁忌证:严重、没有控制的高血压(血压>180/110mmHg);既往有脑血管事件或已知的颅内病变,但不在绝对禁忌证范围内;患者已在抗凝血药治疗中(INR≥2~3)、已知的出血体质;近期外伤(2~4周),包括头颅外伤、创伤性或长时间(>10min)的心肺复苏或大手术(3周内);不能压迫的血管穿刺;近期(2~4周)有内脏出血;针对使用链激酶溶栓药,既往应用过链激酶(尤其在5d至2年)或有过敏反应者;妊娠;活动性消化性溃疡;有阳性严重高血压史。

溶栓药物的应用:以纤维蛋白溶酶原激活药激活血栓中纤维蛋白溶酶原,使转变为纤维蛋白溶酶而溶解冠状动脉内的血栓。

国内常用:①尿激酶(UK)30min内静脉滴注150万~200万U;②链激酶(SK)或重组链激酶(rSK)以150万U静脉滴注,在60min内滴完;③重组组织型纤维蛋白溶酶原激活药(rt-PA)先静脉注入15mg,继而30min内静脉滴注50mg,其后60min内再滴注35mg,总量100mg在90min内注入,国内有报道用上述剂量的50%也能奏效。

用尿激酶或链激酶溶栓后均需普通肝素或低分子肝素辅助治疗;用rt-PA前先用肝素5 000U静脉注射,用药后继续予以肝素每小时700~1 000U持续静脉滴注共48h,以后改为皮下注射7 500U每12h 1次,或用低分子肝素替代,连用3~5d,用药期间需注意颅内出血倾向。

溶栓再通的判断指标(表22-2):间接指征出现2项或以上者,考虑再通;但第②和③2项组合不能被判定为再通。

表22-2 溶栓再通的判断指标

| 直接指征 | 间接指征 |
| --- | --- |
| 冠状动脉造影检查观察血管再通情况,根据TIMI分级达到2~3级者表明血管再通。(TIMI分级定义:0级,血管远端完全无血流;1级,血管远端部分血流灌注;2级,血管远端完全血流灌注,但血流速度缓慢;3级,血管远端完全血流灌注,血流速度正常) | ①抬高的ST段于2h内回落>50%;②胸痛于2h内基本消失;③2h内出现再灌注性心律失常(短暂的加速性室性自主节律,房室或束支传导阻滞突然消失,或下后壁心肌梗死的患者出现一过性窦性心动过缓、窦房传导阻滞或低血压状态);④血清CK-MB峰值提前出现(14h内) |

②经皮冠状动脉介入治疗(PCI):发病数小时内进行紧急PCI术已被公认为是一种目前最安全、有效的恢复心肌再灌注的手段,其特点是梗死相关血管再通率高和残余狭窄小。

紧急直接PCI的适应证:明确的ST段抬高性心肌梗死;ST段抬高性心肌梗死并发心源性休克;适合再灌注治疗而有溶栓治疗禁忌证者;非ST段抬高性心肌梗死,但梗死相关血管严重狭窄,TIMI血流<2级。

同时应注意:发病12h以上者不宜施行PCI;不宜对非梗死相关血管施行PCI;要由有经验的术者施行PCI,以免延误治疗时机;有心源性休克者,应先行主动脉内球囊反搏术(IABP),以确保手术顺利施行。

补救性PCI:溶栓治疗后仍有明显胸痛,抬高的ST段无明显降低者,应尽快进行冠状动脉造影,如显示TIMI血流0~1级,说明梗死相关血管未再通,宜立即施行补救性PCI。

溶栓治疗再通者的PCI:溶栓治疗成功的患者,如无缺血反复发作,可在7~10d后行冠状动脉造影,如残余狭窄病变适宜做介入治疗可行PCI。

外科冠状动脉旁路手术(CABG):介入治疗失败或溶栓治疗无效,无手术禁忌者,宜争取6~8h实行CABG术。

(6)心律失常治疗:除β受体阻滞药外,用其他抗心律失常药物治疗仅用于致命性或有严重症状的心律失常。流行病学资料表明,室性期前收缩频发和成对出现并不一定增加心室颤动危险,但需严密监测。一旦发生室性心动过速、心室颤动和完全性房室传导阻滞威胁患者生命时需紧急处理,但需建立在积极治疗心肌缺血、纠正电解质和酸碱平衡紊乱等治疗基础上进行。

①发生心室颤动或持续多形性室性心动过速时,立即采用直流电复律。单形性室性心动过速药物疗效不满意时也应尽早同步直流电复律。

②对缓慢性心律失常可用阿托品 0.5～1mg 肌内注射或静脉注射。

③对二度或三度房室传导阻滞伴有血流动力学障碍者,宜用人工心脏起搏器作临时的右心室心内膜起搏治疗以度过危险期,经综合治疗后,如传导阻滞消失即可撤除。

④室上性快速心律失常如用药物(β受体阻滞药、维拉帕米、胺碘酮等)不能控制时,可考虑同步直流电复律,或采用快速起搏的超速抑制疗法。

(7) 血管紧张素转化酶抑制药(ACEI)治疗:临床随机研究已明确 ACEI 有助于改善心肌重构,可减少 AMI 的病死率和充血性心力衰竭的发生,除非有禁忌证,应常规选用。常在初期 24h 内即开始给药,一般从小剂量开始,在 24～48h 逐渐达到足量。

(8) 调脂治疗:他汀类药物可以稳定斑块、改善内皮细胞功能以及有降脂外的作用,应建议尽早期使用。

(9) 心力衰竭的治疗:主要是治疗急性左侧心力衰竭,以应用吗啡(或哌替啶)和利尿药为主,也可选用血管扩张药减轻左心室的负荷。由于最早期出现的心力衰竭主要是坏死心肌间质充血、水肿引起顺应性下降所致,而左心室舒张末期容量尚不增大,因此,在梗死发生后 24h 内宜尽量避免使用洋地黄制剂。有右心室梗死的患者应慎用利尿药。

(10) 控制休克:根据休克是心源性,或尚有周围血管舒缩障碍,或血容量不足等因素存在时,应选择不同的药物治疗。

①补充血容量:估计有血容量不足,或中心静脉压(CVP)和肺动脉楔压(PCWP)低者,用右旋糖酐-40(低分子右旋糖酐)或 5%～10%的葡萄糖溶液,用后如 CVP>18cmH$_2$O,PCWP>15～18mmHg,则应停止使用。但在右心室梗死时,中心静脉压的升高则未必是补充血容量的禁忌。

②应用升压药:补充血容量后血压仍不升,而肺小动脉楔压和心排血量正常时,提示周围血管张力不足,可用多巴胺,起始剂量 3～5μg/(kg·min),或去甲肾上腺素 2～8μg/min,也可选用多巴酚丁胺,起始剂量 3～10μg/(kg·min)静脉滴注。

③应用血管扩张药:经上述处理血压如仍不上升,而 PCWP 增高、心排血量低或周围血管显著收缩时,可用硝普钠以 15μg/min 开始静脉滴注,逐渐增量至 PCWP 降至 15～18mmHg;或用硝酸甘油以 10～20μg/min 开始静脉滴注,逐渐增加直至左心室充盈压下降。

④其他措施:纠正酸中毒、保护肾功能等,必要时应用糖皮质激素和洋地黄制剂,有条件的单位可考虑应用主动脉内球囊反搏术(IABP)进行辅助循环。

(11) 右心室梗死的处理:治疗措施与左心室梗死有所不同,不同点在于当右心室梗死引起右侧心力衰竭伴低血压而无左侧心力衰竭的表现时,宜补充血容量。在严密监测下滴注输液,直到低血压得到纠治或 PCWP 达到 15～18mmHg,如输液 1～2L 低血压仍未能纠正可用正性肌力药(以多巴酚丁胺为优)。该病不宜用利尿剂和血管扩张药,伴有房室传导阻滞者可予以临时起搏。

(12) 并发症的处理:并发栓塞时,用溶解血栓和(或)抗凝疗法;心室壁瘤可行手术切除或同时行 CABG;心脏破裂和乳头肌功能严重失调可考虑手术治疗,但手术死亡率高;心肌梗死后综合征可用糖皮质激素或阿司匹林、吲哚美辛等治疗。

(13) 恢复期的处理:经过积极的再灌注方法治疗,没有室性心律失常、反复心肌缺血或心力衰竭等并发症的患者,大多数可在 1 周内出院;出院后仍应加强对患者随访,ABCDE 方案对指导治疗及二级预防有帮助。

(14) 非 ST 段抬高性心肌梗死(NSTEMI)的处理:NSTEMI 治疗措施与 STEMI 有所区别,此类患者不宜溶栓治疗。低危险组(血流动力学稳定、不伴反复胸痛、无合并症者)以阿司匹林、ADP 受体拮抗药和肝素治疗为主;中危险组(伴持续或反复胸痛、心电图 ST 段压低 1mm 上下者)和高危险组(伴心源性休克、持续低血压或肺水肿)则以介入治疗为首选。其余治疗原则同 STEMI。

【预后】

预后与梗死范围的大小、心脏功能、侧支循环的建立等有关。过去病死率一般为30%左右,进入再灌注时代后降至6.5%左右。死亡多在第1周内,尤其是在数小时内,发生休克、心力衰竭或严重心律失常者病死率高。NSTEMI近期预后虽可,但长期预后则较差。

【预防】

一级预防主要是预防动脉粥样硬化和冠状动脉粥样硬化性心脏病的发生。二级预防可长期使用阿司匹林、他汀类药物、β受体阻滞药、ACEI等,可能有预防心肌梗死或再梗死的作用;普及有关心肌梗死的知识,可使患者和家属及早意识到本病,从而可能避免延误就诊。

## 三、无症状性心肌缺血

无症状心肌缺血(silent myocardial ischemia)也称隐匿型冠心病,是一种无临床症状,但客观检查有心肌缺血表现的冠心病。患者有冠状动脉粥样硬化,但病变较轻或有较好的侧支循环,或患者痛阈较高而无疼痛症状。其心肌缺血的心电图表现可在静息时、增加心脏负荷时、或仅在24h的动态观察中间断出现。

【临床表现】

无临床症状,在体格检查时发现心电图有ST段压低、T波倒置等表现,或放射性核素心肌显像示心肌缺血表现。但它可能突然转为心绞痛或心肌梗死,也可能逐渐演变为缺血性心肌病,发生心力衰竭或心律失常,个别患者也可能发生猝死。

【诊断和鉴别诊断】

诊断主要根据心电图和(或)放射性核素心肌显像发现有心肌缺血改变,又伴有动脉粥样硬化的相关证据。行冠状动脉造影检查可确定诊断。

鉴别诊断要考虑下列情况:

1. **自主神经功能失调** 本病有肾上腺素能β受体兴奋性增高的类型,心电图可出现ST段压低和T波倒置等改变,多伴有精神紧张、焦虑和心率增快,服用β受体阻滞药等心率减慢后再作心电图检查,可见ST段和T波恢复正常,有助于鉴别。

2. **其他** 如心肌病、心肌炎、心包疾病、电解质紊乱等都可引起心电图ST-T改变,诊断时要注意排除。

【防治】

积极采用防治动脉粥样硬化的各种措施,防止粥样斑块病变加重,争取粥样斑块消退和促进冠脉侧支循环建立;能有效防止心肌缺血发作的药物(硝酸酯类、钙离子拮抗药及β受体阻滞药)也对减少或消除无症状心肌缺血的发作有效;血运重建术可抑制40%~50%的心脏缺血发作。

## 四、缺血性心肌病

缺血性心肌病(ischemic cardiomyopathy),其临床特点是心脏逐渐扩大,并发生心律失常和心力衰竭,其预后较差。

【病理】

心脏增大,心肌弥漫性纤维化,主要累及左心室心肌和乳头肌,可波及心脏传导系统;冠状动脉多呈广泛而严重的粥样硬化,管腔明显狭窄甚至闭塞;纤维组织在心肌也可呈灶性、散在性或不规则分布,常由于大面积心肌梗死或多次小灶性梗死后的瘢痕形成,以及心肌细胞减少而纤维结缔组织增多所造成。

【临床表现】

大多数患者有心绞痛或MI的病史,心脏逐渐增大,以左心室扩大为主,后期出现全心扩大;心力衰竭多逐渐发生,大部分先呈左侧心力衰竭,继而出现右侧心力衰竭;可出现各种类型的心律失常,较易发生猝死。

【诊断和鉴别诊断】

诊断主要依靠动脉粥样硬化的证据和排除可引起心脏增大、心力衰竭和心律失常的其他器质性心脏病,结合心电图、放射性核素、超声心动图、冠状动脉造影检查及既往有心绞痛或 MI 病史,可确立诊断。

鉴别诊断要考虑与其他心肌病(特别是原发性扩张型心肌病)、心肌炎、高血压性心脏病、内分泌病性心脏病等鉴别。

【防治】

预防在于积极防治动脉粥样硬化。

治疗在于改善冠状动脉供血(药物、PCI 及 CABG 均可选用)和心肌的营养,控制心力衰竭和心律失常为原则。如有适应证可选用心脏再同步化治疗(CRT)和置入埋藏式自动复律除颤器(ICD),有利于改善心功能和减少猝死发生。终末期缺血性心肌病也是心脏移植的主要适应证之一。有心力衰竭和严重心律失常的患者预后较差。

## 五、猝　死

猝死(sudden death)是指自然发生、出乎意料的突然死亡。世界卫生组织(WHO)规定发病后 6h 内死亡为猝死,但大多数作者主张将时间定为 1h,也有学者将发病后 24h 内死亡也归入猝死之列。各种原因引发的心脏病都可导致猝死,其中心脏性猝死中 50% 以上为冠心病所引起。猝死作为冠心病的一种类型,由于其危害性非常大,受到了医学界的高度重视。

猝死型冠心病常突然发病、心搏骤停而迅速死亡。50% 患者生前无症状。死亡患者发病前短时间内有无先兆症状难以了解;幸存患者有先兆症状也常是非特异性表现,因而常未引起患者的警惕和医师的注意,部分患者有心肌梗死的先兆症状。该疾病常因无法及时抢救治疗而存活率极其低下。

现今大多数学者认为,本型患者心搏骤停发生的原因是由于在动脉粥样硬化的基础上,发生冠状动脉痉挛或栓塞,使血管腔内血流突然中断或明显减少导致急性心肌缺血,从而造成心肌局部电生理紊乱,引发短暂的严重心律失常(尤其是心室颤动)所致。有些患者可能将发生 MI,虽梗死尚未形成,却由于发生严重心律失常而猝死。因心律失常引发的猝死,如能及时给予有效的心脏复苏抢救措施可能会挽救患者的生命,但遗憾的是常因发生时间无法预料而错失良机。

由于猝死常无法预知、预见,故普及心脏复苏抢救知识,使基层医务人员和广大群众都能掌握这一抢救措施,对挽救本型患者的生命将有重大意义。

## 第三节　冠状动脉粥样硬化性心脏病的介入诊断和治疗

### 一、冠状动脉造影

冠状动脉造影是将特制的心导管经股动脉或桡动脉等途径送到主动脉根部,选择性插入左、右冠状动脉开口,将含碘造影剂注入冠状动脉,在 X 线下分别选取不同的投射方位进行摄影,可使左、右冠状动脉及其主要分支得到清楚的显影,这种检查方法称为冠状动脉造影。冠状动脉造影可发现冠状动脉狭窄性病变的部位,并能对狭窄程度进行估测。一般认为,管腔直径减少 70%~75% 或以上会严重影响血供,管腔直径减少 50%~75% 者也有一定的临床意义。

冠状动脉造影的主要适应证:①拟行介入治疗(PCI)或旁路移植手术(CABG)的各型冠心病患者;②心电图运动负荷试验阳性者;③有胸痛病史,但症状不典型者;④心电图有缺血性 ST-T 改变或病理性 Q 波不能以其他原因解释者;⑤有心脏增大、心力衰竭、心律失常的中、老年患者;⑥疑有冠心病而无创性检查未能确定者。

## 二、冠心病的介入治疗

是指经冠状动脉造影发现主要冠状动脉分支有严重狭窄时，用心导管技术疏通狭窄甚至闭塞的冠状动脉管腔，从而改善心肌血流灌注的方法。介入治疗目前已经广泛应用于冠心病的血供重建治疗，是心肌血供重建术中创伤性最小的一种方法。临床最早（1977年）应用的是冠状动脉腔内成形术（PTCA），之后发展了冠状动脉内旋切术、激光成形术和旋磨术等，1987年开发了冠状动脉内支架术，2002年又应用药物洗脱支架明显降低了支架内再狭窄的发生率，以上这些技术统称为"经皮冠状动脉介入治疗"（PCI）。目前 PTCA 加上支架置入术已成为治疗冠心病的重要手段。

1. 经皮冠状动脉腔内成形术（PTCA）　是经皮穿刺周围动脉将带球囊的导管由体外送入冠状动脉到达狭窄节段处，扩张球囊使狭窄处管腔扩大，从而改善心肌血流灌注的一种方法。由于单作 PTCA 发生冠状动脉急性闭塞的风险和术后较高的再狭窄率（术后6个月再狭窄率30%～50%），目前已很少单独使用。

2. 冠状动脉内支架置入术　将以不锈钢或合金材料等制成的支架（裸支架），由体外经相应的导管置入冠状动脉内已经或未经 PTCA 扩张的狭窄节段，定位准确后以相应的压力使支架膨胀，释放后让其紧贴于狭窄节段，起到支撑血管壁的作用，可使狭窄节段恢复其应有的血管内腔面积，维持冠状动脉内应有的血流量从而改善缺血心肌的供血，这种介入治疗方法称为冠状动脉内支架置入术。支架置入术可以弥补单纯 PTCA 的不足，冠状动脉内旋切术、激光成形术和旋磨术治疗后也均需要支架置入，故是应用最广泛的介入治疗方法。术后支架被埋于动脉内膜之中，在1～8周在置入支架处逐渐被新生的内皮细胞覆盖，从而修复病变节段，该方法可使术后6个月内病变处再狭窄发生率降低到20%～30%，较 PTCA 可改善冠心介入治疗的效果。近年来开发的药物洗脱支架（金属裸支架表面涂上药膜的支架），由于其可抑制平滑肌细胞的增生，更能使再狭窄率进一步降低至10%以下，但药物洗脱支架使血管内皮化过程延迟而造成支架内晚期血栓发生率较裸支架高。

3. PCI 术前、术后处理　PCI 术前目前不需常规做碘过敏试验，但需要查肝肾功能、电解质、血常规、凝血酶原时间等；择期手术者，术前需禁食4～6h，术前3d开始服用氯吡格雷75mg/d 和阿司匹林100～150mg/d；如为急诊 PCI，既往未用过抗血小板聚集药物者，应于术前嚼服阿司匹林300mg 和氯吡格雷300～600mg；术中常规使用肝素抗凝血，急诊 PCI 时有时需加用血小板糖蛋白 Ⅱb/Ⅲa 受体拮抗药，以充分抑制血小板聚集；经股动脉途径行 PCI 者，术后3～6h 或活化凝血时间（ACT）<150s 时可拔除鞘管；鞘管拔出后局部压迫止血15～20min，如无出血可加压包扎，同时密切观察局部出血和生命体征状况。

PCI 术后应终生服用阿司匹林100～150mg/d；口服氯吡格雷75mg/d，置入裸支架者服用1个月，置入药物洗脱支架者应服用9～12个月。

4. 冠心病介入治疗适应证　①稳定型心绞痛患者，经药物治疗后仍有症状并且狭窄的血管供应中到大面积处于缺血危险中的存活心肌者；②有轻度心绞痛症状或无症状但有明确的心肌缺血客观证据、狭窄病变显著、病变血管供应中到大面积存活心肌的患者；③介入治疗后心绞痛复发，管腔再狭窄的患者；④急性 ST 段抬高心肌梗死发病12h 内，或发病12～24h 以内单独或合并有严重心力衰竭、血流动力学或心电不稳定、持续严重心肌缺血证据者，可行急诊 PCI；⑤冠状动脉旁路移植术后心绞痛复发的患者；⑥不稳定型心绞痛经积极药物治疗，病情未能稳定者，或心绞痛发作时心电图 ST 段压低>1mm、持续时间>20min 或肌钙蛋白升高者。

PCI 治疗成功的定义：狭窄管腔经治疗后残余狭窄<20%，血流达到 TIMI Ⅲ级；住院期间无重要临床并发症发生（如死亡、MI、急诊靶病变血管重建）；心肌缺血症状和征象缓解且持续至6个月以上。

施行 PCI 过程中，如手术不成功或一旦发生严重冠状动脉并发症常需做择期或紧急冠状动脉旁路移植术，故需在具备特定医疗设备和业务水平的医疗单位开展进行。

## 复习指导

1. 动脉粥样硬化的主要危险因素:年龄和性别、血脂异常、高血压、糖尿病、吸烟、遗传、体重、体力活动、饮食习惯等。

2. 冠心病的主要病因是冠状动脉粥样硬化导致狭窄或堵塞,部分患者可合并有冠状动脉痉挛,从而使病变冠状动脉供血的心肌发生缺血和缺氧。心肌缺氧的发生机制是心肌供氧及需氧的不平衡。

3. 冠心病通常分为急性冠状动脉脉综合征(ACS)和慢性冠状动脉疾病(CAD)两大类。ACS包括不稳定型心绞痛(UA)、非ST段抬高性心肌梗死(NSTEMI)和ST段抬高性心肌梗死(STEMI),也有将猝死包括在内;CAD包括稳定型心绞痛、冠状动脉正常的心绞痛(如X综合征)、无症状性心肌缺血和缺血性心肌病。ACS是冠心病中的危重类型,其主要的发病机制是斑块糜烂、破裂,继发血栓形成和(或)冠状动脉痉挛,引起急性短暂或持久的心肌供血明显减少。

4. 诊断心绞痛常用的辅助检查。发作时心电图、运动负荷试验、放射性核素检查、冠状动脉造影,冠状动脉造影是诊断冠心病的金标准。

5. 急性ST段抬高性心肌梗死的诊断:典型胸痛和心电图、心肌标志物动态改变3项,符合其中2个可以诊断。治疗关键是再灌注治疗,包括溶栓及急诊PCI或CABG,其他治疗和心绞痛类似。

6. AMI心脏标志物检查:①cTnT或cTnI是最特异、最敏感反映心肌坏死的指标,cTnT和cTnI在起病3~6h很快升高,cTnI可持续7~9d,cTnT持续约14d。②6h内CK增高,24h内达高峰,3~4d恢复正常;8~10hLDH升高,达峰时间2~3d,持续1~2周正常;6~12h后AST升高,24~48h达高峰,3~6d降至正常;其中CK-MB(CK的同工酶)和$LDH_1$(LDH的同工酶)诊断的特异性最高,CK-MB在起病4h内增高,16~24h达到高峰,3~4d恢复正常,其增高的程度能较准确地反映心肌梗死范围的大小,CK-MB达高峰时间也有助于判断溶栓治疗是否成功。③血肌红蛋白可增高,虽其出现最早,但恢复也快,特异性较差。

7. 心肌梗死心功能Killip分级:Ⅰ级,无明显心功能损害;Ⅱ级,有左心衰竭,肺部啰音<50%肺野;Ⅲ级,有急性肺水肿,啰音>50%肺野;Ⅳ级,心源性休克。

8. 可以改善冠心病预后的药物:阿司匹林/氯吡格雷、他汀类、β受体阻滞药、ACEI。

(唐关敏)

# 第23章 心脏瓣膜病

> **学习要求**
>
> 学习二尖瓣疾病和主动脉瓣疾病的病理生理、症状、体征及诊断,明确外科手术是治疗瓣膜病的重要方法,注意选择手术治疗时机。能够掌握三尖瓣疾病和肺动脉瓣疾病的诊断和治疗原则。

心脏瓣膜病是心脏瓣膜及其附属结构(如瓣环、瓣叶、腱索及乳头肌等)由于炎症、缺血性坏死、退行性改变、黏液瘤样变性、先天性发育畸形、结缔组织疾病及创伤等原因造成的1个或多个瓣膜增厚、粘连、纤维化、缩短,以瓣膜狭窄和(或)关闭不全为主要病理改变的一组心脏病。病变可累及1个瓣膜,也可累及2个以上瓣膜称为多瓣膜病。病变性质可为单纯狭窄、单纯关闭不全,或狭窄合并关闭不全。

心脏瓣膜病仍是我国最常见的心脏病之一,其中风湿性心脏瓣膜病最常见。最常受累的瓣膜为二尖瓣,约占70%,二尖瓣并主动脉瓣病变者占20%~30%,单纯主动脉瓣病变为2%~5%,而三尖瓣和肺动脉瓣病变者极为少见。随着我国人口老龄化进程的加速,我国老年性心脏瓣膜病发病率迅速上升。其中瓣膜钙化是主要病因,主要累及主动脉瓣和二尖瓣。

## 第一节 二尖瓣疾病

### 一、二尖瓣狭窄

【病因和发病机制】

风湿性心脏病是二尖瓣狭窄最常见病因。多见于青壮年,男女比例为1∶1.5~2。发生狭窄多出现于风湿热首发后2年以上,温带和发达国家,从风湿性心肌炎发作到出现二尖瓣狭窄症状,通常需要10~20年,而在热带、亚热带及欠发达国家,潜伏期很短,二尖瓣狭窄可在儿童期或青春期发病。风心病二尖瓣狭窄约占25%,二尖瓣狭窄并二尖瓣关闭不全约占40%。

其他病因包括:瓣环及瓣膜下区钙化,老年人常见为退行性变;先天性发育异常;结缔组织病,如系统性红斑狼疮、硬皮病;多发性骨髓瘤;肠源性脂代谢障碍;左心房黏液瘤等。

【病理和病理生理】

风湿性心脏瓣膜病的基本病变是瓣膜炎症粘连、瘢痕化和融合改变,导致开放受限造成狭窄。早期多为瓣膜的交界处及基底部发生炎症、水肿和赘生物,在愈合过程中由于纤维蛋白的沉积和纤维化,使前后瓣叶交界处逐渐粘连、融合,瓣膜发生增厚、硬化、钙化,腱索缩短及相互粘连,从而限制瓣膜开放,导致瓣口缩小呈漏斗状。老年性退行性瓣膜病主要是瓣环和环下部分的瓣膜大量钙化,粥样瘤隆起,造成瓣口狭窄。根据病变程度与性质,二尖瓣狭窄分2种病理类型:①隔膜型,主要为二尖瓣交界处粘连,病变多较轻;②漏斗型,二尖瓣前后叶均明显纤维化、钙化,瓣膜弹性差,活动度明显受限,腱索和乳头肌粘连、挛缩、融合,使瓣膜僵硬而呈漏斗状,此型多伴有二尖瓣关闭不全。长期严重二尖瓣狭窄,导致左心房扩大伴附壁血栓、肺动脉壁增厚、右心室肥厚和扩张。

正常成年人二尖瓣口开放时瓣口面积为 $4\sim6cm^2$。临床上按瓣口面积将二尖瓣狭窄分为轻度狭窄($1.5\sim2.0cm^2$),中度狭窄($1.0\sim1.5cm^2$)和重度狭窄($1.0cm^2$ 以下)。

二尖瓣狭窄引起的病理生理改变如下:

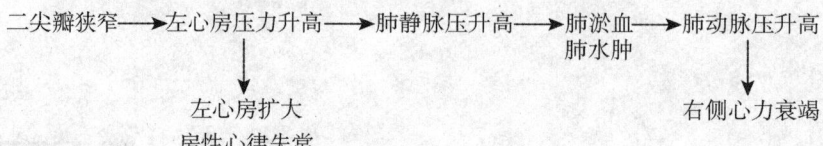

【临床表现】

1. 症状 瓣口面积$<1.5cm^2$时始有明显症状。代偿期可无症状,失代偿期可出现左心房衰竭及右侧心力衰竭的表现。

(1)呼吸困难:劳力性呼吸困难为最早期的症状,活动时回心血量增多和心动过速舒张期缩短,进一步减少了通过狭窄瓣膜口的左心房流向左心室的血流,加重肺淤血,肺通气/血流比值降低,出现低氧血症,发生呼吸困难。随着病程进展,出现活动耐量下降,直至夜间阵发性呼吸困难,甚至端坐呼吸、肺水肿。

(2)咯血:见于中、重度二尖瓣狭窄者,发生率15%~30%。①肺静脉高压使肺-支气管侧支循环开放,导致支气管黏膜下层静脉压力增高、曲张破裂,可产生大咯血。出血量常达数百毫升,咯血后肺静脉压降低,出血常可自行终止;长期支气管静脉曲张使静脉壁增厚时咯血反而少见;②支气管内膜微血管或肺泡间毛细血管破裂,常表现为中量咯血或痰中带血丝;③急性左心房衰竭导致急性肺水肿时,可咳粉红色泡沫样痰;④肺梗死是二尖瓣狭窄尤其合并心房颤动时的并发症,咯血呈胶胨状暗红色痰。

(3)咳嗽:多为干咳,常于平卧时及体力活动后发生。系静脉回流增加加重肺淤血和支气管黏膜肿胀、渗出,或增大的左心房压迫主支气管所致。

(4)声音嘶哑:由于左心房明显扩张、支气管淋巴结肿大和肺动脉扩张压迫左侧喉返神经,左侧声带麻痹可致声音嘶哑(Ortner综合征)。

(5)其他:心悸通常由频发的房性期前收缩或心房扑动、心房颤动引起;巨大左心房压迫食管也可引起吞咽困难;继发右侧心力衰竭时可产生相应的症状,如疲劳、水肿、恶心、厌食。

2. 体征

(1)二尖瓣狭窄的心脏体征:心尖搏动触诊正常或有拍击感。二尖瓣狭窄发生于儿童期可有心前区隆起;心尖部常可触及舒张期震颤。心尖区舒张期杂音是二尖瓣狭窄的重要体征,为舒张中晚期递增型、低调的隆隆样杂音,多局限于心尖区,左侧卧位、运动及用力呼气可使杂音增强。在胸骨左缘第3、4肋间或心尖区的内上方或两者之间易听到开瓣音,也称二尖瓣开放拍击音。$S_1$亢进与开瓣音存在表明二尖瓣活动性和弹性较好。

【临床提示】 心尖部听诊只要发现舒张期隆隆样杂音即可考虑二尖瓣狭窄,瓣膜听诊简便易行,是医生必备基本功。

(2)肺动脉高压和右心室扩大的心脏体征:胸骨左下缘可扪及右心室收缩期抬举样搏动,右侧心力衰竭时可出现颈静脉怒张、肝大、下肢水肿、静脉压增高。肺动脉高压时产生肺动脉瓣区$S_2$亢进、分裂。胸骨左下缘可闻及短促的收缩期喷时性杂音。当肺动脉重度扩张时可产生相对性肺动脉瓣狭窄和(或)关闭不全,肺动脉瓣听诊区可闻及收缩期和(或)舒张早期吹风样杂音。于胸骨左上缘闻及的递减型高调哈气性舒张早期杂音,是由于肺动脉高压致肺动脉瓣相对性关闭不全杂音,称之 Graham-Steell 杂音。右室扩大伴三尖瓣关闭不全时,胸骨左缘第 4、5 肋间有全收缩期吹风性杂音,吸气时增强。

(3)中、重度二尖瓣狭窄:常有"二尖瓣面容"——两颧发红及口唇发绀,呈绀红色。

【实验室和其他检查】

1. 心电图　窦性心律时左心房扩大可表现为 P 波增宽有切迹,即二尖瓣型 P 波,$Ptf_{V1} \leq -0.04mm/s$。晚期可有电轴右偏、右心室肥大、房性期前收缩、房性心动过速、心房颤动等心电图表现。

2. X 线检查　左心房扩大后前位可见右心缘双房影、左支气管抬高、心腰饱满,右前斜位可见左心房压迫食管,使其向右或向后移位。肺淤血表现为肺血流再分布致上叶血管床突出,渗出形成 Kerley B 线、Kerley A 线、肺水肿。心房扩大合并肺动脉高压、右心室扩大时,心影呈梨形心,即"二尖瓣型"心脏。

3. 超声心动图　是最敏感和可靠的无创性诊断方法。二维超声可见瓣叶增厚、粘连、钙化,开放受限,计算瓣口面积,并可见左心房扩大,右心室肥大及右心室流出道增宽等;M 型超声心动图示二尖瓣前叶活动曲线 EF 斜率下降、双峰消失,前后叶同向运动呈"城墙"样改变;彩色多普勒超声可测定二尖瓣血流速度,用于评价跨瓣压差。经食管超声对于评估左心房血栓、二尖瓣及瓣下结构的解剖、患者可否行导管球囊手术或外科瓣膜修复手术十分有用。还可提供房室大小、室壁厚度和运动、心脏功能、肺动脉压和其他瓣膜异常等信息。

4. 心导管检查　主要用于确定二尖瓣跨瓣压差和计算瓣口面积,明确二尖瓣狭窄程度。还可评价主动脉瓣功能,行升主动脉造影,必要时还需行冠脉造影检查以排除冠心病。

【诊断和鉴别诊断】

1. 诊断　听诊发现中、青年人心尖区有舒张期隆隆样杂音,结合心电图、X 线检查提示左心房扩大,多可形成二尖瓣狭窄诊断,超声心动图检查多能明确诊断。

2. 鉴别诊断

(1)功能性二尖瓣狭窄:由于通过二尖瓣血流增加或左心室扩大,而二尖瓣环未能相应扩张而致相对性二尖瓣狭窄。见于左向右分流的先天性心脏病、严重二尖瓣反流、甲状腺功能亢进症、重度贫血、扩张型心肌病、重症心肌炎等。急性风湿性心脏炎时可出现柔和、高调、易变的功能性二尖瓣狭窄杂音(Carey-Coombs 杂音),其在炎症控制后消失。

(2)Austin-Flint 杂音:严重主动脉瓣关闭不全时主动脉瓣舒张反流血液冲击二尖瓣瓣叶,形成功能性二尖瓣狭窄,不伴震颤,无 $S_1$ 亢进和开瓣音。

(3)左房黏液瘤:部分阻塞二尖瓣口时产生舒张期隆隆样杂音,但杂音多随体位而变化,无开瓣音而有肿瘤扑落音,超声心电图可见左房内云雾状光团影。

【并发症】

1. 心律失常　以房性心律失常最多见,可见房性期前收缩、房性心动过速、心房扑动、心房颤动,病程晚期心房颤动基本达到 100%。室性期前收缩多出现在心房颤动中,室性心动过速多为短阵发作。

2. 急性肺水肿　为重度二尖瓣狭窄的严重并发症。病人常突然出现极度呼吸困难、发绀、咳粉红色泡沫样痰,双肺布满啰音。系由于左心房压力升高,肺静脉、肺毛细血管压急剧升高所致。如未及时抢救,往往致死。

3. 右侧心力衰竭　长期左心房、肺静脉、肺毛细血管压增高致右心室肥厚扩张,终致右侧心力衰竭。为严重二尖瓣狭窄晚期的并发症及主要死亡原因。

4. 栓塞　二尖瓣狭窄尤其是合并心房颤动者,在左心房常有附壁血栓形成,血栓脱落可引起周围动脉栓塞,产生相应的临床表现,其中约 50% 为脑栓塞;合并右侧心力衰竭时,可在右心房内形成血栓,脱落可引起肺栓塞。

5. **感染性心内膜炎** 单纯二尖瓣狭窄较少发生。

6. **肺部感染** 长期肺淤血,肺顺应性降低,支气管黏膜肿胀和纤毛上皮功能减退,极易反复发生呼吸道感染,诱发或加重心力衰竭。

【治疗】

1. **内科治疗** 风湿性二尖瓣狭窄早期无症状时,主要积极预防链球菌感染和风湿热复发,劳逸结合,避免重体力活动,使心功能保持良好状态。出现临床症状后应适当休息,限制钠盐摄入。窦性心律时一般不应用洋地黄治疗,可应用β受体阻滞药,必要时可辅以利尿药治疗。心房颤动时可应用洋地黄或加用β受体阻滞药、钙拮抗药控制心室率,必要时可行电复律治疗。急性肺水肿治疗原则和方法与急性左侧心力衰竭大致相同。心力衰竭者,可应用扩血管药、利尿药。慢性心房颤动、有栓塞史或超声检查有左心房血栓者,如无禁忌证,均应长期服用华法林抗凝血治疗,预防栓塞并发症。合并大咯血时,应密切观察病情,预防窒息,常使用硝酸甘油等静脉扩张药以降低肺静脉压力,从而达到止血目的。

2. **经皮球囊二尖瓣扩张术(PMC)** 对中、重度单纯二尖瓣狭窄,瓣膜无明显钙化,无左心房血栓,二尖瓣无明显关闭不全者可选用。PMC可使二尖瓣瓣口面积增加1倍以上,患者长期预后取决于术前瓣膜的解剖结构、临床特点以及术后的即刻效果。

3. **外科治疗** 人工瓣膜置换术适用于重度二尖瓣狭窄合并二尖瓣关闭不全者,严重二尖瓣钙化、纤维化或属漏斗型者以及先天性二尖瓣畸形者。二尖瓣分离术后出现症状并证实为再狭窄,大部分患者需要行瓣膜置换术。人工瓣膜分为机械瓣及生物瓣2种。机械瓣血栓栓塞发生率高,术后须终身抗凝血,生物瓣耐受性差,一般10年后老化率高。

闭式二尖瓣分离术已逐步被直视下分离术、经皮球囊二尖瓣成形术替代,适应证与经皮球囊二尖瓣分离术相似;直视二尖瓣分离术适用于瓣叶严重钙化、病变波及腱索和乳头肌,左心房内有血栓或球囊成形术后再狭窄者。

【预后和预防】

二尖瓣狭窄出现症状和发生心房颤动、充血性心力衰竭伴心脏扩大及有栓塞史者预后不良。有症状的二尖瓣狭窄患者内科治疗5年病死率为20%,10年病死率为40%,外科手术后死亡率与此相比成倍降低。预防风湿活动,减少并发症和及时外科治疗,可改善预后。

## 二、二尖瓣关闭不全

二尖瓣结构或功能异常导致二尖瓣关闭不全,引起收缩期血流从左心室异常回流至左心房。二尖瓣关闭不全的发生率在心脏瓣膜疾病中位列第二。

【病因和发病机制】

1. **瓣膜损害** ①风湿性最常见,占二尖瓣关闭不全的1/3,女性多于男性。风湿性炎症病变使瓣膜僵硬、变形,连接处融合及腱索融合缩短所致,常伴二尖瓣狭窄;②二尖瓣脱垂、二尖瓣原发性黏液样变性,使瓣膜宽松膨大或伴腱索过长,心脏收缩时,瓣膜脱入左心房;③感染性心内膜炎致瓣膜穿孔;④结缔组织病:马方综合征、成骨不全、系统性红斑狼疮等;⑤先天性发育异常,如心内膜垫缺损、二尖瓣裂、缺如等;⑥创伤及人工瓣膜损坏等。

2. **瓣环异常** 严重的左心室重度扩张引起瓣环扩张可致相对性二尖瓣关闭不全,如扩张型心肌病、心肌梗死后。特发性、老年性退行性变或其他相关病变可致瓣环钙化。

3. **腱索损害** 可以是先天性腱索异常,或继发于心肌梗死、感染性心内膜炎、外伤、风湿热等使腱索断裂,马方综合征可致腱索过长或融合。

4. **乳头肌功能障碍** 冠心病心肌缺血或坏死、肥厚型心肌病、黏液瘤或淀粉样变累及乳头肌、先天性乳头肌过长或缺如等。

【病理和病理生理】

二尖瓣关闭不全引起的病理生理改变如下:

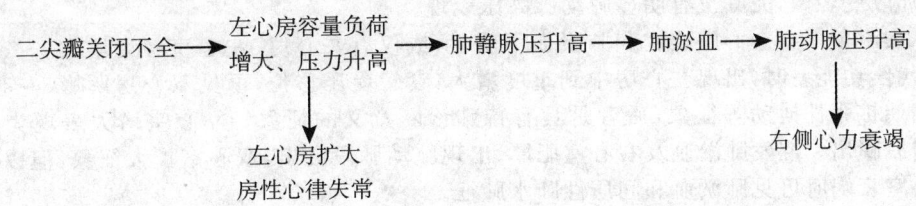

急性二尖瓣反流由于左心房和左心室容量负荷骤增,左心室扩张程度有限,故前向心搏量和心排血量明显减少,同时左心室舒张末压急骤上升,继之左心房压亦急剧升高,导致肺淤血,甚至急性肺水肿。

【临床表现】

1. 症状  二尖瓣关闭不全患者通常无症状,即便是重度二尖瓣关闭不全也可以没有或仅有轻微症状。

(1)慢性二尖瓣关闭不全:多以心排血量减少所致疲乏、无力为突出表现,也可有呼吸困难等肺淤血表现,最早为活动时乏力和轻微呼吸困难,休息后很快好转,逐渐进展到夜间阵发性呼吸困难、端坐呼吸和外周水肿,症状取决于反流严重程度、病情进展速度、肺动脉压及是否伴发瓣膜、心肌和冠状动脉病变。风湿性心脏病患者从首次风湿热到出现症状间期长,一旦出现明显症状时,多已有不可逆的左心室功能不全。二尖瓣脱垂患者的二尖瓣关闭不全一般较轻,多数无症状,严重二尖瓣反流晚期出现左侧心力衰竭。

(2)急性二尖瓣关闭不全:轻度二尖瓣反流可有轻微劳力性呼吸困难,严重急性二尖瓣反流可很快出现急性左心衰竭,甚至急性肺水肿、心源性休克。

2. 体征  血压通常正常,动脉搏动强烈,尤其是二尖瓣关闭不全射血时间缩短时。

(1)慢性二尖瓣关闭不全:心尖搏动弥散、强烈,向左下移位,呈抬举性搏动,并可触及收缩期震颤。$S_1$减弱或被杂音掩盖不能听及,但风湿性疾病时会增强;由于左心室射血期显著缩短,主动脉瓣关闭提前可致 $S_2$ 反常分裂,吸气时明显;肺动脉瓣区 $S_2$ 亢进、分裂,为肺动脉高压所致;中、重度二尖瓣关闭不全,舒张期快速血流冲击左心室壁,心尖区可闻及 $S_3$,左侧卧位时仔细听诊才能听到;$S_4$ 房性奔马律可以在缺血性或功能性二尖瓣关闭不全时听到。

二尖瓣关闭不全的标志是收缩期杂音,为心尖区闻及 >3/6 级的高调全收缩期粗糙的吹风样杂音,二尖瓣前叶引起的反流杂音多向左腋下及左肩胛下区传导,后叶损害引起的杂音多向胸骨旁和主动脉区传导。腱索断裂时可出现乐音性或鸥鸣样杂音。典型的二尖瓣脱垂时,出现收缩中期喀喇音是标志,之后为收缩中晚期杂音,前叶脱垂时杂音可在背部、颈部听到,向心底部传导,后叶脱垂时杂音向心底部传导。

(2)急性二尖瓣关闭不全:心尖搏动为高动力型,左侧心力衰竭时消失,$P_2$ 亢进。由于收缩末期左心室-左心房压差小,心尖区反流性杂音非全收缩期杂音,于 $S_2$ 前终止,呈递减型,低调,不如慢性者响。严重反流亦可出现心尖区 $S_3$、$S_4$ 和短促舒张期隆隆样杂音。

【实验室和其他检查】

1. 心电图  轻度二尖瓣关闭不全多在正常范围或仅有轻度心电轴左偏及 P 波出现切迹。中度二尖瓣关闭不全可显示心电轴左偏、左心室肥大及左心房扩大,同时伴有 ST-T 相应异常改变。重度二尖瓣关闭不全可出现双心室扩大。单纯性风湿性二尖瓣关闭不全少见,多与二尖瓣狭窄并存,如以狭窄病变为主显示右心室肥大,如以关闭不全为主显示左心室肥大,若狭窄和关闭不全均严重,表现为双侧心室肥大改变。常出现心房颤动、心房扑动、房性期前收缩、窦性心动过速等心律失常。

2. X线检查  典型 X 表现为左心房、左心室增大,以扩张为主,心室收缩期可见左心房扩张性搏动,肺淤血程度较轻,无明显肺动脉高压征象。与二尖瓣狭窄相伴比,二尖瓣关闭不全的心脏增大明显,而肺循环改变轻微,尤其没有明显肺动脉高压表现。

轻度二尖瓣关闭不全心脏改变和肺淤血不明显,或仅有左心房、左心室轻度增大。二尖瓣反流较多,心肌代偿功能差时,出现左心房中到重度增大,食管受压移位,可见双心房阴影、左心耳膨出、左心房收缩期扩张性搏动等征象,后者是具有特殊诊断意义的征象。左心室增大表现为心左缘向左、向下、向后膨出。继发肺淤血及右心室肥厚,出现肺动脉段突出,双心室扩大征象,但以左心扩大为主。左心室衰竭时可见肺淤血和间质性肺水肿征。

3. 超声心动图　M 型 UCG 可以显示左心室内径增大、左心室后壁和室间隔运动速度增加,左心房扩大。二维 UCG 有助于发现潜在病因并评价其结果,常能清楚确定左心室容量负荷,评价左心室室壁运动、左心室功能,显示瓣叶异常及赘生物、腱索及乳头肌异常。脉冲多普勒可测出收缩期二尖瓣异常反流信号而确诊,并可计算反流束的大小和位置。多普勒彩色血流显像对二尖瓣反流极为敏感,且可半定量反流程度。若反流血流束局限于二尖瓣环附近为轻度二尖瓣关闭不全,达左心房腔中部为中度二尖瓣关闭不全,直达心房顶部,贯通整个心房为重度二尖瓣关闭不全。二尖瓣脱垂在 M 型和二维 UCG 均可见特征性表现,在长轴切面,任意一个二尖瓣瓣叶收缩期移位低于瓣环平面即可诊断二尖瓣脱垂。其他超声影像包括二尖瓣呈明显气球样改变,瓣叶增厚,冗长,瓣环扩大,腱索细长或断裂,左心房、左心室扩大,收缩期前后叶呈吊床样改变。

4. 心导管检查和左心室造影　左心室造影显示收缩期左心室向左心房的反流量多少及左心房大小,评估二尖瓣关闭不全程度及提供心功能评价,并可确定大部分病人的病因。目前很少应用 X 线心血管造影来诊断瓣膜关闭不全。

【诊断和鉴别诊断】

1. 诊断　慢性者,心尖区有典型的收缩期杂音伴左心房、左心室扩大,确诊有赖于超声心电图。急性者,根据急性肺淤血的症状和体征,加之超声心电图可以确诊。

2. 鉴别诊断

(1)功能性心尖区收缩期杂音:多见于剧烈活动后、贫血、甲状腺功能亢进症、发热者等引起的高动力循环或高心搏量时。杂音轻而柔和,多数≤2/6 级,无心脏增大。

(2)相对性二尖瓣关闭不全:常有左心室扩大的病因及临床表现,杂音与心功能状况正相关,心功能改善和左心室缩小时杂音减轻。器质性二尖瓣关闭不全产生的收缩期杂音,心功能不全时杂音减轻,心功能改善时杂音增强。

(3)室间隔缺损:胸骨左缘第 3、4 肋间闻及响亮、粗糙的全收缩期杂音,不向腋下传导,常伴胸骨旁收缩期震颤。

(4)三尖瓣关闭不全:胸骨左缘第 4、5 肋间闻及全收缩期杂音,器质性三尖瓣关闭不全杂音特点同器质性二尖瓣关闭不全。右心室显著扩大时,可传至心尖区。杂音在吸气时增强。伴有颈静脉收缩期明显搏动和肝收缩期搏动。

以上有赖于超声心动图来作出正确诊断。

【并发症】

1. 心力衰竭　是二尖瓣关闭不全的常见并发症和主要致死原因。急性和慢性患者发生腱索断裂时,短期内发生急性左侧心力衰竭甚至急性肺水肿,预后差。

2. 心房颤动　发生较二尖瓣狭窄晚,常出现于慢性二尖瓣关闭不全患者。

3. 感染性心内膜炎　较二尖瓣狭窄多见。

4. 其他　可出现各种心律失常,心腔内可形成附壁血栓,血栓脱落后可致栓塞并发症,脑栓塞最为多见。长期肺淤血易合并反复呼吸道感染。

【治疗】

1. 慢性二尖瓣关闭不全

(1)内科治疗:劳逸结合,防治呼吸道感染;预防感染性心内膜炎,风湿性心脏瓣膜病需预防风湿热;心房颤动不能复律的患者可使用洋地黄和(或)β受体阻滞药、地尔硫䓬和胺碘酮控制心室率,并长期抗凝血治疗防治血栓栓塞并发症;慢性心力衰竭者不需长期降低后负荷,应限制钠盐摄入,洋地黄和利尿药,尤其是血管紧张素转换酶抑制药的使用尤为重要。

(2)外科治疗:慢性二尖瓣关闭不全出现症状的,如无手术禁忌证应当手术。缺血性二尖瓣狭窄目前倾向于行瓣膜修复术。由于左心室扩大导致的二尖瓣继发性关闭不全的主要术式为限制性瓣环成形术。

目前公认的手术适应证包括:①有症状的患者LVEF>30%并且左心室ESD<55mm;②左心室功能不全的无症状患者,LVEF≤60%或者左心室ESD>45mm;③左心室功能正常的无症状患者但是存在心房颤动或者肺动脉高压者,静息时肺动脉收缩压>50mmHg;④严重左心室功能不全患者,LVEF<30%或左心室ESD>55mm;⑤左心室功能正常的无症状患者,手术修补长期疗效好,且手术风险小。

2. 急性二尖瓣关闭不全　内科治疗常作为术前过渡措施,以减轻心脏前后负荷,减轻肺淤血,减少反流,增加心排血量为目的,可在床旁Swan-Ganz导管血流动力学监测指导下进行。硝酸盐类或者利尿药可以降低充盈压,硝普钠可以降低左心室后负荷及反流量,低血压时可使用正性肌力药物。应在药物控制症状的基础上,采取紧急或择期手术治疗。

【预后】

由于反流程度不能精确评估,二尖瓣关闭不全的自然预后较难评估。不良预后的可治疗性预测因素包括心功能状态、左心室舒张末容积增大、心排血量下降、射血分数降低和心房颤动。

慢性二尖瓣关闭不全的代偿期较长,无症状期可长达20年以上,一旦失代偿则病情迅速恶化。无症状的二尖瓣关闭不全患者5年全因病死率、心血管死亡和心脏事件发生率分别为22%、14%和33%。二尖瓣关闭不全经确诊后内科治疗5年存活率为80%,10年为60%。若合并有二尖瓣狭窄则生存率明显下降。早期手术可以明确改善左心室收缩功能,改善预后。

急性严重反流伴血流动力学不稳定者,如未及时手术治疗,极难存活。

## 第二节　主动脉瓣疾病

### 一、主动脉瓣狭窄

主动脉瓣狭窄指左心室收缩期射向主动脉的血流因局部瓣膜开放受限而受阻。

【病因和发病机制】

1. 风湿性心脏病　风湿性炎症反复发作,使瓣膜边缘相互粘连融合致使开放受限,单纯风湿性主动脉瓣狭窄少见,多数同时合并二尖瓣病变。

2. 先天畸形　瓣膜发育不全而致。可为单叶式、双叶式或三叶式,单叶式出生时即有狭窄,患儿多在一年内死亡。临床上多见二叶式主动脉瓣狭窄,少见三叶式主动脉瓣狭窄。

3. 退行性变　瓣叶发生退行性改变,主动脉面钙化、结节、赘生物形成致瓣叶活动受限,可引起主动脉瓣狭窄,是老年性瓣膜病的主要类型。

【病理和病理生理】

左心室流出道受阻,左心室向心性肥大,表现为心肌细胞体积增大,间质组织结缔组织和纤维组织增加,晚期出现心肌超微结构受损。正常成年人主动脉瓣口面积3.0~4.0cm$^2$,通常将主动脉瓣狭窄分为3度:轻度狭窄瓣口面积>1.5cm$^2$;中度狭窄瓣口面积1.0~1.5cm$^2$;重度狭窄瓣口面积<1.0cm$^2$。

主动脉瓣狭窄引起的病理生理改变如下所示:

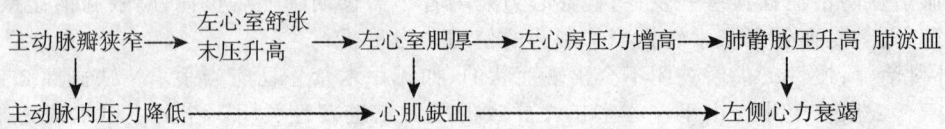

【临床表现】

1. 症状　多在疾病晚期出现症状。出现症状时瓣膜面积多数<1cm²,即严重狭窄时。婴幼儿以呼吸困难、心力衰竭为主要表现,成年人的典型症状是心绞痛、运动时晕厥和呼吸困难三联症。

(1) 心绞痛:最常见,占有症状患者的50%~70%,且常为首发症状。随年龄增长和主动脉瓣狭窄程度加重而心绞痛发生增多。心绞痛的出现提示主动脉瓣狭窄程度严重。

(2) 晕厥或眩晕:为脑循环灌注不足的表现。常发生在运动时,故称劳力性晕厥,与运动时心排血量相对不足、心律失常、外周血管扩张等相关。休息时发生的晕厥或眩晕常由于一过性快速心律失常引起,患者多可自行恢复。

(3) 呼吸困难:左心室向心性肥厚首先导致左心室舒张功能下降,最终收缩功能障碍导致不同程度的肺静脉高压、肺淤血,表现为不同程度的呼吸困难症状,例如劳力性呼吸困难、端坐呼吸、夜间阵发性呼吸困难和急性肺水肿。

(4) 猝死:有20%~25%的病人发生猝死,可为首发症状。

(5) 其他:主动脉瓣狭窄由于心排血量下降出现疲乏、倦怠、左侧心力衰竭等,发生严重肺动脉高压后可以出现右侧心力衰竭、肝大等。主动脉瓣狭窄患者中胃肠动静脉畸形的发生率高,患者易发生胃肠道出血及贫血。

2. 体征

(1) 收缩期喷射性杂音在胸骨右缘第2肋间和胸骨左缘3、4肋间最响,呈粗糙、响亮,3/6级以上,递增递减型吹风样杂音,多伴有震颤,向颈部传导,也可沿胸骨下及心尖区传导。

(2) 严重主动脉瓣狭窄或钙化时,左心室射血时间显著延长,$S_2$减弱或消失,也可发生$S_2$反常分裂。$S_3$出现预示左心功能不全。先天性主动脉狭窄可闻及收缩早期喷射音,主动脉瓣钙化时,此音消失。

(3) 心尖区有抬举性搏动,可向左下移位。收缩压、舒张压降低,脉压差缩小。动脉搏动上升缓慢、达峰时间延长、压力峰减低。

【实验室和其他检查】

1. 心电图　左心室肥厚伴ST-T继发性改变,房室传导和室内传导阻滞(P-R间期延长、左束支传导阻滞)、心房颤动或室性心律失常等。心电图运动试验可以用于对无症状的主动脉瓣狭窄患者进行客观评估和危险分层,同时为设定患者体力活动量提供客观依据。

2. X线检查　轻度主动脉瓣狭窄心影可正常,中、重度主动脉瓣狭窄左心室可增大,常见主动脉瓣钙化影及升主动脉狭窄后扩张征象,晚期可有肺淤血。

3. 超声心动图　为评价和确定主动脉瓣狭窄的重要手段。M型超声心动图可见多种主动脉瓣的异常运动模式,区别二叶式主动脉瓣狭窄、主动脉瓣钙化性狭窄、赘生物等。二维超声心动图可见瓣膜增厚、钙化、活动受限或呈圆顶样改变,判断左心室肥厚及发现主动脉瓣狭窄后扩张。多普勒超声心动图技术用于评估主动脉瓣跨瓣压力和狭窄程度,并可计算瓣口面积。经胸超声技术不能获得满意的检查结果时,经食道超声心动图在诊断主动脉瓣异常和评估严重程度时尤为重要。

4. 心导管术　左心导管检查显示左心室和主动脉收缩压压差>20mmHg即可诊断主动脉瓣狭窄,压差与瓣膜狭窄程度成正比。左心导管检查还用于确定主动脉瓣狭窄的严重程度,压差20~30mmHg为轻度狭窄,30~50mmHg为中度狭窄,>50mmHg为重度狭窄,可以根据所得的压力差计算出瓣口面积。

**问题讨论**

患者,男性,70岁,乏力10年,2年内逐渐加重的活动性呼吸困难伴心前区疼痛,近日加重。查体颈静脉无怒张,听诊心率98/min,心尖左下扩大,胸骨右第2肋间粗糙收缩期3/6级杂音伴震颤,$A_2$减弱,$P_2$不亢进。请分析患者要考虑什么疾病?怎样进行下一步检查?

**关键问题**:发病年龄?听诊的结果是什么,有没有相关的病史或诱因?

**追踪路径**:

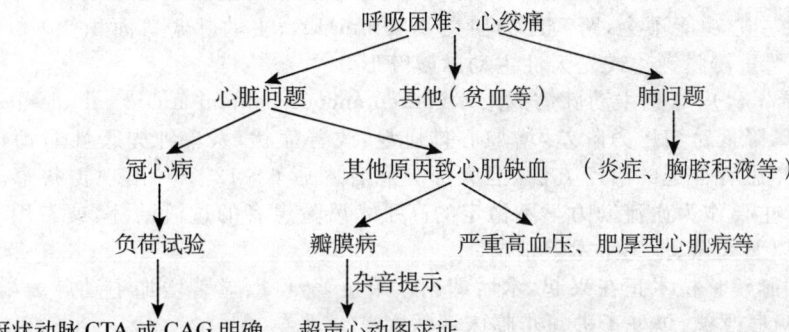

**诊断要点**:同时存在心绞痛、呼吸困难,进行性加重,典型主动脉瓣狭窄心脏杂音,可以考虑风湿性心脏瓣膜病,超声心动图可确诊。

【诊断和鉴别诊断】

1. 诊断 有典型主动脉瓣区喷射性收缩期杂音,一般诊断不难。超声心动图能明确诊断并对主动脉瓣狭窄做定量分析。

2. 鉴别诊断

(1) 先天性主动脉瓣上狭窄:杂音最响在右锁骨下,杂音和震颤明显传导至胸骨右上缘和右颈动脉,喷射音少见。

(2) 先天性主动脉瓣下狭窄:常合并轻度主动脉瓣关闭不全;无收缩期喷射音,且收缩期杂音近于收缩晚期,常闻及 $S_4$。

(3) 肥厚型梗阻性心肌病:其收缩期杂音位置较低,位于胸骨左缘第4肋间,$A_2$正常。超声心动图可见左心室非对称性肥厚,室间隔增厚明显,与左心室后壁之比≥1.3,收缩期室间隔前移,左心室流出道变窄。

(4) 肺动脉瓣狭窄:胸骨左缘第2肋间粗糙响亮的收缩期杂音,常伴收缩期喀喇音,$P_2$减弱并分裂,$A_2$正常,右心室肥大,肺动脉主干狭窄后扩张。

【并发症】

1. 充血性心力衰竭 发生左心室衰竭后自然病史缩短。50%~70%患者死于充血性心力衰竭。

2. 心脏性猝死 一般猝死前有症状,无症状者仅1%~3%,可能与急性心肌缺血诱发恶性心律失常有关。

3. 感染性心内膜炎 少见,有时可见于主动脉瓣二叶式狭窄。

4. 心律失常 左心室肥厚、心肌缺血时可发生;主动脉瓣钙化累及传导系统时,可发生传导阻滞,10%患者可发生心房颤动。

5. 体循环栓塞 栓子来自钙化性狭窄瓣膜或增厚的二叶瓣的微血栓。

【治疗】

1. 内科治疗 无症状的轻度主动脉瓣狭窄不需特殊处理,定期随访症状、体征变化和超声心动图,轻度狭窄者每2年复查1次,严重狭窄者6~12个月复查1次。预防感染性心内膜炎和风湿热活动,中、重度狭窄病人应避免剧烈体力活动,以防止晕厥、心绞痛和猝死发生。合并心房颤动易诱发心绞痛和心力衰竭,应及时转复为窦性心律;心绞痛可试用硝酸酯类和钙拮抗药治疗;洋地黄和利尿药可以部分改善心力衰竭症状,但应避免强力利尿药及血管扩张药,以免左心室舒张末压过度下降,导致心排血量降低引起直立性低血压。

2. **外科治疗**　直视下主动脉瓣分离术适用于儿童和青少年先天性主动脉瓣狭窄无钙化者,目前属姑息性治疗手段。人工瓣膜替换术是治疗成年人主动脉瓣狭窄的主要方法,手术危险性相对高,但症状改善和远期效果好。适用于所有出现症状的严重主动脉瓣狭窄患者。以下情况为手术指征:反复昏厥或心绞痛发作;有明显的左侧心力衰竭病史;无症状的重度狭窄患者,伴有进行性左心室肥厚和(或)进行性左心功能不全,跨瓣压力阶差≥50mmHg;主动脉瓣口面积<0.8cm$^2$ 或 <0.5cm$^2$/m$^2$(体表面积);严重瓣膜钙化或先天性主动脉瓣畸形。

3. **介入治疗**　经皮球囊主动脉瓣成形术(percutaneous balloon aortic valvuloplasty,PBAV)能解除主动脉瓣狭窄,降低跨瓣压力阶差,增加心排血量,改善症状,系单纯先天性非钙化性主动脉瓣狭窄的婴儿、青少年患者首选的治疗方法,但大部分患者术后6~12个月出现再狭窄。目前经皮球囊主动脉瓣成形术主要作为血流动力学不稳定的高手术风险患者的过渡治疗,或者用于需要紧急非心脏手术的患者,以及妊娠、拒绝手术等情况。

经导管主动脉瓣移植术正在兴起,术后即刻效果显著,可以显著增加主动脉瓣瓣口面积,降低跨瓣压差,LVEF 明显改善,仍处于进一步临床评估中。

【预后】

单叶式主动脉瓣出生时即有狭窄,患儿多在1年内死亡。成年患者一旦出现症状,其预后较差,不良预后的预测因素包括:高龄、心血管危险因素、瓣膜钙化、LVEF 减低、运动后压差增大、合并心律失常等。已有血流动力学异常者,内科治疗5年生存率为64%,合并心绞痛或晕厥,平均生存2~3年,有充血性心力衰竭则为1.5年。主动脉瓣置换术可明显改善预后,但有症状患者较二尖瓣病或主动脉瓣关闭不全的预后差。

## 二、主动脉瓣关闭不全

主动脉瓣关闭不全的最常见原因是主动脉根部病变和主动脉瓣二叶式畸形。

【病因和发病机制】

1. **慢性主动脉瓣关闭不全**

(1)主动脉瓣叶疾病:风湿性心脏病是最主要的病因,约占2/3;先天性畸形,主动脉瓣二叶式畸形最常见,其他包括大血管错位、法洛四联症、室间隔缺损等;主动脉瓣钙化或退行性改变;主动脉瓣脱垂;类风湿关节炎、强直性脊柱炎;感染性心内膜炎等。

(2)主动脉根部疾病:马方综合征;升主动脉夹层动脉瘤;梅毒性主动脉炎;类风湿关节炎;强直性脊椎炎;重度高血压或动脉粥样硬化退行性病变。

2. **急性主动脉瓣关闭不全**　多见于感染性心内膜炎,引起瓣膜毁损、穿孔和赘生物,瓣膜不能合拢,或者炎症后发生的纤维瘢痕挛缩,导致主动脉瓣反流。外伤引起的主动脉瓣关闭不全者少见,可见于主动脉夹层和瓣膜置换术后。

【病理和病理生理】

急性风湿热后遗留慢性心脏瓣膜病变,表现为炎症和纤维化使瓣叶变硬、缩短、变形,导致瓣叶舒张期关闭不全,多同时合并主动脉瓣狭窄。老年性主要表现为瓣膜钙化和退行性改变。马方综合征和升主动脉动脉硬化表现为升主动脉中层囊性坏死,升主动脉扩张。

主动脉瓣关闭不全的主要病理生理改变为:

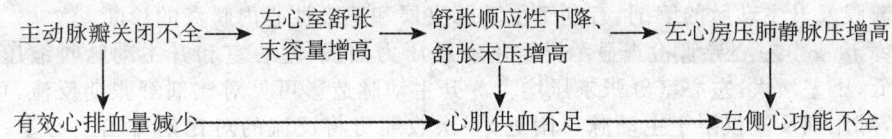

【临床表现】

1. 症状

(1) 慢性主动脉瓣关闭不全:轻度者可多年无症状,最先主诉为心悸、心尖搏动增强、左胸不适,由于心肌收缩力增强,心排血量增多所致。以左侧卧位、仰卧位明显。颈部和头部动脉强烈搏动感由于脉压差增大所致。约50%严重反流可发生心绞痛,较主动脉瓣狭窄患者少见,心绞痛持续时间较长,对硝酸甘油反应不佳。约10%可发生猝死,可能与突然发生致命性心律失常有关。晚期出现呼吸困难等左侧心力衰竭表现。

(2) 急性主动脉瓣关闭不全:轻者可无症状,重者可有胸痛,短期内出现左侧心力功能衰竭和肺水肿。

2. 体征

(1) 慢性主动脉瓣关闭不全

① 心尖搏动弥散:向左下移位,可见抬举样搏动。收缩期前二尖瓣部分关闭引起 $S_1$ 减弱;严重瓣膜粘连,反流严重时 $S_2$ 主动脉瓣成分减弱或缺如,或表现单心音;心力衰竭时心尖区可闻 $S_3$ 奔马律;左心房代偿性收缩增强时闻及 $S_4$。

② 心脏杂音:在胸骨左缘第3、4肋间听到与 $S_2$ 同时开始的高调递减型哈气样全舒张期杂音,坐位前倾呼气末明显,可在主动脉瓣区触到舒张期震颤,向颈部传导;当呈乐性杂音时,提示主动脉瓣撕裂、穿孔和外翻。严重主动脉瓣反流者,心底部可听到收缩中期柔和、短促的喷射性高调杂音,可能与心排血量增加引起主动脉突然扩张有关,在心尖区可闻及舒张中晚期隆隆样杂音(Austin-Flint 杂音)。

③ 周围血管征:常见,包括 De-Musset 征(点头征),Corrigan 脉搏(水冲脉)、双重脉(肱动脉和股动脉易扪及)、Traube 征(股动脉枪击音)、Muller 征(收缩期悬雍垂搏动)、Duroziez 征、Quincke 征(毛细血管搏动)等。收缩压增高,舒张压降低,脉压差增大。

(2) 急性主动脉瓣关闭不全:周围血管征不明显,心尖搏动正常,不能因为脉压差小低估急性主动脉瓣关闭不全的严重程度。二尖瓣舒张期提前关闭致 $S_1$ 降低或消失。$P_2$ 亢进和 $S_3$、$S_4$ 出现提示为肺动脉高压。急性主动脉瓣反流时舒张早期杂音为低音调,系由于左心室舒张压增高,主动脉和左心室的压力阶差急剧下降之故。若有 Austin-Flint 杂音常为短促,在舒张期左心室压力超过左心房压力时消失。

【辅助检查】

1. 心电图 轻度主动脉瓣关闭不全者心电图可正常。严重者出现左心室肥厚、心室内传导阻滞、房性和室性心律失常等心电图表现,可合并冠状动脉供血不足。

2. X 线检查 慢性主动脉瓣关闭不全者主动脉瓣区钙化,升主动脉扩张,纵隔增宽,心脏明显向左下扩大,呈主动脉型心脏,左侧心力衰竭时可见肺淤血征。急性主动脉瓣关闭不全时心脏大小正常或稍有增大,常有肺淤血和肺水肿征。

3. 超声心动图 M 型 UCG 舒张期二尖瓣前叶和(或)后叶出现高频率震颤或室间隔纤细扑动为主动脉瓣关闭不全的可靠征象,还可显示主动脉瓣赘生物、主动脉根部扩张、左心室扩张等;二维 UCG 可更全面的观察主动脉瓣及其周围结构,有助于主动脉瓣反流不同病因的鉴别。多普勒超声心动图于左心室流出道探及始于舒张早期并持续整个舒张期的反流信号,为诊断主动脉瓣反流敏感的方法,并可半定量分析主动脉瓣反流程度。轻度主动脉瓣反流,反流束在主动脉瓣周围,中度反流的反流束在左心室流出道和二尖瓣乳头肌以上的水平之间,重度反流可达左心室心尖部。经食管超声能更好评价瓣膜及升主动脉的解剖,有利于主动脉夹层和感染性心内膜炎的诊断。

4. **心导管检查** 左心导管检查显示异常主动脉压力曲线,左心室和升主动脉收缩压增高,主动脉舒张压降低,压差增大,左心室舒张末压增大。升主动脉造影可见对比剂舒张期反流,可以确定反流量。Ⅰ度,对比剂反流仅限于主动脉口附近,一次收缩可将反流的对比剂排出左心室;Ⅱ度,对比剂反流到左心室中部,一次收缩可将反流的对比剂排出左心室;Ⅲ度,对比剂反流至左心室心尖部,一次收缩不能将对比剂全部排出左心室。

5. **放射性核素显像** 放射性核素造影测定反流分数和左心室与右心室心排血量比值能准确测定反流严重程度,有助于早期诊断主动脉瓣关闭不全病人左心功能受损。

6. **磁共振成像** SE 系列的 MRI 图像主要评价主动脉瓣的形态学改变,电影 MRI 用于诊断主动脉瓣关闭不全,表现为舒张期左心室内起自主动脉瓣向心尖方向走行的低信号区,通过求积法和时相标测法可以定量分析,可准确测定反流容量、左心室收缩末期和舒张容量及关闭不全瓣口的大小。

【诊断和鉴别诊断】

1. **诊断** 有典型主动脉瓣的舒张期杂音伴周围血管征,可诊断为主动脉瓣关闭不全。超声心动图和心导管检查能对主动脉瓣关闭不全的病因和反流程度作出定量诊断。如合并主动脉瓣或二尖瓣狭窄则支持风湿性心脏病诊断。

2. **鉴别诊断**

(1) Graham-Steell 杂音:主动脉瓣关闭不全的舒张早期杂音于胸骨左缘明显时,应与肺动脉高压及肺动脉扩张所致肺动脉瓣关闭不全时产生的 Graham-Steell 杂音鉴别。后者颈动脉搏动正常,无周围血管征,肺动脉瓣区 $S_2$ 亢进,杂音吸气时增强。超声心动图检查可助鉴别。

(2) Austin-Flint 杂音:应与二尖瓣狭窄的心尖区舒张期隆隆样杂音鉴别。前者常紧随 $S_3$ 后,$S_1$ 减弱,后者则紧随开瓣音后,$S_1$ 常亢进。

【并发症】

1. **感染性心内膜炎** 较常见。
2. **心律失常** 以室性心律失常多见。
3. **心力衰竭** 急性主动脉瓣关闭不全者出现早,慢性者出现晚,但其是死亡的主要原因。

【治疗】

1. **慢性主动脉瓣关闭不全**

(1) 内科治疗:无症状不需内科治疗,轻度或中度反流者每 1~2 年,重度反流者每 6 个月进行临床随访和超声心动图检查来评估左心室大小和射血分数,并应限制重体力活动。主动脉瓣关闭不全患者需要抗生素预防感染性心内膜炎、风湿活动和梅毒。出现症状或发现心脏扩大者,应用血管紧张素转换酶抑制药、利尿药和洋地黄药物,必要时短期应用血管扩张药,积极预防和治疗心律失常。

(2) 外科治疗:治疗目的在于改善预后、减轻症状、预防心力衰竭和心源性死亡及主动脉并发症发生。人工瓣膜置换术为严重主动脉瓣反流的主要治疗方法。严重主动脉瓣关闭不全患者下列情况需要手术:出现症状(呼吸困难、左心功能不全者或者心绞痛);无症状患者静息 LVEF≤50%;准备进行冠状动脉旁路移植术或升主动脉手术或其他瓣膜手术者;无症状患者静息 LVEF>50%,但左心室明显扩大,舒张末径≥70mm,或收缩末径>50mm。

主动脉根部疾病患者如马方综合征主动脉最大径≥45mm,二叶式主动脉瓣最大径≥50mm,其他患者主动脉最大径≥55mm,不论主动脉瓣反流严重程度如何,均需外科手术。

2. **急性主动脉瓣关闭不全** 外科治疗为根本措施。积极的内科治疗为术前的过渡治疗措施,目的在于降低肺静脉压,增加心排血量,稳定血流动力学状态。有明显血流动力学障碍者应及早做瓣膜置换术。

【预后】

急性严重主动脉瓣关闭不全,一旦出现左侧心力衰竭常早期死亡,应行积极内科治疗,及时进行手术治疗。慢性者可长期无症状,一旦出现症状则病情迅速恶化,病人明确诊断后5年生存率为75%。若不进行外科治疗,分别于心绞痛和心力衰竭出现后4年和2年死亡。

## 第三节 其他瓣膜疾病和多瓣膜病

(一) 三尖瓣狭窄

三尖瓣狭窄较三尖瓣关闭不全少见,其常见病因为风湿热,多见于女性。常与二尖瓣、主动脉瓣病变并存,病理改变与风湿性二尖瓣狭窄相似,出现瓣膜纤维化增厚、粘连和挛缩,瓣尖边缘融合,可同时有腱索融合、缩短,极少出现钙质沉积。其他病因有右心房肿物、先天畸形(Ebstein畸形)、右心系统心内膜炎、类癌综合征等。

三尖瓣狭窄的血流动力学异常是舒张期血液自右心房流入右心室时,由于三尖瓣狭窄而产生压力阶差,右心房压力增高,当右心房与右心室间平均压力阶差超过5mmHg时,产生体循环淤血,右心室因为血容量减少而萎缩。

1. 临床表现　早期症状轻或非特异性,晚期出现肺动脉高压、右侧心力衰竭时,主要为体循环淤血的表现,如乏力、水肿以及食欲缺乏、腹胀、恶心、呕吐等消化道症状,同时有肺淤血症状,但周围静脉水肿和肺淤血症状不平行,即外周水肿较重而呼吸困难症状较轻。检查可发现:①心脏听诊,胸骨左下缘有三尖瓣开瓣音及低调的舒张中、晚期隆隆样杂音,杂音随吸气增强;②颈静脉充盈与颈静脉搏动,吸气时增强,肝区扪及收缩期前搏动;③肝大、腹水、静脉压增高、顽固性水肿等。

X线检查可见右心房明显扩大,下腔静脉扩张,肺血管影明显减少。心电图检查有右心房肥大的表现,多伴有心房颤动。二维超声心动图对确诊三尖瓣狭窄具有高度敏感性和特异性,可见右房扩大、瓣叶增厚、活动受限,1个或多个瓣叶舒张期穹窿样改变。彩色多普勒可测定三尖瓣口最大血流速度,计算跨瓣压差,典型多普勒超声心动图征象为三尖瓣口探及舒张期射流。

2. 诊断治疗　根据典型的三尖瓣狭窄杂音,右心房扩大,体循环淤血的临床表现可作出诊断,超声心动图可确定诊断。应与右心房黏液瘤,缩窄性心包炎等引起体循环淤血的疾病相鉴别,舒张期杂音延伸到心尖区且伴开瓣音时,应与二尖瓣狭窄杂音鉴别。

治疗上基本同二尖瓣狭窄,限制钠盐,应用利尿药可改善症状。对瓣口面积<1.5~2.0cm²,无瓣膜钙化者可行经皮球囊扩张瓣膜成形术。瓣膜严重钙化、僵硬或伴血栓形成者可行三尖瓣分离术、人工瓣膜置换术,其中生物瓣较机械瓣更适合于三尖瓣置换术。

(二) 三尖瓣关闭不全

三尖瓣关闭不全大多是功能性的,常继发于先天或后天因素导致右心室扩大所形成的三尖瓣环扩张,如肺源性心脏病、严重的二尖瓣狭窄、先天性肺动脉高压等。器质性三尖瓣关闭不全极少见,如风湿性心脏瓣膜病、Ebstein畸形(三尖瓣下移畸形)、感染性心内膜炎及三尖瓣脱垂等。

血流动力学改变为右心室收缩时,其心排血量因反流而减少,右心房因充盈过度而扩张,右心室因接受反流入右心房和静脉回流入右心房的血液,导致舒张期充盈压升高,前负荷增大,发生右心室扩张、肥厚,最终导致右侧心力衰竭。

1. 临床表现　单独的三尖瓣关闭不全症状很少见,多以原发病症状为主。严重者可有疲乏、水肿及腹胀等右侧心力衰竭症状。检查可发现心脏扩大,剑突下明显心脏搏动;心尖部 $S_1$ 减弱,伴 $P_2$ 亢进,心功能不全时可出现 $S_3$;胸骨左下缘或剑突下全收缩期高调的吹风样杂音,吸气时增强,右心室明显增大时杂音可位于心尖区,三尖瓣脱垂时可闻及收缩期喀喇音。血管表现可见颈静脉怒张及收缩期搏动,肝可触及收缩搏动。体循环淤血表现同右侧心力衰竭。

X线检查可见右心房、右心室增大,上腔静脉增宽,透视可见右心房收缩期搏动。巨大右心房提示Ebstein畸形。心电图有右心房、右心室肥大的心电图表现,右束支传导阻滞和心房颤动亦较常见，Ebstein 畸形多合并 B 型预激综合征。超声心动图显示右心房、右心室扩大，上下腔静脉增宽及搏动，三尖瓣活动度增大，收缩期不能完全闭合。二维超声心动图有助于三尖瓣关闭不全的病因诊断，彩色多普勒超声心动图可见起自三尖瓣环的收缩期射流以确诊反流和估测反流程度。

2. 诊断治疗和鉴别诊断　根据典型的杂音，右心房、右心室增大，体循环淤血表现等可作出诊断。如右心室显著扩大因心脏转位，三尖瓣区杂音可出现于心尖区，此时应与二尖瓣区收缩期杂音鉴别，前者吸气时增强，超声心动图可确定诊断。依据超声心动图还可与房间隔缺损、主动脉窦瘤破裂等鉴别。

治疗以原发病为主，同时限制钠盐，应用利尿药、洋地黄、血管扩张药等改善右侧心力衰竭症状。继发性肺动脉高压者，可采用二尖瓣成形术、置换术治疗原发病，三尖瓣本身的病变可行三尖瓣成形术、置换术。

### （三）肺动脉瓣狭窄

常见病因为先天性肺动脉瓣狭窄，可合并房缺、室缺及主动脉骑跨。风湿热所致肺动脉瓣狭窄一般程度轻，常合并其他瓣膜病变。肺动脉瓣狭窄时，造成右心室收缩期排血受阻，跨瓣压差增大，右心室肥厚，发展为右侧心力衰竭。主要体征是肺动脉瓣区收缩早期喀喇音和收缩期粗糙、响亮的吹风样杂音，可触及震颤。肺动脉瓣区 $S_2$ 减弱，严重狭窄者可有右心室增大体征。超声心动图可见肺动脉增厚，开放受限，呈圆顶状，多普勒可见自肺动脉瓣口的收缩期射流。治疗可选择经皮球囊瓣膜扩张成形术、直视下瓣膜分离术及人工膜瓣置换术。

### （四）肺动脉瓣关闭不全

多由各种原因导致的肺动脉高压和肺动脉瓣环扩张所致，见于二尖瓣狭窄、感染性心内膜炎、肺动脉瓣分离术后、风湿性心脏病、马方综合征、类癌综合征等，肺动脉瓣原发损害少见。由于肺动脉瓣关闭不全使舒张期肺动脉的血液反流入右心室，使右心室容量负荷加重，最终可致右侧心力衰竭。继发于肺动脉高压者，胸骨左缘第 2～4 肋间可闻及舒张早期递减型哈气样杂音，吸气时增强，即 Graham-Steell 杂音，伴有 $P_2$ 亢进和分裂。无肺动脉高压者，杂音的音调较低，出现在舒张中期为菱形杂音。超声心动图可见肺动脉增宽，肺动脉瓣闭合不能，多普勒超声示起自肺动脉环的舒张期反流束。治疗应以治疗导致肺动脉高压的原发病为主。反流量大或右心室容量负荷进行性加重者可行人工瓣膜置换术。

### （五）多瓣膜病

多瓣膜病又称联合瓣膜病，指 2 个或 2 个以上瓣膜同时存在病变。多见于同一疾病累及多个瓣膜，其中最常见为风湿性心脏病，二尖瓣和主动脉瓣病变并存多见，其次是二尖瓣合并三尖瓣病变，或二尖瓣同时合并主动脉瓣、三尖瓣病变。感染性心内膜炎、马方综合征等也同时累及 2 个瓣膜。

多瓣膜病血流动力学的异常和临床表现取决于损害瓣膜的组合形式和瓣膜的损害程度。多瓣膜病血流动力学异常往往比单瓣膜病变更为严重，预后更差。瓣膜损害程度相同时，近端病变常掩盖远端病变的临床表现。各瓣膜损害程度不等时，严重者所致血流动力学异常和临床表现突出，常掩盖轻的损害，导致临床的漏诊。

多瓣膜病的内科治疗同单瓣膜病，手术治疗为主要措施，瓣膜置换是主要手术方式。多瓣膜病存在多个和多种瓣膜病变组合，个体化治疗是需要遵循的主要原则。应同时考虑多种瓣膜病变并存的耐受性，及多种疾病病因的相互影响。多瓣膜病瓣膜置换术有较高的死亡危险性和不良预后，手术适应证主要取决于患者症状、左心室大小及功能。术前需确诊和明确瓣膜损害的相对严重程度，必要时术前行左、右心导管检查和心血管造影以确定诊断及治疗方法。

## 第四节　瓣膜病的介入治疗

瓣膜病介入治疗的初始是通过球囊瓣膜成形术扩开狭窄的肺动脉瓣、二尖瓣、主动脉瓣，以改善狭窄症状，其需要高质量的经胸超声心动图和（或）经食管超声心动图选择合适患者、合适病变。近年来,经皮瓣膜修复术和置换术的出现为瓣膜病治疗提供了更多选择。

经皮二尖瓣球囊成形术是风湿性二尖瓣狭窄的重要治疗手段。手术通过扩张球囊分离融合的二尖瓣交界处,增大二尖瓣面积,常用技术是使用双球囊或 Inoue 球囊系统,主要适用于二尖瓣口面积$<1.5cm^2$的患者。术后再狭窄患者只要瓣膜解剖形态正常,可再次实行经皮二尖瓣球囊成形术。经皮二尖瓣球囊成形术术后即时可见二尖瓣瓣口面积扩大,跨瓣压显著降低,使远期二尖瓣有效面积增加,左心房压下降,心排血量轻微增加,肺动脉压和肺血管阻力下降。左心耳血栓和中重度二尖瓣反流是这一技术的主要禁忌证,此手术创伤小,存在一定死亡率、心脏穿孔、外周血栓栓塞风险。

肺动脉瓣成形术主要适用于先天性肺动脉瓣狭窄,利用超声心动图选择肺动脉瓣跨瓣压差中重度增高且有症状的患者,测定肺动脉环直径后,选择单球囊、双球囊或者 Inoue 球囊技术,常可完全消除肺动脉瓣跨瓣压差。此项技术在青少年和成年人中取得良好的近期和远期疗效。手术并发症罕见。

主动脉瓣球囊扩张术可以扩大主动脉瓣瓣口面积,增加心排血量,但是未能彻底解决主动脉瓣狭窄伴钙化的问题,瓣膜扩大面积明显小于置换手术,且手术效果维持时间短,目前主动脉瓣狭窄首选主动脉瓣置换术。主动脉瓣球囊扩张术其常见并发症为局部血管损伤,其他包括心搏骤停、急诊主动脉瓣置换、心脏穿孔、体循环栓塞、死亡等。

曾经瓣膜病的外科置换和修复术是治疗的金标准,但由于外科手术创伤大,术后需要抗凝血和生物瓣使用年限问题,经皮瓣膜置换或修复术或将成为一种可以选择的治疗途径。目前,肺动脉瓣和主动脉瓣置换术已可以通过导管技术完成,并且效果良好。经皮二尖瓣瓣膜修补术也处于临床试验阶段。

## 复习指导

1. 心脏瓣膜病是多病因引起的瓣膜损害,我国以风湿性损害最多见,瓣膜退行性改变居次。

2. 风湿性心瓣膜病以二尖瓣受累多见,其次是二尖瓣合并主动脉瓣病变。退行性心脏瓣膜病主要累及主动脉瓣。

3. 重点掌握二尖瓣和主动脉瓣病变的病理生理、临床表现,尤其要透彻理解二尖瓣狭窄和主动脉瓣狭窄的病理生理,并能自己推导症状和体征。心脏瓣膜病根据症状、体征(典型杂音)及辅助检查(主要是超声心动图典型改变),诊断并不难。虽然药物治疗可以改善症状,手术治疗仍然是治疗瓣膜病的重要方法,置换术后抗凝血至关重要。

(王庸晋)

# 第24章 感染性心内膜炎
chapter 24

**学习要求**

学习感染性心内膜炎的临床表现、诊断标准,能够对该病做出正确诊治。知晓感染性心内膜炎的血培养的标本采集要求和抗生素应用原则,了解感染性心内膜炎的手术时机。

感染性心内膜炎(infective endocarditis,IE)是由病原微生物循血行途径直接感染心脏瓣膜、心室壁内膜或邻近大动脉内膜并伴赘生物形成的炎症反应。根据病情和病程可分为急性感染性心内膜炎和亚急性心内膜炎;根据病原学可分为细菌性、衣原体性、真菌性等感染性心内膜炎;根据发病部位分为左心感染性心内膜炎和右心感染性心内膜炎;根据累及瓣膜性质分为自体瓣膜、人工瓣膜的感染性心内膜炎。近年来随着抗生素的广泛应用,IE的基础病因、致病菌谱等均有所改变;但是随着更多诊疗技术的应用、静脉药瘾者的增多、人口老龄化等因素,IE的发病率有上升趋势。IE的年发病率为1.7~6.2/10万人,亚洲人的发病率更高,约为7.6/10万人,发病率男性高于女性(约2:1),随年龄增长发病率也逐渐升高。病死率为16%~25%。

**临床提示**

风湿性心脏病+持续高热+心瓣膜杂音发生性质改变+有创检查:→考虑此病。

【病因和发病机制】

1. 病因 感染性心内膜炎的病因包括病原微生物和基础心血管病变两方面。

(1)病原微生物:几乎所有已知的致病微生物都可引起感染性心内膜炎。草绿色链球菌是感染性心内膜炎、尤其是亚急性感染性心内膜炎的最主要致病菌,随着静脉药成瘾者的增加,金黄色葡萄球菌成为主要致病菌。由于口腔、鼻咽部、牙龈的检查或手术等致病原菌经伤口侵入可引起菌血症,虽然是暂时性的,但反复暂时性菌血症能使机体产生循环抗体,尤其是凝聚素,它促使少量的病原体聚集成团,易黏附在血小板纤维素血栓上面继而引起感染。经皮、血管内、胃肠道、泌尿生殖道的手术操作的明显增多使金黄色葡萄球菌的感染比例明显升高,最常见的是从皮肤来的金黄色葡萄球菌,其次是链球菌、肠球菌、革兰阴性杆菌。社区获得性感染性心内膜炎的致病菌以链球菌为主,而院内感染感染性心内膜炎的致病菌以金黄色葡萄球菌和肠球菌为主。

(2)基础心血管病变:60%~80%的感染性心内膜炎病人伴器质性心脏病,如风湿性心瓣膜病、主动脉瓣和二尖瓣的退行性变、二尖瓣脱垂、先天性心脏病。既往最常见的病变主要为风湿性心瓣膜病,占80%,现在约为30%;目前发达国家最常见病因是二尖瓣脱垂。亚急性感染性心内膜炎多发生于已有器质性心脏病的病人。易致IE的基础心脏病病变(表24-1)。

表 24-1　易致 IE 的基础心脏病变

| 高　危 | 中　危 |
|---|---|
| 人工心脏瓣膜 | 后天性心瓣膜病（风湿性、老年退行性） |
| 复杂的发绀型先天性心脏病未做矫治 | 二尖瓣脱垂伴瓣膜反流或严重的瓣膜增厚 |
| 既往有过 IE | 非发绀型先天性心脏病（包括二叶式主动脉瓣） |
| 手术形成的体循环或肺循环通道 | 肥厚型心肌病 |

2. **发病机制**　在正常情况下，进入血循环中的致病微生物可被机体的防御机制所清除。当有心血管器质性病变存在时，血流由正常的层流变为涡流和喷射，并从高压腔室分流至低压腔室，形成明显的压力阶差，造成血流冲击处的内膜损伤，从而为病原微生物的侵入创造了条件。血液及受损的心脏及大血管内皮下组织直接接触形成小的血凝块，局部感染释放出的病原微生物进入血液循环很容易与血凝块结合，继而吸引和活化单核细胞、产生细胞因子，并有纤维蛋白和血小板聚集，将病原微生物集落覆盖，形成赘生物，微生物在其中生长繁殖成为感染灶。赘生物局部破裂可释出病原微生物进入血液循环，产生一过性菌血症；感染的赘生物碎片脱落导致体循环和肺循环的外周血管栓塞，并可形成局部转移性感染灶；含有病原微生物的赘生物侵入，产生瓣膜穿孔、破裂、瓣环及其他部位的脓肿、心内传导系统障碍、心包炎等。感染可激活免疫系统，引起血管损害、关节炎等。

【病理】

1. **心脏**　①赘生物形成是本病的特征性病理改变。心瓣膜表面形成单个或多个大小不一、愈合程度不一的菜花状或息肉状疣状赘生物，呈绿色、黄色或粉红色、愈合后变为灰色，质松脆，易破碎，易脱落；光镜下疣状赘生物由纤维蛋白、血小板、中性粒细胞、坏死物组成，其深部有细菌团，溃疡底部可见肉芽组织及淋巴细胞、单核细胞浸润。受累的瓣膜往往不止一个，以主动脉瓣和二尖瓣多见。亦发生在缺损的间隔、腱索或腔室壁内膜等部位。赘生物可造成瓣叶破坏、穿孔、腱索断裂以及心肌脓肿。②人工瓣膜与主要局限于瓣叶的自体瓣膜感染性心内膜炎病理不同。机械瓣的感染常扩展至瓣环和环旁组织及二尖瓣-主动脉瓣的瓣间纤维组织，引起瓣环的脓肿、间隔脓肿、瘘管和人工瓣膜开裂，并导致瓣周漏。

2. **血管和血行播种病灶**　赘生物破裂形成含菌性栓子引起远处器官的栓塞。最常见于脑，其次为四肢血管、肾、脾、心脏等，并引起相应部位的感染性梗死和继发性脓肿。栓塞阻碍血流，破坏血管壁，管壁囊性扩张可形成细菌性动脉瘤，成为致命性的并发症。由于毒素和（或）免疫复合物的作用可损伤微小血管壁，发生漏出性出血。临床表现为皮肤（颈、胸部）、黏膜（口腔、睑结膜）及眼底出血点（Roth 点）。由于皮下小动脉炎，指（趾）末节腹面、足底或大、小鱼际处，出现红紫色、微隆起、有压痛的小结，称 Osler 小结。

3. **其他**　IE 激发的免疫机制和栓塞亦可造成机体其他脏器的病变，包括局灶性栓塞性肾小球肾炎、急性或亚急性弥漫性肾小球肾炎、肾梗死、肝（脾）大或伴梗死，以及关节炎、腱鞘炎、心包炎、心肌炎、弥漫性脑膜炎、索状脊髓炎等。

【临床表现】

自体瓣膜 IE 从发生菌血症至出现症状约在 2 周以内；人工瓣膜 IE 的潜伏期有时可长达 2~5 个月或更久。年龄以 16~45 岁居多，少数在 45 岁以上（8.5%），或 16 岁以下（14%）。

1. **全身性感染表现**　发热是最常见的临床表现。体温大多在 37.5~39℃，可高达 40℃以上。热型多不规则，可为间歇型或弛张型，伴畏寒，但多无明显寒战，伴有多汗、乏力、肌肉关节酸痛、贫血、食欲缺乏和体重减轻，稍后期可出现脾大。老年人、心力衰竭、慢性肾衰竭、严重衰弱及少数凝固酶阳性葡萄球菌所致患者可无发热或仅轻微发热。急性感染性心内膜炎可累及多系统，伴多器官损害，心脏损害可能不表现为主要症状，往往呈急性败血症表现，病程多急骤凶险，可迅速发展为急性充血性心力衰竭而死亡。脱落的带菌栓子可引起多发性栓塞和转移性脓肿并产生相应的临床表现。若栓子来源于感染的右心，可出现肺炎、肺动脉栓塞和单个或多个肺脓肿。

2. 心脏受累表现　几乎所有患者均可闻及心脏杂音，为心内膜和腱索急剧损害所致，最具特征性的表现是新出现的病理性杂音或原有杂音发生明显改变，如变得粗糙、响亮或呈音乐样。约15%患者病初期可无杂音，而在治疗期间出现杂音。右心瓣膜及心室内膜感染性心内膜炎亦无杂音。随病情进展瓣膜损害逐渐加重，可出现不同程度心力衰竭，多伴心律失常如心房颤动、期前收缩、P-R间期延长和其他类型心脏传导阻滞。

3. 血管损害表现　全身性栓塞是感染性心内膜炎的常见临床表现，对诊断很有帮助。栓塞性脑卒中多累及大脑中动脉区域，可出现中枢神经系统症状和体征，脾栓塞、肢体栓塞、肾栓塞等可有相应部位明显缺血和疼痛表现。上述局部脏器受累表现亦可由细菌性动脉瘤所致。栓塞的危险在开始抗生素治疗的起初2周内特别高。约20%IE患者的栓塞症为无症状的，必须经系统的非侵入性影像检查方可作出诊断。赘生物大(>10mm)的患者栓塞症危险较高。有极大(>15mm)和可移动赘生物的患者，其病死率增高。

周围体征：皮肤和黏膜上出现淤点、甲床下线性出血、Osler小结、Roth点、Janeway结节及杵状指(趾)。甲床下线性出血的特征为线状，远端不到达甲床前边缘，可有压痛。Osler小结呈紫或红色，稍高于皮面，直径<1~2mm，大者可达5~15mm，持续4~5d消退。Roth点常持续数天，消失后再现，其中心可发白，视网膜的Roth斑为椭圆形黄斑出血伴中央苍白。Janeway结节是一种比较特殊的皮损，为位于手掌和足底的无痛性小结节或斑点状出血病变，偶可见于手臂和下肢，由化脓性栓塞所致，多见于急性的IE患者。

此外，IE并发症发生率很高，约75%患者至少有一种并发症。以心力衰竭最常见，其次是栓塞事件。在外周血管栓塞较过去多见，且在静脉毒瘾者中的比例明显增高。

4. 其他表现　可有杵状指(趾)、脾大、关节痛、腱鞘炎，贫血较常见，多为轻、中度贫血，重度贫血见于晚期患者。

【实验室和其他检查】

1. 一般化验检查　继发性贫血是本病的特点，且随病程延长而加重。白细胞在无并发症时可正常或轻度增高和中性粒细胞上升，血小板计数通常正常，少数可减少。几乎所有患者红细胞沉降率加快。50%以上患者可出现蛋白尿和镜下血尿。在并发肾损害时可出现肉眼血尿、脓尿、菌尿、管型尿及肾功能改变。30%~50%患者类风湿因子阳性，循环免疫复合物出现的阳性率高达80%~90%，C反应蛋白增高，还可呈假阳性的梅毒血清反应。

2. 血培养　血培养是诊断感染性心内膜炎最直接、最重要的实验室方法，可随访菌血症的存在。不仅是重要的诊断依据，可以做药物敏感试验，还可为抗生素的选择应用提供重要的参考。由于抗生素的广泛应用或化学药物应用，血培养阳性率逐渐减低。

为了提高血培养的阳性率，对可疑患者应：①未用过抗生素者于第1日至少每间隔1h采不同部位的静脉血3次做培养；次日未见病原微生物生长而临床仍可疑，应再取2次以上静脉血和1次动脉血做培养，而后应用抗生素；②已用过抗生素的患者，如非急性起病且病情允许，应在停药后至少3d再取3次以上静脉血做培养(血量不易过多)，培养基应做相应处理；③病情急重者，应立即每隔30~60min采4~6次静脉血作培养，而后开始经验性应用抗生素治疗；④采血要充足，应在体温升高至峰值时，每次抽血10~20ml，同时做需氧、厌氧菌和真菌培养，血培养观察时间至少2周，阴性时培养基至少保留3周，并定期做革兰染色和次代培养。疑为少见微生物感染时，应确定培养基内是否需补充特殊营养或采用特殊培养技术。连续2次培养获得同一种菌种者临床意义极大。

3. 心电图　一般无特异性，可检出各种心律失常。瓣周组织特别是主动脉瓣环处有局限性心肌炎或心肌脓肿出现房室传导阻滞和室内传导阻滞，需人工瓣膜置换。

4. 超声心动图　超声心动图对IE的早期诊断、明确并发症、判断预后和指导临床治疗均有重要价值，已成为本病诊治不可或缺的最基本的检查方法。IE的超声心动图主要表现有：①心内赘生物形成，可了解其部位、大小和数目；②瓣膜损害的征象，如瓣膜穿孔、破裂或脱垂，以及腱索断裂等；③

脓肿形成,可确定其部位在瓣环、瓣周部或室间隔;④心脏血流动力学改变及其程度;⑤心功能状况。

5. 组织病理学检查　切除的瓣膜组织和栓子碎片的病理学检测是诊断 IE 的金标准。心内膜炎的病理学表现为瓣膜组织和赘生物中呈炎性改变,尤其在赘生物边缘或基底部。不过,炎性改变也是心瓣膜退行性变或其他瓣膜病理改变的特点。采用特异性染色或免疫组织学技术可识别病原菌,不仅有助于诊断,也有助于指导抗生素的应用。此外,电子显微镜具有高度敏感性,可以识别新的微生物,在其他方法无法检测到病原微生物时亦可采用。

6. 血清免疫学检查　此法在诊断由伯氏立克次体(Q热病原体)、巴尔通体属、布氏杆菌、支原体、军团杆菌属衣原体所致 IE,有很高的价值。立克次体和巴尔通体属均为最常见的血培养 IE 的病原体,应用间接免疫荧光或 ELISA 方法则不难检测到,血清学检查还可用于评估治疗效果。25% 的患者有高丙种球蛋白血症,80% 的患者出现循环中免疫复合物,>6 周的 50% 亚急性患者类风湿因子试验阳性,血清补体降低见于弥漫性肾小球肾炎。上述异常常在感染治愈后消失。

7. 分子生物学技术　聚合酶链反应(PCR)等分子生物学方法具有高效性、精确性和广泛的实用性,近来已成为微生物的主要检测手段,也是感染性疾病诊断方面的重大进展。

8. X 线检查　胸透有助于发现人工瓣膜的移位或异常活动。胸部摄片可见到 IE 合并脓毒性肺栓塞所致的多发性片状浸润性肺炎;亦可发现右心瓣膜 IE 造成的肺部病灶。

【诊断和鉴别诊断】

1. 诊断　典型的感染性心内膜炎并不难诊断,但由于抗生素的广泛应用,IE 的病原学发生改变,使得 IE 的临床表现多不典型,早期诊断较困难。中晚期伴有明显赘生物者,诊断相对容易。临床上凡遇到有下列表现的患者应怀疑本病的可能:心瓣膜病(包括风湿性和老年退行性)、瓣膜置换术后、先天性心脏病、静脉毒瘾者、有 IE 病史者、无心脏病史者新出现的心脏杂音。出现原因不明发热 1 周以上或伴出汗、寒战、消瘦、贫血,应做血培养和超声心动图检查。

晚近,主要依据 Duke 标准并结合我国患者的特点,根据 IE 的临床特征、各种实验室检查以及循证医学提供的证据,提出了 IE 诊断的标准(表 24-2、表 24-3)。

右心 IE 是较为特殊的类型,多见于静脉毒瘾者。其诊断标准,见表 24-4。

表 24-2　感染性心内膜炎 Duck 诊断标准

| |
|---|
| 明确的感染性心内膜炎 |
| 病理学标准 |
| 　微生物:由赘生物、或栓塞性赘生物或心内脓肿进行培养或组织学证实有细菌或 |
| 　病理改变:组织病理证实赘生物或心内脓肿有活动性心内膜炎改变 |
| 临床标准(表 24-3):2 项主要标准,或 |
| 　1 项主要标准加 3 项次要标准,或 |
| 　5 项次要标准 |
| 可疑的感染性心内膜炎 |
| 有心内膜炎的表现,但不能明确,且又不能排除 |
| 非感染性心内膜炎 |
| 肯定的其他诊断可解释患者临床表现者,或 |
| 　抗生素治疗≤4d 而"心内膜炎"症状完全消失者,或 |
| 　抗生素治疗≤4d 手术或尸检没有发现感染性心内膜炎证据者 |

表 24-3 感染性心内膜炎 Duck 临床标准

主要标准
1. 感染性心内膜炎血培养阳性
(1) 2 次不同血培养标本出现典型的致感染性心内膜炎病原微生物
草绿色链球菌,牛链球菌,HACEK 属或社区获得性金葡菌或肠球菌而无原发感染灶
(2) 与感染性心内膜炎相一致的微生物血培养持续阳性包括血培养抽血间隔≥12h 血培养≥2 次,或所有 3 次,或≥4 次血培养中的大多数(首次和末次至少间隔 1h)
2. 心内膜炎受累的证据
(1) 感染性心内膜炎超声心动图阳性证据包括:在瓣膜或其支持结构上,或瓣膜反流路径上,或在医源性装置上出现可移动的物质而不能用其他解剖解释;脓肿;人工瓣膜的新的部分裂开
(2) 新出现瓣膜反流(增强或改变了原来不明显的杂音)

次要标准
1. 易患因素:既往有心脏病史或静脉药物成瘾者
2. 发热:体温≥38℃
3. 血管表现:主要动脉栓塞,脓毒性肺梗死,真菌性动脉瘤,颅内出血,Janeway 损害
4. 免疫系统表现:肾小球肾炎,Osler 小结,Roth 点,类风湿因子等阳性
5. 微生物学依据:血培养阳性但不符合上述主要标准(不包括凝固酶阴性葡萄球菌和不引起心内膜炎细菌培养阳性者),或与感染性心内膜炎相符的致病菌的血清学检查
6. 超声心动图表现:发现符合感染性心内膜炎表现但不具备上诉主要标准

确诊 IE 要求满足下列条件之一:①病理学依据阳性;②符合 2 条主要指标;③符合一条主要指标和 2 条次要指标;④符合 5 条次要指标

表 24-4 右心感染性心内膜炎诊断标准

| 一、主要标准 | 2. 肺栓塞表现 |
|---|---|
| 1. 超声心动图证实三尖瓣和(或)肺动脉瓣有赘生物 | 3. 短期内三尖瓣或肺动脉瓣区出现杂音 |
| | 4. 缺乏全身栓塞证据 |
| 2. 发热和感染征象 | 三、诊断右心 IE 条件,需符合下列之一 |
| 二、次要标准 | 1. 具备 2 项主要标准 |
| 1. 血培养阳性 | 2. 具备 1 项主要标准加 3 项次要标准 |

2. 鉴别诊断　本病的临床表现涉及全身多脏器,临床表现缺少特异性,鉴别诊断较为复杂。急性起病者应与金黄色葡萄球菌、肺炎球菌、革兰阴性杆菌所致的败血症相鉴别;亚急性起病者则应与风湿热、结核、左心房黏液瘤、系统性红斑狼疮、淋巴瘤、肾小球肾炎等相鉴别。

> **案例讨论**　患者女性,41 岁,风湿性心脏瓣膜病 14 年,牙痛行拔牙术后 2d,出现发热、心悸、呼吸困难、乏力、出汗 3 周,口服抗生素及降温药物治疗效果不好。请分析患者发热的原因?上述症状应怎样解释?还需要进行哪些症状、体征和检查了解?怎样明确诊断?指出诊断要点。

【治疗】
1. 抗生素应用　抗生素是最重要的治疗措施。有效的抗生素可以减少感染扩散的概率,提高手术的效率,降低死亡率。一般遵循的原则:①早期用药;②剂量要足;③足够疗程,一般需要 4～6 周;④选用杀菌药;⑤监测血清杀菌滴度,调整药物剂量;⑥联合用药。
2. 应用方法

(1)青霉素敏感(MIC≤0.1μg/ml)的草绿色链球菌或牛链球菌:可采用以下治疗方案:①青霉素钠盐 1 200 万～1 800 万 U/d,持续静脉滴注,或分 6 次,每 4 小时 1 次静脉注射,疗程 4～6 周。老年患者应注意肾功能和第Ⅷ对脑神经损伤。②头孢曲松钠 2g/d,静脉注射,疗程 4～6 周。③青霉素或头孢曲松(剂量同上)加氨基糖苷类,第 1～2 周庆大霉素 1mg/kg,每 8 小时 1 次,静脉注射或肌内注射。④万古霉素 15～30mg/(kg·d)分 2 次静脉注射,每日总量不超过 2g,疗程 4 周,适用于对 β 内酰胺类过敏者。

(2)对青霉素相对耐药(0.1μg/ml<MIC<0.5μg/ml)的草绿色链球菌和牛链球菌:可采用青霉素钠盐 1 800 万 U/d,疗程 4 周,第 1～2 周加用庆大霉素。对 β 内酰胺类过敏患者亦可用万古霉素。

(3)肠球菌:合用具有破坏细胞壁作用的抗生素和具有杀菌作用的氨基糖苷类,是较理想的治疗方法。可采用:①青霉素钠盐 1 800 万～3 000 万 U/d,加用庆大霉素;②氨苄西林 12g/d,持续静脉滴注,或分 6 次静脉注射,合用庆大霉素;③万古霉素加庆大霉素;适用于对 β 内酰胺类过敏者,以及对青霉素过敏不宜用头孢菌素者。

(4)致病菌不明者:经验性选择抗生素,可根据患者存在的危险因素和当地细菌耐药情况作出决策。可应用青霉素、万古霉素加第三代头孢菌素。

(5)真菌:念珠菌所致 IE 可选用咪康唑 0.6～1.8g,分 3 次静脉滴注;或氟康唑(大氟康)第 1 天 400mg,以后根据病情 200～400mg,静脉滴注。曲真菌属感染所致 IE 宜选用两性霉素 B,初始剂量 0.1～0.2mg/(kg·d),或氟胞嘧啶 150～200mg/(kg·d),分 2 次静脉注射。真菌性 IE 药物通常难以治愈,应在药物治疗 7～10d 后做病灶清除和瓣膜置换术,术后继续用药 6～8 周。

3. **外科手术** 已成为 IE 治疗的重要手段。自体瓣膜 IE 的手术适应证:①严重瓣膜狭窄或关闭不全至心力衰竭;②主动脉或二尖瓣反流致血流动力学改变(左心室舒张末期容量增加或左心房压增加);③真菌性或其他高度耐药菌性心内膜炎;④房室阻滞、主动脉瓣脓肿需手术引流及其他严重病变;⑤虽充分抗微生物治疗,仍存在赘生物并反复发生大动脉栓塞;⑥超声心动图检查证实赘生物≥10mm。人工瓣膜 IE 的手术适应证:下列患者常需急诊手术。心力衰竭;人工瓣膜开裂;瓣膜梗阻或反流加重;存在并发症,如形成脓肿;虽充分抗生素治疗,血培养持续阳性或反复发生大动脉栓塞;IE 再次复发。

4. **并发症的处理**

(1)心力衰竭:系心脏瓣膜严重损伤的结果,最常见于主动脉瓣病变,二尖瓣和三尖瓣病变时。一般按心力衰竭的常规治疗,但应注意评估瓣膜的损害程度,参照手术适应证及早手术。

(2)肾衰竭:发生率约 50%,应做血液透析,除有利于改善全身状况外,还可使患者安然度过抗生素应用和免疫机制所致的肾损害阶段。

(3)血管栓塞:主要为对症处理,抗凝血治疗无助于栓塞、预防赘生物生长,有应用肝素使颅内小血管瘤破裂、栓塞、栓子并发症的报道,禁用抗凝血治疗(肺动脉栓塞除外)。人工瓣膜的 IE,应用抗生素和华法林是安全的。反复栓塞宜做手术,以消除栓塞源。

(4)细菌性动脉瘤:微小的菌性动脉瘤在有效抗生素治疗后可消失。直径 1～2cm 的动脉瘤即使 IE 治愈仍可破裂出血,应及早手术。颅内细菌性动脉瘤常为多发性,如为较大的动脉瘤或已发生过出血,且病变部位可以手术的应及早处理;未破裂的或出血较小的动脉瘤则应区别情况做相应处理。

5. **治愈标准** 应用抗生素 4～6 周后体温和红细胞沉降率恢复正常,自觉症状改善和消失,脾缩小,红细胞和血细胞和血红蛋白上升,尿常规转阴,且在停用抗生素后第 1、2 周和第 6 周做血培养均为阴性,可认为 IE 已治愈。如在治疗结束、症状改善、血培养转阴后又出现感染征象,且菌种和早期培养相同,称之为复发,提示赘生物深部隐藏的细菌尚未彻底杀灭,或细菌对抗生素有耐药性,应更换抗生素进行新一轮的治疗。

【预防和预后】

1. **预防** 预防性应用抗生素可引起人体菌群紊乱、引起感染性心内膜炎、抗生素过敏及不良反应等。AHA、ESC 提出应该根据心脏情况进行感染性心内膜炎危险度分层(表 24-5)。

表 24-5　依据心脏情况进行感染性心内膜炎危险度分层

人工心脏瓣膜（包括机械瓣、生物瓣）
既往 IE 病史
复杂发绀型先天性心脏病（如单心室、大动脉转位、法洛四联症等）
手术构建的体循环-肺循环分流或通道
除高危中所列的其他先天性心脏病
获得性瓣膜功能障碍（如风湿性心脏病、老年瓣膜退行性病变）
肥厚型心肌病
单纯房间隔继发孔缺损
手术修复房间隔缺损、室间隔缺损或动脉导管未闭
冠状动脉旁路移植术史
二尖瓣脱垂不伴二尖瓣反流
生理性、功能性或良性心脏杂音
风湿热史，但无瓣膜功能障碍
川崎病史
心脏起搏器及置入型心脏自动除颤起搏器

低危患者，在进行各种手术或操作时，无需抗生素预防；中危患者不建议应用抗生素；高危患者行口腔等侵入性操作时应给予预防措施。预防 IE 的抗生素应用方案如下。

(1) 标准方案：适用于牙科、口腔、上呼吸道手术或操作术前 1h 口服阿莫西林 2.0g，6h 后再服 1.5g。

(2) 特殊方案：适用于 IE 高危者行胃肠或泌尿道操作。术前 30min 阿莫西林 2.0g 肌内注射或静脉注射，加庆大霉素 1.5mg/kg，肌内注射或静脉注射，6h 后氨苄西林 1.0g 肌内注射或静脉注射；或口服阿莫西林 1.0g，万古霉素 1.0g 静脉滴注 1~2h，加庆大霉素 1.5mg/kg 肌内注射或静脉注射，用药完毕后 30min 开始手术。

(3) 青霉素过敏者：青霉素过敏者口服给药（仅适用于口腔、呼吸道操作者）术后 1h 口服克林霉素 600mg。心脏手术包括瓣膜置换术：①诱导麻醉时给头孢唑林 2.0g 静脉注射，8~16h 后重复 1 次；②诱导麻醉时万古霉素 1.0g 持续 1h 静脉滴注，8~16h 后再静脉滴注 0.5g。

2. 预后　未经治疗的急性患者几乎均在 4 周内死亡，病死率高，可达 20%~50%，5 年生存率 50%~90%，存活者 15%~24% 合并心功能不全或栓塞后遗症。预后不良因素以心力衰竭最为严重，急性肾衰竭或瓣环周围脓肿形成，是 IE 死亡的独立危险因素，还有主动脉损害、动脉栓塞等。及早诊断，明确病原学，合理治疗，适时手术对患者意义重大。

## 复习指导

1. 感染性心内膜炎是由病原微生物循血行途径引起的心内膜、心瓣膜或邻近大动脉内膜的感染，并伴赘生物的形成。急性感染性心内膜炎常见病原体为金黄葡萄球菌，亚急性感染性心内膜炎最常见的致病菌是链球菌。

2. 本病大多数发生于伴器质性心脏病患者，以往风湿性心脏病为主要，其次为先天性心脏病，以及心肌病、肺源性心脏病和人工心瓣膜置换术后。近年以瓣膜退行性变为主，静脉药瘾者心内膜炎有增多趋势。无器质性心脏病发生本病约占 10%。

3. 主要临床表现基于：①心脏内的局部破坏作用；②无菌或化脓的赘生物碎片引起远端的栓塞或感染；③持续性菌血症期远端血源性种植；④对感染细菌的抗体反应，由免疫复合物或抗体-补体沉积物与组织中沉积的抗原相互作用形成的组织损伤。全身感染（发热最常见）、心脏受累、血管损害，以及免疫反应。在实验室检查中血培养和超声心动图尤为重要。

4. 诊断主要采用修订的 Duke 标准。治疗主要是选择应用适当的抗生素，其原则为用药要早、剂量要足、疗程宜长、选用杀菌药、监测血清杀菌滴度调整药物剂量和联合用药。

(李方江)

# 第25章 心肌疾病

> **学习要求**
>
> 学习原发性心肌病分类及诊治要点,知晓原发性心肌病治疗中药物应用的特点,近年心肌病病因学研究取得的重要进展。

心肌疾病是指除高血压性心脏病、冠状动脉粥样硬化性心脏病、心脏瓣膜病、先天性心血管疾病和肺源性心脏病等以外的以心肌结构和功能异常为主要表现的一组疾病。1995年世界卫生组织及国际心脏病学会(WHO/ISFC)工作组将心肌病定义为伴心功能障碍的心肌疾病,分为原发性心肌病和继发性心肌病。我国心肌病诊断及治疗建议工作组2007年制定的《心肌病诊断及治疗建议》推荐将原发性心肌病分为扩张型心肌病(DCM)、肥厚型心肌病(HCM)、限制型心肌病(RCM)、致心律失常性右心室心肌病(ARVC)和未定型心肌病。

> **链接** 2006年美国心脏协会(AHA)将心肌病定义为由各种原因(通常是遗传)所致,临床表现多样,其心脏结构和(或)电活动异常的心肌疾病。2008年欧洲心脏病学学会(ESC)心肌心包工作组按形态功能将心肌病分为扩张型、肥厚型、限制型、致心律失常型和未定型5种类型,各型再分为家族性/遗传性和非家族性/非遗传性。

继发性心肌病又称特异性心肌病,指与特异性心肌病或特异性系统疾病有关的心肌疾病,如酒精性心肌病、围生期心肌病、药物性心肌病等,我国黑龙江省克山县发现的可能与地区硒缺乏、膳食因素、生物致病因子等相关的克山病(Keshan disease)也属于该范畴。其临床表现和治疗原则类似于原发性心肌病,因此本章重点介绍原发性心肌病及其亚型。

## 第一节 扩张型心肌病

扩张型心肌病(dilated cardiomyopathy,DCM)是一类常见的、既有遗传又有非遗传病因的复合型心肌病,以左心室、右心室或双侧心室腔扩大和心脏收缩功能障碍为特征,我国该病发病率为19/10万,见于各年龄段,20~50岁高发,男性多于女性(2.5:1),5年病死率15%~50%。

> **临床提示** 无基础心脏病+呼吸困难和水肿+心律失常+心脏扩大→考虑此病。

【病因和发病机制】

DCM病因可为特发性、家族遗传性、感染/免疫性、酒精/中毒性等。30%~50%扩张型心肌病有基因突变和家族遗传背景,以常染色体显性、常染色体隐性和X连锁等方式遗传。持续病毒感染致心肌细胞损害及免疫介导的心肌损伤是扩张型心肌病重要发病原因和机制。

1. **遗传因素** DCM常呈家族性发病趋势,采用候选基因筛查和连锁分析策略已定位了26个染色体位点与该病有关,从中找出22个致病基因。家族性扩张型心肌病遗传方式包括:①常染色体显性遗传,最常见;不伴心脏传导障碍和(或)骨骼肌病变者,致病基因主要定位于1q32(肌钙蛋白T)、2q31(肌联蛋白)、2q35(结蛋白)、4q12(β-肌糖蛋白)和5q33(δ-肌糖蛋白)等;合并传导缺陷的家族性扩张型心肌病(familial dilated cardiomyopathy,FDCM)致病基因定位于1q21(核纤层蛋白基因,LAMIN A/C)。②X连锁遗传,常伴有骨骼肌病变,由定位于Xp21的肌营养不良蛋白基因及Xq28的TAFAZZIN基因缺陷导致。③常染色体隐性遗传,主要由定位于19q13基因所致。

2. **病毒感染/免疫损伤因素** DCM的发生与持续性病毒感染和自身免疫反应有关,并且以病毒感染,尤其柯萨奇B病毒引起病毒性心肌炎最终转化为DCM关系最为密切。抗心肌抗体,如抗ANT抗体、抗$β_1$-受体抗体、抗肌球蛋白重链(MHC)抗体和抗胆碱-2($M_2$)受体抗体等已被公认为是DCM免疫学标志物,然而,目前仍有一些DCM患者病因和发病机制尚未完全阐明。

【病理】

左心室、右心室腔均增大及扩张,以左心室扩大为著,心室壁可有一定程度增厚,心脏苍白松弛、可伴钙化,心内膜增厚及纤维化,附壁血栓多见于心尖部,瓣膜及冠状动脉多正常。光镜下可见心肌组织表现为间质及血管周围广泛纤维化,心肌纤维增粗、变性、断裂或坏死,少量炎症细胞浸润。电镜下可见心肌细胞线粒体数目增多,线粒体脊部分或全部消失,肌浆网结构扩张和糖原增多,肌纤维溶解、断裂。

【临床表现】

临床分为3期有助于针对DCM的病因和病理生理状态进行治疗(表25-1)。

表25-1 扩张型心肌病的临床分期

| 临床分期 | NYHA分级 | 临床表现 | LVEDd(mm) | LVEF |
|---|---|---|---|---|
| 早期(无心力衰竭) | Ⅰ | 无心力衰竭表现 | 50~60 | 40%~60% |
| 中期(心力衰竭) | Ⅱ~Ⅲ | 极度疲乏、劳力性呼吸困难、心悸 | 60~70 | 30%~40% |
| 晚期(心力衰竭晚期) | Ⅳ | 呼吸困难、水肿、肝大、腹水 | ≥70 | <30% |

起病缓慢,可在任何年龄发病,以20~50岁多见。FDCM发病年龄更早。可分为3个阶段。

1. **无症状期** 体检常正常,仅有心脏结构改变,超声心动图示心脏扩大LVEDd50~65mm、射血分数为40%~50%;心电图有非特异性变化;X线检查心脏可轻度增大;无心力衰竭临床表现。

2. **有症状期** 超声心动图示心脏LVEDd 65~75mm和LVEF 20%~40%;极度疲劳、乏力、气促和心悸等,有肝大、腹水及周围水肿等心力衰竭表现,可闻及奔马律。

3. **病情晚期** 超声心动图示心脏显著扩大、LVEF严重减低;出现顽固性心力衰竭,常合并各种心律失常,部分患者发生栓塞或猝死;体格检查示心脏明显增大、奔马律、肺循环和体循环淤血等表现。

【辅助检查】

1. **心电图** 可见P波增高或双峰,QRS低电压,多数导联ST段压低,T波低平或倒置,少数患者有病理性Q波。常见室性心律失常、心房颤动、房室传导阻滞和束支传导阻滞等。

2. **X线检查** 心影增大,心胸比>0.5,可见肺淤血和胸腔积液。

3. **超声心动图** 心脏四腔均扩大并以左心室扩大为著;二尖瓣开放幅度相对变小(由于左心室充盈压高所致);室间隔与左心室后壁多变薄;室间隔和左心室室壁运动弥漫性减弱。附壁血栓多见于左心室心尖部。常合并二尖瓣、三尖瓣反流。

4. 心导管检查  双侧心室舒张末期压、左心房压和肺毛细血管压增高。心室造影可见心腔扩大,室壁运动减弱,心室射血分数减低。冠脉动脉造影多无异常,有助于与冠心病鉴别。

5. 心内膜心肌活检  心内膜活检标本进行多聚酶链式反应或原位杂交,有助于感染性病因的诊断或进行特异性细胞异常的基因分析。组织病理学检查示心肌细胞肥大、变性和间质纤维化,对扩张型心肌病诊断虽缺乏特异性,但有助于和急性心肌炎鉴别。

6. 放射性核素检查  核素心血池扫描测定心室腔大小、心室收缩功能、射血分数和局部射血分数。核素心肌扫描可见室壁运动弥漫性减弱,可见散在灶性放射性减低。

7. 免疫学检查  抗心肌线粒体 ADP/ATP 载体抗体、抗肌球蛋白重链抗体、抗 $β_1$ 受体抗体和抗 $M_2$ 胆碱能受体抗体对 DCM 的诊断具有较高的特异性和敏感性。

8. 基因诊断  目前已可对常见致病基因突变进行筛查。

【诊断和鉴别诊断】

DCM 的诊断标准:①LVEDd>50mm(女性)和>55mm(男性),更为科学的是 LVEDd>2.7cm/$m^2$ [体表面积($m^2$)=0.0061×身高(cm)+0.0128×体重(kg)-0.1529];②LVEF<45%和(或)左心室缩短速率(FS)<25%;③排除引起特异性心肌损害的其他疾病,如:高血压、冠心病、心脏瓣膜病、先天性心脏病、酒精性心肌病、心动过速性心肌病、心包疾病、系统性疾病、肺心病和神经肌肉性疾病等。FDCM 诊断标准为一个家系中包括先证者在内有≥2 个成员符合扩张型心肌病诊断标准,或一级亲属中有年龄<35 岁不明原因猝死者。本病需与风湿性心瓣膜病等鉴别。有条件的单位应尽可能进行有关病因诊断和分子遗传学方面的研究。

【治疗】

治疗目标:缓解心肌免疫损伤,有效控制心力衰竭和心律失常,预防猝死和栓塞,提高患者生存率和生存质量。

1. 病因治疗  针对病因积极治疗,如控制感染、戒烟限酒、改变不良的生活方式等。

2. 心力衰竭的治疗  根据 DCM 分期进行治疗。早期阶段针对病因和发病机制进行药物干预,包括 β 受体阻滞药和 ACEI,可减少心肌损害并延缓病情发展。中期阶段有液体潴留者应限制钠盐摄入,并合理使用利尿药。利尿药常从小剂量开始,如氢氯噻嗪每日 25mg 或呋塞米每日 20mg,逐渐增加剂量至尿量增加,每日体重减轻 0.5~1kg。所有无禁忌者应积极使用 ACEI 或 ARB,能够改善心力衰竭时血流动力学状态和神经激素的异常激活,给药前应注意利尿药已维持在最合适的剂量,从小剂量开始,逐渐递增,直至目标剂量(参见表 17-1)。

所有病情稳定、LVEF<40% 的患者使用 β 受体阻滞药,目前证据证实卡维地洛、美托洛尔和比索洛尔有效,应在利尿药和 ACEI 基础上加用。从小剂量开始,每 2~4 周剂量加倍一次,达到清晨静息心率 55~60/min 为目标剂量或最大耐受量。

晚期阶段在应用利尿药、ACEI 或 ARB 等药物基础上,应用洋地黄药物,剂量宜偏小,以防洋地黄中毒。此阶段可短期(3~5d)应用非洋地黄类正性肌力药物,如多巴酚丁胺或米力农等,以改善症状、度过危险期。对重症晚期患者,LVEF<35%,NYHA 心功能Ⅲ~Ⅳ级,QRS 宽度≥120ms,提示心室收缩不同步者,可行 CRT 治疗,通过双心室同步起搏改善心脏功能,或心脏移植。

3. 栓塞、心律失常和猝死防治  有栓塞风险且无应用阿司匹林禁忌证者宜长期口服阿司匹林 75~100mg/d;已有附壁血栓形成和发生栓塞者需长期抗凝血治疗,口服华法林,调整剂量使 INR 保持在 2~3。控制诱发室性心律失常的可逆因素,防止猝死发生,可针对性应用抗心律失常药物如胺碘酮等。对药物治疗不能控制的严重室性心律失常,LVEF<30%,临床状态较好,预期可获较理想预后患者,可考虑置入 ICD。

4. 改善心肌代谢和心肌保护治疗  家族性 DCM 存在与代谢相关酶缺陷,应用能量代谢药可改善心肌代谢紊乱,泛癸利酮(辅酶 $Q_{10}$)参与氧化磷酸化及能量的生成过程,并具有稳定细胞膜和抗自由基作用。维生素 C 具有保护心肌不受自由基和脂质过氧化损伤作用。曲美他嗪通过抑制游离脂肪酸 β 氧化,促进葡萄糖氧化,利用有限的氧,产生更多 ATP,增加心脏收缩功能。

5. 中医药治疗 鉴于持续病毒感染和免疫损伤对扩张型心肌病发生、发展的重要作用,黄芪、芍药强心胶囊、心脉隆注射液等中药可用于扩张型心肌病治疗。

6. 外科治疗 部分患者尽管应用了最佳的治疗方案心力衰竭仍难以控制,需要考虑特殊治疗策略:①左心室辅助装置治疗可提供血流动力学支持,等待心脏移植;不适于心脏移植的患者估计药物治疗1年病死率>50%的患者,给予永久性或终身应用。②同种原位心脏移植适用于严重血流动力学障碍、需依赖静脉正性肌力药物维持器官灌注和治疗无效的反复发作的室性心律失常。

7. 免疫学治疗 可以阻止抗体介导的心肌损害,防止或逆转心脏结构改变,改善心脏功能:①阻止抗体效应,抗 ANT 抗体选用地尔硫草、抗 $\beta_1$-受体抗体选用 $\beta$-受体阻滞药。②免疫吸附抗体。免疫吸附清除抗 $\beta_1$-受体抗体可促使患者 LVEF、LVEDd 和心功能明显改善。③免疫调节,静脉注射免疫球蛋白,调节炎症因子与抗炎因子之间的平衡,可产生良好的抗炎效果。④抑制抗心肌抗体产生,实验研究发现抗 $CD_4$ 单抗可抑制 $CD_4 + Th_2$ 细胞介导产生抗心肌自身抗体,早期阻止 DCM 的进展。

8. 干细胞移植 有报道骨髓干细胞移植至心脏可以分化为含连接蛋白的心肌细胞而与原心肌细胞形成缝隙连接,参与心脏同步收缩,抑制左心室重构;还可分化为内皮祖细胞在缺血区形成新生血管,促进心脏功能恢复。

9. 基因治疗 由于基因缺陷是部分扩张型心肌病患者发病机制的重要环节,基因治疗成为目前研究热点。

【预后】

致病因素对扩张型心肌病的预后起决定作用。发生心力衰竭者,5年病死率为35%,10年病死率高达70%。确诊为DCM患者未接受规范治疗,3/4患者进展快速,其中2/3患者2年内死亡;另1/4患者可能正常存活,症状改善,心脏缩小。合并二尖瓣反流患者预后很差。随着对DCM病因和发病机制的研究及早期干预可能实现DCM患者的康复。

## 第二节 肥厚型心肌病

肥厚型心肌病(hypertrophic cardiomyopathy,HCM)是以左心室和(或)右心室肥厚(常为非对称性)、心室腔变小、左心室充盈受阻和舒张期顺应性下降为基础病变的心肌病。我国患病率为180/10万,全球HCM的人群患病率约200/10万。根据流行病学资料,50%患者有家族史,男女之比为2:1,平均发病年龄为(38±15)岁。HCM的自然病程可以很长,呈良性进展,最高年龄超过90岁,75岁以上的达到23%。死亡高峰年龄段在儿童和青少年,达到总数的4%~6%,是青少年猝死的常见原因之一。主要死亡原因是心源性猝死,心力衰竭,卒中。16%猝死者在中等至极量体育活动时发生。

【病因和发病机制】

50%患者有家族史,通常为常染色体显性遗传,由编码心肌的肌小节蛋白基因突变所致。部分患者由代谢性或浸润性疾病引起。内分泌紊乱尤其是儿茶酚胺分泌增多、原癌基因表达异常和钙调节异常,是肥厚型心肌病的促进因子。

1. 遗传因素 迄今已确定15个编码肌节蛋白基因的400多种突变与家族性肥厚型心肌病相关,绝大多数突变发生在编码β-肌球蛋白重链(MHC)基因和肌球蛋白结合蛋白-C的基因上。肌节蛋白突变影响肌纤维正常形成,降低活化的肌动蛋白ATP酶活性,影响钙敏感性及肌动蛋白和肌球蛋白的相互作用,引起肌小节收缩功能降低,继而导致肌小节和肌纤维代偿性肥厚、排列紊乱及间质纤维化。

2. 心肌肥厚的促进因素 已发现肥厚型心肌病患者儿茶酚胺分泌增多和环磷酸腺苷的储存减少。动物长期输注去甲肾上腺素会产生与肥厚型心肌病类似的表现,提示肥厚型心肌病可能与儿茶酚胺分泌增加有关。研究发现,去甲肾上腺素可通过α受体激活磷酸肌醇酯/蛋白肌酶C系统而使myc癌基因表达增加,原癌基因可能是HCM的始动因素之一。原癌基因可促进细胞生长,有研究证实肥厚型心肌病患者心肌原癌基因表达显著上调。肥厚型心肌病患者室间隔及心房肌胞浆内钙调节机制异常,也可能参与肥厚型心肌病发病过程。另外,HCM患者血浆中去甲肾上腺素、心钠素和脑钠肽浓度均显著增高,其中脑钠肽浓度可反映心室内压力阶差和左心室舒张功能不全,心钠素只反映左心室舒张功能不全。

【病理和病理生理】

特征性病理表现为心肌显著肥厚和心室腔缩小,并且以左心室肥厚多见,常伴有二尖瓣前叶纤维性增厚。光镜下见心肌细胞肥大、肌束排列紊乱构成独特漩涡状,局限性或弥漫性间质纤维化。心肌壁内冠状动脉管壁增厚、管腔变小,心外膜冠状动脉多无异常。电镜下见肌纤维排列紊乱、线粒体肿胀、溶酶体增多。根据室壁肥厚的范围和程度不同,本病分为3型:①非对称性室间隔肥厚,占90%;②对称性左心室肥厚,占5%;③特殊部位肥厚,心尖肥厚占3%,室间隔后部及侧部肥厚占1%,心室中部肥厚占1%。

2003年美国心脏病学会/欧洲心脏病学会专家共识,将肥厚型心肌病分为:①梗阻性肥厚型心肌病,安静时左心室腔与主动脉瓣下压力差≥30mmHg;②隐匿梗阻性肥厚型心肌病,安静时压力阶差＜30mmHg,负荷运动时压力阶差≥30mmHg;③非梗阻性肥厚型心肌病,安静和负荷运动时均压力阶差＜30mmHg。

肥厚的室间隔在收缩期突向左心室流出道,引起左心室流出道梗阻和血流加速。由于室间隔明显增厚和心肌细胞内高钙,使心肌对儿茶酚胺反应性增强,引起心室肌高动力性收缩,左心室流出道血流加速,导致该处产生负压效应(Venturi效应),吸引二尖瓣前叶明显前移(SAM),使其靠近室间隔,造成左心室流出道梗阻进一步加重和二尖瓣关闭不全,形成左心室流出道收缩期压力阶差。压力阶差可引起反复性室壁张力增高和心肌需氧量增加,促使心肌缺血坏死和纤维化,从而形成恶性循环,引起心力衰竭。5%~10%的患者在反复发生心力衰竭后呈现DCM的表现。

由于主动脉舒张压降低,左心室舒张末压增高,冠状动脉充盈随之降低,心室壁内血液减少;而收缩期负荷增加使舒张充盈时间推迟,室腔变窄使左心室充盈负荷减低,心肌纤维蛋白异常增生使心肌去收缩性能下降,心肌间质纤维增多和肌纤维排列紊乱使室壁僵硬度增加,从而降低心室舒张速度,影响心室舒张功能。

肥厚型心肌病患者常伴心肌缺血,主要机制包括:①心肌壁内冠状动脉管壁增厚及管腔变小导致血管舒张储备降低;②左心室流出道梗阻引起冠状动脉灌注不足和心肌耗氧增加;③心室充盈压力升高引起心内膜下心肌缺血。心肌缺血、心肌钙动力学异常及心肌纤维化和细胞排列紊乱导致心室舒张功能障碍。心肌缺血引起心肌损伤、坏死,最终可出现心室扩张和收缩力降低,发生心力衰竭。

【临床表现】

肥厚类型不同临床表现差异较大,50%患者无症状。常见症状为呼吸困难、胸痛、心悸、晕厥等。90%以上有症状的患者出现劳力性呼吸困难,夜间阵发性呼吸困难较少见。33%患者有劳力性胸痛,但冠状动脉造影正常。HCM患者胸痛与以下因素相关:心肌肥厚、心肌细胞排列紊乱、舒张储备受限和左心室流出道梗阻等增加心肌氧耗及小血管病变、心肌桥压迫冠状动脉、异常血管反应和冠状血管阻力增加等导致心肌灌注减少。重症者可出现恶性心律失常、心力衰竭和猝死。流出道梗阻患者运动时交感神经兴奋,肥厚心肌收缩力增强,加重流出道梗阻,心排血量降低,可出现黑矇甚至晕厥,15%~25%的HCM患者至少发生过1次晕厥。约20%患者主诉黑矇或短瞬间头晕。猝死可为首发症状,也是肥厚型心肌病的主要死亡原因。肥厚型心肌病发生猝死的高危因素:①心搏骤停(心室颤动)存活者;②自发性持续性室性心动过速;③未成年猝死家族史;④晕厥史;⑤运动后血压反应异常,收缩压不升高反而降低,运动前至运动最大负荷点血压峰值差＜20mmHg;⑥左心室壁或室间隔厚度≥30mm;⑦左心室流出道压力阶差＞50mmHg;⑧非持续性室性心动过速、房心颤动;⑨家族性肥厚型心肌病恶性基因型(如α-MHC、cTnT和cTnI某些突变位点)。

非梗阻性肥厚型心肌病患者体征常不明显,可闻及第三心音和第四心音。因室间隔不对称肥厚使左心室流出道狭窄,形成流出道压力阶差,于胸骨左缘中下段或心尖区内侧闻及粗糙的递增递减型收缩期喷射性杂音,可伴震颤。压力阶差较大时由于Venturi效应,吸引二尖瓣前叶收缩期前移贴近室间隔,导致二尖瓣关闭不全,于心尖及腋窝部可闻及全收缩期吹风样杂音。心肌收缩力、左心室容量和射血速度改变,均可影响杂音响度,应用β-受体阻滞药、取下蹲位和下肢被动性抬高等,使心肌收缩力降低或左心室容量增加,可使杂音减轻;反之应用强心药物、含服硝酸甘油、Valsalva动作或取站立位,使心肌收缩力增强或使左心室容量减少,使杂音增强。

【实验室和其他检查】

1. 心电图　常见左心室肥厚和ST-T改变。30%～50%的患者在Ⅱ、Ⅲ、aVF、$V_4$～$V_6$导联可见深而不宽的异常Q波(<0.04s),相应导联T波直立,有助于与心肌梗死相鉴别。心尖肥厚型心肌病心电图表现为左心室高电压伴左胸导联ST段压低和以$V_3$、$V_4$导联为轴心的导联倒置T波逐在加深。动态心电图可见室早、阵发性室性心动过速、阵发性室上性心动过速和心房颤动等心律失常。

2. X线检查　心影正常或轻度增大,可显示心影明显增大,可见肺淤血。

3. 超声心动图　是诊断肥厚型心肌病的主要方法,典型改变有:①室间隔显著肥厚≥1.5cm,室间隔厚度/左心室游离壁厚度>1.3～1.5;②二尖瓣前叶收缩期前移贴近室间隔;③左心室流出道狭窄;④主动脉中期部分性关闭。心尖肥厚型心肌病于左心室长轴切面见心尖室间隔和左心室后下壁明显肥厚,可达20～30mm。多普勒超声可评估左心室流出道压力阶差、流出道高速血流、二尖瓣反流和左心室顺应性。

4. 磁共振成像　能够直观显示心脏结构,测量室间隔厚度、心腔大小和心肌活动度,尤其对特殊部位心肌肥厚具有诊断价值。

5. 心导管检查　左心室舒张末期压力增高,梗阻者左心室腔与流出道存在显著收缩期压力阶差。心室造影示左心室腔变形,心尖肥厚型可呈香蕉状、犬舌样和纺锤状。冠状动脉造影多无异常。

6. 心内膜心肌活检　心肌细胞畸形、肥大,排列紊乱。

7. 基因诊断　目前已可对常见致病基因突变进行筛查,准确性达到99.9%,敏感性为50%～70%。

【诊断和鉴别诊断】

根据劳力性胸痛、呼吸困难和晕厥等症状,心脏杂音特点及典型超声心动图改变,可诊断诊断HCM,诊断应包括:临床诊断,基因表型、基因筛选和猝死高危因素评估等方面。

1. 临床诊断

(1) 主要标准:①超声心动图左心室壁和(或)室间隔厚度超过15mm;②组织多普勒、磁共振成像发现心尖、近心尖室间隔部位肥厚,心肌致密或间质排列紊乱。

(2) 次要标准:①年龄不超过35岁,12导联心电图Ⅰ、aVL、$V_{4～6}$导联ST段下移,深大对称倒置T波;②二维超声室间隔和左心室壁厚11～14mm;③基因筛查发现已知基因突变,或新的突变位点,与HCM连锁。

(3) 排除标准:①系统疾病,高血压,风湿性心脏病,先天性心脏病房间隔、室间隔缺损及代谢性疾病伴心肌肥厚;②运动员心脏肥厚。

(4) 临床确诊HCM标准:符合以下任何1项者。1项主要标准+排除标准;1项主要标准+次要标准③;1项主要标准+排除标准②;次要标准②和③;次要标准①和③。

2. 家族性肥厚型心肌病诊断标准　除先证者外,三代直系亲属中有2个或2个以上成员诊断肥厚型心肌病,或存在相同DNA位点变异。筛查基因突变,进行基因表型和临床评估。

3. HCM猝死高危因素评估

(1) 应用超声心动图测定左心室流出道与主动脉压力阶差:安静时压力阶差超过50mmHg为梗阻型HCM;负荷运动压力阶差超过50mmHg为隐匿性梗阻;安静或负荷时压力阶差低于30mmHg为无梗阻型。

(2) 判断HCM高危的主要依据:①主要危险因素。心搏骤停(心室颤动)存活者;自发性持续性室性心动过速;未成年猝死的家族史;晕厥史;运动后血压反应异常,收缩压不升高反而降低,运动前至最大运动量负荷点血压峰值差＜20mmHg;左心室壁或室间隔厚度超过或等于30mm;流出道压力阶差超过50mmHg。②次要危险因素。非持续性室性心动过速,心房颤动;检测出FDCM恶性基因型,MYHT/TNNT2/TNNT3的某些突变位点。

【治疗】

治疗目标是改善左心室舒张功能,减轻左心室流出道梗阻,缓解症状,预防猝死,提高长期生存率。对患者进行生活指导,避免剧烈运动、持重和屏气。

1. **无症状HCM** 为了延缓和逆转心室重构,建议小到中等剂量的β-受体阻滞药或非二氢吡啶类钙拮抗药。

2. **症状明显HCM** 患者有胸闷、心悸、运动受限、压力阶差＜30mmHg,无晕厥和严重心律失常。出现呼吸困难,运动受限患者,建议应用丙吡胺100～150mg每日4次,治疗流出道梗阻优于β-受体阻滞药,两者合用疗效更明显;对有症状又有室上性心动过速的患者建议应用胺碘酮。出现明显心力衰竭和(或)心脏扩张的终末阶段可应用ACEI类药物。流出道梗阻者避免使用增强心肌收缩力和减少心脏容量负荷的药物(如洋地黄、硝酸类制剂和利尿药等),以免加重左心室流出道梗阻。14%～16%肥厚型心肌病患者随年龄增长逐渐出现扩张型心肌病症状和体征,称肥厚型心肌病的扩张型心肌病相,此时应按扩张型心肌病伴心力衰竭治疗。

3. **药物难治性HCM** 药物治疗后病情不改善,并出现心搏骤停、持续性室性心动过速、流出道压力阶差超过50mmHg、心室壁厚超过30mm等属于药物难治性患者。大部分会发生心源性猝死、心力衰竭、卒中等生命终点事件。急性梗阻患者应紧急卧位,抬高双下肢,静脉给予去甲肾上腺素升高血压,10mg＋500ml葡萄糖溶液,5～9ml/min,维持40～60滴/min。静脉注射β-受体阻滞药、普萘洛尔1mg。必要时应用双腔起搏器或ICD置入。静息状态下流出道梗阻或负荷运动时左心室流出道压力阶差≥50mmHg,伴严重活动受限(NYHA心功能Ⅲ～Ⅳ级),劳累性呼吸困难、胸痛、晕厥且内科治疗无效者,可考虑行室间隔化学消融术或外科手术治疗。经皮室间隔心肌化学消融术通过导管向左冠状动脉前降支的间隔支内注入无水乙醇(酒精),引起可控制的室间隔上部心肌梗死,扩大左心室流出道,降低压力阶差。外科手术方法包括室间隔部分心肌切除术和室间隔心肌剥离扩大术。心脏移植是最后的选择。

【预后】

近年来心源性病死率2%～4%,多为猝死,儿童和有晕厥史成年人预后较差。5%～10%患者发生心脏扩张,以心力衰竭为主要死亡原因。

## 第三节 限制型心肌病

限制型心肌病以单侧或双侧心室充盈受限和舒张期容量减少为特征。收缩功能和室壁厚度正常或接近正常,可见间质纤维增生。多数年龄在15～50岁,男女比为3∶1。

【病因】

可能与非化脓性感染、体液免疫异常、过敏反应和营养代谢不良等有关。家族性为常染色体显性遗传,可伴骨骼肌疾病和房室传导阻滞。心肌淀粉样变性是继发性限制型心肌病的常见原因。

【病理】

早期可见心内膜下心肌细胞排列紊乱和间质纤维化,进展为心内膜逐渐增厚变硬,外观呈珍珠白色,常由心尖部逐渐向心室流出道蔓延,可见附壁血栓。病变发展到严重阶段时,心内膜增厚和间质纤维化显著,组织学变化常为非特异性。

【临床表现】

根据心力衰竭的表现,可分为左心室型、右心室型和混合型。早期无症状,随着病情进展逐渐出现运动耐量降低、心悸、呼吸困难和胸痛等症状,并出现水肿、颈静脉怒张、肝大和腹水等心功能不全表现,类似于缩窄性心包炎。左心室型出现左心功能不全表现;右心室型和混合型则以右心功能不全表现为主;血压常偏低、脉压小;可闻及第三心音奔马律,累及二尖瓣和三尖瓣时,相应听诊区可闻及反流性杂音。可出现栓塞和猝死。

【实验室和其他检查】

1. 心电图　非特异性 ST-T 改变,部分患者可见低电压和病理性 Q 波,可出现各种类型心律失常,心房颤动多见。

2. 胸部 X 线　心影正常或轻度增大,可见肺淤血表现,偶见心内膜钙化影。

3. 超声心动图　心室腔缩小或正常、心房扩大、心室壁可增厚,可见附壁血栓形成,房室瓣可有增厚、变形,约 30% 患者伴心包积液。多普勒心动图的典型表现是舒张期快速充盈随之突然终止。

4. 心导管检查　舒张期刚开始时心室压力快速下降,其后压力迅速回升至平台状态,这种骤降后又呈现高原波的压力变化成为"平方根"征,此种血流动力学表现也见于缩窄性心包炎患者。左心室充盈压常高于右心室充盈压 5mmHg 以上,肺动脉高压常超过 50mmHg,右心室舒张末压<1/3 右心室收缩压。左心室造影可见心室腔偏小和心尖部钝角化。

5. 磁共振成像　心内膜增厚、内膜面凹凸不平,可见钙化灶,有助于与缩窄性心包炎鉴别。

6. 心内膜心肌活检　可见心内膜增厚和心内膜下心肌纤维化,对限制型心肌病诊断与心内膜弹性增生症等鉴别有重要意义。

【诊断和鉴别诊断】

早期诊断较困难,对心力衰竭无心室扩大,而有心房扩大者应考虑本病。主要与缩窄性心包炎相鉴别。心肌活检可用于原发性和继发性限制型心肌病鉴别。

【治疗】

缺乏特异性治疗方法,以对症治疗为主。改善心室舒张功能:可试用地尔硫䓬 30mg,每日 3 次;或氨氯地平 5mg,每日 1 次;或尼群地平 10mg,每日 2 次。β-受体阻滞药小剂量 6.25mg,每日 2 次,酌情加量。ACEI 可常规应用。利尿药应用于肺、体循环淤血患者。小剂量洋地黄药物应用于伴快速性心房颤动或心力衰竭患者。应用胺碘酮可维持心律。严重缓慢性心律失常可应用起搏器治疗。伴附壁血栓或曾发生栓塞者应尽早使用华法林等抗栓药物。严重心内膜心肌纤维化者可行内膜剥脱术,也可考虑心脏移植。

【预后】

预后不良,呈进行性加重,心力衰竭为主要死因。

## 第四节　致心律失常性右心室心肌病

致心律失常性右心室心肌病(ARVC)又称致心律失常性右心室发育不良或右心室心肌病,是指右心室心肌被纤维脂肪组织进行性替代为特征,以右心室功能与结构异常为主要改变,以心律失常、心力衰竭及心源性猝死为主要表现的非炎性非冠状动脉的一种心肌疾病。早期呈区域性,晚期累及整个右心室,甚至部分左心室和心房,常伴右心室起源的折返性室性心动过速,可致猝死。患病率为 0.02%~0.1%,青年常见,男女之比约为 2.7:1。

【病因和发病机制】

家族性发病占 30%~50%,呈现 9 种不同的染色体显性遗传方式,已证实 7 种基因突变与致心律失常性右心室心肌病有关。约 2/3 患者心肌可见散在或弥漫性炎性细胞浸润,因此,炎症反应也是重要的发病机制之一。纤维脂质浸润可能是慢性心肌炎症的修复现象。目前其发病机制尚未明确,但有基因发育不良假说、转分化假说及凋亡假说等。纤维脂肪组织替代心肌细胞,产生折返是 ARVC 发生持续性单形性室性心动过速的主要机制。

【病理】

右心室心肌纤维被纤维和(或)脂肪组织替代,主要累及流出道、心尖和前下壁,可有散在或弥漫性炎性细胞浸润,病变部位心肌变薄、膨隆或瘤样扩张。

【临床表现】

临床表现与右心室病变范围有关,主要表现为右心室扩大、室性心律失常和难治性心力衰竭。按病程可分为4个时期。

1. 隐匿期　患者无自觉症状,仅X线示右心室扩大。可有室性心律失常,心源性猝死可能为首发表现,多见于剧烈活动的年轻人群。

2. 心律失常期　右心室折返性室性心动过速多见;反复发生黑矇或晕厥症状;也可以猝死首发,猝死多见于年轻患者;由于发生室性心律失常,患者可诉心悸、胸闷、头晕。少数患者出现窦房结功能障碍、房室传导阻滞和室内传导阻滞等心律失常。

3. 右心功能障碍期　常见于右心室广泛受累者,表现为颈静脉怒张、肝颈静脉回流征阳性、肝淤血增大、下垂性水肿和浆膜腔积液等体循环淤血征象。

4. 终末期　出现双室泵功能衰竭表现,较易与DCM相混淆。

【辅助检查】

1. 心电图　①完全或不完全右束支传导阻滞;②无右束支传导阻滞患者右胸导联($V_1 \sim V_3$)QRS>110ms,具有较高的特异性;③右胸导联QRS波群终末部分出现epsilon波;④平均信号心电图示晚电位异常;⑤右胸导联出现与右束支传导阻滞无关的倒置T波(>12岁者);⑥频发室性期前收缩伴室性心动过速多呈左束支传导阻滞图形;⑦多形性室速、病态窦房结综合征、房室传导阻滞及室上性心动过速也较常见。

2. 心脏影像学检查　X线胸片可见右心室扩大和肺血减少。

3. 超声心动图　提示右心室扩张、收缩功能降低和局限性反常运动;室壁变薄、局部膨隆或囊性突出,可见附壁血栓。

4. 磁共振成像　提示右心室心肌变薄、脂肪浸润、右心室流出道的扩张。

5. 右心室造影　显示弥漫或局限性右心室腔扩大、舒张期膨隆、肌小梁消失、右心室收缩减弱和局部运动障碍。弥漫或局限性膨隆、室壁运动障碍和肌小梁肥大。

6. 电生理检查　右心室激动传导速度减慢,病灶部位尤甚,传导速度不均促进折返性室性心律失常反复发生。电生理检测可用于标测室速部位,为药物选择或射频消融治疗提供参考。

7. 心内膜心肌活检　右心室局部或全部心肌减少、缺如,被纤维和(或)脂肪组织替代,可见炎性细胞浸润。不宜常规使用。

【诊断和鉴别诊断】

1. 诊断　对反复心悸和晕厥患者,根据右心室扩大、反复发作室性心律失常呈左束支传导阻滞图形,结合心脏影像学检查和电生理检查表现可确诊。为评估右心室心肌病患者心源性猝死的危险度,将右心室心肌病的危险度进行分层。以下情况之一属于临床高危患者:①家族成员有心源性猝死发生或已临床或尸检证实的ARVC患者;②存在晕厥或记录到伴血流动力学障碍的室速;③QRS波离散度增加;④经超声心动图或心脏磁共振成像证实严重右心室扩张;⑤累及左心室,如局限性左心室壁运动异常或扩张伴收缩功能异常;⑥中青年患者出现心悸、晕厥症状,排除其他心脏疾病。

2. 鉴别诊断

(1)特发性右心室流出道室性心动过速:起源于右心室流出道的特发性室性心动过速,多数预后良好。12导联心电图、信号平均心电图和超声心动图均正常。

(2)Uhl畸形:为真性先天畸形,右心室心肌完全缺如,心室壁极薄,仅存心内膜和心外膜,婴幼儿多见,常早年死于充血性心力衰竭。

(3)其他:与右心室心肌梗死、瓣膜病左向右分流性心脏疾病鉴别。

【治疗】

由于病因不明,尚无有效治疗方法。目前主要是针对右侧心力衰竭进行治疗。发生心律失常可针对性应用抗心律失常药物。射频消融治疗右心室心肌病室性心动过速成功率低,复发率高,室性心动过速反复发作或伴晕厥的高危患者，首选 ICD 置入；重症患者可考虑心脏移植。抗凝血治疗预防附壁血栓形成或栓塞的发生。

## 第五节 心肌炎

心肌炎（myocarditis）指心肌局灶性或弥漫性炎症病变，可分为感染性和非感染性。非感染性心肌炎常由过敏、变态反应、理化因素或药物所致。病毒性心肌炎（viral myocarditis）是指嗜心肌病毒感染引起的心肌非特异性间质性炎症为主要病变的心肌炎，是感染性心肌炎最常见的类型。病毒性心肌炎呈全球性分布，发展中国家居多，各年龄均可发病，儿童和 40 岁以下成年人多见。

【病因和发病机制】

30 余种病毒可致病，如柯萨奇病毒、埃可病毒、巨细胞病毒、流感病毒、肝炎病毒、腺病毒、人免疫缺陷病毒、风疹病毒、脑炎病毒和单纯疱疹病毒等，但以柯萨奇病毒最常见。

发病机制主要包括：①急性或持续性病毒感染所致直接心肌损害；②病毒介导免疫损伤，以 T 细胞免疫为主；③多种致炎细胞因子和一氧化氮等介导的心肌损害和微血管损伤等。按免疫发病机制可将病毒性心肌炎病程分为 3 个阶段。

1. 第一阶段　病毒感染阶段，病毒进入靶细胞并触发免疫反应。病毒通过呼吸道和（或）消化道入侵，潜伏于外周淋巴器官的免疫细胞中，暂时逃脱免疫监视，继而转运到心脏，随后通过共同受体相关信号通路激活免疫应答。一旦启动免疫应答便进入第二阶段。

2. 第二阶段　自身免疫反应阶段，自身反应性 T 细胞、细胞因子和交叉反应抗体发挥重要作用。

(1) 自身反应性 T 细胞：病毒感染心肌后，通过细胞介导的免疫途径触发 T 细胞。T 细胞识别出病毒感染的心肌细胞，通过细胞因子或穿孔素介导的溶细胞作用破坏心肌细胞。

(2) 细胞因子：细胞因子是参与调节免疫应答的重要分子，在心肌炎发病过程中 TNF-α、IL-1 和 IL-6 等发挥重要作用。其作用方式由 T 细胞反应类型及自身免疫反应持续程度决定。

(3) 交叉反应抗体：因病毒抗原与心肌自身蛋白有相同或相似的抗原表位，如柯萨奇病毒和链球菌 M 蛋白与心肌自身肌球蛋白、层粘连蛋白及 $β_1$ 肾上腺素能受体具有相同或相似的抗原表位，使得针对心肌成分的自身免疫性抗体持续存在。

3. 第三阶段　扩张型心肌病阶段，心肌炎由于一些重要的重塑机制导致扩张型心肌病。除病毒直接引起心肌细胞破坏外，病毒介导的细胞和体液免疫应答在心肌重塑和进行性心力衰竭中发挥主要作用。

【病理】

病理改变缺乏特异性，心肌苍白、无光泽，急性者可见局灶性出血点。心肌损伤为主者可见心肌细胞坏死、变性和肿胀，间质损害为主者可见心肌纤维间及血管周围结缔组织炎性细胞浸润（图 25-1，彩图 25-1），累及瓣膜时可见赘生物，偶见附壁血栓和心包积液。

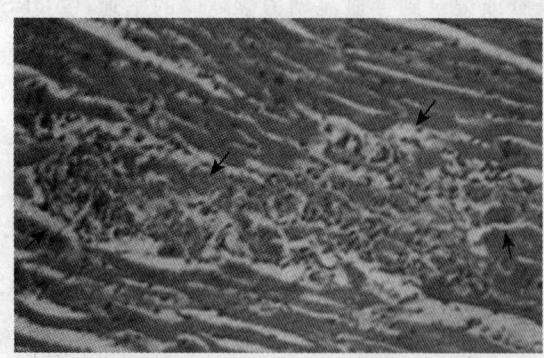

图 25-1　病毒性心肌炎病理

【临床表现】

50% 以上的患者在发病前 1~3 周有上呼吸道或消化道病毒感染的前驱症状。根据病变范围、感染病毒类型和机体状态，临床表现差异很大。轻者无自觉症状，重者可出现严重心律失常、心源性休克、心力衰竭甚至猝死。可分为以下 5 型。

1. 亚临床型　病毒感染后无自觉症状，心电图示 ST-T 改变、房性期前收缩和室性期前收缩，数周后心电图改变消失或遗留心律失常。

2. 轻症自限型　病毒感染 1～3 周出现轻度心前区不适、心悸，无心脏扩大及心力衰竭表现。心电图示 ST-T 改变、各种期前收缩，CK-MB 和心脏 cTnT 或 cTnI 升高，经治疗后可逐渐恢复。

3. 隐匿进展型　病毒感染后有一过性心肌炎表现，数年后心脏逐渐扩大，表现为扩张型心肌病。

4. 急性重症型　病毒感染后 1～2 周出现胸痛、心悸和气短等症状，伴心动过速、奔马律、心力衰竭甚至心源性休克。

5. 猝死型　多于活动中猝死，死前无心脏病表现；尸检证实急性病毒性心肌炎。

【实验室和其他检查】

1. 实验室检查　血清 CK-MB、cTnT、cTnI、LDH 和 AST 升高，红细胞沉降率增快，CRP 增高，外周血白细胞增多。

2. 病毒学检查　以下情况提示病毒感染：①急性期从心内膜、心肌、心包或心包穿刺液中检测出病毒、病毒基因片段或病毒蛋白抗原；②病毒抗体：第 2 份血清同型病毒抗体滴度较第一份血清升高 4 倍（2 份血清间隔＞2 周）或 1 次高达 1∶640；③病毒特异性 IgM≥1∶320，血中肠道病毒核酸阳性更支持近期病毒感染。

3. 心电图　对心肌炎诊断敏感性高，但特异性低，可见 ST-T 改变及多种心律失常，严重心肌损害时可出现病理性 Q 波。

4. 胸部 X 线　25％患者心脏不同程度扩大，可见肺淤血或肺水肿征象。

5. 超声心动图　正常或不同程度的心脏扩大及室壁运动减弱，可见附壁血栓。

6. 放射性核素心肌显像　$^{111}$铟单克隆抗肌球蛋白抗体心肌显像，对心肌坏死的检测敏感性较高（100％），但是特异性较差（58％）。

7. 磁共振成像　可清晰显示心脏解剖结构和急性炎症的心肌水肿情况。磁共振心肌显像可见病变区心肌对比增强。

8. 心内膜活检　心肌间质炎性细胞浸润伴心肌细胞坏死和(或)心肌细胞变性，可用取得的心肌行基因探针原位杂交及原位 RT-PCR，以明确病因。

【诊断和鉴别诊断】

检查结果缺乏特异性，确诊较困难，目前主要依靠患者的前驱感染症状、心脏相关表现、心肌损伤、心电图异常以及病原学检查结果进行判定。如伴阿-斯综合征发作、心力衰竭、心源性休克、心肌心包炎、持续性室性心动过速，或急性肾衰竭伴低血压等一项或多项表现，可诊断为重症病毒性心肌炎。病原学检查可为病原学诊断提供依据，对难以明确诊断者，可长期随访，有条件时可做心肌内膜活检，行病毒基因检测及病理学检查。

诊断时应除外 β 受体功能亢进、甲状腺功能亢进症、二尖瓣脱垂综合征，并与风湿性心肌炎、中毒性心肌炎、冠心病、结缔组织病、代谢性疾病和克山病等相鉴别。

【治疗】

1. 一般治疗　急性期应卧床休息，一般卧床 2 周，3 个月内不参加重体力活动；严重心律失常和(或)心力衰竭者需卧床 4 周，6 个月内不参加重体力活动，进食富含维生素和蛋白质的食物；出现心功能不全者需吸氧并限制钠盐摄入。

2. 抗病毒治疗　α-干扰素（α-interferon）能抑制病毒复制并调节免疫功能。可用 α-干扰素 100 万～300 万 U，每日 1 次，肌内注射，2 周为 1 个疗程。黄芪等中药也具保护心肌、抗病毒和免疫调节作用，可用黄芪注射液 20g 加入 5％葡萄糖注射液 250ml 中静脉滴注，每日 1 次，2 周后改为口服黄芪治疗。细菌感染是病毒性心肌炎的条件因子，病毒感染后易合并细菌感染，早期应酌情使用抗生素。

3. 心肌保护治疗　维生素 C 能够清除体内过多的氧自由基，防止脂质过氧化引起的心肌损伤。重症心肌炎患者可用维生素 C 5g 加入 5％葡萄糖注射液 250ml 中静脉滴注，每日 1 次，疗程 1～2 周。泛癸利酮（辅酶 $Q_{10}$）是心肌细胞呼吸链中的必需酶，具有稳定细胞膜、改善心肌能量代谢的作用。可用泛癸利酮片10mg口服,每日3次,疗程1个月。曲美他嗪也能够改善心肌能量代谢,增强收缩功能。用法:曲美他嗪片20mg,每日3次,口服,疗程1个月。

4. **免疫抑制治疗** 急性期出现严重并发症,如完全性房室传导阻滞、严重心律失常、心源性休克、心力衰竭者或证实由免疫反应致心肌损伤者,可短期应用糖皮质激素。

5. **对症治疗** 心力衰竭者首选利尿药和血管扩张药。因心肌受损,洋地黄制剂应选用作用快且排泄快的制剂,小剂量应用。心律失常在急性期多见,炎症恢复后多数可自行缓解,治疗原则同其他原因所致心律失常,需注意心肌弥漫性损伤时对药物中毒和各种不良反应更敏感。完全性房室传导阻滞者可安装临时起搏器,短期应用糖皮质激素如地塞米松(dexamethasone)10mg,每日1次静脉滴注,3~7d不能恢复者需安装永久性心脏起搏器。

【预后和预防】

本病预后与患者免疫状态、心肌损伤程度和范围、有无内环境紊乱、继发感染及治疗是否及时恰当有关。多数患者经适当治疗后康复,少数可遗留心律失常,极少数因急性心力衰竭、严重心律失常或心源性休克死亡。一般成年人临床表现较新生儿和儿童轻,孕妇和婴幼儿病情较凶险。柯萨奇B族病毒持续感染合并心肌损伤者,可发展为扩张型心肌病。

### 复习指导

1. 心肌疾病是指除高血压性心脏病、冠状动脉粥样硬化性心脏病、心脏瓣膜病、先天性心血管疾病和肺源性心脏病以外的,以心肌结构和功能异常为主要表现的一组疾病,分为原发性心肌病和继发性心肌病。原发性心肌病包括扩张型心肌病、肥厚型心肌病、限制型心肌病、致心律失常性右心室心肌病和未定型心肌病。超声心电图是最常用的辅助检查。心肌病治疗以控制心力衰竭、防治心律失常和改善预后为主要目标。

2. 扩张型心肌病:主要临床表现为心力衰竭、心律失常、心脏扩大、血栓栓塞和猝死。

3. 肥厚型心肌病:患者胸骨左缘中下段或心尖区内侧闻及粗糙的递增递减型收缩期喷射性杂音,可伴震颤。心肌收缩力、左心室容量和射血速度改变,均可影响杂音响度,应用β受体阻滞药、取下蹲位和下肢被动性抬高等,使心肌收缩力降低或左心室容量增加,可使杂音减轻;反之应用强心药物、含服硝酸甘油、Valsalva动作或取站立位,使心肌收缩力增强或使左心室容量减少,使杂音增强。

4. 心肌炎:是指以心肌炎症为主的心肌疾病,心肌活检是确诊的主要方法。病毒性心肌炎发病后3周内2次血清的抗体滴度4倍增高有意义。急性心肌炎的预后一般较好。

(李方江)

# 第26章 心包疾病

> **学习要求**
>
> 学习急性或慢性心包炎的病理生理、病因、临床特征及辅助检查,能够初步诊断心包炎,并掌握急性心脏压塞的诊断和紧急处理措施。

心包炎(pericarditis)指心包脏层、壁层的急性、慢性炎症反应,按病因可分为非感染性(肿瘤、代谢性疾病、自身免疫性疾病、尿毒症等)和感染性;按病情进展程度可分为急性心包炎(伴或不伴心包积液)、亚急性渗出性缩窄性心包炎、慢性缩窄性心包炎、慢性心包积液等,它们也可以是同一疾病的不同阶段。临床上以急性心包炎和慢性心包积液最常见。

## 第一节 急性心包炎

急性心包炎(acute pericarditis)通常是指心包脏层、壁层的急性炎症,可为某种疾病的一部分表现,或与心内膜炎、心肌炎并存,也可单独存在。我国过去常见病因为细菌感染、结核及风湿热,现在是病毒感染、肿瘤性、尿毒症性及心肌梗死后心包炎的发病率逐渐增多。以典型的胸痛、心包摩擦音(pericardial friction rub)和特异性心电图表现为特征。急性心包炎的病因(表26-1)。

表26-1 急性心包炎病因

| | 非特异性 | 感染性 | 肿瘤性 | 自身免疫性 | 内分泌、代谢性 | 其他 |
|---|---|---|---|---|---|---|
| 病因 | 通过目前检查手段未能明确特异病因 | 病毒性、细菌性、分枝杆菌、真菌、原虫 | 原发性:间皮瘤、纤维肉瘤、脂肪瘤<br>继发性:乳腺癌、肺癌、淋巴瘤、白血病等 | 风湿热及其他结缔组织病,如SLE、类风湿关节炎等,心肌梗死后早期(24~72h),心肌梗死后后期(Dressler综合征)、心脏切开、胸廓切开的后期、创伤后期药物引起(如普鲁卡因胺、异烟肼、环孢素) | 甲状腺功能减退症、尿毒症、痛风、淀粉样变 | 物理因素创伤(钝性和穿透性、心肺复苏后)、放射性、介入性诊疗操作、相关邻近器官疾病、急性心肌梗死、主动脉夹层胸膜炎、肺梗死 |

【病理】

急性心包炎可分为纤维蛋白性和渗出性。急性期心包脏层、壁层上有纤维蛋白渗出、白细胞、少许内皮细胞浸润,无明显液体积聚称之为纤维蛋白性心包炎;随着浆液渗出的增加,转变为渗出性心包炎,可为浆液纤维蛋白性心包炎等。液体量可由100ml至3L不等,多为黄而清的液体,但也可呈脓性或血性渗液;积液一般可在数周至数月内吸收,同时伴发壁层与脏层的粘连、增厚及缩窄,发展为缩窄性心包炎。液体也可在较短时间内大量聚集,引起心脏压塞。当心外膜下心肌受累,发展为心肌心包炎。此外,炎症也可累及纵隔、横膈及胸膜。

【病理生理】

正常心腔平均压力接近于零或小于大气压,吸气时常呈轻度负压、呼气时则近于正压。急性纤维蛋白性心包炎或少量心包积液不致引起心包内压升高,不影响血流动力学;液体短时间内迅速增多,以致心包无法伸展以适应其容量变化,心包腔内压力急剧上升,引起心脏受压,导致心室舒张期充盈受阻、周围静脉压升高、心排血量降低、血压下降,造成急性心脏压塞(acute cardiac tamponade)。而缓慢积聚大量液体,心包过度伸展,压力升高缓慢,不易出现心脏压塞,常可很好耐受不出现临床症状。

【临床表现】

1. 症状

(1)胸痛:心前区疼痛为主要、最初出现的症状,疼痛位于心前区、胸骨后,可放射至颈部、左肩及左肩胛区、也可达上腹部;心前区疼痛的程度和性质不一,轻者仅为胸闷,压榨样、重者较尖锐,与呼吸运动有关,常因咳嗽、深呼吸、吞咽或变换体位而加重,坐位前倾位可减轻。

(2)呼吸困难:呼吸困难是心包积液时最突出的症状。急性心包积液时,即使液体量小于200ml,只要心包内压力超过20~30mmHg,即可迅速进展为急性心脏压塞,支气管、肺受压及肺淤血,患者可有端坐呼吸、身体前倾、呼吸浅快、面色苍白、口唇发绀。大汗淋漓、肢端冰凉、心悸、严重者出现意识恍惚、休克等。

(3)全身症状:根据病因、个体反应的不同,全身症状差异较大。如畏寒、发热、多汗、食欲下降、困乏、呃逆、咽下困难、干咳、声音嘶哑等。

2. 体征

(1)心包摩擦音:是急性纤维蛋白性心包炎的典型体征,壁层、脏层心包因炎症表面粗糙并有纤维蛋白渗出,心脏搏动时,互相摩擦而产生。呈搔抓样高频粗糙声音,往往盖过心音且较心音更贴近于耳。心包摩擦音在胸骨左缘3、4肋间、胸骨下段、剑突区听诊最为明显,坐位前倾、深呼吸及用力按压膜式听诊器,更易闻及。心包摩擦音变化快,需反复听诊,通常持续时间短暂,存在数小时、数天,少数可达数周,当心包积液增多致两层心包分开时,摩擦音可减弱甚至消失。

(2)心包积液:症状与液体量、液体蓄积的增长速度有关,与积液性质无关。心包积液的量超过200~300ml或积液发生较迅速时,可出现下列体征。①心包积液本身体征。心尖搏动位于心浊音界内并减弱或消失,心浊音界迅速向两侧扩大并随体位改变而改变,坐位时向下界增宽,平卧时向心底部第2、3肋间增宽,心音低钝遥远,心率快。胸骨左缘第3、4肋间可听到舒张早期的附加音,或称心包叩击音,为心包积液聚积所造成的心室舒张受限,进入心室的血液突然受阻形成涡流,同时冲击心室壁产生震动所致。②左肺受压征。心包积液多从横膈上的心包腔开始积聚,充满胸骨后的心包腔,膨胀的心包腔可压迫左肺及支气管,引起左肺下叶不张。体检时可发现左肩胛的内下方有一浊音区,并伴有语颤增强及支气管性呼吸音,亦称Ewart征。③心脏压塞征。急性心脏压塞者,动脉压持续降低、心率加快、脉搏细弱、动脉收缩压下降、脉压变小,静脉压明显升高,严重者可出现急性循环衰竭、休克。亚急性或慢性心脏压塞者,大量液体缓慢积聚,表现为体循环淤血、颈静脉怒张、静脉压升高和奇脉。常伴有肝大、腹水和下肢水肿。

【实验室和其他检查】

1. 实验室检查　目的是确定潜在的病因和鉴别诊断。通常表现为血白细胞计数升高伴轻度淋巴细胞比例增高、红细胞沉降率加快和CRP增高;心肌坏死标志物多正常,CK-MB和cTNI升高提示合并存在心肌炎或心肌梗死。其他实验室检查可根据患者病史及临床表现选择性进行:①疑为结核性心包炎者行结核菌素试验;心包渗液测定腺苷脱氨基酶(ADA)活性≥30U/L,具有特异性诊断价值;②感染性心内膜炎和菌血症做血培养检测;③疑为病毒感染在急性期和恢复期进行血、尿、粪及咽拭子培养或柯萨奇病毒 B 的 IgM 抗体检测等;④疑为风湿热者检测 ASO、ANA、dsDNA 抗体等;⑤系统性红斑狼疮等结缔组织病的诊断采用抗核抗体测定进行初筛;⑥甲状腺疾病进行血清促甲状腺激素和 $T_3$、$T_4$ 测定。

2. **心电图** 90%以上的患者心电图都有异常,早期典型心电图变化表现为:①窦性心动过速;②除 aVR 和 $V_1$ 导联外所有导联 ST 段呈弓背向下抬高,T 波高耸直立,aVR $V_1$ 导联 ST 段压低;1d 至数日后,ST 段回到基线,T 波低平及倒置,可持续数周或数月;③心脏压塞特征性的心电图异常,低电压和 P-QRS-T 波全部电交替;④除 aVR 和 $V_1$ 导联外所有导联 P-R 段压低,提示包膜下心房肌受损;⑤一般无病理性 Q 波和 QT 延长,若出现病理性 Q 波,提示合并心肌梗死。

3. **胸部 X 线** 纤维蛋白性心包炎者胸部 X 线表现通常正常;少量心包积液(成年人少于 250ml,儿童少于 150ml)X 线难于检测;中等量或大量心包积液可导致心影增大"呈烧瓶样",侧位可见心包脂肪垫;上腔静脉影增宽,透视下心脏搏动弱。

4. **超声心动图** 对于心包积液的诊断更为敏感和特异。检查可见液性暗区:液性暗区直径<10mm 时,则积液为小量;如直径 10～20mm 则为中等量;直径≥20mm,则为大量。

5. **CT 和 MRI 影像检查** 较超声心动图提供心包积液更详细的定量和区域及空间定位信息,对于分叶和局限的意义更大;可测定心包厚度,评价炎症严重和慢性程度。

6. **心包穿刺或置管引流** 明确患者有心包积液后,行心包穿刺对渗液做生物学、生化学、细胞学等检查,有助于确定其病原或积液的性质;在大量心包积液导致心脏压塞时,行心包治疗性穿刺抽液减压缓解症状,或针对病因向心包腔内注入药物进行治疗。

7. **纤维心包镜检查** 需手术引流者,需要进行纤维心包镜检查。观察心包病变特征,并对病变部位进行活检,可提高病因诊断的准确性。

> **问题讨论** 患者,男性,23 岁,"感冒"后 2 周,心悸、乏力、心前区疼痛随呼吸运动和体位变换时加重,查体示心率 98/min,心尖部可闻及心包摩擦音,心界不大。请考虑此病诊断何病?怎样进一步检查?
>
> 关键问题:心前区疼痛的部位是心尖部还是胸骨后,疼痛时尖锐性还是钝痛,疼痛是否有放射性?心电图是否有动态性、特征性改变?
>
> 追踪路径:
>
>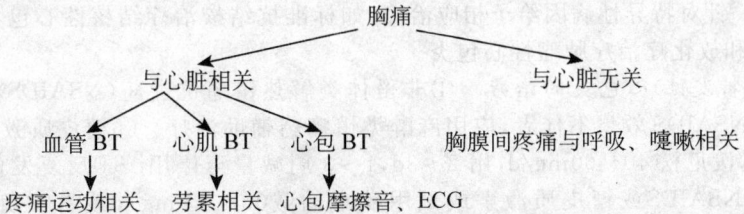
>
> 诊断要点:心前区疼痛+心包摩擦音+心界不大,可考虑急性非特异性心包炎,结合超声心动图可诊断。

【诊断和鉴别诊断】

1. **诊断** 临床上出现胸痛、心包摩擦音、ST 段弓背向下抬高心电图表现应考虑急性心包炎。出现呼吸困难、体静脉淤血征、心界扩大、心率加快、脉搏细弱、动脉收缩压下降、脉压变小,静脉压明显升高、奇脉等表现应考虑心包积液的诊断。心包膜或心内膜心肌活检是主要诊断依据。

2. **鉴别诊断**

(1)与胸痛和(或)类似心电图改变的其他疾病鉴别,包括心绞痛或心肌梗死、肺梗死、肺炎、胸膜炎、主动脉夹层、肋软骨炎、胃食道反流病、带状疱疹、腹腔疾病等,根据各病特点予以鉴别。

(2)不同病因类型心包炎的鉴别,见表26-2。

表26-2  5种常见心包炎的鉴别诊断

| | 急性非特异性 | 结核性 | 化脓性 | 肿瘤性 | 心脏损伤后综合征 |
|---|---|---|---|---|---|
| 病史 | 起病前上呼吸道感染史,起病急 | 常伴有原发性结核病或并存其他浆膜腔结核 | 原发感染病灶,败血症表现 | 转移性肿瘤多见,并可见于淋巴瘤及白血病 | 有手术、心肌梗死或心脏创伤史 |
| 发热 | 持续发热 | 可有午后低热 | 高热 | 常无 | 常有 |
| 胸痛 | 剧烈 | 常无 | 常有 | 常无 | 常有 |
| 心包摩擦音 | 明显、出现早 | 有 | 常有 | 少有 | 少有 |
| 白细胞计数 | 正常或轻中度增高 | 正常或轻度增高 | 明显增高 | 正常或轻度增高 | 正常或轻度增高 |
| 血培养 | 阴性 | 阴性 | 可阳性 | 阴性 | 阴性 |
| 心包积液 量 | 较少 | 常大量 | 较多 | 大量 | 一般中量 |
| 心包积液 性质 | 草黄色或血性 | 多为血性 | 脓性 | 多为血性 | 常为浆液性 |
| 白细胞计数 | 淋巴细胞为主 | 淋巴细胞为主 | 中性粒细胞为主 | 淋巴细胞较多 | 淋巴细胞 |
| 病原微生物 | 无 | 结核分枝杆菌(±) | 化脓性细菌 | 无 | 无 |
| 酶或肿瘤标志物 | | ADA显著增高>40U/L | | CEA显著增高,>5μg/L或积液/血清>1.5 | |

【治疗】

1. **病因治疗**  针对特异性病因给予相应治疗,如标准抗结核治疗结核性心包炎;抗生素治疗化脓性心包炎;手术和放化疗治疗肿瘤性心包炎。

2. **非特异性(特发性)心包炎的治疗**  ①非甾体类解热镇痛抗炎药(NSAIDS),一般疗程2周。②麻醉类镇痛药,NSAIDS效果不佳者,应用麻醉类镇痛药辅助治疗。③糖皮质激素,NSAIDS效果不佳者,短期应用,泼尼松40~60mg/d,用2~3d,1~3周减量至停用。④反复发作的心包炎,给予第2个2周疗程的NSAIDS或糖皮质激素或试用秋水仙碱0.5~1mg/d或首次负荷量2~3mg,口服,至少1年,逐渐减量至停用。顽固性复发性心包炎可考虑心包切除术。

3. **心包积液或心脏压塞处理**  发生心脏压塞者,无论积液多少,需紧急心包穿刺引流。结核或化脓性心包炎强调充分彻底引流以提高治疗效果和减少心包缩窄发生率。对于含有较多凝块和纤维条索样物质的积液,引流效果不佳或风险大者,行心包开窗引流,同时行心包活检。

**临床提示**  呼吸困难+心界扩大+奇脉+胸壁和心脏前缘之间的线性透明影→心包积液。

## 第二节 缩窄性心包炎

缩窄性心包炎(constrictive pericarditis)是指心脏被致密厚实的纤维化或钙化心包所包围,心脏舒张期充盈受限产生一系列循环障碍的临床病征。

【病因】

缩窄性心包炎继发于急性心包炎,病因有结核性、化脓性、创伤性(包括外科手术)、自身免疫(结缔组织)疾病、结节病、心包肿瘤、特发性、放射性心包炎等。

【病理】

心包纤维组织增生、增厚粘连、脏壁层融合钙化,可为弥漫性或局灶性,心包可出现透明样变性,为非特异性改变。可有结核性肉芽组织或干酪样病变。心脏大小正常,偶有缩小,心肌可萎缩。

【病理生理】

心包被坚硬的纤维化物质代替,限制心腔的舒张期充盈,造成各腔室及体肺静脉充盈压均升高。心室舒张早期血液迅速流入心室,舒张中晚期心室扩张突然受到没有弹性的心包的限制,充盈受阻,心室腔压力迅速上升。心室舒张期充盈的异常表现经心导管检查证实:压力曲线呈现舒张早期下陷和舒张中晚期的高平原波,肺毛细血管楔嵌压也升高。

呼吸时,胸腔压力变化不能快速传到心包腔和心腔内,吸气时静脉回流增多,而心包腔内中心静脉压和右心房压力不下降,右心房的回心血量不增加,导致吸气时体静脉压升高,颈静脉怒张更明显,呈 Kussmaul 征。

心室充盈异常,静脉压上升,心排血量下降,代偿性心率加快,临床上表现:呼吸困难、血压下降、水钠潴留、肝大、双下肢水肿、胸腔积液及腹水,严重者出现黄疸、蜘蛛痣和肝掌等。

【临床表现】

通常急性缩窄是指1年以内发生缩窄者;慢性缩窄是指1年以上发生缩窄者。

1. 症状 肺静脉压升高致:咳嗽、活动性气促、端坐呼吸等;体循环淤血致:腹胀、肝区疼痛、食欲缺乏、水肿等;慢性心排血量降低致乏力、失用性肌肉萎缩、恶病质等;可能发生:心绞痛样胸痛、一过性脑缺血发作、晕厥。

2. 体征 颈静脉怒张并 Kussmaul 征;收缩压正常或降低、脉压差变小、奇脉;心脏体征:心尖搏动不明显、心浊音界不大、心率增快、心音减低、$S_2$宽分裂、可闻及心包叩击音(胸骨左缘或心尖部易听到)、可闻及三尖瓣反流音;肝大、腹水及下肢水肿、可触及与颈静脉搏动一致的肝搏动;心源性肝硬化者可出现黄疸、蜘蛛痣和肝掌等表现。

【实验室和其他检查】

1. 实验室检查 可有轻度贫血。病史较长者因淤血性肝硬化常伴有肝功能异常,白蛋白减少,白、球蛋白比值降低。检测胸腔积液或腹水为漏出液。

2. 心电图 窦性心动过速、低电压、非特异性 T 波平坦或倒置。

3. X 线检查 心影偏小、正常或稍大,心影增大可能由于伴有心包积液或心包增厚;左右心缘呈平直僵硬,心脏搏动减弱;上腔静脉扩张致纵隔明显增宽;部分患者心包有钙化。

4. 超声心动图 可见心包增厚、僵硬、钙化;右心室前壁或左心室后壁振幅变小;可显示增厚的心包、室间隔在吸气时膨入左心室;多普勒超声:吸气时比呼气时二尖瓣 E 峰速率增加≥25%。

5. CT 和 MRI 检查 检测心包增厚具有很高的特异性和分辨率:CT 正常<2mm、MRI 正常<4mm;CT 可检出微小的钙化;MRI 可提供心包及心脏详细和全面信息。

6. 心导管检查 通过左、右心导管同时记录左、右心压力曲线。

【诊断和鉴别诊断】

根据体循环淤血征、舒张期充盈受限的证据、心包增厚或钙化可诊断缩窄性心包炎。应与限制型心肌病鉴别(表 26-3)。需与各种原因的右侧心力衰竭和大量腹水相鉴别。

表 26-3　限制型心肌病与缩窄性心包炎的鉴别

| | 限制型心肌病 | 缩窄性心包炎 |
|---|---|---|
| 心脏听诊 | 二尖瓣和三尖瓣关闭不全杂音，$S_3$ 奔马律 | 心包叩击音 |
| X线胸片 | 心内膜钙化（少见），心内膜增厚，左心室腔缩小，左心房扩大，房室瓣反流，有时出现室壁和瓣膜增厚（淀粉样变性） | 肺纹理减少，心包钙化，心包增厚、钙化，室间隔运动异常，左心室缩小，心房通常不扩大 |
| 超声心动图 | 二尖瓣及三尖瓣充盈呈限制性，受呼吸影响不明显 | 二尖瓣及三尖瓣呈限制型充盈模式，随呼吸明显改变 |
| | 二尖瓣环组织速度（Em）<8cm/s | 二尖瓣环组织速度（Em）>8cm/s |
| CT/MRI | 心内膜增厚、钙化，心包无异常 | 心包增厚、钙化 |
| 心导管检查 | | |
| RVSP | >50mmHg | <50mmHg |
| RVEDP/RVSP | <1/3 | >1/3 |
| LVEDP 与 RVEDP 差值 | >5mmHg | <5mmHg |
| 心肌活检 | 心内膜增厚，间质纤维化 | 正常或非特异性心肌肥大及纤维化 |

【治疗和预后】

心包剥离手术或心包切除术是惟一确切的治疗，应急性症状消退后尽早进行彻底的治疗。国外资料显示：心包剥离手术病死率为5%～15%；5年生存率80%；10年生存率60%。

### 复习指导

1. 我国目前最常见的急性心包炎的病因是结核性、其次为肿瘤。
2. 诊断急性心包炎最具特征的体征是心包摩擦音；急性心包炎心电图变化为ST段抬高，以急性非特异性心包炎最为多见。
3. 急性心脏压塞的主要特征：Beck三联征。
4. 缩窄性心包炎：心包剥离手术或心包切除术是惟一确切的治疗。

(李方江)

# 第27章 主动脉和周围血管病
chapter 27

> **学习要求**
>
> 学习主动脉夹层的发病机制、分型和治疗原则,形成对本病良好的诊断思路,尤其是对临床表现不典型者需有警惕本病的意识;知晓闭塞性周围动脉粥样硬化症的临床表现和治疗方法;知晓下肢深静脉血栓形成的发病机制、常见病因、临床表现、治疗要点,能够对其做出预防并防止肺栓塞的发生。

主动脉疾病最为主要的是主动脉夹层和主动脉瘤。周围血管疾病包含闭塞性周围动脉粥样硬化、静脉血栓症、血管炎、血管痉挛、静脉功能不全及淋巴系统疾病。

## 第一节 主动脉夹层

主动脉夹层(aortic dissection)是指循环血液通过主动脉的内膜破裂口进入主动脉中层形成的血肿,又称主动脉夹层动脉瘤,是一种非常严重的主动脉疾病。本病为心血管疾病的危重急症,起病凶险,病死率极高,发病年龄多在40岁以上。

【病因与发病机制】

正常情况下主动脉壁可承受巨大的压力,如主动脉壁有病变或缺陷时,内膜与中层之间的附着力减低,在血流冲击下,主动脉内膜破裂,血流从破口冲入主动脉中层形成血肿,并可逐渐向主动脉近心端和(或)远心端扩展,导致主动脉壁撕裂和主动脉供血脏器供血不足等严重症状。

其主要相关病因有:大多数患者有高血压病史,结缔组织遗传缺陷性疾病。主动脉中层胶原和纤维组织变性,发生囊性坏死及内膜缺乏支撑,容易导致内膜破裂和夹层血肿;高血脂、高血压、糖尿病及高龄患者易发生动脉粥样硬化,粥样斑块可从内腔破溃形成夹层血肿;其他如梅毒性主动脉炎、系统性红斑狼疮(SLE)、主动脉外伤、心血管介入性诊疗操作等均可引起本病。

【病理和病理生理】

主动脉夹层其内膜破口常位于升主动脉瓣上2~3cm内或降主动脉峡部,形成夹层血肿后,病变局部常明显增大,呈囊状或梭形状,可向近心端和(或)远心端扩展,以夹层向远心端扩展多见,扩展后引起相关重要脏器及肢体的缺血或出血症状。

【分型】

最常用的分型为De Bakey分型,根据夹层的起源及受累部位分为以下3型:Ⅰ型,夹层起源于升主动脉,扩展超过主动脉弓,甚至腹主动脉,该型最多见。Ⅱ型,夹层起源并局限于升主动脉。Ⅲ型,夹层起源于降主动脉左锁骨下动脉开口远端,可扩展至腹主动脉。Ⅰ型和Ⅱ型又称为Stanford A型,Ⅲ型又称为Stanford B型。Stanford分型有利于临床治疗方案的选择。

【临床表现】

本病通常分为急性期(发病3d内)、亚急性期(3d至2个月)和慢性期(2个月以上)3期。急性期病情凶险,病死率极高;慢性期症状相对较轻,多为幸存者;亚急性期介于两者之间。

1. 突发疼痛  发病初最突出、最常见的症状,其疼痛特点为:①疼痛开始即非常剧烈,呈撕裂样、刀割样或搏动样痛,常难于忍受;②部位多在前胸部靠近胸骨区,并向后背部扩展,疼痛范围扩大多与夹层扩展相关;③呈持续性疼痛,常规镇痛药多无法彻底止痛;部分患者发病后疼痛逐渐缓解,但在夹层继续扩展时又反复出现。

2. 血压异常  急性期可有大汗淋漓、皮肤湿冷、面色苍白、气促、脉速、脉弱或消失等表现,但血压往往表现为轻度下降或反而增高,这可能和主动脉不全阻塞、肾缺血、剧痛以及主动脉减压神经受损等有关。如夹层扩展至肾动脉致使急性肾梗死可导致血压急剧升高。如夹层发生动脉外膜破裂可引起大出血,血压迅速下降致晕厥甚至死亡。

3. 相关系统损害  由于夹层血肿的扩展可压迫邻近组织或波及主动脉大分支,从而出现不同的症状与体征,使临床表现错综复杂,应引起高度重视。

(1)心血管系统:Ⅰ型和Ⅱ型患者大多可发生主动脉瓣关闭不全,由瓣环扩大、瓣膜移位或撕裂所致,常导致急性左侧心力衰竭;当累及冠状动脉时,可引起心肌缺血、急性心肌梗死表现;夹层向动脉外膜破裂入心包腔时,可引起急性心脏压塞;发病初便可出现周围动脉阻塞征象,表现为动脉搏动减弱、消失或两侧强弱不等,上下肢血压差距减小,两上臂血压差>20mmHg,主动脉夹层累及部位闻及血管杂音和触及震颤等。

(2)其他系统:包括神经、呼吸、消化系统及泌尿系统都可受累。夹层扩展到脑、脊髓的供血动脉可引起神经系统症状,如昏迷、瘫痪;夹层压迫喉返神经可导致声音嘶哑;夹层破入胸、腹腔可导致胸腔积血、腹腔积血,破入气管、支气管或食管可引起大量咯血或呕血;夹层扩展到腹腔动脉或肠系膜动脉可导致肠坏死急腹症;扩展到肾动脉可引起剧烈腰痛、血尿、急性肾衰竭或肾性高血压;扩展到髂动脉可导致股动脉灌注减少而出现下肢缺血及坏死。

【实验室和其他检查】

1. 血液检查  C反应蛋白增高,白细胞、胆红素及乳酸脱氢酶轻中度增高。

2. 心电图  可引起非特异性ST-T改变;累及冠状动脉供血时可有急性心肌缺血、心肌梗死心电图改变;破入心包致积血时可出现急性心包炎的心电图改变。

3. X线胸片  可出现上纵隔增宽、主动脉增宽延长及外形不规则,且有动态改变;有时尚可见食管气管移位,心包、胸腔积液或左心室肥大等征象。

4. 超声心动图  可识别真、假腔或发现主动脉的内膜裂口下垂物,有较好的敏感性和特异性;食管超声心动图检查优势更明显。

5. CT血管造影和磁共振(MRI)成像  敏感性及特异性可高达98%,具有很高的决定性诊断价值。

6. 主动脉造影  主动脉造影是诊断本病最可靠的方法,准确率>95%,但对急性危重期患者做该项检查有较大风险,常采用无创的CT和(或)MRI成像检查替代,如需制定介入或手术计划则必须进行此项检查。

【诊断与鉴别诊断】

由于基础疾病、夹层部位和扩展范围不同,临床表现常错综复杂。根据突发剧烈疼痛特点、血压异常及相关系统症状应考虑本病,确诊有赖于超声心动图、CT血管造影、MRI成像或主动脉造影等检查。

胸痛时需和急性心肌梗死、肺栓塞等鉴别;常因发生多系统血管的压迫致组织缺血或夹层破入某些器官或腔室,可引发多种症状,需注意和各相关系统类似表现鉴别,如其他原因引起的急性主动脉瓣关闭不全、急腹症、急性肾功能不全和脑血管意外等等。

【治疗】

1. 急性期紧急处理  严密监测生命体征和血管受累征象,绝对卧床休息,镇静与镇痛,禁忌抗凝血或溶栓治疗。

2. 药物治疗

(1) 止痛:剧痛者应立即静脉应用吗啡或哌替啶,也可舌下含服二氢埃托啡。

(2) 降压:迅速将收缩压降至100~120mmHg以控制夹层的继续扩展,同时又能维持重要器官的血供。常用硝普钠、乌拉地尔、艾司洛尔等。

(3) 减低心肌收缩力和心率:可用β受体阻滞药或非二氢吡啶类钙离子拮抗药(维拉帕米、地尔硫䓬),将心率控制在60~70/min,使用时应注意其降压作用等。

3. 手术治疗 修补撕裂口,排空假腔或人工血管移植。仅适用于升主动脉夹层及少数降主动脉夹层有严重并发症者。但手术死亡率及术后并发症发生率均非常高。

4. 介入治疗 介入治疗包括经皮腔内带膜支架隔绝术、经皮血管内膜间隔开窗术等近年来发展很快,对于多数适宜手术的Ⅲ型患者可采用介入治疗。

【预后】

急性阶段的死亡率极高,以下因素可影响预后:①夹层发生的部位越在主动脉远端预后越好,Ⅲ型较Ⅰ、Ⅱ型预后好;②诊断及处理越及时越好;③治疗方案的合理选择,包括药物、介入或手术治疗;④夹层内血栓形成可防止夹层向外膜破裂,避免出血危险。

## 第二节 闭塞性周围动脉粥样硬化

闭塞性周围动脉粥样硬化(peripheral atheriosclerosis obliterans)是指周围动脉由于粥样硬化导致管腔进行性狭窄或闭塞,临床表现为肢体缺血的症状和体征。多数60岁以后发病,发病率男性明显高于女性。

【病因和发病机制】

动脉粥样硬化是一种全身性疾病,病因目前尚不完全清楚。本病的易患因素主要有高脂血症、高血糖、高血压、肥胖、吸烟和高龄等,大多数患者常有多个易患因素。

【病理生理】

肢体产生缺血症状的病理生理机制主要是肢体的血供调节功能减退。肢体的血供调节取决于:动脉粥样硬化的进展速度与程度;病变处出血或血栓形成和侧支循环建立;一氧化氮(NO)、血栓烷、血管紧张素Ⅱ、内皮素等舒缩血管因子的产生;以及代偿性血管扩张程度等。运动时,肢体肌肉耗氧量增加,而血管调节功能减退,引起氧供需失衡而诱发缺血症状;同时由于缺氧增加了乳酸和肉毒碱积聚可进一步加重疼痛症状。

【临床表现】

本病主要累及下肢动脉,累及上肢动脉少见。

1. 症状 根据病情进展大致分以下4期:①轻微不适期,常感患肢发凉、麻木或感觉异常,活动后易疲乏;②间歇性跛行期,最常见于早期症状,有典型的患侧下肢"行走-疼痛-休息-缓解"的重复规律;③静息型肢痛期,常提示动脉严重阻塞,肢痛以夜间为著,晚期出现持续性剧痛,继而出现坏死性病变;④组织坏死期:肢体远端出现溃疡和坏疽,可渐向上扩展(很少超过膝关节),同时易并发蜂窝织炎、骨髓炎或败血症。

2. 体征 闭塞远端动脉搏动减弱甚至消失,患肢血压降低或测不出,两侧肢体血压相差>20mmHg,狭窄严重时可闻及收缩期或连续性血管杂音,尤以运动后更为明显;早期可见患肢营养障碍性改变,如毛发脱落、皮肤变薄、肌肉萎缩;晚期可有慢性溃疡、坏疽等。

肢体位置改变测试:当肢体从高位下垂到肤色转红时间>10s及表浅静脉充盈时间>15s时,说明该侧肢体动脉有狭窄及侧支形成不良;当肢体上抬60°,若在60s内肤色转白也说明该侧肢体动脉有狭窄。

【实验室和其他检查】

血液检查常有血脂和血糖增高等异常;用血压计可测得踝动脉收缩压与肱动脉收缩压比值(ABI)降低,ABI<0.9 为异常,如<0.5 为严重狭窄,可疑患者在运动后该指数可明显降低;彩色多普勒、MRI、CT 血管造影、动脉造影可清楚显示动脉狭窄或闭塞的部位、范围及侧支循环等情况。

【诊断和鉴别诊断】

根据典型症状、体征以及相应辅助检查容易诊断本病。本病应与其他闭塞性周围动脉疾病鉴别,如血栓闭塞性脉管炎、多发性大动脉炎以及动脉栓塞症等。

【治疗】

(一)内科治疗

1. 一般治疗　保持患肢清洁、保湿、防外伤;对有静息痛者可抬高床头,以增加下肢血流,减少疼痛;忌烟,积极控制高血压、高血糖、高血脂等危险因素;鼓励步行锻炼,促进侧支循环的建立。

2. 抗血小板治疗　阿司匹林和(或)氯吡格雷可抑制血小板聚集,防止血管急性闭塞。

3. 改善患肢血液循环　可选用乙酮可可碱、前列腺素、右旋糖酐-40(低分子右旋糖酐)等。

4. 溶栓药　在发生急性血栓形成时可使用溶栓药。

(二)血供重建治疗

积极内科治疗的同时也可进一步选择血供重建再血管化治疗,包括导管介入治疗和外科手术治疗。介入治疗有经皮球囊扩张、支架置入与激光血管成形术;外科手术有人造血管与自体血管旁路移植术。

【预后】

直接死于周围血管闭塞者很少,大多死于心、脑、肾伴发病,约 5% 患者需行截肢手术。

## 第三节　静脉血栓症

静脉血栓症又称静脉血栓形成(venous thrombosis),是一种静脉急性非化脓性炎症,并伴有继发性静脉内血栓形成的疾病。病变主要累及四肢浅静脉或下肢深静脉,以下肢静脉系统的血栓形成最具临床意义。

【病因和发病机制】

促发静脉血栓形成的因素主要有 3 方面:静脉内皮损伤、静脉血流淤滞和高凝血状态。凡涉及以上因素的临床情况均可导致静脉血栓形成,如手术(尤其是骨科手术)、创伤、严重脱水、肿瘤、长期卧床、妊娠、长期口服女性避孕药、骨髓增生性疾病、DIC、介入性诊治操作等均可能引起该病。静脉曲张多引起浅静脉血栓形成。

【病理】

深部静脉血栓与管壁仅有轻度粘连,易于脱落成为栓子而发生肺栓塞,浅部静脉则粘连较紧,不易脱落;较大血栓形成时可致局部静脉压增高,引起远端组织水肿及缺氧;部分血栓可自溶而导致血液再通。

【临床表现】

深部静脉血栓形成常累及下肢深静脉,以小腿深静脉和腘静脉最为好发,其次髂静脉或股静脉,下腔静脉、上腔静脉和上肢深静脉也偶可发生。临床症状差异较大,轻者可无症状,重者有发热、肢体肿痛,肺栓塞常为本病的首发症状。浅部静脉栓塞主要为受累局部红肿、疼痛、皮温增高,可伴低热,几周后炎症消退,后恢复反复炎症者有皮肤色素沉着。

常见体征:①受累静脉处有压痛和牵拉痛,可触及条索状的静脉。②直腿伸踝试验(Homan's 征)阳性,即下肢伸直,使踝关节急速背屈,可因腓肠肌和比目鱼肌牵拉刺激小腿病变静脉而发生疼痛;同理,压迫腓肠肌试验(Neuhof's 征)也阳性。③静脉阻塞体征,患侧肢体明显肿胀、水肿、皮温升高、浅静脉扩张;下腔静脉血栓形成时可见腹部以下部位明显水肿,腹壁静脉扩张;上腔静脉血栓形成时可见上肢、胸壁、颈和头面部肿胀和静脉回流受阻。④尚可有发热、心动过速等表现。

【实验室和其他检查】

1. 静脉压测定　患肢静脉压升高,提示测压近心端静脉有阻塞。
2. 血管超声　可直接发现大静脉内的血栓以及受累静脉血流明显减弱或消失,诊断阳性率可达95%,为最常用的检查方法。
3. 放射性核素检查　阻抗容积描记法也有较高的诊断价值。
4. 深静脉造影　可作出定性及定位诊断。
5. D-二聚体　常明显升高,如<400U基本可排除本症,其阴性预测可达96%～100%。

【诊断和鉴别诊断】

根据典型的症状、体征及辅助检查容易作出诊断,对于有可引起深静脉血栓形成病因的患者或以肺栓塞为首发表现时需高度警惕本症的存在。需注意与腓肠肌断裂、椎间盘脱出、小腿蜂窝织炎等鉴别。

【治疗】

深静脉血栓形成治疗的主要目的是预防血栓脱落而发生肺栓塞,特别是病程早期,应采用积极的治疗措施:①卧床、抬高患肢。②抗凝血治疗,肝素5 000～10 000U一次静脉注射,然后以1 000～1 500U/h持续静脉滴注,滴速以激活的部分凝血活酶时间(APTT)2倍于对照值作为调整指标,也可用低分子肝素皮下注射(不需检测APTT),用药时间不超过10d;在用肝素1周内开始或与肝素同时使用华法林,与肝素重叠用药4～5d,调整华法林剂量可根据INR(国际标准化凝血酶原时间比值)作为指标,将INR调整在2.0～3.0,急性近端深静脉血栓形成华法林抗凝血治疗至少持续6～12个月以防复发,复发性病例或恶性肿瘤等高凝状态无法消除者,需要持续华法林抗凝血。③溶栓治疗,宜在早期进行,可促使尚未机化的新鲜血栓溶解,用法同急性心肌梗死溶栓疗法,但不能证明预防肺栓塞方面优于抗凝血治疗。④手术治疗和介入治疗,药物治疗无效,或有溶栓、抗凝血治疗禁忌证,或累及髂、股静脉的严重血栓形成者,宜尽早(<5～7d)进行静脉血栓摘除术或血管旁路移植术。⑤经皮穿刺下腔静脉滤器放置术可有效预防肺栓塞的发生。

浅静脉血栓形成主要是消除病因以及对症治疗,予以患肢抬高、热敷,也可口服阿司匹林、吲哚美辛或抗炎药物;对大隐静脉血栓形成应严密观察,如血栓延展到股隐静脉连接处时,可进行抗凝血治疗或大隐静脉剥脱术,预防血栓延展到深静脉。

【预防】

对所有易发生深静脉血栓形成的高危患者均应提前进行预防,肝素常作为首选预防用药,华法林也可选用;阿司匹林等抗血小板药无预防作用。手术后患者早起床活动,穿弹力袜,定时充气压迫腓肠肌等也有预防效果。

## 复习指导

1. 主动脉夹层根据起源部位和受累部为Ⅰ、Ⅱ、Ⅲ型,其中Ⅰ型起源于升主动脉,扩展超过主动脉弓,最多见。主动脉夹层的疼痛呈撕裂样、刀割样或搏动样痛,常难于忍受;常规止痛药无法彻底止痛。超声心动图、CT、MRI可诊断。治疗中β受体阻滞剂最常用。

2. 闭塞性周围动脉粥样硬化常见间歇性跛行、静息痛、肢体组织坏死。吸烟、糖尿病、高血压等是危险因素。

3. 下肢深静脉血栓形成的三大因素:静脉内皮损伤、静脉血流淤滞和高凝状态。主要诱因有手术(尤其是骨科手术)、创伤、严重脱水、肿瘤、长期卧床、妊娠、长期口服女性避孕药、骨髓增生性疾病、DIC、介入性诊治操作等。主要预防血栓脱落而发生肺栓塞。

(唐关敏)

# 第三篇

PART 3

# 消化系统疾病

# 第28章 总 论

> **学习要求**
>
> 学习消化系统疾病常见表现和病情评估,知晓消化系统疾病的防治原则。

【病因与分类】

消化系统包括食管、胃、肠、肝、胆、胰腺、腹膜等器官,其疾病有器质性和功能性两种。临床上十分常见,累及器官多,须认真进行诊断和治疗。

1. 消化系统疾病的病因　该系统疾病多而复杂,某一疾病可由多种因素引起,而某一因素也可是若干疾病的共同病因。现已所知的常见病因有感染、理化因素、消化吸收障碍、营养缺乏、代谢紊乱、自身免疫、变态反应、基因异常、先天性发育异常或缺陷、神经系统功能紊乱、外伤和医源性因素等,还有一些迄今未明确的病因。

2. 分类　包括食管疾病,胃、十二指肠病,小肠疾病,结肠疾病,肝疾病,胆道疾病,胰腺疾病,腹膜和肠系膜疾病。炎症、结核、肿瘤、结石、息肉、憩室,血管瘤及吸收不良等均可以导致这些疾病。

【诊断】

诊断主要依据病史与症状、体格检查和实验室及其他特殊检查。消化系统的症状一般提示相应的消化系统疾病,但也可是其他系统疾病的表现;有些疾病的早期无明显症状或表现为其他系统的症状,据此,临床医师在进行疾病诊断和治疗的过程中,要思路开阔,要注重医学整合的理念,对以上3方面的资料精心进行全面的科学分析,综合判断,力争得出恰当的诊断结论,避免和减少误诊及漏诊。

1. 病史与症状　病史是诊断疾病的主要依据。

消化系统症状是促使病人就诊的原因,也是诊断消化疾病的重要线索,不同消化系统疾病有不同的主要症状和不同的症状组合,个别症状在不同疾病也有其不同的表现特点。要抓住主要症状,深入问清其性质、程度、时间、部位、加剧或缓解的规律性以及伴随的其他症状等,根据具体情况有重点的询问其他相关脏器的病史。常见症状如下。

(1) 吞咽困难:包括口咽性吞咽困难和食管性吞咽困难。前者表现在食团停留在口腔内不能进入食管或食团通过咽部时受阻,其特征是吞咽时有噎塞感和呛咳,偶有液体反流入鼻腔。食管性吞咽困难是指食团通过食管时受阻的感觉,轻者食团通过时不畅,重者食团不能通过。

(2) 胃灼热感与胸痛:胃灼热感是位于胸骨后或剑突下的一种烧灼样不适感,实际上是疼痛的一种特殊表现。胃灼热感可从剑突区向胸骨部位移行,甚至放射至颈部及肩胛区。排除心、肺及胸腔疾病后,称为食管源性胸痛。

(3) 恶心与呕吐:消化系统疾病中非常常见,尤其是恶心。

(4) 食欲缺乏与畏食:肿瘤、功能性消化不良及肝硬化多见。

(5) 嗳气与反酸：过度嗳气多见于吞气症或饮食习惯不良等。反酸主要见于胃食管反流病或消化性溃疡。

(6) 腹痛：可表现不同性质的疼痛或腹部不适，全腹痛多提示伴腹膜炎。

(7) 腹胀：腹胀为自觉腹部胀气和客观腹部气体滞留现象的综合表现，器质性腹胀常持续而顽固，并进行性加剧，功能性腹胀症状较突出，检查无阳性发现。

(8) 腹泻与便秘：是肠道功能发生改变的结果，严重程度不一。

(9) 黄疸：是比较严重的消化系统症状多见于肝、胆、胰疾患，少见的某些先天性疾病如 Gilbert 综合征、Crigler-Najjar 综合征、Rotor 综合征和 Dubin-Johnson 综合征也可出现。

(10) 呕血和黑粪：呕血和黑粪多见于上消化道出血，鲜血便多提示下消化道出血。

2. 体格检查　体格检查要全面系统，如观察面部表情可提示腹痛存在与否及其严重程度，口腔溃疡及关节炎常与炎症性肠病有关，慢性萎缩性胃炎、肠吸收不良等常伴有舌炎、皮肤黏膜色素沉着、瘀点、瘀斑、黄疸、蜘蛛痣、肝掌、男性乳房发育等则是诊断肝病的重要线索，消化系统恶性肿瘤晚期常转移至左锁骨上淋巴结等。

腹部检查对消化系统疾病的诊断非常重要。腹部弥漫性膨隆、局部隆起、凹陷呈舟状腹、有胃型或肠型等均有相关临床提示意义。如有腹壁静脉曲张要注意检查曲张静脉的血流方向，腹部触诊要注意腹壁紧张度、压痛、反跳痛和肝、胆、脾大及腹部包块等，当触及包块时应了解其部位、深浅、大小、形状、表面情况、活动度、硬度、压痛、搏动和波动情况等，确定病变性质和所累及的器官，还应注意与乙状结肠内粪团块、充盈的膀胱、前凸的脊柱、腹主动脉、肾、妊娠子宫、卵巢囊肿、子宫肌瘤等相鉴别。听诊要注意检查有无振水音、移动性浊音、血管杂音、肠鸣音减弱或亢进等。

特别强调肛门直肠指检在消化系统疾病诊断中的重要性，对有排便习惯改变，如慢性腹泻、粪条变细、便血、便秘、耻区痛等更为重要。指检可发现大多数的直肠肿瘤和胃肠道恶性肿瘤的盆腔转移灶。

【实验室和其他检查】

1. 化验检查　粪便检查对消化道疾病是一种简便易行的诊断手段，对肠道感染、寄生虫病、腹泻和消化道隐性出血等更为重要。幽门螺杆菌检测能帮助确定慢性胃炎和消化性溃疡的病因和制定正确的治疗方案。肝功能检查是诊断肝病的一项重要手段，常用的有血清酶学、胆红素、蛋白质测定等。肝炎病毒标志物（抗原、抗体、病毒 DNA、病毒 RNA 等）的检测可确定肝炎、肝硬化类型。肿瘤标志物的检测则有助于肿瘤的诊断，甲胎蛋白对原发性肝细胞癌有较高的特异性和敏感性，癌胚抗原等肿瘤标志物对结肠癌和胰腺癌有辅助诊断、估计疗效和判断预后的意义。癌基因和激素受体的表达亦能协助诊断肿瘤。血清、尿液、胸腔积液、腹水淀粉酶的测定可有助于诊断急性胰腺炎。腹水常规、细菌培养和脱落细胞学等检查可帮助判断腹水的性质，对鉴别肝硬化、结核性腹膜炎和癌性腹膜炎有实用价值。十二指肠引流检查对胆胰疾病的诊断有一定意义。

2. 胃肠运动功能检查　胃肠运动功能检查是诊断胃肠运动障碍性疾病的重要技术，临床上常用的有食管、胃、直肠、胆道压力测定，食管下段和胃内 pH 测定或 24h 持续监测，胃内胆汁测定或 24h 监测，胃排空测定，胃肠转运时间测定等。

3. 内镜检查　内镜是消化系统疾病诊断的一项极为重要的检查方法。内镜可直视消化腔内的各种病变，并可取活组织做病理学检查，还可摄影、录像留存以备分析。内镜根据不同检查部位分为胃镜、结肠镜、十二指肠镜、小肠镜、胆管镜、胰管镜等，其中常用的是胃镜和结肠镜，可检出大部分常见胃肠道疾病。近年来，结合放大内镜、聚焦内镜及内镜染色等技术的应用，早期消化道肿瘤的诊断水平有很大提高，内镜治疗技术也得以普及和发展，如胃镜下食管静脉曲张套扎硬化治疗、胃底曲张静脉内注射组织胶治疗肝硬化肝门静脉高压上消化道出血，十二指肠镜逆行胰胆管造影（ERCP）同时治疗胆管和胰管疾病等。内镜还包括超声内镜、胶囊内镜、腹腔镜。超声内镜即内镜引入超声探头，了解黏膜下病变的深度、大小、性质及周围情况等。胶囊内镜是受检者吞服胶囊大小的内镜后，其在胃肠道进行拍摄并将图像通过无线电波发送到体外接收器进行图像分析，是小肠疾病诊断的重要手段。腹腔镜对观察腹腔肿块的部位、性质、大小,特别是诊断和鉴别肝、胆、胰腺、脾、腹膜、网膜、肠系膜病变有较大的价值。

4. 影像学检查

(1) X线检查:腹部平片可观察腹腔内有无游离气体、组织钙化或结石,以及肠曲内气体和液体等。X线钡剂胃肠造影(上消化道的钡剂造影、小肠的插管注射钡、结肠钡剂灌肠)对消化道疾病的诊断有重要意义,气钡双重对比造影技术能更清楚地显示黏膜的细小结构,可提高微小病变的诊断率。口服或静脉注射胆管X线造影剂能显示胆管结石和肿瘤、胆囊浓缩和排空功能及其他胆管病变,但黄疸明显者显影欠佳。经皮肝穿刺胆管造影对鉴别肝内瘀胆和肝外阻塞性黄疸、诊断胆管残余结石、肝外胆管狭窄或受压的部位和原因有较大价值。选择性腹腔动脉造影主要用于腹腔肿瘤,尤其是肝肿瘤和胰腺肿瘤的诊断与鉴别诊断,以及评估肿瘤的可切除性和范围,也常用于消化道出血的定位和定性,特别是对其他方法难以确定的小肠出血性病变更有较高的价值。

(2) 超声显像:B型实时超声显像因为无创伤且检查费用低,在我国被用作肝、胆、胰腺、脾病的首选检查。超声显像能清楚地显示肝、胆、胰腺、脾的大小、轮廓和实质,对消化系统疾病诊断价值较大,对腹水含量、腹腔内实质性肿块的定位、大小、性质也有一定意义。超声显像还能监视和引导各种经皮肝、脾、胰腺等穿刺活检,从而进行诊断和治疗。彩色多普勒超声显像可观察肝静脉、肝门静脉、下腔静脉,有助于肝门静脉高压的诊断和鉴别诊断。

(3) 电子计算机X线体层显像(CT):该检查敏感性和分辨率高,可检测出轻微的密度改变,对病灶的定性和定位效果较好,对腹腔内占位性病变的诊断有重要意义,还有助于诊断弥漫性肝病如肝硬化和急性出血坏死性胰腺炎等。近年,应用螺旋CT图像后处理可获得类似内镜在管腔脏器观察到的三维和动态图像,称为仿真内镜,可发现溃疡、息肉、肿瘤、甚至炎症性病变。

(4) 磁共振成像(MRI):人体组织的氢原子核(质子)属敏感的核子,是MRI的主要因素。MRI不含放射线,其图像能反映组织的结构及密度的差别,清晰而层次感强,能较好的对消化器官占位性病变进行定性诊断。MRI图像后处理可进行磁共振胰胆管成像(MRCP),用于显示胰管和胆管的形态,临床上可代替侵入性的逆行胰胆管造影(ERCP)用于胆管胰管病变的诊断。磁共振血管造影术(MRA)可显示肝门静脉及腹腔内动脉。

(5) 放射性核素显像:可协助诊断原发性肝癌、不明原因消化道出血,也用于研究胃肠运动功能如胃排空、肠转运时间等。

5. 活组织检查和脱落细胞检查 经内镜直视下取材或超声、CT引导下细针穿刺取材作活组织病理学检查具有确诊价值,对诊断不明者应尽可能做活检;在内镜检查同时冲洗或擦刷检查所收集到的脱落细胞,有利于发现该处的癌瘤。收集腹水查找脱落细胞也属于此范畴。

【治疗】

1. 一般治疗

(1) 生活指导:消化系统疾病的发生通常与生活、饮食有关,要强调饮食起居规律的重要性,要节制饮酒和辛辣饮食、戒烟,注意饮水和食品卫生,要劳逸结合,避免精神紧张和情绪波动。某些消化系统疾病病人的饮食要给予特殊安排,对有营养障碍以及水、电解质、酸碱平衡紊乱的病人,要加强支持治疗,注意给予高营养易消化食物,必要时静脉补液及补充营养物质,甚至全胃肠外营养或全胃肠内营养。

(2) 精神心理治疗:要使病人和家属了解疾病的有关知识,消除病人紧张心理,树立信心,配合治疗,对有心理障碍的病人进行心身治疗,必要时应用镇静药。

2. 药物治疗

(1) 针对病因和发病机制用药:针对病因者如胃肠道、胆管炎症,应用抗生素,根除幽门螺杆菌联合用药等;针对发病机制者有消化性溃疡、胃食管反流病等的抑酸、保护胃黏膜及促胃动力等用药,肝硬化时应用抗纤维化药物,肝门静脉高压时应用血管活性药等。

(2) 对症用药:对消化系统疾病中常见的腹痛、腹泻、呕吐等导致病人痛苦的症状,要积极给予镇痛、止吐、止泻及解痉等对症用药。但要注意权衡使用药物的利弊,某些药物虽有减轻、缓解症状的作用,但也有掩盖病情,影响临床判断和诱发其他疾病的危险性,例如强力镇痛药能影响对急腹症的病情观察,抗胆碱能解痉药可加重十二指肠或胃食管反流,可诱发重症溃疡性结肠炎发生中毒性巨结肠等。

3. 内镜治疗　近年来内镜治疗技术日趋成熟并迅速发展。治疗项目有消化道狭窄扩张术或加支架放置术、消化道异物取出术、消化道出血内镜止血术(喷药、微波、电凝、止血夹)、食管静脉曲张硬化或套扎术、消化道息肉内镜切除术、黏膜切除术(EMR)、黏膜下剥离术(ESD)、十二指肠乳头切开术、内镜胆管内或外引流术、胆胰管结石取石或碎石术、经皮内镜胃造口术、腹腔镜胆囊切除术、阑尾切除术、早期结肠癌切除术、肠粘连松解术等。

4. 介入治疗　消化影像介入治疗常用的技术有肝癌超选择性动脉化疗栓塞术、腹腔肿瘤超选择性动脉注射化疗、肝门静脉高压的经颈静脉肝内门-体分流术、脾部分栓塞术、消化道出血选择性血管造影栓塞治疗。在超声引导下无水乙醇注射或射频治疗,或微波治疗,或激光治疗肝肿瘤、囊肿及脓肿等。

5. 手术治疗　是消化系统疾病治疗的重要手段,对经内科治疗无效,疗效不佳或出现严重并发症的病例常需要手术治疗。但要严格掌握手术适应证,权衡利弊,综合考虑。

6. 其他治疗　消化道肿瘤还可进行放射治疗、核素导向化疗、基因治疗、生物治疗、肝衰竭可进行人工肝治疗或肝移植,胃瘫痪可进行起搏治疗等。

## 复习指导

1. 消化系统疾病主要包括食管、胃、肠、肝、胆、胰腺、腹膜等器官的器质性和功能性疾病。常见病因有感染、理化因素、消化吸收障碍、营养缺乏、代谢紊乱、自身免疫等。

2. 消化系统疾病的诊断:主要依据病史与症状、体格检查和实验室及其他特殊检查。腹部检查对消化系统疾病的诊断非常重要。

3. 消化系统的治疗:除了生活指导和精神治疗外,还包括抑酸、保护胃黏膜及促胃动力等针对病因药物;镇痛、止吐、止泻及解痉等对症用药;内镜治疗;介入治疗;手术治疗。

(庄彦华)

# 第29章 胃食管反流病

> **学习要求**
>
> 学习胃食管反流病的概念、诊断及治疗。能够与其他胸骨后疼痛疾病进行鉴别。

胃食管反流病(gastroesophageal reflux disease,GERD)系指胃内容物反流入食管,引起不适症状和(或)并发症的一种疾病。GERD 可分为非糜烂性反流病(non-erosive reflux disease,NERD)、糜烂性食管炎(erosive esophagitis,EE)和 Barrett 食管(Barrett's esophagus,BE)。NERD 是病人内镜下无反流性食管炎表现;EE 指内镜下可见黏膜炎症病变,又称反流性食管炎;BE 为癌前病变。临床上主要表现为反酸、反胃、烧心、胸骨后疼痛,可并发食管消化性溃疡、上消化道出血和(或)食管狭窄。

在西方国家,人群中 7%~15%有胃食管反流症状。我国广东地区调查 3 338 人,每周有胃灼热感症状患病率为 6.2%,上海和北京地区 GERD 患病率为 5.77%,且有逐年增高的趋势。本病任何年龄均可发病,发病随年龄增长而增加,以中年人居多,男、女性患病率无显著差别。

【病因和发病机制】

目前认为,胃食管反流病的发病是多种因素造成的上消化道动力障碍性疾病。发病机制主要是食管对胃内容物反流及侵袭的防御机制下降,以及反流的胃液、胆酸和胰酶对食管黏膜的攻击作用所致。

1. 抗反流防御机制减弱

(1)胃食管抗反流屏障及其异常:正常胃食管交界处的解剖结构及功能有利于抗反流。①下食管括约肌(low esophageal sphincter,LES);②食管与胃之间的锐角(His 角),相当于防止反流的活瓣;③膈肌具有的一定弹性和张力,对食管的弹簧夹样作用;④呈花瓣状略凸向胃腔的贲门部黏膜,起着防止反流的活瓣作用;⑤膈食管韧带的固定作用及腹腔段食管与胸内食管的压力差所起的防止反流的作用。其中下食管括约肌最为重要。正常静息 LES 压力为 10~30mmHg(1.3~4kPa),构成一个压力屏障。LES 压力<6mmHg(0.7kPa)时,极易发生反流。某些食物(高脂肪饮食、咖啡、浓茶、巧克力等)、激素和药物(缩胆囊素、促胰液素、胰高血糖素、肠血管活性肽和抗胆碱能药、地西泮、钙受体拮抗药等)可降低 LES 压力,腹内压增高(如腹水、妊娠后期、肥胖体型、呕吐、负重等)、胃内压增高(胃排空障碍、胃扩张等)等均可引起 LES 压相对降低导致胃食管反流。

> **临床提示** LES 压力下降是导致胃食管反流的重要原因,避免其压力下降的因素是预防胃食管反流病的一个主要方面。

(2)食管对反流物的廓清能力降低:食管的廓清包括食管的推进蠕动,涎液的中和作用和食物自身重力作用。GERD 病人,有食管蠕动减弱或食管分节收缩,酸廓清可因食管排空异常等而延长,引起和加重食管黏膜损害,甚至造成恶性循环。

(3) 食管黏膜抵抗力下降：食管黏膜的屏障功能包括①上皮前黏膜表面黏液层及不移动水层和表面 $HCO_3^-$ 浓度，可对胃蛋白酶起到屏障作用及中和反流的 $H^+$；②上皮细胞及细胞间连接装置、细胞间质的缓冲作用及细胞的代谢，其不具有渗透性和吸收作用而使反流物难以通过，在功能上可中和进入细胞的 $H^+$ 减轻其对黏膜的损害；③上皮后黏膜丰富的血液，维持细胞正常代谢，提供碳酸氢根离子，中和 $H^+$，移走二氧化碳及多余的 $H^+$。

2. 反流物对食管黏膜的损害 其中损害黏膜作用最强的是胃酸和胃蛋白酶，当胃液 pH<4 时，胃蛋白酶具有水解活性。十二指肠液反流造成食管黏膜的损害，又称为碱性反流性食管炎，反流物中的胆汁、胰液，特别是胰液中的卵磷脂，可经磷脂酶 A 作用而形成溶血性卵磷脂，对食管黏膜的损害更加严重。

3. 胃、十二指肠排空与分泌异常 消化性溃疡合并幽门梗阻、胃排空延迟、胃高分泌状态如卓-艾综合征(Zollinger-Ellison)等也可促进胃食管反流。

4. 其他 进行性系统性硬皮症因消化道平滑肌萎缩，动力下降，出现反流；糖尿病并发内脏神经病变时，可引起 LES 功能不全；食管裂孔疝与反流性食管炎的关系一直受到关注，两者之间的病因关系尚有争论。

【病理解剖】

伴有食管炎的胃食管反流病者食管可见充血、水肿，重者可出现糜烂或溃疡。重者晚期可出现黏膜、黏膜下层、甚至肌层瘢痕形成食管狭窄。食管炎的组织学改变主要表现为复层鳞状上皮细胞层增生；同时有乳头状突起加深；固有层有中性粒细胞浸润；糜烂与溃疡；食管下段鳞状上皮被化生的柱状上皮取代，称 Barrett 食管。

【临床表现】

胃食管反流病的临床特点是慢性病程、症状反复发作，临床表现轻重不一。

1. 食管症状

(1) 胃灼热感与反流：胃灼热感是位于胸骨后的烧灼样不适感，是由于酸性或碱性反流物对食管上皮下感觉神经末梢的化学刺激引起，多出现于餐后 1h 左右，饱餐后更明显，摄入酒、咖啡、果汁、甜食物等易诱发，吸烟、弯腰、卧位可加重，立位、摄食或服用制酸剂可缓解或消失。反胃是在无恶心及不用力的情况下胃内容物上溢涌入口腔。反酸是空腹时酸性胃液反流入口腔。

(2) 胸痛：主要是反流物刺激食管引起，与弥漫性食管痉挛或高幅度蠕动性收缩等动力紊乱有关。其可出现胸骨后或心窝部，重者为剧烈的刺痛，可放射至后背、胸部、肩、颈、下颌、耳、左臂，酷似心绞痛或胸膜炎。

(3) 吞咽困难：多数是由食管痉挛和功能紊乱引起，其症状呈间歇性，进食固体或液体食物均可发生。食管炎症严重或有溃疡者可出现吞咽疼痛。

2. 食管外症状 由于反流物刺激或损伤食管外组织或器官引起，主要有咽喉炎、慢性咳嗽、哮喘，严重者可出现吸入性肺炎、肺间质纤维化等。还可出现咽部不适，有棉团或堵塞感，但无真正的吞咽困难，又称为癔球症。

【并发症】

1. 食管狭窄 食管炎长期反复发作可引起纤维组织增生，瘢痕形成导致食管狭窄。

2. 出血与贫血 食管黏膜的严重浅表糜烂可出现小量的出血，长期少量出血可继发轻度缺铁性贫血；而溃疡较深损伤较大血管可引起严重出血。

3. Barrett 食管 是下段食管的鳞状上皮被柱状上皮取代，使其抗酸力增强。Barrett 食管可发生在反流性食管炎的基础上，亦可不伴有反流性食管炎，是食管腺癌的主要癌前病变。其食管腺癌的发病率较正常人群高 30～50 倍。

【实验室和其他检查】

1. 内镜检查 能直接观察反流性食管炎病变的形态、范围及程度，并可活检与其他原因引起的食管炎或食管的其他病变进行鉴别。

2. 食管 pH 测定  对患者进行 24h 食管腔 pH 监测,可提供食管是否存在过度酸反流的客观证据,24h 的 pH<4 最具诊断意义。

3. 钡剂检查  该检查对诊断胃食管反流病敏感性不高。

4. 食管滴酸试验  系检查食管对酸的敏感性。受检者在单盲情况下,取坐位导入鼻胃管,顶端距鼻孔 30～35cm。先向管内滴注生理盐水 15min,每分钟 10～12ml。然后在受检者未察觉的情况下,以同样速度改注 0.1mol Hcl 溶液,食管炎活动期病人一般在 15min 中内出现胸骨后灼热样不适或疼痛,若注酸 30min,一直不产生症状,即为阴性结果。如注酸过程中出现症状,随即改注盐水,症状缓解,则为阳性结果。

5. 食管测压  可测定 LES 的长度、部位及压力、LES 松弛压、食管体部压力等。静息 LES 压<0.8kPa(6mmHg)易导致反流。

【诊断】

胃食管反流病的诊断主要依据有:①胃灼热感、反胃等明显反流症状;②内镜及活检组织学检查有食管炎;③过多胃食管反流的客观证据;④胃食管腔内试验(LES 压力测定、食管 pH 监测、滴酸试验)、X 线钡剂等检查证实有异常胃食管反流、LES 功能不全。如有典型症状可作出初步诊断,内镜提示反流性食管炎且排除其他病因诊断可以成立。有典型症状而内镜检查阴性者应结合其他检查进行诊断。临床上对疑诊本病而胃镜检查阴性患者可做试验性治疗:常用质子泵抑制药(如奥美拉唑 20mg,每日 2 次,疗程 7d),如效果明显,则本病诊断一般成立。

【鉴别诊断】

感染性食管炎常有使用广谱抗生素或化疗史,病变弥漫,常发生在食管近、中段,可做细菌涂片及培养加以确诊;药物性食管炎病人常有服用氯化钾、奎尼丁等服药史,病变常在近段,尤其是主动脉弓水平的单个溃疡。本病以胸骨后疼痛为主要表现者,须和心绞痛、心肌梗死鉴别,其心电图检查呈阳性改变及食管滴酸试验结果阴性。有咽下困难者应与食管贲门失弛缓症、食管癌相鉴别。以哮喘为主要表现者,应注意与支气管哮喘鉴别。

【治疗】

治疗目的是减轻或消除胃食管反流症状;治愈食管炎;减少胃食管反流复发,防治重要并发症。

1. 一般治疗  改变不良的生活方式和饮食习惯:避免睡前 2h 进食,餐后保持直立位或餐后散步;睡眠将床头抬高 10～20cm;避免用力提重物、便秘、紧束腰带,肥胖者应减轻体重;避免进食巧克力、咖啡、浓茶、辛辣及高脂肪饮食等;应戒烟和禁酒;避免应用抗胆碱药、多巴胺、地西泮、钙通道阻断药等药物。

2. 药物治疗

(1)抗酸药:能中和胃酸,还能防止胆汁反流。抗酸药对症状轻、间歇发作的患者,可缓解病情,作用迅速安全,可作为临时缓解症状用。抗酸药有氢氧化铝、氧化镁、三矽酸镁等,剂型以液体较好。

(2)抑酸药:包括组胺 $H_2$ 受体拮抗药和质子泵抑制药。均有较强的抑制胃酸分泌的作用。

$H_2$ 受体拮抗药($H_2$ receptor antagonists,$H_2$RA)适用于轻、中症病人。可按治疗消化性溃疡的常规用量,疗程 8～12 周。但使用时应注意,由于食管黏膜损伤的愈合比十二指肠困难,多数食管糜烂的愈合比十二指肠球部溃疡需要更大剂量的抑酸药和应用较长的时间,故应注意不良反应。

质子泵抑制药(proton pump inhibitor,PPI)通过选择性抑制壁细胞膜中的质子泵 $H^+$-$K^+$ ATP 酶,从而阻断泌酸最后通道,产生强的抑酸效应。对 GERD 疗效高达 80%～90%。可按治疗消化性溃疡的常规用量,疗程 8～12 周(以上药物可参考本篇第 4 章消化性溃疡)。

(3)促胃肠动力药:①多巴胺受体拮抗药,是一种能增加 LES 压,加强食管蠕动和胃排空,阻止胃内容物反流作用的药物有甲氧氯普胺(胃复安)和多潘立酮(吗丁林)。此类药物对食管动力改善及 LES 的张力影响不明显。②5-$HT_4$ 受体激动药,刺激肠肌神经元,使之释放乙酰胆碱,对全胃肠道平滑肌均有促动力作用,能提高 LES 张力,有利于防止反流。

(4)黏膜保护药物:硫糖铝、胶体次枸橼酸铋和 $PGE_2$ 均可起到黏膜保护作用。前两者均能与蛋白质络合或结合,形成一层保护膜,从而阻止胃酸、胃蛋白酶及食物对损伤黏膜的侵蚀,起到一个局部保护作用。而后者有助于维持食管黏膜的完整性,保护其深层黏膜免受酸的侵袭,起到细胞保护作用(见本篇第4章消化性溃疡)。

3. 维持治疗　间歇或按需要治疗适用于轻症反流性食管炎;中、重度病例或停药后症状反复发作,或持续不缓解的病人,适用长期用药维持。一般应维持治疗1年。

4. 内镜治疗　对于反流性食管炎导致的食管器质性狭窄造成吞咽困难者可采用内镜下食管扩张术治疗,术后给予PPI长程维持治疗预防狭窄复发。

5. 手术治疗　一般采用胃底折叠术。重症病人内科治疗无效可进行手术治疗;扩张疗法无效或溃疡持续存在伴食管狭窄或食管上皮明显胃化或肠化者须考虑手术。

### 复习指导

1. 胃食管反流病分为非糜烂性反流病、糜烂性食管炎和Barrett食管。
2. 食管对胃内容物反流及侵袭的防御机制下降,以及反流的胃液、胆酸和胰酶对食管黏膜的攻击作用是GERD主要发病机制。
3. GERD主要症状为烧心、反流。
4. 内镜检查对胃食管反流病的诊断有重要价值。
5. PPI是治疗GERD的主要用药。

(庄彦华)

# 第30章 胃 炎

chapter 30

> **学习要求**
> 
> 学习急性和慢性胃炎的诊断和治疗,能够准确分析胃镜检查报告单有关胃炎的内容。

胃炎(gastritis)是指各种病因引起的胃黏膜炎症,常伴有上皮损伤和细胞再生,是最常见的消化系统疾病之一。按临床发病的缓急和病程的长短,一般把胃炎分为急性胃炎和慢性胃炎。

## 第一节 急性胃炎

急性胃炎(acute gastritis)是由各种病因引起的急性胃黏膜炎症。急性胃炎包括:①进食被微生物及(或)其毒素污染的饮食所引起的急性胃炎,致病微生物中有沙门菌属、嗜盐杆菌、幽门螺杆菌和肠道病毒等。毒素以金黄色葡萄球菌毒素为常见。②以胃黏膜多发性糜烂为特征的急性糜烂出血性胃炎(acute erosive-hemorrhagic gastritis),临床上常见,需积极治疗,是本章重点介绍的内容。

【病因和发病机制】

引起急性糜烂出血性胃炎的常见病因如下:

1. 药物 常见的是非甾体消炎药(non-steroidal anti-inflamation drug, NSAID)如阿司匹林、吲哚美辛等,皮质类固醇、某些抗生素、抗肿瘤药、口服氯化钾或铁制剂等。其中 NSAID 还通过抑制环氧合酶的作用而抑制胃黏膜生理性前列腺素的生成,削弱胃黏膜的屏障功能(参见第4章消化性溃疡);某些抗肿瘤药对胃黏膜细胞产生明显的细胞毒作用。

2. 应激 急性应激由严重的脏器疾病、严重创伤、大手术、大面积烧伤、休克或颅内病变引起,其发病机制不明,但认为主要因素是在应激状态下,血液循环障碍造成胃黏膜缺血、缺氧,导致胃黏膜的黏液分泌不足、局部前列腺素合成减少,削弱了胃黏膜的屏障功能。其中由烧伤所致者称为Curling溃疡,中枢神经系统病变所致者称Cushing溃疡。

3. 乙醇 乙醇具有亲脂性和溶脂能力,高浓度可刺激黏膜引起浅表损伤。

胃黏膜屏障可以维持胃腔与胃黏膜的氢离子高梯度状态,从而保护胃黏膜不受氢离子的破坏。上述常见因素可以削弱或破坏胃黏膜屏障功能,使胃腔内的氢离子反弥散进入胃黏膜,引起或加重胃黏膜损害,最终导致胃黏膜的糜烂和出血。上述常见病因也可能增加十二指肠液反流入胃腔,使其中的胆汁和胰液也参与了胃黏膜屏障的破坏。

【病理】

本病典型损害是胃黏膜多发性出血、糜烂和浅表溃疡形成。糜烂是指黏膜破损不超过黏膜肌层,出血是黏膜下或黏膜内血液外渗而无黏膜上皮破坏,溃疡是指黏膜破损超过黏膜肌层。最常见于胃底。组织学见胃黏膜失去正常柱状形态,黏膜层有多发局灶性出血坏死,黏膜固有层有中性粒细胞浸润。

【临床表现】

起病急,常有上腹部症状,对患者行胃镜检查,多数可发现胃黏膜急性糜烂出血性改变,粪便隐血试验也多呈阳性。临床上,多数患者以突然发生的黑粪或呕血的上消化道出血症状而就诊,其出血量一般较少,多呈间歇性,可自行停止,也可发生大出血,甚至出血性休克。急性糜烂出血性胃炎是上消化道出血的常见病因之一,占其发病的10%~25%。

【诊断和鉴别诊断】

有近期服用NSAID史、严重疾病状态或大量饮酒的患者,如发生呕血和(或)黑粪,应考虑急性糜烂出血性胃炎可能,确诊有赖于在大出血后24~48h行急诊胃镜检查。本病应借助胃镜、肝功能和影像学等与其他原因导致的上消化道出血相鉴别。

**临床提示** 上消化道出血后24~48h行急诊胃镜检查是确诊急性出血糜烂性胃炎的重要手段。

【治疗和预防】

应针对能引起急性糜烂出血性胃炎的原发病和病因积极采取防治措施:对于处于应激状态者,除积极治疗原发病外,应常规应用抑制胃酸分泌的$H_2$受体拮抗药或质子泵抑制药,也可以应用胃黏膜保护药,如硫糖铝、果胶铋等。对需服用NSAID的患者应酌情应用$H_2$受体拮抗药或质子泵抑制药或米索前列醇预防。如发生急性上消化道大出血,应积极止血(参阅本篇第37章第一节)并结合采用上述方法治疗。

## 第二节 慢性胃炎

慢性胃炎(chronic gastritis)是指不同病因所引起的慢性胃黏膜炎性病变。最常见病因是幽门螺杆菌感染。是一种常见病,发病率随年龄增长而增高。

【分类】

将慢性胃炎分为非萎缩性(又称浅表性,non-atrophic)、萎缩性(atrophic)和特殊类型(special forms)三大类。慢性非萎缩性胃炎是指不伴有胃黏膜萎缩性改变、胃黏膜层见以淋巴细胞和浆细胞为主的慢性炎症细胞浸润的慢性胃炎,根据炎症的分布部位,分为胃窦胃炎、胃体胃炎和全胃炎。慢性萎缩性胃炎是指胃黏膜已发生了萎缩性改变的慢性胃炎,又分为自身免疫性胃炎和多灶萎缩性胃炎。多灶萎缩性胃炎病理改变在胃内分布呈多灶性,以胃窦为主,多由幽门螺杆菌感染引起的慢性非萎缩性胃炎发展而来;自身免疫性胃炎的病理改变主要位于胃体部,多由自身免疫引起的胃体胃炎发展而来。特殊类型胃炎种类较多,由多种病因引起,临床上较少见(具体内容详见本章第三节)。

【病因和发病机制】

1. **幽门螺杆菌感染** 目前认为,幽门螺杆菌(helicobacter pylori,Hp)是慢性胃炎特别是胃窦胃炎的主要病因之一。Hp是一端具有鞭毛结构,呈螺旋形,革兰染色阴性的细菌。它借助于鞭毛的运动定居于胃窦黏膜小凹处及其邻近上皮表面,经口-口或口-粪途径感染。它分泌的黏附素和产生的氨利于其在胃黏膜表面与胃上皮细胞紧密接触;氨与Hp体内分泌的细胞毒素相关基因(cag A)蛋白、空泡毒素A(Vac A)等物质可以导致胃黏膜炎症反应,损害胃黏膜;其菌体胞壁还可作为抗原诱导免疫反应;Hp可引起高促胃液素血症从而导致高胃酸分泌。这些因素的长期作用,引起胃黏膜的慢性炎症。

**临床提示** 幽门螺杆菌是导致慢性胃炎活动及加重其炎症的重要因素。

2. **十二指肠液反流** 十二指肠液中的胆汁、胰液能溶解黏液、破坏胃黏膜屏障,使$H^+$反弥散入胃黏膜,引起胃黏膜损伤,而发生慢性胃炎。

3. **免疫因素** 可能由于自身抗体壁细胞抗体(PCA)破坏胃黏膜细胞,造成慢性胃炎,病变多见于胃体部。PCA常与IFA同时存在。内因子抗体(IFA)可阻碍维生素 $B_{12}$ 吸收,最终导致恶性贫血。甲状腺病、糖尿病、慢性肾上腺皮质功能减退症都常伴有慢性胃炎,可能与免疫因素有关。

4. 饮食与环境因素　长期或反复摄入粗糙、过冷、过热食物或烈酒、浓茶、浓咖啡;过度吸烟及长期服用非甾体消炎药(如阿司匹林)等均可造成胃黏膜损伤,而发生慢性胃炎。饮食中高盐和缺乏新鲜蔬菜水果与胃黏膜萎缩、肠化生及胃癌的发生有密切关系。

5. 其他　萎缩性改变随年龄增长而程度增加,范围扩大。这可能与胃黏膜营养因子如胃液素、表皮生长因子等缺乏随年龄增加而加重,胃局部血管动脉硬化和胃黏膜退行性变,使黏膜营养不良、分泌功能低下和黏膜屏障功能减退有关,这些可能是老年人发生萎缩性胃炎的重要因素。人体的遗传易感性在慢性胃炎发病中起着一定的作用。

【病理】

主要组织学特点是:炎症、萎缩和肠化生。炎症表现为黏膜层以淋巴细胞和浆细胞浸润为主,活动性炎症时以中性粒细胞浸润为主,幽门螺杆菌引起的慢性胃炎常见淋巴滤泡形成。

慢性胃炎的病理变化主要局限于黏膜层,是一个从浅表逐渐向深层扩展至腺区,致腺体破坏和减少的过程。轻者炎症细胞浸润多位于胃小凹和黏膜固有层的表层,腺体完整,可伴有上皮层变性坏死,或形成糜烂甚至出血。重者范围扩大可波及黏膜全层,主要病变特点是胃黏膜固有腺体(幽门腺或泌酸腺)数量减少或消失。

化生是萎缩性胃炎的一种常见病变。有肠上皮化生和假幽门腺化生2种。肠上皮化生是指胃固有腺体被肠腺样腺体所替代为结肠型和小肠型化生2种。结肠型化生与胃癌关系密切。假幽门腺化生是胃体腺由于炎症长期刺激转变为胃窦幽门腺的形态。化生的肠上皮在再生过程中发生发育异常,可形成异型增生(dysplasia),表现出细胞的异型性和腺体结构紊乱,根据异型程度分为轻、中、重3级,其中轻、中度现称之为低级别上皮内瘤变(intraepithelialneoplasia),重度和原位癌现称之为高级别上皮内瘤变。另外,在组织病理学检查中可发现幽门螺杆菌。

【临床表现】

慢性胃炎病程迁延,可反复发作。大多数患者无明显症状,部分有症状者主要表现为上腹部隐痛、饱胀不适,嗳气、反酸、恶心、食欲缺乏等消化不良症状。自身免疫性胃炎可伴有贫血。在有典型恶性贫血时,还可伴有维生素 $B_{12}$ 缺乏之其他临床表现,如舌萎缩和周围神经病变等。慢性胃炎多无明显体征,有时可有上腹部轻度压痛。少数病人可有消瘦、贫血。典型恶性贫血时可有舌炎、周围神经病变等体征。

【实验室和其他检查】

1. 胃镜及活组织检查　内镜下非萎缩性胃炎可见黏膜充血、水肿、糜烂及出血点,呈红白相间,以红为主或花斑样潮红;黏液分泌增多,且附着在黏膜表面。非萎缩性胃炎活检显示浅表性炎性细胞浸润,腺体多无改变。内镜下萎缩性胃炎有2种类型,即单纯萎缩性胃炎和萎缩性胃炎伴增生。前者主要表现黏膜呈灰白色,或红白相间,以白为主,可见黏膜下血管显露、色泽灰暗、皱襞变平甚至消失;后者主要表现为黏膜因小凹上皮增生而呈颗粒状或结节状。

> **临床提示**　胃镜检查并同时取活组织做病理组织学检查是诊断慢性胃炎的最可靠方法。

2. 幽门螺杆菌的检查　检查幽门螺杆菌的方法有如下几种:①胃黏膜直接涂片或组织切片检测幽门螺杆菌。②快速尿素酶试验。③细菌分离培养,需特殊培养基和微氧环境,培养时间3~7d,阳性率并不高,主要用于科研。④血清幽门螺杆菌抗体测定,该方法最适宜于人群筛选。⑤尿素呼气试验。这类试验的敏感性和特异性均高。

3. X线检查　经气钡双重对比造影,可比较清晰地显示胃黏膜像,非萎缩性胃炎X线多无阳性发现。较明显的萎缩性胃炎可见胃皱襞减少、变细,张力减低。

4. 血清学检查　自身免疫性胃炎血清中可测到抗壁细胞抗体(PCA),阳性率较高(约90%),

还可测到抗内因子抗体(IFA),血清中维生素 $B_{12}$ 水平明显低下。近年来,国内开始应用血清胃泌素 G17、胃蛋白酶原Ⅰ和Ⅱ测定,判断萎缩是否存在及其分布部位和程度。胃体萎缩者,血清胃泌素 G17 水平显著升高、胃蛋白酶原Ⅰ和(或)胃蛋白酶原Ⅰ/Ⅱ比值下降;胃窦萎缩者血清胃泌素 G17 水平显著下降、胃蛋白酶原Ⅰ/Ⅱ比值正常。全胃萎缩者则两者均低。

5. 胃液分析　非萎缩性胃炎不影响胃酸分泌。萎缩性胃炎胃酸可降低,严重者可出现胃酸缺乏。目前多用五肽促胃液素刺激试验来判定。

【诊断和鉴别诊断】

确诊依赖胃镜检查和活组织检查。检查有无幽门螺杆菌的感染可助于病因诊断。检测血中抗壁细胞抗体及内因子抗体对诊断自身免疫性胃炎有帮助。

本病须与消化性溃疡、胃癌、慢性胆道疾病和胃肠功能紊乱等相鉴别。

【治疗】

1. 消除病因　应去除各种可能的致病因素,如戒除烟、酒;纠正不良饮食习惯;避免对胃黏膜有刺激性的食物,慎用或不用损害胃黏膜的药物等。

2. 根除 Hp　成功根除 Hp 可改善胃黏膜组织学变化、可预防消化性溃疡及可能降低胃癌发生的危险,少部分消化不良的症状也可取得改善。应遵循《2006 年中国胃炎共识意见》和《幽门螺杆菌诊疗共识意见》,对伴有胃黏膜糜烂、萎缩及肠化生、异型增生等;对有消化不良症状及有胃癌家族使者,给予根除 Hp 治疗(方案详见第 4 章消化性溃疡)。

3. 抑酸或抗酸治疗　胃黏膜糜烂、出血或以胃灼热感、反酸、上腹部饥饿样痛等症状为主者,可根据病情或症状的严重程度,选用抗酸药、$H_2$ 受体阻断药、质子泵抑制药等治疗。

4. 保护胃黏膜用药　胃黏膜糜烂、出血或症状明显者,可应用胃黏膜保护药物治疗,药物包括兼有杀菌作用的胶体铋、兼有抗酸和胆盐吸附作用的铝碳酸镁制剂和具有保护黏膜作用的硫糖铝、L-谷氨酰胺等。

5. 促胃动力、助消化治疗　有上腹部饱胀、早饱、胆汁反流或胃动力异常者,可服用促胃动力药物如多潘立酮、莫沙必利或依托必利;对萎缩性胃炎消化不良者可用酵母片、胰酶、多酶片及稀盐酸等治疗。

6. 其他　对恶性贫血应给予维生素 $B_{12}$ 及叶酸。对胃黏膜的肠化和不典型增生。β-胡萝卜素、维生素 C、维生素 E、叶酸及中药,可帮助其逆转。伴轻度异型增生者除给予上述积极治疗外,关键在于定期随访。对局灶性高级别上皮内瘤变者则宜采用内镜下胃黏膜切除术,予以预防癌变。

【预防】

加强健康教育,养成良好饮食习惯,慎用或不用对胃有损害的药物,戒烟、酒,劳逸结合,积极根除幽门螺杆菌感染。

## 第三节　其他特殊类型胃炎

1. 感染性胃炎　机体免疫力下降时,如艾滋病患者、长期大量使用免疫抑制药者、严重疾病晚期等,可发生各种细菌(非特异性细菌和特异性细菌如结核、梅毒)、真菌和病毒(如巨细胞病毒)所引起的感染性胃炎。其中急性化脓性胃炎(acute purulent gastritis)病情凶险,该病常见致病菌为甲型溶血性链球菌、金黄色葡萄球菌或大肠埃希菌,化脓性炎症常源于黏膜下层,并扩展至全层胃壁,可发生穿孔,内科治疗多无效而需紧急外科手术。

2. 化学性胃炎(病)　胆汁反流、长期服用 NSAID 或其他对胃黏膜损害的物质,可引起以胃小凹增生为主且炎症细胞浸润很少为特征的反应性胃黏膜病变。胃大部切除术后失去了幽门的功能,含胆汁、胰酶的十二指肠液长期大量反流入胃,由此而引起的残胃炎和吻合口炎是典型的化学性胃炎(病),治疗上可予促胃肠动力药和吸附胆汁的药物(如硫糖铝、铝碳酸镁或考来烯胺),严重者需做 Rous-en-Y 转流术。

3. 胃黏膜腺体增生病（Menetrier 病）  本病特点是：①胃体、胃底皱襞粗大、肥厚，扭曲呈脑回状；②胃黏膜组织病理学见胃小凹延长扭曲、深处有囊样扩张，伴壁细胞和主细胞减少，胃黏膜层明显增厚；③胃酸分泌减少；④低蛋白血症（由蛋白质从胃液丢失引起）。

本病多见于50岁以上的男性。诊断时注意排除胃黏膜的癌性浸润、胃淋巴瘤及淀粉样变性等。因病因未明，目前无特效治疗，有溃疡形成时予抑酸药，伴有幽门螺杆菌感染者宜根除幽门螺杆菌，蛋白质丢失持续而严重者可考虑胃切除术。

4. 其他  嗜酸细胞性胃炎、淋巴细胞性胃炎、非感染性肉芽肿性胃炎（如胃克罗恩病、结节病）、放射性胃炎（放射治疗引起）、充血性胃病（如肝门静脉高压性胃病）等。痘疮样胃炎（varioli form gastritis）表现为内镜下见胃体或（及）胃窦有多发性的小隆起，其中央呈脐样凹陷，凹陷表面常有糜烂，活组织病理学检查见胃黏膜以淋巴细胞浸润为主。

### 复习指导

1. 急性胃炎中急性糜烂出血性胃炎是重要的一型，其发生主要与应激和胃黏膜化学性损伤有关。主要表现为上消化道出血，内镜检查可明确诊断。治疗及预防主要是抑制胃酸分泌或保护胃黏膜。

2. 慢性胃炎是多种病因所引起的慢性胃黏膜炎性病变。最常见病因是幽门螺杆菌感染。分为非萎缩性、萎缩性和特殊类型胃炎三大类。大多数患者无明显症状，部分有症状者主要表现为消化不良症状。治疗应尽可能针对病因，缓解症状和改善胃黏膜组织学。重度萎缩性胃炎发生胃癌的危险性增加，应注意干预与随访。

（庄彦华）

# 第31章 消化性溃疡

> **学习要求**
>
> 学习消化性溃疡的概念、临床表现、并发症、诊断和治疗。能够准确分析胃镜检查报告单中胃、十二指肠球溃疡的内容并能够与胃恶性肿瘤进行鉴别。

消化性溃疡(peptic ulcer)指超过黏膜肌层的组织损伤,其形成与胃酸、胃蛋白酶的消化作用有关,在临床上主要是指发生在胃及十二指肠的慢性溃疡,即胃溃疡(gastric ulcer,GU)和十二指肠溃疡(duodenal ulcer,DU),亦包括发生在食管下段、胃、空肠吻合口附近及 Meckel 憩室等部位的溃疡。

【发病特点】

消化性溃疡是一种全球性的常见病,人群中发病率高达5%～10%。据西方统计资料,自20世纪50年代以后,消化性溃疡率有下降趋势。国内资料也显示,消化性溃疡发病率近10余年也呈下降趋势。十二指肠溃疡较胃溃疡为多见,两者之比为2～3:1。消化性溃疡可发生于任何年龄,以中年人最为常见,十二指肠溃疡多见于青壮年,而胃溃疡多见于中、老年人。后者发病高峰较前者约迟10年。消化性溃疡男性患者比女性为多。此外,消化性溃疡的发作有较为明显的季节性,以冬春及秋冬之交为多见。

【病因和发病机制】

黏液/碳酸氢盐屏障、黏膜屏障、前列腺素的细胞保护作用、细胞的更新、丰富的黏膜微循环等组成了胃、十二指肠黏膜自身的修复和防御机制,在正常情况下保护黏膜不被胃液消化;而胃酸、胃蛋白酶、幽门螺杆菌感染(Hp 感染)、胆盐、胰酶、药物、乙醇等构成了损伤黏膜的侵袭力,当胃、十二指肠黏膜自身的修复防御机制和损伤黏膜的侵袭力之间失去平衡,如侵袭力增强和(或)防御力削弱,就会产生溃疡。近年的研究已经表明,幽门螺杆菌和非甾体抗炎药是损害胃肠保护机制导致溃疡发病的最常见病因,胃酸在溃疡形成中起关键作用。

1. 幽门螺杆菌感染　Hp 感染与消化性溃疡关系十分密切,是引起消化性溃疡的重要病因。其证据如下:①在十二指肠溃疡与胃溃疡病人 Hp 检出率分别为 90% 以上与 80% 以上,显著高于对照组;②Hp 的根除可缩短溃疡的愈合时间和提高溃疡的愈合率,能使消化性溃疡的复发率由用常规抑酸治疗后的 50%～70% 降至 5% 以下,并减少并发症的发生。

Hp 致病因子较复杂,有尿素酶、细胞毒素相关基因(cag A)蛋白、空泡毒素 A(Vac A)、脂多糖内毒素、蛋白酶、脂酶和磷脂酶 $A_2$ 等,这些物质均可作为炎性介质,直接或间接导致或加重胃、十二指肠黏膜屏障的损害;其也可引起高促胃液素血症而刺激高酸分泌。胃窦部 Hp 感染、遗传因素等引起高胃酸分泌,而高胃酸分泌损伤黏膜或继发于损伤的黏膜炎症可促进和维持十二指肠胃化生,使 Hp 得以在十二指肠生存。定植于此的 Hp 导致十二指肠黏膜局部炎症,削弱了黏膜的防御因素,并且 Hp

感染所致的高促胃液素血症又增强了侵袭因素,从而导致十二指肠溃疡的形成。Hp 感染与胃溃疡的发病机制研究的较少,一般认为是 Hp 感染引起胃黏膜炎症削弱了胃黏膜屏障功能,在胃酸的作用下形成溃疡。

2. 非甾体消炎药(non-steroidal anti-inflamation drug,NSAID)　NSAID 为引起消化性溃疡的另一个常见病因。临床研究报道,长期使用 NSAID 的患者中 10%～25%可发现胃或十二指肠溃疡。

这类药物通过削弱黏膜的防御和修复功能而导致消化性溃疡发病,其破坏胃黏膜屏障作用包括局部作用和系统作用 2 个方面,其中抑制环氧合酶(COX)的系统作用是主要致溃疡机制。COX 是花生四烯酸合成前列腺素的关键限速酶,其有 2 种异构体,即结构型 COX-1 和诱生型 COX-2。COX-1 在组织细胞中恒量表达,催化生理性前列腺素合成,而参与机体生理功能调节;COX-2 主要在病理情况下由炎症刺激诱导产生,促进炎症部位前列腺素的合成。传统的 NSAID 如阿司匹林、吲哚美辛等旨在抑制 COX-2 而减轻炎症反应,但特异性较差,同时又抑制了 COX-1,导致胃肠黏膜生理性前列腺素 E 合成不足。后者通过增加黏液和碳酸氢盐分泌、促进黏膜血流增加、细胞保护等作用在维持黏膜防御和修复功能中起重要作用。溃疡形成及其并发症的发生除与服用 NSAID 的种类、剂量、疗程有关外,亦与高龄、同时服用抗凝血药、糖皮质激素等因素有关。

3. 胃酸和胃蛋白酶　胃酸和胃蛋白酶的分泌增加,是消化性溃疡产生的基本条件,因胃蛋白酶在 pH>4 时便失去活性,所以胃酸是在消化性溃疡发病机制及防治中应该考虑的主要因素。DU 患者中约有 1/3 存在五肽胃泌素刺激的最大酸排量(MAO)增高;GU 患者基础酸排量(BAO)及 MAO 多属正常或偏低,这可能因为 GU 患者多伴有多灶萎缩性胃炎胃体壁细胞泌酸功能已受影响,而 DU 患者多为慢性胃窦胃炎,胃体黏膜未受损或受损轻微仍能保持正常的泌酸能力。

4. 其他因素　下列因素对消化性溃疡发病有不同程度的影响。

(1)胃运动功能异常:部分十二指肠溃疡病人在抑制泌酸和胃排空上有缺陷;一些胃溃疡病人的胃运动功能障碍表现为胃排空延缓和十二指肠-胃反流。由此胃内食糜停留过久,持续刺激 G 细胞不断分泌促胃液素,使胃酸增多;而反流液中所含的胆汁酸、溶血性卵磷脂、胰酶等损伤胃黏膜,削弱黏膜屏障,使 $H^+$ 逆弥散入黏膜,引起黏膜进一步损伤,以至于形成溃疡。

(2)遗传因素:本病的家族聚集现象,可能是 Hp 感染在家庭内的传播所致。研究发现单卵性双胎发生消化性溃疡的一致性大于双卵性双胎,可达 53%;在一些罕见的遗传综合征中,如内分泌腺腺瘤病 I 型、系统性肥大细胞增多症等,消化性溃疡为其临床表现一部分。

(3)环境因素:本病的发病率具有明显的季节性和地理环境差异,如大多数西方国家十二指肠溃疡比胃溃疡多见,但在日本则相反。此外,吸烟可以增加消化性溃疡的发病率及复发率,并且可以影响溃疡的愈合和增加溃疡并发症的发生。其机制可能与吸烟增加胃酸、胃蛋白酶分泌,抑制胰腺分泌重碳酸氢盐,降低幽门括约肌张力和黏膜损害性氧自由基增加等有关。食物与消化性溃疡的关系不十分明确。据称,必需脂肪酸摄入增多与消化性溃疡发病率下降相关,而高盐饮食被认为可增加胃溃疡发生的危险。咖啡、浓茶、烈酒及饮食过快、太烫、暴饮暴食等不良饮食习惯,均可能是本病发生的有关因素。

(4)急性应激:急性应激可引起急性消化性溃疡已成共识。临床观察发现,长时间的精神紧张、情绪波动及严重精神创伤可产生一系列的生理、心理行为等方面的改变,而影响胃的分泌和运动等生理功能,诱发消化性溃疡,或使原有消化性溃疡加重。

(5)其他疾病:肝硬化肝门静脉高压、慢性阻塞性肺部疾病病人的消化性溃疡发病率高于一般人群,认为主要是由于胃肠道淤血、水肿,造成局部缺血、缺氧,易致溃疡形成。

> **临床提示**　幽门螺杆菌感染和服用 NSAID 药物是消化性溃疡致病的主要因素,有学者将消化性溃疡分为幽门螺杆菌相关性溃疡和 NSAID 溃疡及非幽门螺杆菌非 NSAID 溃疡。

【病理】

DU多发生在十二指肠球前壁；GU好发于胃角和胃窦小弯。组织学上胃溃疡大多发生在幽门腺区(胃窦)与泌酸区(胃体)交界处的幽门腺区一侧；前者可随年龄增长而扩大，结果使该交界线上移，故老年人胃溃疡的发病部位多较高。溃疡一般为单个，也可多个。十二指肠溃疡直径多<1cm，胃溃疡较十二指肠溃疡稍大，一般<2.0cm。溃疡呈圆形、线形或椭圆形，边界清楚，边缘光整增厚，四周黏膜柔软，常有充血、水肿，底部清洁，为炎性肉芽组织，上附有灰白色或黄色纤维渗出物。溃疡具有慢性穿透的特性，浅时累及黏膜肌层，深者达肌层甚至浆膜层，侵蚀血管引起出血，穿破浆膜层导致穿孔。溃疡愈合时周围黏膜炎症、水肿消退，边缘上皮细胞增生覆盖溃疡面，底部肉芽组织纤维化形成瘢痕，瘢痕收缩使周围黏膜皱襞向其集中，并成为溃疡病变局部畸形和幽门梗阻的原因。

【临床表现】

消化性溃疡的临床表现有以下主要特点：①慢性经过，病程常为几年，十几年或更长。②周期性发作，发作期与缓解期相互交替；发作期的长短因治疗与否可为数周到数月。发作与季节有关，好发于秋、冬和冬、春之交。③节律性上腹部疼痛。此外，有10%~15%病人平时可无症状而以并发症就诊，其中以胃溃疡为多。

1. 症状

(1)上腹部疼痛：为消化性溃疡的主要症状。疼痛部位：十二指肠溃疡多位于中上腹部，常偏右侧；胃溃疡则多位于上腹部偏左；疼痛性质：可为钝痛、灼痛、胀痛或剧痛，也可仅为饥饿样不适感。疼痛程度：大多表现为轻度或中等度剑突下持续疼痛，进食或服制酸剂可以缓解。疼痛节律性，约2/3十二指肠溃疡病人的疼痛与进食有固定关系，疼痛多在两餐之间发生，持续不减至下次进食或服制酸药后缓解，为空腹痛；约50%病人有夜间痛。这与胃酸分泌在夜间呈高峰状态有关。胃溃疡时的疼痛与进食有一定关系，但其节律性不如十二指肠溃疡时明显，夜间痛也不如十二指肠溃疡多见。其疼痛的节律性表现为餐后1h左右出现，持续到下次进餐前自然消失。常见的诱因有疲劳、焦虑、饮食失当、酗酒、服用致溃疡药物等。

(2)其他症状：部分消化性溃疡病人，疼痛不典型，仅表现为无规律的上腹部隐痛或不适伴食欲缺乏，餐后胀满，嗳气、反酸、胃灼热感等。

2. 体征 无并发症的消化性溃疡缓解期常无明显体征，发作期可有上腹部局限而固定的压痛点，且常与溃疡部位一致。

3. 特殊类型消化性溃疡

(1)复合性溃疡：胃与十二指肠同时发生的溃疡。十二指肠溃疡多先于胃溃疡出现。多见于男性，约占消化性溃疡的7%。幽门梗阻的发生率较高。

(2)幽门管溃疡：幽门管位于胃远端，与十二指肠交界，长约2cm。其与DU相似，胃酸分泌增多。幽门管溃疡常缺乏典型溃疡的周期性和节律性疼痛。疼痛常于餐后迅速出现，不易为制酸药缓解，常有呕吐、嗳气等，易出现幽门梗阻、穿孔、出血等并发症，内科治疗效果差。

(3)球后溃疡：溃疡发生在十二指肠球部远段的溃疡称为球后溃疡，多发生在十二指肠乳头的近端。约占十二指肠溃疡的5%。夜间痛及背部放射痛常见，易并发出血。药物治疗效果较差。

(4)巨大溃疡：指直径>2cm的溃疡。常发生于后壁，易发展为穿透性，疼痛放射至背部，往往不能被制酸药缓解，易出血。X线检查易误认为憩室，胃镜检查应与胃癌鉴别。

(5)老年人消化性溃疡：胃溃疡多见。其临床症状不典型或无症状者多见，疼痛多无规律，食欲缺乏、恶心、呕吐、体重减轻、贫血多见。胃溃疡多位于胃体上部甚至胃底部，胃巨大溃疡多见，应与胃癌鉴别。

(6)无症状性溃疡：指无明显症状的消化性溃疡病人，多因其他疾病做胃镜或X线检查而被偶然发现，或因出现并发症时，甚至尸检时被发现，于NSAID溃疡时多见(表31-1)。

表 31-1　胃良性溃疡与恶性溃疡的鉴别

| 鉴别项目 | 良性溃疡 | 恶性溃疡 |
| --- | --- | --- |
| 病史 | 较长 | 较短 |
| 临床表现 | 周期性、节律性上腹部疼痛，制酸药可缓解，无上腹部包块。全身表现轻，内科治疗效果良好 | 呈进行性发展，上腹部疼痛节律改变，制酸剂效果差 |
| 粪隐血试验 | 短暂阳性，治疗后转阴 | 持续阳性 |
| 胃液分析 | 胃酸正常或偏低，无真性缺酸 | 缺酸者较多 |
| X线检查 | 龛影位于胃腔外，直径多＜2.5cm，壁平滑，周围黏膜柔软，可有星状聚合征 | 龛影位于胃腔轮廓之内，可见环堤征，黏膜皱襞破坏、消失或中断 |
| 胃镜检查 | 溃疡圆形或椭圆形，边光滑，底平整，底覆白或灰白苔，周围黏膜柔软，可见皱襞向溃疡集中 | 溃疡不规则，边缘结节隆起，可有结节，底凹凸不平，污秽苔，黏膜质地脆，易出血 |

【实验室和其他检查】

1. **胃镜检查**　胃镜检查可对胃和十二指肠黏膜直接观察、摄像，还可在直视下取活组织做病理学检查及检测幽门螺杆菌，是确诊消化性溃疡的首选检查方法。对良、恶性溃疡的鉴别诊断的准确性均高于X线钡剂检查。

胃镜下溃疡可分为活动期（A）、愈合期（H）和瘢痕期（S）（图 31-1，彩图 31-1）。

2. **X线钡剂检查**　适用于胃镜检查有禁忌证或不愿接受胃镜检查者。龛影是直接征象，正面观呈圆形，椭圆形或线形，边缘光滑，周围环绕水肿组织形成的透光圈；切面观，龛影突向腔外，有时可见由于溃疡处纤维瘢痕组织收缩，而出现的黏膜皱襞向龛影集中的现象（图 31-2）。间接征象往往包括局部压痛、胃大弯侧痉挛性切迹、十二指肠球部激惹及球部变形等（图 31-3），间接征象仅提示有溃疡，不能作为诊断依据。

3. **幽门螺杆菌检测**　幽门螺杆菌（Hp）有无决定治疗方案的选择，故应将其检测作为消化性溃疡诊断的常规检查项目（详见第 28 章）。

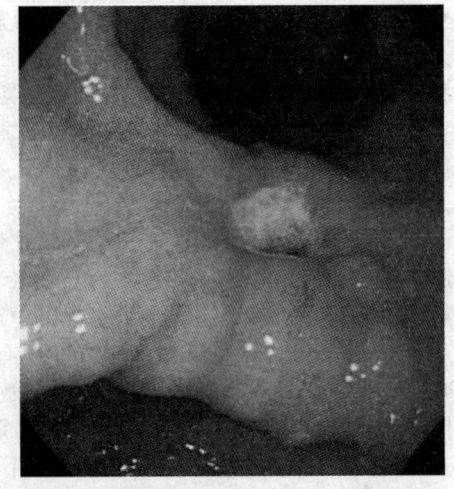

图 31-1　胃角溃疡（活动期）

应注意，近期应用抗生素、质子泵抑制药、铋剂等药物，因其有暂时抑制 Hp 的作用，会使上述检查（血清学检查除外）呈假阴性。

4. **胃液分析和血清胃泌素测定**　目前主要用于促胃液素瘤的辅助诊断。如 BAO＞15mmol/h、MAO＞40mmol/h，BAO/MAO 比值＞60%，及高空腹血清胃泌素（＞200pg/ml，常＞500pg/ml）应注意促胃液素瘤（胃泌素瘤）的可能。

5. **粪隐血试验**　活动性溃疡常有少量渗血，可引起粪隐血试验阳性。经治疗一般 1～2 周可转阴。因此，动态隐血试验可作为判断治疗效果的指标。胃溃疡病病人如粪隐血试验持续阳性，应警惕有癌肿可能。

【并发症】

1. **出血**　是消化性溃疡最常见的并发症，也是上消化道出血最常见的病因（约占所有病因的 50%）。15%～25% 可并发出血，以十二指肠溃疡更多见。

2. **穿孔**　可穿透胃或十二指肠壁浆膜层出现穿孔。穿孔可分为急性、亚急性、慢性和瘘管形成 4 种类型，以第 1 种最为常见。①急性穿孔。溃疡灶多位于胃或十二指肠前壁，其溃破后胃肠内容物

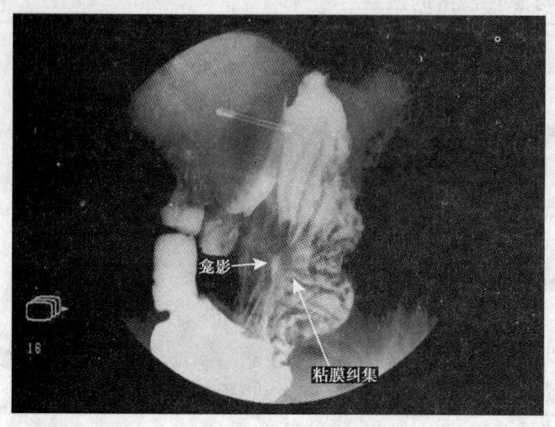

图 31-2 胃溃疡 X 线表现

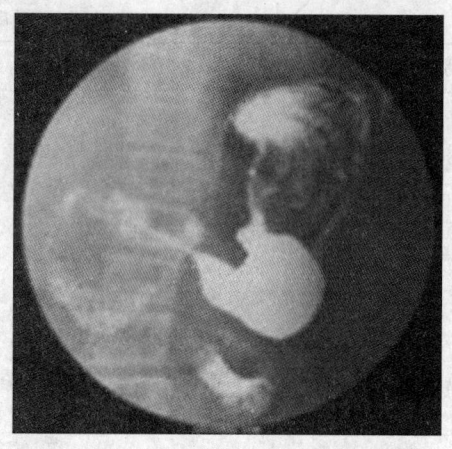

图 31-3 十二指肠球溃疡 X 线表现

漏入腹腔引起弥漫性腹膜炎(又称为游离穿孔)。临床表现为突发剧烈腹痛,持续而逐渐加重并延及全腹,腹壁呈板样僵直,压痛、反跳痛明显,50%有气腹征,重者可出现休克。②亚急性穿孔。部分病人因穿孔较小、后壁穿孔症状较轻,体征较局限,只伴发局限性腹膜炎。③慢性穿孔。位于胃或十二指肠后壁的溃疡深达浆膜层时由于其炎症渗出、增生等已与周围的组织或器官发生粘连,故穿孔时胃肠内容不能流入腹腔。这种穿透性溃疡使消化性溃疡的临床表现加重,上腹部疼痛失去规律性,呈现持续顽固性疼痛,多伴有后背部放射痛。其内科治疗效果差,又称其为难治性溃疡。④溃疡穿入邻近空腔器官形成瘘管。消化性溃疡穿透形成瘘管在临床上较少见。

3. 幽门梗阻  常发生在位于幽门管附近或十二指肠球部的溃疡。幽门梗阻造成胃排空延迟,出现上腹部疼痛加重并失去规律性,餐后上腹胀满,伴有畏食、恶心、呕吐,呕吐物含发酵酸性宿食,吐后症状可缓解,病情重者可致失水和低氯低钾性碱中毒,可出现消瘦、扩大的胃型、胃蠕动波及振水音等体征。

4. 癌变  十二指肠溃疡很少发现有癌变者,胃溃疡,癌变率约1%。对于长期溃疡病史,年龄≥45岁,无并发症而典型的节律性疼痛发生改变或经严格内科治疗4～6周以上症状无缓解,持续粪便隐血阳性,经证实有胃酸缺乏者应警惕癌变可能,在胃镜下于溃疡边缘多点取黏膜活组织行病理检查,争取早期发现胃癌,必要时在积极治疗后复查胃镜,直到溃疡完全愈合。

**问题讨论**

患者,男性,45岁,间断上腹痛7年,加重2d。查体:心率84/min,血压110/70mmHg,心肺无异常,中上腹压痛(＋),无反跳痛及肌紧张,全腹未触及包块,肝脾未及,腹水征(－),肠鸣音5次/分。请分析患者要考虑哪些疾病?怎样进行下一步检查?

关键问题:腹痛的特点,有无规律性,哪些情况可以诱发?进食后是否缓解?既往治疗情况怎样?

追踪路径:

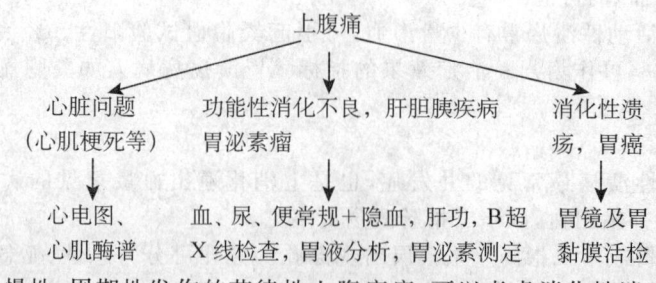

诊断要点:慢性、周期性发作的节律性上腹疼痛,可以考虑消化性溃疡,胃镜确诊。

【诊断和鉴别诊断】

根据本病慢性病程、周期性发作及节律性上腹部疼痛的临床特点,一般可做初步诊断。但应注意,近年来由于对该病的认识日趋普遍,用药也相对及时,故具有此典型临床特点的病例日渐减少,故需及时做胃镜检查或做上消化道X线钡剂检查发现良性龛影确诊。

本病需与以下疾病鉴别。

1. 慢性胃、十二指肠炎　常有慢性上腹部疼痛不适,部分患者上腹部疼痛可呈现与消化性溃疡疼痛相似的规律性等,应及时做胃镜检查加以鉴别。

2. 胃癌　早期胃癌临床表现无特异性,并且癌性溃疡也可经抑酸等治疗后假性愈合,极易误诊,应及早做胃镜检查直视下于溃疡边缘可疑癌变处多点取活组织做病理学检查,有条件者应及早应用放大内镜、色素内镜、共聚焦内镜等技术以早期发现胃癌。中晚期胃癌鉴别较容易。胃镜下取活组织查到癌细胞可以确诊。对于胃镜下高度怀疑胃癌,而活检结果阴性者,必须在短期内复查胃镜重新取材再次行病理学检查。

3. 促胃液素瘤　又称Zollinger Ellison综合征,是胰腺非B细胞瘤分泌大量促胃液素所致。其临床特点有:①多发、非典型部位、顽固性的胃和十二指肠溃疡;②空腹血清胃泌素远远高于正常;③有高胃酸分泌的检验证据。由此可与消化性溃疡相鉴别。

4. 钩虫病　钩虫病可引起十二指肠炎,甚至出现黑粪,症状类似消化性溃疡,但粪检钩虫卵可阳性。胃镜下十二指肠呈炎症改变,并可见钩虫和出血点。驱虫治疗后症状可消失。

5. 功能性消化不良(非溃疡性消化不良)　是指有消化不良症状,但没有溃疡及其他器质性疾病者,临床上较常见,多为年轻妇女。X线钡剂检查和胃镜可与消化性溃疡相鉴别。

此外,消化性溃疡还应与胆囊炎、胆石病等鉴别。后两者腹痛多位于右上腹。胆道X线造影或B超检查可以明确诊断。

【治疗】

治疗目的为消除病因,缓解症状,促进溃疡愈合,预防复发和避免并发症。

1. 一般治疗

(1)生活指导:生活要有规律,工作要劳逸结合,避免精神紧张,减少精神应激,必要时可应用镇静药。要注意休息,在溃疡病活动期,保持一定的休息和充足的睡眠,有利于溃疡的愈合。

(2)祛除诱因:避免服用致溃疡药物,如非甾体消炎药、糖皮质激素及利舍平(利血平)等;应戒烟、限酒。

(3)合理饮食:要规律进食,避免浓茶、咖啡、辛辣等刺激性强的物质及高盐饮食。

2. 药物治疗　消化性溃疡的药物治疗,主要是应用抑酸药,以降低胃酸从而使胃蛋白酶的活性降低,利于溃疡的愈合;应用保护胃黏膜药物,加强胃黏膜及胃黏液屏障。

(1)抑酸药:抑酸药有组胺$H_2$受体拮抗药($H_2RA$)和质子泵抑制药(PPI)两大类。

$H_2$受体拮抗药($H_2RA$):能阻止组胺与$H_2$受体结合,使壁细胞分泌胃酸减少,使胃液pH上升到4左右。常用的有雷尼替丁(ranitidine)、法莫替丁(famotidine)、尼扎替丁(nizatidine)、罗沙替丁(roxatidine)。十二指肠溃疡一般4~6周为1个疗程;多数病人用药1~2周症状可明显缓解或消失。胃溃疡愈合较十二指肠溃疡为慢,因此疗程一般为6~8周。不良反应主要为乏力、头痛、嗜睡、腹泻、血清转氨酶及血清肌酐可升高,均可在停药后逆转;有的可出现心动过缓,偶见过敏反应。

质子泵抑制药(PPI):质子泵位于壁细胞微泌管膜上。具有转运$H^+$、$K^+$,通过与$K^+$交换,介导$H^+$最后进入胃腔的功能,又称为$H^+/K^+$-ATP酶,PPI阻断了这一胃酸分泌的最后通道,其抑酸作用强,特异性高,持续时间长久,与$H_2$受体拮抗剂相比较,作用位点不同且有着不同的特点,即夜间的抑酸作用好、起效快、抑酸作用强且时间长、服用方便,所以能抑制基础胃酸的分泌及组胺、乙酰胆碱、胃泌素和食物刺激引起的酸分泌。目前常用的PPI有奥美拉唑(omeprazole)、兰索拉唑(lasoprazole)泮托拉唑(pantoprazole)、埃索美拉唑(esomeprazole)、雷贝拉唑(rabeprazole)等。其中奥美拉唑、兰索拉唑和泮托拉唑主要经细胞色素P450同工酶(CYP2C19、CYP3A4)代谢途径。它们药物代谢和药动学的不同会对其药效学(如抑制胃酸分泌,对胃泌素的影响)及可能出现的药物相互作用产生不同影响。而雷贝拉唑、埃索美拉唑主要经非酶途径代谢,只有一小部分经CYP2C19途径代谢,故对应用前一类PPI效果欠佳时,可服用埃索美拉唑、雷贝拉唑。同时PPI可用于根除幽门螺杆菌,其机制为PPI在酸性环境中活性增强,并可穿透黏液层与Hp表层的尿素酶结合,抑制尿素酶活性而达到抑制和根除Hp的作用。

(2)保护胃黏膜药:胃黏膜保护药有胶体铋、硫糖铝、前列腺素类和L-谷氨酰胺等。①胶体铋有胶体次枸橼酸铋(colloidal bismuth subcitrate,CBS)和果胶铋等。胶体铋在酸性环境中,与蛋白质(如溃疡面坏死组织)相结合,构成一层防止胃酸、胃蛋白酶侵袭的保护层,并能吸附涎液、表皮生长因子等在溃疡面,从而促进上皮重建;能促进上皮分泌黏液和$HCO_3^-$,有效的维持黏液碳酸氢盐屏障,可减少胃蛋白酶排出和降低其活性,促进前列腺素的合成;对Hp有杀灭作用。所含铋的吸收量虽然少,但仍有积蓄作用,故应避免使用时间过长。②硫糖铝是八硫酸蔗糖的氢氧化铝盐,在酸性环境下,能离子化而形成硫酸蔗糖复合阴离子,不溶解而黏稠,紧密附着在溃疡面上,与带阳电的渗出蛋白质结合,形成一保护膜,并且具有刺激内生前列腺素的合成及减弱氧自由基的脂质过氧化反应的作用,以保护胃黏膜。本药胃肠道吸收极少,不良反应少,便秘是其主要不良反应。由于铝能被少量吸收,故有肾衰竭者不宜长期应用。③前列腺素有细胞保护作用,能促进上皮细胞DNA的合成,促进黏液和$HCO_3^-$分泌,增加黏膜血流量;还可干扰壁细胞内环一磷酸腺苷(cAMP)的生成而抑制泌酸。治疗消化性溃疡常用药物,见表31-2。

表31-2 治疗消化性溃疡常用药物

| 药物种类 | 常用药物 | 常规治疗剂量 |
| --- | --- | --- |
| 抑制胃酸药物 | | |
| $H_2$受体拮抗药($H_2RA$) | 雷尼替丁 | 150mg,每日2次 |
| | 法莫替丁 | 20mg,每日2次 |
| | 尼扎替丁 | 150mg,每日2次 |
| 质子泵抑制药(PPI) | 奥美拉唑 | 20mg,每日1次 |
| | 兰索拉唑 | 30mg,每日1次 |
| | 泮托拉唑 | 40mg,每日1次 |
| | 雷贝拉唑 | 10mg,每日1次 |
| | 埃索美拉唑 | 40mg,每日1次 |
| 保护胃黏膜药物 | | |
| 硫糖铝 | 硫糖铝 | 1g,每日4次 |
| 前列腺素类药物 | 米索前列醇 | 200ug,每日4次 |
| 胶体铋 | 枸橼酸铋钾 | 120mg,每日4次 |

3. 根除Hp治疗 对Hp相关性溃疡不管是初发还是复发,不论是活动或静止及有无并发症,均应行根除Hp治疗。清除Hp是指药物治疗结束时Hp消失,而根除Hp是指药物治疗结束后至少4周无Hp复发。临床治疗目的应是根除Hp。

治疗Hp感染的药物较多,但单一用药根治该菌十分困难,且细菌对部分药物可产生耐药性,故多采用将抑制胃酸分泌药或胶体铋剂与2种抗菌药联合应用的方案。根据《幽门螺杆菌共识意见》,推崇一种胶体铋加一种PPI与2种抗生素,组成四联治疗方案,疗程10~14d。已证明在体内有杀灭Hp作用的抗生素有:阿莫西林、克拉霉素、甲硝唑(或替硝唑)、四环素、呋喃唑酮、左氧氟沙星等,近年来,我国一些地区Hp对甲硝唑、克拉霉素的耐药率增加,故应注意选择非耐药之抗生素,延长治疗时间,并联合中药等治疗。也可用对2种具有抑菌和杀菌双重活性的枸橼酸铋雷尼替丁(ranitidine bismuth citrate;RBC)替代 PPI 以降低费用,但疗效有所减低。呋喃唑酮、四环素对 2 种有显著的抑菌作用,且有复发率低的优点,可用其替代甲硝唑等耐药抗生素。但应注意其不良反应,主要有头晕、头痛、乏力、心悸、恶心、呕吐及周围神经炎等。用药期间,应密切观察,避免长期、大量服用,老年溃疡病人应慎用(表 31-3)。在根除 Hp 疗程结束后至少 1 个月复查是否被根除,在此期间应给予常规剂量与疗程的溃疡病治疗用药(抑酸及保护胃黏膜药物)。

表 31-3 根除幽门螺杆菌的常用治疗方案

| | 质子泵抑制药或胶体铋 | 抗菌药物 |
| --- | --- | --- |
| 三联方案 | PPI 常规剂量的倍量/d(如奥美拉唑 40mg/d) 枸橼酸铋钾(胶体次枸橼酸铋)480mg/d (选择 1 种) | 克拉霉素 1 000mg/d 阿莫西林 2 000mg/d 甲硝唑 800mg/d (选择 2 种) |
| 四联方案 | PPI 常规剂量的倍量/d 加枸橼酸铋钾 (胶体次枸橼酸铋)480mg/d 上述剂量分 2 次服,疗程 7～14d | 复发后治疗者,可选用耐药发生率低的 抗生素:呋喃唑酮、四环素、左氧氟沙 星、莫西沙星等 |

10d 疗程疗效优于 7d,14d 又优于 10d

4. **胃肠促动力药** 胃溃疡时可存在胃动力障碍,尤其是合并十二指肠胃反流时可使用胃肠促动力药,如多潘立酮、莫沙必利或依托必利等。

5. **NSAID 溃疡的治疗** 首先应立即停用 NSAID 药物或选用对胃黏膜损伤小的 COX-2 抑制药,如塞来昔布,并给予 PPI 及胃黏膜保护药。若有 Hp 感染,则应同时根除治疗。溃疡治愈后,如需继续服用 NSAID,则需以 PPI 或米索前列醇等维持治疗,预防溃疡复发。

6. **外科治疗** 外科手术治疗适应证为:①大量出血经内科紧急治疗无效时;②急性穿孔;③器质性幽门梗阻;④胃溃疡疑有癌变;⑤难治性、顽固性溃疡,内科治疗无效者。

### 复习指导

1. 消化性溃疡:是胃、十二指肠黏膜自身的修复防御机制和损伤黏膜的侵袭力之间失去平衡产生的溃疡。幽门螺杆菌和非甾体抗炎药是损害胃肠保护机制导致溃疡发病的最常见病因,胃酸在溃疡形成中起关键作用。

2. 上腹部疼痛为消化性溃疡的主要症状。胃镜检查是确诊消化性溃疡的首选检查方法。

3. 治疗目的为消除病因,缓解症状,促进溃疡愈合,预防复发和避免并发症。十二指肠溃疡一般 4～6 周为 1 个疗程;胃溃疡疗程一般为 6～8 周。

(庄彦华)

# 第32章 肠结核和结核性腹膜炎

**学习要求**

知晓肺外结核病——肠结核和结核性腹膜炎的感染途径、病理分型,掌握相关临床表现、诊断依据和主要鉴别疾病及主要治疗措施,能够达到正确诊断和治疗。

肠结核(intestinal tuberculosis)是结核分枝杆菌侵犯肠道导致的慢性特异性感染,可发生于胃肠道的任何部位。结核性腹膜炎(tuberculous peritonitis)是由结核分枝杆菌引起的慢性、弥漫性腹膜感染。常合并肠系膜淋巴结结核,或盆腔器官结核,本病多发于青壮年,女性略多。

## 第一节 肠 结 核

【病因和发病机制】

肠结核多由人型结核分枝杆菌引起,少数由进食未消毒的带菌牛奶或乳制品发生牛型结核分枝杆菌感染。结核杆菌侵犯肠道的感染途径如下:①经口感染。开放性肺结核或喉结核患者常咽下含有结核分枝杆菌的痰液,是主要感染方式。②血行播散。多见于播散性粟粒性结核病人。③直接蔓延。由腹腔内结核病灶直接蔓延引起,如女性生殖器结核、肠系膜淋巴结结核、结核性腹膜炎等。

肠结核的发病是人体和结核分枝杆菌互相作用的结果,只有当入侵的结核分枝杆菌数量较多、毒力较大,同时有机体免疫功能低下,肠道功能紊乱和局部抵抗力减弱时,才会致病。

结核分枝杆菌进入肠道后,多在回盲部发病,可能原因有:①含结核分枝杆菌的肠内容物在回盲部滞留时间较长,与局部肠黏膜接触较久,感染机会增加;②回盲部黏膜下淋巴组织丰富,而结核杆菌容易侵犯淋巴组织。

【病理】

肠结核可发生在肠道的任何部位,主要位于回盲瓣及其邻近的回肠和结肠。表现为3型。

1. 溃疡型肠结核 肠壁的淋巴结组织充血、水肿和渗出,进而发生干酪样坏死,破溃后形成溃疡。溃疡大小不等,深浅不一,边缘不规则,可深达肌层或浆膜,常呈环形扩展,因溃疡边缘与基底常有闭塞性动脉内膜炎,故导致出血的机会较少。溃疡在慢性发展过程中,由于纤维组织增生和瘢痕化,病变肠曲和邻近组织粘连,故溃疡一般不发生急性穿孔,但可引起肠腔狭窄和变形引发肠梗阻。慢性穿孔可形成腹腔脓肿或肠瘘。

2. 增生型肠结核 病变多局限在回盲部,有时可累及升结肠近端或回肠末端,有大量结核肉芽肿和纤维组织增生,表现为肠壁局部增厚、僵硬或瘤样改变凸出于肠腔,使肠腔变窄,引发梗阻。

3. 兼有以上2种病变 为混合型或溃疡增生型肠结核。

【临床表现】

本病常见于中青年,女性较多。起病多缓慢,病程较长。

1. 腹痛 多位于右下腹、脐周或上腹部,多为隐痛或钝痛,也可阵发痉挛性腹痛,有时进餐诱发腹痛和便意,排便排气后可有不同程度缓解。当并发部分或完全性肠梗阻时,有腹部绞痛、腹胀、肠鸣亢进、肠型及蠕动波等肠梗阻表现。

2. 腹泻与便秘 腹泻是溃疡型肠结核主要临床表现之一,排便次数因病变严重程度和病变范围不同而异,一般每日排便2~4次。重症患者每日可达10余次,粪便中可含少量黏液、脓血,但便血少见。此外有时可有腹泻与便秘交替现象,增生型肠结核以便秘多见。

3. 腹部肿块 主要见于增生型肠结核。也见于溃疡型肠结核的病变组织粘连、伴有肠系膜淋巴结结核。肿块多位于右下腹,常固定而有压痛。

4. 全身症状和肠外结核表现 溃疡型肠结核多有结核毒血症状,长期发热,体温多在38℃左右,为不规则热,严重者可有弛张热或稽留热,并伴有盗汗、消瘦、贫血、倦怠等症状。肠外结核表现主要是活动性肺结核、肠系膜淋巴结结核和结核性腹膜炎表现。

并发症常在晚期出现,肠梗阻多见,常发生于增生型肠结核,一般不发生急性穿孔,慢性穿孔,形成腹腔脓肿或肠瘘远较克罗恩病少见,肠出血少见。

【实验室和其他检查】

1. 实验室检查 ①轻度至中度贫血。白细胞计数一般正常,淋巴细胞偏高;②红细胞沉降率多显著增快;③粪便镜下可见少量脓细胞与红细胞,结核菌素试验呈强阳性有助于诊断。

2. X线检查 X线钡剂造影检查对本病诊断具有重要意义。并发肠梗阻者应慎重。

(1)溃疡型肠结核:①激惹征象。钡剂迅速通过病变部位,充盈不佳;②跳跃征象(stierlin's sign):在病变的上、下肠段钡剂充盈良好;③如病变肠段能充盈,则可见黏膜皱襞粗乱,肠壁边缘不规则,呈锯齿状;④肠腔狭窄、肠管缩短变形,回肠盲肠正常角度丧失。

(2)增生型肠结核:肠管有增生性狭窄、收缩与变形,肠壁僵硬和增厚,结肠袋消失,充盈缺损,假息肉形成。

3. 结肠镜检查 可见局部肠黏膜充血、水肿,溃疡为环形,边缘不整,同时可见大小、形态各异的炎性息肉、肠腔狭窄等病变,活检找到干酪样坏死肉芽肿或结核杆菌即可确诊。

【诊断和鉴别诊断】

临床上如出现下列情况,应考虑有肠结核:①中青年患者,有肠外结核史,特别是肺结核。②临床表现有右下腹痛,腹泻或腹泻便秘交替,伴有发热、盗汗等结核全身症状。体征有右下腹压痛,腹部肿块或不明原因的肠梗阻表现。③X线钡剂造影发现有钡剂跳跃征象、龛影、肠管狭窄、变形等征象。④结肠镜检查有肠黏膜炎症、溃疡、炎性息肉、或肠腔狭窄。黏膜活检证实有结核菌或有干酪性肉芽肿病灶,具有确诊意义。⑤结核菌素试验(PPD)强阳性。对高度怀疑肠结核的患者,可进行抗结核治疗2~6周,症状明显改善,待治疗2~3个月检查结肠镜病变明显好转,可做出肠结核的临床诊断。对诊断有困难,特别是增生性肠结核,必要时需开腹探查,如在手术标本病理中找到干酪性肉芽肿可确定诊断。

肠结核需与以下疾病鉴别:

1. 克罗恩病 以下几点有助于鉴别:①无肠外结核证据;②病程一般比肠结核更长,可有较明显的发作与缓解交替倾向;③X线钡剂造影或钡剂灌肠造影,发现病变以回肠末段为主,可有其他部位受累的表现,呈节段性分布;④可有肛门直肠周围病变,瘘管等并发症比肠结核更常见;⑤结肠镜下见溃疡多呈纵行、裂隙状,活检无结核杆菌、无干酪性肉芽肿;⑥抗结核药物治疗无效;⑦临床需开腹探查进一步明确诊断。

2. 右侧结肠癌 年龄多在40岁以上,无结核毒血症状;结肠镜检查并活检可获确诊。

3. 阿米巴病或血吸虫病性肉芽肿 既往有相应的接触史、感染史,常有脓血便。便常规或孵化检查可发现相关病原体,结肠镜检查有助于鉴别,对相应特效治疗有效。

**4. 其他** 肠结核还应与肠道恶性淋巴瘤、耶尔森杆菌肠炎、性病性淋巴肉芽肿及一些少见的感染性肠病如非典型分枝杆菌病（多见于艾滋病患者）、肠道梅毒、肠放线菌病等进行鉴别。发热为主者需与伤寒相鉴别。

【治疗】

强调早期治疗，治疗目的是消除症状，改善全身状况，促进病灶愈合及防治并发症。

**1. 休息、加强营养** 可增强患者的抵抗力，是治疗的基础。活动性肠结核应卧床休息，影响进食时，需胃肠外营养支持治疗。

**2. 抗结核药物治疗** 坚持早期、联合、适量、规律和全程的原则是治疗本病的关键。常用抗结核药物有链霉素（S）、异烟肼（H）、对氨基水杨酸（P）、利福平（R）、吡嗪酰胺（Z）、乙胺丁醇（E）等药。以3～4种药物联合用药治疗为好，具体方案详见第5章肺结核。

**3. 对症治疗** 腹痛可用抗胆碱能药物。对摄入不足、腹泻较重者应注意纠正水、电解质与酸碱平衡紊乱，对不完全性肠梗阻者需禁食及进行胃肠减压，以缓解梗阻症状。

**4. 手术治疗** 手术适应证包括：①急性肠穿孔或慢性肠穿孔粪瘘经内科治疗未能闭合者；②完全性肠梗阻；③肠道大出血经内科抢救治疗无效者；④诊断困难需开腹探查者。

【预后和预防】

本病的预后取决于早期诊断和及时治疗。当病变在渗出性阶段，及时治疗病变可以痊愈，预后良好。合理使用抗结核药，保证充足剂量和足够疗程是决定预后的关键。

## 第二节　结核性腹膜炎

【病因和发病机制】

本病是由结核分枝杆菌感染腹膜引起，多由肺结核或体内其他部位结核病引发。结核分枝杆菌感染腹膜的途径以腹腔内结核病灶直接蔓延为主，肠结核、肠系膜淋巴结结核、输卵管结核等常为原发病灶。少数由血行播散引起，常可发现如粟粒性肺结核、关节、骨、睾丸结核。若腹膜与胸膜或心包同时发生，称结核性多浆膜炎，也可并发结核性脑膜炎。

【病理】

根据病理解剖特点，本病可分为3型。

**1. 渗出型** 腹膜充血、水肿及纤维蛋白渗出，表面见弥漫性黄白色或灰白色小结节。也可融合成结节或斑块。腹腔内浆液纤维蛋白渗出形成腹水，呈草黄色，少量或中等量，偶呈淡血性或乳糜性，在慢性过程中，腹水可形成包裹性。

**2. 粘连型** 此型最多见。常由渗出型腹水吸收后形成，也可以起病隐袭，一开始就表现为粘连型。腹膜有大量纤维组织增生，肠系膜、大网膜明显增厚变硬，呈索条样团块，肠襻之间及与内脏之间相互粘连，不易分离，易发生肠梗阻，严重者腹腔完全闭塞。

**3. 干酪型** 此型最重，较为少见。多由粘连型或渗出型演变而成。主要病变为干酪坏死，伴不同程度的粘连，肠管、大网膜、肠系膜、腹腔脏器之间互相粘连，分隔成许多积存浑浊液体的小房，干酪样坏死的肠系膜淋巴结夹杂其中，在腹腔内形成局限性积液或干酪样脓肿。脓肿可与肠曲、腹腔或阴道穿破形成窦道或瘘管。本型常出现并发症。

以上3型以前2型多见，在本病发展过程中，上述2种或3种类型的病变可并存，称为混合型。

【临床表现】

多数起病缓慢，部分病人没有表现，在与本病无关的开腹手术中偶然被发现，少数起病急骤，以急性高热和腹痛为主要表现。

**1. 全身症状** 常见有发热、盗汗、乏力、消瘦等结核病毒血症。热型多为低热或中等热，1/3患者可呈弛张热，少数为稽留热。渗出型、干酪型或同时伴有粟粒性肺结核、干酪性肺炎等可有高热且毒血症明显。病情较重者后期可有营养不良，表现为贫血、消瘦、水肿等。

2. 腹痛、腹胀、腹泻　早期腹痛不明显,以后可出现脐周、下腹或全腹部持续性隐痛或钝痛。当并发肠梗阻时,阵发性腹痛,并伴有呕吐、腹胀停止排便、排气。若腹腔内干酪坏死病灶破溃、肠结核急性穿孔表现为急腹症。腹胀可由结核毒血症和腹膜炎时胃肠功能紊乱、大量腹水等所致。腹泻常见,糊状,无黏液或脓血。有时腹泻与便秘交替出现,粘连型以便秘多见。

3. 腹部触诊　腹部压痛一般轻微,少数压痛严重,且有反跳痛。腹壁柔韧感是结核性腹膜炎的常见临床体征,系腹膜遭受轻度刺激或有慢性炎症的一种表现。

4. 腹部肿块　多见于粘连型或干酪型,肿块多由增厚的大网膜,粘连在一起的肠曲,增大的淋巴结或包裹性积液、脓肿形成。常位于脐周,形状大小不一,边缘不整,表面不平,移动度小,或呈结节感。

5. 腹水　渗出型者,腹水以少量至中量者为多,腹水量少不易查出,必须认真检查,游离腹水量超过1 000ml时,叩诊有移动性浊音,在肠粘连严重时移动性浊音可不明显。

并发症以肠梗阻最多见,多发生在粘连型。肠瘘多见于干酪型,常同时有腹腔脓肿形成。

【实验室和其他检查】

1. 血象、红细胞沉降率、结核菌素试验　白细胞计数多数正常,可有轻度至中度贫血,红细胞沉降率在活动期加快。结核菌素试验呈强阳性者对诊断本病有帮助。

2. 腹水检查　对结核性腹膜炎诊断意义较大。腹水大多为草黄色渗出液,少数呈淡血性或偶为乳糜性,静置后常自行凝固。比重一般超过1.018,蛋白质含量在30g/L以上,白细胞计数超过$0.5\times10^9$/L,以淋巴细胞为主。但如有低蛋白血症或合并肝硬化的患者,腹水蛋白含量可减少,血清-腹水清蛋白梯度(SAAG)检测<11g/L对诊断有帮助。腹水腺苷脱氨酶(ADA)活性增高,有一定特异性。腹水细胞学检查以排除癌性腹水,宜作为常规检查。

3. X线检查　X线钡剂检查可见肠粘连、肠结核、腹水、肠腔外肿块、肠瘘等征象,腹部X线平片有时可见到由于结核钙化的肠系膜淋巴结的钙化影。同时,应做胸部X线检查,可发现肺结核或胸膜炎。

4. 腹部超声检查　超声可发现少量腹水,包裹性积液及腹膜增厚,对鉴别腹部肿块有一定价值,并可为腹腔穿刺进行引导和定位。

5. 腹腔镜检查　适用于游离性腹水确诊困难者。粘连型和干酪型为腹腔镜检查的禁忌。

【诊断和鉴别诊断】

诊断主要依据为:①中、青年患者有结核病史或有其他器官结核病证据,尤其是女性;②2周以上不明原因的长期发热,伴有腹痛、腹胀、腹水和(或)腹部肿块、腹部压痛和(或)腹壁柔韧感;③腹水为渗出液,细胞分类以淋巴细胞为主,普通细菌培养阴性,细胞学检查未找到癌细胞;④X线钡剂造影发现肠粘连等征象;⑤结核菌素试验呈强阳性;⑥腹膜活检,发现结核的特征性病变。

对具有以上典型表现的病例,可作出临床诊断,给予抗结核治疗(2周以上)有效可确诊。若游离性腹水病例抗结核治疗(2周以上)无效,可行腹腔镜检查并活检,以便确诊。有广泛腹膜粘连者需结合腹部超声、CT等检查排除腹腔肿瘤,必要时可行剖腹探查确诊。结核性腹膜先需与以下疾病鉴别。

1. 以腹水为主要表现者

(1)肝硬化腹水:腹水是肝硬化失代偿期主要表现,腹水为漏出液,结合肝硬化失代偿期其他表现,鉴别不难。如腹水细胞以淋巴细胞为主,普通细菌培养阴性,特别是有结核病史、密切接触史或伴有其他部位结核病者,应考虑肝硬化合并结核性腹膜炎可能,必要时行腹腔镜检查。

(2)腹腔恶性肿瘤:腹膜转移癌、恶性淋巴瘤、腹膜间皮瘤等可以腹水为首发表现。血性腹水应考虑癌肿的可能,需结合腹水细胞学检查,方法得当阳性率较高,一旦找到癌细胞,即可确诊。鉴别确有困难者,也可行腹腔镜检查。

(3)其他疾病:需与结缔组织病、缩窄性心包炎、Budd-Chiari综合征、Meigs综合征、慢性胰源性腹水和巨大卵巢囊肿等鉴别。

2. 以腹部肿块为主要表现者,须与 Crohn 病、腹部肿瘤等鉴别。

3. 以发热为主而腹部表现不明显者,须与其他长期发热性疾病相鉴别。

4. 以急性腹痛为主要表现者,因腹腔内结核病灶干酪坏死灶破溃,或肠结核急性穿孔发生剧烈腹痛须与外科常见急腹症相鉴别,应注意病史和查找腹膜外结核病灶,以免误诊。

【治疗】

关键是坚持早期、联合、适量、规律和全程的抗结核治疗,避免复发和防止并发症的目的。

1. **一般治疗** 注意休息,加强营养,增强机体抵抗力是治疗的重要基础措施。

2. **抗结核化学药物治疗** 结核性腹膜炎的抗结核治疗中应注意:对渗出型病例腹水吸收较快,患者可能会自行停药,而致复发,需强调全程规则治疗;对粘连型或干酪型病例,因大量纤维组织增生,药物不易进入病灶,达不到有效浓度,故应加强抗结核药物的联合应用,并适当延长疗程。抗结核化学药物的选择、用法、疗程可参考肠结核的抗结核药物治疗。

3. **对有大量腹水,可适当放腹水以减轻症状** 当伴有严重结核毒血症者,在充分抗结核治疗的基础上,可适当加用糖皮质激素,以缓解结核毒血症症状,同时减少渗出,避免腹腔粘连,促进腹水吸收。

4. **手术治疗** 适应证:①并发完全性肠梗阻或不完全性肠梗阻经内科治疗无效者;②急性肠穿孔或腹腔脓肿经抗感染治疗无效者;③肠瘘经正规抗结核治疗和营养支持治疗未能闭合者;④当本病诊断有困难,不能排除肿瘤和其他急腹症时,可考虑开腹探查。

## 复习指导

1. **肠结核**:是结核分枝杆菌侵犯肠道导致的慢性特异性感染,可发生于胃肠道的任何部位,主要位于回盲瓣及其邻近的回肠和结肠。临床表现有右下腹痛,腹泻或腹泻便秘交替,伴有发热、盗汗等结核全身症状。体征有右下腹压痛,腹部肿块或不明原因的肠梗阻表现。X 线钡剂造影检查对本病诊断具有重要意义。活检找到干酪样坏死肉芽肿或结核杆菌即可确诊。坚持早期、联合、适量、规律和全程的原则是治疗本病的关键。

2. **结核性腹膜炎**:由结核分枝杆菌感染腹膜引起,常见有发热、盗汗、乏力、消瘦等结核病毒血症及腹痛、腹水、腹部肿块。腹水大多为草黄色渗出液,比重一般超过 1.018,蛋白质含量在 30g/L 以上,白细胞计数超过 $0.5\times10^9/L$,以淋巴细胞为主,血清-腹水清蛋白梯度(SAAG)检测<11g/L 对诊断有帮助,腹水腺苷脱氨酶(ADA)活性增高,有一定特异性。关键是坚持早期、联合、适量、规律和全程的抗结核治疗

(郭元虎)

# 第33章 炎症性肠病

> **学习要求**
>
> 对比性地学习溃疡性结肠炎和克罗恩病的临床表现、实验室和影像学检查和结肠镜下表现的特点，达到能够诊断、鉴别诊断。并要求掌握治疗原则和常用药物。

炎症性肠病(inflammatory bowel disease, IBD)专指病因未明的炎症性肠病(idiopathic inflammatory bowel disease)，包括有溃疡性结肠炎(ulcerative colitis, UC)和克罗恩病(Crohn's disease, CD)。

【病因和发病机制】

IBD 的病因和发病机制目前尚不完全明确，其发病可能与下列因素相互作用有关。

1. 环境因素　近几十年来的研究发现，IBD 发病率持续增高的现象出现在社会经济高发达的国家，这一现象反映了环境因素如饮食、吸烟、卫生条件或暴露于其他所未知的环境因素增加有关。

2. 遗传　研究发现，本病在家族中一级亲属发病率远高于普通人群，近年来的基因研究发现了不少可能与 IBD 相关的染色体上的易感区域和易感基因。欧美家族发病率较高，种族间发病率有明显差异，但在我国本病家族性发病很少见，目前观点认为 IBD 不仅是多基因病，也是遗传异质性疾病。

3. 感染因素　本病病理变化和临床表现与肠道某些微生物感染性疾病非常相似。近年研究认为 IBD(特别是 CD)是针对自身肠道正常菌丛的异常免疫引起的。支持这一观点的证据：一是动物实验，在免疫缺陷动物(用转基因或敲除基因的方法)造成 IBD 动物模型，无菌环境下肠道不发生炎症，当恢复肠道正常菌丛状态时，则肠道出现炎症。另一是临床研究，发现细菌滞留可促发 CD，而粪便转流能防止 CD 复发，应用肠道微生态制剂或抗生素对某些 IBD 患者有效。

4. 免疫因素　由于本病常并发某些自身免疫性疾病。应用肾上腺糖皮质激素或免疫抑制药治疗有效。目前研究发现黏膜 T 淋巴细胞功能异常在 IBD 发病中起重要作用。除此之外，肠道的非特异免疫细胞及非免疫细胞、血管内皮细胞等也参与了免疫炎症反应，在反应中释放出大量免疫因子和介质，有促炎症细胞因子 IL-1、IL-6、IL-8、TNF-α 和免疫调节性细胞因子，如 IL-2、IL-4、IFN-r，还有如 NO 等氧自由基参与损伤肠上皮。

目前对 IBD 病因和发病机制的认识大致可归纳为：遗传易感者在受到多种环境因素的综合作用用，在肠道菌丛的参与下，激发了肠道免疫和非免疫系统，可能由于抗原的持续刺激和(或)免疫调节紊乱，最终导致异常免疫反应和炎症过程。目前认为，UC 和 CD 是同一类疾病的 2 个不同亚类，其基本病理过程相似。

## 第一节　溃疡性结肠炎

溃疡性结肠炎(ulcerative colitis, UC)是一种原因不明，发生在直肠和结肠的非特异性炎症性疾病。该病多见于20～40岁青壮年,男、女性发病率无明显差别。

【病理】

病变位于大肠,以直肠、乙状结肠多见,也可逐渐累及降结肠或全结肠,偶见回肠末端受累。病变呈连续性、弥漫性。肉眼见早期结肠黏膜弥漫性充血、水肿、有颗粒状改变,黏膜脆,触之易出血,随后出现糜烂、浅小溃疡,逐渐融合成不规则的大片溃疡。深度多局限在黏膜下层,很少累及肌层。镜下呈弥漫性炎症改变,固有膜内弥漫性淋巴细胞、浆细胞、单核细胞等炎症细胞浸润,活动期固有膜、隐窝上皮、隐窝内(隐窝脓肿)及表面上皮内有大量中性粒细胞和嗜酸粒细胞浸润。隐窝脓肿破溃到肠腔形成溃疡。少数暴发型或重型患者,病变可累及全结肠,且深达肠壁全层,损伤肌间神经丛发生急性结肠扩张(中毒性巨结肠),肠壁重度充血、肠腔扩张明显,肠壁变薄,常易并发急性穿孔。反复发作的慢性过程中,结肠黏膜可有肉芽组织增生,形成假息肉,溃疡愈合形成瘢痕而导致结肠变形或缩短,结肠袋消失,肠腔狭窄。少数病例可以发生癌变。

【临床表现】

多数起病缓慢,少数急性起病,偶有暴发性起病。常反复发作,慢性迁延数年至十数年,少数症状持续并逐渐加重。精神刺激、过劳、饮食失调、感染等可诱发或加重症状。

1. 消化系统表现

(1)腹泻和黏液脓血便:为本病最主要表现。轻者大便每日2～4次,粪质多为糊状及水样,便血轻或无便血,可有腹泻与便秘交替,重者每日10余次或以上,常混有黏液、脓血,甚至有大量便血。病变累及直肠或乙状结肠者,可伴有里急后重,偶尔有便秘。

(2)腹痛:一般多为隐痛或钝痛,呈轻度或中度腹痛,少数有阵发性痉挛性绞痛,多局限于左下腹或下腹部,有腹痛-便意-便后缓解的规律。

(3)其他症状:病情严重有食欲低下、腹胀、恶心、呕吐。

(4)体征:轻型仅左下腹部有压痛,部分患者可触及痉挛或肠壁增厚的乙状结肠和降结肠。重型或暴发型可有鼓肠、压痛及反跳痛、腹肌紧张,肠鸣音减弱,注意并发中毒性巨结肠和肠穿孔。

2. 全身表现　中、重型者可有发热、消瘦、贫血、水电解质平衡紊乱及低蛋白血症。

3. 肠外表现　本病可伴有外周关节炎、结节性红斑、前葡萄膜炎、强直性脊柱炎、复发性口腔溃疡等。

【并发症】

1. 中毒性巨结肠　多发生在暴发型和重型患者,重型患者中发生率可达5%。当结肠病变广泛、累及肌层、肌间神经丛时,肠壁张力低下,呈节段性麻痹,肠内容物和大量气体积聚,导致急性结肠扩张。表现为病情急剧恶化,毒血症明显,伴有脱水与电解质酸碱平衡紊乱。出现腹胀、腹部压痛、反跳痛、肠鸣音减弱或消失。白细胞计数增高。X线腹部平片可见肠腔增宽、结肠袋消失。易引起肠穿孔,并发急性弥漫性腹膜炎,预后差,病死率高。

2. 直肠结肠癌变　多见于病变广泛累及全结肠者,自幼发病和病史超过10年者。

3. 其他　可并发肠穿孔、肠出血和肠息肉,肠梗阻少见。

【实验室和其他检查】

1. 血液检查　可有轻、中度贫血,白细胞计数增高。红细胞沉降率加快,超敏C-反应蛋白增高,是活动期的标志。严重病例血清白蛋清降低,血钾、钠、氯降低。

2. 粪便检查　黏液脓血便,镜下可见红、白细胞,脓细胞,巨噬细胞。除外感染性结肠炎,常需多次进行粪便病原学检查(镜下、培养、孵化)无特异性病原体。

3. 自身抗体检测　研究发现UC相对特异性抗体--血清外周型抗中性粒细胞胞质抗体(anti-neutrophil cytoplasmic anti-bodies,p-ANCA)和CD相对特异性抗体--抗酿酒酵母抗体(anti-saccharomyces cerevisie antibodies,ASCA)同时检测有助鉴别,其敏感性和特异性待定。

4. 结肠镜检查　内镜下可见:①黏膜弥漫性充血、水肿,血管纹理模糊、紊乱或消失,黏膜粗糙,呈细颗粒状,黏膜脆,易出血;②弥漫性糜烂和多发性浅溃疡,覆盖有黏液或脓性分泌物;③慢性病变可见肠壁僵直,肠腔狭窄,结肠袋变浅或消失及形态多样的假息肉。活检可见弥漫性炎性细胞浸润。活动期见糜烂、溃疡,隐窝炎、隐窝脓肿;慢性期见隐窝结构紊乱、杯状细胞减少,潘氏细胞化生。

5.X线钡剂灌肠检查　气钡双重对比造影可较清晰显示病变。①急性期可见黏膜皱襞粗乱,颗粒样;②有溃疡形成时,肠壁边缘呈毛刺状或锯齿状龛影,有假息肉形成时可见充盈缺损;③后期可见肠管狭窄、缩短、结肠袋消失,呈铅管状。重型或暴发型患者不宜。

【诊断和鉴别诊断】

1.临床诊断　本病诊断的主要依据为:具有持续或反复发作性腹痛、腹泻,黏液脓血便,多次粪便检查无特异病原体而排除急性自限性结肠炎和特异性感染性结肠炎及缺血性肠炎、放射性肠炎、克罗恩病等基础上,具备以上结肠镜下改变至少1项及黏膜活检组织学病理改变者可以诊断;具有以上X线钡剂灌肠所见征象至少1项者可以拟诊。完整诊断应有包括临床类型、严重程度、病变范围、病情分期和并发症内容的诊断。

(1)临床分型:①初发型,首次发作无既往史。②慢性复发型,发作期与缓解期交替,最多见。③慢性持续型,症状持续,间有症状加重的急性发作。④急性暴发型,少见。起病急骤,腹部和全身症状严重,易发生中毒性巨结肠、肠穿孔、败血症等。上述类型可相互转化。

(2)严重程度:①轻度,腹泻低于每日4次,无发热,无便血或轻微,贫血无或轻微,血沉正常;②中度,介于轻、重度之间;③重度,腹泻每日6次以上,有明显黏液脓血便,体温>37.5℃持续2d以上,脉搏>90/min,血红蛋白≤100g/L,红细胞沉降率>30mm/h,血清清蛋白<30g/L,体重短期内明显减轻。

(3)病变累及部位:分为直肠炎、直肠乙状结肠炎、左半结肠炎、右半结肠炎、全结肠炎。

(4)病情分期:分为活动期和缓解期。

2.鉴别诊断

(1)急性自限性肠炎:如痢疾杆菌、沙门菌、耶尔森菌、空肠弯曲菌等感染,急性感染有发热、腹痛,粪便检查可分离出致病菌,抗感染治疗可痊愈。

(2)阿米巴肠炎:粪便色暗红如果酱,具恶臭。主要侵及右侧结肠。病变散在,溃疡较深,边缘潜行,溃疡间的黏膜多正常。粪便检查可找到溶组织阿米巴滋养体或包囊,抗阿米巴治疗有效。

(3)血吸虫病:有疫水接触史,肝脾大,粪便检查或孵化可见血吸虫卵和毛蚴。

(4)克罗恩病:病变主要侵犯回肠末端和邻近结肠,腹痛多位于右下腹或脐周,里急后重少见,粪便常无黏液脓血。X线钡剂造影检查和结肠镜下有典型克罗恩病表现,活检为非干酪性肉芽肿。

(5)结肠癌:多中年以后发病,直肠癌肛门指检可触及肿块,结肠镜检查并活检可确诊,需注意溃疡性结肠炎癌变。

(6)肠易激综合征:无脓血便,钡灌肠造影与结肠镜加活检均无明显异常。

(7)其他:须与其他感染性结肠炎,如肠结核溃疡型、真菌性肠炎、抗生素相关性肠炎、HIV感染合并结肠炎;缺血性结肠炎、放射性肠炎、胶原性结肠炎、结肠息肉病等鉴别。

【治疗】

治疗原则为控制急性发作,减少复发,维持缓解,防治并发症。

1.一般治疗　对活动期患者,充分休息,进流质半流质少渣饮食,重型及暴发型患者应住院治疗,密切观察病情,及时纠正水、电解质平衡紊乱。有贫血和低蛋白血症者,给予输血和输注人血白蛋白。饮食治疗对控制腹泻,改善营养十分重要。忌食牛奶及奶制品以减少诱发机会。重症患者宜禁食,给予全胃肠外营养,使肠道得以休息。同时可给予心理治疗。

2.药物治疗

(1)氨基水杨酸制药:柳氮磺胺吡啶(SASP)为常用药物,适用于轻型或中型者及重型经糖皮质激素治疗已缓解者。本药口服后在结肠经细菌分解为5-氨基水杨酸(5-ASA)及磺胺吡啶(SP),其5-ASA对结肠有特别亲和力,起消炎作用。用法,急性期可每日4g,分4次口服,病情缓解后改为每日2g维持,疗程1~2年。因5-ASA口服后多在小肠近段被吸收,故近年研制成5-ASA的特殊制剂如美沙拉嗪(Mesalazine)、奥沙拉嗪(Olsalazine)和巴柳氮(Balsalazide),该制剂在结肠内释放发挥作用。若病变限于直肠、左侧结肠可灌肠治疗,药物可直接作用病变黏膜,每日灌肠1次,1次1～2g,病变局限于直肠可使用栓剂。

(2)糖皮质激素:本药的基本作用为非特异性抗炎和抑制免疫反应,可缓解中毒症状,适用于对氨基水杨酸制剂疗效不佳的轻、中型患者,更适用于重型活动期患者及暴发型患者。一般给予泼尼松龙(氢化泼尼松)300mg或地塞米松10mg,每日1次静脉滴注,1周后改泼尼松每日40～60mg口服。轻型可用泼尼松每日30～40mg,病情控制后逐渐减量,减量速度以每1～2周减量5～10mg。至每日10～15mg时,一般维持6个月左右停药。为减少复发,在减量或停药后可给予SASP维持治疗。病变局限于直肠或左侧结肠者,可用泼尼松龙100mg或地塞米松5mg,加生理盐水100ml,保留灌肠,每日1次,好转可改为每周2～3次,疗程1～3个月。本法不良反应小。若同时加5-ASA灌肠,疗效更好。

(3)免疫抑制药:硫唑嘌呤适用于对糖皮质激素治疗疗效不佳或激素依赖的慢性活动性患者。对严重病例静脉使用糖皮质激素无效者,静脉应用环孢素(Cyclosporine)大部分患者可取得暂时缓解。因其毒性大、不良反应多,特别对骨髓有抑制作用,故使用时必须慎重。

(4)抗生素:仅当重型暴发型有继发感染者,才使用抗生素治疗。

3. **手术治疗** 紧急手术指征为:肠穿孔、反复大量便血、中毒性巨结肠经内科治疗无效者。

【预后】

本病一般为慢性经过,反复发作,轻度和长期缓解者预后良好。急性暴发型、有并发症和高龄患者预后差,慢性持续活动和发作频繁预后较差,病程漫长者结肠癌变风险增加。

## 第二节 克罗恩病

克罗恩病(Crohn's disease,Crohn 病,CD)是一种病因未明的胃肠道慢性炎性肉芽肿性疾病。从口腔至肛门各段消化道均可受累,但以末段回肠和邻近的结肠多见。发病率以欧美国家较高,我国近年的发病率也有增高的趋势,本病迁延反复,有终身复发倾向,难以治愈,预后不良,少数急性起病。发病年龄多在15～30岁,无性别差异。

【病理】

大体形态特点:①病变呈节段性或跳跃性而非连续性;②溃疡早期呈鹅口疮样,随后增大融合,形成纵行沟槽样或裂隙样溃疡,残存黏膜呈现铺路石或鹅卵石样改变;③病变累及消化道全层,肠壁增厚僵硬、肠腔狭窄,并有假性息肉或瘘管形成。

组织学特点:①非干酪性肉芽肿,中心由类上皮细胞和多核巨细胞组成,这种变化是诊断本病最有价值的组织学特征;②溃疡呈裂隙样,深可达肌层;③肠壁各层炎症,黏膜固有层底部和黏膜下层淋巴细胞集聚,淋巴管扩张,黏膜下层增宽等。

【临床表现】

本病起病大多隐匿、缓渐,病程呈慢性、长短不等的活动期与缓解期交替。

1. **消化系统表现**

(1)腹痛:大多数患者有不同程度的腹痛,部位多位于右下腹或脐周,空肠病变则有上腹痛。腹痛呈间歇性发作,常为痉挛性阵痛伴肠鸣。常于进餐后加重,排便或肛门排气后缓解。腹痛的发生可能与炎症刺激、内容物通过狭窄肠段,促使肠痉挛有关。

(2)腹泻:多数患者有腹泻,每日大便数次,甚至十数次。腹泻主要由病变肠段炎症渗出、蠕动增加及继发性吸收不良引起。粪便多为糊状,一般无脓血或黏液。病变涉及远端结肠或肛门直肠者,可有黏液血便及里急后重。

(3)腹部包块:见于10%～20%的患者,多由于肠粘连、肠壁增厚、肠系膜淋巴结大、内瘘或局部脓肿形成所致,以右下腹和脐周多见。

(4)瘘管形成:因透壁性炎性病变穿透肠壁全层与腹腔内脏器官、肠外组织相通及与腹壁皮肤穿透而成。瘘管形成是Crohn病临床特征之一,往往作为与溃疡性结肠炎鉴别的依据。

(5)肛门直肠周围病变:包括肛门直肠周围脓肿形成、瘘管及肛裂等,有时可为本病的首发或突出表现。

2. 全身表现

(1)发热:最为常见,原因为活动性肠道炎症及继发感染。常为间歇性低热或中度热,少数伴毒血症者呈弛张高热。

(2)营养障碍:因长期腹泻、摄食减少及慢性消耗等因素所致。表现为消瘦、贫血、低蛋白血症和维生素缺乏及电解质紊乱等。

3. 肠外表现　可有全身多系统损害,与溃疡性结肠炎相似,但发生率较高,常见有关节痛(炎)、结节性红斑、虹膜睫状体炎、硬化性胆管炎、强直性脊柱炎、口腔溃疡等。

4. 临床分型

(1)临床类型:依疾病特点分为狭窄型、穿通型、非狭窄型和非穿通型。

(2)病变部位:根据观察结果分为小肠型、结肠型、回结肠型,其他部位也要注明。

(3)严重程度:根据程度和并发症来计算CD活动指数(CDAD),用于区分活动期和缓解期、严重程度(轻、中、重度)的估计和判定疗效。

【并发症】

肠梗阻最常见,发生率约为40%,其次是腹腔内脓肿,偶可急性穿孔或大出血。结、直肠病变可发生癌变。

【实验室和其他检查】

1. 实验室检查　活动期白细胞常增高,红细胞计数及血红蛋白量均有下降,红细胞沉降率加快,C-反应蛋白增高,血清清蛋白降低,粪便隐血试验阳性。血自身抗体检查见本章第一节。

2. 影像学检查　X线钡剂检查表现为肠道黏膜皱襞粗乱、纵行溃疡、鹅卵石征、假息肉,也可有多发性肠腔狭窄、僵硬、瘘管形成、钡剂"跳跃征"等X线征象。病变呈节段性分布。超声、CT、MRI可显示肠壁增厚、腹腔脓肿,肉芽肿包块等。

3. 结肠镜及活组织检查　回肠末端见病变呈节段性、非连续性分布,溃疡呈纵行或匍行性,散在分布,溃疡周围黏膜正常或增生呈鹅卵石样,病变肠段之间黏膜外观正常。活检可在黏膜固有层发现非干酪性肉芽肿或黏膜下层大量淋巴细胞聚集。

【诊断和鉴别诊断】

1. 诊断　对青壮年患者有慢性反复发作性下腹或脐周痛与腹泻、腹块或压痛、肠瘘、肛周病变、肠梗阻、消瘦、发热等表现,X线和(或)结肠镜检查发现肠道炎性病变主要在回肠末段与邻近结肠且呈节段性分布,应考虑本病的诊断。CD目前尚无统一的诊断标准,主要根据临床表现和X线检查和(或)结肠镜和病理检查进行综合分析,但须除外各种肠道感染性或非感染性炎症疾病及肿瘤。鉴别有困难时需经手术探查获得病理诊断。

2. 鉴别诊断

(1)肠结核:本病多继发于开放性肺结核或生殖系统结核,病变主要累及回盲部,不呈节段性分布。瘘管及肛门直肠周围病变少见,结肠镜检查及活检有助鉴别。病理检查肠结核可发现干酪性肉芽肿,抗酸杆菌染色阳性,PPD强阳性。对鉴别有困难者,建议先行诊断性抗结核治疗观察疗效。必要时可行手术探查获得病理诊断。

(2)小肠恶性淋巴瘤:本病也常以腹痛、腹泻、发热与腹部肿块为主要临床表现。腹痛多位于上腹部或脐周,体重下降,易发生肠梗阻。症状多为持续性,恶化较快。X线发现肠段内广泛侵蚀,呈较大的指压痕或充盈缺损,超声或CT检查可发现肠腔肿物、肠壁明显增厚、腹腔淋巴结大,有助于本病诊断。必要时手术探查或小肠镜活检可获得病理确诊。

(3)溃疡性结肠炎:鉴别要点见本章第一节。

(4)急性阑尾炎:腹泻少见,常有转移性右下腹痛,压痛限于麦克伯尼点(麦氏点),肌紧张更明显。病程急,有发热,白细胞计数增高更为显著,但有时需剖腹探查才能明确诊断。

(5)其他:如血吸虫病、阿米巴肠炎、其他感染性肠炎、缺血性肠炎、放射性肠炎、胶原性结肠炎、大肠癌及各种原因引起的肠梗阻,均应与CD进行鉴别。

【治疗】

治疗原则与溃疡性结肠炎相似,但具体实施有所不同,目的也是控制症状、维持缓解及防治并发症。

1. 一般治疗　强调饮食调理和营养补充,合理休息,一般给予高营养低渣饮食,适当给予叶酸、维生素$B_{12}$等多种维生素及微量元素。纠正水及电解质代谢紊乱、改善贫血和低蛋白血症。腹泻严重时可选用抗胆碱药物和止泻药,合并感染者静脉途径给予广谱抗生素。

2. 活动期药物治疗

(1)氨基水杨酸制剂:柳氮磺胺吡啶对控制轻、中型患者的活动性有一定疗效,但主要适用于病变局限在结肠者,美沙拉嗪对回肠和结肠者均有效,且可作为缓解期的维持治疗用药。

(2)糖皮质激素:适用于各型中、重度活动期患者,以及使用氨基水杨酸制剂无效的轻、中度患者。一般主张使用时初量要足、疗程要长,维持因人而异。应注意,有相当部分患者表现为对激素不敏感或依赖,需要考虑加用免疫抑制药。布地奈德(Budesonide)全身不良反应小,近年报道对本病有良好疗效。病情严重者可静脉应用泼尼松龙或地塞米松,病变局限在左半结肠远者可用糖皮质激素保留灌肠。

(3)免疫抑制药:硫唑嘌呤适用于对糖皮质激素治疗无效或对糖皮质激素依赖的慢性活动性患者,加用后可逐渐减少糖皮质激素的用量以至停用。剂量为硫唑嘌呤1.5~.2.5mg/(kg·d),该类药显效时间需3~6个月,维持用药一般3年以上。但应注意药物不良反应。

(4)抗菌药物:某些抗菌药物如甲硝唑、喹诺酮类等应用于本病有一定疗效,甲硝唑对有肛周病变、瘘管者有效。

(5)生物制剂:一些促炎细胞因子的拮抗药,如抗TNF-α的人鼠嵌合体单克隆抗体(英夫利昔,Infliximab)或抑炎细胞因子如IL-10用于本病活动期,有显著疗效而不良反应很少。

3. 手术治疗　手术后复发率高,故手术适应证主要是针对并发症,包括完全性肠梗阻、瘘管与脓肿形成、急性穿孔或不能控制的大量出血。手术方式主要是病变肠段切除。术后可用美沙拉嗪或甲硝唑减少复发。

【预后】

本病为慢性渐进性,经治疗可好转,也可自行缓解。但多数患者反复发作,迁延不愈,其中相当部分患者在其病程中会出现1次以上并发症而行手术治疗,预后不佳。

### 复习指导

1. 溃疡性结肠炎:是一种原因不明,发生在直肠和结肠的非特异性炎症性疾病。病变位于大肠,以直肠、乙状结肠多见。腹泻和黏液脓血便为本病最主要表现,结肠镜检查对确定病变范围有重要意义。氨基水杨酸制剂与糖皮质激素是治疗此病的一线药物。

2. 克罗恩病:是一种病因未明的胃肠道慢性炎性肉芽肿性疾病,从口腔至肛门各段消化道均可受累,但以末段回肠和邻近的结肠多见。临床表现以腹痛、腹泻、腹部肿块、瘘管形成和肠梗阻为主要表现。病理确诊至关重要。治疗主要为糖皮质激素与免疫抑制药。

(郭元虎)

# 第34章 功能性胃肠病

> **学习要求**
>
> 学习功能性胃肠病的定义,知晓功能性消化不良和肠易激综合征的临床表现及罗马Ⅲ诊断标准,能够根据多方面消化系统症状和临床表现特点,选择实验室和相关检查除外器质性疾病,并按照本类疾病的诊断流程作出诊断和治疗。

功能性胃肠病(functional gastrointestinal disorders,FGIDs)是指以慢性或反复发作的胃肠道症状为表现,而无形态学或生化异常能解释的一类消化系统疾病。目前认为,其是一组由生物、心理、社会因素共同作用而引起的胃肠道感知和动力异常性疾病,临床上常见,诊断需要排除相应器质性病变才能作出。

## 第一节 功能性消化不良

功能性消化不良(functional dyspepsia,FD)是指位于上腹正中部位的持续或反复发作的疼痛或不适感,经过相关的检查排除了可引起这些症状的全身性或代谢性疾病及相关器官的器质性疾病的一组临床综合征。FD是临床上最常见的一种功能性胃肠病,有统计发病率国内为18%~45%,占消化病门诊量的20%~50%。

【病因和发病机制】

FD多表现为异质性病症,其病因和发病机制至今尚不清楚,可能与以下生物、心理等多种因素相关。

1. 幽门螺杆菌(Hp)感染  Hp感染与FD之间可能存在因果关系。实验证实根除Hp后确实有部分FD患者其症状得到改善。

2. 胃酸  有研究发现FD患者十二指肠对胃酸的敏感性增高,抑酸治疗对少数患者确实可缓解消化不良症状。

3. 胃肠动力异常  目前认为是FD的主要病理生理学基础。近年发现动力障碍与胃电活动异常有关,胃窦-幽门-十二指肠-空肠协调运动异常,可致胃排空延迟、十二指肠胃反流,引起上腹痛、餐后腹胀、恶心、呕吐等症状。

4. 内脏感觉过敏  也是FD的主要病理生理学基础之一。研究发现胃感觉容量明显低于正常人,可能与外周感受器、传入神经、中枢整合的水平异常有关。也有研究证实,FD患者胃底对食物的容受性舒张功能下降,这些与早饱症状有关。

5. 胃肠激素紊乱和脑-肠轴功能障碍  不少胃肠激素同时存在于中枢神经系统中,称为脑肠肽。

其分泌失调也参与FD发病机制,如胃动素、胃泌素、胆囊收缩素及血管活性肠肽、降钙素基因相关肽及P物质等分泌异常与胃电的变化相关。因此,由中枢神经系统、肠神经系统和脑肠肽所组成的神经-内分泌网络,即脑-肠轴的功能障碍与FD的发生和发展密切相关。另外,有研究证实迷走神经传出功能障碍,是胃容受功能减低和胃窦动力低下的发生机制。

6. 精神心理因素　有关精神、心理因素的研究表明中枢神经系统在内脏高敏感性的发生方面起重要作用。大量调查发现不良生活事件与功能性胃肠病显著相关,个性异常、焦虑和抑郁等精神障碍也参与了FD的发生和发展。

【临床表现】

"功能性胃肠病-罗马Ⅲ"标准的"消化不良"定义为源自于胃十二指肠区域的一种症状或一组症状,其特异性的症状包括餐后饱胀、早饱感、上腹痛或上腹灼热感:①餐后饱胀,食物长时间存留于胃内引起的不适感;②早饱感,指进食少许食物即感胃部饱满,食欲消失,不能进常规量的饮食;③上腹痛,位于胸骨剑突下与脐水平以上、两侧锁骨中线之间区域的疼痛,有时患者无疼痛感,而主诉为特别的不适;④上腹灼热感,位于胸骨剑突下与脐水平以上、两侧锁骨中线之间区域的灼热感,与"烧心"不同,后者指胸骨后的烧灼样疼痛或不适,是GERD的特征性症状。

FD患者起病多隐匿,发展缓慢,呈持续性或反复发作。病程中也可发生变化。常见有饮食、精神等诱发因素。上腹痛多无规律,部分与进食有关。在胃排空明显延迟的患者可有恶心、呕吐。常伴有失眠、焦虑、抑郁、头痛、注意力不集中等表现。

【诊断和鉴别诊断】

1. 诊断标准　根据功能性胃肠病罗马Ⅲ标准,FD的诊断需满足在诊断前症状出现至少6个月,近3个月症状持续。

(1)主要标准必须包括以下至少1条:①早饱感;②餐后饱胀不适;③上腹痛;④上腹灼热感。并且排除了可以引起上述症状的器质性疾病的证据(包括上消化道内镜检查)。

(2)亚型标准:根据临床特点,FD两个亚型各自的诊断标准分别如下。①餐后不适综合征(postprandial distress syndrome,PDS)。病程6个月,近3个月至少具备以下1个症状:a. 发生在进平常餐量后的餐后饱胀,每周发作数次;b. 早饱感使其不能完成平常餐量的进食,每周发作数次。支持诊断的条件包括:a. 上腹胀或餐后恶心或过度嗳气;b. 可同时存在上腹疼痛综合征(epigastric pain syndrome,EPS)。②上腹疼痛综合征(EPS)。病程6个月,近3个月必须具备以下所有症状:a. 至少中等程度的上腹部疼痛或灼热感,每周至少1次;b. 疼痛为间断性;c. 不放射或不在腹部其他区域/胸部出现;d. 排便或排气后不缓解;e. 不符合胆囊或Oddi括约肌功能障碍的诊断标准。

支持诊断的条件包括:a. 疼痛可为烧灼样,但不向胸骨后传导;b. 疼痛常因进餐诱发或缓解,但也可发生在空腹状态;c. 可同时存在PDS。

2. 诊断程序　表现为消化不良症状的疾病很多,因此,只有排除了器质性疾病才能作出FD诊断。对诊断可疑或治疗无效者有必要进行包括消化系统肿瘤标志物检测、腹部CT等有针对性的检查,有条件的可行胃电图、胃肠动力功能和感知功能检查。

全面询问病史时需了解:①消化不良症状及程度和发生频度;②症状的发生与进餐的关系,是否夜间出现、症状与体位变换及排便前后的变化关系;③进食量、体重、体质有无变化,以及营养状况;④患者的进食行为、心理状态以及是否影响生活质量;⑤有无其他消化系统症状,如"烧心"、反酸、腹泻或便秘等;⑥询问引起消化不良的可能器质性疾病病因。

3. 鉴别诊断　先应与引起消化不良的器质性疾病包括食管、胃十二指肠及肝、胆、胰等疾病,特别是胃食管反流病(GERD)、消化性溃疡、及胃癌相鉴别,也需排除全身性或其他系统疾病[如糖尿病、慢性肾功能不全、慢性充血性心力衰竭、甲状腺功能亢进症、结缔组织病及某些药物(如NSAIDs和某些抗生素)引起的消化道不良反应等]。如主要症状不能可靠地与GERD鉴别或与FD之间存在重叠,应暂诊断为GERD。给予足量的试验性抑酸治疗后症状不能缓解,则不能排除FD。

【治疗】

治疗目的以缓解症状,提高患者的生活质量。在采用综合性治疗手段的同时,选择个体化的治疗方案。

1. 一般治疗　引导患者正确认识、理解病情,建立和改善生活习惯,戒烟、酒,停服非甾体类抗炎药。饮食上无特殊禁忌,但应注意避免本人生活经历中会诱发症状的食物。对有失眠、焦虑等精神症状者可适当给予镇静药。

2. 药物治疗　目前尚无特效药,主要是经验性治疗。

(1) 抑酸药:适用于非进餐相关的以腹痛、灼热感为主要症状者。可选择 $H_2$ 受体拮抗药或质子泵抑制药,也可选用铝碳酸镁,尤适用于有胆汁反流者。

(2) 促胃肠动力药:用于改善与进餐相关的以上腹饱胀、早饱、嗳气为主要症状患者,常用多巴胺受体拮抗药(多潘立酮 10mg,每日 3 次),或 $5-HT_4$ 受体激动药(莫沙必利 5mg,每日 3 次),餐前 15~30min 服用,疗程 2~8 周。依托必利兼有拮抗多巴胺 $D_2$ 受体和抑制乙酰胆碱酶活性的作用,可增强并协调胃肠运动。甲氧氯普胺可产生锥体外系不良反应,现已少用。

(3) 根除幽门螺杆菌治疗:对少部分有幽门螺杆菌感染的 FD 患者可能有效,可试用。

(4) 助消化药:消化酶和微生态制剂可作为辅助用药,有助于改善与进餐相关的腹胀、食欲减退等症状。

(5) 精神心理治疗:述治疗效果不佳或伴随精神症状明显者可加用抗抑郁药,常用的有三环类如阿米替林、5-HT 再摄取抑制药如氟西汀等。此外,可根据患者不同特点进行心理干预治疗。

## 第二节　肠易激综合征

肠易激综合征(irritable bowel syndrome,IBS)是指一组包括腹痛、腹胀、排便习惯改变和大便性状异常、或有黏液便等表现的临床综合征,常持续或反复发作。罗马Ⅲ标准将其列为功能性肠病的一类,为结肠功能紊乱所致。根据大便的性状临床上可细分为:腹泻型(IBS-D)、便秘型(IBS-C)、混合型(IBS-M)和未定型(IBS-U),西方国家便秘为主型多见,我国以腹泻为主型多见。患者以中、青年居多,男女比例约 1:2,也是影响现代人生活质量的重要疾病之一。

【病因和发病机制】

病因和发病机制尚不清楚,目前认为与多种因素和多种发病机制共同作用的结果,各亚型间、各个体间以及不同病期发病其机制可能有所不同。

1. 胃肠动力学异常

(1) 结肠动力改变:结肠在生理情况下,基础电节律为慢波频率每分钟 6 次,而每分钟 3 次的慢波频率与分节收缩有关,研究发现 IBS 病人结肠电节律异常,以便秘、腹痛为主者每分钟 3 次慢波频率明显增加,腹泻型 IBS 高幅收缩波明显增加,而便秘型正好相反。

(2) 小肠动力改变:IBS 患者消化期小肠高幅性收缩明显增加,腹泻型患者消化间期 MMC 异常,便秘型患者 MMC Ⅲ期收缩的幅度降低。

(3) 其他部位胃肠动力异常:腹泻型患者乙状结肠和直肠壁张力减低,直肠节律性收缩增强;而便秘型患者相反。此外,IBS 患者食管下括约肌压力减低。

2. 内脏高敏感　大量研究观察到 IBS 患者对肠道的充盈扩张、肠道收缩运动等生理现象非常敏感,较易感到疼痛。直肠充气试验表明,IBS 患者充气疼痛阈明显低于对照组。回肠运动试验可使 60% 的 IBS 患者产生腹痛,而健康人仅 17%。

3. 肠道感染、菌群失调和免疫功能改变　部分 IBS 患者症状发生于肠道感染治愈之后,流行病学研究也提示急性感染是诱发 IBS 危险因素之一,本病不论何种亚型都存在免疫系统的异常激活。

4. 中枢感觉异常和脑-肠调控异常　研究表明 IBS 存在 CNS 感觉异常和调节异常,可以被认为是对脑-肠系统的超敏反应,包括对 CNS 和肠神经系统。

5. 社会心理因素 大量调查表明,IBS患者对精神紧张和应激反应引起的胃肠道症状更加明显。IBS患者存在个性异常,焦虑等精神障碍,抑郁积分显著高于正常人,应激事件发生率亦高于正常人。

【临床表现】

IBS症状无特异性,通常起病缓慢隐匿,症状慢性迁延或反复发作,病程较长,可长达数年或数十年,但不影响全身营养状况。不适当的饮食或精神因素、遭遇应激事件可诱发症状出现或加重,部分患者常伴不同程度的紧张、焦虑和抑郁等精神心理异常表现。最主要的临床表现是腹痛与排便习惯和粪便性状的改变。

1. 症状

(1)腹痛:部位以下腹和左下腹多见,也可呈弥漫性,排便、排气或灌肠后腹痛可缓解。程度各异,不呈进行性加重。

(2)腹泻:排便一般每日3~5次,少数严重者可达十数次,通常在清晨起床或早饭后排便。大便多呈稀糊状,也可为成形软便或稀水样,常带有黏液,不干扰睡眠。部分患者可有腹泻与便秘交替。

(3)便秘:粪便干结、量少,呈羊粪状或细杆状,排便困难,每周1~2次,大便表面可有黏液。

(4)其他消化道症状:多有腹胀,白天重,夜间轻,可有便不净感,或排便紧迫感。

(5)精神方面症状:部分患者可有头痛、头晕、失眠、焦虑、抑郁等精神症状。

2. 体征 可在结肠相应部位有压痛,但部位并不固定,当持续压迫疼痛可消失。部分患者可触及腊肠样肠管,有压痛。肛门指检可感到肛门痉挛、括约肌张力增高,有触痛。

3. 分型 根据临床特点可分为腹泻型、便秘型、混合型和未定型。

【实验室和其他检查】

1. 粪便检查 呈水样便、糊状、软便或硬块状,可有黏液,但无脓血和致病微生物。
2. X线钡剂灌肠检查 多无异常发现,少数因肠管痉挛有激惹征象。
3. 结肠镜检查 内镜观察部分患者结肠运动亢进,肠黏膜及活检均无异常。

【诊断与鉴别诊断】

诊断标准如下:

1. 罗马Ⅲ诊断标准

(1)反复发作性腹痛或腹部不适,病程至少6个月以上,近3个月持续,并伴有以下特点中至少2项:①排便后症状改善;②症状发作时伴随排便次数改变;③症状发作时伴随粪便性状改变。

(2)下述症状表现越多越支持IBS诊断:①排便频率异常,每日>3次或每周<3次;②粪质呈稀水样或呈块状硬便;③排便紧迫感、费力或排便不净感;④黏液便;⑤腹胀或胃肠胀气。

(3)辅助检查无生化异常和形态学异常改变。

2. 罗马Ⅲ根据Bristol大便性状作为IBS亚型的分型标准

(1)便秘型:块状/硬便>25%,且稀糊/水样便<25%。

(2)腹泻型:稀糊/水样便>25%,块状/硬便<25%。

(3)混合型:稀便和硬便均>25%。

(4)未定型:粪便性状改变未达上述3型要求,根据症状分为IBS伴腹泻,IBS伴便秘。

3. 推荐诊断程序

(1)先以病史和临床特征为基础依据作出初步诊断,较为明确者,可诊断性治疗,观察。

(2)具有典型的IBS表现,应常规做粪便检查,并视情况进行粪便病原学检查、生化、消化道内镜或消化道动力功能方面的检查。

鉴别诊断:以腹痛为主者应与引起腹痛的疾病,如肠道感染性疾病、炎症性肠病等疾病鉴别。以腹泻为主者应与引起腹泻的疾病,如吸收不良综合征、肠肿瘤、炎症性肠病、乳糖酶缺乏、胃泌素瘤及甲状腺功能亢进症等疾病鉴别,其中乳糖不耐受症常见且鉴别困难,应特别注意。以便秘为主者应与引起便秘的疾病,如习惯性便秘及药物不良反应引起的便秘,以及腹腔内器质性病变引起肠道阻塞性病变等鉴别。

【治疗】

治疗原则为积极寻找并祛除促发因素及对症治疗,强调综合治疗和个体化治疗。

1. 一般治疗　本病为肠道功能性疾病,医生要予以十分的耐心和同情、关心体贴,来取得病人信任和合作。教育患者建立良好的生活习惯,饮食上避免诱发症状的食物,因人而异。一般避免进食容易产气的食物,如乳制品、豆制品等。粗纤维食物有助于改善便秘;但对腹泻病人,应限制食物中纤维素及粗质蔬菜的摄入;对失眠、焦虑者可适当予以镇静药。

2. 药物治疗

(1) 胃肠道动力调节药:抗胆碱药可用于缓解腹痛症状的短期对症治疗。常用药物有①复方苯乙哌啶,有明显的收敛及延缓肠蠕动作用。②苯乙哌胺(易蒙停)。止泻效果迅速;匹维溴胺(pinaverium Bromide)为选择性作用于胃肠道平滑肌的钙通道阻滞药,对腹痛有一定疗效且不良反应少,用法 50mg,每日 3 次。对便秘型患者可应用 5-HT$_4$ 受体激动药,如莫沙必利(Mosapride),促进消化道转运,增加排便。另外,曲美布丁(trimebudine)是外周性脑啡肽类似物,作用于外周阿片类受体,以刺激小肠动力和阿洛酮通路以抑制结肠动力,是一种胃肠道动力双向调节药,也已得到广泛应用,可给予 100mg,每日 3 次口服。

(2) 止泻药:除洛哌丁胺(loperamide)或复方地芬诺酯(diphenoxylate,苯乙哌啶)减缓肠蠕动,可用于腹泻症状较重者外,一般的腹泻可用吸附止泻药如蒙脱石、药用炭等。

(3) 导泻药:对便秘患者应酌情使用,可选用高渗性轻泻药,如氧化镁乳、乳果糖及渗透性轻泻药,如聚乙二醇(PEG4000)等,但不宜长期使用。半纤维素或亲水胶体被认为是治疗 IBS 便秘比较理想的药物。

(4) 抗抑郁药:对腹痛、腹泻症状重而上述治疗无效且精神症状明显者可试用。

(5) 肠道微生态制剂:肠道益生菌制剂如双歧杆菌、乳酸杆菌、酪酸菌等制剂,可调整肠道微生态,对腹泻、腹胀有效。

3. 中医药治疗　有研究证明中药、针灸等治疗对 IBS 已取得满意的疗效。

4. 心理和行为疗法　包括心理治疗、认知疗法、催眠疗法、生物反馈疗法。

### 复习指导

1. 功能性胃肠病是一组有消化道症状,无器质性病理改变的综合征。
2. 确诊主要应排除器质性疾病。
3. 治疗遵循个体化原则,对症处理。

(郭元虎)

# 第35章 肝疾病

> **学习要求**
> 
> 学习各种肝疾病的病因及发病机制,知晓相关的病理学特点、病理生理学改变,能够正确进行诊断并采取正确的治疗方案。

## 第一节 脂肪性肝病

脂肪性肝病(fatty liver disease)是指由各种原因引起的以脂肪(主要是三酰甘油)在肝内过度沉积为特征的临床病理综合征。目前在我国已成为仅次于病毒性肝炎的第二大肝病,临床上分为酒精性肝病(alcoholic liver disease,ALD)和非酒精性脂肪性肝病(nonalcoholic fatty liver disease,NAFLD)两类。

### 一、酒精性肝病

酒精性肝病是指因长期大量饮酒而导致的肝疾病,其病变包括酒精性脂肪肝、酒精性肝炎、酒精性肝纤维化及酒精性肝硬化,严重酗酒可诱发肝衰竭。

【病因和发病机制】

长期大量的乙醇(酒精)摄入是本病的惟一致病因素(90%在肝代谢),合并肝炎病毒感染则可加重肝损伤。

乙醇在肝由乙醇脱氢酶脱氢氧化为乙醛,乙醛再由乙醛脱氢酶脱氢氧化为乙酸,最终乙酸降解为 $CO_2$ 和 $H_2O$。乙醇在高浓度时,可通过肝微粒体乙醇氧化酶系统(MEOS)和过氧化氢酶代谢,MEOS 催化 NADPH(辅酶Ⅱ)和 $O_2$ 将乙醇氧化为乙醛,乙醛再由微粒体内的乙醛脱氢酶脱氢为乙酸,最终仍代谢为 $CO_2$ 和 $H_2O$。在乙醇的代谢过程中,下列机制可能导致肝损伤:①大量的 $NAD^+$ 还原为 NADH,改变了肝细胞的氧化还原状态,导致脂肪代谢紊乱,最终发生肝细胞脂肪变性;②乙醛影响线粒体功能,抑制了氧化磷酸化和脂肪酸氧化,导致三酰甘油沉积;③MEOS 代谢过程产生了氧自由基和羟自由基,损伤肝细胞;④乙醛与肝细胞内蛋白质结合,除直接损伤肝细胞外,还可以诱发免疫反应,损伤肝细胞;⑤乙醇所致的肝血管收缩和代谢过程中的耗氧均可使肝细胞缺氧,导致肝细胞损伤。

伴有乙肝病毒和丙肝病毒感染、遗传易感、营养不良等均可加重酒精性肝损伤,在酒精摄入量相同的情况下,女性比男性更容易发生酒精性肝病。

【病理】

酒精性肝病的基本病理变化为:①肝细胞脂肪变性。大泡性或大泡性为主伴小泡性的混合性肝细胞脂肪变性。②肝细胞损伤与坏死。肝细胞气球样变性,可见 Mallory 小体、巨大线粒体等。坏死可见点状坏死、灶状坏死、界面坏死、桥接坏死以及弥漫性肝细胞坏死等。③纤维化。可见窦周纤维化、中央静脉周围纤维化和汇管区纤维化。根据基本病理变化,酒精性肝病分为酒精性脂肪肝、酒精性肝炎和酒精性肝纤维化、酒精性肝硬化等。

1. 酒精性脂肪肝　根据肝细胞脂肪变性程度可分为轻度、中度和重度脂肪肝。脂肪变性的肝细胞占 30%～50% 为轻度,50%～75% 为中度,>75% 为重度。

2. 酒精性肝炎和酒精性肝纤维化　中性粒细胞浸润,肝细胞炎性坏死,伴有不同程度的肝纤维化。

3. 酒精性肝硬化　肝小叶结构完全破坏,代之以假小叶形成和广泛纤维化。为小结节性肝硬化。

【临床表现】

1. 酒精性脂肪肝　可无症状,或表现为乏力、食欲缺乏和右上腹隐痛等。肝大常见。

2. 酒精性肝炎　临床表现差异大。常有发热、恶心、呕吐、乏力、腹泻、食欲缺乏、肝区疼痛等症状。可有黄疸、肝大伴触痛、脾大等体征,严重者可并发急性肝衰竭。

3. 酒精性肝硬化　表现基本与其他类型的肝硬化相似,肝门静脉高压引起的表现较为明显。

【实验室和其他检查】

1. 血液检查　常有白细胞升高和平均血细胞比容升高,脾亢者白细胞和血小板减少。天冬氨酸氨基转移酶(AST)和丙氨酸氨基转移酶(ALT)轻度至中度升高,很少超过 500U/L,以 AST 升高更为明显,AST/ALT 常>2,否则,应考虑合并其他肝病的可能。γ-谷氨酰转肽酶(GGT)常升高 2 倍以上,总胆红素和凝血酶原时间可用于评价酒精性肝炎的严重程度。

2. 影像学检查　B 超检查可显示肝增大;CT 检查可精确显示肝形态改变和 CT 值变化,重度脂肪肝 CT 值降低明显。

3. 病理学诊断　肝组织活检可进行酒精性肝病的炎性分级和纤维化分期。

【诊断和鉴别诊断】

1. 诊断　长期大量饮酒是诊断酒精性肝病的必备条件。应详细询问饮酒种类、每天的饮酒量、持续时间以及饮酒方式等。含酒饮料乙醇含量换算公式(g)=饮酒量(ml)×乙醇含量(%)×0.8。2010 年中华医学会肝病学分会制定的 ALD 临床诊断标准如下。

(1)有长期饮酒史,一般超过 5 年,折合乙醇量男性≥40g/d,女性≥20g/d;或 2 周内有大量饮酒史,折合乙醇量>80g/d。

(2)临床症状为非特异性,可无症状或右上腹胀痛、食欲缺乏、乏力、体质量减轻、黄疸等。随着病情加重,可有神经精神症状及蜘蛛痣、肝掌等表现。

(3)血清天冬氨酸氨基转移酶(AST)、丙氨酸氨基转移酶(ALT)、γ-谷氨酰转肽酶(GGT)、总胆红素(TBIL)、凝血酶原时间(PT)、平均红细胞容积(MCV)和缺糖转铁蛋白(CDT)等指标升高。其中 AST/ALT>2、GGT 升高、MCV 升高为酒精性肝病的特点。禁酒后这些指标可明显下降,有助于诊断。

(4)肝 B 超或 CT 检查有典型表现。

(5)排除嗜肝病毒现症感染,以及药物、中毒性肝损伤和自身免疫性肝病等。

符合(1)、(2)、(3)项和(5)项或(1)、(2)、(4)项和(5)项可诊断酒精性肝病;仅符合(1)、(2)项和(5)项为可疑酒精性肝病。符合(1)项,同时有病毒性肝炎现症感染证据者,可诊断为酒精性肝病伴病毒性肝炎。

根据病情有以下临床分型:轻度酒精性肝病、酒精性脂肪肝、酒精性肝炎、酒精性肝纤维化以及酒精性肝硬化 5 型。

2. 鉴别诊断　饮酒时间和酒精摄入量是与其他肝病鉴别的关键因素,脂肪性肝病变影像学改变有一定的特征性。注意酒精性肝病伴病毒性肝炎的诊断。

【治疗】

1. 戒酒　戒酒是治疗 ALD 最重要的措施。若出现戒断症状,应逐渐减少饮酒量,酌情短期应用地西泮等药物。

2. 营养支持治疗　长期酗酒者多伴有营养不良,应给予高蛋白、高热量和低脂肪饮食。同时补充多种维生素。肝性脑病者应限制蛋白摄入。

3. 药物治疗

(1) 糖皮质激素:适用于重症酒精性肝炎,可阻断此类患者肝内级联瀑布式炎性反应。合并消化道出血、感染以及血糖难以控制的糖尿病患者忌用。

(2) 己酮可可碱:可抑制 TNFα 基因转录,降低 TNFα 水平,从而减轻炎症反应。能降低肝肾综合征的发生率,提高生存率,尤其适用于有糖皮质激素禁忌证的患者,与糖皮质激素联用可提高疗效。

(3) 抗 TNFα 抗体(infliximab):与 TNFα 结合并阻断其生物学效应,可单独或与糖皮质激素联用。

(4) 抗氧化药:多烯磷脂酰胆碱、还原型谷胱甘肽及 S-腺苷蛋氨酸等药物均有不同程度地抗氧化、保护肝细胞膜及细胞器的作用。此外,抗氧化维生素和微量元素亦可提高肝细胞抗氧化能力。

(5) 其他药物:美他多辛可加速乙醇的清除,参与谷胱甘肽的代谢;甘草酸类制剂有一定的抗炎作用,可用于酒精性肝病。

4. 肝移植　Child-Pugh C 级酒精性肝硬化患者可选择肝移植。患者必须无肝外脏器的酒精性损伤,移植前禁酒 6 个月。

【预后】

戒酒成功可明显改善酒精性肝病患者的预后。部分酒精性肝硬化患者可发展为肝癌。肝衰竭和肝硬化等并发症是导致患者死亡的主要原因。

## 二、非酒精性脂肪性肝病

非酒精性脂肪性肝病(non-alcoholic fatty liver disease,NAFLD)是指以弥漫性肝细胞大泡性脂肪病变为主要特征,且无过量饮酒史的临床病理综合征。近年来,我国该病的发病率有明显上升的趋势。

【病因和发病机制】

NAFLD 主要分为原发性和继发性 2 类。原发性与胰岛素抵抗和遗传易感性相关,继发性与药物、工业毒素、全胃肠外营养、营养不良等有关。NAFLD 通常是指原发性的。

NAFLD 发病机制尚有争议,被广泛接受的为二次打击学说。初次打击是指肥胖、2 型糖尿病及高脂血症等伴随的胰岛素抵抗,引起肝内脂尤其是三酰甘油的沉积。肝细胞脂肪沉积的机制为:①高脂血症和外周脂肪组织动员增多导致脂肪酸输送进入肝增多;②由于线粒体功能障碍,脂肪酸在线粒体内氧化磷酸化/β-氧化减少,而转化为三酰甘油增加;③糖类转化为三酰甘油增加;④极低密度脂蛋白合成或分泌减少,从而导致三酰甘油转运出肝细胞减少。总之,肝细胞内脂类代谢失衡,导致脂肪异常沉积。二次打击是指脂肪沉积的肝发生氧化应激,脂质过氧化生成脂质过氧化产物,并导致炎性因子活化,肝星状细胞激活,从而发生炎症、坏死和纤维化。

【病理】

根据脂肪沉积、炎症和纤维化程度,NAFLD 的肝组织学改变分为单纯性非酒精性脂肪肝、非酒精性脂肪性肝炎,脂肪性肝纤维化和脂肪性肝硬化。其肝细胞脂肪变性以大泡性脂肪变性为主。NAFLD 的病理分级,见表 35-1。

【临床表现】

大多数脂肪肝患者常无症状。部分患者有右上腹不适、隐痛或上腹胀痛等,脂肪性肝炎可出现食欲缺乏、黄疸、恶心、呕吐等症状。肝硬化患者临床表现类似其他原因引起的肝硬化。

表35-1　NAFLD的病理分级

| 病理改变 | 分级 |
| --- | --- |
| 肝细胞脂肪变性 | $F_0$：<5%肝细胞脂肪变性 |
| | $F_1$：5%~30%肝细胞脂肪变性 |
| | $F_2$：31%~50%肝细胞脂肪变性 |
| | $F_3$：51%~75%肝细胞脂肪变性 |
| | $F_4$：>75%肝细胞脂肪变性 |
| 炎症 | $G_0$：无炎症 |
| | $G_1$：腺泡3带有少数气球样肝细胞，腺泡内散在个别点灶状坏死 |
| | $G_2$：腺泡3带明显气球样肝细胞，腺泡内点灶状坏死增多，门管区轻度至中度炎症 |
| | $G_3$：腺泡3带广泛的气球样肝细胞，腺泡内点灶状坏死明显，门管区轻度至中度炎症伴（或）门管区周围炎症 |
| 纤维化 | $S_0$：无纤维化 |
| | $S_1$：腺泡3带局灶性或广泛的窦周纤维化 |
| | $S_2$：纤维化扩展到门管区，出现局灶性或广泛的门脉周围纤维化 |
| | $S_3$：纤维化继续扩展，出现局灶性或广泛的桥接纤维化 |
| | $S_4$：假小叶形成，显示为小结节性肝硬化 |

【实验室和其他检查】

1. 实验室检查　ALT和AST可正常或轻度至中度升高，碱性磷酸酶（ALP）、γ-谷氨酰转肽酶（GGT）也可升高。肝硬化和肝衰竭阶段，可有血清清蛋白（白蛋白）和凝血酶原时间异常，血清胆红素升高等。

2. 超声检查和CT检查　类似于酒精性肝病，MRI对鉴别局限性脂肪肝与肝内占位有较大的价值。

3. 肝活组织检查　有助于明确诊断及病理分型。

【诊断】

2010年中华医学会肝病学分会制定的NAFLD的临床诊断标准如下。

1. 无饮酒史或饮酒折合乙醇量男性每周<140g，女性每周<70g。

2. 除外病毒性肝炎、药物性肝病、全胃肠外营养、肝豆状核变性、自身免疫性肝病等可导致脂肪肝的特定疾病。

3. 肝活检组织学改变符合脂肪性肝病的病理学诊断标准。

鉴于肝组织学诊断难以获得，NAFLD的定义为：①肝影像学表现符合弥漫性脂肪肝的诊断标准且无其他原因可供解释；和（或）②有代谢综合征相关组分（肥胖、高血压、血脂紊乱和2型糖尿病）的患者出现不明原因的血清ALT和（或）AST、GGT持续增高6个月以上。减肥和改善IR（insulin resistance，IR）后，异常酶谱和影像学脂肪肝改善可明确NAFLD诊断。

【治疗】

1. 基础治疗　运动和控制饮食以达到减肥、降低血脂和改善胰岛素抵抗的目的。低脂饮食，加上每次30min、每周3~5次的中高强度的有氧运动效果较好。但应注意体重下降过快（每月>5kg）可诱发或加剧脂肪性肝炎和肝纤维化。

2. 药物治疗

(1) 胰岛素增敏药：二甲双胍和噻唑烷二酮类药物适用于合并胰岛素抵抗或糖尿病患者。

(2) 降血脂药：贝特类、他汀类或普罗布考等适用于基础治疗或应用减肥降糖药物3~6个月后，血脂仍高者。

(3)治疗肝损伤的药物：可选用水飞蓟宾、多烯磷脂酰胆碱、维生素 E 及熊去氧胆酸等药物，但不宜过多。

(4)调节肠道菌群制剂：可防止细菌易位，降低内毒素水平。

3. 肝移植　终末期脂肪性肝硬化可考虑肝移植治疗，重度肥胖（BMI>40 kg/m²）为肝移植的禁忌证。

【预后和预防】

大多数非酒精性脂肪性肝病预后良好。约 25% 的非酒精性脂肪性肝病可发生肝纤维化，少数患者可进展为肝功能衰竭、肝硬化或肝癌。良好的饮食习惯和适当的运动可预防本病的发生。

## 第二节　自身免疫性肝病

自身免疫性肝病是一类原因不明，具有一定自身免疫基础的非化脓性炎症性肝病。其中包括肝细胞受累的自身免疫性肝炎（autoimmune hepatitis, AIH）、胆管细胞受累的原发性胆汁性肝硬化（primary biliary cirrhosis, PBC）和原发性硬化性胆管炎（primary sclerosing cholangitis, PSC）。

### 一、自身免疫性肝炎

自身免疫性肝炎（autoimmune hepatitis, AIH）是一种原因不明，以汇管区大量浆细胞浸润和界板炎症为组织学特征，伴有高免疫球蛋白和循环中存在自身免疫性抗体的肝炎症性疾病。此病多见于女性，男女之比约为 1:4。

【病因和发病机制】

一般认为，遗传易感性是本病发生的主要因素，外界因素如感染、药物或毒物，以及交叉抗原等为诱发因素。

1. 遗传易感性　目前发现，HLA 分子 DR3（DRB1*0301）和 DR4（DRB1*0401）与Ⅰ型自身免疫性肝炎相关，而 DRB1*0701 与Ⅱ型自身免疫性肝炎易感性相关。此外，TCR、VDR、TLR-4 和 TGF-β 等遗传学差异均可能与 AIH 易感性有关。

2. 免疫损伤　目前认为肝细胞表面的特异性膜蛋白去唾液酸糖蛋白受体和微粒体细胞色素 P450 2D6 是较为明确的激发 AIH 的抗原。外界因素刺激机体，激活 T 淋巴细胞或产生抗体，并与本身组织抗原发生交叉反应，导致组织、器官损伤。很多 AIH 患者的抑制性 T 细胞功能缺陷，与异常免疫反应的发生有关。

【病理】

界面性肝炎，汇管区以淋巴细胞和浆细胞为主的炎性细胞浸润是其主要病理特征，可伴有肝小叶性肝炎，汇管区-汇管区或中央区-汇管区桥接坏死，炎症一般不侵犯胆管系统。重者可见肝细胞玫瑰花瓣样改变和肝细胞再生结节形成。

【临床表现】

大多数患者起病隐匿，约有 40% 的患者以急性肝炎起病，暴发性肝衰竭为首发者极少。临床上乏力症状最为常见，其他可表现为恶心、食欲减退、黄疸、上腹不适、瘙痒、发热、腹泻及关节炎等。多数患者同时伴有其他免疫性疾病，如甲状腺炎、类风湿关节炎和炎性肠病等。

AIH 分为 3 型，各类型的临床表现和免疫学特征不同，见表 35-2。

【实验室和其他检查】

1. 肝功能试验　血清胆红素、ALT 和 AST 升高的个体差异大，ALP、GGT 也可中度升高。

2. 免疫血清学检查　AIH 患者血清 IgG 明显升高，IgM 和 IgA 也升高。常出现的自身抗体有：抗核抗体（ANA）、抗平滑肌抗体（SMA）、抗肝肾微粒体抗体（anti-LKM1）、抗中性粒细胞胞质抗体（pANCA）。其他可用于诊断的抗体有：抗 1 型肝细胞胞质抗原抗体（LC1）、抗可溶性肝抗原抗体（anti-SLA）/抗肝胰抗体（anti-LP）、抗去唾液酸糖蛋白受体抗体（anti-ASGPR）。

表 35-2　AIH 的分型及其特点

| 特征 | Ⅰ型 | Ⅱ型 | Ⅲ型 |
|---|---|---|---|
| 自身抗体 | ANA,SMA | anti-LKM1 | anti-SLA/anti-LP |
| 年龄 | 10～20 | 2～14 | 30～50 |
|  | 45～70 | 成年人 4% |  |
| 女性(%) | 70 | 89 | 90 |
| 免疫性疾病(%) | 17 | 34 | 58 |
| 高 γ-球蛋白血症 | +++ | + | ++ |
| 低血清 IgA | — | + | — |
| 对类固醇的反应 | +++ | ++ | +++ |
| 发展为肝硬化(%) | 45 | 82 | 75 |

3. 组织学检查　肝活检组织学检查有助于明确诊断及与其他疾病相鉴别。

【诊断和鉴别诊断】

1. 诊断　结合临床表现、球蛋白水平、肝功能、自身抗体检测和肝组织活检,对典型病例的诊断并不困难,不典型病例可依据 AIH 诊断积分系统作为诊断标准(表 35-3)。

表 35-3　AIH 诊断积分系统(Czaja and frees,2002)

| 指　标 | 分　数 | 指　标 | 分　数 |
|---|---|---|---|
| 性别 |  | 同时伴随的免疫性疾病 |  |
| 　女性 | +2 | 　任何肝外免疫相关疾病 | +2 |
| ALP/AST(或 ALT)比 |  | 　其他自身抗体 |  |
| 　>3 | −2 | 　抗 SLA/LP,LC1,pANCA | +2 |
| 　<1.5 | +2 | 组织学表现 |  |
| 球蛋白或 IgG(超出正常上限倍数) |  | 　界面性肝炎 | +3 |
| 　>2.0 | +3 | 　浆细胞浸润 | +1 |
| 　1.5～2.0 | +2 | 　玫瑰花结 | +1 |
| 　1.0～1.5 | +1 | 　以上均无 | −5 |
| 　<1.0 | 0 | 　胆道改变* | −3 |
| ANA,SMA 或抗 LKM1 滴度 |  | 　不典型改变** | −3 |
| 　>1:80 | +3 | 人类白细胞抗原(HLA) |  |
| 　1:80 | +2 | 　DR3 或 DR4 | +1 |
| 　1:40 | +1 | 治疗反应 |  |
| 　<1:40 | 0 | 　完全缓解 | +2 |
| AMA |  | 　缓解后复发 | +3 |
| 　阳性 | −4 | 明确诊断 |  |
| 病毒感染活动性标志物 |  | 　治疗前分数 | >15 |
| 　阳性 | −3 | 　治疗后分数 | >17 |
| 　阴性 | +3 | 疑似诊断 |  |
| 使用肝毒性药物 |  | 　治疗前分数 | 10～15 |
| 　是 | −4 | 　治疗后分数 | 12～17 |
| 　否 | +1 |  |  |
| 酒精(平均消耗量) |  |  |  |
| 　<25g/d | +2 |  |  |
| 　>60g/d | −2 |  |  |

*包括破坏性和非破坏性胆管炎或胆管稀少;**包括脂肪肝,支持遗传性血色病的铁负荷,酒精诱导的肝炎,病毒感染的表现(磨玻璃样肝细胞)或包涵体(巨细胞病毒,单纯疱疹病毒)

2. 鉴别诊断　自身抗体的存在、高免疫球蛋白血症和并存的其他免疫性疾病,以及肝炎病毒标记的检查有助于与病毒性肝炎的鉴别。AIH 与 PBC 存在的自身抗体不同,病理学改变不同,可相互鉴别。AIH 与 PBC 相互重叠可发生重叠综合征,如 AIH/PBC 重叠综合征,即血清 AMA 阳性,又同时具有 AIH 与 PBC 的某些特征,鉴别诊断时应注意。

【并发症】

该病常见的并发症有肝硬化和肝细胞癌。

【治疗】

自身免疫性肝炎主要使用免疫抑制药治疗,临床常单独应用糖皮质激素或联合应用低剂量糖皮质激素和硫唑嘌呤。其绝对治疗指征为:有明显症状;血清 ALT≥10 倍正常值上限,或≥5 倍正常值上限同时伴有 γ-球蛋白≥2 倍正常值;肝穿刺活体组织检查显示有桥接坏死或多个小叶坏死。其相对治疗指征为:症状轻或无症状;血清 ALT<10 倍正常值上限或 ALT<5 倍正常值上限同时伴有 γ-球蛋白≥2 倍正常值;肝穿刺活体组织检查显示有界板炎症。无须治疗的指标为:无症状或既往对糖皮质激素与硫唑嘌呤不耐受;血清 ALT<3 倍正常值上限;静止期肝硬化。

治疗方案如下:

1. 单用泼尼松治疗　第 1 周 60mg/d,第 2 周 40mg/d,第 3 周、第 4 周 30mg/d,第 5 周 20mg/d 并维持治疗。

2. 联合应用泼尼松和硫唑嘌呤治疗方案　泼尼松第 1 周 30mg/d,第 2 周 20mg/d,第 3 周、第 4 周 15mg/d,第 5 周 10mg/d 并维持治疗,硫唑嘌呤始终为 50mg/d。

治疗后复发者重新使用免疫抑制治疗仍有效,宜注意监测免疫抑制药的不良反应。

【预后】

及时有效的治疗可提高生活质量和生存率,10 年生存率可达 90% 以上。

## 二、原发性胆汁性肝硬化

原发性胆汁性肝硬化(primary biliary cirrhosis,PBC),也有学者称之为原发性胆汁性胆管炎(primary biliary cholangitis,PBC)。是一种以慢性进行性非化脓性胆管炎为病理特征的慢性胆汁淤积性肝病。主要见于中年女性,男、女性之比为 1∶12。

【病因和发病机制】

95% 的患者体内存在自身 AMA 抗体,约 50% 同时或单独存在自身 ANA 抗体。一般认为,AMA 抗体,尤其是线粒体内膜丙酮酸脱氢酶复合物 E2(PDC-E2)与本病的关系密切。肠道细菌 PDC-E2 与胆道上皮的线粒体 PDC-E2 分子模拟机制可能是产生自身抗体和自身免疫反应的原因之一。针对自身的细胞免疫和体液免疫反应最终导致胆管损伤。

【病理】

非化脓性胆管炎是本病的病理特征。肝病理表现可分为 4 期:Ⅰ期(胆管炎期),主要是以淋巴细胞浸润为主的汇管区炎症和扩张。Ⅱ期(胆小管增生期),小胆管增生,肉芽肿形成,炎症由汇管区扩展至肝实质内。Ⅲ期(纤维化期),表现为进展性纤维化和瘢痕形成。Ⅳ期(肝硬化期),假小叶和再生结节形成。

【临床表现】

乏力是最常见的临床症状,其次是伴或不伴黄疸的瘙痒。皮肤常见色素沉着、搔痕、黄斑瘤和黄斑。早期即可见肝肿大,肝门静脉高压的体征出现也较早。进展至肝硬化后,表现与其他类型的肝硬化类似,但常没有蜘蛛痣等皮肤表现。

【实验室和其他检查】

1. 实验室检查　①血清生化学检查:碱性磷酸酶(ALP)、γ-谷氨酰转肽酶(GGT)显著升高,ALT、AST 常轻度升高,胆红素随病情进展而逐步升高。早期凝血酶原时间延长是由维生素 K 的缺乏引起,晚期肝的合成功能下降亦可引起凝血酶原时间延长。②免疫学检测:血清球蛋白尤其是

IgM升高,90%~95%的PBC患者AMA阳性,滴度>1:80,高度提示PBC的诊断,其中M2型对PBC诊断具有特异性;50%以上患者ANA升高。

2. 影像学检查  B超、CT、MRI检查可用于鉴别肝外胆管系统梗阻和肝内占位性病变,MRCP和ERCP可作为排除胆管系统梗阻性疾病的进一步检查。

3. 肝活体组织学检查  肝活体组织学检查有助于分期,明确诊断及鉴别诊断。

【诊断和鉴别诊断】

PBC诊断标准为:①存在胆汁淤积的生化学改变,即ALP及γ-GT升高;②血清自身抗体AMA阳性;③肝组织活检示非化脓性胆管炎和小叶间胆管的损伤。具备上述3条标准中的2条即可诊断为PBC。

需与PBC相鉴别的疾病很多,尤其是胆汁淤积性肝病,如肝外胆管梗阻、原发性硬化性胆管炎(PSC)、肝硬化、酒精性肝病、药物性肝病及结节病等。

【治疗】

1. 熊去氧胆酸(ursodeoxycholic acid,UDCA)  是治疗PBC的首选药物,UDCA可促进内源性胆汁酸的分泌,减少胆汁酸对肝细胞膜或细胞器的损伤,抑制肝及胆管上皮细胞MHCⅠ、Ⅱ类分子表达。一般用量为13~15mg/(kg·d)。

2. 考来烯胺(消胆胺)  为离子交换树脂,主要用于治疗瘙痒,每日16g,分4次口服。服药时间应与UDCA间隔2~4h。

3. 其他药物  利福平150~600mg/d,可快速有效抑制瘙痒,但可能引起肝损伤等不良反应,可作为治疗瘙痒的二线药物。莫达非尼(Modafinil)100~200mg/d可改善乏力。根据病情补充钙、脂溶性维生素A、维生素D等都是必要的治疗措施。

4. 肝移植  肝移植是PBC终末期患者惟一有效的方法。PBC患者肝移植效果比其他慢性肝病相对较好。

【预后】

PBC患者的预后差异很大,早期诊断和接受UDCA治疗可改善预后。

## 第三节 肝硬化

肝硬化(hepatic cirrhosis)是指在肝细胞炎性坏死的基础上,发生纤维组织弥漫性增生,并形成以再生结节和假小叶为组织学特征的慢性肝病。晚期以肝功能减退和肝门静脉高压为主要临床表现并发生相关并发症。

【病因和发病机制】

1. 病因  在我国,肝硬化的病因以病毒性肝炎为主,欧美国家则主要由慢性酒精中毒和非酒精性脂肪性肝病引起。目前已知导致肝硬化的病因很多,主要如下。

(1)病毒性肝炎:乙型、丙型病毒性肝炎和丁型病毒性肝炎都可进展为肝硬化,乙型肝炎和丙型肝炎或丁型肝炎的重叠感染可加速发展至肝硬化的病程。

(2)酒精性肝病:乙醇及其代谢产物乙醛可导致酒精性肝炎和肝细胞的脂肪沉积,并进一步发展为肝硬化。

(3)非酒精性脂肪性肝炎:约有20%的非酒精性脂肪性肝炎进展为肝硬化。

(4)胆汁淤积:持续肝内淤胆或任何原因引起的肝内外胆道梗阻,均可导致原发性或继发性胆汁性肝硬化。

(5)循环障碍:肝静脉阻塞综合征(Budd-Chiari综合征)、肝小静脉闭塞病、慢性右侧心力衰竭、缩窄性心包炎可引起肝内长期淤血、缺氧,最终致肝硬化。

(6)药物或毒物:很多药物如双醋酚酊、甲基多巴等,长期服用可引起药物性肝炎;很多化学毒物如砷、四氯化碳等,长期反复接触可引起中毒性肝炎,最后均可演变为肝硬化。

(7)自身免疫性慢性肝病:均可进展为肝硬化。

(8)血吸虫病:虫卵沉积于肝门静脉分支,形成肝门静脉高压特征明显的肝硬化。

(9)遗传或代谢性疾病:由于遗传学上的改变,导致铜沉积于肝,发生肝豆状核变性(Wilson病),铁沉积于肝引起的血色病(hemochromatosis)及常染色体显性遗传性疾病 α1-抗胰蛋白酶缺乏症(α1-antitrypsin deficiency)等均可导致肝硬化。

(10)其他:营养不良、感染等也可以引起肝硬化。仍有部分患者的肝硬化病因不明,称为隐源性肝硬化。

2. 发病机制　肝持续损伤时,肝星状细胞被激活,多种细胞因子生成增加,细胞外间质(extracellular matrix,ECM)成分合成增加,总胶原量增加为正常时的3～10倍,同时降解减少,胶原沉积。窦周纤维化和肝窦内皮下基底膜形成(即内皮细胞上窗孔的大小、数量减少,乃至消失,又称肝窦毛细血管化)造成弥漫性屏障,影响肝门静脉血流动力学,肝细胞氧气和营养物质供应障碍,肝细胞坏死和肝门静脉高压得以启动和持续。

【病理与病理生理】

1. 病理　在各种病因持续或反复的作用下,肝细胞发生广泛坏死,肝小叶纤维支架塌陷,残存的肝细胞再生时不能沿原支架排列,而形成不规则排列的结节状肝细胞团(再生结节)。增生的纤维组织包绕再生结节,并向肝小叶内延伸,重新分割残存的肝小叶,改建为假小叶,此即为肝硬化的典型组织学改变。

按结节形态,肝硬化病理分为3类:①小结节性肝硬化:结节直径＜3mm,大小类似,呈弥漫细颗粒状;②大结节性肝硬化:结节直径＞3mm,大者可达到甚至超过5cm,结节大小不均;③大小结节混合性肝硬化:大小结节2种病理形态同时存在。

2. 病理生理

(1)肝门静脉高压:肝门静脉高压的形成主要是高动力循环和肝门静脉阻力增加的结果,其主要原因为:①胶原沉积于Disse间隙造成肝窦狭窄;②肝窦毛细血管化,血管阻力增加;③再生结节压迫肝窦和肝静脉系统;④肝内血液分流,如肝动脉分支和肝门静脉分支、肝静脉分支和肝门静脉分支之间沟通吻合;⑤由于肝功能损伤,肝对血管活性物质清除能力降低,去甲肾上腺素等交感神经兴奋物质增加,导致心排血量增加,而胰高血糖素和一氧化氮等扩血管物质增加及血管对缩血管物质的反应性降低,导致内脏小动脉扩张,形成内脏高动力循环,结果肝门静脉血流量增加,肝门静脉高压形成。

肝门静脉高压侧支循环的建立:①食管下段和胃底静脉曲张,肝门静脉系统的胃冠状静脉与腔静脉系统的奇静脉之间的交通支开放吻合。②腹壁静脉显露和曲张,出生时闭塞的脐静脉重新开放并扩张,造成脐周和上腹壁静脉曲张。③直肠下端静脉丛:肝门静脉系的痔上静脉与腔静脉系的痔中、下静脉吻合,扩张为"痔核"。④在所有腹腔脏器中,凡与腹膜后或腹壁接触黏着的部位,均有可能建立侧支循环。

(2)内分泌变化:肝硬化患者雄激素转化为雌激素增加,对雌激素的灭活作用减弱,导致雌激素水平升高。雌激素升高又反馈性抑制垂体促性激素和促肾上腺皮质激素分泌,导致雄激素水平降低。

(3)腹水:①肝门静脉压力增高,肝窦静水压升高,大量液体流到Disse间隙,肝淋巴液生成增加。当胸导管不能引流过多的淋巴液时,液体从肝包膜直接漏入腹腔,形成腹水。②肝硬化患者在高动力循环状态下,内脏和外周小动脉扩张,导致有效血容量不足,进而交感神经系统、肾素-血管紧张素-醛固酮系统激活、抗利尿激素释放增加,造成肾血管收缩和钠水潴留。同时肝门静脉高压和血管扩张导致通透性增加,潴留的液体进入组织间隙,形成腹水和水肿。③血浆胶体渗透压下降,由于蛋白质摄入减少,肝合成清蛋白(白蛋白)能力下降,血浆渗透压下降,液体进入组织间隙,形成腹水。④其他因素,心钠素减少、雌激素水平增高均可造成水钠潴留;肾血管收缩导致肾灌注下降,肾血流量重新分配等,都是腹水形成的因素。

(4)脾大和脾功能亢进:脾因长期淤血,脾组织和纤维组织增生而增大。脾大导致白细胞、红细胞和血小板减少,称为脾功能亢进。

【临床表现】

肝硬化分为肝功能代偿期肝硬化和肝功能失代偿期肝硬化。出现腹水或其他并发症时,就认为进入肝功能失代偿期。

1. 代偿期　没有特征性症状,可有乏力、食欲缺乏、体重减轻和低热等。

2. 失代偿期

(1)症状:①一般症状,乏力和易疲劳、低热、肝区隐痛、体重减轻等症状。②消化道症状,恶心、呕吐、厌油、腹胀、腹泻也较常见,与肝损伤,胃肠道淤血水肿,消化能力下降有关。③出血和贫血,常有牙龈出血、鼻腔出血、紫癜等。依赖维生素K的凝血因子Ⅱ、Ⅶ、Ⅸ、Ⅹ、Ⅺ合成减少,凝血酶原时间延长有关。肝功能损害严重时Ⅰ、Ⅴ因子合成也减少。另外,脾功能亢进导致血小板减少也是原因之一。贫血则与营养不良和脾功能亢进有关。④激素代谢异常的症状,男性患者常出现性欲减退、乳房发育等,女性则发生月经不调、闭经和不孕等症状。

(2)体征:常呈面色黝黑、无光泽的慢性肝病面容。皮肤可见蜘蛛痣,肝掌,男性乳房发育。胸壁皮下静脉可显露或曲张,腹壁皮下静脉以脐为中心显露或曲张,严重者脐周静脉突起如水母头状,可听到静脉杂音。大量腹水时呈蛙状腹,有时伴有脐疝形成。中量以上的腹水常有双下肢水肿。部分腹水患者同时伴有胸腔积液,称为肝性胸腔积液,以右侧胸腔积液居多。进行性加深的黄疸提示肝细胞进行性坏死,可发展为肝衰竭,预后不佳。

肝硬化患者早期肝大可能被触及,晚期缩小,肋下不易触及。脾大,肋下可触及。

【实验室和其他检查】

1. 实验室检查

(1)血常规:代偿期多正常,失代偿期可有不同程度的贫血。脾功能亢进者白细胞和血小板减少。

(2)尿液检查:尿常规一般正常。合并乙型肝炎相关性肾炎时尿蛋白阳性;有肝细胞性黄疸时,胆红素和尿胆原均阳性;淤胆型黄疸时,胆红素阳性,尿胆原阴性。

(3)粪常规:并发消化道出血时,粪便隐血阳性,或肉眼可见黑便、血便等。

(4)肝功能实验

①胆红素代谢:代偿期多正常,失代偿期可伴有结合胆红素和总胆红素升高。

②血清酶学:a. 转氨酶,AST和ALT活力均可升高。肝细胞受损时,以ALT升高为主;肝细胞坏死时,以AST升高为主;酒精性肝硬化时AST/ALT≥2。b. GGT和ALP,约90%的肝硬化患者GGT升高,70%的患者ALP升高。

③凝血酶原时间:凝血酶原时间延长且注射维生素K不能纠正时,提示肝储备功能不足。

④蛋白质代谢:血清中清蛋白(白蛋白)降低,球蛋白升高,清蛋白/球蛋白降低或倒置。

⑤反映肝纤维化的血清学指标:血清中Ⅲ型前胶原氨基末端肽(PⅢP)、Ⅳ型前胶原羧基端肽(NC1)和氨基端肽(7S片段)以及TH段、透明质酸和层粘连蛋白等升高,与肝纤维化有一定的相关性。

⑥脂肪代谢:失代偿期肝硬化患者总胆固醇尤其是胆固醇酯明显降低。

⑦定量肝功能试验:吲哚菁试验(ICG)和利多卡因代谢产物生成试验(MEGX)可评价肝细胞储备功能,常用于对手术风险的评估。

(5)血清免疫学检查

①甲胎蛋白(AFP):活动性肝硬化可升高。如持续明显升高,应考虑合并原发性肝癌。

②病毒性肝炎标记的检测:测定乙、丙、丁型肝炎标记有助于明确肝硬化病因。

③自身抗体检测:用于自身免疫性肝病引起的肝硬化。

2. 影像学检查

(1)超声检查:B超检查可发现肝表面不光滑,肝实质回声不均匀;肝叶比例失调,以右叶萎缩、左叶和尾叶增大多见;肝门静脉扩张及腹水和脾大。多普勒检查可了解门腔侧支、肝门静脉血流改变。

(2)CT和MRI:影像学改变与B超检查类似,对原发性肝癌的诊断价值更高。磁共振血管成像(MRA)还可显示肝门静脉血管和肝门静脉血栓。

(3)上消化道钡剂X线检查:食管静脉曲张显示为蚀状或蚯蚓状充盈缺损,胃底静脉曲张表现为菊花样缺损。

3. 特殊检查

(1)肝穿刺活组织检查:对代偿期肝硬化具有早期诊断和明确诊断价值。

(2)胃镜检查:胃镜可直接观察食管及胃底有无静脉曲张,确定曲张程度和范围。诊断肝门静脉高压最可靠的指标即是食管或胃底静脉曲张。

(3)腹腔镜检查:能直接观察肝、脾和腹腔血管,并可在直视下取活检,对诊断不明者,腹腔镜检查具有重要价值。

(4)腹水检查:常规检查、生化检查、细菌培养和内毒素测定、病理学检查及腺苷脱氨酶(ADA)和乳酸脱氢酶(LDH)的检测。血清-腹水清蛋白(白蛋白)梯度(SAAG)测定,若>11g/L提示腹水为肝硬化肝门静脉高压引起。检查的目的是要鉴别腹水是漏出液还是渗出液,有无细菌感染,有无恶性肿瘤细胞。

(5)肝门静脉压力测定:经颈静脉测定肝静脉楔入压和游离压,两者差即肝静脉压力梯度(HVPG),代表肝门静脉压力。正常值5~6mmHg,>10mmHg即为肝门静脉高压。

【诊断和鉴别诊断】

1. 诊断

(1)明确有无肝硬化:①病史,有无肝炎史、输血史、长期饮酒史、长期服用药物史和家族遗传性疾病史;②临床表现,有无肝门静脉高压和肝功能减退的临床表现;③肝功能试验,血清清蛋白降低,凝血酶原时间延长及胆红素升高等提示肝功能失代偿;④影像学检查,B超、CT或MRI提示肝硬化表现,如同时胃镜发现食管胃底静脉曲张,则可基本确诊;⑤肝组织活检病理检查发现假小叶形成是诊断本病的金标准。

(2)病因诊断:查寻引起肝损伤的病因,如肝炎病毒、酒精、药物、胆汁淤积、自身免疫因素等。

(3)肝储备功能诊断:一般采用Child-Pugh分级,其评分表(表35-4)如下。

(4)并发症的诊断:见本章"并发症"部分。

早期肝硬化由于缺乏特征性,必要时行肝穿刺活检,以明确诊断。

表35-4 肝硬化患者Child-Pugh分级标准

| 临床或生化指标 | 分数 | | |
| --- | --- | --- | --- |
|  | 1分 | 2分 | 3分 |
| 肝性脑病(期) | 无 | 1~2 | 3~4 |
| 腹水 | 无 | 轻度 | 中、重度 |
| 总胆红素($\mu mol/L$) | <34 | 34~51 | >51 |
| 清蛋白(g/L) | ≥35 | 28~35 | ≤28 |
| 凝血酶原时间延长(秒) | 1~3 | 4~6 | >6 |

PBS或PSC:总胆红素($\mu mol/L$)<68,1分;68~170,2分;>170,3分;总分A级≤6分,B级7~9分,C级≥10分

2. 鉴别诊断

(1)引起肝脾大的疾病:应与血液系统疾病、慢性肝炎和原发性肝癌相鉴别。

(2) 其他引起腹水的疾病：应与腹腔内肿瘤、结核性腹膜炎、缩窄性心包炎和肾病综合征等相鉴别。结合病因、影像学检查、实验室检查和腹水检查，有助于鉴别诊断。

(3) 并发症的鉴别诊断：参看有关章节。

【并发症】

1. 上消化道出血　以食管胃底静脉曲张引起的上消化道出血最为多见，表现为突发呕血或柏油样便，可引起失血性休克。由于肝门静脉高压而导致的胃黏膜下动静脉交通支广泛开放，血管扩张称为肝门静脉高压性胃病 (portal hypertensive gastropathy)，也可引起上消化道出血。部分肝硬化病人伴有消化性溃疡出血。

2. 肝性脑病　详见本章第四节。

3. 感染　肝硬化病人免疫力下降，常伴发呼吸道、消化道和泌尿道感染。在腹腔内无感染的情况下，肝硬化病人由于肠壁免疫功能降低，肠道细菌过度生长以及肠壁通透性增加，肠腔内细菌经过肠系膜淋巴结易位进入循环系统，导致菌血症和内毒素血症，而肝硬化患者网状内皮系统活性减弱，腹水抗菌能力降低，导致腹水自发性感染，称为自发性细菌性腹膜炎 (spontaneous bacterial peritonitis, SBP)。病原菌多为革兰阴性菌，近年来厌氧菌和真菌感染有增多的趋势。腹水检查发现白细胞 $>500$ 个/$mm^3$ 或中性粒细胞 $>250$ 个/$mm^3$，排除继发性感染者，即可诊断 SBP。腹水细菌培养假阴性率高，阳性可作为诊断的重要依据。

4. 肝肾综合征 (hepatorenal syndrome, HRS)　HRS 是指慢性肝病患者出现进展性肝功能衰竭和肝门静脉高压时，因内源性血管活性物质异常和动脉循环血流动力学改变而导致的肾功能不全。临床常表现为少尿或无尿、低血钠和低尿钠、血肌酐上升、氮质血症等。发生原因为内脏血管扩张，心排血量不足导致有效血容量不足，激活肾素-血管紧张素-醛固酮系统和交感神经系统，最后肾血管强烈收缩，肾小球滤过率下降。2007 年国际腹水研究会 HRS 的诊断标准：①有肝硬化合并腹水；②血肌酐 $>133\mu mol/L$；③停用利尿药和人血白蛋白扩容治疗至少 2d 后，血肌酐无改善，人血白蛋白推荐剂量为 $1\ g/(kg\cdot d)$，最大剂量为 $100g/d$；④无休克发生；⑤目前或近期未使用肾毒性药物；⑥无器质性肾病，尿蛋白 $>500mg/d$，显微镜下血尿 $>50$ 个红细胞/高倍视野和 (或) 肾超声影像学异常等表现为有器质性肾病。

5. 肝肺综合征 (hepatopulmonary syndrome, HPS)　是指在进展性肝病的基础上发生的肺血管扩张、肺泡-动脉氧梯度增加 ($>20mmHg$) 和低氧血症的临床综合征。主要与肝损伤时肺内扩血管活性物质与缩血管物质比例失调有关。肺部 NO 和 CO 在发病中的作用最近越来越受到重视。

6. 原发性肝癌 (primary carcinoma of the liver)　有 10%～25% 的肝硬化患者发生原发性肝癌，90% 的原发性肝癌为肝细胞肝癌。详见本书相关章节。

7. 肝门静脉血栓 (portal vein thrombosis)　肝硬化时，肝门静脉系统血流缓慢，血液淤滞，肝门静脉主干、脾静脉和肠系膜上、下静脉均可形成血栓。急性或亚急性栓塞时，可表现为腹痛、腹胀、脾迅速增大和腹水迅速增加，严重者可出现剧烈腹痛、消化道出血、肠坏死、肝性脑病甚至休克。

8. 电解质和酸碱平衡紊乱　常见的电解质紊乱为低钠血症和低钾低氯血症。主要原因为长期摄入不足和利尿药的使用，继发性醛固酮增加等。各种酸碱平衡紊乱均可发生。

【治疗】

肝硬化的治疗宜立足于阻止肝硬化的进一步发展，防止和治疗并发症。

1. 一般治疗

(1) 休息：代偿期患者可进行轻体力工作。失代偿期尤其在出现并发症时应卧床休息。

(2) 饮食：条件许可的情况下，应以肠内营养为主，减少静脉营养。选用易消化、含较高糖类、蛋白质和丰富维生素的食物，脂肪的供给宜适量，以每日不超过 30～50g 为宜。肝性脑病时应限制蛋白质的摄入，食管胃底静脉曲张患者不可进食粗糙坚硬和刺激性强的食物。

(3) 支持疗法　可纠正电解质紊乱，补充能量、维生素、血浆和人血白蛋白等。

2. 病因治疗　药物和毒物引起的肝硬化，患者应停止服用相关药物或毒物，酒精性肝硬化患者必须戒酒,乙型肝炎病毒复制活跃伴肝纤维化的患者口服药抗病毒治疗,失代偿期肝硬化患者禁用干扰素。

3. 保护肝功能　多烯磷脂酰胆碱、还原型谷胱甘肽、水飞蓟宾和甘草酸类制剂,可视病情选用。熊去氧胆酸对胆汁淤积有一定效果。

4. 中医中药治疗　部分活血化瘀、软坚散结的中药有一定作用,需根据病情辨证施治。

5. 腹水的治疗

(1) 限制水和钠盐的摄入:钠的摄入量限制在60~90mmol/d(氯化钠1.5~2.0g/d),使用利尿药时,可适度放宽钠摄入量,以尿钠排出量作为钠摄入量的指导较好。如果伴有稀释性低钠血症(血清钠<130mmol/L),水的摄入应限制在800~1 000ml/d。

(2) 利尿:经上述治疗腹水仍不消退者需用利尿药。醛固酮拮抗剂螺内酯为首选药物,与呋塞米联合应用可增强疗效减少不良反应。螺内酯起始剂量60~100mg/d,每日需称体重、计尿量以了解利尿反应,根据情况每3~5天增加60~100mg直至最大剂量400mg/d,长期大量使用螺内酯可发生高钾血症。临床多联合排钾利尿药呋塞米,起始剂量螺内酯60mg/d＋呋塞米20mg/d,最大剂量为螺内酯400mg/d＋呋塞米160mg/d。使用利尿药应注意其不良反应,如诱发水电解质紊乱、肝性脑病和肝肾综合征等。

(3) 提高血浆胶体渗透压:低蛋白血症患者,可定期输注人血白蛋白、血浆,以提高血浆胶体渗透压,促进腹水消退。

(4) 难治性腹水的治疗:使用大剂量利尿药(螺内酯400mg/d,呋塞米160mg/d)时,腹水仍不能缓解,或使用小剂量利尿药就发生肝性脑病、低钠血症、高钾血症或高氮质血症者,称为难治性腹水(refractory ascites)。治疗宜先纠正电解质紊乱,不适当的限钠、利尿,肾毒性药物的使用,肝门静脉、肝静脉栓塞,SBP等。

①排放腹腔积液加输注人血白蛋白:对于肝储备功能为Child-Pugh A、B级,无凝血障碍、无肝性脑病、上消化道出血、感染等并发症的难治性大量腹水病人,可于2~4h内抽放腹水4~10L,同时补充人血白蛋白8~10g/L腹水。上述措施可视情况重复进行,腹水排放后使用螺内酯维持治疗。

②自身腹水浓缩回输。在严格无菌条件下,将腹水抽出超滤浓缩后通过外周静脉回输到患者体内,用于难治性腹水及肝肾综合征患者,有一定的疗效。感染性或癌性腹水者不可使用该治疗方法,严重凝血障碍、严重心肺功能不全和近期上消化道出血患者也不宜。

③经颈静脉肝内门体分流术(transjugular intrahepatic portosystemic shunt,TIPS),经颈静脉在肝内肝门静脉分支和肝静脉分支之间置入可扩张的金属支架,建立分流通道,可有效降低肝门静脉压力,改善肾对利尿药的反应。但有肝性脑病和肝功能减退等不良反应。

6. 并发症的治疗

(1) 食管胃底静脉破裂出血

①急性出血的治疗:详见本书相关章节。

②预防再次出血(二级预防):a. 内镜下治疗首选套扎,无条件套扎者和套扎后的较小的曲张静脉可用注射硬化剂的方法,胃底静脉曲张则可采用组织胶注射。b. 药物预防首选β受体阻滞药普萘洛尔,可减轻高动力循环,收缩内脏血管,降低肝门静脉压力。起始剂量为10mg/d,逐日加10mg,以静息时心率下降到基础心率的75%的剂量作为维持剂量,需长期服用并根据心率调整剂量。应充分考虑普萘洛尔的不良反应和禁忌证。联合应用单硝酸异山梨醇酯可能有更好的效果。c. TIPS用于上述方法无效者,止血率>95%。

③预防首次出血(一级预防),对曲张的食管静脉直径>5mm者,可首选普萘洛尔。

(2) 自发性细菌性腹膜炎:自发性细菌性腹膜炎可迅速加重肝损害,并易诱发肝性脑病和HRS,早期诊断和治疗显得极为重要。抗生素首选三代头孢,可与喹诺酮类联用。另外,一旦诊断为SBP,应立即给予人血白蛋白,可有效防止HRS发生,人血白蛋白开始输注量为1.5g/(kg·d),48h后输入量为1g/(kg·d),直至病情明显改善。

(3)肝肾综合征:治疗原则为增加有效血容量和降低肝门静脉压力,宜采取以下措施。①积极防治诱发 HRS 的因素,如感染、电解质紊乱、上消化道出血等,避免使用肾毒性的药物及不合理的利尿和抽放腹水等;②给予人血白蛋白 1g/(kg·d),1d 后可给予 20~40g/d;③血管活性药物首选特利加压素静注 1 次 0.5~1mg,4~6h 1 次;2~3d 后可加至 1 次 1~2mg,4~6h 1 次;也可用奥曲肽与去甲肾上腺素或 $\alpha_1$ 受体拮抗药联合应用代替特利加压素;④TIPS 有一定效果;⑤肝移植是治疗 HRS 的有效方法,对发生 HRS 的高危患者如稀释性低钠血症、低血压、低尿钠等患者宜在发生 HRS 前进行肝移植。

【预后】

肝硬化患者的预后与病因、肝功能 Child-Pugh 分级和并发症有关。其中 Child-Pugh 分级与预后密切相关,1 年估计生存率 A 级＞B 级＞C 级。

## 第四节 肝性脑病

肝性脑病(hepatic encephalopathy,HE)是指由严重肝病或门体分流引起的,以代谢紊乱为特征的中枢神经系统神经精神综合征。最常见于终末期肝硬化。

【病因和发病机制】

失代偿期肝硬化、各种原因导致的肝衰竭、原发性肝癌等疾病都可导致肝性脑病。肝性脑病的发生机制比较复杂,目前主要认为其与多种毒素干扰神经系统的功能有关。

1. 氨中毒学说　氨中毒是 HE 尤其是门-体分流型 HE 发病的重要机制。晚期肝病患者肠道产氨增多,吸收增加,而肝功能受损又导致肝通过鸟氨酸循环合成尿素的能力下降,血氨清除减少,血氨升高并通过血-脑屏障进入脑组织。脑组织缺乏鸟氨酸循环的几种酶,其清除氨的机制主要是通过氨与 α-酮戊二酸结合生成谷氨酸,谷氨酸在谷氨酰胺合成酶的作用下进一步生成谷氨酰胺。谷氨酰胺很容易渗透至细胞内导致细胞肿胀,星形细胞的功能可因此而受损,由于谷氨酰胺合成酶主要存在于星形细胞,所以导致清除氨的能力进一步下降。氨能直接作用于神经细胞膜,干扰其电活动等功能。谷氨酸是大脑重要的兴奋神经递质,氨在脑组织中的代谢过程消耗过多的谷氨酸,导致大脑抑制增加。同时,氨在代谢过程中消耗了大量的 ATP 和 α-酮戊二酸,而 α-酮戊二酸是三羧酸循环的重要中间产物,其减少导致 ATP 合成减少,大脑细胞能量供应不足。最终在多种因素的作用下,中枢神经功能紊乱发生 HE。

2. GABA/BZ 受体学说　氨基丁酸(gamma amino-butyric acid,GABA)是脑组织中的主要抑制性神经递质。GABA 受体与苯二氮䓬(benzodiazepine,BZ)受体和巴比妥受体紧密相连,组成 GABA/BZ 受体复合体,调节氯离子通道。GABA、BZ 或苯巴比妥类的任何一种物质与 GABA/BZ 受体复合体结合后,均可使氯离子进入胞内,引起突触后神经元胞膜的超极化,导致神经传导抑制。谷氨酸经肠道细菌谷氨酸脱羧酶作用可产生 GABA 并进入血液,正常时,肝门静脉血液内的 GABA 大量被肝摄取,并迅速分解。肝功能严重受损时,对 GABA 的清除明显降低,门体分流则可使 GABA 绕过肝直接进入体循环,最终血中 GABA 浓度增高,肝功能失代偿患者脑组织中突触后神经元的 GABA/BZ 受体数目也增加。此外,HE 患者机体内源性或天然的 BZ 含量增多,这些脂溶性的物质可顺利通过血-脑屏障。在上述各种因素的共同作用下,最终导致 HE 的发生。

3. 假性神经递质和氨基酸代谢失衡学说　主要与芳香族氨基酸的代谢有关。酪氨酸和苯丙氨酸经肠道细菌脱羧酶的作用可分别转变为酪胺和苯乙胺。肝功能严重受损时对两者的代谢能力减弱,导致血液中的浓度升高并进入大脑,酪胺和苯乙胺经 β-羟化酶的作用分别形成鳝胺(β-羟酪胺)和苯乙醇胺,这两种物质与正常兴奋性神经递质多巴胺和去甲肾上腺素的化学结构十分相似,可被肾上腺素能神经元摄取、储存和释放,但对突触后膜的生理效应仅相当于去甲肾上腺素的 1/10,所以被称为假性神经递质。假性神经递质在神经突触堆积可导致神经传导发生障碍。研究还发现,失代偿期肝硬化患者氨基酸代谢失衡,血浆中芳香族氨基酸(如苯丙氨酸、酪氨酸、色氨酸)增多,支链氨基酸(如缬氨酸、亮氨酸、异亮氨酸)减少。肝功能严重损伤时,主要在肝代谢的芳香族氨基酸分解减少,同时胰岛素在肝内灭活降低,高水平胰岛素促使大量支链氨基酸进入骨骼肌,血液中芳香族氨基酸升高而支链氨基酸降低,支链氨基酸/芳香族氨基酸可由正常的3~3.5:1降至1:1甚至更低。最终进入脑中的芳香族氨基酸增多,假神经递质生成增加,导致HE发生。

4. 其他　锰在脑内的沉积、5-羟色胺的生成及硫醇和短链脂肪酸对中枢神经系统的毒性作用均可能与肝性脑病的发生有关。

【病理】

急性肝衰竭所致HE患者的脑组织可出现脑水肿,多为继发性改变,一般无其他病理改变。慢性HE患者大脑和小脑灰质以及皮质下组织可发现星形细胞肥大和增多,并形成阿尔茨海默(Alzheimer)Ⅱ型星形细胞。较长病程患者大脑皮质变薄,神经元及神经纤维消失,皮质深部出现片状坏死,可累及小脑和基底部。

【临床表现】

肝性脑病的临床表现主要包括肝受损的表现和神经系统的表现。分为4期:Ⅰ期(前驱期),表现为轻度的性格改变和行为异常,如淡漠少言、欣快激动、注意力下降、衣冠不整、随地便溺等。具有轻度精神异常如睡眠日夜颠倒、加法计算障碍等。扑翼样震颤可引出,脑电图多正常。Ⅱ期(昏迷前期),表现为意识错乱、行为异常和睡眠障碍,Ⅰ期症状加重,并出现定向力、理解力、书写能力、计算能力下降。可伴有幻觉、恐惧、狂躁等精神症状。扑翼样震颤可引出,有肌张力增高、腱反射亢进、踝阵挛及Babinski征阳性等神经系统体征。Ⅲ期(昏睡期):主要表现为昏睡和精神错乱。患者多处于昏睡状态,但可唤醒,伴有神志不清和幻觉。神经系统体征较前期加重或持续,锥体束征可呈阳性,脑电图有异常波形。Ⅳ期(昏迷期):表现为昏迷,不能唤醒。扑翼样震颤无法引出,浅昏迷时对各种刺激尚有反应,深昏迷时各种反射均消失。

轻微肝性脑病(minimal hepatic encephalopathy,MHE)是指临床上无肝性脑病的症状和体征,但使用可计量的智力检测和电生理检查可发现异常的肝性脑病。

【实验室和其他检查】

1. 血氨　急性HE血氨多为正常,慢性HE尤其是门体分流性患者血氨多增高。
2. 脑电图检查　HE早期脑电图表现为节律减慢,出现每秒4~7次的θ波,Ⅱ期、Ⅲ期可出现每秒1~5次的δ波及三相波,三相波的出现提示预后不良。
3. 诱发电位测定　是各种感官受刺激后信息传入大脑神经元网络后产生的同步放电。可用于轻微肝性脑病的诊断和研究。
4. 临界视觉闪烁频率(CFF)检测　早期HE患者,视网膜胶质细胞的病变与大脑胶质星形细胞的病变类似,通过测定患者视觉功能的变化,可间接反映大脑胶质星形细胞病变。
5. 心理智能检测　数字连接试验、数字符号试验及木块图试验对于早期HE有诊断价值。
6. 影像学检查　CT或MRI检查可发现急性HE患者脑水肿,慢性HE患者则有不同程度的脑萎缩。

【诊断和鉴别诊断】

1. 诊断　严重肝病或广泛门体侧支循环是本病发生的基础,神经精神症状和体征是本病的临床表现,血氨升高和脑电图改变有重要的参考价值,此外还要了解本病的诱发因素,如消化道出血、高蛋白饮食、电解质紊乱、感染、便秘等。

轻微肝性脑病的诊断需要通过计量智能检查、诱发电位、CFF检测、脑电地形图等检查来诊断。轻微肝性脑病不能从事驾驶、机械操作等工作,以避免事故的发生。

2. 鉴别诊断　应排除其他引起昏迷的疾病,如糖尿病酮症酸中毒、低血糖昏迷、尿毒症、脑血管意外、颅内损伤、酒精中毒、药物中毒、重金属中毒等,肝疾病的病史和临床特点有助于鉴别其他疾病引起的昏迷。

【治疗】

除去发病诱因,尽早治疗,采取综合治疗措施是提高 HE 治疗效果的有效方法。

1. 消除诱因和避免使用加重病情的药物　及时有效地控制感染,纠正水电解质紊乱和酸碱平衡紊乱,避免大量抽放腹水和快速排钾利尿,消化道出血者应及时止血和清除积血,纠正和预防便秘。若患者出现躁狂、抽搐,禁用吗啡、哌替啶、速效巴比妥类等药物,其他镇静药也须禁用或慎用,可以使用异丙嗪、氯苯那敏等抗组胺药代替镇静药。

2. 减少肠道毒性物质的生成和吸收

(1)清洁和酸化肠道:口服或鼻饲乳果糖、乳梨醇、25%硫酸镁等缓泻药导泻,或使用生理盐水、稀醋酸或乳果糖灌肠,可排出积血或宿便。乳果糖、乳梨醇可使肠道保持酸性状态,不利于产尿素酶的细菌生长,但有利于乳酸杆菌生长,氨的产生得以减少,同时酸性环境抑制氨的吸收,从而降低血氨。

(2)口服抗生素:可口服利福昔明、新霉素、甲硝唑或替硝唑等。利福昔明口服基本不吸收、耐受性好、疗效肯定,推荐剂量为 1 200mg/d。新霉素使用不宜超过 1 个月,以防止耳毒性和肾毒性。甲硝唑或替硝唑有胃肠道反应。

(3)微生态制剂:服用含乳酸杆菌、双歧杆菌等益生菌的制品,可维护肠道正常菌群,抑制产尿素酶菌的生长,防止氨和其他有毒物质的吸收。

3. 促进体内氨的代谢

(1)鸟氨酸门冬氨酸:为鸟氨酸和门冬氨酸的混合制剂,可激活鸟氨酸循环的关键酶并提供反应底物,促进尿素合成,有效降低血氨。每日静脉滴注 20~40g。

(2)锌制剂:尿素循环相关酶的作用必须有锌的参与,肝硬化患者常有包括锌在内的微量元素缺乏,补充 600mg/d 可有效减低 HE 患者血氨水平。

4. 调节神经递质

(1)GABA/BZ 复合受体拮抗药:BZ 受体拮抗药氟马西尼可改善部分急性肝性脑病患者症状,并使脑电图趋向正常,但不能降低病死率,临床应用不多。

(2)支链氨基酸:以亮氨酸、异亮氨酸和缬氨酸等支链氨基酸为主的氨基酸混合液可用于纠正氨基酸代谢不平衡,但对门体分流性肝性脑病的疗效尚有争议。

(3)其他药物:常用的有阿片受体拮抗药纳洛酮和纳曲酮,其疗效尚需进一步证实。

5. 营养治疗　目前认为传统对蛋白质饮食的严格限制并非可取,因为负氮平衡可导致血氨升高。急性期患者首日须禁用蛋白饮食,使用葡萄糖和鼻饲的方法供给营养,但短期禁食(4d)无必要。慢性肝性脑病患者无须禁食。研究表明 HE 患者摄入蛋白 1.2g/(kg·d)左右是安全的,因此,HE 患者每天摄入的蛋白质量可控制在 1~1.5g/(kg.d),选用植物蛋白和奶制品蛋白比动物蛋白更为安全和有益,支链氨基酸制剂也可选用。

6. 人工肝　分子吸附再循环系统(molecular absorbent recirculating system,MARS)可以清除血液中部分毒素、胆红素,对 HE 有一定的疗效。

7. 肝移植　对严重和顽固的有肝移植指征的 HE 可以行肝移植治疗。

8. 对症支持治疗　并发脑水肿和多器官衰竭的患者应置于重症监护病房,保持呼吸道通畅,必要时进行气管插管,并积极治疗脑水肿,保护脑细胞。

【预后和预防】

肝功能较好的患者则预后较好,反之肝功能越差预后也越差,暴发性肝衰竭所致的肝性脑病预后最差。积极治疗原发基础肝病,避免各种 HE 诱发因素,早期发现和治疗轻微肝性脑病等,可有效预防 HE 的发生和恶化。

> **复习指导**

1. 酒精性肝病：指因长期大量饮酒而导致的肝疾病，病变包括酒精性脂肪肝、酒精性肝炎、酒精性肝纤维化及酒精性肝硬化；戒酒是治疗 ALD 最重要的措施。部分酒精性肝硬化患者可发展为肝癌。肝衰竭和肝硬化等并发症是导致患者死亡的主要原因。

2. 非酒精性脂肪性肝病：近年来在我国发病率有明显上升的趋势。NAFLD 主要分为原发性和继发性 2 类。肝活组织检查可有助于明确诊断及病理分型；良好的饮食习惯和适当的运动可预防本病的发生。

3. 自身免疫性肝炎：原因不明，以汇管区大量浆细胞浸润和界板炎症为组织学特征，伴有高免疫球蛋白和循环中存在自身免疫性抗体的肝炎症性疾病。此病多见于女性。临床上乏力症状最为常见，多数患者同时伴有其他免疫性疾病，如甲状腺炎、类风湿关节炎和炎性肠病等。AIH 分为 3 型，各类型的临床表现和免疫学特征不同；自身免疫性肝炎主要使用免疫抑制药治疗，临床常单独应用糖皮质激素或联合应用低剂量糖皮质激素和硫唑嘌呤。

4. 乙型肝炎：是我国肝硬化患者的主要病因，肝硬化患者的症状和体征都基于肝门静脉高压和肝功能减退两大临床特征。肝组织活检病理检查发现假小叶形成是诊断本病的金标准。肝储备功能诊断，一般采用 Child-Pugh 分级。上消化道出血、肝性脑病、感染、肝肾综合征、原发性肝癌等是其并发症，肝硬化的治疗宜立足于阻止肝硬化的进一步发展，防治并发症。

5. 肝性脑病的发生机制比较复杂，目前主要认为其与多种毒素干扰神经系统的功能有关。一般根据意识障碍程度、神经系统表现以及脑电图改变，将 HE 分为 4 期：Ⅰ期（前驱期）、Ⅱ期（昏迷前期）、Ⅲ期（昏睡期）、Ⅳ期（昏迷期）。除去发病诱因，尽早治疗，采取综合治疗措施是提高 HE 治疗效果的有效方法。

（李小安）

# 第36章 胰腺炎

> **学习要求**
>
> 学习急性和慢性胰腺炎的临床表现特点及辅助检查改变,能够对本病做出正确诊断、规范和及时的治疗。

## 第一节 急性胰腺炎

急性胰腺炎(acute pancreatitis)是由多种原因引起胰酶在胰腺内被激活后对胰腺组织自身消化,导致胰腺的水肿、出血甚至坏死的急性化学性炎症。临床症状轻重不一,轻症者以胰腺水肿为主,临床多见,常呈自限性,预后良好,称为轻症急性胰腺炎(mild acute pancreatitis,MAP)。少数重症者胰腺有出血坏死,常出现严重并发症,预后差,病死率高,称为重症急性胰腺炎(severe acute pancreatitis,SAP)。

【病因和发病机制】

1. 胆管和胰管解剖特点　因为两者共同开口于 Vater 壶腹(约占 80%),如果壶腹部阻塞,胆汁即可反流到胰管内,激活胰酶原引起胰腺的自身消化,称为"共同通道"学说。此外,尚有其他机制,可归纳为:①梗阻。胆道疾病导致壶腹部狭窄或 Oddi 括约肌痉挛,胆汁排出受阻,胆道压力超过胰管压力,胆汁逆流入胰管引起急性胰腺炎。②Oddi 括约肌功能不全。十二指肠液反流入胰管激活胰酶原,损伤胰管。③胆道炎症时细菌毒素、胆管内胆汁成分等经胆胰间淋巴管交通扩散至胰腺,激活胰酶原,导致急性胰腺炎。

2. 大量饮酒和暴饮暴食　①乙醇(酒精)可引起 Oddi 括约肌痉挛、乳头水肿,胰液排出受阻,胰管压力增高;②乙醇刺激引起胃酸分泌增加、使胰泌素、缩胆囊素(CCK)分泌增加,胰液分泌增加;③长期饮酒者胰液内蛋白质含量增高易凝结成蛋白栓,胰液排出受阻。

暴饮暴食,可刺激胰液和胆汁大量分泌,乳头水肿、Oddi 括约肌痉挛,胆汁和胰液排出不畅,引起急性胰腺炎。

3. 胰管梗阻　胰管内结石、蛔虫、水肿、痉挛或胰管狭窄、肿瘤等均可导致胰管梗阻,在胰腺分泌旺盛时胰管内压力升高胰腺泡破裂,胰液与消化酶溢入间质引起急性胰腺炎。胰腺分裂症时,副胰管经狭小的副乳头排出大量胰液时,可因相对狭窄压力升高而引起胰腺炎。

4. 十二指肠疾病　十二指肠内肿瘤、炎症、肠系膜上动脉压迫等,均可引起十二指肠阻塞,肠腔内压力升高,十二指肠液逆流进入胰管,激活胰酶;十二指肠球后穿透性溃疡、十二指肠乳头旁憩室炎、胃术后输入襻综合征,致胆汁和胰液排出不畅,引发急性胰腺炎。

5. **手术和创伤** 手术和腹部外伤可直接或间接损伤胰腺或供应胰腺血管,引发胰腺炎。ERCP 操作不当注射造影剂量多或注射压力过高,反复显影,可引发胰腺炎。

6. **内分泌和代谢障碍** 高脂血症可引起胰液内脂质沉着,可导致胰腺炎;甲状旁腺功能亢进症引起高钙血症促进胰液分泌,还可引起胰管钙化、胰管结石,可引发急性胰腺炎。

7. **感染** 某些感染如急性流行性腮腺炎、败血症、柯萨奇病毒、Echo 病毒、传染性单核细胞增多症等可继发胰腺炎。

8. **药物** 某些药物如肾上腺皮质激素、噻嗪类利尿药、硫唑嘌呤等,可损伤胰腺组织,可使胰液分泌和黏稠度增加导致胰腺炎。

9. **其他** 少见因素有器官移植术后、血管性疾病以及遗传因素。尽管胰腺炎原因很多,大部分可以找到,但仍有部分 5%～25% 的患者原因不明,称特发性胰腺炎。

胰腺分泌的消化酶有 2 种存在形式:一种是淀粉酶、脂肪酶、核糖核酸酶等有活性的酶;另一种是以前体或酶原形式存在的无活性酶,如胰蛋白酶原、糜蛋白酶原、前磷脂酶、前弹性蛋白酶、激肽释放酶原和前羟肽酶等。生理状态下,胰腺合成的酶绝大部分是无活性的酶原,酶原颗粒与细胞质是隔离的,胰管内有胰蛋白酶抑制物,可灭活少量有活性或提前激活的酶,是防止胰腺自身消化的生理性防御屏障。正常情况下,胰液进入十二指肠后在肠激酶作用下,首先胰蛋白酶原被激活形成胰蛋白酶,并进一步激活其他酶原,消化各种食物。病理情况下,上述致病因素使胰腺分泌旺盛,排出受阻,各种消化酶在胰腺被自身激活,导致胰腺的自身消化作用。其中起主要作用的消化酶有磷脂酶 $A_2$、激肽释放酶或舒血管舒缓素、弹性蛋白酶和脂肪酶。磷脂酶 $A_2$ 可使磷脂转化为溶血卵磷脂,引起溶血和细胞坏死;激肽释放酶可使激肽原变为缓激肽和胰激肽,引起血管舒张和通透型增加,导致水肿、休克;弹性蛋白酶可水解、破坏血管壁引起出血和血栓;脂肪酶引起胰腺和胰周脂肪坏死。同时在胰腺组织损伤过程中产生一系列炎症介质,如氧自由基、血小板活化因子、白三烯、前列腺素等和释放的血管活性物质如血栓素等可吸收入血,引起循环障碍、多器官损伤等多种并发症,是胰腺炎致死的重要原因。

【病理】

1. **急性水肿型** 大体观,胰腺肿大,色苍白,质实而脆,病变可累及部分或整体。组织学检查见间质水肿、充血和炎性细胞浸润,无明显坏死和出血。

2. **急性坏死型** 大体观,胰腺肿大;坏死区呈红褐色或灰黑色,血管破坏,可见出血区,分叶结构消失,胰腺及其周围有较大范围的脂肪组织发生坏死,可见钙皂斑。病程长者可以液化形成囊肿,后期被纤维包绕形成假性囊肿。组织学检查,胰腺呈凝固性坏死,细胞结构消失,可见炎症细胞浸润、常见静脉炎、淋巴管炎、血栓形成及出血。部分病例可见腹水、胸腔积液和心包积液,发生 ARDS 可见肺出血、肺水肿、肺透明膜形成,也可见肾小管坏死、脂肪栓塞和弥散性血管内凝血的表现。

【临床表现】

1. **腹痛** 为本病的主要症状,多于饱餐、饮酒后突然起病,疼痛多为持续性伴阵发性加剧,呈钝痛、刀割样或绞痛,通常位于中、上腹部,可向左上腹、腰背部呈束带状放射,坐位前倾,弯腰抱膝可减轻疼痛,一般持续 3～5d 缓解。

2. **恶心、呕吐及腹胀** 多在起病后出现恶心、呕吐,可吐出食物和胆汁,吐后腹痛不减轻,多伴有腹胀,严重时发生麻痹性肠梗阻。

3. **发热** 多有中度以上发热,一般持续 3～5d。如持续 1 周以上或热退后再次出现,应考虑继发感染,如胰腺脓肿或胆道感染等。

4. **水、电解质及酸碱平衡失调、代谢紊乱** 多有程度不等的脱水、低钾、低氯等表现,呕吐频繁者可有代谢性碱中毒,重症者可有代谢性酸中毒,低血钙、高血糖,甚或出现糖尿病酮症酸中毒或高渗性昏迷。

5. **低血压或休克** 主要见于重症胰腺炎,与有效血容量不足、缓激肽类物质致血管扩张等有关,患者有头晕、烦躁不安、面色苍白、肢端湿冷等。少数休克突然发生,甚至猝死。

轻症急性胰腺炎,上腹部压痛、轻度腹胀、肠鸣音减弱。重症急性胰腺炎,全腹压痛、反跳痛、肌紧张,肠麻痹、肠鸣音减弱或消失,可有腹水和胸腔积液体征;由于血性渗出物沿腹膜间隙与肌层渗入皮下出现皮下瘀斑,在季肋及两侧胁腹部皮肤形成暗灰蓝色斑称 Grey-Turner 征;在脐周出现蓝色斑片称 Cullen 征;在胆管结石或壶腹部结石梗阻、胰头水肿压迫胆管或并发脓肿、假性囊肿胆管受压及肝细胞受损时出现黄疸;因钙皂形成、降钙素分泌增多致低血钙,出现手足搐搦,为预后不良征象。

【重症胰腺炎并发症】

1. 局部并发症

(1)胰腺脓肿:起病 2~3 周,因胰腺周围组织坏死继发细菌感染而形成脓肿,出现高热、持续上腹部疼痛,可触及腹部包块,并有感染毒血症表现。

(2)胰腺假性囊肿:常在起病后 3~4 周,由胰液和坏死组织在胰腺内或其周围包裹而成,多位于胰体、尾部,大小不一,囊壁为坏死肉芽和纤维组织无上皮。

2. 全身并发症　重症急性胰腺炎常出现不同程度的多器官功能衰竭(MOF);可合并急性呼吸窘迫综合征(ARDS);急性肾衰竭;急性心力衰竭、心包积液和心律失常;胰性脑病;消化道出血;败血症和真菌感染;DIC;高血糖;慢性胰腺炎等。

【实验室和其他检查】

1. 白细胞计数　多数增多、中性粒细胞核左移。

2. 淀粉酶　血和尿淀粉酶升高。血清淀粉酶较尿淀粉酶升高早,一般起病后 6~12h 开始上升,24h 左右达高峰,48h 左右开始下降,持续 3~5d。血清淀粉酶高于正常值 3 倍即可确诊。淀粉酶的高低与病情严重性并不一定平行,重症胰腺炎,由于胰腺细胞广泛破坏,血淀粉酶反而可能正常或低于正常。除急性胰腺炎外,消化性溃疡穿孔、急性腹膜炎、胆石症、胆囊炎、肠梗阻等可出现血淀粉酶升高,但一般低于正常值 2 倍。尿淀粉酶一般在发病后 12~14h 后开始升高,下降较慢,持续 1~2 周。腹水或胸腔积液中淀粉酶明显增高者提示胰源性。

3. 血清脂肪酶测定　起病后 24~72h 开始上升,持续 5~10d,适用于血清淀粉酶已恢复正常的后期病例,特异性较高。

4. C-反应蛋白(CRP)　CRP 在组织损伤和炎症反应时增高,在胰腺坏死时明显增高。

5. 生化检查　急性胰腺炎时血糖常暂时升高,如持久升高,空腹血糖高于 11.2mmol/L,提示重症胰腺炎,预后不良。血钙降低,低于 1.75mmol/L,提示预后不良。此外,可出现血清胆红素、AST、LDH、BUN、Cr 增高,及酸碱平衡紊乱;急性胰腺炎时三酰甘油增高可能是病因,亦或是结果。

6. 影像学检查

(1)X 线腹平片:可发现肠麻痹、肠梗阻、胰腺部位钙化,"哨兵襻"和"结肠切割征"为胰腺炎的间接指征。同时可排除消化道穿孔等急腹症。

(2)超声检查:应列为常规检查,可见胰腺肿大、胰腺内或周围回声异常;同时可了解胆道系统情况、确定腹水,并为穿刺定位。对后期并发胰腺脓肿和囊肿的判定具有一定价值。

(3)CT、MRI 检查:CT 对急性胰腺炎的诊断和鉴别诊断、严重程度的评估、是否累及邻近器官,轻、重型胰腺炎的判断具有重要价值。轻症者提示胰腺增大、轮廓不清晰;重症者胰周围区消失、网膜囊和网膜脂肪变性,密度增加,胸腔积液、腹水等,对胰腺坏死诊断最佳,同时可发现或鉴别胰腺脓肿及假性囊肿等。

【诊断和鉴别诊断】

根据典型的临床表现和实验室及相关影像检查,诊断不难。

1. 轻症急性胰腺炎　依据相关病因、诱因、上腹剧烈疼痛、恶心、呕吐、发热、上腹压痛、无腹肌紧张等表现,结合血、尿淀粉酶升高等,排除其他急腹症即可诊断。

2. 重症急性胰腺炎的诊断　包括下述特点:①腹痛剧烈,持续时间长,可有烦躁不安,四肢湿冷等休克表现;②高热不退,腹膜炎体征,麻痹性肠梗阻、高淀粉酶活性的腹水或胸腔积液;可有手足搐搦、皮下瘀斑;③血清淀粉酶持续升高,也可正常或突然下降,血钙低于 2mmol/L,血糖高于

11.2mmol/L 等;④可有胰性脑病、DIC、多器官功能衰竭等;⑤高淀粉酶活性的腹水。

急性胰腺炎应与以下疾病进行鉴别:

1. 消化性溃疡急性穿孔　淀粉酶可轻度升高,但根据溃疡病病史,腹痛突然、剧烈、压痛明显、反跳痛、腹肌紧张,X线见膈下游离气体等,可资鉴别。

2. 胆石症和急性胆囊炎　有胆绞痛发作史,可有黄疸,腹痛常位于右上腹,并向右肩部放射,Murphy征阳性,血淀粉酶轻度增高,超声有助于诊断,注意胆源性胰腺炎。

3. 急性心肌梗死　有冠心病史,突然心前区或胸骨后疼痛,有时可局限于上腹部,心电图有心肌梗死图形,血清CPK、ALT、LDH等心肌酶升高,有助于鉴别诊断。

4. 其他　需与缺血性肠病、急性肠梗阻等鉴别。

【治疗】

1. 轻症急性胰腺炎　一般经1周左右的综合治疗,多可治愈。采用以下治疗措施。

(1) 禁食、胃肠减压:常予持续胃肠减压至患者腹痛、腹胀消失、血尿淀粉酶恢复正常。

(2) 静脉输液:补充血容量,补充能量供给,维持水、电解质、酸碱平衡。

(3) 止痛:腹痛严重可给予哌替啶或加用抗胆碱能药。

(4) 抗生素:因临床上胆源性胰腺炎占多数,故常给予抗生素治疗。

(5) 抑酸治疗:通过抑酸抑制胰液分泌,同时预防应急性胃黏膜病变。

2. 重症急性胰腺炎　严密观察、积极抢救,除上述治疗外还应强化以下方面措施。

(1) 内科治疗

①密切监护:有条件应在重症监护病房(ICU)。除常规监测生命体征、腹部体征及血、尿淀粉酶的变化外,密切注意器官功能衰竭和代谢紊乱,并采取相应措施。

②维持水、电解质平衡、保持血容量:重症患者常有低血压和休克,积极补充液体和电解质,必要时可补充人血白蛋白、输血或血浆、血浆代用品,保持血容量。

③营养支持治疗:早期一般采用全胃肠外营养(TPN),无肠梗阻可试用空肠置管肠内营养,可以纠正患者严重的负氮平衡,增加抵抗力,增强肠道黏膜屏障,防止细菌移位,对重症胰腺炎治疗非常重要。

④抗生素:急性重症胰腺炎易于并发细菌感染并导致严重后果,因此应常规使用抗生素。常用喹诺酮类或亚胺培南,并联用针对厌氧菌的药物如甲硝唑,也可选用头孢三代、替硝唑等,注意防治真菌感染。

⑤抑制胰液分泌:生长抑素可减少胰液和胰酶的分泌,降低胰管内压。生长抑素(somatostatin),250μg/h;生长抑素八肽(奥曲肽)25～50μg/h持续静点,疗程3～7d。

⑥抑制胰酶活性:早期应用可防止胰腺细胞进一步坏死,疗效有待进一步证实。常用抑肽酶(aprotinin)等,为生物多肽类,抑制蛋白酶、糜蛋白酶和血清素活性,对抗胰血管舒缓素,使缓激肽原不能转变为缓激肽。用量20万～50万U/d,分2次静脉滴注,不良反应较大;加贝酯(gabexate,FOY),有强力抑制胰蛋白酶、血管舒缓素、凝血酶及补体$C_1$、弹力纤维酶等活力,减轻胰腺炎症。

⑦并发症的治疗:急性重症胰腺炎并发腹膜炎时,可行腹膜透析,排出腹腔内胰酶、内毒素,炎症因子等物质,减少对全身脏器的损害;ARDS时可用呼吸机(PEEP)治疗,以及支气管肺泡灌洗;血糖增高,应用胰岛素控制血糖。

(2) 内镜治疗:急性胰腺炎合并胆管梗阻或感染时,可行内镜下十二指肠乳头切开术(EST),行取石或鼻胆管引流;后期假性囊肿,可在超声内镜引导下穿刺置管内引流。

(3) 中医中药:可疏通胰腺微循环,促进胃肠道蠕动,减少内毒素吸收入血,防治肠麻痹等有一定疗效。常用柴胡、厚朴、枳实、黄连、黄芩、木香、白芍、大黄等辨证施治。

(4) 外科治疗:重症胰腺炎,内科治疗无效时,宜手术治疗。适应证:①胰腺坏死合并感染,去除坏死组织,腹腔冲洗并引流;②胰腺脓肿:可选择手术引流或经皮穿刺引流;③胰腺假性囊肿手术引流;④胆道梗阻或感染、无内镜EST条件,可行手术治疗;⑤不排除消化道穿孔、肠坏死者,行开腹探查。

【预后和预防】

轻症经治疗约在1周内恢复,预后良好。重症病情凶险,预后差,病死率20%～40%,抢救成功后多出现胰腺功能不全或极少数演变为慢性胰腺炎。影响预后的因素有:高龄、休克、代谢紊乱及多器官功能不全等并发症。

预防:积极治疗胆道疾病,避免酗酒及暴饮暴食,有过胰腺炎者应终身戒酒等。

## 第二节 慢性胰腺炎

慢性胰腺炎(chronic pancreatitis,CP)是由不同因素造成的胰腺组织局部、节段或弥漫性的慢性持续进展性炎症损害,其病理特征为胰腺纤维化,最终导致胰腺内、外分泌功能永久性丧失。

【病因和发病机制】

1. 胆道系统疾病 我国的CP中,胆道疾病者占33.9%,其中以胆囊、胆管结石为主(约占77.2%),其次为胆囊炎、胆管狭窄、十二指肠乳头括约肌功能障碍和胆道蛔虫等。其机制可能为胆道疾病致胆总管下端或乳头处狭窄,胰液排出受阻,胰管压力增高,胰腺腺泡、小胰管破裂,诱发反复的胰腺炎,继而胰腺弥漫性纤维化,胰管狭窄、钙化,最后导致CP。

2. 慢性酒精中毒 是发达国家CP的最主要病因。由于酒精促使胰液中蛋白质分泌增多导致胰管梗阻与坏死、胰腺纤维化。酒精及其代谢产物直接使胰液中脂质微粒体酶的分泌以及脂肪酶降解增加;并使脂质微粒体酶可以和胰液混合,从而激活胰蛋白酶原为胰蛋白酶,造成组织损伤。

3. 其他因素 ①热带性胰腺炎:见于南美、中非、印尼等热带国家,可能与低脂肪、低蛋白饮食,微量元素缺乏等有关。②遗传性胰腺炎:较少见,属显性遗传性疾病,多在20岁前发病,胰腺钙化明显。③特发性胰腺炎:原因不明分为早发型和迟发型。④代谢因素:高钙血症和高脂血症。其机制为钙沉积形成胰管内钙化、钙能激活胰蛋白酶原为胰蛋白酶促发自身消化、钙刺激胰腺腺泡细胞的蛋白分泌。高脂血症可导致CP。⑤免疫疾病相关性CP:自身免疫性胰腺炎,发病隐匿,胰腺弥漫性肿大,血清$IgG_4$阳性,本病近年越来越受到重视。此外,系统性红斑狼疮、干燥综合征、硬化性胆管炎、胆汁性肝硬化等常可并发CP。

【病理】

慢性胰腺炎病变程度呈现轻重不一,炎症限于局部小叶,也可为整个胰腺,基本改变是胰腺腺泡萎缩、纤维化和钙化,胰管见多发性狭窄和囊状或串珠状扩张,胰管内可见结石、管壁钙化和蛋白栓。胰管阻塞区域见局部水肿、坏死、可合并假性囊肿。过程为进行性和不可逆性,后期弥漫性纤维组织增生和钙化,胰腺呈现缩小,变硬或呈不规则结节样硬化。组织学可见程度不等的纤维化和炎症区域代替了腺泡和胰岛组织,偶有小脓肿。

【临床表现】

症状轻重不一。轻者可无症状或有轻度消化不良,症状加重可有腹痛、腹胀、黄疸等胰腺炎急性发作的症状,胰腺内、外分泌功能不足的表现及腹水、感染等。典型病例可出现腹痛、胰腺钙化、胰腺假性囊肿、脂肪泻和糖尿病五联征。

1. 腹痛 部位常在上腹部正中或偏左或偏右,可放射至两侧季肋部、左侧肩部及背部。初为间歇发作,随后呈持续性。疼痛性质为隐痛、钝痛或钻痛,仰卧位时加剧,坐位、前倾位、屈膝位或俯卧位时有所缓解。

2. 胰腺功能不全的表现 由胰腺外分泌不足引起食欲减退、腹胀、恶心、厌油等消化不良症状。当脂肪酶和蛋白酶的排量降低到正常的10%以下时,患者出现脂肪泻和粪便中蛋白丢失,消化不良致体重减轻,多种维生素特别是脂溶性维生素A、维生素D、维生素E、维生素K的缺乏导致夜盲症、出血倾向等。因低蛋白血症而全身性水肿,胰岛功能受损而发生糖尿病。

腹部压痛轻,与腹痛症状不符,假性囊肿时可触及包块,可伴腹水和胸腔积液(可为高淀粉酶)、胆总管受肿大的胰头部或假性囊肿压迫可出现梗阻性黄疸、十二指肠受压可导致梗阻、肝门静脉和脾静脉受压或静脉炎血栓形成可出现区域性肝门静脉高压和脾大表现。

【并发症】

1. 上消化道出血  其原因为：①区域性肝门静脉高压，胃底静脉曲张破裂出血；②假性囊肿壁的大血管或动脉瘤受胰液的消化侵蚀而破裂出血；③胰腺分泌碳酸氢盐减少并发消化性溃疡出血。

2. 胰腺假性囊肿  由胰管梗阻、胰液排泄不畅或胰管破裂渗液引起。

3. 胰腺癌  约4%患者在20年内可发生胰腺癌。

4. 其他  少数患者可有胰性脑病，表现为情绪抑郁，有恐惧感，焦虑不安等。

【实验室和其他检查】

1. 胰腺外分泌功能测定  有直接试验和间接试验两大类。

(1) 直接刺激试验：胰泌素试验，胰泌素可刺激胰腺分泌胰液和碳酸氢钠。静脉注射胰泌素1U/kg，其后收集十二指肠液，测定胰液量和碳酸氢钠浓度。CP患者80min内胰液分泌<2ml/kg（正常＞2ml/kg），碳酸氢钠浓度<90mmol/L（正常＞90mmol/L）。对CP诊断的敏感性为75%~90%，特异性为80%~90%。

(2) 间接刺激试验：①Lundh试验，标准餐后十二指肠液中胰蛋白酶浓度<6U/L，为胰功能不全；②胰功肽试验（粪弹力蛋白酶），由于弹力蛋白酶在肠道中不被破坏，所以粪便中浓度高于胰液中浓度，当粪便中弹力蛋白酶<200μg/g时为异常。

2. 吸收功能试验

(1) 粪便检查：粪便中含有未消化的肌肉纤维和脂肪滴，粪便苏丹Ⅲ染色阳性。进食80g脂肪食物后，测定72h内粪便的脂肪排泄量，正常人平均<6g/d。

(2) 维生素$B_{12}$吸收试验：胰腺分泌不足时，$^{58}Co$维生素$B_{12}$吸收试验不正常，可被口服碳酸氢钠和胰酶片后纠正。

3. 胰腺内分泌测定

(1) 血清缩胆囊素(CCK)：CP时可高达8 000pg/ml（正常30~300pg/ml），与胰液分泌减少，对CCK的反馈抑制减弱有关。

(2) 血浆胰多肽：由PP细胞分泌，空腹血浓度正常为8~313pmol/L，餐后迅速增高，而CP患者明显下降。

(3) 血浆胰岛素浓度测定：CP患者空腹血浆胰岛素水平大多正常，口服葡萄糖或甲苯磺丁脲($D_{860}$)、静脉注射胰高血糖素后，血浆胰岛素不升高者，提示胰腺内胰岛素储备减少。

4. 淀粉酶测定  CP急性发作时，血尿淀粉酶可增高。胰腺外分泌功能严重障碍时，血清胰型淀粉酶降低。

5. 影像学检查

(1) 腹部X线平片：胰腺区域钙化或阳性结石是CP特征性的征象，对诊断有重要价值。

(2) 超声及CT、MRI检查：可见胰腺体积增大或萎缩，边缘不整，密度不匀；胰腺纤维化时，胰腺内部回声或密度增强，胰管有不规则扩张及结石或管壁钙化、囊肿等表现。

(3) 十二指肠镜逆行胰胆管造影(ERCP)：ERP可发现主胰管扩张，呈串珠状，胰管扭曲变形、可有不规则狭窄或中断，也可发现结石、小分支囊性扩张；胰管插管也可收集胰液做脱落细胞检查。ERC可发现结石或狭窄等胆管病。ERCP为诊断慢性胰腺炎的重要手段。

(4) 磁共振胰胆管成像(MRCP)：可显示胆管和胰管改变，影像改变同ERCP。

(5) 内镜超声(EUS)：能显示主胰管异常、胰石和(或)钙化灶，并对胰腺实质进行观察。EUS诊断CP的敏感性和特异性均>85%，经EUS行细针穿刺细胞学检查。胰管内超声(IDUS)，小探头超声可选择性插入主胰管内，对主胰管内的局灶性狭窄病变进行鉴别，有助于CP诊断。

(6) 超声或CT引导下经皮胰腺穿刺活组织检查：有助于慢性胰腺炎和胰腺癌鉴别。

(7) PET(正电子发射体层成像)：对不明原因的胰腺肿块进行检查有助于与胰腺癌相鉴别。

## 【诊断和鉴别诊断】

主要诊断依据：①典型的临床表现（症状、体征、胰腺外分泌功能不全症状）；②病理组织学检查所见；③明确的胰腺钙化、ERCP和（或）EUS有典型的影像学上的特征改变；④实验室检查有胰腺外分泌功能不全证据。除外胰腺癌可作出诊断。需与以下疾病鉴别。

1. **胰腺癌** ①参考血清CA19-9、CA125、CA50、CA242；②胰液检查，脱落细胞检查、胰液CA19-9及K-ras基因检测；③超声及EUS导引下细针胰腺穿刺；④必要时开腹探查。

2. **消化性溃疡** DU后壁穿透性溃疡与胰腺粘连而引起顽固性疼痛，内镜检查可鉴别。

3. **原发性胰腺萎缩** 多见于50岁以上，表现不明显，超声及CT检查等有助于鉴别。

## 【治疗】

1. 内科治疗

（1）病因治疗。去除病因如戒酒、低脂饮食，积极治疗胆道疾病，去除病因至关重要。

（2）对症治疗。①止痛：a. 缓解腹痛应尽量使用非成瘾性止痛药。b. $H_2$-受体拮抗药或质子泵抑制药，可降低胰液的分泌量，降低胰管内压以减轻疼痛。c. 胰酶制药，胰酶可抑制CCK的释放和胰酶分泌，使疼痛得到缓解。疼痛明显者，也可试用生长抑素衍生物奥曲肽治疗。d. 腹腔神经丛阻滞麻醉或内脏神经切除。②胰腺外分泌不足的替代：胰酶制剂有助于改善消化吸收不良。③胰腺内分泌不足的替代：主要是糖尿病的治疗。④营养补充：足够的热能、高蛋白低脂、补充各种维生素、叶酸等，有条件者可全胃肠外营养。

2. 内镜治疗 ①在胰管狭窄段行扩张或放置支架；②胰管括约肌切开取出胰管内结石或蛋白栓；③在EUS引导下，在胃壁和假性囊肿间穿刺放置支架，行囊肿内引流；④合并胆总管梗阻者，置入支架解除梗阻；⑤超声内镜下腹腔神经丛阻滞，以缓解疼痛。

3. 外科治疗 手术适应证：①反复发作的顽固性腹痛；②胰腺假性囊肿或脓肿形成；③胰腺癌不能排除；④胸膜瘘内科治疗不能闭合者；⑤胆总管受肿大胰腺压迫出现黄疸；⑥区域肝门静脉高压引起胃底静脉曲张破裂大出血者。

## 【预后及预防】

晚期患者死于并发症，如严重营养不良、糖尿病等，极少数患者发展为胰腺癌。预防：积极治疗胆管疾病，忌酒，避免暴饮暴食。

### 复习指导

1. **急性胰腺炎**：病因很多，常见病因为胆道系统结石、暴饮暴食和大量饮酒。轻症者以胰腺水肿为主，患者表现为腹痛、血淀粉酶增加3倍以上，当出现休克、多器官功能衰竭，多考虑重症者胰腺出血坏死，预后差，病死率高。治疗：禁食、胃肠减压、抑制胰液分泌、抑制胰酶活性、抗生素等；重症急性胰腺炎加强营养支持治疗。

2. **慢性胰腺炎**：是由不同因素造成的胰腺组织局部、节段或弥漫性的慢性持续进展性炎症损害，长期过量饮酒、胆道疾病和胰腺外伤是主要病因。典型病例可出现腹痛、胰腺钙化、胰腺假性囊肿、脂肪泻和糖尿病五联征。治疗主要为病因、胰酶替代及外科治疗。

（郭元虎）

# 第37章 消化道出血

> **学习要求**
>
> 学习根据症状和体征初步判断消化道出血量和出血部位,通过相关检查手段精确判断消化道出血量和出血部位。知晓消化道出血的药物治疗、内镜治疗和介入治疗选择。能够采取及时有效的方案抢救消化道大出血的患者,分步骤利用有效的检查方法找到消化道出血的部位。

一直以来,消化道出血均是以屈氏韧带为界,屈氏韧带以上的消化道出血称为上消化道出血,以下的消化道出血称为下消化道出血。近年来随着胶囊内镜和小肠镜的推广应用,人们更多的认识到自屈氏韧带到回盲部的肠道出血的特征性,所以,越来越多的学者将之称为中消化道出血或小肠出血,而将回盲部以下的肠道出血称为下消化道出血。

【病因】

消化道的炎症、溃疡、息肉、肿瘤、血管病变、消化道畸形、消化道邻近器官的疾病以及全身性疾病均可引起消化道出血,消化道出血的原因,见表37-1。

表37-1 消化道出血的病因与部位

| 病因 | 病因描述 | 出血部位 |
| --- | --- | --- |
| 消化性溃疡 | | 上消化道 |
| 食道胃底静脉曲张 | | 上消化道 |
| 肝门静脉高压性胃病 | | 上消化道 |
| 食管贲门撕裂综合征 | | 上消化道 |
| 息肉 | | 上、中、下消化道 |
| Zollinger-Ellison综合征 | | 上消化道 |
| 良性肿瘤 | 平滑肌瘤、血管瘤等 | 上、中、下消化道 |
| 恶性肿瘤 | | 上、中、下消化道 |
| 炎症 | 食管炎、胃十二指肠炎 | 上消化道 |
| | 结核 | 上、中、下消化道 |
| | 伤寒、菌痢 | 中、下消化道 |
| | 急性出血坏死性肠炎 | 主要为中消化道,可累及上、下消化道 |

(续 表)

| 病因 | 病因描述 | 出血部位 |
| --- | --- | --- |
| 溃疡性结肠炎 | | 下消化道 |
| 克罗恩病 | | 主要为中、下消化道,亦可累及上消化道 |
| 血管畸形 | Dieulafoy病 | 主要见于近端胃,上、中、下全消化道均可见 |
| 胃肠动静脉畸形 | | 上、中、下消化道 |
| 遗传性毛细血管扩张症 | | 主要见于上、中消化道,亦可见于下消化道 |
| 缺血性病变 | 肠系膜动脉硬化狭窄 | 中、下消化道 |
| | 肠系膜动静脉栓塞 | 中、下消化道 |
| | 胃扩张、胃扭转 | 上消化道 |
| | 肠扭转、肠套叠 | 中、下消化道 |
| 消化道畸形 | 憩室 | 上、中、下消化道 |
| | 膈疝、食管裂孔疝 | 上消化道 |
| 理化损伤 | 异物或酸碱化学灼伤 | 多见于上消化道 |
| 寄生虫病 | 钩虫病 | 上、中消化道 |
| | 血吸虫病 | 主要见于下消化道 |
| 消化道邻近器官疾病 | 胆道出血 | 上消化道 |
| | 纵隔脓肿或肿瘤侵及食管 | 上消化道 |
| | 胰腺脓肿或肿瘤侵及肠道 | 上、中、下消化道 |
| | 胸或腹主动脉瘤-消化道瘘 | 上、中、下消化道 |
| | 腹腔肿瘤侵及胃肠道 | 上、中、下消化道 |
| 血液系统疾病 | 紫癜、白血病、血友病等 | 上、中、下消化道 |
| 结缔系统疾病 | 结节性动脉炎、SLE | 上、中、下消化道 |
| 泌尿系统疾病 | 尿毒症 | 上、中、下消化道 |
| 应激状态 | 应激性溃疡 | 上、中消化道 |
| 全身感染性疾病 | 流行性出血热 | 上、中、下消化道 |
| | 钩端螺旋体病 | 上、中、下消化道 |

【临床表现】

1. 出血 呕血与黑粪是上消化道出血的特征性表现,幽门以上部位出血且出血量较大时常有呕血,幽门以下部位如出血量较大且速度快也可以表现为呕血。血液与胃酸混合常使呕出的血液呈咖啡色,未充分混合者,呈鲜红色,可伴有血块。黑粪呈柏油样,黏稠发亮。上消化道出血量不大时可无呕血,只有黑粪。若出血量大,肠道蠕动快,则为暗红色或鲜红色血便。中消化道出血多表现为黑粪、褐色大便、暗红色血便或鲜红色血便。下消化道出血表现为柏油样、暗红色、鲜红色血便。

2. 发热 中、大量出血后,多数患者在24h内出现38.5℃以下的发热,可持续数日。可能与血液分解产物吸收、循环衰竭导致体温调节中枢功能障碍有关。

3. 出血性周围循环障碍表现 短期内出血量＞400ml时,可出现头晕、心悸和乏力等症状。＞700ml可出现面色苍白、四肢发冷、晕厥,此时血压下降、心率加快。＞1 000ml时可出现休克。

4. 贫血和血象变化 在急性大量出血的早期,红细胞计数、血细胞比容和血红蛋白浓度可无明显变化。其后组织液进入血管,血液稀释,3~4h上述指标下降,24~72h血液达到最大稀释。上消化道大量出血2~5h后,白细胞计数上升,可达$(10\sim20)\times10^9$/L,出血停止后2~3d恢复正常。

5. 氮质血症 上消化道大出血后,血液蛋白质分解,产物被肠道吸收导致血中尿素氮升高,故称为肠源性氮质血症。血中尿素氮一般不超过14.3mmol/L。

> **问题讨论**
>
> 患者,男性,52岁,慢性上腹痛10年,加重2周,呕血,黑便6h。查体:体温36.7℃,脉搏108/min,呼吸22/min,血压90/70mmHg,神清,面色苍白,四肢湿冷,无肝掌及蜘蛛痣,巩膜无黄染,心肺无异常,腹平软,无腹壁静脉曲张,上腹部压痛(+),无反跳痛及肌紧张,全腹未触及包块,肝脾未及,腹水征(-),肠鸣音10/min。请分析患者要考虑哪些疾病?怎样进行下一步检查?
>
> 关键问题:估计出血情况,询问并检查出血原因,追踪既往病史。
>
> 追踪路径:
>
>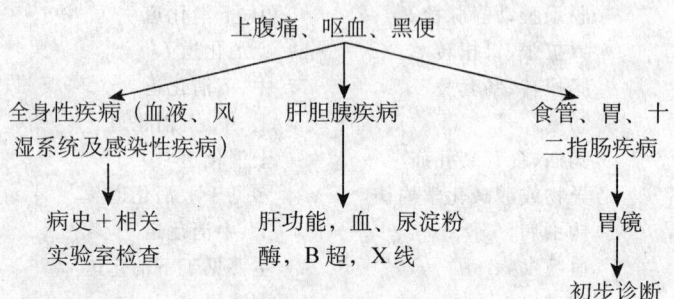
>
> 诊断要点:根据呕血,黑便和失血性周围循环衰竭的临床表现,血红蛋白浓度、红细胞计数及红细胞压积下降的实验室证据,可诊断上消化道出血和估计出血量。需注意排除呼吸道出血,口、鼻、咽喉部出血以及进食引起的黑便。

【诊断与鉴别诊断】

1. 病史与体格检查 要了解有无溃疡的典型症状,有无服用非甾体类抗炎药等服药史或导致应激状态的因素,有无肝炎、血吸虫、以及长期大量饮酒病史。注意有无肝门静脉高压和晚期肿瘤的临床表现等。

2. 排除消化道以外的出血 来自呼吸道的咯血,或口腔、鼻和咽喉出血自口排出时,应与呕血区别。服用动物血、铁和铋剂引起的黑粪应与消化道出血引起的黑粪鉴别。

3. 出血严重程度的评估 成年人每日消化道出血量在5~10ml时,粪便隐血试验可出现阳性,出血量达50~100ml时可出现黑粪,胃内积血量达250~300ml时可引起呕血,出血量>400ml,可出现头晕、心悸、乏力等全身症状。上消化道出血>1 000ml也可出现暗红色血便,并伴有烦躁不安或神志不清、四肢湿冷、面色苍白等周围循环衰竭表现。

4. 出血部位与原因的查寻 及时的辅助检查对消化道出血部位和原因的判断非常重要(图37-1,图37-2,彩图37-1,彩图37-2)。

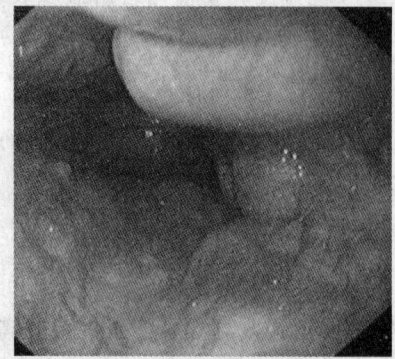

图37-1 食管静脉曲张

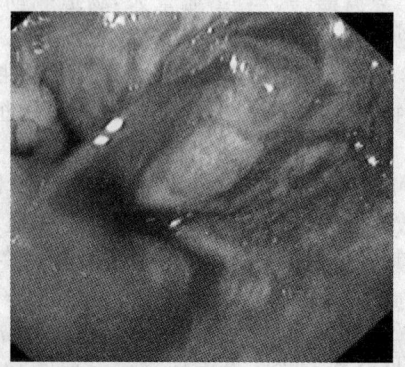

图37-2 食管静脉曲张破裂出血

(1)胃镜检查:在消化道出血24～48h进行胃镜检查,称为急诊胃镜检查。可明显提高诊断率,并可立即进行内镜下治疗,目前作为上消化道出血诊断的首选方法。急诊胃镜需在补充血容量、纠正休克的前提下进行。

(2)结肠镜检查:结肠镜检查应仔细观察直肠、结肠和回肠末端,查明出血部位、原因和出血情况。

(3)胶囊内镜与小肠镜:对中消化道疾病诊断的阳性率可达60%～70%,具有无痛苦和无创的优点,但胶囊内镜不能取活检,有假阳性和假阴性的可能,而且有滞留消化道不能排出的并发症,有手术禁忌证者不能进行该项检查。目前常用的小肠镜有单气囊小肠镜和双气囊小肠镜,可根据病情需要选择经口或经肛,也可经口经肛最终汇合,至此可完成整个胃肠道的检查。小肠镜下能取活检和进行镜下治疗,但耗时长,患者较痛苦,一般在胶囊内镜筛查之后进行。

(4)64排螺旋CT:可清晰显示肿瘤的大小、结构、侵犯和转移情况,并可显像血管畸形、血管炎、血管狭窄、血管闭塞,识别小肠出血的出血血管及其起源,对小肠出血和消化道邻近器官病变引起的消化道出血有较高的检出率。具有无创、可重复、安全性较高的特点。对消化道出血尤其是中消化道疾病的诊断而言,是一个新颖和值得进一步探讨和研究的方法。

(5)选择性血管造影:可显示血管的形态和分布范围,出血量大时,造影剂在出血部位漏出。当出血量为0.5～1ml/min时,定位诊断率为50%～70%,可行血管的栓塞治疗,或为手术提供精确的定位。

(6)放射性核素扫描:活动性出血时可选用该方法,$^{99m}$锝标记的患者自体红细胞静脉推注后做腹部扫描,出血速度>0.1ml/min时,出血部位溢出的标记红细胞形成浓染区,据此可判断出血部位。该检查创伤少,对出血敏感性高,但定位可能不准确。

(7)X线钡剂造影:对平坦病变和血管病变容易漏诊,有时无法确定病变性质。双重气钡造影可在一定程度上提高诊断准确率。

5. 出血是否停止的判断 可依据下列情况判断:①经充分输血和补液后,周围循环衰竭的表现未见明显改善,或好转后又恶化;②反复呕血,或柏油样便、血便次数增多,肠鸣音亢进;③红细胞计数、血细胞比容和血红蛋白浓度持续下降伴网织红细胞计数增高。

【治疗】

对于出血速度缓慢、出血量小的患者,及时止血和明确诊断十分重要,而对于消化道大出血者必须积极抢救,应将迅速补充血容量、抗休克治疗放在首位。

1. 一般治疗措施 患者卧床休息,呕血者应防止误吸,保持呼吸道通畅,活动性出血期间禁食。监测心率、血压、呼吸、尿量及神志变化等生命体征,病情严重者需吸氧、心电监护,必要时监测中心静脉压。仔细观察和记录呕吐物和大便的性状、次数和量,定期复查血常规,了解血红蛋白浓度、红细胞计数、血细胞比容等指标变化。

2. 积极补充血容量 对急性失血性周围循环衰竭患者,应立即补充血容量、纠正水、电解质平衡紊乱和酸碱平衡紊乱,输血是改善病情的关键。紧急输血指征为:①失血性休克;②血红蛋白低于70g/L或血细胞比容低于25%;③改变体位时出现晕厥、心率加快和血压下降。在配血过程中,可先输入平衡液或含有晶体的溶液。

3. 药物治疗

(1)抑酸药:血浆凝血功能诱导的止血作用和血小板聚集作用需在pH>6.0的环境下才可达到有效的止血效果,而当pH<5.0时,凝血块在胃液中会被消化。因此,使用质子泵抑制药强力抑酸,具有重要意义。常用的质子泵抑制药有埃索美拉唑镁、奥美拉唑、泮托拉唑等。

(2)血管活性药物应用:食管胃底静脉曲张破裂出血,应立即选用下列药物。

①生长抑素及其类似物:可收缩内脏血管,对抗胰高血糖素,从而降低肝门静脉血流量,降低门脉压力。14肽天然生长抑素首剂250μg静脉推注,继以250μg/h连续静滴;人工合成的8肽生长抑素(奥曲肽)半衰期长,首剂100μg静脉推注,25～50μg/h静滴维持。

②特利加压素：是人工合成的 3-甘氨酰赖氨酸加压素，在体内缓慢代谢为血管加压素，半衰期长，可明显降低肝门静脉压、增加肾血流，止血效果好而且不良反应小。静脉推注 2mg/次，4～6h 1 次。

③血管加压素：可收缩内脏血管，减少肝门静脉血流量，从而降低肝门静脉压力。开始以 0.2U/min 静脉滴注，若患者能耐受，可逐渐加至 0.4U/min。可有腹痛、血压升高、心律失常、心绞痛乃至心肌梗死等不良反应，合用硝酸甘油可协同降肝门静脉压，减少不良反应。血管加压素和生长抑素对部分中消化道出血和非炎性肠病引起的部分下消化道出血可能有一定作用。

(3) 沙利度胺：为谷氨酸衍生物，有抗血管生成作用，对血管扩张引起的消化道出血有效。不良反应为周围神经病变。

4. 内镜下止血

(1) 食管胃底静脉曲张出血的急性止血：食管曲张静脉套扎术（图 37-3，彩图 37-3）、硬化剂注射对于食管静脉曲张出血可起到急性止血的作用，组织黏合剂注射则对胃底静脉曲张急性出血有效。

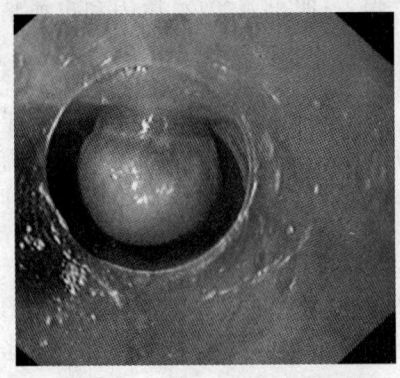

图 37-3　内镜下食管曲张静脉套扎

(2) 内镜下金属钛夹止血：适用于血管出血，如溃疡血管、Dieulafoy 病。
(3) 内镜下氩气刀、高频电凝和微波止血：凝固出血点及其周围组织，使出血停止。
(4) 内镜下局部喷洒药物止血：内镜直视下喷洒凝血酶、孟氏液、8mg/dl 去甲肾上腺素等。

5. 介入治疗
(1) 选择性血管造影栓塞术：使用超选择导管，栓塞出血血管，以达到止血目的。
(2) TIPS：急诊止血率＞95%。适用于药物治疗和内镜下治疗不能控制的食管胃底静脉曲张出血，尤其是肝储备功能差、不能耐受手术的患者可优先考虑。

6. 三腔二囊管压迫止血　是食管胃底静脉曲张出血的传统治疗方法，气囊压迫的止血效果肯定，但并发症如吸入性肺炎、窒息、黏膜坏死等发生率高，再出血率高，患者痛苦大。

7. 外科治疗　经内科治疗仍出血不止者，均为外科紧急手术指征。

【预后】

消化道出血患者的预后因基础病因不同而差异较大。及时抗休克、纠正外周循环衰竭，迅速止血和明确病因是降低消化道大出血死亡率的重要因素。

【复习指导】

1. 以屈氏韧带为界，消化道出血分为上消化道出血及下消化道出血。
2. 呕血与黑粪是上消化道出血的特征性表现，临床表现不同出血部位不同。
3. 对于消化道大出血者必须积极抢救，应将迅速补充血容量、抗休克治疗。

（李小安）

# 第38章 消化系统肿瘤

> **学习要求**
>
> 学习消化系统肿瘤(食管癌、胃癌、大肠癌、原发性肝癌、胰腺癌)的病因、病理生理及临床改变特征,知晓通过何种检查手段对消化系统肿瘤病人作出诊断和鉴别,能够正确选择治疗方式并处理常见并发症。

## 第一节 食 管 癌

食管癌(carcinoma of the esophagus)是指原发于食管的恶性肿瘤。世界人口调查资料显示,我国是世界上食管癌的高发生率和高病死率的国家之一。呈现地区性分布(北方高于南方)、男性高于女性(两者之比为 1.3~3∶1)、中、老年人易患(50~70 岁为高发病率及高病死率年龄段)的流行病学特点。

【病因】

目前,引起食管癌的确切病因尚未完全阐明,其因素可能是多方面的,如某些理化因素的长期刺激和食物中致癌物质(尤其是硝酸盐类物质过多)是食管癌的重要病因,基因突变、遗传因素、微量元素的缺乏等也可能是重要诱因。

1. 亚硝胺类化合物　公认的化学致癌物,前体包括硝酸盐、亚硝酸盐、二级或三级胺等。不同结构的亚硝胺表现出特定的器官亲和性,如不对称的亚硝胺主要诱发食管癌,对称性的衍生物常引起肝癌。调查资料表明,在食管癌高发区的粮食和饮水中,居民膳食中亚硝胺的摄入量明显高于低发区,摄入的亚硝胺量与食管癌和食管上皮重度增生的发病率呈正相关。

2. 真菌毒素　各种霉变食物可产生真菌,如串珠镰状菌、白地霉菌、黄曲霉菌和黑曲霉菌等真菌。某些真菌毒素和亚硝胺具有协同的致癌作用,不但能还原硝酸盐为亚硝酸盐,并能促进亚硝胺的合成。

3. 饮食与食管慢性刺激　一般认为进食粗糙、热饮热食、饮酒等习惯,可造成对食管黏膜的慢性理化刺激,形成食管上皮的损伤和不典型增生,导致食管癌的癌前病变。某些慢性食管疾病,如胃食管反流病、贲门失弛缓症或食管憩室等疾病可致食管黏膜上皮长期受炎症、溃疡及酸性反流物的刺激而致食管上皮增生及癌变。

4. 营养因素　流行病学调查发现,食管癌高发区普遍存在动物蛋白、新鲜蔬菜和水果的摄入不足,摄入的维生素 A、维生素 $B_2$ 和维生素 C 等营养物质的缺乏对食管癌的发生具有一定的促进作用。食物、饮水和土壤内的元素钼、硼、锌、硒、镁和铁含量较低,可能与食管癌的发病有关。

5. 遗传因素  食管癌具有明显的家族聚集现象。在我国高发地区,食管癌患者以父系为多,母系次之,旁系最少。

6. 其他  从分子生物学基础角度出发,目前认为研究食管癌的发生是癌基因激活或抑癌基因失活的基因变化所致。

【病理和病理生理】

1. 病理形态分类  早期食管癌病变仅累及上皮、固有膜或黏膜下层,未侵及肌层,无淋巴结转移,可分为隐伏型、糜烂型、斑块型和乳头型;中、晚期食管癌病变累及上皮、固有膜或黏膜下层、肌层,有淋巴结转移,可分为髓质型、蕈伞型、溃疡型、缩窄型、腔内型和未定型。

2. 组织学分类、分化及严重程度  食管癌按其组织学特性分为鳞状细胞癌(H1)、腺癌(H2),我国以鳞状细胞癌最常见,约占90%以上;按其细胞分化程度,分为不能确定(Gx)、高分化癌($G_1$)、中分化癌($G_2$)、低分化癌($G_3$)和未分化癌($G_4$)。

3. 扩散和转移方式  早期病灶侵及黏膜层,多数浸润向黏膜下层和肌层扩展,且因食管无浆膜层,容易直接透壁侵犯其邻近器官。淋巴转移是食管癌转移的主要方式,上段癌可转移至锁骨上窝及颈部淋巴结;中段及下段癌常转移至食管旁淋巴结及气管分叉和腹主动脉旁淋巴结,也可上行转移至锁骨上淋巴结。血行转移发生较晚,可转移至肝、肺、骨、肾、脑等处。

4. 病理分期  食管癌的临床病理分期,对治疗方案的制定及评估治疗效果有重要的指导意义。现以 TNM 国际分类、分期标准及 1976 年我国全国食管癌工作会议标准介绍如下。

(1) TNM 分类

原发肿瘤(T)

$T_x$:原发肿瘤不能确定;$T_0$:无原发肿瘤证据;$T_{is}$:高度不典型增生(腺癌无法确定原位癌);$T_{1a}$:肿瘤侵及黏膜固有层;$T_{1b}$:肿瘤侵及黏膜下层;$T_2$:肿瘤侵及固有肌层;$T_3$:肿瘤侵及纤维膜;$T_{4a}$:肿瘤侵及胸膜、心包、膈肌;$T_{4b}$:肿瘤侵及其他邻近器官。

区域淋巴结(N)

$N_x$:区域性淋巴结无法确定;$N_0$:无区域性淋巴结转移;$N_1$:区域性淋巴结转移。

远处转移(M)

$M_x$:远处转移无法确定;$M_0$:无远处转移;$M_1$:有远处转移。

胸上段食管癌:$M_{1a}$,颈部淋巴结转移;$M_{1b}$,其他的远处转移。

胸中段食管癌:$M_{1a}$,不应用;$M_{1b}$,非区域淋巴结或其他的淋巴结转移。

胸下段食管癌:$M_{1a}$,腹主动脉旁淋巴结转移;$M_{1b}$,其他的远处转移。

TNM 分期

0 期,$T_{is}N_0M_0$;Ⅰ期,$T_1N_0M_0$;Ⅱ$_a$期,$T_2N_0M_0$、$T_3N_0M_0$;Ⅱ$_b$期,$T_1N_1M_0$、$T_2N_1M_0$;Ⅲ期,$T_3N_1M_0$、$T_4$任何 $NM_0$;Ⅳ期,任何 T 任何 $NM_1$;Ⅳ$_a$期,任何 T 任何 $NM_{1a}$;Ⅳ$_b$期,任何 T 任何 $NM_{1b}$。

(2) 全国食管癌工作会议:1976 年全国食管癌工作会议通过了以病变长度范围及转移情况为依据的临床病理分期标准,将食管癌分为早、中、晚 3 期。

早期:包括 0 期和Ⅰ期。临床症状轻微且呈间歇性出现,0 期病变长度不定,病变范围限于黏膜层,无转移情况。Ⅰ期病变长度<3cm,只侵及黏膜下层,无转移情况出现。

中期:包括Ⅱ期和Ⅲ期。吞咽困难明显,且呈进行性加重。Ⅱ期病变长度 3~5cm,只侵及部分肌层,无转移情况。Ⅲ期病变长度>5cm,侵及肌层全层或有外侵,有局部或区域淋巴结转移。

晚期:Ⅳ期,患者症状较为严重,常伴有恶病质或其他并发症,病变长度>5cm,有明显外侵,并有远处淋巴结或其他器官转移。

【临床表现】

1. 吞咽困难  食管癌早期患者仅表现为咽下食物时有哽噎感,自觉食物滞留不下。随后出现明显的进行性吞咽困难,先是对固体食物,以后进食流质亦感困难,演变成持续性和进行性加重,这是食管癌最典型的特征性症状。

2. 咽下疼痛　早期进食时发生胸骨后疼痛,呈烧灼样、针刺样痛或隐痛,进刺激性食物时更明显。疼痛部位常与病变部位相一致。疼痛的发生与肿瘤糜烂、溃疡、食管周围炎有关。

3. 食物反流、呕吐　因食管梗阻的近段有扩张与潴留,可发生食物反流、呕吐。

4. 其他　长期营养不良可导致明显的消瘦、恶病质。癌肿发生转移时,可引起相应的转移灶表现:如左锁骨上淋巴结大;侵犯喉返神经出现声音嘶哑;压迫气管、支气管时引起气急和刺激性干咳;侵及相邻器官并发穿孔时,可发生食管支气管瘘、纵隔脓肿、肺炎、肺脓肿及主动脉穿破大出血。

【实验室和其他检查】

1. 食管黏膜脱落细胞检查　是食管癌高发区现场普查的主要手段。吞入双腔塑料管线套网气囊细胞采集器,充气后缓慢拉出气囊。取套网擦取物涂片进行细胞学检查,阳性率＞90%。此种检查方法操作简便、安全,具有重要的早期诊断价值。

2. 内镜与活组织检查　是发现与诊断食管癌最直接的方法。可直接观察病灶的形态,直视下钳取黏膜组织做病理学检查用于确定诊断。使用内镜下食管黏膜染色法有利于提高早期食管癌的检出率:甲苯胺蓝染色时,食管黏膜不着色,癌组织染成蓝色;Lugol 碘液染色时,病变黏膜不着色,正常鳞状细胞着棕褐色。

3. X线检查　肿瘤侵犯黏膜或黏膜下层时,可见黏膜皱襞增粗、紊乱、中断。有糜烂或溃疡时,形成龛影。肿瘤突出黏膜或侵犯食管肌层时,可见不规则的充盈缺损,管腔狭窄和管壁僵硬、舒张与蠕动减少或消失。

4. CT扫描　可清晰显示食管与邻近纵隔器官的关系。正常食管与邻近器官分界清楚,食管壁厚度不超过 5mm,如食管壁厚度增加,与周围器官分界模糊,则表示食管病变存在。CT扫描有助于制定外科手术方式、放疗的靶区及放疗计划。

【诊断和鉴别诊断】

食管癌需与以下疾病相鉴别。

1. 食管贲门失弛缓症　一般病程较长,患者多见于年轻女性,症状时轻时重。由于食管神经肌间神经丛等病变,引起食管下段括约肌松弛障碍,食物不能正常通过贲门,咽下困难多呈间隙性发作,常伴有胸骨后疼痛及反流现象,反流物内常不含血性黏液,用解痉药常能使症状缓解。X线检查可见食管下端呈光滑鸟嘴状或漏斗状狭窄,边缘光滑,吸入亚硝酸异戊酯后贲门渐扩张,可使钡剂顺利通过。

2. 食管炎　主要因外伤或病菌感染引起。食管壁充血和水肿,黏膜可出现坏死、糜烂、溃疡。患者主诉咽下不适,有类似早期食管癌的刺痛或灼痛。X线表现显示局限性黏膜中断、增粗、食管管腔易激惹,甚至出现大小不等龛影或充盈缺损。

3. 其他　尚需与食管平滑肌瘤、食管静脉曲张、纵隔肿瘤、食管周围淋巴结大、主动脉瘤外压食管造成狭窄而产生的吞咽困难等相鉴别。

【并发症】

1. 恶病质　多见于晚期患者,表现为明显消瘦、无力、皮肤松弛而干燥,呈衰竭状态。由于咽下困难与日俱增,造成长期饥饿导致负氮平衡和体重减轻,对食管癌切除术后的并发症的发生率和手术死亡率有直接影响。

2. 出血或呕血　个别食管癌患者因肿瘤侵袭大血管有呕血,偶有大出血。血液来自食管癌的癌性溃疡、肿瘤侵蚀肺或胸内的大血管。

3. 因癌转移所引起　癌细胞侵犯喉返神经造成声带麻痹和声音嘶哑;肿瘤压迫和侵犯气管、支气管引起气急和刺激性干咳;侵犯膈神经,引起膈肌麻痹;侵犯迷走神经,使心率加速;侵犯臂丛神经,引起臂酸、疼痛、感觉异常;压迫上腔静脉,引起上腔静脉压迫综合征;肝、肺、脑等重要脏器癌转移,可引起黄疸、腹水、肝衰竭、呼吸困难、昏迷等并发症。

4. 食管穿孔　晚期食管癌(尤其是溃疡型食管癌)因肿瘤局部侵蚀和严重溃烂而引起穿孔。因穿孔部位和邻近器官不同而出现不同的症状。穿通气管引起食管气管瘘,出现进食时呛咳,尤其在进流质饮食时症状明显;穿入纵隔可引起纵隔炎,发生胸闷、胸痛、咳嗽、发热、心率加快、白细胞升高等;穿入肺引起肺脓疡,出现高热、咳嗽、咳脓痰等;穿通主动脉,引起食管主动脉瘘,可引起大出血而导致死亡。

5. 其他　癌肿压迫交感神经节,可产生交感神经麻痹症(即 Horner 综合征);因下咽困难,患者有发生严重的低血钾症与肌无力的倾向;有些鳞状细胞癌可以产生甲状旁腺激素而引起高钙血症;由于食管梗阻引起的误吸与吸入性肺炎,患者可有发热与全身性中毒等症状。

【治疗】

早期发现、早期诊断、早期治疗是提高食管癌患者生存率的关键。

1. 手术治疗　是首选的治疗方法,凡具有手术适应证者都应积极手术,早期病例术后的 5 年存活率≥90%。手术方法多采用食管癌切除食管胃吻合手术。对不能手术根治切除的晚期病例,可行姑息手术,以解除梗阻症状。

2. 放射治疗　因手术难度大、并发症多,颈段与上胸段食管癌主要采用放疗;中段食管癌放疗的效果与手术相近;下段较差。体外放疗目前国内多采用$^{60}$Co,通常每次照射 2Gy,每周 5 次,6~7 周为 1 个疗程,总照射剂量为 60~70Gy。

3. 化学治疗　食管癌对化疗药物不敏感,单独应用效果较差。常选用顺铂、氟尿嘧啶、博来霉素、平阳霉素、丝裂霉素、环磷酰胺、长春酰胺、甲氨蝶呤等 2~3 种联合应用以提高疗效。

4. 内镜介入治疗　内镜下黏膜切除术、内镜下消融术用于治疗早期食管癌;进展期食管癌可选用内镜下食管扩张、食管腔内置管等方法,达到改善吞咽困难、较长时间缓解梗阻的目的。

5. 综合治疗　鉴于单一的治疗方法存在一定的局限性,通过合理的综合运用手术、放疗、化疗等手段,可提高食管癌的局部控制率,减少远处转移,延长生存期。

## 第二节　胃　癌

胃癌(gastric cancer)是指原发于胃黏膜上皮的恶性肿瘤,是世界上最常见的恶性肿瘤之一,患病率仅次于肺癌。胃癌的发病率存在明显的地区差异,以日本、中国及其他东亚国家为高发区,北美、西欧、澳大利亚为低发区。

胃癌是我国最常见的恶性肿瘤之一,发病率也存在明显的地区差异。甘肃、宁夏、青海及东北等地高发,湖南、广西、广东、云南、贵州、四川等地为低发区。男、女性发病率之比约为 2:1,以 55~70 岁为高发年龄段。从 20 世纪 60~70 年代以来,胃癌的发病率呈一定的下降趋势,但在消化系统恶性肿瘤死亡病例中,仍有约 50% 死于胃癌。对胃癌高危人群定期进行胃镜等检查,是发现早期胃癌的有效手段,而早发现是改善疗效、提高生存率的关键。早期胃癌经合理的治疗后,90% 以上患者能生存 5 年以上,但我国胃癌患者在确诊时为早期者仅占 10% 以下。

【病因】

胃癌的病因目前尚未完全阐明,一般认为与环境和饮食、幽门螺旋杆菌、遗传、癌前期状态等多因素协同作用的结果。

1. 环境和饮食因素　胃癌的发病率存在明显的地区差异,除可能与种族或遗传因素有关外,亦与环境因素有关。环境中与胃癌有关的因素,如火山岩地带、高泥碳土壤、水土含硝酸盐过多、微量元素比例失调或化学污染可直接或间接经饮食途径参与胃癌的发生。流行病学调查研究发现,饮食习惯和胃癌的发生关系密切。新鲜蔬菜和水果、乳品、蛋白质,可降低胃癌的发病率;含高浓度硝酸盐的食物,如烟熏或腌制鱼肉、咸菜等,硝酸盐在胃内被细菌还原成亚硝酸盐,再与胺结合生成致癌物亚硝胺,可增加胃癌发生的危险性。

2. 幽门螺杆菌感染　1994 年,WHO 宣布幽门螺杆菌(Helicobacter pylori,HP)是人类胃癌的 I 类致癌原,HP 感染与胃癌的关系越来越引起关注。HP 可通过某些环节造成胃黏膜组织癌基因的突变,细胞信号转导异常等导致胃黏膜细胞发生癌前变化,持续性感染则导致癌的发生。

3. **遗传因素** 胃癌有明显的家族性聚集,1%~3%的胃癌属遗传性胃癌易感综合征,家族发病率高于普通人群2~3倍。

4. **癌前期状态** 指某些具有较强的恶变倾向的病变,如不给予处理,有可能发展为胃癌。癌前期变化包括癌前疾病和癌前病变。

(1)癌前疾病:指与胃癌相关的胃良性疾病,有发生胃癌的危险性。①慢性萎缩性胃炎:反复的黏膜上皮细胞破坏与修复,胃黏膜功能和结构的异常,在其他因素的共同作用下,导致细胞的不典型增生。②胃息肉:腺瘤型息肉癌变率却高达15%~40%,特别是直径>2cm者,癌变率更高。③残胃癌:胃良性病变手术后残胃发生的癌瘤称残胃癌。癌变常在术后10~15年发生。残胃癌一般发生在吻合口的胃侧。④胃溃疡:癌变多从溃疡边缘发生,因溃疡边缘的炎症、糜烂、再生及异型增生所致。⑤其他:恶性贫血患者中10%发生胃癌,胃癌的发生率为正常人群的5~10倍。巨大胃黏膜皱襞症约10%可癌变。

(2)癌前病变:指较易转变为癌组织的病理学变化。①异型增生:指胃黏膜上皮和腺体的一类偏离正常分化,形态和功能上呈异型性表现的增生性病变。它不同于单纯性增生及肿瘤性增生。一般认为,恶性肿瘤发生前,几乎均先有异型增生;②肠上皮化生:指胃黏膜上皮细胞被肠型上皮细胞所代替,即胃黏膜中出现类似小肠或大肠黏膜的上皮细胞。肠上皮化生分为小肠型化生(即完全性肠上皮化生)和结肠型化生(即不完全性肠上皮化生)。小肠型化生的上皮分化好,是一种常见的黏膜病变,广泛见于各种良性胃病,尤其多见于慢性胃炎,随着炎症的发展,化生亦加重;结肠型化生的上皮分化差,良性胃病中检出率较低,但在肠型胃癌旁黏膜中检出率很高。

【病理和病理生理】

1. **好发部位、分期及形态类型**

(1)胃癌可发生于胃的任何部位,其好发部位依次为胃窦、贲门、胃体、累及全胃或大部分胃。根据胃癌发展进程,可分为早期胃癌与进展期胃癌。

(2)早期胃癌是指病变仅限于黏膜及黏膜下层,不论有无局部淋巴结转移。可分隆起型(Ⅰ型)、平坦型(Ⅱ型)和凹陷型(Ⅲ型)3型。Ⅱ型又再可分为Ⅱa(浅表隆起型),Ⅱb(浅表平坦型)及Ⅱc(浅表凹陷型)3个亚型。早期胃癌中,病灶直径<1cm称小胃癌,直径<0.5cm称微小胃癌。

(3)进展期胃癌,是指癌性病变深度超过黏膜下层,侵及肌层或全层,常有转移。①Ⅰ型(息肉样型):约占晚期胃癌的1/4,癌肿局限,主要向腔内突出,呈息肉或结节样,表面可有糜烂,癌肿与周围组织界限清楚;②Ⅱ型(溃疡型):胃癌主要向壁内生长,中心形成溃疡,呈火山口样,边缘隆起,与周围组织界限清楚;③Ⅲ型(溃疡浸润型):肿瘤呈浸润性生长,隆起而有结节的边缘向周围浸润,与周围黏膜界限不清;④Ⅳ型(弥漫浸润型):癌组织在黏膜下扩展,侵及各层,范围广,使胃腔变小,胃壁厚而僵硬,黏膜仍可存在,可有充血水肿而无溃疡。累及胃壁大部或全部,整个胃壁弥漫性增厚,使胃固定而不能扩张,称为皮革胃。

2. **病理组织学分类**

(1)根据组织结构分为:①腺癌,如乳头状腺癌、管状腺癌与黏液腺癌;②未分化癌;③黏液癌(印戒细胞癌);④特殊类型癌,如腺鳞癌、鳞状细胞癌、类癌等。

(2)根据肿瘤起源分为:①肠型胃癌,癌起源于肠腺化生的上皮,癌组织分化较好;②弥漫型胃癌,波及范围较广,与肠腺化生无关,无腺体结构。

3. **转移**

(1)直接播散:浸润型可沿黏膜或浆膜直接向胃壁内、食管或十二指肠发展。癌肿侵及浆膜时,容易向周围邻近器官或组织,如肝、胰、脾、横结肠、空肠、膈肌等浸润。

(2)淋巴转移:一般先转移到局部淋巴结,再到远处。腹腔淋巴结与胸导管直接交通,故可转移至左锁骨上淋巴结。

(3)血行播散:可通过门静脉转移至肝,并可达肺、骨、肾、脑、脑膜、脾、皮肤等处。

(4)种植转移:癌细胞从浆膜层脱落入腹腔,种植于腹腔、盆腔、卵巢与直肠膀胱陷窝等处。

【临床表现】

1. 症状

(1)早期胃癌:多无明显症状,随病情进展,可逐渐出现类似胃炎或胃溃疡等消化系统疾病的非特异性症状,如上腹部饱胀不适或隐痛、泛酸、嗳气、恶心,偶有呕吐、黑粪等表现。

(2)进展期胃癌:①临床上可表现出乏力、食欲缺乏、恶心、消瘦、贫血、水肿、便秘、皮肤干燥和毛发脱落等,主要因癌肿增殖而发生的能量消耗与代谢障碍,导致抵抗力低下、营养不良、维生素缺乏有关。②胃癌溃烂引起上腹部疼痛、消化道出血、穿孔等。出血时表现为粪便隐血试验阳性、呕血或黑粪,个别患者可出现大出血、穿孔等急腹症表现。③癌肿因发生的位置不同而引起相应的症状。胃底及贲门下区癌常无明显症状,直至肿瘤巨大而发生坏死溃破引起上消化道出血时才引起注意,或因肿瘤浸润延伸到贲门口引起吞咽困难后予以重视;胃体部癌疼痛不适出现较晚;胃窦小弯侧以溃疡型癌最多见,故上腹部疼痛的症状出现较早,当肿瘤延及幽门口时,可引起恶心、呕吐等幽门梗阻症状;贲门癌主要表现为剑突下不适、疼痛或胸骨后疼痛,伴进食梗阻感或吞咽困难。④癌肿扩散转移引起的症状。胃癌转移至肝脏可引起腹水、黄疸;转移至肺可引起咳嗽、呃逆、咯血;累及胸膜可因胸腔积液而发生呼吸困难;侵及胰腺时,可出现背部放射性疼痛。

2. 体征 早期胃癌可无明显体征,部分患者有上腹部轻压痛。进展期胃癌的体征中以上腹压痛最为常见。约1/3患者可扪及上腹部肿块,质地坚硬而不规则。能否发现肿块,与癌肿发生的部位、大小及患者腹壁厚度有关。其他体征多由胃癌转移而产生,如肿大、质坚、表面不规则的肝,黄疸、腹水、脾大、左锁骨上与左腋下淋巴结大。当胃癌有盆腔种植时,直肠指检可于膀胱(子宫)直肠窝内扪及结节。某些胃癌患者尚有副癌综合征(反复发作的表浅性血栓静脉炎、过度色素沉着)、黑棘皮症、皮肌炎、膜性肾病、累及感觉和运动通路的神经肌肉病变等而表现出相应的体征。

【实验室和其他检查】

1. 内镜检查 胃镜检查结合黏膜活组织检查是最直接可靠的确诊方法,尤其对早期胃癌的诊断价值很大。超声内镜是指将超声探头引入内镜的一种检查,能清晰地观察到肿瘤浸润的深度与范围,判断准确率可达90%,有助于区分早期和进展期胃癌;尚可判断胃邻近脏器的病变,包括胃癌的淋巴结浸润、粘连及肝、胰转移的情况。

2. 影像学检查

(1)X线检查:气钡双重对比造影、低张造影等技术以及采用高密度钡粉,能清楚地显示黏膜的微细结构,有利于发现较微小的病变。早期病变仍需结合胃镜证实;进展期胃癌X线征象主要有龛影、充盈缺损、黏膜皱襞改变、蠕动异常及梗阻性改变等改变。

(2)CT:可显示胃癌累及胃壁的范围、与周围组织的关系、有无较大的腹腔盆腔转移。

(3)MRI:在判断病灶范围方面可提供另一种信息,CT造影剂过敏者或其他影像学检查怀疑转移者可使用此检查,有助于判断腹膜转移状态,可酌情使用。

3. 其他 早期血液检查多正常,进展期可有不同程度的贫血、粪便隐血试验阳性。目前尚无对于胃癌诊断特异性较强的肿瘤标志物,CEA、CA50、CA72-4、CA19-9、CA242等多个标志物的连续监测对于胃癌的诊疗和预后判断有一定的意义。

【诊断和鉴别诊断】

1. 诊断 胃癌的诊断主要依据胃镜结合黏膜活组织检查以及X线钡剂检查。对有下列情况者应警惕胃癌的可能,尽早或定期行相关检查:40岁以上(特别是男性),近期出现上腹痛等消化不良症状者(特别是伴有呕血或黑粪、消瘦等症状);慢性萎缩性胃炎伴肠化及不典型增生者;胃溃疡经正规治疗2个月无效者;胃切除术后10年以上者。

2. 鉴别诊断

(1)慢性浅表性胃炎和胃溃疡:慢性浅表性胃炎和胃溃疡患者胃脘部疼痛常伴有食欲缺乏,或胀满、恶心、呕吐、吞酸嘈杂;常有饮食不节、劳累及受寒等诱发因素;反复发作,不伴极度消瘦、神疲乏力等恶病质征象。胃镜或钡剂检查易与胃癌相区分。

(2)胃息肉:较小的腺瘤可无任何症状,较大者可见上腹部饱胀不适,或隐痛、恶心、呕吐,偶见黑便。需进一步经胃镜活检予以确诊。

(3)胃原发性恶性淋巴瘤:多见于青壮年,好发胃窦部,临床表现为腹部饱胀、疼痛、恶心等非特异性消化道症状,还可见贫血、消瘦、乏力等症状,30%～50%的患者呈持续性或间歇性发热。钡剂检查可见弥漫胃黏膜皱襞不规则增厚,有不规则地图形多发性溃疡,溃疡边缘黏膜形成大皱襞,单个或多发的圆形充盈缺损。胃镜见到巨大的胃黏膜皱襞,单个或多发息肉样结节,表面溃疡或糜烂时应首先考虑为胃淋巴瘤,活检多能鉴别。

【并发症】

1. 出血　约5%患者可发生大出血,表现为头晕、心悸、解柏油样大便、呕吐咖啡色物,偶为首发症状。

2. 幽门梗阻　病变位于胃窦近幽门部时常发生。可出现呕吐、上腹部见扩张之胃型、闻及震水声。

3. 穿孔　可致弥漫性腹膜炎,出现腹肌板样僵硬、腹部压痛等腹膜刺激征。

【治疗】

1. 手术治疗　目前,外科手术切除加区域淋巴结清扫是治疗胃癌的主要手段。手术效果取决于胃癌的病期、癌肿的侵袭深度和扩散范围。

(1)根治性切除手术:包括胃次全切除和根治性全胃切除。周围可能存在癌转移的淋巴结是导致术后复发,而影响患者生存期的主因。根治性淋巴结清扫的程度相差很大,术后复发率、复发早晚、生存期、生活质量相差也较大。

(2)姑息性手术:胃癌已有淋巴结广泛转移融合成团难以清扫、肝转移、严重侵犯周围多脏器、腹膜转移、全身多处转移时,手术已难以延长生存期。若此时患者尚无大量腹水、尚未到恶病质等终末期,同时有癌灶梗阻或持续出血时,仅行引起症状部分的胃或全胃切除、也不做淋巴结清扫,即属于姑息性手术。姑息性手术包括不切除原发灶的各种短路手术及切除原发病灶的姑息性切除术。可消除梗阻、出血、穿孔等危及生命的并发症。

2. 内镜下治疗　早期胃癌的内镜下治疗适用于存在手术禁忌证者,与手术治疗的根本区别是前者对伴淋巴结转移灶不能清除。应用较多的有内镜下黏膜切除术和内镜下黏膜剥离术,以及内镜下激光治疗、微波治疗、光动力学治疗和氩离子凝固术等多种方法。内镜切除标本应常规做病理组织学检查,并每隔2mm连续切片,以确定切除是否完全以及病变的浸润深度。

3. 化学治疗　由于胃癌对化疗并不敏感,胃癌细胞高度不同的个体行为,相同化疗方案包括靶向治疗常疗效迥异。

(1)术前辅助化疗:术前3个疗程左右化疗使手术时癌细胞活力低,不易播散;使不能切除的胃癌降期成可切除;为术后化疗提供是否敏感、需否换药的信息等目的。但同时可能出现耐药克隆的较早出现、增加术后并发症的发生率、术后病理分期不够精确等问题。

(2)术后辅助化疗:主要包括静脉化疗、腹腔内化疗、持续性腹腔温热灌注和淋巴靶向化疗等。常用药物有氟尿嘧啶、替加氟、丝裂霉素、多柔比星(阿霉素)、顺铂、亚硝脲类、依托泊苷(足叶乙苷)等。

4. 其他疗法

(1)支持治疗:包括镇痛、纠正贫血、改善食欲、改善营养状态、缓解梗阻、控制腹水、心理治疗等,旨在预防、减轻患者痛苦,改善生活质量。

(2)中医中药:作为辅助治疗手段,可用于减轻患者对化疗的不良反应。

# 第三节　大　肠　癌

大肠癌(colorectal cancer)是指大肠黏膜上皮在环境或遗传等多种致癌因素作用下发生的恶性

病变,为结肠癌与直肠癌的总称。是最常见的消化道恶性肿瘤之一。大肠癌的发病率在不同地区差异较大,以北美、大洋洲居多,欧洲次之,亚非地区最低。在我国,东南沿海明显高于北方。近年来,多数国家大肠癌发病率呈上升趋势,我国亦如此。在我国,男性患者的发病率稍高于女性,约为1.6:1。发病年龄以40~50岁为多。大肠癌预后不良,病死率较高,早期发现、早期诊断、早期治疗以及开展规范化的手术治疗仍是提高大肠癌疗效的关键。

【病因】

同其他恶性肿瘤一样,大肠癌的病因尚未明确,目前认为主要是环境、遗传等因素综合作用的结果。

1. 环境因素  在各种环境因素中,大肠癌的发病与饮食因素关系密切。一般认为,大肠癌的发病与膳食中的脂肪摄入过高有关,其可能机制为脂肪成分促进肝中胆固醇和胆酸的合成,结肠细菌的作用可使之转变成胆固醇代谢产物及次级胆酸,两者均有致癌作用。另外,也可能与膳食中纤维素摄入过低(其可能是增加粪便容量,稀释了致癌物质;或因促进肠蠕动,减少了其与肠黏膜接触的时间;或因纤维素酵解后肠内 pH 降低对致癌物质有抑制作用)、微量元素缺乏、生活习惯改变等环境因素有关。

2. 遗传因素  从遗传学观点来看,将大肠癌分为遗传性(家族性)与非遗传性(散发性)。几乎所有大肠癌都有基因变异的因素存在,多数是由环境因素引起基因突变。

3. 其他高危因素

(1) 大肠腺瘤:大部分大肠癌起源于腺瘤,故将大肠腺瘤视为大肠癌的癌前病变。腺瘤越大、形态越不规则、绒毛含量越高、上皮异型增生越重,癌变的机会越多。对腺瘤癌的序列演变过程已逐渐被阐明。细胞中癌基因、抑癌基因复合突变的累积过程,可被视为病理改变的分子生物学基础。

(2) 炎症性肠病:溃疡性结肠炎可发生癌变,多见于年轻患者、病程超过10年、病变广泛、持续活动或反复发作者。

(3) 血吸虫性结肠炎:血吸虫感染后虫卵沉积在结肠黏膜下,可引起慢性炎症及息肉样增生,在此基础上可以发生癌变。

(4) 胆囊摘除术后:术后大肠癌发病率增高,可能因次级胆酸进入结肠引起局部刺激,由炎症腺瘤而癌变。

【病理和病理生理】

1. 病理形态分类  我国大肠癌患者的发生部位多位于直肠(50%~70%),其次是乙状结肠、盲肠、升结肠、降结肠、横结肠。大肠癌分早期大肠癌和进展期大肠癌。

(1) 早期大肠癌:癌瘤局限于大肠黏膜层及黏膜下层,一般无淋巴结转移,但癌肿浸润至黏膜下层者,有5%~10%病例出现局部淋巴结转移。按病理形态分为:①息肉隆起型,外观可见有局部隆起的黏膜,有蒂或亚蒂或呈现广基,此型多为黏膜内癌;②扁平隆起型,黏膜略厚,近乎正常,表面不突起,或轻微隆起,似硬币样;③扁平隆起伴溃疡,如小盘状,边缘隆起而中心凹陷,仅见于黏膜下层癌。

(2) 进展期大肠癌:肿瘤已侵入固有肌层。按病理形态分为:①肿块型,主要向腔内生长,呈球状或半球状,表现有多数小溃疡,易出血。此型浸润性小,淋巴转移发生较迟,预后较好;②溃疡型,初起为扁平状肿块,以后中央部坏死,形成大溃疡,边缘外翻呈蝶形,表面易出血、感染;③浸润型,癌组织主要沿肠壁浸润生长,有明显纤维组织反应,引起肠管狭窄和肠梗阻,淋巴转移较早,预后较差。

2. 组织学分类

(1) 腺癌:最多见。癌细胞排列呈腺管状或腺泡状。依据分化程度,按 Broder 法分为Ⅰ~Ⅳ级:低度恶性(高分化)、中度恶性(中分化)、高度恶性(低分化)和未分化癌。

(2) 黏液癌:癌细胞分泌较多黏液,黏液可在细胞外间质中或集聚在细胞内将核挤向边缘,黏液多者预后较差。

(3) 未分化癌:癌细胞较小,圆形或不规则形,呈不整齐的片状排列,浸润明显,易侵入小血管及淋巴管,预后差。

3. 扩散与转移

(1)直接浸润:指循肠壁内淋巴管纵轴的垂直方向发展,可突破浆膜层而侵入邻近器官,或造成腹腔内种植性播散。

(2)种植播散:①腹腔种植,癌细胞侵犯至浆膜外时,脱落至腹腔内其他器官表面,引起腹腔种植播散,好发于大网膜、肠系膜、膀胱直肠凹、子宫直肠凹等处;②肠腔种植,大肠癌灶附近若肠黏膜有损伤,可在破损处发生肠腔种植;③医源种植,多发生在手术过程中,种植于吻合口和腹壁切口。

(3)淋巴转移:发生在病变浸润到黏膜肌层以下。结肠癌的转移途径是一般先转移到沿边缘动脉与结肠平行的淋巴结,再沿供应病变肠段的肠系膜血管到血管蒂起始部的淋巴结;亦可发生跳跃式转移、逆行性转移入病灶的近侧或远侧淋巴结。直肠癌淋巴结转移发生率及转移程度,比结肠癌严重,淋巴引流出直肠壁后,立即沿直肠上血管走行,发生逆转性转移的现象非常少。

(4)血行转移:多在侵犯小静脉后沿肝门静脉转移至肝内。也可先经 Baston 椎旁静脉丛而首先出现肺转移,其他脏器如骨、胸、肾、卵巢、皮肤亦可发生转移。距肛门缘6cm以下的直肠癌血行转移率最高,可达40%~50%;其次为上段直肠癌,在20%以上。结肠癌的血行转移率不足10%。

【临床表现】

大肠癌起病隐匿,早期常仅见粪便隐血阳性,随着肿瘤的增大和病情的进展,可出现较明显的临床表现。

1. 排便习惯及粪便性状的改变　最早出现的症状,多以血便为突出表现,或有痢疾样脓血便伴里急后重,或表现为顽固性便秘,大便形状变细,或为腹泻与糊状大便,或腹泻与便秘交替,粪质无明显黏液脓血。

2. 腹痛　多见于右侧大肠癌,表现为右腹钝痛,可涉及右上腹、中上腹。并发肠梗阻时腹痛加重或为阵发性绞痛。

3. 肿块　腹部肿块位置取决于癌发生的部位。因大肠癌位于直肠者占多数,经指检可发现直肠肿块,质地坚硬,表面呈结节状,肠腔狭窄,指套上有血性黏液。

4. 全身情况　可有贫血、低热、进行性消瘦、恶病质、腹水等表现。

【实验室和其他检查】

1. 粪便隐血试验　是肿瘤筛查最为简便实用的方法。虽然对大肠癌的诊断无特异性,但简便易行,可作为普查筛选手段,或可提供早期诊断的线索。

2. 结肠镜检查　通过结肠镜能确定肿瘤的部位、大小及浸润范围,在直视下钳取可疑病变进行病理学检查,有利于早期及微小结肠癌的发现与癌的确诊,是大肠癌最重要的检查手段。

3. X线钡剂灌肠　可发现充盈缺损、肠腔狭窄、黏膜皱襞破坏等征象,显示癌肿部位和范围。对肠镜未及肠段的诊断尤为重要。采用气钡双重造影,可提高放射学诊断的正确率。

4. 直肠指检　在肛肠疾病诊治过程中具有十分重要的作用。若触到肠内有菜花状的硬块,或边缘隆起、中央凹陷的溃疡,指套上沾有血液、脓液,应高度怀疑大肠癌。

5. 其他检查

(1)CT检查:对了解大肠癌肠外浸润程度以及有无淋巴结或肝转移有重要意义,对直肠癌进行临床病理分期、复发的诊断较为准确。

(2)直肠内超声:可准确显示肿瘤侵犯的部位、肿块范围、大小、深度及周围组织情况,并可分辨直肠壁各层的微细结构,对术前癌肿分期、选择手术方式、术后随访有一定帮助。

(3)血清癌胚抗原(CEA)测定:并非大肠癌的特异相关抗原,但用放射免疫法检测CEA做定量动态观察,对判断大肠癌的手术效果与监测术后复发有一定意义。

【诊断和鉴别诊断】

大肠癌的诊断,除病史、临床表现外,在很大程度上有赖于结肠镜及X线钡剂检查。凡近期出现原因不明的排便习惯及粪便性状的改变,均应疑有肠癌的可能,并及时行内镜检查;对有原因不明的缺铁性贫血、消瘦、乏力等患者,要考虑大肠癌慢性失血的可能,应做粪便隐血试验证实,必要时行X线钡剂灌肠及纤维结肠镜检查;成年人出现不明原因的肠梗阻、腹部肿块、腹痛等,也应疑及大肠癌的可能;对有慢性结肠炎、结肠腺瘤性息肉,特别是家族性结肠息肉病患者,应重点进行癌前普查。大肠癌需与以下疾病相鉴别。

1. 肠结核　以右下腹痛、腹泻、糊样便、腹部包块和全身结核中毒症状为特征。增生型肠结核,多以便秘为主要表现。X线胃肠钡剂造影及结肠镜检查,病变部位活检可进一步鉴别。

2. 痢疾　慢性细菌性痢疾有流行病学特征,粪便培养痢疾杆菌阳性;阿米巴痢疾时大便有腥臭,粪中可找到阿米巴包囊或滋养体。结肠镜检查可进行鉴别。

3. 溃疡性结肠炎　结肠镜检查可见病变黏膜呈颗粒状呈弥漫性充血、水肿,常有糜烂或浅小溃疡,附有黏液和脓性分泌物。气钡双重对比造影可见黏膜皱襞粗大紊乱,有溃疡和分泌物覆盖时,肠壁边缘可呈毛刺状或锯齿状,后期肠壁僵硬,肠腔狭窄,结肠袋消失,假性息肉形成后可呈圆形或卵石形充盈缺损。

4. 痔疮　内痔多为无痛性出血,呈鲜红色,不与大便相混,随出血量的多少而表现为粪便表面带血、滴血、线状流血、喷射状出血。直肠癌患者之粪便常伴有黏液和直肠刺激症状,直肠指检或乙状结肠镜检查可进行痔与直肠癌的鉴别。

【并发症】

1. 肠梗阻　大肠癌性梗阻70%位于左半结肠,主要由于肿瘤增大而致肠腔狭窄,肠内容物通过障碍,在肿瘤造成狭窄的基础上,局部发生炎性水肿、食物堵塞或肠道准备给予甘露醇等诱发。临床表现为腹痛、腹胀、恶心、呕吐,严重时出现腹部刀绞样疼痛,肛门停止排气排便。

2. 肠道出血　大肠癌最常见的症状之一,但是大量出血并不多见。若短时间内一次或反复多次大量鲜红或暗红色血便,出血量往往超过1 000ml,可致心率增快、血压下降、尿量减少等一系列症状,常危及生命。

3. 肠穿孔　临床上出现腹肌紧张、压痛、反跳痛,X线见膈下新月状游离气体等典型的急腹症表现,此时患者常常需要接受外科手术治疗。常见原因有:①肿瘤致穿孔的部位一般位于肿瘤所致梗阻的近端;②溃疡型和浸润型的癌肿因肿瘤的不断生长,癌中心营养障碍,发生组织坏死、破溃、脱落而致肠穿孔;③肿瘤浸润性生长与周围脏器产生粘连,当癌灶中心坏死、脱落,可穿透受累邻近器官而形成内瘘。

4. 神经痛　肿瘤浸润或压迫坐骨神经或闭孔神经根时,可出现坐骨神经痛或闭孔神经痛。

【治疗】

大肠癌的治疗关键在于早期发现和早期诊断。大肠癌的治疗以手术切除癌肿为首选,辅之以结肠镜治疗、化学药物治疗、放射治疗等综合治疗手段。

1. 手术治疗　大肠癌的惟一根治方法是癌肿的早期切除。手术的基本原则是根治性、安全性和功能性。手术切除的范围及方式取决于癌肿的部位。一般而言,右侧大肠癌用右半结肠切除,包括回结肠动脉至结肠中动脉右支,再行回肠横结肠吻合;左半大肠癌行左半结肠切除,包括从根部结扎切除结肠中动脉左支至乙状结肠动脉,再行横结肠直肠吻合。

2. 结肠镜治疗　经结肠镜用高频电凝切除结肠腺瘤癌变和黏膜内的早期癌,简便有效。对大肠癌晚期形成肠梗阻时,可行支架置入术,若不能手术者,可用姑息疗法,用激光打通肿瘤组织。内镜下黏膜切除术(endoscopic mucosal resection,EMR)作为治疗息肉、癌前病变以及早期癌症的一种方法,由于其操作简便、操作时间短、安全性高、并发症少等特点,在临床上被广泛使用。每次EMR治疗的病变范围一般直径<2cm。如果超过一定范围需要进行改良后的分次内镜下黏膜切除术(endoscopic piecemeal mucosal resection,EPMR)治疗。而EPMR治疗可能会由于病灶残留等因素造成癌症复发率的升高。如果病变直径在2～3cm,可先采用内镜黏膜下剥离术(endoscopic submucosal dissection,ESD)可以一次性完整切除任何大小、形状及无论是否有溃疡的早期癌病灶,切除深度可包括黏膜全层、黏膜肌层及大部分黏膜下层,整块切除能够减少病灶残留及癌症的复发,达到对早期结直

肠癌根治性切除的目的。ESD的并发症主要是出血和穿孔。穿孔的发生率要较 EMR 高。

3. **化学药物治疗** 用于进展期有转移的大肠癌的术前或术中，作为一种辅助治疗措施，以利肿瘤的切除，减少癌肿扩散和复发的概率。化疗的原则是联合用药，以氟尿嘧啶为主，联合长春新碱、司莫司汀（甲环亚硝脲）、多柔比星、丝裂霉素等药物。

4. **放射治疗** 通常作为手术和化疗的附加手段，多用于位置固定的直肠癌和下段乙状结肠肿瘤，瘤体大、广泛粘连而不能手术切除者。一般认为，术前放疗可使瘤体缩小，防止扩散；术后放疗可防止复发。

5. **其他** 冷冻疗法是采用制冷剂液态氮，通过肛门镜充分暴露肿瘤后，选用大小不等炮弹式冷冻头接触肿瘤组织，可有效地杀伤和破坏肿瘤组织。在中、晚期病人不能手术时，酌情采用，可减少病人痛苦，免于做人工肛门，配合化疗能获满意疗效。对症与支持疗法主要包括镇痛与补充营养等。

## 第四节 原发性肝癌

原发性肝癌（primary carcinoma of the liver）是指由肝细胞或肝内胆管上皮细胞发生的恶性肿瘤，非由其他器官组织的癌肿转移产生。原发性肝癌是常见的消化系统恶性肿瘤之一。原发性肝癌的发病率在不同地域存在明显差异，东亚发病率最高，非洲撒哈拉地区、东南亚次之，北欧和美洲最低。我国是肝癌的高发国家，发病率有上升趋势，患者人数占全球的 50% 以上。沿海地区高于内地。本病多见于中年男性，男、女性之比为 2～5:1。

【病因】

原发性肝癌的病因尚未完全明确，可能是以下多种因素综合作用的结果。

1. **病毒性肝炎** 在我国，慢性病毒性肝炎是原发性肝癌诸多致病因素中最主要的病因。原发性肝癌患者中约 1/3 有慢性肝炎史。患者的血清乙型肝炎病毒（HBV）标志物的阳性率高达 90%。分子生物学研究显示我国肝癌病人中单纯整合型 HBV-DNA 占 51.5%，HBV 的 X 基因可改变 HBV 感染的肝细胞的基因表达。由此可见，乙型肝炎病毒与肝癌关系密切，是肝癌发生的重要危险因素。肝细胞癌中 5%～8% 患者抗-HCV 抗体阳性，HCV 所致的持续的肝细胞变性和坏死，为其致癌的机制之一，而这种致癌并非 HCV 直接转化肝细胞作用，可能是在细胞生长和分化中起间接作用，如活化生长因子、激活癌基因或 DNA 结合蛋白的作用。

2. **肝硬化** 肝硬化是原发性肝癌的主要病因。原发性肝癌合并肝硬化者占 50%～90%。肝细胞恶变可能在肝细胞再生过程中发生，即经肝细胞损害引起再生或不典型增生。在我国，原发性肝癌主要在病毒性肝炎后肝硬化基础上发生；在欧美国家，则常在酒精性肝硬化的基础上发生。

3. **黄曲霉毒素（AFT）** 流行病学调查发现，在肝癌高发区（尤以南方以玉米为主粮区），肝癌流行可能与 AFT 对粮食的污染有关。AFT 产生于黄曲霉菌，为一群毒素，以 AFB1 的肝毒性最强，患病人群尿液 AFB1 代谢产物黄曲霉毒素 M1 含量很高，与原发性肝癌的关系也最密切。

4. **饮用水污染** 在肝癌高发地区，饮沟塘水的居民的发病率明显高于饮井水者。研究发现，沟溏水中有一种蓝绿藻产生藻类毒素造成水源污染，可能与肝癌有关。

5. **遗传因素** 肝癌常有显著的家族聚集性，尤其是共同生活并有血缘关系者，肝癌罹患率高，提示肝癌的发病可能存在着遗传因素的影响，但尚待证实。

6. **其他** 原发性肝癌的病因还可能与微量元素、亚硝胺类、乙醇、有机氯农药污染、华支睾吸虫感染等多种因素有关。

【病理和病理生理】

1. **大体形态分型** 我国目前应用的肝癌大体分类标准是全国肝癌病理协作组在 Eggel 分类基础上提出以下分型：块状型、结节型、小癌型、弥漫型。

（1）块状型：最多见。癌肿直径≥5cm，>10cm 者称巨块型。多呈圆形，质硬，呈膨胀性生长，癌块周围的肝组织常被挤压，形成假包膜。此型易液化、坏死及出血，故常出现肝破裂、腹腔内出血等并发症。

(2)结节型:较多见,有大小和数目不等的癌结节,直径一般<5cm,结节与周围肝组织的分界不如块状形清楚,常伴有肝硬化。

(3)小癌型:单个癌结节直径≤3cm,或相邻2个癌结节直径之和≤3cm。边界清楚,常有明显包膜。

(4)弥漫型:最少见,癌结节小,米粒至黄豆大的癌结节弥漫分布于整个肝,不易与肝硬化区分,患者往往因肝衰竭而死亡。

2. 组织学分型

(1)肝细胞型:最多见,约占原发性肝癌的90%,多数伴有肝硬化,主要见于男性患者。癌细胞呈多角形,核大,核仁明显,胞质为嗜酸性,呈颗粒状,排列成索状或巢状。癌巢间有丰富的血窦,癌细胞有向血窦内生长的趋势。

(2)胆管细胞型:较少见,癌细胞由胆管上皮细胞发展而来,常见于女性患者。根据癌细胞来源分为:①来自小胆管者,癌细胞较小,胞质较清晰,形成大小不一的腺腔,间质多而血窦少,临床上较多见;②来自大胆管上皮者,癌细胞较大,常为柱状,往往形成较大的腺腔,较少见。

(3)混合型:最少见,特点是部分组织形态似肝癌细胞,部分似胆管癌细胞,两种细胞成分或彼此分隔,或混杂,界线不清。

3. 转移途径　转移的途径有血行播散、淋巴道转移、直接浸润和种植转移。

(1)肝内转移:是肝癌最早、最常见的转移途径。肝癌侵犯肝门静脉及分支,形成癌栓脱落后在肝内引起多发性转移灶。

(2)肝外转移:①血行播散,肝癌经肝外血行播散转移的主要脏器为肺,因血管中小癌栓进入血液循环后滞留肺形成转移癌灶。弥散分布于肺叶,常呈球状,切面呈灰白色,中央可有出血、坏死。也可转移至骨,而致病理性骨折,常见部位为脊椎骨、肋骨和胸骨,其次为骨盆、头骨和股骨上端。少数肝癌尚可转移至肾上腺、肾和脑。②淋巴转移,多数转移至肝门淋巴结,也可转移至胰、脾、主动脉旁及锁骨上淋巴结。③直接浸润,肝癌细胞可以直接侵袭和浸润周围肝包膜,近肝被膜的癌结节亦可浸润邻近器官和组织,如横膈、胃、结肠、右侧胸腔等。④种植转移,较少见,主要见于生长在接近肝表面部位的肝癌,常先破坏肝包膜,继之发生种植转移,最常见的是腹膜种植转移。

【临床表现】

1. 症状　肝癌从病变开始至诊断为亚临床肝癌之前,这一时期称为亚临床前期,通常持续约10个月,患者没有临床症状与体征。在肝癌亚临床期(早期),瘤体3~5cm,大多数患者仍无典型症状,诊断仍较困难,多在血清AFP普查发现,平均8个月左右,少数患者可有上腹闷胀、腹痛、乏力和食欲缺乏等慢性基础肝病的相关症状。一旦出现典型症状,往往已达中、晚期肝癌,其主要表现如下。

(1)肝区疼痛:因肿瘤生长迅速使肝包膜张力增大,或肿瘤累及肝包膜所致。为中、晚期肝癌的最常见的症状,表现为间歇性或持续性隐痛、钝痛或胀痛。疼痛部位与病变部位密切相关:病变位于肝右叶为右季肋区疼痛,位于肝左叶则为剑突下区疼痛;若肿瘤侵犯膈肌,疼痛可放散至右肩或右背;肿瘤向右后生长时,可引起右侧腰部疼痛。突然发生的剧烈腹痛,从肝区开始迅速延至全腹,可能是肝包膜下癌结节破裂出血引起腹膜刺激。

(2)消化道症状:由于肝病理性改变致肝门静脉系统压力升高,消化道功能失调;或增大的肿瘤压迫或累及胃所致。常缺乏特异性,表现为胃纳差、饭后上腹饱胀、恶心、呕吐或腹泻。

(3)全身表现:①消瘦与乏力,肿瘤代谢产物引起机体代谢改变,加之进食减少所致。晚期患者可呈现恶病质状况;②发热,一般在37.5~38℃,多呈不规则热型。发热与肿瘤坏死物的吸收有关;有时可因癌肿压迫或侵犯胆管而致胆管炎,或因抵抗力减低合并其他感染而发热;③有肝炎、肝硬化背景或肿瘤浸润性生长较大致肝功能失代偿者,可有出血倾向,如牙龈、鼻出血及皮下瘀斑等。

(4)肿瘤转移:转移至肺可引起咳嗽、咯血;胸膜转移可以引起胸痛和血性胸腔积液;骨转移可以引起骨痛或病理性骨折等。

(5)伴癌综合征:指原发性肝癌患者由于肝癌组织本身代谢异常或癌组织对机体产生的多种影响引起的内分泌或代谢紊乱的一组症候群。临床表现多样且缺乏特异性,常见的有自发性低血糖症、红细胞增多症、高脂血症、高钙血症、促性腺激素分泌综合征、异常纤维蛋白原血症和类癌综合征等。

2. 体征  肝癌早期,少数患者存在基础肝病的非特异性表现,中、晚期可见肝大、黄疸、腹水等。若原有肝炎、肝硬化的病变基础,可出现肝掌、蜘蛛痣、腹壁静脉曲张及脾大等。

(1)肝大:呈进行性增大,质地坚硬,表面凸凹不平,有大小不等的结节或巨块,有不同程度的压痛。肝癌突出于右肋弓下或剑突下时,相应部位可呈现局部隆起或饱满;若癌肿位于膈面,可表现为膈肌抬高而肝下缘不下移。

(2)黄疸:皮肤、巩膜可出现黄染,多因癌肿或增大的淋巴结压迫胆管,造成胆道阻塞所致,或因肝细胞损害而引起。

(3)肝硬化征象:肝癌患者多有肝硬化背景,常有肝门静脉高压和脾大。腹水为晚期表现,若因肝静脉或肝门静脉阻塞引起者,腹水增长迅速,腹部叩诊鼓音。有肝静脉或下腔静脉阻塞或低蛋白血症者,常伴有下肢水肿。如肝癌侵犯肝包膜或向腹腔内破溃合并腹水者常为血性,伴腹部压痛。

(4)血管杂音:肝血管丰富而纡曲,动脉骤然变细或因癌块压迫肝动脉及腹主动脉,约50%的病人可在相应部位听诊可吹风样血管杂音。

【实验室和其他检查】

1. 肝癌标志物

(1)甲胎蛋白(AFP):AFP是胚胎期肝细胞和卵巢黄囊产生的一种蛋白,出生后1周即消失,当肝细胞癌变后又获得合成此蛋白的能力,称返祖现象。AFP现已广泛用于原发性肝癌的普查、诊断、判断治疗效果及预测复发。动态观察AFP的含量,可在症状出现以前8个月或更早发现肝癌,并可与其他假阳性病例相鉴别。在排除活动性肝病、生殖腺胚胎瘤和妊娠情况下,若AFP定量≥400ng/L持续4周,或定量≥200ng/L持续8周,则可诊断原发性肝癌。

(2)其他肝癌标志物:r-谷氨酰转肽酶、甲胎蛋白异质体、血清岩藻糖苷酶、丙酮酸激酶、同工铁蛋白、α-抗胰蛋白酶、醛缩酶同工酶A的测定,对甲胎蛋白的阴性患者可起辅助诊断作用,但是不能取代AFP的诊断地位。联合多种标志物可提高原发性肝癌的诊断率。

2. 影像学检查

(1)B超:B型超声能确定肝内有无占位性病变及提示病变的可能性质。

(2)CT:CT具有更高分辨率,兼具定位与定性的诊断价值,且能显示病变范围、数目、大小及其与邻近器官和重要血管的关系等,因此是肝癌诊断的重要手段。肝癌的CT图像通常表现为边缘模糊大小不等的密度减低阴影(低密度区)。但也有少数肝癌密度与正常肝组织相似,或出现与其他占位性病变相似的间接征象,如肝外形局部隆起、肝门移位、邻近器官移位、肝门静脉增粗及密度减低区(癌栓)等。螺旋CT增强扫描可进一步提高肝癌诊断的准确性及早期诊断率。近年来,经肝动脉插管注射造影剂做肝动脉造影,同时做CT扫描的检查方法,对小肝癌特别是1cm以下的微小肝癌的检出率优于CT动态扫描。

(3)MRI:为非放射性检查,无须增强即能显示肝门静脉和肝静脉的分支,对肝血管瘤、囊性病灶、结节性增生灶等的鉴别有优势。

(4)肝血管造影:是肝癌诊断的重要补充手段。造影可显示供应肿瘤的肝动脉增粗;新生肿瘤血管管径粗细不规则、排列紊乱;肿瘤区的血管移位和血管受侵;肝动脉-肝门静脉交通;血池;肿瘤染色;实质相的透亮影(低密度区);肝门静脉癌栓等。肝血管造影不仅用于诊断和鉴别诊断,在术前或治疗前估计病变范围,了解肝内播散的子结节情况、血管解剖变异和重要血管的解剖关系及肝门静脉浸润等方面,可提供正确客观的信息。

3. 肝组织活检或细胞学检查  超声或CT引导下活检或细针穿刺行组织学或细胞学检查是确诊肝癌最可靠的方法,但属侵入性检查,存在近边缘的肝癌易引起肝癌破裂出血或针道转移的风险,其他检查未能确诊者,可酌情考虑应用。

**问题讨论** 患者,女性,58岁,右上腹疼痛1月余。查体:神清,巩膜无黄染,心肺无异常,腹平软,肝脏未触及,脾脏肋下2cm,腹部叩诊呈鼓音,移动性浊音阴性。请分析患者应考虑哪些问题?怎样进行下一步问诊和检查?

关键问题:既往有无肝炎病史?有无进行性的消瘦、乏力及纳差?肝功能及超声等检查结果如何?

追踪路径:

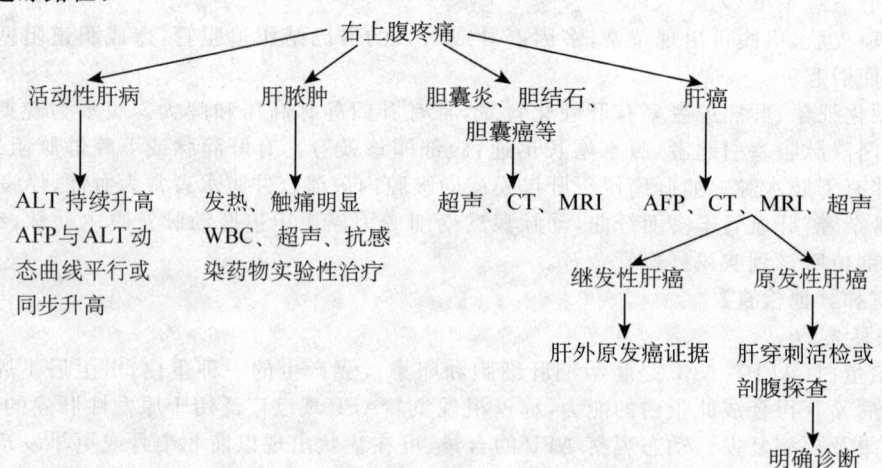

诊断要点:不明原因的肝区疼痛、消瘦、乏力、纳差者,应做AFP测定和CT、MRI、超声等检查,必要时行肝穿刺活检或剖腹探查以明确诊断。

【诊断和鉴别诊断】

原发性肝癌的临床诊断一般认为主要取决于三大因素:慢性肝病背景、影像学检查结果及血清AFP水平。原发性肝癌应以下疾病进行鉴别诊断。

1. 继发性肝癌 以继发于胃癌者最为多见,其次为肺、胰、结肠和乳腺等。一般病情发展相对缓慢,大多为多发性结节,临床以原发癌表现为主,少数可仅有继发性肝癌的征象。除个别来源于胃、结肠、胰的继发性肝癌病例外,血清AFP多呈阴性。通过病理检查和找到肝外原发癌可确诊。

2. 肝硬化、肝炎 鉴别在于详细病史、体格检查、实验室检查。肝硬化病情发展较慢,肝功能损害较显著,血清AFP阳性多提示癌变。少数肝硬化、肝炎患者也可有血清AFP升高,但通常为一过性,常伴有转氨酶显著升高,而肝癌血清AFP持续上升,与转氨酶下降呈曲线分离现象。

3. 肝脓肿 有细菌或阿米巴原虫感染史。发热、肝大有明显压痛,但表面光滑、质地无肝癌坚硬。B超检查在未液化或脓稠时常与肝癌混淆,在液化后呈液性暗区,应与肝癌的中央坏死鉴别。针对病原体治疗有效。

4. 其他肝良恶性肿瘤或病变 如血管瘤、肝囊肿、肝包虫病、胆管癌、结肠肝曲癌、胃癌、胰腺癌及腹膜后肿瘤等疾病,除甲胎蛋白多为阴性可助区别外,病史、临床表现不同,超声、CT、MRI等影像学检查、胃肠道X线检查等均可作出鉴别诊断。

【并发症】

1. 肝性肾病和肝性脑病 肝癌晚期可以发生肝功能不全甚至衰竭,引起肝肾综合征,即功能性急性肾衰竭,主要表现为显著少尿,血压降低,伴有低钠血症、低血钾和氮质血症,往往呈进行性发展。肝性脑病是由于肝癌晚期肝功能严重损害而导致失代偿表现,是肝癌死亡的重要原因之一,常因消化道出血、大量利尿药、电解质紊乱及继发感染等诱发。

2. 消化道出血 大多数因肝硬化或癌栓导致肝门静脉高压,引起食管胃底静脉曲张破裂而出血,患者常因出血性休克或诱发肝性脑病而死亡;亦可因胃肠道黏膜糜烂、溃疡加上凝血功能障碍而引起广泛渗血等现象。

3. 肝癌结节破裂出血　为肝癌最紧急而严重的并发症。癌灶晚期坏死液化可以发生自发破裂,也可因外力而破裂。大量出血则导致休克甚至死亡。

4. 继发感染　肝癌患者因长期消耗或化疗、放疗之后白细胞降低,容易并发多种感染,如肺炎、肠道感染、真菌感染、败血症等。

【治疗】

早期治疗是改善肝癌预后的最主要因素,早期肝癌应尽量采取手术切除。

1. 手术治疗　凡有手术指征者均应积极争取手术切除:能耐受手术,肝功能良好,无黄疸、腹水,清/球蛋白比值和凝血酶原时间正常或接近正常,瘤灶局限,无肝外转移者,应首选手术治疗。

手术治疗的手段包括:①根治性切除。②去肝动脉疗法。有手术探查指征,但因肿瘤侵犯主要血管或伴肝内播散或估计切除后剩余肝难以代偿而无法切除者,术中可行肝去动脉疗法。包括单纯肝动脉阻断术及肝动脉栓塞术等。③术中局部治疗。通过各种冷、热的物理或化学疗法直接作用于肿瘤局部,以杀灭肿瘤细胞,减轻机体的肿瘤负荷,阻抑肿瘤发展。包括射频高温疗法、微波固化、高功率激光气化、氩氦刀冷冻、液氮冷冻、术中无水乙醇(酒精)瘤内注射及肿瘤内照射等。④不能切除肝癌的二期或二步切除。二期切除是指在首次手术探查中由于肝癌巨大或累及肝门区而无法一期切除的病例,经去肝动脉疗法和(或)术中间质治疗为主的综合治疗,使肿瘤缩小,或余肝再生,使瘤体偏离肝门区,而再行切除。未做手术探查,直接采用介入栓塞化疗和(或)无水乙醇注射等其他治疗措施而致肿瘤缩小,获再次切除者,称为二步切除或序贯切除。⑤术后复发与转移的再手术。如能根据复发的部位、大小以及全身情况给予适当的治疗,确能达到缓解症状,延长生存期,甚或完全治愈的目的。⑥肝移植。原发性肝癌并不是肝移植较好的适应证,主要问题是肿瘤复发。⑦肝癌并发症的手术:肝癌结节破裂出血手术有切除可能者,应争取切除;对无法切除或不宜切除者可行肝动脉结扎和裂口缝合或纱布填塞压迫出血。

2. 放射治疗　是一种局限姑息性治疗,对肿瘤较局限尚无远处转移而不能手术切除者,可选用放射治疗为主的综合治疗。经历了全肝照射、局部照射、全肝移动条照射、手术准确定位局部照射和超分割放射等发展过程。放射剂量应以病人肝功能能够耐受剂量为限,通常每日1次,每周5次,局部小野照射1次150~200cGy,全肝大野照射1次100~150cGy,全肝移动条照射1次150~200cGy。

3. 化学治疗

(1)全身化疗:应用广泛,可采用口服、静脉注射、腹腔注射、腹腔动脉或肝动脉灌注及灌肠等多种途径给药。目前治疗肝癌的常用化疗药物有氟尿嘧啶及其衍生物、多柔比星、顺铂、丝裂霉素等,联合化疗较单一化疗疗效好且不良反应轻。目前临床较常用的联合化疗方案有MAF方案:丝裂霉素$8mg/m^2$,静脉滴注,第1天,多柔比星$30mg/m^2$,静脉注射,第7天,氟尿嘧啶$10mg/kg$,静脉滴注,第1~8天。每3周为1个周期,3个周期为1个疗程。

(2)经肝动脉介入栓塞及化疗栓塞:主要用于多发的或较大肿瘤不宜切除者,以及部分肝功能代偿不良,不能耐受手术的肝癌和肝癌术后复发的治疗。栓塞剂常用碘油、吸收性明胶海绵和药物微球。可选用三明治法,双动脉栓塞法,动脉、肝门静脉联合疗法及动脉升压化疗等。

4. 免疫治疗　通过调节和增强机体免疫力,达到对肝癌细胞抑制或杀伤效果的治疗方法,称为免疫治疗。常用冻干卡介苗、转移因子、免疫核糖核酸、干扰素、白细胞介素-2、肿瘤坏死因子等。采用合并化疗免疫或过继免疫化疗及单克隆抗体为载体的导向治疗,呈现了良好的趋势。

5. 基因治疗　肝癌的发生、发展至少涉及2种或2种以上原癌基因激活和抑癌基因失活过程,部分自分泌生长因子或受体的过量表达与肝细胞癌变独特的自分泌或邻分泌机制有关。针对性选择肝癌癌变中发挥重要作用的相关癌基因、抑癌基因、生长因子和(或)受体,通过反义核酸特异性封条作用或自杀基因治疗策略,以达到治疗肝癌的目的。

6. 局部治疗　广义而言,凡作用于肝癌局部为主的治疗均属局部治疗范畴,包括冷冻、激光、微波、乙醇(酒精)注射、肝动脉结扎、栓塞、插管化疗、局部放射、导向治疗等。

(1) 冷冻治疗：冷冻治疗是利用肝癌细胞较正常肝组织对冷冻损伤更敏感这一特点,采用制冷剂使肝癌局部组织降温,达到对肝癌细胞杀伤的作用。目前液氮是最常用的冷冻剂,适用于肝表面的直径<5cm 的肝癌。

(2) 微波固化及射频热凝治疗：应用各种加热手段使肝癌局部温度升高,以达到杀灭癌细胞的治疗方法,称为高温治疗。由于肿瘤血管结构异常,血管舒缩的调节能力低下,受热后散热能力差,肿瘤内部温度高于正常组织而且持续时间长。因此,肝癌细胞较正常细胞耐受高温的能力差,易于死亡,这是高温治疗的基础。

(3) 经皮瘤内乙醇注射：乙醇(酒精)局部注射治疗肝癌是利用 99.5% 高浓度乙醇(酒精)的脱水和固定作用,直接作用于肝癌细胞使之变性坏死。经超声介导或打开腹腔后局部注射无水乙醇(酒精),使一定范围内的肝癌组织细胞发生变性、脱水、蛋白凝固、肿瘤血管壁及内皮细胞变性坏死,血栓形成,血管闭塞,导致肝癌局部缺血性坏死。此法可合并瘤内注射碘化油或 TAE,以提高对>3cm 肝癌的疗效。

(4) 电化学治疗：电化学治疗是我国近 10 年发展起来的一种新型的肝癌局部治疗方法。它是利用电流对肝癌细胞的损伤作用来达到治疗目的,适用于不宜手术切除的中晚期肝癌,疗效可靠,并发症少,可重复治疗。

7. **综合治疗**　肝癌的治疗要根据患者具体情况制定可行的治疗计划,合理地选择一种或多种治疗方法联合应用,尽可能去除肿瘤,修复机体的免疫功能,保护重要器官的功能。

## 第五节　胰　腺　癌

胰腺恶性肿瘤可来自胰腺外分泌腺、内分泌腺或非上皮组织,其中发生于胰外分泌腺的恶性肿瘤称为胰腺癌(carcinoma of pancreas),占胰腺恶性肿瘤的 95%。近年来,随着老年人群增多、检出率提高及某些致病因素的作用等,其发病率明显上升。发病年龄以 45~70 岁最多见,男、女性之比为 1.3~1.8:1。胰腺癌恶性程度高、发展迅速、预后差。

【病因】

胰腺癌的病因尚未明确,考虑是多因素综合作用的结果。流行病学的资料提示,发病的危险因素涉及吸烟、食物储存和烹饪不当、长期过度摄入动物脂肪和蛋白质、过量饮酒与饮用咖啡、环境因素(从事焦炭、原油冶炼、氯化杀虫剂和某些化学溶剂等行业)、遗传、内分泌改变等。分子生物学研究提示：在胰腺癌的发生过程中,癌基因激活与抑癌基因失活以及 DNA 修复基因异常发挥着重要作用。

【病理和病理生理】

1. **好发部位**　胰腺癌可发生于胰腺的头、体、尾部或累及整个胰腺,其中胰头癌占 60%~70%,发生于胰体者次之,尾部最少。

2. **组织学分型**　根据组织细胞来源,胰腺的原发性恶性肿瘤可分为以下几种。

(1) 导管上皮细胞腺癌：又称胰腺腺癌,占胰腺癌的 90% 以上。多为高分化腺癌,间质有多量纤维组织。易侵犯神经和神经周围的淋巴管,并常沿间质在胰内扩散和在胰内大导管内蔓延。

(2) 特殊类型的导管起源的癌：如多形性癌、腺鳞癌、黏液癌、黏液表皮样癌、印戒细胞癌、纤毛细胞癌。

(3) 腺泡细胞癌：仅占 1%,瘤细胞排成腺泡状或条索状,胞质强嗜酸性颗粒状。常有广泛的转移和静脉血栓形成,预后差。

(4) 小腺体癌：胰头部较为多见。肿瘤由很多小腺体结构及实性癌巢组成,其间有纤细的纤维间隔。细胞可为立方或柱状,核较为一致,常见小灶性坏死,在小腺体的腔缘可见少量黏液。

(5) 大嗜酸性颗粒性细胞癌：罕见。肿瘤细胞具有丰富的嗜酸性颗粒性胞质,核圆形或卵圆形,排列成小巢状,其间有纤维间隔分隔。

(6) 小细胞癌:占胰腺癌的 1%~3%,由一致的小圆细胞或燕麦样细胞构成,胞质很少,核分裂很多,常有出血坏死,预后很差。

3. 胰腺癌的转移

(1) 淋巴转移:胰腺癌除先转移至腹膜后、胰腺周围的淋巴结外,因肿瘤位置不同而转移的区域亦不同。胰头癌常转移幽门下及肠系膜上动脉周围淋巴结,胰体尾癌则先转移至脾门淋巴结,也可广泛转移至腹腔动脉周围、胃大弯和胃小弯及腹主动脉周围淋巴结、纵隔、锁骨上淋巴结。

(2) 直接蔓延:最常波及邻近器官。胰头癌易侵及总胆管下端、肝门静脉、十二指肠以及横结肠;胰体尾癌可侵犯脾静脉,导致肝门静脉阻塞而发生肝门静脉高压症;胰腺被膜受侵后,癌细胞脱落可造成腹腔内种植转移。

(3) 血行转移:多经肝门静脉至肝再转移至肺,最终可转移至骨、肾、脑、肾上腺及皮下组织等周身多数器官。

【临床表现】

本病起病多无明显诱因,早期无特殊表现,可表现为上腹部较深的不适,范围较广,性质模糊;不适与饮食的关系不一。晚期病变可表现如下。

1. 腹痛　多数患者有腹痛,并常为首发症状。腹痛部位不清,范围较广。典型部位是中上腹和左季肋部,可向背部、胸部、肩胛部放射。表现为进行性加剧的钝痛、钻痛等,无消化性溃疡的周期性,但可有进行性加重;常在餐后、仰卧位及夜间加剧,俯卧、蹲位、弯腰坐位或蜷膝侧卧位可使腹痛减轻。腹痛剧烈者常有持续腰背部剧痛。

2. 黄疸　阻塞性黄疸是胰头癌的最突出表现,发生率在 90% 以上。早期胰头癌、胰尾癌多无黄疸,到晚期因癌肿侵及胰头或转移到肝、胆管、淋巴结等部位,也可出现黄疸。黄疸一经出现往往呈进行性加深,个别病例亦有暂时减轻或消退现象。梗阻严重时,伴皮肤瘙痒,尿色如浓茶,粪便呈白陶土色。

3. 体重减轻　约 90% 的患者有体重减轻,与胰液胆汁缺乏、消化吸收功能差、食欲缺乏及睡眠不佳、精神负担重及癌细胞直接作用等相关。晚期患者常出现恶病质状态。

4. 其他　消化道症状不具有特异性,表现为食欲缺乏、消化不良、恶心、呕吐、腹泻、便秘或消化道出血等。约 10% 的患者在病程中有发热出现,可表现为低热、高热、间歇热或不规则热等,原因可能与癌细胞本身释放的致热源或继发性胆道感染有关。部分患者尚有焦虑、抑郁、失眠、性格改变等神经表现。

【实验室和其他检查】

1. 影像学检查

(1) B超:对晚期胰腺癌的诊断阳性率可达 90%,但发现的胰腺癌大都 >2cm,小肿瘤则常难以查出。B超可发现胰管扩张、胆管扩张、胆囊肿大及肝内转移灶等。

(2) X线钡剂造影:十二指肠低张造影可显示肿瘤压迫的间接征象:胰头癌可见十二指肠曲增宽、降部内侧呈"反 3"形征象。

(3) CT:诊断准确率可达 80% 以上。可清晰地观察到胰腺癌的部位,判断是否侵袭周围组织及四周血管受累情况,进行较精确的分期。

(4) 磁共振胰胆管成像:显示胰胆系统的检查手段。但无法了解壶腹等病变,也不能放置胆道内支架引流减轻黄疸为手术做准备。

2. 内镜检查

(1) 逆行性胰胆管造影:诊断胰腺癌的敏感性为 95%,特异性为 85%,可显示胰管梗阻、狭窄。

(2) 超声内镜(EUS):诊断的敏感性和特异性及分期的准确性均优于 CT,对有无淋巴结转移和有无肝门静脉血管浸润的敏感性和特异性均高。

(3) 腹腔镜:直视下可发现癌肿病灶、腹膜和腹腔脏器转移灶。

3. **肿瘤标志物检测** 迄今尚无一种血清标志物能早期诊断胰腺癌,糖抗原19-9、癌胚抗原、胰腺胚胎抗原、CA50、CA242、K-ras基因突变等多种组合的检查可提高诊断率。

4. **病理组织学检查** 十二指肠镜下可直接观察肿瘤在壶腹部有无浸润,通过活检取得病理组织,通过细胞刷得到脱落细胞。腹腔镜直视下可进行活检和收集脱落细胞。CT、EUS定位和引导下行细针穿刺可得到活体组织。

5. **血、尿、粪检查** 早期无异常发现。黄疸时,结合胆红素增高。血清碱性磷酸酶、谷氨酰转肽酶、乳酸脱氢酶、亮氨酸氨基肽酶、乳铁蛋白、血清核糖核酸等可增高。因胰管梗阻或并发胰腺炎,血清淀粉酶和脂肪酶可升高,晚期因胰腺萎缩而降至正常。40%患者有血糖升高或糖耐量试验异常。重度黄疸时,尿胆红素阳性,尿胆原阴性,粪便呈灰白色,粪胆原减少或消失。

【诊断和鉴别诊断】

胰腺癌缺乏特异性的表现,早期诊断十分困难。当患者出现明显的腹痛、进行性消瘦、黄疸、上腹扪及肿块,影像学检查发现病灶时,诊断多属晚期。因此,若患者年龄>40岁,出现以下临床表现时应考虑胰腺癌:①不明原因的阻塞性黄疸;②不能解释的进行性消瘦;③不明原因的持续性上腹或腰背部疼痛;④不明原因的消化不良症状,常规胃肠镜检查无异常;⑤不能解释的糖尿病或糖尿病突然加重;⑥不能解释的脂肪泻;⑦特发性胰腺炎的发作。

胰腺癌应与以下疾病相鉴别。

1. **各种慢性胃部疾病** 胃部疾患可有腹部疼痛,但腹痛多与饮食有关,黄疸少见,利用X线钡剂检查及纤维胃镜检查可将两者进行鉴别。

2. **肝胆疾病** 黄疸型肝炎有接触史,黄疸初起时血清转氨酶增高,但多在2~3周逐渐消退,血清碱性磷酸酶多不高。胆石症、胆囊炎的腹痛呈阵发性绞痛,急性发作时常有发热和白细胞增高,黄疸多在短期内消退或有波动,无明显体重减轻。原发性肝癌常有肝炎或肝硬化病史、血清甲胎蛋白阳性,先有肝大,黄疸在后期出现,腹痛不因体位改变而变化,超声和放射性核素扫描可发现肝占位性病变。

3. **慢性胰腺炎** 慢性病程,有反复的急性发作史,腹泻较著,黄疸少见。X线、B超和CT检查发现胰腺部位的钙化点,有助于慢性胰腺炎的诊断。若鉴别仍较困难,可做开腹探查或需进一步做深部细针穿刺或胰腺活组织检查加以鉴别。

【治疗】

胰腺癌的治疗强调综合治疗及多学科协作,对每一个病例需采取个体化处理的原则,根据不同患者的身体状况、肿瘤部位、侵及范围、有无黄疸、肝肾及心肺功能状况,有计划、合理的综合应用现有的诊疗手段,以期取得治疗效果的最佳化和对身体损伤的最小化。

1. **手术治疗** 需要针对不同病期和肿瘤病灶局部侵犯的程度,采取不同的手术方式。主要包括胰头十二指肠切除术、扩大胰头十二指肠切除术、保留幽门的胰十二指肠切除术、全胰腺切除术等。但因胰腺癌的早期诊断困难,手术切除率低,术后5年生存率也低。

2. **放疗** 胰腺癌对放疗敏感性低。术后和不能手术切除的晚期胰腺癌,单纯放疗对患者的生存期无显著影响。联合放、化疗则可有效地缓解症状,减轻疼痛,改善生存质量,并使生存期延长。

3. **化疗** 对不能手术切除的胰腺癌,或者为预防术后复发,均可进行化疗。对胰腺癌的化疗期望是降低术后癌复发与转移的发生率。胰腺癌对化疗不敏感,单药治疗效果不佳,选用FAM、SMF、FAD等方案,氟尿嘧啶、丝裂霉素、链佐星、多柔比星、表柔比星、紫杉醇、吉西他滨等化疗药物联合应用可减少肿瘤的耐药性,提高疗效。

4. **其他**

(1) 免疫治疗:综合治疗的一部分。应用免疫制药,调节机体的免疫功能。目前常用的非特异性免疫制药有OK-432、胸腺素、干扰素、白细胞介素2等。

(2) 基因治疗:目前采用的靶基因可分为自杀基因、反义基因、抑癌基因和免疫基因。基因转入肿瘤细胞的方法包括病毒介导和物理介导的基因转移方法,病毒转移方法因有高的转导效率而被更广泛地应用。

(3) 对症支持治疗：选用静脉高营养和氨基酸液输注，改善营养状况；出现脂肪泻者，可于餐中服用胰酶制剂以帮助消化；顽固性腹痛，给予镇痛，必要时用50%～75%乙醇行腹腔神经丛注射或交感神经切除术；有阻塞性黄疸时补充维生素K等。

## 复习指导

1. 食管癌：以鳞状上皮癌多见，临床表现以进行性吞咽困难为最典型症状。内镜与活组织检查是发现与诊断食管癌最直接的方法。早期发现、早期诊断、早期治疗是提高食管癌患者生存率的关键，治疗主要包括手术、放疗、化疗、内镜介入和综合治疗等方法。

2. 胃癌：是指原发于胃黏膜上皮的恶性肿瘤，是最常见的恶性肿瘤之一，是环境、饮食、幽门螺旋杆菌、遗传、癌前期状态等多因素协同作用的结果。早期胃癌多无明显症状，晚期可并发出血、幽门梗阻、穿孔等症状。外科手术切除加区域淋巴结清扫是治疗胃癌的主要手段，手术效果取决于胃癌的病期、癌肿的侵袭深度和扩散范围。

3. 大肠癌：为结肠癌与直肠癌的总称，是最常见的消化道恶性肿瘤之一。大部分大肠癌起源于腺瘤，肠梗阻是大肠癌的常见并发症。治疗关键在于早期发现和早期诊断。大肠癌的治疗以手术切除癌肿为首选，辅之以结肠镜治疗、化学药物治疗、放射治疗等综合治疗手段。

4. 原发性肝癌：是指由肝细胞或肝内胆管上皮细胞发生的恶性肿瘤，慢性病毒性肝炎是原发性肝癌最主要的病因。AFP现已广泛用于原发性肝癌的普查、诊断、判断治疗效果及预测复发。B超是目前肝癌筛查的首选检查方法。早期治疗是改善肝癌预后的最主要因素，早期肝癌应尽量采取手术切除，对不能切除的亦采用手术、放疗、化疗、免疫治疗、基因治疗、支持疗法、对症处理等综合治疗。

5. 胰腺癌：恶性程度高、发展迅速、预后差。多数患者有腹痛，并常为首发症状。典型部位是中上腹和左季肋部，可向背部、胸部、肩胛部放射，胰腺癌的治疗强调综合治疗及多学科协作，对每一个病例需采取个体化处理的原则。

（黄　涛）

# 第四篇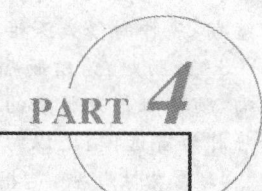

# 泌尿系统疾病

# 第39章 总 论

> **学习要求**
>
> 学习泌尿系统疾病常见表现和病情评估，了解泌尿系统疾病的防治原则。

泌尿系统由肾、输尿管、膀胱、尿道及相关的神经血管组成。肾是重要的排泄器官，也是一个内分泌器官，在维持机体内环境稳定方面起着重要作用。

【泌尿系统的解剖与功能】

肾位于腹膜后位器官，位于脊柱的两侧，右肾位置略低于左肾，肾的体积与人体身高、体重有一定关系，正常成年人平均长100mm、宽50mm、厚40mm，平均重量135~150g。小儿肾相对较大，位置偏低，14岁以下呈分叶状。每侧肾有100万~200万个肾单位组成。

肾单位是肾的解剖和功能的基本单位，包括肾小体和与之相连的肾小管（近端小管、髓袢和远端小管）。肾小体由肾小球和肾球囊组成，通过滤过作用形成原尿。肾小管具有重吸收、排泄与分泌功能，原尿经肾小管加工、处理后形成尿液。集合管在解剖学上不属于肾单位，但在尿液的生成过程中发挥着重要作用，集合管由亮细胞和暗细胞组成。肾实质间充填于肾单位各部分和血管之间的称肾间质，由间质细胞和细胞外基质物质组成。肾小球为血液滤过器，呈球形，包括入球小动脉和出球小动脉组成的血管球、毛细血管襻和系膜组织。在电镜下肾小球毛细血管壁可分为3层，由内到外依次是内皮细胞、基底膜和上皮细胞。内皮细胞体布满直径70~100nm的小孔，表面被覆有富含唾液酸蛋白的多阴离子表面糖蛋白，带有丰富的负电荷。基底膜的厚度270~350nm，致密层中分布着5~7nm的细纤维和无定型基质，而内外疏松层中则可见3~7nm的与致密层垂直分布的纤维，埋藏于凝胶物质中，形成2~8nm的孔隙。基底膜生化组成较为复杂，主要由胶原、糖蛋白及蛋白聚糖等构成，带有丰富的负电荷，可阻止白蛋白滤过到原尿中。上皮细胞又称足细胞，足细胞间有直径约40nm的裂孔，近基底膜处尚有一层薄膜称为裂孔膜，呈栅栏或绞链状排列，有利于肾小球毛细血管壁的选择性滤过功能。足细胞表面也有一层带负电荷物质被覆，主要由唾液酸蛋白组成。肾小球毛细血管间的系膜组织由系膜细胞和系膜基质组成，起支持、保护、调节肾小球滤过率、修补基膜、吞噬、清除异物、参与免疫反应等功能。

正常成年人每分钟流经肾的血流量约1 200ml，经肾小球滤出的原尿约120ml，肾小球滤过率与肾血流量及有效滤过压、滤过面积、滤过膜通透性等因素密切相关。在逆流倍增机制及血管加压素等因素作用下，原尿中99%的水被重吸收，故正常成年人每日终尿量1 500ml左右。肾小管在体内电解质及酸碱平衡调节、有机物重吸收及尿液浓缩方面发挥着重要作用。在肾小球血管极旁有一个具有内分泌功能的特殊结构，称为肾小球旁器，由位于入球小动脉上的球旁细胞、远端肾小管的一部分致密斑及球外系膜细胞组成，肾小球旁器可调节肾小球小动脉阻力，肾小球滤过以及控制肾素的合成与分泌。

作为人体一个重要的内分泌器官,肾可分泌一些激素,同时部分激素也可在肾内灭活。肾分泌的激素可分为血管活性激素和非血管活性激素两大类:前者作用于肾本身,参与肾的生理功能调节,包括肾素、前列腺素族、缓激肽系统等;后者作用于全身,包括促红细胞生成素、1α-羟化酶等。体内90%的肾素由位于肾小球旁器上的球旁细胞分泌,当肾缺血、肾动脉内压下降时可刺激其分泌。致密斑可调节球旁细胞分泌肾素。肾素使肝产生的血管紧张素原转变为血管紧张素Ⅰ,后者在肺、肾分泌的转换酶作用下生成血管紧张素Ⅱ,并可进一步转变成血管紧张素Ⅲ;血管紧张素Ⅱ和Ⅲ可使人体小动脉收缩,刺激醛固酮分泌增加致水钠潴留,引起血压升高。前列腺素主要有PG-E2和PG-A2,由肾皮质和髓质合成,能使肾血管扩张、血流增加、水钠排泄增加、血压降低。激肽释放酶主要由肾皮质分泌,可促使激肽原生成缓激肽,使小动脉扩张,并能刺激前列腺素合成。由近端肾小管及肾间质合成的1α-羟化酶可将25-羟维生素$D_3$转化为1,25-二羟维生素$D_3$,促使胃肠道钙磷的吸收。促红细胞生成素90%在肾远曲小管和肾皮质及外髓部分小管周围的纤维母细胞产生,可以促使骨髓中红细胞系列干细胞的增殖和成熟。

【泌尿系统疾病的评估】

泌尿系统疾病临床起病方式不一,部分病人可以程度不同的水肿、血尿、泡沫尿、膀胱刺激征等为表现发病,部分可以高血压、腰痛等发病;但也有相当一部分病人早期无任何症状,发病时已是疾病的晚期;也有部分患者在健康体检时方发现患有泌尿系统疾病。因此,评估每一例肾病患者都要结合病人表现出的主要症状、体征,而很大程度是依靠相关的实验室检查和辅助检查结果进行综合分析。

1. 泌尿系统疾病常见的综合征表现有如下几种

(1)肾病综合征(nephrotic syndrome,NS):是多种肾小球疾病引起的一组临床综合征,以大量蛋白尿、低蛋白血症、明显水肿、高脂血症为主要表现。其中前2项为诊断必备条件。依其病因可分为原发性和继发性两大类,病因及病理等因素决定其治疗效果及预后。

(2)肾炎综合征:以血尿、蛋白尿、高血压为主要表现。按病程和肾功能改变可分为急性肾炎综合征、急进性肾炎综合征和慢性肾炎综合征。

(3)无症状性尿异常:一般体检时才发现,包括无症状性蛋白尿和(或)单纯性血尿,以及不能解释的白细胞尿,以前两者多见。

(4)慢性肾病:2002年公布的美国K/DOQI临床实践指南对慢性肾病(chronic kidney disease,CKD)评估及分期进行了建议,其诊断标准能早期反映肾功能损害(具体见10章第四节)。

(5)膀胱刺激征:表现为尿频、尿急、尿痛。主要是由于膀胱颈和膀胱三角区受到炎症性和(或)机械性因素刺激,兴奋排尿中枢使膀胱逼尿肌收缩而引起。

(6)腰痛:肾被膜、输尿管和肾盂有来自胸$_1$至腰段的感觉神经分布,当肾盂、输尿管内张力增高或被膜受牵扯时,可发生肾区疼痛,临床上表现为肾区钝痛和肾绞痛。但注意临床上部分腰痛并不是泌尿系统疾病引起,可能是腰肌及腰椎的病变。

2. 排尿异常

(1)多尿:正常成人每日尿量1 500~2 000ml。多尿是指尿量>2 500ml/24h。多尿可以是肾病引起,也可以是全身性疾病的引起。与肾病有关的多为低渗性多尿,主要系各种原因致肾小管功能损伤引起。全身疾病(如糖尿病、垂体性尿崩症等)也出现多尿。健康年轻人昼夜尿量之比为2∶1,60岁时为1∶1,如夜尿量超过全天总尿量的一半或(大于750ml),称为夜尿增多,为肾小管功能损伤的早期表现之一。

(2)少尿、无尿:少尿指尿量<400ml/24h 或<17 ml/h;儿童尿量<0.8ml/(kg·h)。无尿是指尿量<100ml/24h。少尿和无尿有肾前性、肾性、肾后性因素引起。少尿和无尿是临床上威胁生命的极其严重的症状,必须早期诊断及时处理,更应该早期发现是否由肾前性和肾后性因素引起。少尿和无尿必须注意与尿潴留鉴别。

(3)蛋白尿:是肾病最常见的表现,检测蛋白尿方法有定量和定性两种。健康成人每日尿蛋白<

150mg,定性阴性。若尿蛋白定性显示阳性或者定量＞150mg/24h 或尿蛋白/肌酐比值＞200mg/g 均称为蛋白尿。若每日尿蛋白超过 3.5g/1.73 m² 或 50 mg/kg 体重，称为大量蛋白尿。根据蛋白尿发生的病理生理机制一般将蛋白尿分为 4 型。

①肾小球蛋白尿：由于肾小球毛细血管滤过膜损伤而产生的蛋白尿。主要为白蛋白，一般量较大。根据尿蛋白成分不同可分为选择性蛋白尿和非选择性蛋白尿。微量白蛋白尿是指尿蛋白总量在正常范围之内，但用敏感的放射免疫测定法可检出的白蛋白排泄量增加（＞20～300 mg/24h），对糖尿病肾病的早期诊断有重要价值。

②肾小管蛋白尿：由于肾小管对正常滤过的蛋白的回收障碍，而肾小球滤过正常，原尿中蛋白与正常人无变化。主要成分为 $\beta_2$-微球蛋白、溶菌酶等。尿蛋白排出量一般不超过 2g/24h。

③溢出性蛋白尿：血浆中某种中低分子量的异常蛋白质（如免疫球蛋白轻链、肌球蛋白等）过高，经正常或异常的肾小球滤出而未能被肾小管全部重吸收引起蛋白尿。可见于多发性骨髓瘤、淀粉样变等。

④组织性蛋白尿：指肾组织分泌的蛋白及病态时释入尿中的肾和尿路组织结构蛋白。临床上多为两种或多种蛋白尿并存，如小球性和小管性，称为混合性蛋白尿。部分因剧烈运动、高热、高温、寒冷等因素引起肾小球内血流动力学改变而发生的蛋白尿，称为功能性蛋白尿。上述因素去除后，蛋白尿可消失。少数青春发育期青少年于直立姿势时出现蛋白尿，卧位时消失，推测与直立可引起滤过分数增加及肾小球毛细血管壁通透性增加有关。

(4) 血尿：新鲜尿沉渣，红细胞＞3 个/高倍镜视野，或 1h 尿红细胞计数＞10 万或 12h 尿红细胞计数＞50 万，称血尿。小量出血呈显微镜下血尿，若每 1000ml 尿中有超过 1ml 的血液，可呈肉眼血尿。临床上遇到血尿，首先应排除药物、月经血污染等所引起的假性血尿。引起血尿的疾病，内科主要为原发性或继发性肾小球肾炎、遗传性肾炎、尿路感染、结核、多囊肾及薄基底膜肾病等；外科主要为泌尿系结石、肿瘤及外伤，全身出血性疾病可常伴有血尿，为全身疾病的一部分。通过临床表现及泌尿系超声、X 射线、膀胱镜、肾活检等检查结果做出判断。

(5) 白细胞尿、脓尿及菌尿：新鲜尿沉渣，若白细胞＞5 个/高倍镜视野，或 1h 尿白细胞计数＞40 万，或 12h 尿白细胞计数＞100 万，称白细胞尿。蜕变的白细胞称脓细胞，故又称脓尿。无菌条件留取清洁中段尿标本，如涂片每高倍镜视野均可见细菌或培养菌落计数≥$10^5$/ml 时，称为菌尿。上述尿变化多提示泌尿系感染，应注意排除如留尿标本不规范、白带污染等因素造成的假阳性。部分白细胞尿不伴膀胱刺激征时，应将沉渣做白细胞分类，对某些疾病，如过敏性间质性肾炎有很大帮助。

(6) 管型尿：管型是蛋白在肾小管、集合管中凝固而形成的圆柱形蛋白聚体。正常人尿中可有少量透明管型，若 12h 尿沉渣计数管型＞5000 个，或镜检发现大量（或出现）其他类型管型时，称为管型尿。管型尿表明病变在肾小球或肾小管。各种管型具有不同的临床意义。颗粒管型表示肾小球或肾小管有炎症或损伤；白细胞管型是诊断活动性肾盂肾炎的有力证据；红细胞管型表示血尿来自肾实质；脂肪管型多见于肾病综合征；短而均匀性蜡状管型见于慢性肾病晚期；上皮细胞管型可见于急性肾小管坏死或活动性肾小球肾炎等。

3. 相关辅助检查

(1) 肾功能试验：对了解有关肾病的程度、选择治疗、了解预后以及对肾病研究均有重要意义。由于肾有较大的储备能力，目前临床上常用肾功能试验的敏感程度不够，故肾功能检查结果正常不能完全排除肾器质性损害及功能受损。一般临床上选用血尿素氮、肌酐、内生肌酐清除率、血 $\beta_2$-微球蛋白等来反映肾小球滤过功能，目前临床上常应用相关的指标通过相关公式评估肾小球滤过率来反映肾小球功能；应用尿比重、浓缩稀释试验、尿渗透压、尿渗/血渗、无溶质水清除率、尿 $\beta_2$-微球蛋白、尿溶菌酶、尿糖等试验来反映肾小管功能。

(2) 影像学检查：各种影像学检查目前已经广泛应用于肾病的评估，如超声、X 线平片及静脉尿路造影、CT 及其血管成像、MRI 成像、肾血管造影、放射性核素等在了解肾形态及功能方面都有很重要的价值。超声显像因其无创伤、价廉、可重复性强等优点，在泌尿系疾病影像诊断及病情随访方面应作为首选。

(3) 特殊血清学检查：抗核抗体和抗 DNA 抗体、抗中性粒细胞胞浆抗体、抗肾小球基底膜抗体、乙肝及丙肝的标志物、冷球蛋白、类风湿因子、抗脱氧核糖核酸酶 B、胱蛋白酶抑制剂（胱抑素 C）、中性粒细胞明胶酶相关脂质运载蛋白（NGAL）等检查因其无损伤等优势已在临床广泛用于肾病的病因诊断及鉴别诊断和功能诊断等方面。

(4) 肾活检：可明确肾病的组织学类型，其在肾实质疾病的诊断和鉴别诊断以及确定治疗方案、判断预后等方面是其他检查不能代替的，是评估肾病有重要价值的一种方法。

【泌尿系统疾病的诊断和防治原则】

依据临床表现、实验室检查及一些特殊检查（肾活检、X 射线、CT、磁共振等）对泌尿系统疾病做出完整诊断，包括病因诊断、部位诊断、病理诊断及功能诊断，以便选择合适的治疗方案。临床上有时因病情未完全展示或仅有临床资料难以做出确定诊断，可使用一些临床综合征如肾病综合征、肾炎综合征、尿路感染综合征等，但此诊断非最后诊断或确定诊断。

泌尿系统的治疗原则包括去除病因及诱因；抑制免疫反应，调节机体免疫反应性；降压、利尿、纠正贫血、降脂等对症处理；应用血管紧张素转化酶抑制药或血管紧张素受体拮抗药等减少蛋白尿治疗；抗感染；血液净化和肾移植等。对某些继发性肾病，如糖尿病肾病、高血压性肾损害、狼疮性肾炎等，在早期治疗阶段，就应注意对肾保护及治疗，降低肾功能不全的发生率或延缓其进程。中西医结合治疗常见肾病是我国临床治疗肾病的一个特色，已证实雷公藤、大黄、丹参、黄芪、虫草等药物具有抑制免疫反应、延缓肾衰竭进程、促进蛋白及肾小管上皮细胞合成等作用，可酌情应用。

【肾病学发展动态】

肾病学起步较晚，但近 30 年取得了迅速进展。肾病的基础研究已比较深入地阐明了各种细胞因子、生长因子、黏附因子、趋化因子和细胞凋亡在肾发病中的作用。疾病基因的研究，为临床上从基因水平认识疾病的内因特点及有针对性地采取干预治疗提供了论据。肾微穿刺、微灌注等技术的发展，使肾小管细胞离子转运功能的研究达到分子水平。促红细胞生成素的临床应用，使肾性贫血的治疗取得了重大突破。血液净化疗法的广泛应用以及对透析充分性的评估，使急、慢性肾衰竭的治疗效果大为改观，肾移植以及抗排异免疫抑制疗法不断更新，使肾移植长期存活率明显提高，并成为现今最为成熟的器官移植。近 20 年来我国肾病专业队伍不断扩大，广泛开展了肾活检、透析及移植工作，将传统中药应用于现代医学使得多种肾炎的疗效及预后大为改善。近年来，随着我国国力的增强以及人们生活水平的提高，慢性肾病的治疗情况已大为改观。从多方面研究揭示慢性肾病的发病及进展机制、对急性肾损伤及慢性肾病的早期认识及早期干预治疗会使其抢救成功率及预后更为前进一步。

复习指导

1. 泌尿系统主要功能是形成和排泄尿液，以此排泄人体代谢废物，维持内环境、水、电解质及酸碱平衡。同时肾还有内分泌的功能，在调节血压、促进红细胞生成和骨骼生长等方面有重要作用。

2. 肾内科以血尿、蛋白尿及肾功能减退的诊断及鉴别诊断最常见。

3. 肾病的治疗除了饮食治疗和生活方式调整，还包括针对原发性肾小球疾病的糖皮质激素、免疫抑制剂的治疗；高血压和糖尿病肾病的降压、降糖治疗；维持水、电解质及酸碱平衡、降压等对症治疗；肾衰竭时的血液净化及肾移植治疗。

（陈卫东）

# 第40章 肾小球疾病

> **学习要求**
>
> 学习原发性肾小球疾病的临床及病理分型、常见的临床表现及共同的发病机制,能够根据急性肾小球肾炎、急进型肾小球肾炎、慢性肾小球肾炎、肾病综合征及IgA肾病的病理分型、临床表现做出诊断和采用正确治疗原则。

## 第一节 概 述

肾小球疾病是以双侧肾小球广泛损害,以血尿、蛋白尿、水肿、高血压为主要临床表现的一组肾病。目前是我国慢性肾衰竭的主要原因,可分为原发性、继发性及遗传性。肾小球疾病大部分为原发性,其病因大多不明;另有继发于全身性或系统性疾病,如糖尿病、系统性红斑狼疮、过敏性紫癜等;遗传性肾小球疾病是遗传基因病变导致的肾小球病,如遗传性肾炎。

【原发性肾小球疾病的临床分型及病理分类】

1. **临床主要包括5种分型** ①急性肾小球肾炎;②急进性肾小球肾炎;③慢性肾小球肾炎;④肾病综合征;⑤隐匿性肾小球疾病。

2. **病理分类** 根据世界卫生组织(WHO)1995年制定的肾小球病病理学分类标准分为:①轻微性肾小球病变。②局灶性节段性病变,包括局灶性肾小球肾炎。③弥漫性肾小球肾炎,其中含有4种,a. 膜性肾病;b. 增生性肾炎;包括系膜增生性肾小球肾炎、毛细血管内增生性肾小球肾炎、系膜毛细血管性肾小球肾炎、致密物沉积性肾小球肾炎、新月体性肾小球肾炎;c. 硬化性肾小球肾炎;d. 未分类肾小球肾炎。

肾小球疾病的临床与病理类型间存在着一定的联系,但并无肯定的对应关系。实际上,一种病理类型可呈多种临床表现,而一种临床表现又可来自多种病理类型,因此,病理分型必须依靠肾活体组织病理检查才可确定。

【发病机制】

肾小球疾病的发病原因目前尚未完全清楚,多数学者认为是免疫介导的炎症损伤,在慢性化的进程中,非免疫、非炎症的因素也发挥重要的作用。部分病人发病是遗传因素所致。

1. **免疫反应** 主要包括体液免疫及细胞免疫两类。体液免疫反应可通过下列两种途径致病:

(1) 循环免疫复合物沉积:某些外源性抗原或内源性抗原能刺激机体产生相应的抗体,并在血液循环中形成免疫复合物,沉积于肾小球毛细血管滤过膜引起炎症。外源性抗原包括以下种类:①感染性抗原细菌、病毒、某些寄生虫感染可作为抗原；②化学和药物性抗原，如青霉胺、汞及金等，与体内蛋白质结合后，形成抗原；③外源性异种蛋白，如异种血清、食物、预防接种等。内源性体内自身抗原包括细胞及细胞核物质、甲状腺球蛋白、肿瘤抗原、红细胞抗原、肾小管抗原等。当免疫复合物中抗原略多于抗体时，则形成可溶性免疫复合物，随血液循环沉积于肾小球上而引起肾小球损伤，若抗原来源不断或抗原本身能繁殖、复制，免疫复合物在抗原过剩下不断形成，持续存在于血液循环，便引起肾小球肾炎。

（2）原位免疫复合物形成：肾小球中某些固有抗原或种植抗原能引起机体免疫反应而产生相应抗体。这类抗体与上述肾小球内的抗原结合，形成原位免疫复合物，引起肾小球肾炎。一般认为免疫复合物仅能沉积于系膜区和内皮下。

细胞免疫反应引起损伤的主要机制为致敏淋巴细胞与固定于肾小球的抗原相互作用，引起以单核细胞浸润为主的局灶性炎症反应；血液循环中致敏淋巴细胞与抗原相互作用导致一系列淋巴因子释放，吸引、激活其他各种吞噬细胞，引起病变；T细胞分泌具有生物活性的淋巴激活素对其他细胞和器官的功能有重要影响。

2. 炎症反应  免疫反应导致炎症而致病。炎症反应有炎症细胞及炎性介质参与。

（1）炎症细胞：多形核白细胞在肾小球免疫性损伤中的致病作用历来受到重视，它除依赖补体发挥作用外，也可起直接介导损伤作用，而单核细胞的聚集也是肾小球免疫性损伤的重要介质之一。另外，在肾损伤中，血小板作为一种炎症效应细胞主动参与多种肾小球肾炎的发生。近年来，人们又证实了肾小球固有细胞在特定条件下可以增生并产生炎性介质。

（2）炎性介质：在肾免疫性损伤的所有介质系统中，最为确定的是补体系统。补体经典及旁路途径激活后能产生多种炎性介质，另外，凝血因子、中性蛋白酶及血管活性胺也有致肾炎作用。近年来，又发现了更多重要的炎性介质，如细胞因子、血管活性肽、花生四烯酸产物、血小板活化因子、骨调素、巨噬细胞趋化蛋白、转化生长因子β、白细胞介素、血小板衍生生长因子、成纤维细胞生长因子及活化氧产物和活性氮等，均已证明它们在肾炎发病中的重要性。

3. 非免疫、非炎症损伤  在肾小球疾病慢性进展中存在着某些非免疫、非炎症致病机制。大量蛋白尿，高血压、肾功能减退时，蛋白质及磷摄入过多，均可导致或促进肾小球硬化。同时，高脂血症也具有肾毒性，低密度脂蛋白可刺激系膜细胞增生并促进肾小球硬化。在慢性肾小球疾病的长期慢性病程中，减少蛋白尿、良好地控制血压及调脂治疗至关重要。

【临床表现】

1. 蛋白尿  肾小球疾病最常见的表现之一。表现为尿中泡沫较多，放置后较长时间不能消失。主要是肾小球毛细血管滤过膜的损伤，分子屏障及电荷屏障的破坏导致。肾小球疾病除主要肾小球有损伤外，肾小管也有不同程度的损伤。因此，形成的蛋白尿以肾小球性蛋白尿为主，同时也有因重吸收功能下降导致的肾小管性蛋白尿，表现为非选择性蛋白尿，成分可有白蛋白、溶菌酶、$\beta_2$ 微球蛋白、轻链蛋白、免疫球蛋白、补体 $C_3$ 等。蛋白尿的程度不一，与肾小球毛细血管滤过膜损伤程度有关，但随肾功能损伤渐加重，肾小球硬化，蛋白尿可以减少。

2. 血尿  肾小球疾病特别是肾小球肾炎，多表现为无痛性、全程血尿，可呈间断性或持续性镜下或肉眼血尿。血尿可以单独存在，也可伴有蛋白尿、管型尿等。

3. 水肿  是肾小球疾病最常见的症状，也是一种重要体征。引起水肿的原因有：①肾小球滤过率下降。急性炎症时肾小球毛细血管腔狭窄使有效滤过面积减少，肾排钠、排水减少。②低蛋白血症。肾小球毛细血管滤过膜损伤导致蛋白漏出增加等因素致血浆胶体渗透压下降，致毛细血管内体液滤过增加，从组织间回吸收的体液显著减少，最终形成水肿，其表现为全身性水肿，可同时有浆膜腔积液等。③神经内分泌因素。胶体渗透压下降等因素致有效循环血量减少，引起 ADH 分泌增加，兴奋肾素-血管紧张素-醛固酮系统，导致继发性醛固酮增多，分泌增加，使水、钠重吸收增加。④球管失衡。肾小球滤过率下降，而肾小管吸收钠、水增加。

4. 高血压  是肾病的重要表现之一。其中85%～95%为肾实质性高血压，另有少部分为肾血管性高血压。在慢性肾小球肾炎中,引起高血压发生的病理类型主要有膜增殖性肾炎、膜性肾病、局灶节段性硬化等。肾小血管病变、小管间质疾病、多囊肾等肾实质疾病也常引起高血压。肾血管性高血压常为单侧或双侧肾动脉狭窄所致,应早期诊断、积极治疗。高血压发生和加重是导致肾功能损害的重要因素。按肾性高血压的发生机制可分为容量依赖型和肾素依赖型2种。前者大约占肾实质性高血压的80%,主要原因是水、钠潴留和血容量增加所致,限制水盐摄入或加强利尿排泄可望减轻。后者主要由于肾素-血管紧张素-醛固酮系统激活及前列腺素族等扩血管物质减少所致,应用血管紧张素受体拮抗药及血管紧张素转换酶抑制药或肾素抑制药可降低血压。多数病例两种因素同时存在。

5. 肾功能损害　慢性肾小球疾病最后都可导致慢性肾损害,预后较差。部分急性肾小球肾炎与肾病综合征可导致一过性肾功能损害,急进性肾小球肾炎可导致急性肾衰竭。

## 第二节　急性肾小球肾炎

急性肾小球肾炎(acute glomerulonephritis,AGN)简称为急性肾炎,是以血尿、蛋白尿、水肿及高血压为主要表现,并可有一过性肾功能损伤的一组疾病。其可由多种病因引起,但绝大多数发生于链球菌感染后,其他细菌、病毒及寄生虫感染引起者较少见。本病可发生于任何年龄,但以5~14岁多见,男女比例为2:1。本节主要介绍链球菌感染后急性肾小球肾炎。

**【临床提示】** 儿童感染后血尿、水肿、尿量减少,应考虑本病。

【病因和发病机制】

本病多发生于β溶血性链球菌A组12型(致肾炎菌株)等感染后,如上呼吸道感染、皮肤感染、猩红热等,导致机体免疫反应引起肾炎。其致病抗原成分有人认为是该类细菌菌体细胞壁上的M蛋白具有致肾炎抗原性;也有人认为是链球菌胞质内的一种蛋白即内链球菌素引起或是一种"肾炎菌株协同蛋白"引起。上述链球菌来源的有关抗原与相应的特异抗体,在循环中形成抗原-抗体复合物随血流到达肾,沉积于肾小球而致病。链球菌抗原中某些带有阳电荷的成分通过与肾小球基膜上带有阴电荷硫酸类肝素残基作用,先植于肾小球基膜,再结合循环中抗体形成免疫复合物。此外,链球菌分泌的神经氨酸酶水解血中IgG表面的唾液酸残基从而使IgG有所改变,使其具有抗原性,刺激抗体因而产生IgG-抗IgG复合物,沉积于肾小球而致病。

【病理】

病理类型为弥漫性毛细血管内增生性肾小球肾炎。光镜下肾小球体积增大,毛细血管襻内皮细胞及系膜细胞增生、肿胀,并有中性粒细胞、单核细胞浸润,少数肾小球上皮细胞轻度增生。免疫荧光检查在基膜上可见颗粒状或高低起伏的IgG和$C_3$沉积。病变严重者有毛细血管襻断裂、闭塞、红细胞渗出形成坏死性炎症。电镜检查可见肾小球上皮细胞下有驼峰状大块电子致密物沉积改变。肾小管病变一般较轻,可见上皮细胞变性、肾间质水肿及炎性细胞浸润。急性期肾体积可较正常增大。

【临床表现】

本病小儿及青少年发病较多,男性多于女性。发病前1~3周(平均10d左右)约半数有上呼吸道或皮肤链球菌感染史。本病起病较急,但病情轻重不一,重症者可并发急性肾衰竭,多预后良好。临床表现典型者有血尿、水肿及高血压三大症状。

1. 血尿　多见,为肾小球源性血尿。初多为肉眼血尿,约占40%,严重者尿呈洗肉水样或棕褐色酱油样,但无血凝块。可以是首发症状而作为病人就诊的主要原因。肉眼血尿通常1~2周消失,但镜下血尿可持续数月甚至更长。可伴有轻到中等程度蛋白尿,个别表现为肾病综合征。

2. 水肿　90%病人有水肿表现,主要由于肾小球滤过率下降及肾小管对钠、水的重吸收过多所致。水肿起始于眼睑,继而见于面部、下肢及阴囊,严重者延及全身,甚至出现胸腔积液、腹水。水肿一般延续1~2周,随着尿量渐增而消退。

3. 高血压　见于70%~90%的病例,主要因水钠潴留血容量增加所致。血压早期即可上升,大多为中等度升高140~160/90~110 mmHg,严重者可达200/100mmHg以上,一般水肿消退后,血压也逐渐下降,约半数患者需要应用药物降压治疗。

【并发症】

1. 心功能不全　是临床急症,需要及时处理。与钠、水潴留,血容量增加,心脏负荷过重有关。以左心功能不全为主,表现为呼吸困难、咳嗽、咳粉红色泡沫痰。肺底部出现湿啰音、心率加快,有舒张期奔马律。老年患者发生率较高,可达40%左右。

2. 高血压脑病　少见,常因血压突然显著升高而发病。表现为剧烈头痛、呕吐。重者可有嗜睡、意识障碍、惊厥、昏迷。眼底检查见血管痉挛,可有出血、渗出及视盘水肿。

3. 急性肾损伤　少数患者在疾病初期,因急性肾小球功能障碍出现少尿、无尿而产生暂时性氮质血症、高血钾、水中毒以及代谢性酸中毒。1~2周或以后,随尿量增加逐渐恢复。

**临床提示**　血尿(镜下及肉眼)是急性肾小球肾炎实验室检查最主要的异常表现。

【实验室检查】

1. 尿常规检查　绝大多数患者有镜下血尿,尿蛋白+~++,少数患者尿蛋白量大。尿比重稍高。尿沉渣除见红细胞、白细胞、上皮细胞外,还可见各种管型。若蛋白尿持续不好转,提示慢性肾小球肾炎。

2. 血液检查　早期白细胞及中性粒细胞增多,红细胞轻度降低,血沉常显著增快;70%~90%患者ASO增高,血清总补体及$C_3$降低;肾功能损伤时血肌酐、尿素氮升高。

**问题讨论**　患者,男性,19岁,水肿、血尿10d。查体:体温36.9℃,脉搏90min,呼吸24min,血压145/80mmHg,双眼睑水肿,咽稍充血。心肺复无异常。双下肢轻度可凹性水肿。请分析患者应考虑哪些问题?怎样进行下一步问诊和检查?

关键问题:患者发病前有无"上感"病史?ASO滴度和血清$C_3$检查及动态变化。追踪既往有无全身系统性疾病的病史。

追踪路径:

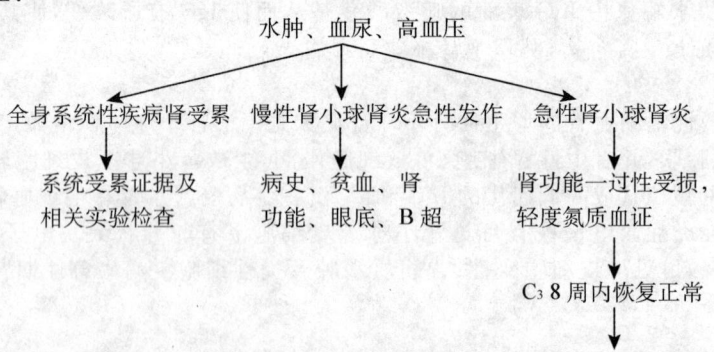

诊断要点:青少年男性,有上感病史;血尿、水肿、高血压,考虑急性肾炎,尿常规、肾功能、血清$C_3$可以确诊。

【诊断和鉴别诊断】

链球菌感染后1~3周发生血尿、蛋白尿、水肿、高血压甚至少尿及氮质血症,血清补体$C_3$下降,即可诊断急性肾小球肾炎。一般2个月内逐渐减轻并完全恢复正常。症状不典型者,应多次行尿常规检查或肾活体组织检查,以助诊断。临床须与下列疾病相鉴别。

1. 非链球菌感染后肾炎　以细菌引起者多见。患感染性心内膜炎为抗原致病菌与抗体反应,引起免疫复合物介导的肾小球肾炎,同样可伴有血液循环免疫复合物阳性、血清补体下降,但感染性心内膜炎有原发性心脏病及感染的全身表现,血细菌培养阳性。

2. 慢性肾小球肾炎急性加重　部分有慢性肾小球肾炎史。常于感染后的 3~5d 发病,可有贫血、持续性高血压、血浆蛋白降低、肾功能减退及眼底渗出物和血管硬化等,超声波检查示肾体积缩小。

3. 急进性肾小球肾炎　急进性肾小球肾炎呈进行性少尿或无尿。短时间发展为肾功能损伤,终至尿毒症。肾活体组织检查见大部分肾小囊有新月体形成。

4. 系统性疾病肾受累　临床上应注意与系统性红斑狼疮性肾炎、过敏性紫癜性肾炎、血管炎肾损害等相鉴别,可根据其他系统受累的表现及实验室检查结果分析判断。

若少尿超过 1 周或进行性尿少伴肾功能恶化,病程超过 2 个月表现为肾病综合征等者应及时行肾活检,以资鉴别。

【治疗】

本病以休息及对症治疗为主,少数急性损伤者应予透析。

1. 一般治疗　急性期病人应卧床休息到少尿、水肿和高血压等症状消失,一般休息不少于 2 个月。有高血压、水肿者应限制钠、水的摄入量,钠盐 2~3g/d,饮水量以不超过前一天尿量加不显性失水量为宜。有氮质血症时蛋白的摄入一般给予优质动物蛋白如牛奶、鸡蛋,20g/d 左右,给予足够的热量和纤维素。要避免感染,尤其是上呼吸道感染。

2. 控制感染灶　对咽部、皮肤感染者应给予青霉素(过敏者考虑用大环内酯类抗生素)或其他对链球菌敏感的抗生素治疗,一般 10~14d,但近年对其必要性存在争议。通常不主张长期预防性用药以防止疾病反复或加重。对反复发作的慢性扁桃体炎,待病情稳定后行扁桃体摘除,手术前后需注射青霉素 2 周。

3. 对症治疗

(1) 利尿:对水肿、少尿及高血压患者可用氢氯噻嗪 25~50mg,2~3/d,口服,必要时加用呋塞米 20~100mg/d,分次口服或静脉注射。

(2) 降压:利尿后高血压控制仍不满意时,可加用钙通道阻滞药如硝苯地平 20~40mg/d,分次口服,或血管扩张药肼屈嗪 25~50mg,3/d,口服。保钾利尿药及血管紧张素转化酶抑制药少尿时应慎用,以防诱发高血钾。

(3) 止血:肉眼可见血尿者应给予卡巴克洛(安络血)、酚磺乙胺(止血敏)等应用,但多数效果不佳。

4. 并发症的治疗

(1) 心功能不全:严格卧床休息、半卧位,忌盐和限制液体入量以减轻心脏负担。应用快速洋地黄制剂如毛花苷 C、地高辛等,合并有急性肾衰竭或心力衰竭难以控制者,可采用血液或腹膜透析治疗。

(2) 高血压脑病:应用利血平、肼屈嗪等药物控制血压。抽搐者给予镇静药并快速滴注 20% 甘露醇及 50% 葡萄糖溶液,应用 10% 硫酸镁 10~20ml 静脉注射。

(3) 急性肾损伤:急性期因肾小球滤过率下降,发生暂时性少尿和氮质血症,经对症治疗,大多可较快恢复,少数患者发展为急性肾衰竭,可采用透析治疗。

【预防】

预防链球菌感染是最根本措施。锻炼身体、增强体质,注意清洁卫生,避免或减少呼吸道和皮肤感染等可降低急性链球菌感染后肾小球肾炎的发病。如一旦发生感染应及时彻底治疗。对链球菌感染患者应于 2~3 周常规尿液检查,以便及时发现、及早治疗。

# 第三节　急进性肾小球肾炎

急进性肾小球肾炎（rapidly progressive glomerulonephritis，RPGN）是一组临床综合征。主要表现为肾功能急剧进行性恶化，于数周或数月内发展为少尿性急性肾衰竭。

【病因和发病机制】

本病是由多种原因所致的一组疾病。一般可分为三类：原发性肾小球疾病、感染性疾病、多系统疾病。原发性肾小球疾病有两种，即原发弥漫增生性新月体肾炎和在其他原发性肾小球疾病基础上广泛形成新月体。感染性疾病可见于链球菌感染后肾炎、感染性心内膜炎、乙型肝炎病毒感染等；多系统疾病有系统性红斑狼疮、过敏性紫癜、弥漫性血管炎及冷球蛋白血症等；这里重点讨论原发弥漫增生性新月体肾炎。

> **临床提示**　进展快速的急性肾小球疾病，短时间发生急性肾损伤，应考虑本病。

本病基于免疫学发病原理分为 3 型：Ⅰ型称为抗肾小球基底膜型肾小球肾炎，约占 30%，患者血清中可测得抗肾小球基膜抗体，肾小球基膜上有弥漫性线条状 IgG、$C_3$ 沉积，此型新月体形成多，预后差。Ⅱ型称为免疫复合物型，约占 50%，患者血清中免疫复合物阳性，无抗肾基膜抗体，肾小球基膜及系膜区主要为 IgG、IgM 及 $C_3$ 呈颗粒状沉积，预后较Ⅲ型好。Ⅲ型为非体液免疫介导型，约占 20%，免疫病理检查肾小球无免疫球蛋白沉积，发病可能与细胞免疫有关，现已证实 50%～80% 该型患者为原发性小血管炎肾损害。

【病理】

> **临床提示**　肾体积增大，肾小球囊内有大新月体（占肾小球囊腔 50% 以上）形成是其主要病理特征。

光镜下见广泛性毛细血管外增生，形成新月体（早期以细胞成分为主，后期胶原组织及成纤维细胞浸润而渐成纤维性新月体），常伴有肾小球毛细血管襻节段性或弥漫性坏死。肾功能迅速恶化者，70% 以上肾小球有环状新月体形成。电镜下可见毛细血管襻被挤压，基膜呈蜷曲状，有断裂，并有纤维素性血栓形成和系膜基质增生。免疫病理检查各型表现不同。Ⅰ型 IgG 及 $C_3$ 呈线条状沉积于毛细血管壁；Ⅱ型 IgG 及 $C_3$ 呈颗粒状沉积于系膜区及毛细血管壁；Ⅲ型肾小球中无或仅有微量免疫沉积物。超声见肾小球体积增大。

【临床表现】

好发于中、青年，Ⅰ、Ⅱ型常较年轻，无明显性别差异。Ⅲ型年龄偏大且男性患者较多。

本病起病急骤，多数患者有上呼吸道感染的前驱症状。也可隐匿起病，当疾病发展至一定阶段而急骤发展。起病初期症状类似急性肾炎，表现为血尿、蛋白尿和进行性少尿，水肿日渐加重，血压正常或仅轻、中度升高。我国约 2/3 病人表现为肾病综合征。随肾功能恶化，尿毒症症状日趋显著，病人出现少尿或无尿，并有恶心、呕吐，血压升高，轻、中度贫血，精神萎靡，严重者可发生肺水肿、心包炎、酸中毒、高血钾及其他电解质紊乱，甚至有心律失常、脑水肿等严重并发症。Ⅲ型患者常有关节痛、全身乏力、咯血及不明原因发热等系统性血管炎表现。

【实验室和其他检查】

1. 尿液检查　蛋白尿，少数为大量蛋白尿。尿沉渣见变形红细胞、白细胞及红细胞管型。

2. 肾功能检查　发病数日或数周后即可发现肾小球滤过率或肌酐清除率呈进行性下降，血肌酐、尿素氮持续升高。

3. 免疫学检查　Ⅰ型患者血清抗肾小球基膜抗体阳性；Ⅱ型血循环免疫复合物及冷球蛋白常阳性，伴血清补体 $C_3$ 降低；Ⅲ型由微血管炎引起者血清抗中性粒细胞胞质抗体（ANCA）阳性。在免疫性疾病病程中，抗体滴度会发生变化，因而不能根据阴性结果就排除某一疾病。

4. 影像学检查　半数以上患者双肾明显增大，有助于与慢性肾病相区别。

【诊断和鉴别诊断】

凡呈急性肾小球肾炎综合征患者,症状重并持续发展,数周至数月即出现肾衰竭。既往无肾小球肾炎表现,亦无继发于全身疾病的征象,均应考虑急进性肾小球肾炎。肾活体组织检查50%~70%或以上肾小球囊有大新月体形成可确诊。本病需与下列疾病相鉴别。

1. 其他原发性肾小球疾病引起的肾衰竭　一些慢性肾小球疾病患者平时症状不典型或忽略有关症状,在感染、劳累、水、电解质平衡紊乱等诱因下导致肾功能迅速恶化而出现肾功能减退症状时方来就诊。应用超声等检查测量肾的大小,大部分慢性肾小球疾病发生肾功能减退时肾的体积多已缩小。肾衰竭速度相对缓慢,指甲肌酐数值有助于了解3个月前血肌酐数值,必要时行肾活检。当诱因去除后肾功能可有部分恢复。

2. 肾间质-小管疾病引起的少尿型肾损伤　急性间质性肾炎有过敏史以及发热、皮疹等表现,血及尿沉渣中见大量嗜酸性粒细胞,其预后良好。急性肾小管坏死常有明确的发病诱因,如肾缺血、中毒、输异型血等,以肾小管功能损害为突出表现,尿比重<1.010,尿钠增加,而血尿、蛋白尿轻微,尿中可有肾小管上皮细胞等可资鉴别。必要时可通过肾活检鉴别。

3. 尿路梗阻肾衰竭　病情常急骤,突然出现无尿,多有肾绞痛,而无急性肾小球肾炎综合征表现,超声、膀胱镜检查及静脉或逆行尿路造影可明确诊断。

【治疗】

急进性肾小球肾炎病情凶险,易发展为终末期肾衰竭。近来随着诊治水平的提高,尤其是甲泼尼龙冲击疗法及血浆置换等技术的应用,疗效已大为提高。

1. 甲泼尼龙冲击疗法　甲泼尼龙静脉滴注,每日(或隔日疗法选偏大剂量)10~30mg/kg(每次不超过1g),于数小时内(>2h)滴完,3~5d为1个疗程,间隔3~5d可进行下1个疗程,一般不超过3个疗程。在滴注前3h和滴后24h应尽量避免使用利尿药,以保持药物效果。续以每日口服泼尼松1~1.5mg/kg,共6周,再酌情、逐步减量,整个疗程长达1~5年。使用该法冲击治疗时,应注意血压升高、感染、水钠潴留及产生精神症状等副作用。

2. 细胞毒药物　用激素的同时使用环磷酰胺或硫唑嘌呤。剂量:环磷酰胺成人每日2~3mg/kg,小儿用量较成年人稍大,可分2次口服,也可0.5~1.0g/m²体表面积每月1次,连续6个月静脉滴注,累积总剂量为10~12g;硫唑嘌呤50mg,2/d,2~4周或以后出现疗效,可减量至25~50mg/d,分2次口服,维持治疗。

上述两种方法适用于Ⅱ、Ⅲ型,尤其伴有血管炎者效果较好。

3. 强化血浆置换疗法　用物理方法将患者血浆与血细胞分离,去除含有抗体、免疫复合物、补体及高凝因子的血浆,补充正常人血浆及白蛋白,每日或隔日1次,每次置换2~4L,共10次以上。需配合使用肾上腺皮质激素和细胞毒药物。本法适用于各型急进性肾小球肾炎,但主要用于Ⅰ型的治疗。

4. 四联疗法　即用肾上腺皮质激素、细胞毒药物、抗凝血药(肝素或双香豆素类)及血小板解聚药(双嘧达莫等)联合治疗。免疫抑制药物用法同前,抗凝药物使用要根据凝血酶原活动时间调整,双嘧达莫用量较大(成年人225~300mg/d)。有报道该法对Ⅱ型效果较好,但Ⅲ型效果不佳。因抗凝剂剂量较大,具有一定风险,现已少用。

5. 透析疗法与肾移植　肾功能严重损害者宜及时透析,对肾功能不可逆转者应长期维持透析或肾移植。肾移植在病情静止半年至1年后进行,Ⅰ型患者必须待血中抗基膜抗体转阴。

【预后】

预后与病变程度、类型及治疗及时与否有关。一般Ⅱ、Ⅲ型较Ⅰ型预后好;有少尿、血肌酐高于530μmol/L、肌酐清除率低于5ml/min以及病理显示广泛不可逆病变(硬化、纤维化)者预后差;老年人及伴有肾小管间质损害者也大多预后不良。经治疗缓解的病例,在6个月左右仍有复发趋势,复发时再重复原方法治疗仍有效。

## 第四节　慢性肾小球肾炎

慢性肾小球肾炎(chronic glomerulonephritis)简称慢性肾炎,是一病情迁延、病变缓慢进展而最终发展成慢性肾衰竭的一组肾小球疾病。多发于中、青年人,病程常超过1年或达数十年。

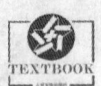**临床提示**　成人,以程度不同的水肿及高血压、变形红细胞尿、轻到中度蛋白尿等肾实质损伤表现,伴有不同程度的肾功能损害,考虑本病。

【病因和发病机制】

慢性肾小球肾炎仅少数是由急性肾小球肾炎发展而来,绝大部分系由其他原发性肾小球疾病直接迁延发展而成,例如 IgA 肾病,非 IgA 系膜增生性肾炎,局灶性肾小球硬化,膜增生性肾炎,膜性肾病等。其起病多因上呼吸道感染或其他感染后出现肾小球损伤的相关表现。

慢性肾小球肾炎大部分病例是由于免疫机制引起,血液循环可溶性免疫复合物沉积于肾小球,或肾小球原位的抗原与抗体结合激活补体引起组织损伤;肾小球局部沉积的细菌毒素、代谢产物等可直接通过旁路系统激活补体,从而引起肾炎性反应。在病变慢性进展中,除免疫因素外,非免疫介导性肾损伤也起着重要作用,如病程中出现高血压导致肾小球内高压,健存的肾单位代偿性血液灌注压升高,引起其跨膜压与滤过压均升高,久之引起肾小球硬化。此外,肾小球系膜细胞吞噬、清除免疫复合物及其他蛋白颗粒,长期处于超负荷状态,引起系膜细胞及基质增殖,也为肾小球硬化原因之一。

【病理】

慢性肾小球肾炎可由多种病理类型引起,可为增生性(包括系膜增生性、膜增生性及新月体性肾小球肾炎、局灶节段增生性肾小球肾炎)、硬化性(包括局灶性或弥漫性肾小球硬化)和膜性病变。少数病人,其病变不易从形态学上分类,常被称为慢性"非特异性"肾小球肾炎。有时可因并发严重的高血压导致肾血管病变,并发肾盂肾炎可引起间质病变。晚期,上述各类的特点消失,代之以肾小球硬化、玻璃样变,并有明显的肾小管损害和间质纤维化。

【临床表现和实验室检查】

本病可发生于任何年龄,以中、青年人为主,男性多见。临床表现多种多样,表现为无症状的蛋白尿或镜下血尿;也可表现为明显的肉眼血尿、水肿、贫血、高血压或肾病综合征,甚至尿毒症。病程长短亦不同,发展迅速恶化者可在起病后数月或数年内进入尿毒症阶段;大多数病人的病情呈进行性加重。其症状可归纳为以下几点。

1. 全身症状　疲劳乏力,腰部酸痛,食欲缺乏,精神较差及失眠健忘等非特异性症状。

2. 水肿　程度轻重不同,主要由于尿蛋白长期丧失,造成低蛋白血症及球管失衡所致。晚期可由于心功能不全而致水肿,多为眼睑和下肢轻中度凹陷性水肿。

3. 高血压　部分患者可为首发症状,多为持续性中等度以上升高,且以舒张压升高较明显。引起高血压的原因与水、钠潴留及肾素-血管紧张素的水平升高有关。

4. 蛋白尿　尿蛋白排出量常在 1~3g/d,少数患者为大量蛋白尿(>3.5g/d)。

5. 血尿　肾小球源性血尿。若以增生或局灶硬化为主要病理改变,表现为肉眼血尿。

6. 贫血　多属正常细胞、正常色素性贫血,其原因与长期大量尿蛋白丢失而引起营养不良,肾实质损害使红细胞生成素生成减少及尿毒症导致红细胞破坏加速等因素有关。

7. 眼底变化　依病变发展速度及病变类型而异。多见眼底血管痉挛,并有絮状渗出,晚期常可见动脉变细、纡曲,重者有视盘水肿及广泛出血。也有患者眼底正常。

8. 肾功能损害　肾小球滤过率下降,内生肌酐清除率在正常的 50% 以下。血肌酐及尿素氮正常或轻度升高,随后表现为肾小管功能不全,有夜尿增多、尿比重降低等。当有感染、创伤或用肾毒药物时,可使处于代偿阶段的肾功能急骤恶化,甚至发展为尿毒症。

【诊断和鉴别诊断】

若尿检验异常、水肿及高血压病史达1年以上，无论有无肾功能损害均应考虑本病，但要排除继发性慢性肾小球肾炎，特别是狼疮性肾炎，才能确立诊断；急性肾小球肾炎病情迁延1年以上，应考虑慢性肾小球肾炎的可能。慢性肾小球肾炎应与下列疾病相鉴别：

1. 急性肾小球肾炎　易与慢性肾小球肾炎急性发作混淆。急性肾小球肾炎多感染后1～3周发病，多无贫血、低蛋白血症及持续肾功能不全。慢性肾小球肾炎急性发作在感染后1～3d发病，一般不超过7d，多有贫血、低蛋白血症和持续性肾功能不全，治疗后可缓解。

2. 隐匿性肾小球疾病　临床表现较轻的慢性肾小球肾炎需与隐匿性肾小球疾病鉴别。后者表现为无症状性蛋白尿和单纯性血尿，但无水肿、高血压及肾功能减退。

3. 原发性高血压肾损害　本病多发生于40岁以上，无肾小球肾炎病史。患者往往在有高血压数年后出现少量蛋白尿，同时有心、脑等其他靶器官损害，而持续性血尿少见，早期无贫血和低蛋白血症，肾小管功能减退出现较早且突出。

慢性肾小球肾炎还须与其他继发性肾小球肾炎及遗传性肾炎鉴别。可通过家族史及相应的实验室检查加以区别，必要时行肾活检。

【治疗】

慢性肾小球肾炎的治疗应以防止并延缓肾功能进行性恶化、改善或缓解临床症状及防治并发症为主要目的，不能以消除蛋白尿或血尿为目标。综合治疗措施如下：

1. 一般治疗　凡有水肿、高血压、肾功能不全或血尿、蛋白尿严重者应卧床休息，一般情况好转、水肿消退后可逐渐起床活动。水肿及高血压者应限制钠盐摄入（1～3g/d）；有肾功能不全氮质血症时应限制蛋白入量，给予优质动物蛋白饮食[0.5～0.8g/(kg·d)]，如牛奶、鸡蛋、瘦肉等，可改善营养缺乏又不加重肾小球滤过负担，减缓肾小球硬化。

2. 控制高血压及减少蛋白尿　高血压可引起肾小球内高血压、高滤过压，加速肾小球硬化，因此应积极控制全身高血压，进而也可降低肾小球内的压力。首先应休息，限制钠盐和使用利尿药。可以选择的降压药有血管紧张素转化酶抑制药、血管紧张素受体拮抗药、钙通道阻滞药、β-受体阻滞药，也可给予血管扩张药，多数患者需要联合用药。血管紧张素转化酶抑制药、血管紧张素受体拮抗药除具有良好的降压效果外，并已证实具有减轻蛋白尿的作用。

3. 减少血小板聚集　近年来有报道长期服用血小板解聚药，能延缓肾衰退。双嘧达莫300～400mg/d；阿司匹林40～300mg/d。目前的循证医学研究证实对系膜毛细血管性肾炎有一定降尿蛋白作用。

4. 避免加重肾损害的因素　感染、劳累、妊娠及肾毒性药物（更应注意中药的肾毒性）均可导致并加重肾功能进一步恶化，应积极予以避免。

5. 肾上腺皮质激素与免疫抑制剂　一般不主张应用，尤其对肾功能不全者其弊多利少。根据病理类型，如轻度系膜增生性肾炎、早期膜性肾病或临床表现蛋白尿较多者可考虑应用。

【预后】

本病病情迁延，病变缓慢进展，最终可发展为慢性肾衰竭。病变进展的速度与病理类型、蛋白尿及高血压、治疗情况等密切相关。

## 第五节　无症状性血尿和（或）蛋白尿

无症状性血尿和（或）蛋白尿，国内又称之为隐匿性肾小球肾炎，是指轻至中度蛋白尿和（或）血尿，不伴有水肿、高血压和肾小球滤过率下降，可持续性或反复发生，多在体检等情况偶然被发现。此综合征可能仅是其他肾小球肾炎综合征或肾病综合征或急性肾小球肾炎病程经过中的一个阶段，多数预后良好，极少数病人后期有高血压、肾功能逐渐减退。

引起无症状血尿和（或）蛋白尿的常见肾小球疾病如下：

## （一）血尿伴有或不伴有蛋白尿

1. 原发性肾小球疾病　①系膜增生性肾小球肾炎（IgA肾病和非IgA系膜增生性肾小球肾炎）；②特发性局灶节段性肾小球肾炎；③膜增生性肾小球肾炎；④消退中的链球菌感染后肾小球肾炎；⑤非链球菌感染后肾小球肾炎。

2. 家族遗传性肾病　①Alport综合征；②Fabry综合征；③薄基底膜肾病。

3. 系统性疾病　①过敏性紫癜；②系统性红斑狼疮；③全身性坏死性血管炎；④镰状细胞病；⑤感染性心内膜炎。

## （二）单纯轻、中度蛋白尿

1. 原发性肾小球疾病　①特发性膜性肾病；②局灶性、节段性肾小球硬化症；③非特异性肾小球病变。

2. 继发性肾小球疾病　①肾淀粉样变；②糖尿病肾病；③系统性红斑狼疮；④指甲-髌骨综合征。

无症状性血尿和（或）蛋白尿不需要特殊治疗，可采取以下治疗方法：①定期随访，每3~6个月1次，检查尿常规、血压、肾功能等。②避免并及时治疗加重肾损害的因素，如感染、蛋白尿、高血压、劳累、肾毒性药物等。③扁桃体切除术。④中医中药。

# 第六节　肾病综合征

肾病综合征（nephrotic syndrome，NS）是由多种肾小球疾病引起的一组临床综合征，诊断标准为：①大量蛋白尿，尿蛋白＞3.5g/24h，是肾病综合征的核心；②低白蛋白血症，白蛋白少于30g/L；③全身水肿；④高脂血症。其中大量蛋白尿和低白蛋白血症为诊断必备条件。

**临床提示**　水肿、少尿起病，检查尿蛋白高、血白蛋白降低，应考虑本病，进一步做尿蛋白定量、血白蛋白等检查可确诊。

【病因】

1. 原发性肾病综合征　指原发于肾本身的疾病所引起，见于微小病变肾病、系膜增生性肾小球肾炎（包括Berger病，即IgA肾病）、局灶性节段性肾小球硬化、膜性肾病、膜增生性肾小球肾炎以及其他不常见的病变如新月体性肾小球肾炎、局灶节段增生性肾小球肾炎等。

2. 继发性肾病综合征　见于各种感染（链球菌感染后肾小球肾炎、心内膜炎、病毒性乙型肝炎等）、各类药物中毒、肿瘤、多系统疾病（系统性红斑狼疮、过敏性紫癜、血管炎等）、家族遗传性疾病（如糖尿病、镰状细胞病等）及妊娠高血压综合征、甲状腺炎等。

总之，免疫性疾病、毒素损伤、代谢异常、生化缺陷和血管性疾病均可导致肾小球毛细血管壁静电屏障或筛孔屏障的破坏，继而出现血浆蛋白大量涌入尿中，故肾病综合征是为数众多的损伤肾小球毛细血管壁通透性疾病的常见结果。

【病理生理】

1. 大量蛋白尿　是肾病综合征的核心。目前已明确，其产生是由于肾小球滤过屏障被破坏所致。肾小球基膜受免疫或其他因素损伤，滤孔增大，分子屏障被破坏，肾小球滤过膜对血浆蛋白的通透性增加，致使原尿中蛋白含量增加；另一方面，微小病变肾病足突及基膜生化成分改变后，负电荷减少而失去电荷屏障，导致带负电荷的血浆白蛋白不再受排斥，而易于滤过到原尿中，当蛋白滤出量超过了近曲小管上皮细胞的重吸收与分解能力时，则形成蛋白尿。尿中蛋白质主要是白蛋白，排出量受肾小球滤过率、血浆白蛋白浓度和蛋白摄入量等影响。

2. 低蛋白血症　大量蛋白从尿中漏失为造成血浆蛋白降低的重要原因，但临床上血浆蛋白降低程度与尿中蛋白损失并不完全相平行。可能与蛋白质分解代谢增加及胃肠吸收功能减退有关。目前也证实有部分蛋白质是通过肠道排出，部分可在肾小管降解为氨基酸从尿中排出。低蛋白血症是上述因素共同作用的结果。血浆蛋白降低主要为小相对分子质量的白蛋白和γ球蛋白，而大相对分

子质量的 $\alpha_2$ 和 $\beta$ 球蛋白则相对升高。

3. **水肿** 低白蛋白血症、血浆胶体渗透压下降，使水分从血管内渗出造成水肿；由于有效血容量减少，肾素-血管紧张素-醛固酮系统激活，血管升压素分泌增加，交感神经系统兴奋，心钠素分泌减少等，使远端肾单位重吸收过多，导致钠、水潴留，最后出现持续性水肿。

4. **高脂血症** 目前认为低蛋白血症所致的胶体渗透压降低及尿内调节因子丢失可引起肝脏脂蛋白的合成增加，同时外周利用和分解脂蛋白减少，从而引起高脂血症。大部分患者血中总胆固醇、三酰甘油、低密度脂蛋白和极低密度脂蛋白升高。患者可出现脂质尿，主要表现为尿沉渣中有双重折射性的脂质小体，内含胆固醇及带有脂肪的管型。

【病理类型和临床表现】

原发性肾病综合征应根据肾活体组织检查所见病理改变加以分类。

1. **微小病变肾病** 光镜下肾小球毛细血管无明显变化，仅见近曲小管上皮严重脂肪变性。免疫荧光检查，无或仅有非特异性不规则的免疫球蛋白和补体沉积。主要诊断依据是电镜下见有广泛的肾小球脏层上皮细胞足突消失。

本病好发于儿童，临床上，几乎所有病例均呈肾病综合征或大量蛋白尿，镜下血尿发生率低（约占20%），血压正常。儿童病人尿蛋白为典型高度选择性（主要成分是清蛋白，相对大分子质量血浆蛋白极少），而成年人则不一定，约1/3病人可自行缓解，但易复发，最后可转为局灶性节段性肾小球硬化。本病病死率很低，发生急性肾衰竭者极罕见。

本类型90%以上患者对糖皮质激素治疗敏感，治疗1~2周可见尿量增加、水肿消退，之后尿蛋白迅速减少至阴性，血浆白蛋白水平恢复。但该型易复发，复发率高达60%。一般认为成年人治疗缓解率和缓解后复发率均较儿童低。

2. **系膜增生性肾炎** 光镜下系膜细胞及系膜基质弥漫增生有时细胞增生呈节段性加重。免疫荧光检查可有多种类型，如果系膜区主要是IgA颗粒性沉积，伴有$C_3$和纤维蛋白相关抗原沉积，无补体系统的早期作用成分，则为IgA肾病；若系膜中有弥漫颗粒状IgM沉积和孤立的$C_3$沉积或散在的IgG沉积，为非IgA肾病。电镜下系膜区及内皮下可见电子致密物。

本病以年龄较大的儿童或青年人多见，男多于女。常见有肉眼或镜下血尿，可有单侧或双侧腰痛，尤其IgA肾病更常见。肾病综合征的发病率以非IgA肾病多。肾病综合征表现明显，肾活体组织检查显示有中、重度弥漫系膜增生者，其发展趋于持续性蛋白尿及进行性肾功能不全。轻度系膜增生性肾小球肾炎，无系膜免疫球蛋白沉积及局灶节段性肾小球硬化者，其发展过程较好，对糖皮质激素及细胞毒药物的治疗反应较好，病理改变较重者治疗反应差。

3. **膜增生性肾炎又称系膜毛细血管性肾炎** 此组疾病的特征是系膜细胞增生。光镜下系膜细胞及系膜基质弥漫重度增生，并插入到基底膜与内皮细胞间，肾小球毛细血管壁不规则地增厚，使毛细血管襻呈"双轨征"。免疫荧光检查见大量$C_3$，伴或不伴IgG呈颗粒样沉积于系膜区及毛细血管壁。电镜下见系膜区及内皮下有电子致密物。

此型好发于青壮年，男多于女。60%~70%患者有前驱感染，发病较急，可呈急性肾小球肾炎综合征，亦可隐匿起病。约2/3病人尿蛋白量>3.5g/24 h，常伴有镜下血尿，血压增高，肾小球滤过率下降。疾病常呈持续进展，肾功能不全及贫血出现较早。50%~70%病例血清$C_3$持续降低，对提示本病有重要意义。

本类型治疗效果差，糖皮质激素及细胞毒药物仅对部分儿童有效，病情进展快，发病10年后约有一半病人进展到慢性肾衰竭。

4. **膜性肾病** 光镜下以肾小球毛细血管基底膜弥漫性增厚而很少或不伴有细胞或系膜增生为特点。免疫病理检查肾小球毛细血管襻上皮下弥漫性免疫复合物沉积，IgG和$C_3$呈弥漫性，均匀一致沿基底膜分布，并刺激基底膜产生钉突状反应；晚期基底膜广泛增厚，毛细血管襻管腔变窄、堵塞，肾小球透明样变，易合并肾静脉血栓。电镜下早期可见GBM上皮侧有排列整齐的电子致密物，伴有广泛足突融合。

本病好发于中老年人,小儿少见,男多于女。80%以上的病人有明显的肾病综合征表现,其余病人仅表现为单纯的蛋白尿。约40%病例具有镜下血尿,但无肉眼可见血尿。本病早期,血压、肾小球滤过率、尿沉渣可正常,常在发病5～10年或以后才开始出现肾功能损害。本病易发生血栓,肾静脉血栓发生率可高达40%～50%。

近2/3的早期膜性肾病对糖皮质激素及细胞毒药物治疗反应良好,但随病理变化加重,后期治疗效果较差。约1/4成年人可自行缓解。

5. 局灶性节段性肾小球硬化　光镜下其特征为部分肾小球硬化,玻璃样变(即局灶性),且病变的肾小球中也仅有部分区域硬化(即节段性),未受侵犯的肾小球增大。免疫荧光检查在受累节段中可见IgM及$C_3$呈团块样沉积。电镜见局灶性基膜塌陷,上皮细胞表面剥脱,且几乎所有肾小球上皮细胞足突广泛融合,常有脏层上皮细胞空泡变性。

根据硬化部位和细胞增殖的特点,局灶性节段性肾小球硬化可分为以下5种亚型。①经典性:硬化部位主要位于血管极周围的毛细血管襻。②塌陷型:外周毛细血管襻皱缩、塌陷,呈节段或球形分布,显著的足细胞增生肥大和空泡变形。③顶端型:硬化部位主要位于尿极。④细胞型:局灶型系膜细胞和内皮细胞增生同时可有足细胞增生、肥大和空泡变形。⑤非特殊性:无法归属上述亚型,硬化可发生于任何部位,常有系膜细胞和基质增生。其中非特殊性最为常见,约占50%以上。

本病占我国原发性肾病综合征的5%～10%,可见于各种年龄,平均发病年龄为21岁,男性多于女性。本病可为特发性疾病,也可由微小病变肾病或系膜增生性肾小球肾炎转化而来。2/3以上的病人有明显的肾病综合征表现,有血尿者可达75%,并有肉眼可见血尿。病人常有肾功能减退、高血压及肾小管功能异常。除小儿外,局灶性节段性肾小球硬化很少有自发性缓解的倾向。有些病人蛋白尿十分严重,低蛋白血症明显,可迅速进展至尿毒症。

多数顶端型对糖皮质激素敏感,治疗有效;塌陷型较差,且病变进展快。近年的研究表明:50%患者治疗有效,但起效较慢,平均缓解期为4个月。

【并发症】

1. 感染　为常见并发症,与低蛋白血症、营养不良、免疫功能紊乱及应用激素治疗有关。常见呼吸道、泌尿道感染及原发性腹膜炎等。感染可影响肾病综合征疗效并可导致复发。

2. 血栓形成与动脉栓塞　确切的发病机制尚不明确,可能与肾病综合征的高凝状态有关。抗凝血酶Ⅲ的缺乏或纤溶作用降低,血小板凝集增强,促凝血物质增多(如纤维蛋白原、第Ⅷ因子等)是血栓形成的重要因素。另外,血流淤积、高脂血症、血高黏稠状态、激素治疗及内皮细胞损伤等也是重要影响因素。可有肾静脉血栓形成,肺静脉或肺动脉原位性血栓形成,肺栓塞,周围静脉或动脉血栓形成,甚至可见脑血管血栓及冠状血管血栓。

3. 急性肾衰竭　低白蛋白血症、血浆胶体渗透压下降引起水分外渗,致有效血容量不足,肾血流量下降而诱发肾前性氮质血症,经扩容、利尿后可恢复。部分有大量蛋白尿的肾病综合征患者,无血容量减少现象,也发生急性肾衰竭。这可能是由于肾小球脏层上皮细胞功能严重障碍致使所有的裂隙孔几乎完全闭塞,滤过膜面积大大减少所致。严重的蛋白尿形成管型或间质水肿压迫肾小管,导致远端肾单位的管腔闭塞。另外,肾小球结构发生病变如局灶性肾小球硬化等,也可发生急性肾衰竭。

4. 蛋白质和脂肪代谢紊乱　病人出现低蛋白血症,蛋白代谢呈负平衡;免疫球蛋白减少使机体抵抗力下降,导致感染;药物结合蛋白减少可能影响某些药物的药代动力学,影响药物疗效;高脂血症增加血栓和栓塞并发症的发生,影响心血管系统功能,加速肾病变的进展。

**问题讨论**

患者,男性,16岁,间断水肿、蛋白尿1月余。查体:血压110/65mmHg,双眼睑水肿,心肺腹未见异常,双下肢中度可凹性水肿。请分析患者应考虑哪些问题?怎样进行下一步问诊和检查?

关键问题:追踪蛋白尿及低蛋白血症的具体情况,既往病史,过敏史及发病诱因。

追踪路径:

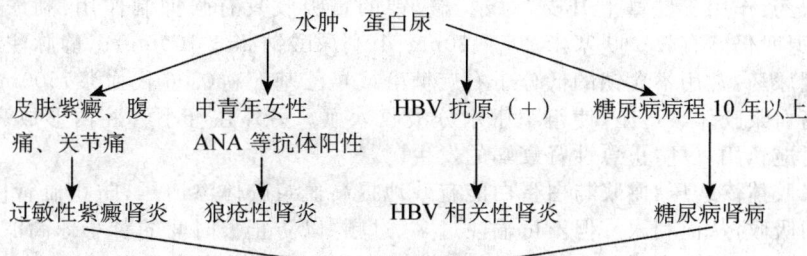

诊断要点:水肿+蛋白尿,尿蛋白大于3.5g/d,血浆白蛋白低于30g/L,或伴有高脂血症。除外继发性病因和遗传性疾病,可初步诊断原发性肾病综合征。

【诊断和鉴别诊断】

本病诊断包括以下方面:①明确肾病综合征;②明确肾病综合征的原因;③判断有无并发症;④肾病综合征的病理类型。本病主要与继发性肾病综合征相鉴别。

1. 过敏性紫癜肾炎　好发于儿童,具有典型的皮疹,可有关节痛、腹痛的表现。在皮疹发现后1～4周出现肾损害,有血尿及蛋白尿。应根据病史及典型皮疹加以鉴别。

2. 狼疮性肾炎　多见于育龄期妇女,有发热、皮疹、关节痛及多系统损害,血清免疫学检查可检查出多种自身抗体有助鉴别。

3. 糖尿病肾病　有多年糖尿病病史,血糖未得到满意控制,肾病综合征出现后较快发生肾功能不全,糖尿病病史及特征性眼底改变有助于鉴别诊断。

4. 乙型肝炎病毒相关性肾炎　我国乙型肝炎病毒发病率较高,儿童及青少年发病率较高,对乙型肝炎病毒患者并发蛋白尿或有肾病综合征表现时,应通过肾活检明确诊断。主要病理类型为膜性肾病,其次为系膜毛细血管性肾小球肾炎。依据以下3点可以诊断:①血清HBV抗原阳性;②患肾小球肾炎,需排除狼疮性肾炎等继发性肾小球肾炎;③肾活检切片中找到HBV抗原。

5. 肾淀粉样变性　好发于中老年人。可分原发性和继发性,前者主要侵犯心、肾、消化道、皮肤及神经;后者多有慢性化脓性感染,主要侵犯肾及肝、脾,常出现肾病综合征,确诊有赖于组织活检。

6. 骨髓瘤性肾病　好发于中老年人。主诉骨痛,血中单株球蛋白增高,血浆蛋白电泳出现M带,尿凝溶蛋白阳性。骨髓穿刺见大量骨髓瘤细胞,可以确诊。

**临床提示**　水肿病人,做血肝功能及尿蛋白定量检测,若尿蛋白>3.5g/24h,血浆蛋白少于30g/L,有高脂血症可明确诊断,进一步需要明确病因、病理类型,了解有无并发症,有助于判断预后及治疗方案确定。

【治疗】

1. 一般治疗　水肿明显或高血压较重者宜卧床休息。以富含必需氨基酸的优质蛋白、低钠饮食为主,每日摄入蛋白总量按1g/kg,可给予鸡蛋、牛奶等。但有氮质血症时,蛋白质摄入量必须适当限制。食盐以每日不超过5g为宜,水肿明显,每日食盐在1g以下。总热量每日按126～147kJ/kg计算。应多食富含不饱和脂肪酸食物及可溶性纤维饮食。

2. 对症治疗

(1) 利尿消肿:适当应用利尿药,可以控制水肿。

①噻嗪类利尿剂:作用于远曲小管前段,通过抑制钠、氯、钾的重吸收而利尿。常用氢氯噻嗪25~50mg,2~3/d 口服,临床常同时服用保钾利尿药如氨苯蝶啶50~100 mg,2~3/d 口服,或螺内酯20~40mg,2~3/d 口服。

②髓袢利尿药:作用于髓袢上升支,对钠、氯、钾的重吸收具有强抑制作用,利尿作用强大而迅速,在肾功能减退时仍然有效。呋塞米20~120mg/d、利尿酸钠25~100mg/d,静脉注射。

③渗透性利尿药:常用不含钠的低分子右旋糖酐或羟乙基淀粉(706 代血浆)500ml 静脉滴注,隔日 1 次。可提高血浆胶体渗透压,使组织中水分吸收入血。另外在肾小管腔内形成高渗,具有利尿作用。但少尿时应慎用,以防止急性肾衰竭的发生。

④提高血浆胶体渗透压:血浆与白蛋白能有效地提高血浆胶体渗透压,防止血管内水分外渗,促进组织中水分回吸收,从而利尿。但不可输注过多、过频,以防止长时间的肾小球高滤过及肾小管高回吸收,导致肾小球脏层上皮及肾小管上皮细胞损伤。常与利尿药联合应用。

(2) 减少蛋白尿:血管紧张素转化酶抑制药或血管紧张素Ⅱ受体拮抗药对肾小球入、出球小动脉具有扩张作用,能降低肾小球内高压。因而适用于伴有大量蛋白尿及高血压病人。卡托普利12.5~25mg,3/d 口服,或贝那普利10mg,1/d 口服,厄贝沙坦150mg,1/d 口服。但近年的研究表明:应用血管紧张素转化酶抑制药或血管紧张素Ⅱ受体拮抗药降蛋白尿时需要比常规剂量大才能发挥较好的效果。

3. 抑制免疫与炎症

(1) 糖皮质激素:糖皮质激素为治疗本病的主要药物,具有非特异性抗炎作用。调节机体免疫反应,抑制醛固酮和血管升压素分泌,从而发挥疗效。用激素时应遵循始量足、减药慢、维持长的原则。常用泼尼松1~1.5mg/(kg·d)晨顿服,共服6~8周,有利于诱导疾病缓解,多数人尿蛋白明显减少或转阴,以后逐渐减量,每周减少用量的10%至15~20 mg/d 时,坚持3~6个月后再减,直至以最小有效剂量5mg/d 维持,总疗程可超过1年。有严重水肿、肝功能损害或泼尼松无效时可改用等剂量的甲泼尼龙口服或静脉滴注,地塞米松半衰期长,副作用大,目前少用。长期大量应用激素应注意感染、类固醇糖尿病、骨质疏松、无菌性股骨头坏死等副作用,应加强检测。

根据病人对糖皮质激素治疗反应,将其分为3类:①激素敏感型,治疗8~12周肾病综合征缓解。②激素依赖型,激素减少剂量到一定程度即复发。③激素抵抗型,激素治疗无效。

(2) 免疫抑制药:对糖皮质激素产生依赖或抵抗的病例可加用免疫抑制药治疗。免疫抑制药一般不作为首选或单独应用,主要作用于细胞脱氧核糖核酸或信息核糖核酸,抑制B细胞抗体生成,从而减少抗原抗体复合物在肾小球的沉积。

①环磷酰胺:有较强的免疫抑制作用。剂量100mg/d,分1~2次口服或200mg 隔日静脉注射,总量6~8g。近年多主张采用冲击治疗。副作用有骨髓抑制,胃肠道反应等。

②盐酸氮芥:是最早用于治疗本病的药物,且疗效最佳。于睡前静脉滴注,首次为1 mg,以后隔日 1 次,每次增加1mg 直至每次5mg 后,改为每周用药2~3次,累积用药总量为1.5~2mg/kg 停药,副作用有严重的胃肠反应、静脉炎、骨髓抑制等,目前临床较少应用。

③苯丁酸氮芥:毒性较盐酸氮芥小,但疗效差。剂量2mg,3/d 口服,疗程为8~12周。

(3) 环孢素A:该药能选择性地抑制T辅助细胞及T细胞毒效应细胞,近年来用于糖皮质激素及免疫抑制剂无效的难治性肾病综合征。3个月后缓慢减量,疗程约6个月。该药价格昂贵,副作用大,停药后易复发。

(4) 其他:目前可用于肾病综合征治疗的免疫抑制剂还有:麦考酚吗乙酯、来氟米特、FK506 等,由于其价格、副作用等因素,影响临床的广泛应用。

根据循证医学的研究结果,针对不同的病理类型,近年来提出的相应治疗方案为:

1. 微小病变型肾病 初治者单用激素治疗。因感染、劳累短期复发,去除诱因后仍不缓解者可再使用激素,疗效差或反复发作者应并用细胞毒药物,力争达到完全缓解并减少复发。

2. **膜性肾病** 对于本病的治疗有较大的争议,根据循证医学有以下共识:①单用激素无效,必须激素联合烷化剂(常用环磷酰胺、瘤克宁)。效果不佳的患者可试用小剂量环孢素,一般用药应在半年以上;也可与激素联合应用。②早期膜性肾病疗效相对较好;若肾功能严重恶化,血肌酐>354μmol/L,或肾病理有严重间质纤维化则不应给予上述治疗。③激素联合烷化剂治疗的对象主要有病变进展高危因素的患者,如严重、持续性 NS,肾功能恶化和肾小管间质较重的可逆性病变等,应给予治疗。反之,则提议可先严密观察6个月,控制血压和用 ACEI 和(或)ARB 降尿蛋白,病情无好转再接受激素联合烷化剂治疗(该方案目前存在争议)。另外,膜性肾病易发生血栓、栓塞并发症,应予以积极防治。

3. **局灶节段性肾小球硬化** 既往认为本病治疗效果不好,循证医学表明部分患者(30%~50%)激素有效,但显效较慢,建议足量激素治疗[1mg/(kg·d)]应延长至3~4个月;上述足量激素用至6个月后无效,才能称之为激素抵抗。激素效果不佳者可试用环孢素。

4. **系膜毛细血管性肾小球肾炎** 本病疗效差,长期足量激素治疗可延缓部分儿童患者的肾功能恶化。对于成年患者,目前没有激素和细胞毒药物治疗有效的证据。临床研究仅发现口服6~12个月的阿司匹林和(或)双嘧达莫可以减少尿蛋白,但对延缓肾功能恶化无作用。

5. **中药治疗** 雷公藤根生药 15g/d 或雷公藤多苷片 60mg/d 口服,减少尿蛋白作用较好,常与糖皮质激素合用。也可用黄芪 60~120g/d 煎剂口服,具有减少尿蛋白的作用。在服用大剂量糖皮质激素期间加服滋阴降火的中药,如知柏地黄汤、六味地黄丸,能有效地减轻激素副作用,激素维持减量期用补助肾阳的药物如金匮肾气丸等,可助顺利撤药,巩固疗效。用免疫抑制剂时用补益气血的药物,可减轻骨髓抑制或白细胞减少等副作用。

6. **并发症防治**

(1) 感染:用糖皮质激素治疗时,不应常规用抗生素,以免诱发真菌感染。一旦出现感染,应选用敏感、强效及无肾毒性的抗生素治疗,严重感染难以控制时,可减少糖皮质激素的用量。

(2) 血栓及栓塞:当血液出现高凝状态时,即应给予抗凝血药如肝素、华法林或其他双香豆素类药,常配合应用血小板解聚药如双嘧达莫、阿司匹林等。一旦出现血栓、栓塞应及时给予尿激酶或链激酶溶栓治疗,并配合应用抗凝血药,但应注意避免药物过量导致出血。

(3) 急性肾衰竭:对于并发急性肾衰竭者应及时给予治疗。在血液透析维持生命的基础上,还应积极治疗肾病,从而根除导致急性肾衰竭的因素。常用甲泼尼龙冲击治疗。

(4) 蛋白质及脂肪代谢紊乱:除饮食治疗外,对有高脂血症患者,可服降脂药如洛伐他汀、普伐他汀或辛伐他汀。对有低蛋白血症患者,除用血管紧张素转换酶抑制药减少尿蛋白排出外,可用药物促进肝白蛋白合成,如黄芪煎服,可长期服用。

【预后】

临床与病理类型不同,预后不一。微小病变型与系膜增殖性肾炎近期缓解率为 80% 以上,膜性肾病及局灶、节段性硬化分别为 50% 和 20%。另外患者有无并发症、治疗依从性等情况也可影响预后。

## 第七节 IgA 肾病

IgA 肾病(IgA nephropathy)又称"Berger"病,是指在肾小球系膜区以 IgA 沉积或以 IgA 沉积占优势的肾小球疾病。临床上主要表现为与感染有关的反复发作性血尿,可同时伴有轻度蛋白尿,多数病情稳定,15%~20%病人在 10 年内最终导致慢性肾衰竭。IgA 肾病较常见,占原发性肾小球疾病的 20%~40%,多发生于儿童及青年人,男性多于女性。

【病因和发病机制】

IgA 肾病多在呼吸道或消化道感染后发病。其发病机制目前还不清楚,由于有颗粒状 IgA 和 $C_3$ 沉积于肾小球基底膜和毛细血管壁,故提示 IgA 肾病是由循环免疫复合物介导通过补体旁路激活的疾病。有关 IgA 肾病的发病机制,有以下几种理论。

1. **黏膜异常免疫** 一些 IgA 肾病患者的肠道或呼吸道的上皮细胞可以分泌 IgA,因而出现相应症状。此外,在部分 IgA 肾病患者中发现有抗饮食抗原和抗呼吸道感染因素的 IgA 抗体。这说明了 IgA 肾病与黏膜免疫之间的内在联系。

2. **机体免疫失调** 在近 1/3 的 IgA 肾病患者中发现有 IgA 类风湿因子,说明免疫球蛋白的非黏膜来源。在患者外周淋巴细胞检查发现,IgA 肾病患者的 IgA 特异性辅助 T 细胞增加而 IgA 特异性抑制 T 细胞减少。

3. **IgA 免疫复合物清除受损** 某些 IgA 肾病患者不是 IgA 或 IgA 免疫复合物合成异常而是网状内皮系统清除受损所致。

4. **遗传因素** 近年来,有 IgA 肾病在不同人群发病率的不同以及家族性 IgA 肾病的报道,因而开始了遗传方面的研究。补体 $C_3$、$C_4$、$C_6$ 的基因频率和表现型频率在 IgA 肾病患者中增高。近来开始用基因限制性片段长度多态性及 PCR 技术分析研究 IgA 肾病的基因片段。随着分子水平研究的不断深入,IgA 肾病的遗传学机制可望有新的突破。

> **临床提示** IgA 肾病的诊断依赖于肾活检。免疫病理检查可见特征性的弥漫性系膜区有 IgA 为主呈颗粒样或团块样沉积,常伴有 $C_3$ 沉积。

【病理】

光镜下可见各种改变,其中以弥漫性系膜增生性或局灶性、节段性、增生性肾小球肾炎为最多见。有些病例光镜下肾小球形态可正常。少数有新月体(发生在有肉眼血尿和肾功能减退时)形成。免疫病理检查可见特征性的弥漫性系膜区 IgA 沉积,常伴有 $C_3$、少量 IgG 和裂解素。在系膜区或新月体上还可以出现纤维蛋白相关抗原。电镜检查在肾小球 IgA 及 $C_3$ 沉积的部位可见块状电子致密物。

【临床表现】

以血尿为主,蛋白尿、水肿、高血压等都可以有不同程度的表现,最终引起肾功能损害。

本病一般有两种类型:①在上呼吸道感染之后 24～48h 出现肉眼血尿,可持续数小时至数天。病人无明显全身症状,此后呈持续镜下血尿,约 50% 病人肉眼血尿会再发。②体检偶然发现无症状的血尿或蛋白尿,可为持续性或间歇性。尿蛋白量一般少于 3.5 g/d,大多数在 1～2g/d 以下。部分病人可出现大量蛋白尿(>3～5g/d)及严重高血压和慢性肾功能不全。

【实验室检查】

尿液检查常可发现镜下血尿,一般以变形红细胞为主。约 60% 患者有蛋白尿,但多为轻至中度蛋白尿。血清 IgA 增高见于 50% 患者,对提示本病有意义。但必须在发病时及时检验,因其仅在黏膜感染后一过性增高。10%～15% 患者 IgA 循环免疫复合物升高。1/3 患者可检出 IgA 类风湿因子。此外,在其他免疫学检查中发现 IgA 特异性抑制 T 淋巴细胞减少,IgA 特异性辅助 T 淋巴细胞增多。在前臂掌侧皮肤活检中约 50% 患者毛细血管内有 IgA、$C_3$、裂解素和纤维蛋白原沉积。

【诊断与鉴别诊断】

本病确切诊断有赖于肾活体组织检查,其病理特征为系膜区基质增生,系膜细胞增多,系膜区扩大。系膜区偶见毛细血管襻基膜以 IgA 为主的颗粒状沉积。由于系膜 IgA 沉积可见于其他疾病,故应先排除继发性因素方可诊断为 IgA 肾病。

1. **狼疮性肾炎** 免疫特征为 IgG、IgA、IgM、Clq、$C_3$ 及纤维蛋白相关抗原均阳性,其中 Ciq 呈强阳性。有多器官受侵犯,易与 IgA 肾病相鉴别。

2. **过敏性紫癜肾炎** 其临床表现、病理及免疫病理变化与 IgA 肾病完全相同。鉴别点是该肾炎有典型的肾外表现如皮肤紫癜、关节肿痛及腹痛、黑粪等,其中以皮肤紫癜最为重要。

3. **肝硬化性肾小球疾病** 多数酒精性肝硬化病人肾组织学检查与 IgA 肾病的病理和免疫病理变化相同,但临床表现很轻,呈轻度蛋白尿和镜下血尿,不少病例尿液检查甚至无异常发现。鉴别的关键在于有无肝硬化存在。

4. **薄基底膜肾病** 常有家族史,表现为持续性镜下血尿,肾免疫病理显示无 IgA 沉积,电镜下弥漫性肾小球基底膜变薄可鉴别。

【治疗】

由于 IgA 肾病的临床经过、病变程度差异很大，故在治疗方面需根据个人情况做相应处理。有关 IgA 肾病的治疗观点有以下几个方面。

1. 避免抗原侵入　反复感染后发生肉眼血尿者，清除病灶可能有一定疗效（如扁桃体切除和牙齿及其他化脓病灶的清除等）。使用抗生素预防和治疗感染可能对防止肉眼血尿发作有一定效果。近年研究证实，去除饮食中的谷蛋白成分可减少系膜 IgA 沉积，降低 IgA 循环免疫复合物水平。

2. 缓解异常免疫反应　肾活体组织检查提示大部分肾小球有新月体形成者可考虑使用免疫抑制剂，如糖皮质激素和环磷酰胺。糖皮质激素治疗多用于 IgA 肾病伴肾病综合征。IgA 肾病伴有中度蛋白尿，肾功能正常者，长期使用泼尼松龙口服辅以抗血小板药和抗炎药，对于减少尿蛋白尤其是长期保存肾功能均有益。其他免疫调整药物如苯妥英钠每日 5～6 mg/kg 口服可降低血清多聚体 IgA 浓度，但不能缓解血尿的发作和肾组织学改变。

3. 清除循环免疫复合物　血浆置换治疗对恶性进展性 IgA 肾病患者清除 IgA 免疫复合物有明显疗效，但治疗停止后肾功能会继续恶化。

4. 肾小球损伤的调节　抗血小板聚集药如双嘧达莫 75mg,3/d，可能减少 IgA 免疫复合物，减少系膜沉积，但对改变肾功能效果尚不肯定。近来报道用尿激酶治疗可以减少蛋白尿，保存肾功能，提高肾生存率。

5. 血管紧张素转换酶抑制药及血管紧张素 II 受体拮抗药　降压延缓 IgA 肾病进程。

【预后】

本病病情进展有很大的个体差异，有人可完全自发缓解或存活 30 年，而有人确诊 2～3 年即发生肾衰竭。有以下情况者提示预后不良：①男性，起病年龄较大；②明确诊断时已有肾小球滤过率下降；③持续大量难以控制的蛋白尿；④中等度以上高血压及持续镜下血尿伴蛋白尿。肾活体组织检查对于评估患者预后有重要价值。肾病理显示有弥漫性、增生性肾小球损害尤其伴有节段性或弥漫性新月体形成，局灶性、节段性肾小球硬化或肾小管萎缩，微小动脉硬化，间质纤维化，末梢毛细血管 IgA、$C_3$ 沉积者预后不良。

## 复习指导

1. 肾小球疾病主要表现为血尿、蛋白尿、水肿和高血压，伴或不伴肾功能损害。

2. 急性肾小球肾炎主要好发于儿童，以血尿为主要表现，多为自限性疾病，预后良好。治疗上以对症治疗为主，可应用青霉素等抗生素清除体内残余的感染病灶，有慢性扁桃体炎者在病情稳定时可考虑行扁桃体切除术。

3. 急进性肾小球肾炎起病急、进展快，短时间内可发生肾衰竭，预后较差。肾体积增大，肾小球囊内有大新月体（占肾小球囊腔 50% 以上）形成是其主要病理特征。强化血浆置换、激素冲击治疗配合细胞毒药物可改善急进性肾小球肾炎的预后。

4. 慢性肾小球肾炎病情迁延，缓慢进展，最终可发展为肾衰竭，预后与病理类型及治疗情况密切相关。临床表现为蛋白尿、血尿、水肿、高血压及进行性肾功能损害。治疗上采取合理的饮食、控制高血压、减少蛋白尿、避免加重肾损害的因素等综合治疗方案。

5. 肾病综合征的诊断标准：①大量蛋白尿，尿蛋白＞3.5g/24 h，是肾病综合征的核心；②低白蛋白血症，白蛋白少于 30g/L；③全身水肿；④高脂血症。其中大量蛋白尿和低白蛋白血症为诊断必备条件。诊断明确的肾病综合征要进一步明确病因（排除继发性肾病综合征）及有无并发症，最好明确病理类型。肾上腺皮质激素及细胞毒药物是治疗肾病综合征的主要药物，注意用药的原则及药物的不良反应，同时应注意并发症的预防与治疗。

（陈卫东）

# 第41章　间质性肾炎

> **学习要求**
>
> 学习间质性肾炎的临床特征，能够在临床工作中进行急性间质性肾炎与慢性间质性肾炎正确的诊断与治疗，知晓常见引起该病的病因并对具体病人进行病因分析。

## 第一节　急性间质性肾炎

急性间质性肾炎（acute interstitial nephritis，AIN），因病变主要发生在肾小管和肾间质，所以又称急性肾小管-间质性肾炎（acute tubulointerstitial nephritis，ATIN），其临床表现为急性肾损伤（acute kidney injury，AKI）。

【病因与发病机制】

急性间质性肾炎的病因多样，主要分为以下3类：

1. 药物相关急性间质性肾炎（drug hypersensitive AIN）　最常见，文献报道可引起急性间质性肾炎的药物达上百种，抗生素约占2/3，其中以β-内酰胺类（如青霉素族、头孢菌素族等）最为常见。其他如利尿药、抗惊厥药、非甾体类抗炎药、ACEI类药、中药及相关中成药等均有报道。

一般认为药物导致的AIN与机体超敏反应相关。部分抗生素、非甾体类抗炎药物、磺胺类等多种药物，以半抗原的形式进入体内，与体内载体蛋白质结合成全抗原，诱发细胞免疫和体液免疫共同参与超敏反应，使肾小管和间质发生急性非感染性炎症。有的药物还能损害肾小球。

2. 感染相关急性间质性肾炎（infection associated AIN）　致病微生物包括细菌、病毒、螺旋体、支原体、衣原体及寄生虫等。一般认为致病微生物抗原可能与肾间质存在交叉免疫反应，导致肾间质非化脓性炎症。

3. 特发性急性间质性肾炎（idiopathic AIN）　临床难以确定病因，大多与自身免疫性疾病有关，部分患者动态观察最终可明确病因。

此外，理化因素、代谢因素、自身免疫性疾病、肿瘤浸润以及肾移植等均可引起AIN，本章节主要以药物相关急性间质性肾炎为例进行阐述。

【病理改变】

肾外形增大，光镜下间质水肿，淋巴细胞、单核细胞、嗜酸性粒细胞弥漫广泛浸润肾脏间质、肾小管。肾小管上皮细胞浊肿、变性甚至出现坏死，而肾小管基底膜一般是完整的，通常肾小球及肾血管正常，免疫荧光检查一般为阴性。

## 【临床表现】

1. **全身过敏表现** 如皮肤出现药物疹、药物热、关节痛、淋巴结肿大。外周血嗜酸性粒细胞增加。严重患者出现胸闷、气急等过敏症状,血液、肝等脏器或系统受累,个别患者出现心动过缓、室性早搏、房室传导阻滞等心律失常。血清学检查可见血清 IgE 水平升高。

2. **泌尿系统表现** 部分患者因肾水肿、胀大,肾包膜受到牵拉而出现腰痛。

3. **尿液检查** 尿常规检查常常出现白细胞(包括嗜酸性粒细胞),但尿细菌培养阴性;可有镜下血尿或肉眼血尿;蛋白尿多为轻度至中度,少数患者发生大量蛋白尿,甚至发生肾病综合征。

对尿量没有明显减少的患者,主要表现为肾小管的浓缩稀释功能下降,重吸收功能受损。尿比重下降,尿渗透压降低,尿 pH 升高,糖尿,氨基酸尿等。

4. **血常规化验** 常有嗜酸性粒细胞增多或白细胞增多。个别患者白细胞明显增多。

5. **肾功能检查** 部分尿量减少的患者表现为血肌酐轻度升高。少尿、无尿的患者血肌酐明显升高,出现代谢性酸中毒等肾衰竭的表现。

6. B超示双肾大小正常或轻度增大

7. **感染相关 AIN** 患者通常在感染数日或数周后出现肾损害表现,可主诉腰痛、尿量异常(少尿或非少尿)。

## 【诊断】

由于患者的用药情况常较为复杂,往往难以确定致病药物及与发病的关系,下列条件有助于诊断药物相关 AIN:①发病前有可疑药物使用;②尿液检查出现血尿、蛋白尿、嗜酸性粒细胞尿;③肾小管功能损害或者合并肾小球损害;④全身过敏表现。临床表现典型者,没有全身过敏表现也能诊断。确诊有赖于肾活检确认肾小管-间质损害并结合临床对病因的综合分析。凡有近期感染史,目前存在全身感染征象患者出现肾小管功能异常应考虑感染相关 AIN 的可能。

急性间质性肾炎应与急性肾小管坏死、急进性及重症肾小球肾炎相鉴别。

## 【治疗】

1. **去除病因** 尽可能停用所有可疑的致病药物,部分轻症患者停药后可自行缓解。在不能明确确切的致病药物时应根据治疗需要尽量减少用药种类。针对可疑病原体给予积极的抗感染及支持治疗对感染相关 AIN 极为重要。

2. **肾上腺糖皮质激素和(或)免疫抑制药** 药物相关 AIN 是否应用肾上腺糖皮质激素仍有争议,至今仍缺乏大规模的前瞻、对照的临床研究。目前的认识多来源于小例数的回顾性分析,多数人主张早期使用激素有益。建议给予口服泼尼松 30~40mg/d,病情好转可逐渐减量,4~6 周后停药,不宜过久使用。应用肾上腺糖皮质激素 2 周后仍无缓解迹象或肾衰竭进行性恶化,可考虑加用免疫抑制药物。若患者用药 6 周肾功能仍无改善,则应停用上述两类药物。

**临床提示** 诊断应首先注意鉴别患者为急性或慢性肾损伤,对确认 AKI 或慢性肾病基础上 AKI 者可根据患者的肾小管功能异常、缺乏肾炎综合征或肾病综合征表现等特征初步确定为 AIN,并根据其近期用药史、全身药物过敏表现、嗜酸性粒细胞尿等特点,先作出药物相关急性间质性肾炎的临床拟似诊断,确诊有赖于肾活检确认 ATIN 并结合临床对病因的综合分析。

3. **支持和对症治疗** 对于出现无尿、肾功能明显异常的患者,需要进行血液透析治疗。

# 第二节 慢性间质性肾炎

慢性间质性肾炎(chronic interstitial nephritis,CIN),又称慢性肾小管-间质性肾炎(chronic tubulointerstitial nephritis,CTIN),是一组以临床表现为肾小管功能异常及进展性慢性肾衰竭,病理表现为不同程度肾小管萎缩及间质纤维化和细胞浸润病变为基本特征的疾病。

【病因和发病机制】

慢性间质性肾炎的病因多种多样,常见的有自身免疫性疾病,如干燥综合征、系统性红斑狼疮、类风湿关节炎等;内分泌、代谢性疾病,如甲状腺功能亢进、痛风等;血液系统疾病,如多发性骨髓瘤、轻链沉积病等;遗传性疾病,如多囊肾病、遗传性肾炎等;尿路疾病如梗阻性肾病、反流性肾病、各种病原体所致的慢性肾盂肾炎等。但是临床上更为常见的是药物、毒物所致的慢性间质性肾炎。如含有马兜铃酸的中药关木通、广防己等。有些肾病患者,相信中草药能根治肾病,长期服用中草药,结果在原发性肾病的基础上又增加了慢性间质性肾炎,患者加快发展到尿毒症。西药镇痛药也可引起慢性间质性肾炎,但在我国发生率明显少于西方国家。此外,重金属铅、镉、砷等都可引起慢性间质性肾炎。个别患者不能明确慢性间质性肾炎的病因。

慢性间质性肾炎的发生机制各不相同,有免疫反应的局部作用,有药物、毒物的局部直接损害,还有与炎症细胞在局部释放炎症介质引起成纤维细胞增生有关。总之,最后的结果是正常的间质、肾小管细胞减少或消失,纤维细胞大量增生。

【病理改变】

病程后期常常出现肾萎缩,但是不少患者在很长时间内肾的外形没有明显改变。早期显微镜下病变主要发生在间质、肾小管。表现为正常细胞减少,纤维细胞增生,常常伴有一些慢性炎症细胞的浸润。后期肾小球也出现缺血、纤维化、硬化。

【临床表现】

起病缓慢、隐匿,患者往往不能说清起病的时间。早期常无症状或可有非特异的肾外表现(如乏力、食欲减退、消化不良、体重下降、精神神经系统异常等),肾损害表现为肾小管浓缩、吸收、排泌功能障碍相关的多尿或夜尿增多,逐渐发展到肾小球滤过功能障碍。常常由于肾小管功能异常引起注意,也可能是因为在体格检查时发现尿中蛋白引起注意,还有少数患者发现时已经有了肾小球滤过功能异常的临床表现,如因代谢性酸中毒出现全身乏力、呼吸困难等就诊被发现。个别患者因肾小管排泌功能障碍发生严重高血钾、心律失常就诊被发现。贫血程度轻重不一,血压常轻度至中度升高。

【实验室检查】

1. 尿液检查   尿常规可出现尿蛋白,多为＋～＋＋,大量蛋白尿者少见,也可出现白细胞、红细胞,多为轻度。

2. 肾小管功能检查   尿比重降低,比重固定;尿渗透压下降;尿糖、尿氨基酸可为阳性;尿pH升高。

3. 双肾B超   双肾皮髓质分界不清,双肾萎缩。

4. 血常规   血红蛋白、红细胞低于正常,白细胞、血小板多正常。

【诊断】

临床检查尿沉渣改变轻伴低比重尿,以肾小管功能不全表现为主(且先于或重于肾小球功能损害),应详细询问病史,尽量明确病因,做出临床诊断,肾活检虽然有确诊意义,但因为部分患者就诊时已处于慢性阶段,不应追求病理诊断。

【鉴别诊断】

1. 原发高血压性肾损害   可有轻度蛋白尿、夜尿多、尿比重低等,高血压家族史、长期高血压、伴有多脏器损害等有助于鉴别。

2. 慢性肾小球肾炎   慢性肾小球肾炎病史、肾小球损害先于肾小管、肾活检等有助于鉴别。

【治疗】

早期治疗原发病,在治疗过程中避免使用损害肾的药物至关重要。出现肾小管功能损害后,根据表现和实验室检查对症治疗,如纠正代谢性酸中毒、降压、纠正贫血、纠正低血钾或者高血钾等。

经积极治疗后部分轻症患者肾功能可相对稳定或有一定程度好转,但多数患者肾功能减退仍持续进展。发展为慢性肾衰竭、尿毒症者予以透析或肾移植治疗。

> **复习指导**

1. 间质性肾炎可分为急性间质性肾炎和慢性间质性肾炎。

2. 急性间质性肾炎常见病因为药物、感染和自身免疫性疾病。临床表现为急性肾损伤。实验室检查可有外周血嗜酸性粒细胞增多。糖皮质激素治疗反应良好,预后佳。

3. 慢性间质性肾炎起病隐匿,肾损害表现为肾小管浓缩、吸收、排泌功能障碍相关的多尿或夜尿增多,逐渐发展到肾小球滤过功能障碍。需早期诊断及干预,晚期易发展为终末期肾病。

(徐米清)

# 第42章 尿路感染
chapter 42

## 学习要求

学习掌握不同类型尿路感染的临床表现,尿路感染的诊断思路,尿路感染的治疗原则以及各型尿路感染的具体治疗措施,临床上学会寻找尿路感染的易感因素并尽量去除可逆因素。

尿路感染(urinary tract infection,UTI)是指各种病原微生物在泌尿系统生长繁殖所致的尿路急、慢性炎症反应。多见于育龄女性、老年人、免疫功能低下、肾移植和尿路畸形者。根据感染发生的部位,临床可分为上尿路感染(主要是肾盂肾炎)和下尿路感染(主要是指膀胱炎与尿道炎),如鉴别不清统称尿路感染。

【发病机制】

1. 感染途径

(1)上行感染:绝大多数尿路感染由病原体上行感染引起,即病原菌由尿道、膀胱、输尿管上行至肾引起感染性炎症,可累及单侧或双侧。能否发生感染取决于菌株的致病性、进入膀胱细菌的数量和宿主局部及全身防御机制之间的相互作用。尿道插管、尿路器械检查及性生活引起尿道损伤、排尿终末时后尿道尿液反流等因素有可能导致细菌进入膀胱而引起感染,全身抵抗力低下及尿流不畅者更易发生。

(2)血行感染:仅占尿路感染的3%以下。肾血流量占心搏量的25%~30%,因此在全身败血症或菌血症时,病原菌很容易经血液循环到达肾。多见于金黄色葡萄球菌、铜绿假单胞菌属、沙门菌属、白色念珠菌属及结核分枝杆菌等。

(3)其他途径感染:细菌可通过外伤或泌尿系周围脏器感染灶直接侵入为直接感染,通过淋巴管从下腹部及盆腔器官感染灶侵入肾为淋巴道感染。

2. 细菌的致病力 不是所有的大肠埃希菌都同样能感染完整无损的泌尿道,仅仅能在尿路上皮固定、繁殖的细菌才能引起尿路感染。

(1)细菌黏附的方式:细菌能特异性和非特异性地黏附于其生存环境中的各种物质。特异性黏附是指细菌体表面存在的特定物质(黏附素)与存在于宿主细胞表面或构成间质成分的糖蛋白/糖脂的特定部位(受体)之间的特异性结合,而黏附于导管等人工材料表面的细菌,其黏附方式是非特异性的。

(2)细菌菌毛:大肠埃希菌的菌毛主要有Ⅰ型菌毛、P菌毛和S菌毛。Ⅰ型菌毛为MS菌毛,与急性单纯性膀胱炎的发病相关;P菌毛为MR菌毛,主要与肾盂肾炎的发病密切相关,尿路上皮细胞上具有P菌毛大肠埃希杆菌的受体越多,越易发生肾盂肾炎。

(3)细菌抗原:细菌的抗原成分也是细菌的重要致病因素。细菌荚膜(K)抗原具有抵抗多核白细胞的吞噬和血清的杀菌作用,可促进尿路感染的发生、发展。富含 K 抗原的大肠埃希杆菌易于引起肾盂肾炎。细菌细胞壁(O)抗原主要成分为脂多糖,具有细胞毒性和免疫原性,可引起机体的炎症反应,除与感染灶的形成、进展相关外,还与炎症的慢性化密切相关。

3. 机体的防御机制　正常机体具有多种防止尿路细菌感染发生的机制(表 42-1)。当防御机制减弱时,容易发生尿路感染。

表 42-1　正常机体防止尿路细菌感染的机制

| 抗黏附因素 | 作用 |
| --- | --- |
| 1. 尿道口、外阴分布的正常菌群 | 抑制病原菌生长 |
| 2. 排尿、尿流 | 机械性冲洗 |
| 3. 尿中 Hamm-Horsfall 蛋白抑制细菌与尿路上皮上的受体结合 | 阻止细菌黏附于上皮 |
| 4. 尿中低聚糖、低 pH、有机酸、溶菌酶 | 抑制细菌生长 |
| 5. 尿中免疫球蛋白 | 杀伤细菌 |
| 6. 膀胱表面的黏多糖 | 阻止细菌黏附 |
| 7. 膀胱壁的多形核白细胞 | 抗菌作用 |
| 8. 前列腺液 | 清除细菌 |

4. 易感因素　尿路感染按其是否伴有基础疾病/易感因素分为单纯性(非复杂性)尿路感染和复杂性尿路感染。单纯性尿路感染不伴有基础疾病/易感因素;而复杂性尿路感染均伴有某些基础疾病/易感因素。常见的基础疾病/易感因素(表 42-2)。

表 42-2　尿路感染的基础疾病/易感因素

| 易感因素 | 常见疾病 |
| --- | --- |
| 畸形或发育不全 | 多囊肾病、肾囊肿、海绵肾、马蹄肾、肾下垂、游走肾 |
| | 肾盂输尿管移行部位狭窄 |
| | 输尿管膀胱移行部位狭窄 |
| | 膀胱憩室 |
| 肿瘤 | 肾、肾盂、输尿管、膀胱、前列腺、尿道 |
| 结石 | 肾盂、输尿管、膀胱、尿道 |
| 其他 | 肾乳头坏死、神经性膀胱、膀胱输尿管反流 |
| | 糖尿病、免疫功能不全、妊娠子宫压迫输尿管 |
| 医源性 | 逆行性操作(导尿、膀胱镜、输尿管插管) |
| | 留置导管、逆行肾盂造影 |

(1)尿路梗阻:各种原因(畸形、肿瘤、结石、异物等)引起的尿路梗阻是尿路感染的最易感因素。此外,膀胱输尿管反流、前列腺肥大、妊娠时增大子宫压迫和分泌增多的黄体酮抑制输尿管蠕动引起的尿流排泄不畅等也是引起尿路梗阻的主要原因。

(2)医疗器械操作:导尿、留置导管、膀胱镜、输尿管插管以及逆行肾盂造影等均可以损伤泌尿道黏膜,并可将病原菌直接带入而引起尿路感染。至少 10%~20% 的住院持续导尿患者发生细菌尿。据统计,一次导尿后持续性菌尿的发生率为 1%~2%;留置导管 4d 以上则持续性菌尿的发生率高达 90%。即使严格地管理导尿管及预防性给予抗生素,留置导尿 1 个月以上者,约 90% 并发尿路感染。

(3)机体抵抗力低下:合并糖尿病等慢性疾病、免疫功能不全或长期服用免疫抑制药容易发生尿路感染。而长期高血压、高尿酸血症、高钙血症等造成肾间质损伤,局部抵抗力低下者也易发生尿路感染。女性因尿道长度短(4cm)、尿道括约肌作用弱以及尿道口与阴道口距离近而更易发生尿路感染。成年女性尿路感染的发生率为男性的8~10倍。

(4)神经性膀胱:支配膀胱的神经发生功能障碍,如脊髓损伤、脊髓结核、多发性硬化、糖尿病等尿液在膀胱停留过久,常要使用导尿管引流易发生尿路感染。

(5)尿道内或尿道口周围炎症病灶:如妇科炎症、细菌性前列腺炎等均易引起尿路感染。细菌性前列腺炎是青年男性患者最常见的易感因素。

(6)遗传因素:反复发作尿路感染妇女,其尿路感染的家族史显著多于对照组。尿路上皮细胞P菌毛受体的数目增加,可增加尿路感染的易感性。

【病理】

急性膀胱炎(acute cystitis)的膀胱黏膜充血、上皮细胞肿胀,黏膜下组织充血、水肿和炎细胞浸润。较重者可见点状或片状出血、黏膜糜烂。急性肾盂肾炎(acute pyelonephritis)病变可为单侧或双侧,局灶或弥漫性肾盂黏膜充血、水肿,黏膜下组织炎细胞浸润,并可形成微小脓肿;肾小管上皮细胞肿胀、坏死、脱落,肾小管管腔中可见脓性分泌物、炎性细胞、脱落的肾小管上皮细胞以及由此形成的管型;严重者可见肾锥体和肾乳头坏死;肾间质水肿和炎细胞浸润。炎症剧烈时可见广泛出血。慢性肾盂肾炎双肾大小不对称,肾外观凹凸不平,肾皮质及乳头部有瘢痕形成,肾盂肾盏变形或扩张。

【临床表现】

1. 急性膀胱炎  主要表现是膀胱刺激症状,即尿痛、尿频、尿急,下腹部疼痛或不适。尿液常浑浊,偶可见肉眼血尿,尿后尿道滴血是较为特征性症状。体检可能只有耻骨上区域压痛。大部分患者的尿液中可检测到白细胞和细菌,其致病菌多为大肠杆菌,约占75%以上。少数患者可有腰痛,一般无38.5℃以上发热、恶心、呕吐及末梢血白细胞增多等全身感染表现。部分膀胱炎为自限性,可在7~10d自愈。

2. 急性肾盂肾炎  起病急骤,一般在发病数小时或1d后快速出现症状。主要表现为以下两组症候群:①全身感染症状,寒战、发热、体温升高达38~39℃,甚至高达40℃,伴有头痛、恶心、呕吐、腹泻、食欲不振、心率加快及肌肉酸痛等,患者末梢血白细胞升高,血沉增快,严重者可出现革兰阴性杆菌败血症表现。②泌尿系统症状尿频、尿急;尿痛等膀胱刺激征,腰痛和(或)下腹部疼痛。体检时肋脊角区和季肋点压痛阳性,和(或)肾区叩痛阳性,常常输尿管点压痛阳性。

3. 无症状性细菌尿(asymptomatic bacteriuria)  指患者有真性细菌尿(不同日的2次以上清洁中段尿培养菌落计数均≥$10^5$/ml,且为同一菌种)而无任何尿路感染症状。其发生率随年龄增长而增加,常见于女性、老人、留置尿管、尿道器械操作后。

4. 慢性肾盂肾炎  常由于复杂性尿路感染迁延不愈所致。①尿路感染症状:间歇发作的肾盂肾炎、间歇发作性无症状性细菌尿和(或)间歇发作尿频、尿急等排尿不适的症状或低热。②慢性肾盂肾炎的表现,如多尿、夜尿、尿比重下降、尿渗透压低等,易发生脱水,甚至发生肾小管性酸中毒。③慢性肾脏病肾功能受损表现。

【实验室与辅助检查】

1. 尿液检查

(1)尿常规检查:尿液外观可浑浊伴腐败味;尿比重低;尿蛋白阴性或微量;肉眼和(或)镜下血尿,尿中红细胞呈均一正常形态;尿白细胞增多;可见白细胞管型和(或)上皮细胞管型,偶见颗粒管型。如发现白细胞管型,有助于肾盂肾炎的诊断。

(2)尿白细胞排泄率:艾迪斯计数(Addis count)尿中白细胞<20万个/h为正常,>30万个/h为阳性,20万个~30万个/h为可疑。但该方法存在假阳性和假阴性。

2. 细菌学检查  是诊断尿感的关键性手段。必须按操作规程收集尿标本,特别要避免白带污染。采用清洁中段尿做细菌定量培养其结果才可靠。膀胱穿刺尿做细菌定性培养是诊断尿路感染的金指标,但由于操作复杂和费时,只能用于科学研究。

(1)细菌定性检查:采用新鲜中段非离心尿革兰染色后油镜观察,>1个菌/视野,尿路感染诊断的阳性率90%。该方法可初步确定细菌种类,对选择治疗方案具有一定指导意义。

(2)细菌定量检查:新鲜清洁中段尿细菌培养计数≥$10^5$/ml;耻骨上膀胱穿刺的尿标本出现任何程度的菌尿或从导管获得的尿液标本细菌含量>$10^5$/ml均提示存在尿路感染。

尿细菌培养假阳性主要见于:①收集尿液标本或接种时无菌操作不严格、细菌污染;②尿液标本超过1h后才接种。

假阴性主要见于:①留取尿液标本1周内使用过抗生素;②尿液在膀胱停留少于6h;③消毒液混入尿液;④感染病灶与尿路不相通或尿液中排菌为间歇性;⑤细菌丢失部分或全部细胞壁转变为原浆型(L型)菌株、厌氧菌或结核杆菌感染而未做相应特殊培养。

3. 亚硝酸盐还原试验 其原理为大肠埃希菌等革兰阴性菌内含硝酸还原酶,可将尿中的硝酸盐还原为亚硝酸盐。后者遇胺类生成紫色的重氮化合物。此法特异性达90%以上。

4. 其他实验室检查 急性肾盂肾炎血白细胞升高,中性粒细胞核左移。血沉可增快。偶有尿浓缩功能障碍,但治疗后可恢复。

5. 影像学检查 一般的尿路感染无需进行影像学检查,但在尿路感染反复发作或尿路染治疗效果不佳时,为明确有无尿路感染的易患因素或并发症的存在,需要实施影像学检查。

(1)超声检查:是目前应用最广泛、最简便的方法,能较好地显示肾形态、轮廓、大小及内部结构,对多囊肾、肾结石、肾积水、肾结核、肾脓肿及周围脓肿等有较好的诊断价值。

(2)静脉肾盂造影和逆行肾盂造影:对肾盂、肾盏及输尿管解剖结构显示较好,有助于尿路梗阻和结石、结核、畸形、肿瘤及膀胱输尿管反流的诊断。但逆行肾盂造影有使下尿路感染向上尿路扩散的危险。

(3)同位素肾图检查:可了解分肾功能、尿路梗阻、膀胱输尿管反流及膀胱残余尿情况。

【诊断和鉴别诊断】

1. 尿路感染的诊断流程

(1)确诊尿路感染的存在:不能单纯依靠临床症状和体征,实验室检查尿常规是必做的项目,为了确诊尿路感染并指导治疗,尿培养、菌落计数是很重要的。凡是有真性细菌尿者,均可诊断为尿路感染。真性细菌尿是指:①新鲜清洁中段尿细菌定量培养≥$10^5$/ml;如临床上无症状,则要求两次细菌培养计数均≥$10^5$/ml,且为同一菌种;②膀胱穿刺尿细菌定性培养阳性。

(2)尿路感染的定位诊断:符合下列指标之一者均提示上尿路感染(肾盂肾炎) ①明显的全身感染症状;②明显腰痛和肋脊角压痛、肾区叩痛;③尿中白细胞管型;④尿$β_2$微球蛋白含量升高;⑤尿液NAG酶升高;⑥肾小管功能损伤,如夜尿增多、低渗尿、低比重尿及肾性糖尿等;⑦急性肾衰竭、肾周围脓肿、肾乳头坏死等并发症;⑧3d疗法多不能治愈;⑨复杂性尿路感染和致病菌为铜绿假单胞菌、变形杆菌者;⑩影像学检查提示肾盂病变。

(3)判断是急性还是慢性肾盂肾炎:慢性肾盂肾炎患者存在反复尿路感染病史,合并肾小管功能损害或肾形态异常之一者,可诊断为慢性肾盂肾炎。肾形态是指影像学检查提示:①肾盂形态异常、肾盂畸形、瘢痕;②肾表面不光滑、萎缩及双侧大小不一。

(4)明确有无并发症:如肾乳头坏死、肾周围脓肿、革兰阴性杆菌败血症等。

2. 尿路感染的鉴别诊断

(1)尿道综合征:有尿路刺激症状,但无真性细菌尿,可诊断为急性尿道综合征(acute urethral syndrome)。但应区别:①感染性尿道综合征:是一种性传播性疾病,患者常有不洁性交史,由支原体、沙眼衣原体或单纯疱疹病毒等引起,常伴有白细胞尿;②非感染性尿道综合征:常见于中年妇女,可能与神经焦虑、抑郁有关,无白细胞尿,病原体检查亦阴性。

(2)泌尿系结核:是由结核分枝杆菌引起的特殊类型尿路感染。其特点:①肾外(肺、附睾等)结核病灶存在;②午后潮热、盗汗、食欲减退及体重减轻等结核中毒症状;③明显的膀胱刺激症状;④反复多次尿培养或尿沉渣镜检可发现结核分枝杆菌;⑤影像学检查可见肾盂、肾盏虫蚀样缺损或挛缩膀胱;⑥尿频、尿急、尿痛更突出,一般抗生素治疗无效。

(3)前列腺炎:50岁以上的男性因有前列腺增生、肥大等易患此病。前列腺炎常常出现尿急、尿痛及下腹痛症状,需与膀胱炎、尿道炎相鉴别。急性细菌性前列腺炎常以发热、寒战、尿痛、下腹疼痛为特征,挤压或按摩前列腺获得的脓性分泌物培养到大量细菌,可得以确诊。慢性细菌性前列腺炎除尿检异常外临床症状多不明显,有时可出现会阴部疼痛。前列腺按摩得到的前列腺液中白细胞数＞10个/HP及前列腺B超有助于鉴别诊断。非细菌性前列腺炎可能与支原体、沙眼衣原体有关,尿细菌培养阴性。

(4)无菌性脓尿(sterile pyuria):尿白细胞增多,但反复多次尿细菌培养阴性,称之为无菌性脓尿。常见于:①非细菌性感染;②结石、解剖异常、肾钙化症、膀胱输尿管反流、间质性肾炎或多囊肾等非感染性疾病;③急性肾小球肾炎、狼疮性肾炎和间质性肾炎也常常可见到白细胞增多,特别是当这些疾病水肿、蛋白尿不明显时更要加以鉴别。

【治疗】

尿路感染的治疗目的在于预防或治疗全身败血症,缓解症状,清除感染灶,消灭尿路病原体、预防复发和长期并发症。

1. 治疗原则　应根据尿路感染的部位和类型分别给予不同的治疗方案。

尿路感染的治疗应遵循以下原则:①鼓励患者多饮水、勤排尿,以降低肾髓质渗透压,提高机体吞噬细胞的功能,并促进细菌和炎性分泌物从尿中排出;②尽可能纠正易感因素;③抗感染治疗最好在尿细菌定量培养及药敏试验指导下进行;④普通抗生素治疗无效应考虑厌氧菌、细菌L型、结核分枝杆菌或支原体、沙眼衣原体等所致的尿路感染。

2. 急性膀胱炎的治疗　急性单纯性膀胱炎,感染只局限于膀胱的浅层黏膜,有效的治疗取决于尿中抗生素的浓度,一般选用短疗程抗菌疗法:用药3d,给予复方磺胺甲基异噁唑2片,1日2次,或氧氟沙星0.2g,每日2次,或环丙沙星0.25g,1日2次,或阿莫西林0.5g,每日4次。用3d疗法,约90%尿感可治愈。男性患者、孕妇、糖尿病的患者、免疫抑制状态患者、复杂性或拟诊为肾盂肾炎者,均不宜用3d疗法。

3. 急性肾盂肾炎　急性肾盂肾炎是深部阻止感染,常由菌血症,甚至脓毒血症,有效的治疗不仅需要尿中抗生素浓度较高,也需要较高的血药浓度。

对于轻型急性肾盂肾炎,宜口服有效抗生素药物14d治疗,以喹诺酮类药为首选。可选用氧氟沙星0.2g,每天3次,口服,或环丙沙星(ciprofloxacin)0.25g,每天2次,口服;或第二、三代头孢菌素口服给药治疗;如用药72h仍未显效,应按照药物敏感试验结果更改抗菌药物。

对于发热＞38℃,血白细胞升高等全身感染症状较明显的中、重度急性肾盂肾炎,应选择静脉给药治疗。在未有药敏结果前,可选用环丙沙星200～400mg,每12h 1次,或氧氟沙星200～400mg,每12h 1次,或庆大霉素(gentamicin) 1mg/kg,每8h 1次。在获得药敏报告后,可酌情改用肾毒性小的抗菌药物。静脉用药至患者热退72h后,可改用口服有效抗菌药物。

对于复杂性伴有严重的全身感染中毒症状的重度急性肾盂肾炎,致病菌常为耐药革兰阴性杆菌。首先要及时有效控制糖尿病、尿路梗阻等基础病。其次,根据经验静脉使用广谱抗生素治疗,如第三代头孢霉素如头孢曲松钠(ceftriaxone) 1～2g/d,或头孢派酮钠舒巴坦,半合成的广谱青霉素如哌拉西林/他唑巴坦。严重者可使用美洛南,每次1g,每8h 1次;亚胺培南,每次0.5g,每6h 1次。获得尿细菌培养结果后,可参考药物敏感实验结果调整抗生素。患者全身感染症状消退、体温恢复正常72h后,可改用口服有效抗生素以完成2周疗程。

随访和疗效评估:疗程结束时如临床症状消失、尿白细胞和细菌检查阴性,应在停药后第2周、第6周再行尿细菌培养。如2次尿培养均为阴性,则可视为临床治愈。妊娠妇女即使临床治愈,也应每月均进行尿培养,直到分娩。

4. 再发性尿路感染　尿感经临床治疗后,细菌尿转阴,但以后再次发生细菌尿称为再发性尿路感染,分为复发和重新感染。

复发指治疗后菌尿转阴,但在停药后1个月内再发,且致病菌与先前感染的细菌完全相同。复发的常见原因有：①尿路解剖或功能异常，引起尿流不畅；②抗菌药物选用不当或剂量和疗程不足；③由于病变部位瘢痕形成，血供差，病灶内抗菌药物浓度不足。应解除梗阻等诱因，并根据药敏结果选用强有力的杀菌药治疗6周以上。

重新感染是指另一种新的致病菌侵入尿路引起的感染，表示尿路防御感染的能力差，故除了每次治疗尿路感染外，还应重视尿路感染的预防，同时全面检查有无易感因素存在，予以去除。一年内尿路感染发作在3次或3次以上者应考虑用长程低剂量抑菌疗法作预防性治疗。一般选用几种不同种类的抗菌药（如磺胺、喹诺酮、头孢菌素、大环内酯等）排列组合，每种抗菌药服用2～3周后服用下一种抗菌药，几种抗菌药组成一个疗程。每晚睡觉前排尿后，服用单剂量抗菌药。一个疗程结束后可连续进行下一个疗程，服药时间可6个月、1～2年、甚至更长。

5. 无症状性细菌尿　一般没有必要抗感染治疗，否则会促使大部分患者出现耐药菌株。但对发生显性感染风险甚高和有合并症的病人，应建议治疗。这类病人包括多囊肾病、肾移植患者、学龄前儿童、解剖或神经性病变的患者。孕妇常易发展为急性肾盂肾炎而导致败血症，故妊娠早期应积极治疗无症状性细菌尿。

【并发症】

1. 肾乳头坏死　肾乳头及其邻近肾髓质的缺血性坏死，常常发生于患有糖尿病、止痛药性肾病及痛风性肾病等基础疾病的尿路感染患者；临床出现寒战、高热、剧烈腰痛和血尿；尿中有坏死组织排出，阻塞输尿管可引起肾绞痛；常常合并败血症和肾功能急剧恶化。静脉肾盂造影可见特征性肾乳头环形征。宜加强抗菌药物治疗和解除尿路梗阻。

2. 肾周围脓肿　重症急性肾盂肾炎直接扩展至肾周组织引起的化脓性炎症，常并发于糖尿病、尿路梗阻的患者。临床出现持续性高热和明显的单侧腰痛，向健侧弯腰时疼痛加剧。超声、腹部平片、CT及磁共振检查有助于诊断。宜使用强力的抗菌药物治疗，加强支持疗法，必要时考虑切开引流。

3. 革兰阴性杆菌败血症　常见于复杂性尿路感染患者，病情急剧、凶猛，患者出现寒战、高热及休克。预后不良，病死率高。

【预后】

①单纯性膀胱炎或肾盂肾炎的患者经过治疗可痊愈；②复杂尿路感染如不对其内在缺陷进行矫治，或对异物进行清除，要想根治感染是极为困难的。复杂尿路感染患者更易发生严重肾损害、菌血症和败血症，病死率也更高。治疗关键除选用有效抗菌药物外，尚需解除梗阻，清除异物；③不伴有泌尿系疾病和梗阻的儿童及成年人的无症状性菌尿，可使症状性尿路感染的事件增加，但一般不导致肾损害。

【预防】

①多饮水，每2～3h排尿1次，是最有效的预防措施；②保持会阴部清洁；③尽可能避免使用尿路器械检查；④性生活后排尿也是有效的预防方法；⑤频发的尿路感染（>3次/年）可在全量治疗清除菌尿之后，长期给予小剂量抗生素预防复发；⑥尽量避免使用尿路器械；⑦有膀胱-输尿管反流的患者要养成"二次排尿"的习惯，即每一次排尿后数分钟，再排尿1次。

### 复习指导

1. 多种病原体均可引起尿路感染。
2. 上行感染、血液感染、直接感染和淋巴管感染是尿路感染的主要感染途径。
3. 复杂性尿路感染治疗困难，易复发。
4. 尿路感染治疗选用对致病菌敏感的抗生素，不同类型治疗方案及疗程不同。

(徐米清)

# 第43章 肾小管疾病

> **学习要求**
> 
> 学习不同类型肾小管疾病的临床表现、诊断思路,能够对其做出临床判断,采取相应的治疗措施。

## 肾小管酸中毒

肾小管酸中毒(renal tubular acidosis,RTA)是一组由于肾泌氢或者重吸收碳酸氢钠的能力下降而引起的阴离子间歇正常的代谢性酸中毒。通常按肾小管功能缺陷部位将其分为四大类:远端肾小管酸中毒(1型 RTA)、近端肾小管酸中毒(2型 RTA)、混合型(4型 RTA)和高血钾型(3型 RTA)。

### 一、远端肾小管酸中毒

【病因与发病机制】

该型肾小管酸中毒是由于远端肾小管向肾小管腔排泌 $H^+$ 减少,使肾小管腔内与肾小管周围不能形成 $H^+$ 浓度差。肾小管周围的 $H^+$ 不能按照浓度梯度,由小管周围进入小管腔从尿中排出。主要机制有:①肾小管上皮细胞膜 $H^+$ 泵结构或者功能缺陷,不能主动向管腔排泌 $H^+$;②肾小管上皮细胞通透性异常,不能有效阻止管腔内的 $H^+$ 反弥散入肾小管上皮细胞。

引起本型肾小管异常的原因分为继发性和原发性两类。继发性患者常常能找出肾小管损害因素,如长期服用损害肾小管的药物,如中药木通;从事与肾小管损害有关的职业,如养蜂人经常遭受蜂毒;患有损害肾小管的疾病,如风湿性疾病等等。原发性患者肾小管缺陷与遗传有关。

【临床表现】

1. 代谢性酸中毒的表现  无论是肾小管上皮细胞泌 $H^+$ 障碍还是管腔内 $H^+$ 反弥散入肾小管上皮细胞,患者都表现为尿液酸度下降。具体表现为尿中 $NH_4^+$ 减少,尿 pH 升高(始终 pH>6)。因尿液排酸减少,血液酸度升高,表现为血 pH 下降、酸中毒。酸中毒是引起患者全身无力的原因之一。

2. 低钾血症  因肾小管腔内 $H^+$ 减少,肾小管上皮细胞 $H^+-Na^+$ 交换减少,$K^+-Na^+$ 交换增加,更多的 $K^+$ 被交换从肾小管腔而排出,所以出现低钾血症,但是常常伴有血氯升高。低钾血症不仅引起全身无力,严重者可以引起胃肠胀气、心律失常以及低钾性肾病(即由于肾小管上皮细胞变性表现为肾小管浓缩稀释功能障碍)。

3. 钙磷代谢异常  主要表现为肾小管对 α-$D_3$ 的 25 羟化能力下降,$1,25(OH)_2D_3$ 生成减少,肾小管对钙、磷重吸收能力下降。尿钙、尿磷增加以及由此引起的尿路结石,血钙、血磷下降以及由此导致的骨病。

部分患者肾小管已经出现酸化功能障碍,但是尚未表现为酸中毒,称为不完全性肾小管酸中毒。

【实验室检查】

1. 血生化 二氧化碳结合力下降、血pH下降,但阴离子间隙AG正常;血钾降低、血氯升高;可有低血钙、低血磷。

2. 尿液 尿pH>6,尿$NH_4^+$减少;可出现尿比重下降、尿渗透压下降。

3. 氯化铵负荷试验 对怀疑不完全远端肾小管酸中毒者,口服氯化铵后尿pH值不能下降至5.5以下为阳性。有肝病者,可改服氯化钙。

4. 影像学检查 泌尿系统可出现结石阴影;可出现骨质疏松影像改变。

【诊断】

高氯性代谢性酸中毒、AG正常、伴有低血钾、尿pH>6,排除慢性肾病所致的肾小管损害、甲状旁腺功能亢进等疾病,方可考虑远端肾小管酸中毒。如同时伴有低血钙、低血磷、骨病、尿路结石则更有利于诊断。

【治疗】

去除病因对于继发性患者尤为重要。对症治疗措施如下:

1. 纠正酸中毒 补充碱性药物。如碳酸氢钠口服,酸中毒严重者可先静脉注射后改为口服。具体剂量应根据患者的酸中毒程度和病情决定。

2. 补钾 因患者多伴有高氯血症,口服氯化钾能使血氯进一步升高。为了避免此副作用,选择枸橼酸钾最为合适。同时,使用枸橼酸+枸橼酸钾制成合剂(枸橼酸100g+枸橼酸钾100g,加水至1 000ml)也能纠正酸中毒,减少泌尿系统结石形成,起到一药多效的作用。

3. 补充$1,25(OH)_2D_3$(骨化三醇) 对已经存在骨病的患者,可小心使用钙剂与骨化三醇治疗。

## 二、近端肾小管酸中毒

【病因和发病机制】

病变发生在近端肾小管。主要是近端肾小管对$HCO_3^-$重吸收障碍,大量$HCO_3^-$自尿中丢失。主要机制:①肾小管上皮细胞腔面膜$Na^+$-$H^+$交换障碍,使肾小管腔内$HCO_3^-$重吸收减少;②肾小管上皮细胞基底膜侧$Na^+$-$HCO_3^-$协同转运故障,肾小管上皮细胞内的$HCO_3^-$不能及时转运到管周,积聚在肾小管上皮细胞内影响管腔内$HCO_3^-$的进一步转运。

近端肾小管酸中毒也分为继发性和原发性两种。其致病特点与远端肾小管酸中毒相似。

【临床表现】

1. 代谢性酸中毒的表现 肌肉酸软、食欲减退、胸闷气急甚至出现呼吸困难(酸中毒大呼吸)、精神不振、反应迟钝。

2. 低血钾的表现 全身无力,心悸,心律失常。低钾性肾病,主要表现为多尿、夜尿增多。严重患者甚至发生呼吸肌麻痹。

与远端肾小管酸中毒相比,近端肾小管酸中毒患者尿中$HCO_3^-$明显增多。尿液pH多在5.5以下。血钙、血磷轻度降低甚至正常。泌尿系统结石很少见。

【实验室检查】

1. 血生化 二氧化碳结合力下降、血pH下降,阴离子间隙AG正常,血钾降低,血钙、血磷轻度降低或者正常

2. 尿 $HCO_3^-$明显增高,一般尿pH<5.5,尿$NH_4^+$浓度正常

【诊断】

根据病史、临床表现、代谢性酸中毒,低血钾、尿中$HCO_3^-$明显增高可考虑近端肾小管酸中毒。结合碳酸氢钠重吸收试验(口服或者静脉注射碳酸氢钠后,测定尿排泄$HCO_3^-$的比率)可确定

诊断。

【治疗】

继发性患者首先进行病因治疗。对症治疗如下：

1. 纠正酸中毒　因为本型患者酸中毒主要是由于自尿中丢失 $HCO_3^-$ 所致，所以补充碳酸氢钠是最直接的纠正酸中毒的治疗方法。碳酸氢钠 6～12g/d，分次口服，可根据患者碳酸氢钠排泄分数确定每日剂量。

2. 补钾　因为本型患者同样存在高氯血症，所以一般选用枸橼酸钾口服液。

3. 碳酸氢钠排泄分数高者，可给予小剂量氢氯噻嗪。

## 三、高血钾型肾小管酸中毒

高血钾型肾小管酸中毒在临床上比较常见，由于患者往往是在慢性肾病变，如糖尿病肾病、慢性间质性肾炎、慢性肾小球肾炎等肾病的基础上发生，高血钾型肾小管酸中毒容易被忽视。本型患者的突出表现是：肾小球滤过功能损害轻，肾小管排泌功能损害重。也就是血肌酐仅轻度升高，高血钾和酸中毒却很严重。

【病因与发病机制】

本病的发生机制尚未完全阐明，可能与醛固酮分泌减少或者远端肾小管对醛固酮的反应减弱有关，这种情况下肾小管排泌 $H^+$、$K^+$ 减少，故而出现高血钾和酸中毒。也可能是由于慢性肾病患者肾小管与肾小球的损害不相匹配，即肾小管的损害相对重，而肾小球的损害相对轻。临床上经常见到一些慢性肾小球肾炎（或者其他慢性肾病）患者长期服用中草药治疗，血肌酐仅仅轻度升高，但是血钾明显升高、酸中毒已经比较严重。

【临床表现】

1. 酸中毒的表现　食欲下降、肌肉酸软无力、胸闷气急、呼吸困难。

2. 高血钾表现　心动过缓、传导阻滞，严重者甚至心脏停搏。

【实验室检查】

1. 血生化　血肌酐轻度升高甚至正常，高血钾、二氧化碳结合力明显下降，血 pH 下降，血氯升高。

2. 尿液检查　尿钾减少；尿 $NH_4^+$ 减少。

3. 内分泌检查　部分患者血醛固酮水平下降。

【治疗】

去除病因至关重要，否则，患者可能需要提前进入透析维持生命阶段。对症治疗如下：

1. 纠正酸中毒　碳酸氢钠口服或者静脉点滴，根据患者代谢性酸中毒的程度决定剂量、给药方式和疗程。

2. 降低血钾　轻、中度高血钾可以通过控制钾的摄入量、补充碳酸氢钠、利尿、口服离子交换树脂等治疗。严重高血钾患者（>6.5mmol/L）需要及时进行透析治疗。

3. 纠正低醛固酮血症　对证明存在低醛固酮血症的患者，可每日给予氟氢可的松 0.1mg 口服；肾小管抵抗醛固酮的患者，应每日服用氟氢可的松 0.3～0.5mg。

**附　Fanconi 综合征**

本病是一种近端肾小管的多功能缺陷性疾病，成人发病多继发于肾小管损害，与药物、毒物、风湿性疾病等因素有关。临床主要表现为近端肾小管的重吸收功能障碍，一些本不应该出现在尿液中的成分在尿中出现。尿中可检出葡萄糖（血糖正常）、氨基酸、磷酸盐、尿酸盐、碳酸盐等等。如在尿中检出以上成分可拟诊，进一步排除其他因素所致可以确诊。治疗以祛除病因、对症治疗为主。

# 第43章 肾小管疾病

> **复习指导**

1. 肾小管酸中毒是肾小管-间质病变常见的重要表现之一,既可继发于各种肾病和多种非肾病,也可继发于多种药物或有毒物质的毒性作用。

2. 肾小管酸中毒的诊断步骤如下:①明确是否RTA;②明确RTA类型;③明确RTA病因;④明确RTA有无并发症。

3. 肾小管酸中毒的治疗原则包括:①原发病的治疗;②对症治疗:纠正酸中毒、补充矿物质、调节摄水量、使用利尿药和盐皮质激素等;③控制RTA并发症,如肾结石、肾性尿崩症、肾性骨病、继发性甲状旁腺功能亢进症、肾性贫血和肾功能不全等。

(徐米清)

# 第44章 肾血管疾病

> **学习要求**
>
> 学习掌握不同类型肾血管疾病的病因、发病机制及临床表现,知晓不同肾血管疾病的治疗原则以及具体治疗措施。

## 第一节 肾动脉狭窄

【病因】

肾动脉狭窄(renal artery stenosis)常由动脉粥样硬化、纤维肌性发育不良和大动脉炎等引起。青年患者以后两种病因多见;老年人则以前者为主。肾动脉狭窄是引起肾血管性高血压(renal vascular hypertension)的重要原因。

【发病机制】

肾动脉狭窄引起的高血压与肾动脉狭窄程度成正比,肾动脉狭窄大于50%时狭窄局部产生压力阶差,大于70%时则出现狭窄后灌注压下降。一方面激活肾素—血管紧张素系统,导致外周血管阻力升高,钠、水潴留,动脉血压升高。另一方面肾小球滤过率下降,呈缺血性肾病。

【临床表现】

1. **肾血管性高血压** 肾动脉狭窄所致高血压的特点是病程进展迅速,舒张压升高明显(常超过110~120mmHg)。对于新近起病的年轻高血压患者,要高度怀疑纤维肌性发育不良的可能。对于中年起病的患者,尤其是合并有其他器官动脉粥样硬化病变表现,应该怀疑动脉粥样硬化性肾血管性高血压。有时患者腹部(或腰部)可闻及收缩期或双期血管杂音。实验室检查尿常规可正常或有轻度蛋白尿,少量红细胞及管型。部分患者因血浆醛固酮增多而出现低钾血症。B超患侧肾缩小。

2. **缺血性肾病** 对有动脉粥样硬化的老年患者(伴或不伴高血压),出现不明原因的肾功能进行性减退,并伴有轻度的尿检查异常(蛋白尿<1g/d,少量红细胞及管型),要高度重视本病的可能。

【辅助检查】

1. **超声检查** 腹部超声检查是一项简便无创的筛选方法。双侧肾大小不等(两肾长径相差1.5cm以上)提示小肾可能存在肾动脉狭窄。多普勒血管超声检查若发现肾动脉狭窄处血流加速改变,则诊断价值更大。

2. **放射性核素肾显像** 仅做核素肾显像意义不大,阳性率极低。如能配合卡托普利肾显像检查(服卡托普利25~50mg,比较服药前后肾显像结果)可以提高本病诊断的敏感性和特异性。

3. **肾动脉造影** 是诊断肾动脉狭窄的"金指标"。可以准确显示肾动脉狭窄的部位、病变的范围、狭窄的程度及侧支循环形成情况。同时可以间接提示肾动脉狭窄的病因。肾动脉造影可引起急性肾衰竭、出血或血栓形成等并发症,应严格掌握适应证及做好预防措施。

4. **磁共振显像或螺旋CT血管造影** 能清楚显示肾动脉狭窄,敏感性及特异性均高。不过它们显示的肾动脉狭窄程度常有夸张。

【诊断及鉴别诊断】

有下列情况者需注意肾动脉狭窄的可能:顽固性高血压,老年病人新患高血压,严重高血压(舒张压>120mmHg)合并进行性肾功能减退,尤其是有吸烟和(或)血管栓塞史者;高血压患者伴有原因不明的血肌酐升高或由ACEI诱导的可逆性血肌酐上升;中、重度高血压伴有双肾大小不等。确诊有赖于影像学检查。

以高血压为主要表现者应与肾实质性高血压、内分泌疾病(原发性醛固酮增多症等)、原发性高血压等鉴别;以肾损害为主要表现者应与其他肾小管损害表现为主的疾病如高血压肾损害、慢性间质性肾炎等相鉴别。

【治疗】

肾动脉狭窄的治疗目的是降血压、延缓肾病进展和降低心血管疾病的风险。方法主要有药物治疗和血管重建术。

1. **药物治疗** 不能改善肾动脉狭窄导致的患肾缺血,仅能帮助控制高血压。各种降压药均可使用,常选用ACEI或ARB,以抑制高度激活的RAS系统,使用时必须从小剂量开始,逐渐加量,并密切观察血压及肾功能的变化。双侧肾动脉狭窄者使用ACEI类药物需慎重。

2. **血管重建术** 包括介入治疗和肾动脉搭桥,均应在药物治疗的基础上进行。

**临床提示** ①是否有典型临床特点;②符合者行影像学检查,首选无创方法,如彩超、CTA或MRA。需行手术重建者或上述检查阴性而又临床高度怀疑有狭窄者应行肾动脉造影确诊;③寻找狭窄病因;④筛查有无合并心、脑、外周血管疾病等。

(1)介入治疗:包括经皮肾动脉腔内球囊扩张和支架安放。由于此方法安全可靠,已成为首选的治疗方法。适用于各种病因引起的肾动脉狭窄,尤其是纤维肌性发育不良患者。

(2)肾动脉搭桥术:适用于肾动脉狭窄介入治疗无效、多分支狭窄或狭窄远端有动脉瘤形成等情况。手术治疗包括血管重建、动脉内膜切除、自身肾移植等。如上述治疗无效,可做病肾切除术。

## 第二节 肾动脉栓塞和血栓形成

【病因和发病机制】

肾动脉栓塞(renal artery embolism)的栓子主要来源于心脏。如风湿性心脏病合并心房纤颤、心肌梗死时的附壁血栓、换瓣术后血栓、感染性心内膜炎等;此外,尚有来源于心脏外的栓子如肿瘤栓子、脂肪栓子等。

肾动脉血栓形成(renal artery thrombosis)主要在肾动脉创伤性检查或治疗(如经皮肾动脉造影、肾动脉内球囊扩张)、肾动脉病变(如肾动脉粥样硬化、炎症、动脉瘤等)的基础上形成。此外,血液高凝状态(肾病综合征尤其是膜性肾病)等也可有肾动脉血栓形成。

【临床表现】

肾动脉栓塞和血栓形成的临床症状及轻重程度取决于肾动脉阻塞的程度、部位及范围。局部细小血管的栓塞临床上常无症状;肾动脉或较大的分支阻塞,常导致肾梗死,患者有突发剧烈的腹痛或腰痛,可伴有恶心、呕吐。部分患者出现轻度蛋白尿、血尿。约60%患者可因肾缺血肾素释放出现高血压,高血压经常是暂时性但也可能是持续性的。广泛双侧肾动脉栓塞或孤立肾肾动脉栓塞常导致急性肾衰竭。单侧肾动脉渐进性闭塞(如动脉粥样硬化)可不被觉察,临床表现不明原因的进行性肾功能减退。

【诊断和鉴别诊断】

有肾梗死致病因素的患者,突然出现持续性腰痛应注意本病的可能,并尽快做相应的检查。如静脉肾盂造影或核素肾显像发现节段性肾低灌注区域或肾无灌注,常提示本病的可能;增强的 CT 和 MRI 检查可显示增强减低的梗死区。肾动脉栓塞的确诊有赖于选择性肾动脉造影。一般典型病例无需做肾动脉造影,仅限于需行手术治疗的患者。

临床提示:以下情况应考虑本病:①有发生肾动脉血栓或栓塞的基础病;②可疑的症状及体征,如突发腰腹痛、恶心、呕吐、发热等;③血白细胞升高、蛋白尿、血尿、白细胞尿、尿酶升高;④出现急性肾衰竭。确诊有赖于肾影像学检查。

【治疗】

肾动脉栓塞或血栓形成诊断确立后应尽快给予抗凝治疗,以恢复肾血流灌注。具体措施包括:①肾动脉内灌注溶栓治疗;②全身抗凝治疗;③引起肾动脉栓塞或血栓形成原发病的治疗;④外科手术取栓治疗。治疗选择取决于:患者耐受手术的能力;肾血管闭塞的范围、肾受侵犯的程度。

## 第三节 高血压性小动脉性肾硬化

高血压性小动脉性肾硬化(hypertensive arteriolar nephrosclerosis)主要是指弓形动脉、小叶间动脉、入球小动脉的硬化。在西方国家较常见,是终末期肾衰竭的第二位病因,目前我国发病率也日渐增多。根据其临床表现、病理改变及预后又可分为良性小动脉性肾硬化症(benign arteriolar nephrosclerosis)和恶性小动脉性肾硬化症(malignant arteriolar nephrosclerosis)。前者由长期未控制好的良性高血压引起。高血压持续 5~10 年可出现病理改变,10~15 年可出现临床表现。后者由急进性或恶性高血压导致的肾小动脉弥漫性病变导致。

良性者早期肾大小正常,晚期缩小。肾入球小动脉玻璃样变,小叶间动脉、弓形动脉内膜增厚,管腔狭窄,肾供血减少,进而发生缺血性肾实质损害,致肾小球硬化、肾小管萎缩和间质纤维化。恶性者上述结构有纤维素样坏死,平滑肌细胞增厚,血管切面呈"洋葱皮"样外观,肾小动脉高度狭窄。

良性者多见于 50 岁以上中老年人,有多年(10~15 年)缓慢进展的高血压史。随着病程发展,肾功能逐渐减退,由于肾小管对缺血敏感,故临床首先出现夜尿增多、多尿等肾小管功能受损表现,晚期可出现肾小球功能渐进性损害。尿常规检查仅有轻度尿异常,可有少量红细胞及管型,40% 患者可出现蛋白尿,大部分表现为微量白蛋白尿(30~150mg/d),少数表现为非肾病范围的蛋白尿。患者可同时出现视网膜血管改变(出血、渗出和视盘水肿)、心脏肥大、充血性心力衰竭等肾外改变。

恶性肾损害是恶性高血压的一部分,临床表现参见急性肾小球肾炎,常于发病后数周或数月进入终末期肾衰竭。

积极有效地控制高血压是防治肾小动脉硬化的关键。高血压的良好控制可有效地防止老年患者发生高血压肾损害和终末期肾衰竭的发生率。已发生肾衰竭者可行透析治疗。应劝患者戒除一些不良生活习惯,如吸烟、酗酒等。

## 第四节 肾静脉血栓形成

肾静脉血栓形成(renal vein thrombosis,RVT)发生的主要原因有:全身高凝状态(如肾病综合征尤其是膜性肾病)、肾静脉受压(如腹膜后纤维化、肿瘤或脓肿等)、血管壁受损(如肾癌侵袭肾静脉、外伤等)、妊娠或服用避孕药等情况。此外,其他一些因素也促进肾静脉血栓的形成,如高度水肿导致有效循环血容量不足、强烈利尿治疗、激素使用等。

本病的临床表现取决于被阻塞静脉的大小、血栓形成的速度、血流阻塞的程度、侧支循环的建立等。慢性小分支静脉血栓,尤其侧支循环建立良好者常无明显临床症状。急性 RVT 的典型临床表现为:①患侧腰胁痛或腹痛、恶心、呕吐;②尿异常:出现血尿(镜下血尿或肉眼血尿)和蛋白尿(原有蛋白尿增多);③病侧肾增大(影像学检查证实);④肾功能损害:尤其是双侧肾静脉血栓形成时,可导致显著的少尿和急性肾衰竭。慢性 RVT 多有持续腰背疼痛及肾小管功能的异常,如肾小管性酸中毒、肾性糖尿、氨基酸尿、磷酸盐尿等。此外,肾静脉血栓常可脱落引起肺栓塞。

确诊有赖于选择性肾静脉造影检查。肾静脉腔内充盈缺损或静脉不显影等都有助于 RVT 的诊断。其他非侵入性检查如 CT、MRI、B 超及彩色血管多普勒检查等由于敏感性欠佳,临床实际应用价值有限。

确诊后应尽早给予局部或全身溶栓及抗凝治疗,包括链激酶或尿激酶、肝素等。急性 RVT 伴急性肾衰竭可考虑溶栓治疗,而抗凝治疗则广泛用于急慢性 RVT,最为广泛认可的治疗方法即肝素抗凝,5~7d 后可以改为华法林口服,并长期维持。治疗一般至少持续 1 年。复发性病例或风险因素持续存在者,抗凝治疗可能需无限期延续。外科手术取栓主要用于双侧肾静脉血栓形成,抗凝溶栓治疗无效,反复发生肺栓塞的患者。

## 复习指导

1. 肾动脉狭窄引起肾血管性高血压,对于年轻、舒张压较高及双侧肾大小不一的患者要高度怀疑此病。肾动脉造影是金指标。治疗主要为解除狭窄及控制血压。

2. 长期血压控制不良可造成高血压性小动脉性肾硬化,早期多表现为夜尿增多,可有少量蛋白尿,恶性高血压可使肾功能急剧恶化,导致终末期肾病。治疗关键主要为控制高血压、保护靶器官。

(徐米清)

# 第45章 肾衰竭

> **学习要求**
>
> 学习急性肾损伤与慢性肾脏病的常见病因、临床表现及诊治要点,重点是急性肾小管坏死的临床表现、分期及并发症处理;能够对相关疾病做出早期诊断,明确急性肾损伤病因,及时采取针对性防治措施的能力,建立对尿检及肾功能异常患者进行临床询问、鉴别和追踪的基本思路,有针对性地进行筛查及危险因素的预防和控制。

## 第一节 急性肾损伤

急性肾损伤(acute kidney injury,AKI)是对急性肾衰竭(acute renal failure,ARF)概念的扩展及延伸,是指由多种病因引起的短时间内(几小时至几天)肾功能突然下降而出现的临床综合征,而急性肾衰竭的定义是由各种原因引起的肾功能在短时间内(几小时至几周)突然下降而出现的氮质废物滞留和尿量减少综合征。2005年急性肾损伤网络(AKIN)定义AKI为:病程<3个月的肾功能或结构异常,包括血、尿、组织学、影像学及肾损伤标志物检查的异常。

【病因和发病机制】

AKI可根据病因发生的解剖部位分为肾前性、肾性和肾后性三大类。

肾前性AKI指各种原因引起的肾实质血流灌注减少,导致肾小球滤过减少和GFR降低,常见病因包括血容量减少(如各种原因的体液丢失和出血)、有效循环血容量减少和肾动脉收缩及自主调节反应受损等,约占AKI的55%。肾性AKI伴肾实质损伤,常见的病因是肾缺血或肾毒性物质(包括外源性毒素,如生物毒素、化学毒素、抗菌药物、造影剂等和内源性毒素,如血红蛋白、肌红蛋白等)损伤肾小管上皮细胞(如急性肾小管坏死)。在这一类中也包括肾小球病、血管病和小管间质病导致的,约占AKI的40%。肾后性AKI的主要特征是急性尿路梗阻,梗阻可发生在从肾盂到尿道的任一尿路水平,常见于前列腺肥大、前列腺及膀胱颈肿瘤、神经源性膀胱、腹膜后纤维化等,约占AKI的5%。

AIK的发病机制据发病部位也各有不同。

1. **肾前性AKI** 由肾血液灌流不足所致,见于细胞外液容量减少,或细胞外液容量正常,然而有效循环容量下降的疾病,或引起肾小球毛细血管灌注压降低的药物因素。

2. **肾性AKI** 是累及肾单位及肾间质的任何部位的病因所致,依据起始部位分为小管性、间质性、小球性和血管性。其中急性肾小管坏死(acute tubular necrosis,ATN)是肾性AKI最常见的类型,其主要由缺血引起,也可由肾毒性药物引起。

3. **肾后性AKI** 多发生于双侧尿路梗阻或孤立肾患者单侧尿路梗阻时,尿路发生梗阻时,尿路压力反向传导到肾小球囊腔,由于肾小球入球小动脉扩张,早期GFR暂可维持正常,但如短期无法解除梗阻,GFR将逐渐下降,当梗阻持续12~24h,肾血流量和GFR降低,肾皮质大部分出现无灌注或低灌注状态,导致肾功能降低。

【病理】

由于病因及病变的严重程度不同,病理改变可有显著差异。人类ATN,组织学检查显示肾小球正常,小管腔内存在一些管型,中度间质水肿。严重、持续的缺血性AKI光镜检查见肾小管上皮细胞片状和灶状坏死,从基底膜上脱落,肾小管管腔管型堵塞。管型由未受损或变性的上皮细胞、细胞碎片、Tamm-Horsfall黏蛋白和色素组成。肾缺血严重者,肾小管基底膜常遭破坏。如基底膜完整性存在,则肾小管上皮细胞可迅速再生,否则上皮细胞不能再生。肾毒性ATN形态学变化最明显的部位在近端肾小管的曲部和直部。肾小管上皮细胞坏死比缺血性AKI明显轻。急性间质性肾炎(acute interstitial nephritis,AIN)是引起AKI的重要原因,AIN的病理特征是间质炎性细胞浸润,包括T淋巴细胞和单核细胞,偶尔有浆细胞及嗜酸性粒细胞。

【临床表现】

急性肾损伤的临床表现差异很大,与病因和所处的AKI分期不同相关。明显的症状常出现于病程后期肾功能严重减退时,查体可见外周水肿、肺部湿啰音、颈静脉怒张等。

1. AKI的全身并发症

(1)消化系统症状:食欲减退、恶心、呕吐、腹胀、腹泻等,重者可发生消化道出血。

(2)呼吸系统症状:除感染外,因过度容量负荷,可出现呼吸困难、咳嗽、憋气等症状。

(3)循环系统症状:多因尿少及未控制液体入量,以致容量过多导致出现高血压、肺水肿、心力衰竭等表现;当急性左心衰竭时可以出现气急、呼吸困难。因毒素滞留、电解质紊乱及酸中毒引起各种心律失常及心肌病变。

(4)神经系统症状:出现意识障碍、躁动、谵妄、抽搐、昏迷等尿毒症脑病症状。

(5)血液系统症状:可有出血倾向,部分可出现轻度贫血现象。

(6)其他:常还出现乏力、皮肤瘙痒、尿量减少或尿素加深等症状。

2. 感染 是AKI另一常见而严重的并发症。在急性肾损伤同时或疾病发展过程中可合并多个脏器衰竭,此类患者病死率高。

3. 水、电解质和酸碱平衡紊乱 ①代谢性酸中毒:主要因为肾排酸能力降低,且同时AKI常合并高分解代谢,酸性代谢产物明显增多。②高钾血症:肾排泄钾减少,酸中毒、组织分解代谢过快是主要原因。在严重创伤、烧伤等所致横纹肌溶解(rhabdomyolysis)引起的AKI,每日血钾有时可上升1.0~2.0mmol/L以上。③低钠血症:主要由水潴留引起的稀释性低钠。此外,还可有低钙、高磷血症,但较慢性肾衰竭较轻。

急性肾小管坏死(ATN)是肾性AKI最常见的类型,通常按其病因分为缺血性和肾毒性。但临床上常是多因素,如发生在危重疾病时,它综合包括了脓毒病、肾低灌注和肾毒性药物等因素。临床典型病程可分为三期。

1. 起始期 此期患者常遭受一些已知ATN的病因,例如低血压、缺血、脓毒血症和肾毒素等,但尚未发生明显的肾实质损伤,在此阶段AKI是可预防的。但随着肾小管上皮细胞发生明显损伤,GFR突然下降,临床上AKI综合征的表现变得明显,则进入维持期。

2. 维持期 又称少尿期。典型的为7~14d,但也可短至几天,长至4~6周。肾小球滤过率保持在低水平。许多患者可出现少尿(<400ml/d)。但也有些患者可没有少尿,尿量在400ml/d以上,称为非少尿型AKI,其病情大多较轻,预后较好。然而,不论尿量是否减少,随着肾功能减退,临床上均可出现尿毒症毒素滞留、水、电解质及酸碱平衡紊乱。

3. 恢复期 肾小管细胞再生、修复。肾小球滤过率逐渐恢复正常或接近正常范围。少尿型患者在不使用利尿药的情况下,每日尿量可达3000~5000ml,或更多。通常持续1~3周,继而逐渐恢复。与肾小球滤过率相比,肾小管上皮细胞功能(溶质和水的重吸收)的恢复相对延迟,常需数月后才能恢复。少数患者可最终遗留不同程度的肾结构和功能缺陷。

【实验室和其他检查】

1. 血液检查  早期可有轻度贫血、血肌酐和尿素氮进行性上升,如肾功能长时间不恢复,则贫血可较重,血肌酐每日平均增加≥44.2μmol/L,高分解代谢者上升速度较快,每日平均增加≥176.8μmol/L,横纹肌溶解引起的肌酐上升更快。血清钾浓度升高,常大于5.5mmol/L。血pH及碳酸氢根离子浓度多降低。血清钠浓度正常或偏低。血钙降低,血磷升高。

2. 尿液检查  尿检结果取决于不同病因,肾前性AKI时无尿蛋白和血尿,可见少量透明管型,ATN时尿蛋白多为±~+,常以小分子蛋白为主。尿沉渣检查可见肾小管上皮细胞、上皮细胞管型和颗粒管型及少许红、白细胞等;因肾小管重吸收功能损害,尿液不能浓缩所致;尿比重降低且较固定,多在1.015以下,尿渗透浓度低于350mmol/L,尿与血渗透浓度之比低于1.1;尿钠含量增高,滤过钠排泄分数常大于1%。AIN时可有少量蛋白尿,小分子蛋白为主,血尿较少,为非畸形红细胞,药物所致可见少量嗜酸性细胞,可有明显的肾小管功能障碍表现,滤过钠排泄分数＞1%。肾小球疾病引起者可出现大量蛋白尿或血尿,且以变形红细胞为主。肾后性AKI的尿检异常多不明显,可轻度蛋白尿、血尿,合并感染时可出现白细胞,滤过钠排泄分数＜1%,应注意尿液指标检查须在输液、使用利尿药、高渗药物前进行,否则会影响结果。

3. 影像学检查  尿路超声显像对排除尿路梗阻及与慢性肾病鉴别很有帮助。如有足够的理由怀疑有梗阻病因,可做逆行性或下行性肾盂造影。CT血管造影、MRI或放射性核素检查对检查血管有无阻塞有帮助,但要明确诊断仍需行肾血管造影。

4. 肾穿刺活检术  肾活检是AKI重要的诊断手段。在排除了肾前性及肾后性原因后,不能明确致病原因(肾毒素或肾缺血)的肾性AKI都有肾活检指征。活检结果可明确诊断,包括急性肾小球肾炎、系统性血管炎、急进性肾炎及急性过敏性间质性肾炎等肾病。

【诊断和鉴别诊断】

2012年KDIGO指南推荐,符合以下情况之一者即可被诊断为AKI:①48h内血清肌酐(Scr)升高超过26.5μmol/L(0.3mg/dl);②7d内Scr升高超过基线1.5倍;③尿量＜0.5 ml/(kg·h),且持续6h以上。

既往急性肾衰竭诊断一般是基于血肌酐的绝对或相对值的变化诊断,如血肌酐绝对值每日平均增加44.2μmol/L或88.4μmol/L;或在24~72h血肌酐值相对增加25%~100%。由于血肌酐影响因素众多,且敏感性较差,故血肌酐并非最佳的肾损伤标志物。一些反映肾小管上皮细胞损伤的新生物标志物在AKI的诊断和治疗中的作用越来越重要,如肾损伤分子-1(KIM-1)、白细胞介素-18(IL-18)、中性粒细胞明胶酶相关脂质运载蛋白(NGAL)等。

根据原发病因,肾功能急速进行性减退,结合临床表现和实验室检查,可诊断ATN。

在鉴别诊断方面,首先应排除CKD基础上的AKI;CKD存在双侧肾缩小、贫血、尿毒症面容、肾性骨病和神经病变等。其次应除外肾前性和肾后性原因。在确定为肾性AKI后,尚应鉴别是肾小球、肾血管还是肾间质病变引起。AKI病因不同,其治疗方法不同。

1. ATN与肾前性少尿鉴别  补液试验:发病前有容量不足、体液丢失等病史,体检发现皮肤和黏膜干燥、低血压、颈静脉充盈不明显者,应首先考虑肾前性少尿,可试用输液(5%葡萄糖溶液200~250ml)和注射襻利尿药(呋塞米40~100mg),以观察输液后循环系统负荷情况。如果补足血容量后血压恢复正常,尿量增加,则支持肾前性少尿的诊断。低血压时间长,特别是老年人伴心功能欠佳时,补液后无尿量增多者应怀疑肾前性氮质血症已过渡为ATN。尿液诊断也可有助于鉴别AKI的病因(表45-1)。

2. ATN与肾后性尿路梗阻鉴别  有结石、肿瘤或前列腺肥大病史患者,突发完全无尿或间歇性无尿;肾绞痛,胁腹或下腹部疼痛;肾区叩击痛阳性;如膀胱出口处梗阻,则膀胱区因积尿而膨胀,叩诊呈浊音均提示存在尿路梗阻的可能。超声显像和X线检查等可帮助确诊。

3. ATN与其他肾性AKI鉴别  肾性AKI可见于急进性肾小球肾炎、急性间质性肾炎等以及全身性疾病的肾损害如狼疮肾炎、过敏性紫癜性肾炎等。肾病综合征有时亦可引起AKI。此外,系统

表 45-1　AKI 的尿液诊断指标

| 尿液检查 | 肾前性 | 急性肾小管损伤 |
| --- | --- | --- |
| 尿比重 | >1.020 | <1.010 |
| 尿沉渣 | 正常或透明管型 | 棕色颗粒或上皮细胞管型 |
| 尿渗透压 | >500 | <350 |
| 尿钠 | <20 | >40 |
| 尿钠排泄分数 | <1% | >1% |

注：尿渗透压单位(mOsm/L)，尿钠(mmol/L)
尿钠排泄分数＝(尿钠/血钠)/(尿肌酐/血肌酐)×100%

性血管炎、血栓性微血管病如溶血尿毒症综合征、恶性高血压及产后 AKI 等也会引起。AKI 通常根据各种疾病所具有的特殊病史、临床表现、化验异常及对药物治疗的反应可作出鉴别诊断。肾活检常可帮助鉴别。

> **案例讨论**　患者，女性，47 岁。因发热、腹泻于社区门诊静脉滴注庆大霉素 5d，恶心、少尿 2d。既往体健。检查：尿比重 1.008，蛋白(＋)，红细胞 3～5 个/HP，血肌酐 584.6μmol/L，血钾 6.8mmol/L。泌尿系超声示：双肾大小正常，皮质弥漫性病变，皮质回声增高。请分析：患者诊断的关键问题是什么？如何进一步做辅助检查及处理？

【治疗】

AKI 的治疗包括非透析治疗和透析治疗，且尽早识别并纠正可逆的病因，避免进一步的肾损害，维持水、电解质、酸碱平衡是治疗 AKI 的关键。

1. **尽早纠正可逆的病因及早期干预**　早期干预治疗 AKI 首先要纠正可逆的病因。对于各种严重外伤、急性失血、心力衰竭等都应进行相关治疗，包括输血、扩容，休克和严重感染等。及时停用影响肾灌注或肾毒性的药物，前列腺肥大引起的 AKI 者及时导尿等。在 AKI 的起始期和进展期进行及时处理干预能最大限度地减少肾脏损伤，有利于肾功能恢复。

2. **维持体液平衡及营养支持**　每日补液量应为显性失液量加上非显性失液量减去内生水量。每日大致的进液量，约为前一日尿量加 500ml 计算。发热患者只要体重不增加可适当增加进液量。在应用襻利尿药时可能会增加尿量，有助于清除体内过多的液体。但当使用后尿量并不增加时，应停止使用以防止不良反应发生。肾脏替代治疗患者补液量可适当放宽。

补充营养以维持机体的营养状况和正常代谢，这有助于损伤细胞的修复和再生，提高存活率。AKI 患者每日所需能量应为每千克体重 147kJ(35kcal)，主要由糖类和脂肪供应；蛋白质的摄入量应限制为 0.8g/(kg·d)，对于有高分解代谢或营养不良及接受透析的患者蛋白质摄入量可适当提高。不能口服的患者需静脉营养补充必需氨基酸及葡萄糖。

3. **并发症治疗**

(1) 高钾血症：重要危急并发症之一，当血钾超过 6.5mmol/L，心电图表现为 QRS 波增宽等明显的变化时，应予以紧急处理。包括：①钙剂(10%葡萄糖酸钙 10～20ml)稀释后静脉缓慢(5min)注射；②11.2%乳酸钠或 5%碳酸氢钠 100～200ml 静脉滴注，以纠正酸中毒并同时促进钾离子向细胞内流动；③50%葡萄糖溶液 50～100ml 加普通胰岛素 6～12U 缓慢地静脉注射，可促进糖原合成，使钾离子向细胞内移动；④口服离子交换(降钾)树脂(15～30g，每日 3 次)。以上措施无效或伴有高分解代谢的高钾血症患者，透析是最有效的治疗。

(2) 代谢性酸中毒：应及时治疗，如 $HCO_3^-$ 低于 15mmol/L，可选用 5%碳酸氢钠 100～250ml 静脉滴注。对于严重酸中毒患者，$HCO_3^-$ 低于 12mmol/L 或动脉血 pH 小于 7.15～7.2 时，应立即开始透析。

(3) 感染：是常见并发症，也是死亡主要原因之一。应尽早使用抗生素。根据细菌培养和药物敏感试验选用对肾无毒性或毒性低的药物,并按肌酐清除率调整用药剂量。

(4) AKI时心力衰竭多为容量负荷过重引起,但对利尿药反应差,应用洋地黄疗效亦差且易引起中毒,药物治疗应以扩血管为主,减轻心脏前负荷,透析治疗是最有效的治疗方式。

4. 肾替代治疗　肾替代治疗是AKI治疗的非常重要的组成部分,其优点是:①对容量负荷过重者可清除体内过多的水分;②清除尿毒症毒素;③纠正高钾血症和代谢性酸中毒以稳定机体的内环境;④有助于液体、热量、蛋白质及其他营养物质的摄入;⑤有利于肾损伤细胞的修复和再生。AKI的透析治疗包括腹膜透析(PD)、间歇性血液透析(HD)或连续性肾替代治疗(continuous renal replacement therapy, CRRT)。

5. 恢复期的治疗　多尿开始时,由于肾小球滤过率尚未恢复,肾小管的浓缩功能仍较差,治疗应以维持水、电解质和酸碱平衡,控制氮质血症和防止各种并发症。多尿期1周左右后可见血肌酐和尿素氮水平逐渐降至正常范围,饮食中蛋白质摄入量可逐渐增加,并逐渐减少透析次数直至停止透析。恢复之后,应避免使用对肾有损害的药物,定期随访复查肾功能。

【预后和预防】

AKI的预后与原发病及出现相关并发症的种类、严重程度有关。肾前性AKI如果及时诊断和治疗,肾功能大都恢复正常,病死率小于10%,无并发症的肾性AKI病死率为7%~23%,而手术后或危重病合并多器官功能衰竭时病死率高达50%~80%,病死率随衰竭器官数的增加而增加。肾后性AKI如诊断及时并早期解除梗阻,肾功能大都恢复良好,长期存活率好。但部分AKI患者肾功能不能完全恢复,特别是原有CKD的患者。

AKI的预防极为重要,积极治疗原发病,及时发现导致急性肾小管坏死的危险因素并加以去除,是防止发生AKI的关键。在老年人、糖尿病、原有CKD及危重病患者,尤应注意避免肾毒性药物、造影剂、肾血管收缩药物的应用及避免肾缺血和血容量缺失。

## 第二节　慢性肾病

慢性肾病(chronic kidney diseases, CKD)是指各种原因引起的慢性肾结构和功能障碍(肾损伤病史>3个月),包括GFR正常和不正常的病理损伤、血液或尿液成分异常,及影像学检查异常,或不明原因的GFR下降(GFR<60ml/min)超过3个月。各种慢性肾病进行性进展,引起肾单位和肾功能不可逆地丧失,导致代谢产物和毒物潴留,水电解质和酸碱平衡紊乱以及内分泌失调,最终常常进展为终末期肾病。

【病因和发病机制】

1. 病因　慢性肾病包括原发性与继发性肾小球肾炎、肾小管间质病变、肾血管性病变、感染性肾损害、遗传性肾病等。在发达国家,糖尿病肾病、高血压肾小动脉硬化已成为慢性肾衰竭的主要病因;在我国,IgA肾病为主的原发性肾小球肾炎最为多见,但近年来伴随人口老龄化、糖尿病和高血压发病率的上升,糖尿病肾病、高血压肾小动脉硬化的发病率有明显的升高。

2. 慢性肾病的发病机制

(1)慢性肾病进展的发生机制

①肾单位高灌注、高滤过、高代谢:各种原因引起肾单位减少,导致健存肾单位代偿性肥大,健存肾单位中肾毛细血管内静水压和肾小球血流量增加,肾小球出现高灌注、高压力和高滤过状态。由于高滤过的存在,可促进系膜细胞增殖和基质增加,导致微动脉瘤的形成、内皮细胞损伤和血小板集聚增强、炎性细胞浸润、系膜细胞凋亡等;慢性肾病患者常常合并高血压,血压升高可增加肾小球内毛细血管的压力。以上方面可促进肾小球硬化的

> **临床提示**　消化道症状、贫血、少尿或夜尿增多＋尿检异常、肾功能减退、双肾萎缩＋病程大于3个月→考虑本病。

发生。高代谢所致肾小管氧消耗增加和氧自由基增多,小管内液 $Fe^{3+}$ 的生成和代谢性酸中毒所引起补体旁路途径激活和膜攻击复合物(C5b-9)的形成,均可造成肾小管-间质损伤。

②尿蛋白加重肾损伤的作用:蛋白尿不仅引起机体营养物质的丧失,更重要的是引起肾小管间质进一步损害及纤维化。其机制为:肾小管上皮细胞重吸收的蛋白过多,导致细胞溶酶体破裂,释放溶酶体酶和补体,并可引起炎细胞浸润,释放细胞因子;滤过的大量蛋白与远端肾小管分泌的蛋白相互反应阻塞肾小管;刺激肾小管上皮细胞分泌血管活性物质(如内皮素),导致肾间质缺血,产生致纤维化因子。

③肾组织上皮细胞表型转化的作用:慢性肾病患者中,肾素-血管紧张素-醛固酮(RAAS)系统成分分泌增多,血管紧张素Ⅱ可上调某些生长因子(如 TGFβ、PDGF、bFGF)或炎症因子(TNF-α)的表达,使肾小管上皮细胞、肾小球上皮细胞、肾间质成纤维细胞转变为肌成纤维细胞,在肾间质纤维化、局灶节段性或球性肾小球硬化过程中起重要作用。

(2)尿毒症症状的发生机制:目前认为,尿毒症症状及体内各系统表现不仅与尿毒症毒素的毒性作用有关,同时也与多种体液因子或营养素的缺乏有关。

①尿毒症毒素的作用:随着肾功能减退,肾对溶质清除率下降和对某些肽类激素灭活减少,造成多种物质在血液和组织中蓄积,并引起相应尿毒症症状和(或)功能异常,这些物质称为尿毒症毒素。尿毒症毒素主要包括蛋白质和氨基酸的代谢产物(尿素、甲基胍、二甲基胍、肌酐、肌氨酸)、尿酸盐和马尿酸盐、核酸代谢终产物、脂肪代谢终产物、芳香族氨基酸代谢终产物(色氨酸、苯丙氨酸)、肽类激素及其代谢产物及其他含氮化合物(精脒、精胺、腐胺、肌醇、吲哚)。

②内分泌的失调:慢性肾病时,红细胞生成素(EPO)生成减少可引起肾性贫血;骨化三醇[1,25$(OH)_2D_3$]的缺乏可引起肾性骨病;RAAS活化与肾性高血压有密切关系;胰岛素、胰高血糖素代谢平衡失调可引起糖耐量降低或低血糖。

③营养素的缺乏:尿毒症时因消化道症状引起蛋白质摄入减少,加之微炎症状态导致蛋白质合成减少、分解增多,引起营养素缺乏。蛋白质、某些氨基酸、热量、水溶性维生素(如维生素 $B_6$ 族等)、叶酸、微量元素(如铁、锌、硒等)的不足可引起营养不良、贫血、消化道症状、免疫力降低等。L-肉碱缺乏可致肾衰患者肌肉无力、食欲下降。

【临床表现】

在慢性肾病的不同阶段,其临床表现也各不相同。肾具有强大的代偿功能,肾功能丧失75%时仍能保持内环境的稳定,慢性肾病早期患者常无明显临床症状,在晚期尿毒症患者,可出现急性心力衰竭、严重高钾血症、消化道出血、中枢神经系统障碍等,甚至有生命危险。

1. 水、电解质及酸碱平衡紊乱　在慢性肾病患者中,各种电解质代谢紊乱和酸碱平衡失调相当常见。其中,以代谢性酸中毒和水钠代谢紊乱最为常见。

(1)代谢性酸中毒:在慢性肾病早期,由于肾小管分泌氢离子障碍或肾小管 $HCO_3^-$ 的重吸收能力下降,发生正常阴离子间隙的高氯血症性代谢性酸中毒,即肾小管性酸中毒。但在慢性肾病晚期,代谢产物如磷酸、硫酸等酸性物质因肾的排泄障碍而潴留,可发生高氯血症性(或正氯血症性)高阴离子间隙性代谢性酸中毒,即"尿毒症性酸中毒"。一般情况下,多数尿毒症患者的代谢性酸中毒不重,pH 很少低于 7.35;但在内源性或外源性酸负荷过重,或者过多的碱丢失时,患者会出现严重的酸碱平衡失调。当动脉血 $HCO_3^- < 15mmol/L$,体内多种酶的活性受抑制,患者可有较明显症状,如食欲缺乏、恶心呕吐、呼吸深长等。

(2)水钠代谢紊乱:主要表现为水钠潴留,有时也可表现为低血容量和低钠血症。水钠潴留可表现为不同程度的皮下水肿和(或)体腔积液,并可加重高血压、诱发肺水肿和充血性心力衰竭。低血容量主要表现为低血压和脱水,可使残余肾功能进一步下降,加重尿毒症症状。

(3)钾代谢紊乱:早期慢性肾病患者远端肾小管和皮质集合管无明显功能障碍,临床上明显的高钾并不常见。当 GFR 降至 20~25ml/min 或更低时,肾排钾能力逐渐下降,此时易出现高钾血症;尤其当钾摄入过多、酸中毒、感染、创伤、消化道出血等情况发生时。有时可出现低钾血症,多由钾摄入不足、胃肠道丢失过多、应用排钾利尿药及原发性肾病(Fanconi 综合征、Bartter 综合征、Liddle 综合征、肾小管酸中毒及肾小管间质疾病)等因素引起。

(4) 钙磷代谢紊乱：主要表现为低血钙和高血磷。钙摄入不足、活性维生素 $D_3$ 合成减少、肾小管排磷减少、磷酸离子的升高形成磷酸钙沉积于软组织增多等因素可导致低血钙。在慢性肾病早期，低血钙可刺激甲状旁腺增生和分泌 PTH，升高的 PTH 可调节血钙、磷仍能维持在正常范围，只在其中、晚期(GFR<20ml/min)时才会出现高磷血症。高浓度血磷抑制近曲小管产生骨化三醇，刺激甲状旁腺激素(PTH)进一步升高。低钙血症、高磷血症、活性维生素 D 缺乏等可诱发继发性甲状旁腺功能亢进和肾性骨营养不良。长期低血钙刺激可引起甲状旁腺弥漫性和结节性增生，当形成自主功能腺瘤时，可发生高钙血症。临床上慢性肾衰竭患者合并高钙血症时，应首先考虑有无多发性骨髓瘤等引起骨骼破坏的疾病的存在。

(5) 镁代谢紊乱：慢性肾病晚期，肾排镁减少，常有轻度高镁血症。但临床症状不明显。镁摄入不足或过多应用利尿药可导致低镁血症。

2. 胃肠道症状　食欲下降、晨起恶心、呕吐是尿毒症常见的早期表现。口腔及呼出气体有尿味为尿毒症的晚期表现。消化道出血也较常见，多是由于胃黏膜糜烂或消化性溃疡。

3. 心血管系统表现　心血管病变是 CKD 患者的主要并发症之一和最常见的死因。尤其是进入终末期肾病阶段，则死亡率进一步增高，约占尿毒症死因的一半。慢性肾衰竭患者的蛋白尿和肾功能不全是心血管事件的独立危险因素。

(1) 高血压和左心室肥厚：高血压是慢性肾衰竭最常见的并发症，大部分患者有不同程度的高血压。对于没有合并高血压的患者，应注意是否患有失盐性肾病（如髓质囊性肾病，慢性肾小管-间质疾病或肾乳头硬化）或容量不足。高血压可引起动脉硬化、左心室肥厚和心力衰竭。贫血和透析用的动静脉瘘，会引起心高搏出量状态，加重左心室负荷和肥厚。

(2) 心力衰竭：随着肾功能的不断恶化，心力衰竭的患病率明显增加。其原因可能与水钠潴留、高血压、贫血、电解质紊乱以及心肌缺血、心肌病变、心肌钙化有关。

(3) 心包病变：心包积液在慢性肾病患者中相当常见。早期表现为随呼吸加重的心包周围疼痛，伴有心包摩擦音。病情进展出现心包积液，少数情况下还可有心脏压塞，临床表现为血压下降、脉压缩小、奇脉、甚至循环衰竭。心包炎可分为尿毒症性和透析相关性。

(4) 动脉粥样硬化和血管钙化：高血压、高同型半胱氨酸血症和脂质代谢紊乱促进动脉粥样硬化斑块的发生。高磷血症、钙分布异常和"血管保护性蛋白"（如胎球蛋白 A）缺乏而引起的血管钙化，也明显增加冠状血管、脑血管和周围血管闭塞性血管疾病。

4. 呼吸系统症状　容量负荷过大或酸中毒均可出现气短、气急，严重者可致呼吸深长。容量负荷过大、心功能不全可引起肺水肿或胸腔积液。即使在没有容量负荷的条件下也可发生肺水肿和充血，这是由尿毒症毒素诱发的肺泡毛细血管渗透性增加、肺间质水肿所致。此时肺部 X 线检查可出现以双侧肺门毛细血管周围充血形成的"蝴蝶翼"征，称之为"尿毒症肺"，及时利尿或透析可迅速改善上述症状。

5. 血液系统表现　CRF 患者血液系统异常主要表现为肾性贫血和出血倾向。大多数患者一般均有轻、中度正细胞、正色素性贫血，其主要原因是由于红细胞生成素缺乏，故称为肾性贫血；另外慢性失血(反复抽血检查、血液滞留于透析器、胃肠道出血等)、红细胞寿命缩短、铁和叶酸不足、急性慢性感染状态等也应加以考虑。晚期 CRF 患者有出血倾向，但凝血酶原时间、部分凝血酶原激活时间、血小板计数及凝血时间一般正常。有轻度出血倾向者可出现皮下或黏膜出血点、瘀斑，重者则可发生胃肠道出血、脑出血等。

6. 神经肌肉系统症状　可表现为中枢性神经系统功能紊乱（尿毒症脑病）和周围神经病变。尿毒症脑病早期症状可有疲乏、失眠、注意力不集中等；其后会出现性格改变、抑郁、记忆力减退、判断力降低，伴有呃逆、抽搐、肌肉颤动或痉挛等神经肌肉兴奋症状；晚期常有反应淡漠、谵妄、惊厥、幻觉、精神错乱等精神症状。周围神经病变，最常见的是肢端袜套样分布的感觉丧失，也可有肢体麻木、烧灼感或疼痛感，临床以下肢和足部难以形容的感觉不适，须不断地运动腿为特征的"不宁腿综合征"较为常见。

7. **皮肤表现** 由于贫血、尿色素和胡萝卜素滞留并沉着于皮肤,加上眼睑水肿,形成尿毒症面容。皮肤瘙痒发生原因部分是继发性甲状旁腺功能亢进症和皮下组织钙化所致。晚期尿毒症患者由于血中尿素含量高,挥发后皮肤表面形成白色粉末结晶,称之为"尿素霜"。

8. **内分泌功能紊乱** 其原因与肾对多肽的降解减少,受体功能缺陷、蛋白结合能力的改变和内分泌反馈调控的异常有关。主要表现:①肾本身内分泌功能紊乱,如1,25-羟维生素$D_3$、红细胞生成素不足和肾内肾素-血管紧张素Ⅱ过多;②下丘脑-垂体内分泌功能紊乱,如催乳素、促黑色素激素(MSH)、促黄体生成激素(FSH)、促卵泡激素(LH)、促肾上腺皮质激素(ACTH)等水平增高,雌激素、雄激素水平降低;大多数女性患者闭经、不孕;男性患者阳痿、精子缺乏和精子发育不良;③外周内分泌腺功能紊乱,大多数患者均有继发性甲状旁腺功能亢进(血PTH升高),约25%的患者有轻度甲状腺素水平降低;④糖耐量异常主要表现为糖耐量减低和低血糖症两种情况,以前者多见。胰高血糖素升高、胰岛素受体障碍引起糖耐量减低,可表现为空腹血糖水平或餐后血糖水平升高。肾对胰岛素的清除减少及尿毒症引起的营养不良导致低血糖的发生。

9. **骨骼病变** 慢性肾病引起的骨骼病变称为肾性骨病或肾性骨营养不良(表45-2)。主要包括纤维囊性骨炎(高转化性骨病)、骨质疏松症、骨硬化、骨软化症(低转化性骨病)及骨生成不良。在临床上透析前患者出现骨痛、行走不便和自发性骨折相当少见(少于10%)。但骨骼X线发现异常者约35%,骨活体组织检查(骨活检)约90%可发现异常,故早期诊断要靠骨活检。

表45-2 肾性骨病主要表现及发病机制

| 肾性骨病的主要表现 | 发病机制 |
| --- | --- |
| 纤维囊性骨炎 | 主要由于PTH过高引起,其破骨细胞过度活跃,引起骨盐溶化,骨质重吸收增加,骨的胶原基质破坏,而代以纤维组织,形成纤维囊性骨炎,易发生肋骨骨折。X线检查可见骨骼囊样缺损(如指骨、肋骨)及骨质疏松(如脊柱、骨盆、股骨等处)的表现。骨活检可见破骨细胞体积增大、数目增多,骨吸收腔数目和深度增加,胶原沉积不规则骨转化率明显增加 |
| 骨生成不良 | 主要与血PTH浓度相对偏低、某些成骨因子不足有关,因而不足以维持骨的再生;透析患者如长期过量应用活性维生素D、钙剂等药或透析液钙含量偏高,则可能使血PTH浓度相对偏低。因此对于尿毒症的患者不应该把PTH水平降低到120pg/ml |
| 骨软化症 | 一方面与骨化三醇不足有关;另一方面与铝中毒有密切关系,铝在骨的沉积影响了矿物质的沉积。铝主要来源于含铝的磷螯合剂及透析液。成年人以脊柱和骨盆表现最早且突出,可有骨骼变形 |
| 透析相关性淀粉样变骨病(DRA) | 透析多年以后发生,可能是由于$\beta_2$微球蛋白淀粉样变沉积于骨所致,X线片在腕骨和股骨头有囊肿性变,可发生自发性股骨颈骨折 |

10. **感染** 慢性肾功能不全常合并淋巴组织萎缩和淋巴细胞减少,白细胞功能障碍。从而引起患者免疫功能降低。如使用肾上腺皮质激素或免疫抑制剂更增加了感染的危险性。临床上可表现为呼吸系统、泌尿系统及皮肤等部位各种感染。

【实验室和其他检查】

1. **血常规检查** 以了解患者的贫血程度及使用红细胞生成素的效果。患

**临床提示** CKD临床表现多样化,但早期缺少特征性临床表现,出现如下特征时应考虑CKD的诊断:合并中重度贫血的高血压;合并夜尿增多的恶心、呕吐等消化系统症状;合并中、重度贫血的皮肤瘙痒;合并中、重度贫血的高钾血症或低钙血症。特别需要注意的是晚期尿毒症患者尿蛋白可以是微量,尿沉渣可基本正常,因此不能以尿常规基本正常而除外CKD。

者常出现正细胞、正色素性贫血,随着病程的进展而加重,尿毒症期血红蛋白一般40~60g/L,血细胞比容20%~25%。白细胞一般正常。

2. **凝血功能检查** 患者可出现出血时间延长、血小板第三因子活性下降、血小板聚集和黏附功能障碍,但凝血酶原时间、部分凝血酶原激活时间、血小板计数及凝血时间一般正常。

3. **血液生化检查** 早期血清离子及磷酸氢盐水平正常,后期血清钙、碳酸氢盐水平降低,血清磷水平升高。纤维囊性骨炎患者碱性磷酸酶水平升高。血清蛋白水平降低,特别是白蛋白水平低下,其程度与患者的营养状态相关。

4. **尿液检查**

(1) 对尿蛋白进行定量检测:可采用晨尿或随机尿样本。肾小球肾炎所致慢性肾衰竭晚期尿蛋白可明显减少;但糖尿病肾病患者即使进入尿毒症期也常常存在大量蛋白尿。

(2) 尿比重和尿渗透压低下,晨尿尿比重<1.018,尿渗透压<450mOsm/L;尿毒症晚期尿比重和尿渗透压固定于1.010和300mOsm/L,为等比重尿和等渗尿。

(3) 尿沉渣检查包括红细胞、白细胞、管型、变形红细胞检查。尿沉渣可见不同程度的红细胞、颗粒管型。尿中白细胞增多常见于肾小管间质性疾病和合并尿路感染的患者。蜡样管型的出现标志着肾衰竭进展至严重阶段。

5. **肾功能检查** 对慢性肾病患者需要做肾小球滤过率的评估。临床科研工作经常采用菊粉清除率和放射性同位素[锝99-二乙烯三胺五醋酸($^{99}$Tm-DTPA)或铬51-乙二胺四乙酸($^{51}$Cr-EDTA)或$^{125}$I、$^{131}$I标记的泛影酸钠]。临床上常用的是血清肌酐(SCr)和内生肌酐清除率(CCr)。血清尿素氮评估肾小球滤过率偏差较大。

6. **影像学检查** 超声检查、静脉肾盂造影、CT、MRI和放射性核素扫描,可提示泌尿道或肾本身的疾病。如慢性肾脏疾病、泌尿系结石、感染、梗阻、膀胱输尿管反流、多囊肾病。双侧肾对称性缩小支持慢性肾衰竭的诊断。但需注意,使用含碘造影剂的影像学检查对于已出现显著肾功能损伤的患者有诱发急性肾衰竭的危险。

7. **肾活检** 对于肾大小接近正常的肾损伤患者应实施肾活检检查。对明确原发病因、选择合适的治疗方案具有重要的意义。

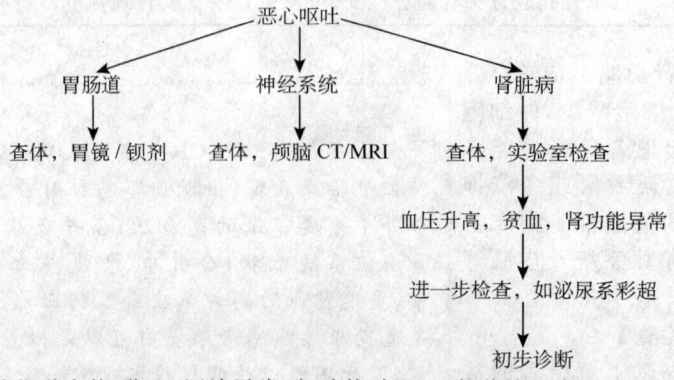

**问题讨论** 患者男性,30岁,半年前无明显诱因出现恶心呕吐,查体示血压160/90mmHg,肌酐300μmol/L,尿素氮8.97mmol/L,血红蛋白86g/L,今日复查示肌酐1000μmol/L,尿素氮23.97mmol.L,血红蛋白76g/L。请分析:患者要考虑哪些问题?怎样进行下一步追问和检查?并提出初步治疗方案。

**关键问题**:患者出现恶心呕吐的原因有哪些?此患者最可能的原发病是什么?进一步检查会发现什么问题?

**追踪路径**:

恶心呕吐 → 胃肠道(查体,胃镜/钡剂)、神经系统(查体,颅脑CT/MRI)、肾脏病(查体,实验室检查)→ 血压升高,贫血,肾功能异常 → 进一步检查,如泌尿系彩超 → 初步诊断

**诊断要点**:消化道症状、贫血、尿检异常、肾功能减退、双肾萎缩+病程>3个月,考虑本病。

## 【诊断和鉴别诊断】

### (一)明确 CKD 的存在

**1. CKD 定义**

(1)肾损伤(肾脏结构或功能异常)≥3个月,伴或不伴有肾小球滤过率(GFR)下降,临床上表现为肾病理学检查异常或肾损伤(血、尿成分或影像学检查异常)。

(2)GFR<60ml/(min·1.73m²)≥3个月,有或无肾损伤证据,就可以诊断为CKD。

**2. 引起 CKD 急性加重的可逆因素**

(1)肾前性因素:循环血容量不足、心功能衰竭、使用 NSAID 或血管紧张素转换酶抑制药(ACEI)。

(2)肾后性因素:尿路梗阻。

(3)肾实质因素:严重高血压、造影剂肾病、高钙血症、急性肾盂肾炎、急性间质性肾炎。

(4)血管因素:肾静脉血栓形成、动脉栓塞、单侧或双侧肾动脉狭窄。

(5)混合因素:感染、创伤及严重的胃肠道出血、肾上腺皮质功能减退、甲状腺功能减退等。

**3. 判断 CKD 进展程度** 在去除引起 CKD 的可逆因素后,应依据患者肾功能状况分期,以指导治疗。目前推荐使用 KDIGO 中的肾功能分期标准,其沿用了 2002 年 KDOQI 标准的 CKD 分期(表45-3),并拟用 GFR 及 ACR 两个指标进行分期(将 ACR 进行分级,加到每个 GFR 分期中,图 45-1,彩图 45-1),此外还强调疾病病因治疗。

表 45-3 2002 年 KDOQI 标准的 CKD 分期

| 分期 | 描述 | GFR[ml/(min·1.73m²)] |
|---|---|---|
| 1 期 | 肾损伤 GFR 正常或 GFR↑ | ≥90 |
| 2 期 | 肾损伤轻度 GFR↓ | 60~89 |
| 3 期 | 肾损伤中度 GFR↓ | 30~59 |
| 4 期 | 肾损伤重度 GFR↓ | 15~29 |
| 5 期 | 肾衰竭 | <15 或透析 |

## 【治疗】

1. **原发疾病和加重因素的治疗** 有效治疗原发疾病和消除引起肾功能恶化的可逆因素,是CKD治疗的基础和前提,也是有效延缓肾衰竭进展保护肾功能的关键。

2. **CKD 的营养治疗** 营养治疗的核心是低蛋白质饮食。无论应用何种饮食治疗方案,患者都必须摄入足量热量,一般为 125.6~146.5kJ/kg[30~35kcal/(kg·d)],每日至少给予热量 125.6kJ/kg(30kcal/kg),以减少蛋白分解和体内蛋白库的消耗。

CKD 患者蛋白摄入量一般为 0.6~0.8g/(kg·d)。患者饮食中动物蛋白:植物蛋白(包括大豆蛋白)≈1:1;如对蛋白摄入量限制较严格[0.4~0.6g/(kg·d)],动物蛋白可占 50%~60%,以增加必需氨基酸的摄入比例。如有条件,患者在低蛋白饮食 0.4~0.6g/(kg·d)的基础上,可同时补充适量[0.1~0.2g/(kg·d)]的必需氨基酸和(或)α-KA;此时患者饮食中动物蛋白与植物蛋白的比例可不加限制,也可适当增加植物蛋白的摄入(占 50%~70%)。

患者磷摄入量一般应<600~800mg/d;对严重高磷血症患者,还应同时给予磷结合剂。脂肪摄入量不超过总热量的 30%,不饱和脂肪酸/饱和脂肪酸应 2:1,胆固醇摄入量<300mg/d。同时注意补充叶酸、水溶性维生素以及钙、铁、锌等矿物质。

3. **CRF 的药物治疗**

(1)纠正酸中毒和水、电解质紊乱:代谢性酸中毒患者主要为口服碳酸氢钠(NaHCO₃),轻者 1.5~3.0g/d,中、重度患者 3~15g/d,必要时可静脉输入。为防止出现水钠潴留需适当限制钠摄入量,一般 NaCl 摄入量应控制于 3~5g/d。有明显水肿、高血压者,应给予利尿药。对严重肺水肿急性左心衰竭者,常需及时给予血液透析或持续性血液滤过。当 GFR<25ml/min(或 Scr>309.4~

|  | | | 白蛋白尿分级（mg/g） | | |
|---|---|---|---|---|---|
|  | | | $A_1$ | $A_2$ | $A_3$ |
|  | | | 最佳和高-正常 | 高 | 非常高和肾病范畴 |
|  | | | <10　10~29 | 30~299 | 300~1999　≥2000 |
| GFR分期 [ml/(min·1.73m³)] | $G_1$ | 高和最佳 | >105 | | |
|  |  |  | 90~104 | | |
|  | $G_2$ | 轻 | 75~89 | | |
|  |  |  | 60~74 | | |
|  | $G_3a$ | 轻至中 | 45~59 | | |
|  | $G_3b$ | 中至重 | 30~44 | | |
|  | $G_4$ | 重 | 15~29 | | |
|  | $G_5$ | 肾衰竭 | <15 | | |

风险从小到大的顺序为：深灰、浅灰、中灰、带横条的灰色及带斜条的灰色

图45-1　用GFR及ACR进行的CKD相对风险分级

353.6μmol/L时，即应适当限制钾的摄入。在限制钾摄入的同时，还应注意及时纠正酸中毒，并适当应用利尿药（呋塞米、布美他尼等），增加尿钾排出。

（2）高血压的治疗：透析前CKD患者的血压，尿蛋白>1.0g/d者，血压应<125/75 mmHg；尿蛋白<1.0g/d者，血压应<130/80mmHg，但维持透析患者血压一般不超过140/90 mmHg即可。血管紧张素转化酶抑制药（ACEI）、血管紧张素Ⅱ受体拮抗药（ARB）、$Ca^{2+}$通道拮抗药、襻利尿药、β受体阻滞药、血管扩张药等均可应用，以ACEI、ARB、$Ca^{2+}$拮抗药的应用较为广泛。ACEI及ARB有使钾升高及一过性血肌酐升高的作用。

（3）肾性贫血的治疗：对于临床上诊断为CKD合并溶血性贫血、出血性贫血、血液系统肿瘤、营养不良性贫血的患者应积极寻找病因并治疗原发病，而不应立即给予刺激红细胞生成药物（ESAs）的治疗。只有对于诊断肾性贫血且考虑贫血的原因为EPO缺乏的CKD患者才首先给予ESAs治疗（表45-4）。

表45-4　肾性贫血应用刺激红细胞生成药物治疗注意事项

| | |
|---|---|
| 使用时机 | 除外其他贫血病因，CKD患者间隔2周或者连续两次Hb<100~110g/l或Hct<30%~33% |
| 使用途径 | 皮下或静脉注射；以皮下注射更为理想。对于血液透析患者，静脉给药可增加患者依从性 |
| 初始剂量 | 皮下给药：每周100~120U/kg，分2~3次给予；静脉给药：每周120~150U/kg，每周3次。对于Hb<70g/L者，应适当增加初始剂量；对于非透析患者或残存肾功能较好的透析患者，可适当减少初始剂量；对于血压偏高伴有严重心血管事件、糖尿病的患者应尽可能从小剂量开始使用 |
| 剂量调整 | 诱导治疗阶段应每2~4周检测一次Hb水平，控制Hb增长速度每月10~20g/L，4个月达到靶目标值。如每月Hb增长速度<10g/L，应增加使用剂量25%；如每月Hb增长速度>20g/L，应减少使用剂量25%~50%或暂停使用。维持治疗阶段应每1~2个月检测一次Hb水平，使用剂量约为诱导治疗期的2/3；若维持治疗期Hb浓度每月改变>10g/L，应酌情增加或减少25%的剂量 |
| 治疗靶目标 | Hb上升至120（女）~130（男）g/L或Hct上升至33%~36%即可，如Hb>130g/L，宜谨慎观察。靶目标值应依据患者年龄、性别、生理需要以及是否合并其他疾病情况进行个体化调整 |

(4) 低钙血症、高磷血症和肾性骨病的治疗：当 GFR<30ml/min 时，除限制磷摄入外，可应用磷结合剂如碳酸钙、碳酸镧、司维拉姆口服，餐中服用。对明显高磷血症（血磷>2.26mmol/L）或血清 Ca、P 乘积>65(mg/dl)者，则应暂停应用钙剂，以防转移性钙化。此时可短期服用氢氧化铝制剂，待 Ca、P 乘积<65(mg/dl)时，再服用钙剂。

对明显低钙血症患者，可口服 $1,25(OH)_2$（骨化三醇），$0.25\mu g/d$，连服 2~4 周；如血钙和症状无改善，可将用量增加至 $0.5\mu g/d$。对血钙不低者，则宜隔日口服 $0.25\mu g$。凡口服骨化三醇患者，治疗中均需要监测血 Ca、P、PTH 浓度，使透析前患者血 iPTH（全段甲状旁腺激素）保持在 35~110pg/ml（正常参考值为 l0~65pg/ml）；使透析患者血钙磷乘积尽量接近目标值的低限（Ca×P<55mg/dl 或 4.52mmol/L），血 PTH 保持在 150~300pg/ml，以防止生成不良性骨病（最新指南建议 CKD5 期患者的 iPTH 水平维持于正常值高限的 2~9 倍）。对已有生成不良性骨病的患者，不宜应用骨化三醇或其类似物。

**临床提示** 应用 ESAs 治疗的患者应严格监测血压，特别是诱导治疗阶段。治疗后偶有头痛感冒样症状、癫痫、肝功能异常及高血钾发生。皮下注射或静脉注射每周达到 300U/kg 治疗 4 个月后仍不能达到或维持靶目标值，称为 EPO 抵抗。EPO 抵抗主要原因是铁缺乏。口服铁剂主要有琥珀酸亚铁、硫酸亚铁等，效果不佳者可经静脉途径补充铁，以蔗糖铁（氢氧化铁蔗糖复合物）的安全有效性较好。

(5) 防治感染：平时应注意预防各种病原体的感染。抗生素的选择和应用原则，除剂量调整外，与一般感染相同。依据肾小球滤过虑的情况，调整药物的剂量和给药间隔时间。

(6) 促进肠道排毒：包括口服吸附疗法和导泻疗法。口服氧化淀粉或活性炭制剂、口服大黄制剂或甘露醇（导泻疗法）等，均是应用胃肠道途径增加尿毒症毒素的排出。

(7) 其他：①糖尿病肾衰竭患者随着 GFR 不断下降，必须相应调整胰岛素用量，一般应逐渐减少；②高尿酸血症通常不需药物治疗，但如有痛风，则予以别嘌醇 0.1g，每日口服 1~2 次；③皮肤瘙痒：口服抗组胺药物，控制高磷血症及强化透析，对部分患者有效。

4. 尿毒症的替代治疗

(1) 适应证：①限制蛋白质摄入不能缓解的尿毒症症状；②难以纠正的高钾血症；③难以控制的进展性代谢性酸中毒；④难以控制的水钠潴留，合并充血性心力衰竭或急性肺水肿；⑤尿毒症性心包炎；⑥尿毒症性脑病和进展性神经病变。

(2) 替代治疗方式：血液透析，腹膜透析，肾移植。血液透析和腹膜透析的疗效相近，但各有其优缺点，在临床应用上可互为补充。但透析疗法仅可部分替代肾的排泄功能（对小分子溶质的清除仅相当于正常肾的 10%~15%），而不能代替其内分泌和代谢功能。患者通常应先做一个时期透析，待病情稳定并符合有关条件后，可考虑进行肾移植术。

【预防】

早期诊断是关键。对已有的肾疾患或可能引起肾损害的疾患（如糖尿病、高血压等）进行及时有效的治疗，防止 CRF 的发生。这是降低 CRF 发生率的基础工作，或称初级预防（primary prevention）。对轻、中度 CRF 及时进行治疗，延缓、停止或逆转 CRF 的进展，防止尿毒症的发生，这是 CRF 防治中的另一项基础工作。基本对策：①坚持病因治疗，如对高血压、糖尿病肾病、肾小球肾炎等，坚持长期合理治疗。②避免或消除 CRF 急剧恶化的危险因素。③阻断或抑制肾单位损害渐进性发展的各种途径，保护健存肾单位。对患者血压、血糖、尿蛋白定量、血肌酐上升幅度等指标，都应当控制在"理想范围"。

【预后】

CKD 的病程和预后受多种因素的影响。主要影响因素：①患者的遗传背景；②原发肾病控制情况；③低蛋白饮食是否长期坚持；④是否有效控制血压；⑤贫血是否纠正；⑥患者营养状况；⑦心血管并发症的防治；⑧血液净化的充分性。

### 复习指导

1. 急性肾损伤

(1) 急性肾小管坏死(ATN)是肾性 AKI 最常见的类型,按其病因分为缺血性和肾毒性。临床病程典型可分为 3 期:①起始期;②维持期;③恢复期。

(2) 常因容量过多导致急性左心衰竭,亦可合并感染,水、电解质、钙磷代谢紊乱等。

(3) 治疗及预防:包括非透析治疗和透析治疗,且尽早识别并纠正可逆的病因,避免进一步的肾损害,维持水、电解质、酸碱平衡是治疗 AKI 的关键。

2. 慢性肾病

(1) 定义:肾损伤(肾结构或功能异常)≥3 个月,伴或不伴有肾小球滤过率(GFR)下降,临床上表现为肾病理学检查异常或肾损伤(血、尿成分或影像学检查异常);GFR<60ml/(min·1.73m$^2$)且≥3 个月,有或无肾损伤证据,就可以诊断为 CKD。

(2) 引起 CKD 加重的可逆因素有肾前性因素、肾后性因素、肾实质因素、血管因素。

(3) KDOQI 标准的 CKD 分期分 5 期。

(4) 临床表现累及全身各个系统:①水、电解质及酸碱平衡紊乱是急诊的主要原因;②胃肠道症状尿毒症常见的早期表现;③心血管系统表现:高血压是慢性肾衰竭最常见的并发症;④呼吸系统:"尿毒症肺";⑤血液系统:肾性贫血和出血倾向;⑥神经肌肉系统:尿毒症脑病和周围神经病变;⑦内分泌系统:活性维生素 D 缺乏等可诱发继发性甲状旁腺功能亢进和肾性骨营养不良;⑧骨骼病变:肾性骨病或肾性骨营养不良;⑨感染。

(5) 慢性肾病的治疗:①营养治疗;②药物治疗;③替代治疗方式:血液透析,腹膜透析,肾移植。

(徐 岩)

# 第46章 血液净化疗法
chapter 46

> **学习要求**
>
> 学习血液净化的基本原理、不同的血液净化方式及血液净化常见的并发症,能够了解透析设备和适应证。

血液净化(blood purification)是指把患者血液引出体外去除某些致病物质的过程。目的在于清除体内潴留过多的水分及代谢废物、毒物、自身抗体、免疫复合物等致病物质,同时调节水、电解质和酸碱平衡紊乱。广义的血液净化包含有许多技术:血液透析滤过(hemodiafiltration,HDF)、连续性肾替代治疗(CRRT)、血液灌流(hemoperfusion,HP)、血浆置换(plasma exchange,PE)、免疫吸附、血脂分离及腹膜透析等。

【血液净化的基本原理】

血液净化是利用人工肾—透析器和透析机,清除肾衰竭患者体内过多的水、毒素,纠正电解质和酸碱平衡紊乱。由透析膜构成的透析器是血液透析的关键,它们是半透膜,血液和透析液藉半透膜进行水和溶质的交换,血液中水和小分子物质如尿素、肌酐、钾等进入透析液而被清除,而透析液中碱性离子($HCO_3^-$)和钙离子则进入血液。基本原理有3点。

1. 扩散  是溶质依浓度梯度通过半透膜的运动过程。扩散是小分子物质的主要转运方式,如血液中尿素和肌酐的清除以及从透析液中补充碳酸氢离子。溶质分子越小,扩散越快,扩散对大分子物质的清除作用很小。

2. 对流  对流是指水和溶质在压力梯度(透析膜两侧的静水压和渗透压)的作用下通过半透膜的运动。对流不仅可以清除小分子物质,更是中分子物质的主要清除方式。

3. 吸附  吸附是通过正、负电荷的相互作用或范德华力和透析膜亲水性的原理,溶质与固定吸附剂(临床常用树脂和活性炭)结合而被清除的过程。部分炎症介质可通过吸附清除。

【血液净化技术】

(一)血液净化的基本方式

根据治疗中毒素清除主要机制不同,以及是否使用透析液或置换液,可以将广义的血液净化具体分为血液透析、血液滤过、血液透析滤过、单纯超滤、高效透析和高通量透析和连续性肾脏替代治疗(CRRT)等。

1. 血液透析(hemodialysis,HD)  传统的血液透析主要通过扩散的机制清除小分子毒素。血液中的尿素、肌酐、钾离子等小分子溶质顺浓度梯度扩散至血液中,从而清除小分子毒素、纠正酸中毒和电解质紊乱。

2. 血液滤过(hemofiltration,HF)  血液滤过是在血流管路中持续补充一定量的置换液,与血液充分混合后再以相同的速度进行超滤,可以较大程度地清除大分子毒素。HF比HD的血流动力学更为稳定,更能减少透析低血压的发生,且能明显改善传统血透所带来的肌肉痉挛、恶心、呕吐等合并症。

3. 血液透析滤过(hemodiafiltration,HDF)　将 HD 和 HF 两者结合,既有透析液在透析器膜外流动,通过扩散清除小分子毒素,又有置换液进入血液增加对流,清除大分子毒素,是较为理想的血液透析方式。

4. 单纯超滤(isolated ultrafiltration)　单纯超滤不使用透析液,水和溶质的清除均由对流作用完成。单纯超滤不易引起低血压,适用于严重水钠潴留、急性肺水肿、常规脱水易发生低血压的病人,其缺点是对小分子毒素包括 $K^+$ 清除不足。

5. 高通量透析(high flux hemodialysis)和高效透析　高通量透析采用高通量透析器,血流量 300～450ml/min,透析液流量 600～800ml/min。溶质清除尤其是中分子溶质的清除高于常规透析。高效能血液透析(high efficiency hemodialysis)则采用高效透析器,对小分子溶质清除效能显著高于常规透析,对中分子溶质的清除也有提高,但相对高通量透析较差。

6. 连续性肾替代疗法(continuous renal replacement therapy,CRRT)　采用低阻力、高效能滤过器,以缓慢和较长时间的溶质和水清除为特点。CRRT 治疗中,血流动力学稳定,溶质清除率高,有利于营养支持治疗及清除炎症介质,从而改善危重患者的预后。

7. 延长的每日透析(extended daily dialysis,EDD)　使用普通血液透析机,采用较低的血流速度(100～200ml/min)和较低的透析液或置换液流速(100～300ml/min)进行血液透析或滤过,延长透析时间 8～14h。

### (二)血液净化的血管通路

血液净化的血管通路是各种血液净化技术得以成功的必要条件之一,是患者的生命线。对血管通路方式的选择主要依据估计透析时间的长短、透析的紧急性、患者自身血管条件等因素。理想的血管通路要求有充足的血流量,一般在 250～400ml/min。

1. 中心静脉置管　是目前最常用的急性血管通路,常选择股静脉、颈内静脉和锁骨下静脉作中心静脉置管。适用于急性肾衰竭、慢性肾衰竭尚未形成有功能的动静脉内瘘、急性中毒等。此操作简便,不易出血,对血流动力学影响小。常见的并发症为血栓形成、血流量不足和感染。

2. 动-静脉内瘘　由动脉和邻近静脉吻合形成,最常选用桡动脉和头静脉,手术简单,易于反复穿刺和维护。适用于慢性肾衰竭维持性血液透析患者。自体动静脉内瘘的成熟时间最少 1 个月,最好 3～4 个月后开始使用,过早使用不成熟的内瘘易致血肿,缩短瘘的寿命。动静脉内瘘引起动静脉短路,使心脏负荷增加 1/5～1/10。当估计患者 1 年内需要血液透析治疗或 $CCr<25ml/min$,$Scr>4mg/dl$,就应当建立自体动静脉内瘘。

### (三)血液净化的并发症及其处理

1. 急性并发症　指透析过程中或透析结束后早期发生的并发症,严重时可危及生命。

(1)透析失衡综合征:与高效率透析导致一过性脑水肿有关,发生在透析过程中或结束后不久,出现以神经系统表现为主的症状,如烦躁、头痛、呕吐、血压升高,一般数小时后可自行缓解,严重时可出现嗜睡、癫痫样大发作、昏迷甚至死亡。静脉注射高张盐水、高张葡萄糖或甘露醇等能控制失衡综合征症状,无效时可使用镇静、降压等对症处理。

(2)透析器首次使用综合征:对消毒液或透析膜或透析管路等过敏所致。发生首次使用综合征时,轻症者对症处理即可缓解,重症者需要立即停止透析,体外的血液丢弃,同时使用糖皮质激素,对于发生低血压者,按照过敏性休克处理。

(3)心脑血管并发症:低血压较常见,主要原因有血容量过度下降、血管张力下降、透析中心脏收缩和舒张功能异常有关;高血压可见于透析失衡综合征、透析液钠浓度过高、精神紧张、降压药物被清除等。心律失常也比较常见,急性液体、电解质和酸碱平衡变化是心律失常的主要原因。

(4)其他:如空气栓塞、溶血、肌肉痉挛等。现代透析机设计的进步使空气栓塞发生机会大大减少。溶血与化学污染、低张透析液、透析液过热、氧化应激使红细胞膜脆性增加等因素有关,少量溶血不易观察到，大量溶血时可见管路血液呈透明状；如确诊溶血，应立即中止透析，并丢弃管路中的血液。肌肉痉挛与脱水过快、低钠血症有关。

2. 远期并发症　主要指慢性肾衰竭患者长期接受血液净化治疗过程中出现的并发症，如贫血、心血管疾病、血管钙化、营养不良、感染等。血透患者病毒感染也常见，多因输血或接触血制品引起，如乙型和丙型病毒性肝炎。

【腹膜透析与其他净化技术】

1. 腹膜透析（peritoneal dialysis，PD）　是血液净化疗法的另一类重要技术，使用于急、慢性肾衰竭的治疗。是以腹膜为半透膜，腹膜毛细血管内血液与腹腔内透析液进行水和溶质的交换，水的清除主要靠渗透作用，而溶质的清除靠扩散作用。腹膜透析液主要含有电解质成分、缓冲剂和渗透剂。电解质包括钠、钙、镁及氯离子，缓冲剂多为乳酸盐，渗透剂多为葡萄糖。腹膜透析有持续不卧床腹膜透析（continuous ambulatory peritoneal dialysis，CAPD）、持续循环性腹膜透析（continuous cyclic peritoneal dialysis，CCPD）、间歇性腹膜透析（intermittent peritoneal dialysis，IPD）、夜间间歇性腹膜透析（nocturnal intermittent peritoneal dialysis，NIPD）等基本方式。腹膜透析的并发症主要有腹膜炎、腹膜纤维化、代谢并发症及其他如腹透管填塞、腹壁渗漏、腹部疝、腰背痛等。

2. 血液灌流（hemoperfusion，HP）　是利用灌流器中吸附剂的吸附作用，清除外源性或内源性的毒素、药物以及代谢废物等有害物质，以达到血液净化的目的。常用的吸附剂有活性炭及吸附树脂。血液灌流最常用于急性药物或毒物中毒、尿毒症、肝性脑病、感染性疾病等的治疗。

3. 血浆置换（plasma exchange，PE）　是利用血浆分离技术分离血浆成分和细胞成分，弃去血浆，而把细胞成分以及所需补充的白蛋白、血浆及平衡液等回输体内，以清除体内致病物质，包括自身抗体、免疫复合物、毒物等大分子物质。

4. 免疫吸附（immunoadsorption，IA）　是在血浆置换基础上发展起来的一种血浆净化新技术，利用抗原和抗体等致病物质与吸附剂之间的理化和生物亲和性制成吸附柱，利用亲和力选择性或特异性吸附相对应的抗原或抗体，除去内源性和外源性致病因子。临床上常用于自身免疫性疾病的治疗。

### 复习指导

1. 血液净化含有很多种技术，主要是应用物理、化学或免疫等方法清除体内过多的水分、代谢废物、毒物、自身抗体、免疫复合物等致病物质，同时调节水、电解质和酸碱平衡紊乱。

2. 血液透析对溶质的清除易、以扩散为主，清除小分子溶质效果好；血液滤过以对流为主，对中、大分子尿毒症毒素清除效果好。

3. 腹膜透析以腹膜为半透膜进行水和溶质的交换，适用于心功能差、血流动力学不稳定及出血倾向者。

（徐　岩）

# 第五篇

PART 5

# 血液系统疾病

# 第47章 总 论

> **学习要求**
>
> 学习血细胞生成、发育及其调控的基本理论,知晓血液系统疾病的概念、分类、常见的临床表现、诊断、治疗方法和血液学的进展,能够对血液病有较全面的认识。

血液系统疾病简称血液病,指原发(如白血病)或主要累及(如缺铁性贫血)血液和造血组织的疾病。血液和造血组织组成血液系统。血液由血浆及悬浮在其中的血细胞(红细胞、白细胞和血小板)组成。造血组织是指生成血细胞的组织,包括骨髓、胸腺、淋巴结、肝、脾、胚胎及胎儿的造血组织。出生后主要造血组织是骨髓、胸腺、脾和淋巴结。

【血细胞生成及发育】

血细胞的生成经历了一个比较长的细胞增殖、分化、成熟和释放的动态过程。整个血细胞的生成过程,是由造血干细胞在造血微环境中经多种调节因子的作用逐渐完成的。

1. 造血干细胞(hematopoietic stem cell,HSC) 是一种组织特异性干细胞,由胚胎期卵黄囊的中胚层细胞衍生而来,相继移行至胚胎内的造血器官如肝、脾以及骨髓。HSC通过不对称性有丝分裂,一方面维持自我数目不变,另一方面不断产生各系祖细胞,维持机体的正常造血功能。HSC是各种血细胞与免疫细胞的起源细胞,可以增殖分化成为各种淋巴细胞、浆细胞、红细胞、血小板、单核细胞及各种粒细胞等。

HSC具有不断自我更新与多向分化的能力,其自我更新与多向分化之间保持动态平衡,因此HSC数量是稳定的。HSC进入分化增殖时,自我更新能力即下降,而多向分化能力也向定向分化发展,此时多能造血干细胞(pluripotent hematopoietic stem cell,PHSC)已过渡成为定向造血干细胞(committed hematopoietic stem cell)。由于后者自我更新能力减弱,因此只能短期维持造血,长期造血维持依赖PHSC。

PHSC是最原始的造血细胞,可分化产生髓系造血干细胞和淋巴系造血干细胞。这两种细胞的自我更新能力有限但可分化产生多系血细胞,称为定向造血干细胞。在不同造血生长因子的调控下,这两种细胞可定向分化为某一特定细胞系,此时则命名为祖细胞(progenitor),每一祖细胞再分化产生形态学可分辨的造血前体细胞和成熟血细胞:粒细胞、红细胞、单核细胞和血小板。造血细胞等级结构模式如下所示:

多能造血干细胞→定向造血干细胞→祖细胞→成熟非增殖血细胞

淋巴细胞的分化经历3个不同阶段:第一阶段在骨髓,由多能造血干细胞分化为淋巴系造血干细胞;第二阶段淋巴系造血干细胞迁延至胸腺,分化为T细胞,在骨髓则分化为B细胞;第三阶段在外周淋巴器官获得并发挥其免疫功能。

随着细胞表面抗原的研究进展,国际人类白细胞分化抗原协作组确定,用细胞分化群(cluster of differentiation,CD)进行 CD 命名,HSC 被初步命名为 CD34$^+$、CD33$^-$、CD38$^-$、HLA-DR$^-$、Lin$^-$、KDR$^+$。

2. **造血微环境** 是指局限在造血器官或组织内的、具有特异性的结构及生理功能的环境,由造血器官中的基质细胞、基质细胞分泌的细胞外基质和各种细胞因子等组成,对造血细胞自我更新、增殖、分化、归巢等活动发挥着重要的调节作用。基质细胞指骨髓中的网状细胞、内皮细胞、成纤维细胞、巨噬细胞和脂肪细胞。这些细胞为 HSC 提供营养和黏附场所,产生细胞因子,调节 HSC 的增殖和分化。细胞外基质指骨髓中的胶原、蛋白多糖及糖蛋白。胶原形成支架,构筑造血空间。蛋白多糖黏于细胞表面,选择性结合细胞因子。糖蛋白促进细胞黏附,控制细胞移动。细胞因子如下述。

3. **细胞因子** 造血干细胞增殖、分化、衰老与死亡的调控决定骨髓和外周血中各细胞系的数量与比例,造血调节因子在这些过程中发挥重要作用。

造血调节因子是一组调控细胞生物活性的蛋白,统称为细胞因子(cytokine,CK),由体内多种细胞产生,具有很多重要的生理效应,与很多疾病的病理生理变化有关,其生成障碍可使造血干细胞不能顺利实现向终末血细胞的分化。

【造血组织与造血功能】

1. **胚胎与胎儿造血组织** 卵黄囊是哺乳类最早期的造血部位。约在人胚胎第 19 天,就可看到卵黄囊壁上的中胚层间质细胞开始分化聚集成细胞团,称为血岛(blood island)。血岛外周的细胞分化成血管壁的内皮细胞,中间的细胞分化为最早的血细胞,称为原始血细胞(blast),这种细胞进一步分化,其中大部分细胞胞质内出现血红蛋白,成为初级原始红细胞(erythroblast)。胚胎肝于第 5 周即有造血功能,3~6 个月的胎肝为体内主要的造血场所。在胎儿第 2 个月左右,脾也短暂参与造血,主要生成淋巴细胞、单核细胞;第 5 个月之后,脾造血功能逐渐减退,仅制造淋巴细胞,到出生后仍保持此功能。自第 4~5 个月起,在胎儿的胫骨、股骨等管状骨的原始髓腔内开始生成幼红细胞、幼粒细胞,随着胎儿的发育,同时还生成巨核细胞。

2. **骨髓** 为人体的主要造血器官。出生后,血细胞几乎都在骨髓内形成。骨髓组织是一种海绵状、胶状或脂肪性组织,处于坚硬的骨髓腔内。骨髓分为红髓(造血组织)和黄髓(脂肪组织)两部分。出生时,红髓充满在全身的骨髓腔,随着年龄的增长,部分红髓逐渐转变为黄髓。红髓主要由造血组织和血窦构成。在造血组织中,网状细胞及网状纤维构成网架,网孔中充满着不同发育阶段的各种血细胞,此外还有少量的巨噬细胞、脂肪细胞或成纤维细胞。进入红髓的动脉分支成毛细血管后,继续分支成血窦。血窦多呈辐射状向心走行,并彼此连接成网,最终汇入骨髓中的中央纵行静脉。血窦壁由内皮细胞、基底膜和外膜细胞组成,具有阻挡未成熟细胞进入外周血液的作用。

3. **淋巴器官** 中枢性淋巴器官主要指胸腺,是淋巴系祖细胞分化增殖成淋巴细胞的器官。干细胞进入胸腺后分化为成熟 T 淋巴细胞。骨髓产生 B 淋巴细胞,均通过血液循环到达外周淋巴器官。外周淋巴器官包括淋巴结、扁桃体及胃肠、支气管黏膜和皮肤相关淋巴组织。

(1)胸腺:胸腺外部为皮层,含大量 T 淋巴细胞,但皮层没有生发中心。来源于卵黄囊(胚胎早期)和骨髓(胚胎后半期与出生后)的淋巴系干细胞,在胸腺素与淋巴细胞刺激因子的作用下,在皮层增殖分化成为依赖胸腺的前 T 淋巴细胞。胸腺毛细血管周围包着一层较为完整的网状纤维组织,使皮层与血液循环之间形成屏障,这样的结构能防止血液循环中的抗原进入胸腺皮层,因而 T 细胞能在皮层中受到屏障的保护,在无外界干扰的条件下生长成熟。前 T 细胞成熟后经过髓质进入周围淋巴组织的胸腺依赖区,再继续分化发育为 T 淋巴细胞。成年以后,胸腺萎缩,已进入淋巴结定居的 T 细胞,能够自行增殖。

(2)脾:是体内最大的外周淋巴器官,具有滤血、免疫、储血、造血 4 种功能。脾分为白髓、红髓、边缘区三部分。白髓是散布在红髓中许多灰白色的小结节,由淋巴细胞构成,其中围绕在中央动脉周围的主要由 T 细胞组成,而白髓中的脾小结中心称为生发中心,内有分化增殖的 B 细胞可产生相应抗体。红髓由脾索和血窦构成。脾索为 B 细胞增殖、分化之处,故常含有许多浆细胞。血窦又称脾窦,有着窦内与相邻组织间的物质交换及血细胞穿越的特殊结构。

(3)淋巴结:分为皮质和髓质,是产生淋巴细胞及储存淋巴细胞的场所,又是淋巴液的生物性过滤器,并对外来抗原作出反应。淋巴结由大量网状细胞构成支架,中间填充着骨髓或胸腺迁移来的淋巴细胞,形成的淋巴网状组织。其皮质由淋巴小结、副皮质区及淋巴窦所构成。淋巴小结由密集的B细胞构成,其间有少量T细胞和巨噬细胞。淋巴小结中心部称生发中心,在抗原作用下,B细胞活化,并分化为能产生抗体的浆细胞。位于淋巴小结之间及皮质深层的为副皮质区,为一片弥散的淋巴组织,主要由T细胞构成。髓质由髓索及其间的淋巴窦组成。髓索内主要有B细胞、浆细胞及巨噬细胞,淋巴窦接受从皮质区来的淋巴,并使淋巴循环通往输出淋巴管而离开淋巴结。

【血液病的分类】

1. 红细胞病　如各种贫血和红细胞增多症(真性红细胞增多症和继发性红细胞增多症)等。

2. 粒细胞疾病　如各种原因所致的白细胞减少及粒细胞缺乏。中性粒细胞增多症、嗜酸性粒细胞增多症、粒细胞功能异常等。

3. 单核细胞和巨噬细胞疾病　如炎症性组织细胞增多症、恶性组织细胞病等。

4. 淋巴细胞和浆细胞病　如传染性单核细胞和传染性淋巴细胞增多症、急慢性淋巴细胞白血病、淋巴瘤、多发性骨髓瘤等。

5. 造血干细胞病　如再生障碍性贫血、急慢性髓细胞白血病、骨髓增殖性肿瘤、骨髓增生异常综合征和阵发性睡眠性血红蛋白尿等。

6. 出血性疾病　如过敏性紫癜、毛细血管扩张症、原发及继发血小板减少症、遗传性血小板功能缺陷、凝血功能障碍以及血栓性疾病等。

7. 脾功能亢进　血液病学(hematology)除了血液系统疾病外还包括输血医学(transfusion medicine)。

【血液病的诊断方法】

临床医师首先须重视询问病史,在详细体检基础上,选择必要的检查以明确诊断。血液病最后的诊断常需要实验室检查,但必须正确判断体外实验和体内实际情况的联系,紧密结合临床。还要熟悉和了解某些重要学科,如免疫学、分子生物学的进展,因为它们已成为研究病因和发病机制的重要方法。

【血液病的防治】

1. 去除诱因　应使患者脱离致病因素的影响。

2. 保持正常血液成分及其功能

(1)补充造血原料:如针对病因补充叶酸或维生素$B_{12}$;补充铁剂,补充维生素K等。

(2)刺激骨髓造血:如慢性再生障碍性贫血时应用雄激素刺激骨髓造血。

(3)造血生长因子:如红细胞生成素治疗肾性贫血,粒系集落刺激因子(G-CSF)或粒-单系集落刺激因子(GM-CSF)加速化疗后白细胞减少的恢复。

(4)切脾:去除体内最大的单核-巨噬细胞系统的器官,可减少血细胞的破坏与阻留,从而延长血细胞的寿命。如对遗传性球形红细胞增多症所致的溶血性贫血有确切的疗效。

(5)成分输血及抗感染药物的使用:严重贫血时应输注红细胞,血小板减少有出血危险时应补充血小板,血友病A、B有活动性出血时应分别补充Ⅷ、Ⅸ因子,白细胞减少合并感染时予以有效的抗感染药物治疗。

3. 去除异常的血液成分和抑制异常功能

(1)化疗:联合使用作用于不同细胞周期的化学药物杀灭病变细胞。

(2)放疗:利用γ射线、X射线等电离辐射杀灭白血病及淋巴瘤细胞,适用于肿瘤比较局限或用于化疗药物不易到达的部位,如颅脑照射。全身放疗或全淋巴结照射对机体影响较大,故仅在造血干细胞移植的情况下用于白血病及播散性淋巴瘤的治疗。

(3)诱导分化和凋亡治疗:由我国科学家发现的全反式维A酸、三氧化二砷对急性早幼粒细胞白血病(APL)有极高的缓解率和肯定的疗效。

(4)治疗性血液成分单采和血浆置换:通过专用设备,选择性地去除血液中某一成分(如血液中的有形成分或血浆)可用于骨髓增殖性肿瘤、高白细胞白血病、巨球蛋白血症、某些自身免疫性疾病及血栓性血小板减少性紫癜等。

(5)免疫抑制剂:糖皮质激素、环孢素、抗淋巴细胞球蛋白等可减少具有异常功能的淋巴细胞数量,抑制其异常功能以治疗自身免疫性溶血性贫血、再生障碍性贫血及免疫性血小板减少症等。

(6)抗凝及溶栓治疗:如弥散性血管内凝血时为防止凝血因子进一步消耗,采用肝素抗凝;血小板过多时为防止血小板异常聚集采用双嘧达莫等;血栓形成时,使用尿激酶等溶栓,以恢复血流通畅。

(7)单克隆抗体治疗:已用于淋巴瘤等疾病的治疗,见相关章节。

4. 造血干细胞移植  通过预处理,最大限度地清除异常的肿瘤细胞,然后植入健康的造血干细胞,使之重建造血与免疫系统,称为造血干细胞移植(hematopoietic stem cell transplantation, HSCT),这是一种可以根治部分血液系统恶性肿瘤的现代治疗方法。

5. 预防  加强对血液系统遗传性疾病的宣传、咨询、婚前及妊娠指导,有利于减少疾病的发生。已明确化学物质对血液系统肿瘤的发生产生影响,要对职业暴露者加强劳动保护和环境改造。

【血液学的进展和展望】

血液学是一门进展较快的医学学科。近年来,由于单克隆抗体、重组DNA技术、细胞遗传学和分子生物学等的理论和技术的快速发展,血液病的病因、发病机制等基础研究有了突飞猛进的发展,临床诊断、治疗在个体化和标准化方面有了进一步的提高。如在PNH研究中,发现了造血干细胞的PIG-A基因突变及其相关的锚磷脂合成障碍和膜补体调节蛋白缺乏,从而阐明了其发病机制。易栓症已被视作一种"多基因病"和遗传与环境因素突变相互作用的"副产品"。骨髓增殖性肿瘤(myeloproliferative neoplasm,MPN)的研究中发现JAK2V617F基因突变等,提高了MPN的诊断水平,针对JAK2靶向药物的开发已取得重要进展。近年来临床上成功地运用分子靶向治疗,如针对PML/RARα基因的全反式维A酸治疗急性早幼粒细胞白血病,抗CD20的利妥昔单抗治疗B淋巴细胞疾病,对BCR/ABL有高度特异性抑制作用的伊马替尼,及其换代产品尼洛替尼和达沙替尼治疗慢性髓细胞白血病。蛋白酶体抑制剂、去甲基化的应用,成为血液肿瘤提高疗效的重大突破。20世纪90年代以来,造血干细胞移植技术飞速发展,近年来骨髓库特别是中华骨髓库的不断扩容、单倍体移植技术和微移植的出现及完善,正逐渐解决移植供者难寻的困境,促进造血干细胞移植在临床中更广泛的应用。现代生命科学与现代血液病学必将相得益彰,相互促进。

**复习指导**

1. 血细胞生成、发育规律及其调控机制  整个血细胞的生成过程,是由造血干细胞在造血微环境中经多种调节因子的作用逐渐完成的。

2. 血液病的分类  红细胞病、粒细胞疾病、单核细胞和巨噬细胞疾病、淋巴细胞和浆细胞病、造血干细胞病、出血性疾病及血栓性疾病和脾功能亢进。

3. 血液病的常见症状、体征  贫血、出血倾向、感染、黄疸、骨痛、脾大、淋巴结肿大等。

(魏 武)

# 第48章 贫血概述
## chapter 48

> **学习要求**
>
> 学习贫血的发病机制及其涵盖的多种不同病因,建立贫血只是一种临床表现,确定存在贫血后须仔细查找病因的思想。能够通过临床表现、实验室检查等线索找到贫血病因,并给予合理治疗。

贫血(anemia)是指单位体积血液中的血红蛋白水平、红细胞计数及血细胞比容低于可比人群正常值的下限的一种常见临床症状。如国内诊断贫血的标准定为:成年男性血红蛋白<120g/L,红细胞计数<$4.5\times10^{12}$/L及血细胞比容<0.42;成年女性血红蛋白<110g/L,红细胞计数<$4.0\times10^{12}$/L,血细胞比容<0.37;血红蛋白浓度受年龄、性别和长期居住地等诸多因素影响。

妊娠中、后期因血浆量增加,血液发生生理性稀释,故孕妇贫血的诊断标准定为:血红蛋白计数<100g/L,血细胞比容<0.30。

【病因和发病机制】

贫血是继发于多种疾病的一种临床表现,其发病机制可概括为红细胞生成不足或减少、红细胞破坏过多和失血3类。

1. 红细胞生成不足或减少  ①骨髓衰竭:包括造血干细胞数量减少或质量缺陷;②无效造血:包括获得性和遗传性无效造血;③骨髓受抑:指放疗或化疗造成造血细胞的损伤;④骨髓浸润:包括肿瘤转移、骨髓纤维化造成的骨髓有效造血组织的减少;⑤造血刺激因子减少:如慢性肾衰竭所致的Epo合成减少;⑥造血微环境异常:确切意义不明可能有一定的作用;⑦造血物质缺乏:如叶酸、维生素$B_{12}$、铁的缺乏等。

2. 红细胞破坏过多  共同特点是红细胞寿命缩短,称为溶血性贫血(hemolytic anemia)。红细胞破坏主要涉及红细胞内在缺陷和外在因素影响。

3. 失血  包括急性和慢性失血。急性失血主要造成血流动力学的变化,而慢性失血才是贫血最常见的原因。

【分类】

贫血有多种分类方法。目前所用的分类方法各有其优缺点,临床上常合并使用。

1. 细胞计量学分类  人工检测原称为形态学分类,如用全自动血细胞分析仪检测时,宜称为细胞计量学分类。利用红细胞平均体积(mean cell volume,MCV)、红细胞平均血红蛋白含量(mean cell hemoglobin,MCH)和红细胞平均血红蛋白浓度(mean cell hemoglobin concentration,MCHC)3项红细胞指数对贫血进行分类(表48-1)。

表 48-1 贫血的细胞计量学分类

| 类型 | MCV(fl) | MCH(pg) | MCHC(%) |
|---|---|---|---|
| 大细胞性贫血 | >100 | >32 | 31~35 |
| 正常细胞性贫血 | 80~100 | 26~32 | 31~35 |
| 单纯小细胞性贫血 | <80 | <26 | 31~35 |
| 小细胞低色素性贫血 | <80 | <26 | <32 |

2. 病因和发病机制分类 根据病理生理学分类,可提示贫血的病因和发病机制,有助于指导临床治疗(表48-2)。

按贫血的程度将贫血分为轻度(Hb>90g/L),中度(Hb 60~90g/L),重度(Hb 30~60g/L)和极重度(Hb<30g/L)。

表 48-2 贫血的病理生理学分类

| 红细胞生成减少 | 红细胞破坏增加(溶血性贫血) | 失血 |
|---|---|---|
| 骨髓衰竭 | 内源性异常 | 急性失血性贫血 |
| 再生障碍性贫血 | 先天性红细胞膜缺陷 | 慢性失血性贫血 |
| 范可尼贫血 | 遗传性球形红细胞增多症 | |
| 红系祖细胞增殖分化障碍 | 遗传性椭圆形红细胞增多症 | |
| 纯红细胞再生障碍性贫血 | 遗传性热异形红细胞增多症 | |
| 慢性肾衰竭所致贫血 | 遗传性棘形细胞增多症 | |
| 内分泌疾病所致贫血 | 遗传性口形红细胞增多症 | |
| 先天性红系造血异常性贫血 | 获得性红细胞膜缺陷 | |
| 无效造血 | 阵发性睡眠性血红蛋白尿 | |
| 骨髓增生异常综合征 | 红细胞酶异常 | |
| 先天性红系造血异常性贫血 | 红细胞葡萄糖-6-磷酸脱氢酶缺陷症 | |
| 营养性巨幼细胞性贫血 | 丙酮酸激酶缺陷症 | |
| 造血功能受抑 | 其他酶缺陷 | |
| 抗肿瘤化学治疗 | 卟啉病 | |
| 放射治疗 | 珠蛋白合成异常 | |
| 骨髓浸润 | 珠蛋白生成障碍性贫血 | |
| 白血病 | 异常血红蛋白病 | |
| 其他血液恶性肿瘤 | 外在因素异常 | |
| 实体瘤骨髓转移 | 免疫相关性(抗体介导性) | |
| DNA 合成障碍(巨幼细胞性贫血) | 温抗体型自身免疫性溶血性贫血 | |
| 维生素 $B_{12}$ 缺乏 | 冷性溶血病 | |
| 叶酸缺乏 | 药物相关抗体溶血性贫血 | |
| 先天性或获得性嘌呤和嘧啶代谢异常 | 新生儿同种免疫性溶血性贫血 | |
| 血红蛋白合成障碍 | 非免疫相关性 | |
| 缺铁性贫血 | 机械性因素 | |
| 先天性无转铁蛋白血症 | 行军性血红蛋白尿症 | |
| 红系造血调节异常 | 心血管创伤性溶血性贫血 | |
| 氧亲和力异常血红蛋白病 | 微血管病性溶血性贫血 | |
| 原因不明或多重因素 | 其他物理和化学因素所致溶血 | |
| 慢性病性贫血 | 微生物感染所致贫血 | |
| 营养缺乏所致贫血 | 单核-巨噬细胞系统功能亢进 | |
| 铁粒幼细胞贫血 | 脾功能亢进 | |

【临床表现】

贫血导致向全身组织输氧能力降低和组织缺氧,故可引起多器官和系统的不同表现。临床表现的程度主要取决于:①血液携氧能力的降低情况;②贫血的程度;③上述两种因素发生发展的速率;④呼吸循环系统的代偿能力。

1. 皮肤黏膜及其附属器 皮肤、黏膜苍白是贫血最常见的体征。判断皮肤苍白受多种因素的影响,包括人种肤色、皮肤色素沉着的深浅和性质、皮肤血管的扩张程度以及皮下组织液体含量和性质等。黏膜颜色的改变较为可靠,如口腔黏膜、睑结膜、口唇和甲床。贫血的其他皮肤改变还有干枯无华,弹性及张力降低。皮肤附属器的变化包括毛发枯细,指甲薄脆或呈反甲或匙状甲。

2. 呼吸循环系统 贫血引起代偿性心率和呼吸加快,体力活动时尤为明显。进展迅速的贫血心慌气促症状尤为明显。慢性贫血时临床症状表现较轻。长期严重的贫血可引起高动力性心力衰竭,贫血纠正后可逐渐恢复。体检可闻及收缩期吹风样杂音,多为中等强度,在肺动脉瓣区最为清晰。病情较重的贫血患者,心电图表现为窦性心动过速、窦性心律不齐、ST 段降低和 T 波低平或倒置等非特异性变化。

3. 神经肌肉系统 严重贫血常有头痛、头晕、耳鸣、晕厥、视觉盲点、倦怠、注意力不集中和记忆力减退等神经系统表现,可能与脑缺氧有关。肌肉无力和易疲劳是肌肉组织缺氧的结果。感觉异常是恶性贫血(pernicious anemia)的常见症状。

4. 消化系统 贫血患者常有食欲减退、恶心、腹胀、腹部不适、便秘或腹泻等消化系统症状。舌炎和舌乳头萎缩多见于维生素 $B_{12}$ 缺乏所致的巨幼细胞贫血、恶性贫血和缺铁性贫血。异食癖是缺铁性贫血的特殊表现。

5. 泌尿生殖系统 贫血患者因肾小球滤过和肾小管重吸收功能障碍,从而引起多尿和低比重尿。严重者可有轻度蛋白尿。育龄期女性患者可出现月经周期紊乱、月经量增多、减少或闭经。严重贫血者可出现性功能减退。

6. 其他 贫血患者有时伴低热,如无病因可寻,则可能与贫血的基础代谢升高有关。若体温>38.5℃,则应查找发热病因如感染等。溶血性贫血常伴有黄疸。血管内溶血出现血红蛋白尿和高血红蛋白血症,可伴有腹痛、腰痛和发热。

【诊断】

根据临床表现和实验室检查结果,不难对贫血作出诊断,但贫血只是一种症状,所以贫血的诊断过程更主要的是查明引起贫血的病因。在明确病因之前,除支持治疗外,不应滥投药物,以免延误正确的诊断。

1. 病史 详细的病史采集可为查寻贫血病因提供有价值的线索。应特别重视询问发病形式、发病时间及病程、饮食习惯、既往用药、职业、毒物或化学物暴露、出血倾向或出血史、慢性系统病史、月经史、生育史、黑粪史及大便习惯改变、体重变化、尿色变化、家族遗传史以及有无发热等,并对其分别进行评估和综合分析。

2. 体格检查 全面而有重点的体格检查对贫血的病因诊断极有帮助。皮肤黏膜的检查包括颜色(与贫血程度相关)、皮疹、溃疡、毛发和指甲的改变,有无出血点、瘀斑和紫癜。黄疸提示溶血性贫血,应特别注意有无胸骨压痛和全身浅表淋巴结及肝脾肿大。肛门和妇科检查亦不能忽略,痔出血或该部位的肿瘤是贫血常见的原因。心脏杂音可由贫血引起,但应排除可能的器质性病变。神经系统检查应包括眼底,脊髓后索和侧索变性体征提示维生素 $B_{12}$ 缺乏和恶性贫血。

3. 实验室检查 贫血的病因和机制各异,此处介绍全血细胞计数和骨髓检查等贫血通用实验室检查,有关特殊检查将在贫血各论中描述。

(1)全血细胞计数:检查血常规、网织红细胞计数和血涂片形态学观察有助于确定追查方向。

(2)骨髓检查:包括穿刺涂片和活检。溶血性贫血的红细胞生成明显活跃;再生障碍性贫血的骨髓造血活性全面降低,非造血细胞增多;白血病和其他血液系统恶性肿瘤的骨髓可出现肿瘤细胞增生,正常造血受抑。骨髓铁染色是评价机体铁储备的可靠指标,环形铁粒幼细胞见于 MDS 和铁粒幼细胞贫血。与骨髓穿刺相比,骨髓活检在有效造血面积评估、异常细胞浸润和分布以及纤维化诊断上更具优势。

(3)其他:血尿可能是肾或泌尿道疾病本身的表现,也可能由血小板减少或凝血障碍所致。血红蛋白尿是血管内溶血的证据。大便隐血阳性提示消化道出血。此外铁动力学测定、血清铁蛋白、血清铁、总铁结合力、转铁蛋白饱和度、红细胞内游离原卟啉、转铁蛋白受体等都是反映铁储存、铁利用状态的指标;还有叶酸、维生素 $B_{12}$ 测定;以及溶血性贫血实验检查对诊断血液系统疾病有很大帮助。

【治疗】

贫血病因不同,治疗也应因病而异。下列仅为贫血的一般处理原则,应区别对待。

1. 病因治疗 是贫血治疗的关键所在。所有贫血都应该在查明病因的基础上进行治疗,才能达到标本兼顾,最终治愈的目的。

2. 支持治疗 输血是贫血的对症治疗措施。慢性贫血血红蛋白<60g/L 和急性失血超过总容量 30% 是输血的指征。应采用去除白细胞的成分输血。必要时采用其他支持治疗。

3. 补充造血所需的元素或因子 因缺乏造血元素或因子所致的贫血,在合理补充后可取得良好疗效。如补铁、维生素 $B_{12}$ 或叶酸等。

4. 给予造血生长因子或造血刺激药物 肾性贫血、某些慢性病贫血和肿瘤性贫血,可给予红细胞生成素。雄激素有刺激骨髓造血和促红细胞生成素样的效应,对慢性再生障碍性贫血有效。

5. 使用免疫抑制剂 适用于发病机制与免疫有关的贫血。可使用糖皮质激素、抗胸腺细胞球蛋白/抗淋巴细胞球蛋白和环孢素等。

6. 异基因造血干细胞移植 适用于骨髓造血功能衰竭或某些严重的遗传性贫血。

7. 脾切除 脾是红细胞破坏的主要场所。某些红细胞破坏增多、自身免疫性溶血性贫血和脾功能亢进是脾切除的适应证。

【复习指导】

1. 贫血的概念及诊断标准:贫血指单位体积血液中的血红蛋白水平、红细胞计数及血细胞比容低于可比人群正常值的下限。国内诊断贫血的标准定为:成年男性血红蛋白<120g/L,红细胞计数<$4.5\times10^{12}$/L及血细胞比容<0.42;成年女性血红蛋白<110g/L,红细胞计数<$4.0\times10^{12}$/L,血细胞比容<0.37;孕妇血红蛋白<100g/L,血细胞比容<0.30。

2. 贫血的分类:按贫血的细胞计量学分为大细胞性、小细胞性和正细胞性贫血;按贫血的程度将贫血分为轻度(Hb>90g/L),中度(Hb 60~90g/L),重度(Hb 30~60g/L)和极重度(Hb<30g/L);按病因及发病机制分为红细胞生成减少、破坏过多和失血,各涵盖多种不同的疾病。

3. 贫血的临床表现:一般表现为面色苍白、头晕、乏力、心悸、气短、食欲减退等。贫血的病因众多,因此其伴随症状不同,有无黑便、血尿、发热、黄疸、肝、脾、淋巴结肿大等。

4. 贫血的治疗:病因治疗是贫血治疗的关键,此外还有支持治疗、补充造血原料、刺激造血、免疫抑制剂、造血干细胞移植、脾切除等。

(魏 武)

# 第49章 缺铁性贫血

> **学习要求**
>
> 学习铁代谢过程、缺铁性贫血的病因及发病机制,知晓缺铁性贫血的临床特征和实验室检查表现,能够对其做出正确的诊断、选择合理的治疗,特别是病因诊断及治疗。

铁是合成血红蛋白必需的元素。因体内铁储备耗竭,血红蛋白合成减少引起的贫血称为缺铁性贫血(iron deficienc anemia,IDA)。IDA 是临床上最常见的贫血类型,各国报道的发病率不同,但均以儿童和女性人群尤其是育龄和妊娠妇女的发病率最高。

> **临床提示** 小细胞低色素性贫血+铁代谢的实验室检查+骨髓象+铁染色→缺铁性贫血。

## 【铁代谢】

1. **铁的来源和吸收** 正常情况下铁补充处于动态平衡,机体铁含量保持稳定。铁补充主要来源于饮食。正常人每日饮食含铁 10~15mg,其中 5%~10% 可被吸收。人类饮食中的铁主要以两种形式存在,即血红素结合铁和非血红蛋白铁。血红素结合铁主要来源于含血红蛋白或肌红蛋白的动物食品;非血红蛋白铁多来源于植物性食品。

铁主要在十二指肠和空肠上段吸收。饮食中,$Fe^{2+}$血红素铁不被络合,其吸收几乎不受食物其他成分的影响。非血红素铁的吸收或铁生物利用度受诸多因素影响。维生素 C、动物性蛋白和人乳促进非血红素铁的吸收,鞣酸(茶叶富含之,与铁结合形成不可溶的鞣酸铁)和多酚(含于茶叶、咖啡和某些豆科植物)抑制铁吸收。

铁调素(hepcidin)是肝产生的一种含 25 个氨基酸残基的抗菌肽,后来发现其在维持铁稳态中具有重要作用。

2. **铁的转运** 运铁蛋白(transferrin)是血浆中铁的运载工具,是肝细胞合成的一种 β-球蛋白。运铁蛋白将铁转运至幼红细胞或其他需铁的组织细胞,幼红细胞内的铁大部分转至线粒体,供合成血红素之用,剩余部分以铁蛋白形式储存备用。幼红细胞内的铁蛋白用普鲁士蓝染色时呈颗粒状,称铁粒幼细胞(sideroblast),正常约占幼红细胞的 50%。细胞膜的运铁蛋白受体可脱落进入血浆,其血浆浓度与红系造血活性呈正相关,浓度升高也是组织缺铁的敏感指标。血浆运铁蛋白浓度约为 2.5g/L。运铁蛋白能够结合铁的数量称为总铁结合力(total iron-binding capacity,TIBC)。正常情况下,只有 1/3 的运铁蛋白铁结合位点被占据,即运铁蛋白饱和度约为 33%。

3. **铁的分布和储存** 正常成年男性机体铁含量(50mg/kg)高于女性(35mg/kg),其中血红蛋白铁约占 65%,肌红蛋白铁约占 6%,储存铁占 25%,其余的铁存在于含铁酶类如过氧化物酶、过氧化氢酶、细胞色素氧化酶以及血浆中的运铁蛋白和铁蛋白中。储存铁以铁蛋白(ferritin)和含铁血黄素

(hemosiderin)形式存在。铁蛋白由去铁蛋白(apoferritin)与铁结合而成。血浆中含有微量铁蛋白且与铁储备(iron storage)密切相关,是一项反映机体铁储备较敏感的实验室指标。骨髓小粒普鲁士蓝染色后,光镜下可见深蓝色的含铁血黄素颗粒,可能是变性铁蛋白的聚合体或结晶体。

4. 铁的再利用和排泄 衰老的红细胞被巨噬细胞吞噬,血红蛋白破坏后释放出铁,一部分以铁蛋白或含铁血黄素储存,大部分返回血液,与运铁蛋白结合进入再利用循环。正常男性每日排铁为0.5~1.0mg,育龄妇女因月经失血平均每日排铁为1.0~1.5mg。

【病因和发病机制】

1. 铁摄入不足和需求增加 铁摄入不足多因吸收障碍和需求增加所致。铁吸收障碍见于胃酸缺乏、胃切除术后、慢性萎缩性胃炎及其他胃肠道疾病。某些药物如制酸药和质子泵抑制剂也可影响铁吸收。育龄女性因妊娠及哺乳铁需求量增加。妊娠期胎儿体重每增加1000g需母体供给80mg的铁,哺乳期每日从乳汁中丢失0.5~1.0mg的铁,如饮食供给不足,则易造成IDA。婴幼儿生长迅速,对铁需求增加,如喂养不合理也易发生IDA。

2. 铁丢失过多 慢性失血是IDA最常见的病因,失血1ml丢失铁0.5mg。慢性失血的原因众多。育龄妇女每次月经丢失20~40mg铁,是该人群发生IDA的最常见原因。消化道是慢性失血(包括肿瘤性和非肿瘤性)的好发部位,如胃肠道出血、消化性溃疡、痔、恶性肿瘤、口服非类固醇抗炎药、裂孔疝、憩室病、溃疡性结肠炎、肠息肉、钩虫病等。慢性或反复的血管内溶血时,铁随血红蛋白尿排出,如阵发性睡眠性血红蛋白尿、机械性溶血(如人造心瓣膜)等。其他慢性失血,如反复鼻出血、咯血、过度献血、原发性肺含铁血黄素沉着病、出血性疾病、慢性肾衰竭血液透析和疟疾等也可导致IDA。

【临床表现】

IDA的临床表现由贫血、组织缺铁和原发病三方面组成,发病隐匿,呈渐进的慢性过程。

1. 贫血表现 常见皮肤黏膜苍白、乏力、食欲低、心悸、气短、头晕、头痛、耳鸣、眼花等非特异性表现。

2. 组织缺铁表现 皮肤干燥、皱缩;毛发干枯、脱落;指甲可变得薄脆或呈扁平甲、反甲或匙状甲;严重时舌乳头萎缩,呈光滑舌并可伴有舌炎、口腔炎、口角炎、缺铁性吞咽困难(称plummer-Vinson征);精神行为异常,如烦躁、易怒、注意力不集中、异食癖(pica);儿童发育迟缓、智力低下等。

3. 原发病表现 如妇女月经过多,消化性溃疡、肿瘤或痔导致的黑粪、血便和腹部不适,肠道寄生虫感染导致的腹痛或大便性状改变,血管内溶血导致的血红蛋白尿等。

【实验室和其他检查】

1. 形态学检查

(1)血象:呈小细胞低色素性贫血($MCV<80fl$,$MCH<26pg$,$MCHC<32\%$),红细胞分布宽度(red cell distribution width,RDW)可增加。血片中红细胞大小不一,细胞中心淡染区扩大。网织红细胞计数正常或轻度增加,白细胞计数多在正常范围,血小板计数正常或略升高。

(2)骨髓象:增生活跃或明显活跃,以红系增生为主,粒系和巨核系无显著改变。红系中以中晚幼红细胞为主,其体积较小,外形不规则,胞质量减少且发育滞后偏蓝色,核染色质致密,呈"老核幼浆"表现。骨髓普鲁士蓝染色后,细胞内外铁均减少,尤以细胞外铁减少明显,是诊断IDA的可靠指标。

2. 生化检查

(1)铁代谢:血清铁$<8.95\mu mol/L$($500\mu g/L$)。总铁结合力多$>64.44\mu mol/L$($3600\mu g/L$),但也可正常,运铁蛋白饱和度$<15\%$。血清铁蛋白是反映机体铁储备的敏感指标,IDA时降低($<14\mu g/L$)。

(2)缺铁性红细胞生成:包括红细胞游离原卟啉(free erytrhrocxle protoporphyrin,FEP)升高以及FEP/Hb比例升高,但均非诊断IDA的常规检查。

【诊断和鉴别诊断】

1. 诊断 IDA是长期负铁平衡的最终结果,在其渐进的发病过程中,根据缺铁的程度可分为3个阶段:早期为铁耗减期(iron depletion)或称隐性缺铁前期(prelatent iron deficiency),此期特点为血清铁水平正常,血清铁蛋白降低,骨髓铁储备减少。病情继续发展则进入隐性缺铁期(latent iron deficiency)亦称缺铁性红细胞生成期(iron deficiency erythropoiesis),此期铁储备耗竭,运铁蛋白饱和度降低,红细胞游离原卟啉升高,但血红蛋白仍保持在正常范围。如缺铁继续加重,血红蛋白低于正常则进入IDA期。根据病史、体检和实验室检查IDA的诊断并不困难,需强调的是在确立诊断后,应进一步查找病因或原发病。

2. 鉴别诊断  应与下列小细胞低色素性贫血鉴别。

(1) 珠蛋白异常所致贫血:包括异常血红蛋白病和珠蛋白生成障碍性贫血,属遗传性疾病,常有家族史。体检可有脾大,血片中可见靶形红细胞,血红蛋白电泳出现异常血红蛋白条带,血清铁、铁蛋白和运铁蛋白饱和度不降低。

(2) 慢性病性贫血(anemia of chronic disease,ACD):常见病因有慢性感染、炎症和肿瘤。多数患者为正细胞正色素性贫血,部分患者呈小细胞低色素性贫血。ACD的铁代谢指标变化与IDA不同,表现为血清铁降低,但总铁结合力不增加。血清铁蛋白和运铁蛋白受体升高,骨髓铁粒幼细胞减少,而巨噬细胞内铁增加,均有助鉴别。

(3) 铁粒幼细胞贫血:系铁失利用性贫血,分为先天性和获得性两类。骨髓中铁粒幼细胞增多,并出现特征性的环形铁粒幼细胞(ringed sideroblast),其计数>15%时有诊断意义。患者血清铁和铁蛋白升高,运铁蛋白饱和度不降低。

【治疗】

1. 病因治疗  是IDA能否得以根治的关键所在,只有明确诊断,方可去除病因,如婴幼儿、青少年和妊娠妇女营养不足引起IDA,应改善饮食;消化道慢性失血应多次查大便隐血,进行内镜检查,必要时手术治疗。

2. 铁剂治疗  首选口服铁剂,安全且疗效可靠。铁剂种类繁多,宜选用效价比较高的亚铁制剂,如硫酸亚铁、富马酸亚铁、葡萄糖酸亚铁及琥珀酸亚铁等,每日剂量应含元素铁150～200mg。多数患者对口服铁剂耐受良好,部分患者可出现消化道刺激症状,如恶心、胃灼热、胃肠痉挛及腹泻等,减少剂量、缓释或控释铁制剂可减轻刺激症状,铁剂于进餐同时或餐后服用可减轻其副作用。饮茶影响铁的吸收,故不应同时服用。维生素C有助于铁吸收,可配伍应用。服用铁剂后,患者网织红细胞开始上升,7～10d达高峰,可用于早期疗效判断。血红蛋白多在治疗2周后开始升高,1～2个月或以后恢复正常。血红蛋白正常后,仍需继续服用铁剂3～6个月,待铁蛋白正常后停药,以补足机体铁储备,防止复发。

注射铁剂的副作用较多且严重,应严格掌握适应证:不能耐受口服铁剂;原有消化道疾病,口服铁剂加重病情,如溃疡性结肠炎、胃十二指肠溃疡等;消化道吸收障碍,如胃十二指肠切除术后、萎缩性胃炎等。注射铁剂治疗前应计算总剂量,计算公式为:

补铁总剂量(mg)=[需达到血红蛋白浓度-患者血红蛋白浓度(g/L)]×患者体重(kg)×0.33

常用注射铁剂有右旋糖酐铁、蔗糖铁和山梨醇铁,深部肌内注射。首次剂量50mg,如无明显不良反立,第二次注射100mg(每日量不宜>100mg),逐日或隔日1次,直至完成总剂量。注射铁剂的副作用有局部疼痛和皮肤色素脱失以及引流区淋巴结疼痛等。注射铁剂可发生过敏反应,多见于静脉用药,严重时危及生命,故应避免静脉给药。

【预防】

主要针对高发人群,如婴幼儿及时添加富含铁的食品;妊娠期或哺乳期妇女的预防性铁剂补充,合理饮食,食物中应含有一定比例的动物性食品;月经期妇女防治月经过多。做好肿瘤性疾病和慢性出血性疾病的人群防治。

## 复习指导

1. IDA概况:因体内铁储备耗竭,血红蛋白合成减少引起的贫血称为缺铁性贫血。IDA是最常见的贫血,以儿童和育龄期女性发病率最高。慢性失血是最常见的病因。

2. 铁代谢:在生理情况下,铁的补充和消耗呈动态平衡,维持其稳态。铁主要在十二指肠及空肠上部吸收。铁的吸收涉及多种途径并受多种因素影响。储存铁以铁蛋白和含铁血黄素形式存在。缺铁性贫血的改变顺序是骨髓储存铁减少→血清铁减低→贫血。缺铁性贫血是机体铁耗最终的表现。

3. 临床表现:贫血一般表现、皮肤黏膜和消化系统等表现。

4. 实验室检查:血象呈小细胞低色素性贫血;骨髓幼红细胞体积较小,胞质量减少且发育滞后。骨髓铁染色细胞内外铁均减少。血清铁降低、总铁结合力增高及转运铁蛋白饱和度降低。

5. 治疗:口服铁剂为首选治疗方法。服用铁剂后,患者网织红细胞开始上升,7~10d 达高峰,可作为早期疗效判断。血红蛋白多在治疗 2 周后开始升高,1~2 个月或以后恢复正常。之后应继续服用铁剂 3 个月左右,以补足机体铁储备。

(魏　武)

# 第50章 巨幼细胞贫血

chapter 50

> **学习要求**
>
> 学习叶酸和 $VitB_{12}$ 的代谢、功能以及巨幼细胞贫血的病理生理改变。知晓巨幼细胞贫血的病因、发病机制、临床特征和实验室检查表现,能够对其做出正确的诊断和鉴别诊断并选择合理的治疗,特别是病因诊断及治疗。

巨幼细胞贫血(megaloblastic anemia,MA)是由于叶酸或维生素 $B_{12}$($VitB_{12}$)缺乏或其他影响核苷酸代谢的药物导致血细胞 DNA 合成障碍所致的一种大细胞性贫血,其细胞形态学特征是骨髓中红细胞和髓细胞系出现"巨幼变"。在我国,巨幼细胞贫血以营养性多见,其中又以叶酸缺乏者为主。而在欧美,维生素 $B_{12}$ 缺乏或有内因子抗体者多见。内因子缺乏导致的巨幼细胞贫血称为恶性贫血(pernicious anemia)。

【叶酸和维生素 $B_{12}$ 的代谢和功能】

1. 叶酸的代谢和功能  叶酸由蝶啶、对氨基苯甲酸及 L-谷氨酸组成,属 B 族维生素。机体所需叶酸均由食物提供。绿叶蔬菜、水果、酵母、蘑菇以及动物肝肾等组织富含叶酸。人体的叶酸储存量为 5~10mg,主要储存于肝,每日需要量为 200~400μg,因此仅可供机体约 4 个月之需。叶酸及其代谢产物主要通过肾排泄,少量由胆汁排泄。胆汁排泄的叶酸可被肠道再吸收,构成叶酸的肠肝循环。叶酸缺乏可造成 DNA 合成障碍,细胞核发育迟缓,落后于细胞质发育,导致巨幼细胞贫血。

> **临床提示**  大细胞性贫血+叶酸和维生素 $B_{12}$ 代谢的实验室检查+骨髓象红髓系细胞呈巨幼变→巨幼细胞贫血。

2. 维生素 $B_{12}$ 的代谢和功能  维生素 $B_{12}$ 又称钴胺,属于类咕啉化合物。机体所需维生素 $B_{12}$ 主要依靠动物性食品提供,人体不能合成。动物肝肾组织、肉类、蛋类和乳类制品也富含之。人体有 3~5mg 的维生素 $B_{12}$ 储存量,约 80% 储于肝,每日需要量仅为 1~2μg,因此机体储备可供数年之需。排泄甚少,主要经尿排泄,每日约 30ng。维生素 $B_{12}$ 作为辅酶与叶酸共同参与多种酶反应。其缺乏时可影响 DNA 合成,同时造成丙二酰辅酶 A 的堆积,影响神经髓鞘形成。

【病因和发病机制】

1. 病因

(1)叶酸缺乏。①摄入量不足:食物加工不当造成叶酸大量损失、偏食,摄入肉类及蛋类较少。②吸收不良:病因包括小肠炎症、肿瘤、肠切除术后、热带口炎性腹泻及麦胶性肠病,某些药物可影响叶酸的吸收。③需求量增加:见于婴幼儿、妊娠及哺乳期妇女;慢性炎症及感染、恶性肿瘤、慢性溶血性疾病、甲状腺功能亢进症和白血病等情况消耗增加。④利用障碍:抗核苷酸合成药物如甲氨蝶呤、氟尿嘧啶、巯嘌呤等可干扰叶酸利用。一些先天性酶缺陷(如甲基 FH4 转移酶、$N^5$,$N^{10}$-甲烯基 $FH_4$

还原酶等)可影响叶酸的利用。⑤叶酸排出量增加:血液透析、酗酒等。

(2)维生素 $B_{12}$ 缺乏。①摄入不足:严格的素食者或长期拒绝动物性食品者是维生素 $B_{12}$ 缺乏的特殊群体。②内因子缺乏:如胃切除、恶性贫血、胃黏膜萎缩等。③小肠疾患:小肠细菌过度增殖综合征(如盲襻综合征、肠道憩室、瘘管、狭窄等)致大量细菌繁殖消耗维生素 $B_{12}$。④药物诱发:某些药物如对氨基水杨酸、二甲双胍、秋水仙碱等可影响维生素 $B_{12}$ 代谢,引起可逆性维生素 $B_{12}$ 缺乏。⑤其他原因:包括慢性胰腺疾病和长期血液透析。先天性代谢异常如转钴蛋白Ⅱ缺乏症所致者少见。

2. 发病机制 　叶酸和维生素 $B_{12}$ 均为 DNA 合成过程中的重要辅酶,缺乏时将造成细胞 DNA 合成障碍。造血细胞受累的特点是细胞核发育迟缓,滞后于细胞质,核/浆发育失衡,细胞体积大,形成巨幼变。受累红系前体细胞不能正常分化发育成熟,大部分在骨髓中原位破坏或凋亡,属于无效造血。维生素 $B_{12}$ 缺乏所致的巨幼细胞贫血可引起神经脱髓鞘变,出现相应神经系统症状。

【临床表现】

1. 血液系统表现　起病缓慢,特别是维生素 $B_{12}$ 缺乏所致者。常有苍白、头晕、乏力、活动后心悸、气促等贫血症状。重者全血细胞减少,反复感染和出血。部分患者出现轻度黄疸。

2. 非血液系统表现　①消化系统:包括引起贫血的消化道疾病的原发病表现及贫血导致的食欲减退、腹胀、腹泻或便秘等常见症状。部分患者可有舌乳头萎缩、舌炎,表现为牛肉样舌和舌痛,多见于恶性贫血。②神经系统:主要见于维生素 $B_{12}$ 缺乏,尤其是恶性贫血,有时神经系统表现为主要就诊原因。病变主要累及脊髓后侧束的白质和脑皮质,周围神经亦可受累,出现外周神经病和亚急性脊髓联合变性的表现,如四肢远端麻木、深感觉障碍、共济失调和锥体束征阳性。轻度脑功能障碍以抑郁和记忆障碍为常见,严重者偶可出现精神异常症状。

【实验室和其他检查】

1. 血象　血象呈大细胞性贫血,MCV、MCH 均增高,MCHC 正常。血片中红细胞大小不均,中央淡染区消失,出现数量不等的大椭圆细胞是其特征。偶见有核红细胞。中性粒细胞分叶过多(5叶者>5%或有6叶以上者)。网织红细胞计数可正常。重者可呈全血细胞减少。

2. 骨髓象　增生活跃,以红系细胞增生为主。各系细胞均呈巨幼变特征,以红系最为明显,胞体增大,细胞质较细胞核成熟(核幼浆老),可见明显的发育异常或病态造血,如双核或多核巨幼红细胞。红细胞内可见 Howell-Jolly 小体和 Cabot 环。巨晚幼粒细胞和巨杆状核粒细胞也可出现。巨核细胞胞体增大,分叶过多,胞质内颗粒稀少。

3. 生化检查　①叶酸和维生素 $B_{12}$ 测定:血清叶酸<6.81nmol/L,血清维生素 $B_{12}$ <75pmol/L。红细胞叶酸<227nmol/L,判断叶酸缺乏较血清叶酸准确。血液标本应在治疗开始前采集。②钴胺吸收试验:亦称 Schilling 试验,有助于判断维生素 $B_{12}$ 缺乏的原因。③血同型半胱氨酸和甲基丙二酸测定:维生素 $B_{12}$ 缺乏两者均升高,而叶酸缺乏只有同型半胱氨酸升高,用于病因鉴别。④血清间接胆红素可轻度升高。⑤其他:大多数患者血清乳酸脱氢酶及其他红细胞酶类的活性升高,治疗后活性降低,是判断疗效的良好指标;如不伴有缺铁,多数患者血清铁升高,骨髓内外铁正常或轻度增多;胃酸降低、内因子抗体出现提示恶性贫血。

【诊断和鉴别诊断】

1. 诊断　根据病史(包括饮食习惯或饮食史、手术史、用药史以及既往疾病史等)、贫血表现、伴消化道及神经系统的症状体征者,结合血象呈大细胞性、骨髓象示巨幼变,以及测定血清叶酸、维生素 $B_{12}$ 水平下降,诊断并不困难。若无条件测叶酸及维生素 $B_{12}$ 水平,可行试验性治疗,给予叶酸和维生素 $B_{12}$ 一周网织红细胞上升者,应考虑巨幼细胞贫血。

2. 鉴别诊断　需与其他原因引起的大细胞性贫血鉴别,后者外周血和骨髓细胞无巨幼改变,外周血全血细胞减少需与再生障碍性贫血等鉴别。红白血病及骨髓增生异常综合征患者的骨髓中可出现类似巨幼细胞贫血的变化,称为巨幼细胞样变,应予鉴别。

【治疗】

有基础疾病或诱因者应积极治疗原发病、去除病因。

1. **叶酸治疗** 一般选用口服制剂,叶酸 5~10mg,每日 3 次。吸收障碍者可改用注射制剂四氢叶酸钙,3~6mg 肌内注射,每日 1 次,直至血象完全恢复。对于同时有维生素 $B_{12}$ 缺乏者,需同时注射维生素 $B_{12}$,否则会加重神经系统症状。

2. **维生素 $B_{12}$ 治疗** 肌内注射维生素 $B_{12}$ 500μg,每周 2 次,直至血象完全恢复。无吸收障碍者,可给予等剂量口服。有神经系统受累者宜给予较大剂量(每日 500~1 000μg)。全胃切除或恶性贫血患者需终生维持治疗,维生素 $B_{12}$ 100μg 肌内注射,每月 1 次。

叶酸和维生素 $B_{12}$ 治疗开始后,患者的网织红细胞在 4~6d 即见上升,10d 左右达高峰,骨髓细胞巨幼变亦迅速改善,伴以血红蛋白的上升。大多数患者血象在 1~2 个月恢复正常。

【预防】

加强营养知识的宣传教育,提高群众卫生保健意识,纠正不良烹调习惯。易发人群如婴幼儿和孕妇应注意合理饮食。婴幼儿及时添加辅食。妊娠期和哺乳期妇女应预防性补充叶酸。应用干扰核苷酸代谢药物者,应予补充叶酸和维生素 $B_{12}$。

### 复习指导

1. 巨幼细胞贫血是一种主要由叶酸和(或)维生素 $B_{12}$ 缺乏所致的大细胞性贫血。
2. 发病机制:叶酸和维生素 $B_{12}$ 均为 DNA 合成过程中的重要辅酶,缺乏时将造成细胞 DNA 合成障碍,是巨幼细胞贫血的病理生理基础。
3. 症状:包括贫血一般症状、消化道及神经系统受累表现。
4. 实验室检查:血象主要特点是大细胞性贫血,骨髓髓系细胞巨幼变。测定血清叶酸、维生素 $B_{12}$ 水平降低。
5. 治疗:叶酸和(或)维生素 $B_{12}$ 治疗有效。单用叶酸应慎用,可加重维生素 $B_{12}$ 缺乏者的神经系统表现。

(魏 武)

# 第51章 再生障碍性贫血

chapter 51

> **学习要求**
>
> 学习再生障碍性贫血的病因和发病机制,知晓其本质是T细胞异常活化的一种自身细胞免疫异常性疾病。能够根据其临床表现进行诊断、鉴别诊断及临床分型并进行合理的治疗。

再生障碍性贫血(aplastic anemia,AA),简称再障,是一种获得性骨髓衰竭综合征,以全血细胞减少及其所致的贫血、感染和出血为特征。

再生障碍性贫血呈世界性分布,国内流行病学调查资料表明,发病率约为0.74/10万人口,较西方国家常见。国内发病以中青年居多,男性略高于女性,原发性多于继发性。

> **临床提示**
>
> 全血细胞减少+骨髓涂片/活检增生低下+除外其他引起全血细胞减少的疾病→可诊断本病。

【病因和发病机制】

1. **病因** 约50%以上患者无明确病因,称为原发性再生障碍性贫血。以下为继发性再生障碍性贫血的可能病因。

(1)化学因素:苯及其相关制剂、除草剂和杀虫剂以及长期染发(氧化染发剂和金属染发剂)等化学物质可引发骨髓增生不良,呈剂量相关性和剂量非相关性(个体敏感性)。药物是另一类诱发再生障碍性贫血的可疑危险因素,细胞毒化疗药物可引起预期和可控的骨髓抑制。

(2)物理因素:γ射线和X射线等高能射线产生的离子辐射能造成组织细胞损伤,阻止DNA复制。骨髓是放射敏感组织,其抑制程度与放射呈剂量依赖性效应。全身放射1~2.5Gy剂量可造成骨髓增生不良。

(3)生物因素:流行病学调查和研究表明,再生障碍性贫血发病可能与多种病毒感染有关,其中以病毒性肝炎最为重要。其他可疑相关病毒有EB病毒、微小病毒B19、巨细胞病毒、登革热病毒及HIV病毒等。

2. **发病机制** 尚未完全阐明。现有的证据表明其发病机制呈明显异质性和重叠性特征。

(1)造血干细胞缺陷:包括造血干细胞量的减少和质的异常。AA患者CD34阳性细胞和长期培养原始细胞明显减少。AA造血干祖细胞集落形成能力显著降低,体外对造血生长因子反应差。部分AA患者有单克隆造血证据,且可向PNH、骨髓增生异常综合征和白血病转化。

(2)造血微环境异常:AA患者骨髓活检除血细胞减少外,还有骨髓"脂肪化",静脉窦壁水肿和出血,毛细血管坏死;部分AA患者骨髓基质细胞体外培养生长能力差。

(3)免疫功能紊乱:再生障碍性贫血患者T细胞亚群失衡,T辅助细胞Ⅰ型(Th1)、$CD8^+$T抑制细胞、CD25$^+$T 细胞、γδTCR$^+$T 细胞比例增高。T 细胞异常活化，分泌造血负调节因子增多，包括 γ-干扰素(interferon-γ)、α-肿瘤坏死因子(tumor necrosis factor-α)和白细胞介素-2(interleukin-2)等，导致患者 CD34$^+$ 造血干/祖细胞 Fas 依赖性凋亡增加。细胞毒 T 淋巴细胞分泌穿孔素直接杀伤造血干细胞而使髓系造血功能衰竭。临床上直接而有说服力的证据是免疫抑制治疗对大部分患者有效。

(4)遗传学因素：再生障碍性贫血的发病可能与某些遗传学背景有关。部分再生障碍性贫血患者 HLA-DR2(HLA-DRBl * 1501)过表达，可能造成抗原递呈异常，并呈现对环孢素的耐药性；患者的细胞因子基因多态性(TNF2 促进子、IFN-g 编码基因)可能与免疫反应亢进有关；多数患者有调节 Thl 偏移的转录调节因子 T-bet 的表达和穿孔素及 SAP 蛋白(抑制 IFN-γ 产生)水平降低，从而推测编码这些因子的基因是再生障碍性贫血发病的危险因素。

以往认为，再生障碍性贫血通过 3 种机制发病：造血干细胞(种子)缺陷、造血微环境(土壤)异常、免疫(虫子)异常。近年来认为获得性再生障碍性贫血是在一定遗传背景下的一种 T 细胞异常活化介导的自身免疫性疾病。其造血干祖细胞和造血微环境的改变是异常免疫损伤的结果，最终导致骨髓衰竭。

【临床表现】

非重型再生障碍性贫血(NSAA)多呈慢性发病(国内以往称为慢性再生障碍性贫血)。重型再生障碍性贫血(SAA)患者可呈急性发病(国内以往称为急性再生障碍性贫血)也可由非重型再生障碍性贫血进展而来。再生障碍性贫血的临床表现与受累细胞系的减少及其程度有关。

贫血和出血是再生障碍性贫血就诊的常见原因。患者就诊时多呈中至重度贫血。患者的出血倾向主要因血小板减少所致，常见皮肤黏膜出血、鼻出血、齿龈出血、血尿及月经过多等，严重者可发生颅内出血，是主要的死亡原因。患者如有发热，提示并发感染。感染的危险程度与粒细胞减少的程度相关，粒细胞 $<1\times10^9$/L 时感染概率增加，严重者可发生系统感染如肺炎和败血症，以细菌感染为常见，亦可发生侵袭性真菌感染。如无感染，再生障碍性贫血一般不出现淋巴结和肝脾大。

【实验室和其他检查】

1. 血象　特点是全血细胞减少(pancytopenia)。贫血一般为正细胞正色素性，但大细胞性者亦可见。淋巴细胞比例相对升高。网织红细胞计数降低。血涂片人工镜检对诊断和鉴别诊断均有所帮助。

2. 骨髓象　穿刺涂片的特点是脂肪滴增多，骨髓颗粒减少。多部位穿刺涂片增生不良，三系造血有核细胞均减少，早期细胞少见，非造血细胞成分如淋巴细胞、浆细胞、组织嗜碱细胞和网状细胞增多。骨髓小粒呈空虚状，可见较多脂肪滴和非造血细胞。非重型再生障碍性贫血骨髓中仍可残存造血增生灶，有核细胞增生良好，但伴有巨核细胞减少。骨髓活检的主要特点是骨髓脂肪变和有效造血面积减少(<25%)，无纤维化表现。

3. 其他　①细胞遗传学检查：包括染色体分析和荧光原位杂交(fluorescence in situ hybridization, FISH)，有助于发现异常克隆。②骨髓核素扫描：选用不同放射性核素，可直接或间接判断骨髓的整体造血功能。③流式细胞术分析：计数 CD34$^+$ 造血干/祖细胞，检测 CD55 和 CD59 有助于区别 MDS 和 PNH。④体外造血祖细胞培养：细胞集落明显减少或缺如。⑤其他：T 细胞亚群分析(CD4$^+$ 细胞/CD8$^+$ 细胞比值减低、Th1/Th2 细胞比值增高，CD8$^+$T 抑制细胞、CD25$^+$T 细胞、γδTCR$^+$T 细胞比例增高等)、粒细胞碱性磷酸酶(活性升高)以及血液促红细胞生成素水平(升高)等。

**问题讨论**

患者女性,24岁,既往体健,出现头晕、乏力1个月,发热伴月经量多1周,血常规示全血细胞减少,一般抗贫血治疗无效。请分析:患者要考虑哪些疾病?怎样进行下一步追问和检查?指出排查要点。

问诊要点:患者既往有无贫血、出血病史?饮食习惯如何,有无挑食?月经史、有无黑便及大便性状改变、血尿?发热有无规律、热型?有无相应感染征象?有无其他部位出血?有无皮疹、皮下结节、关节炎及关节肿痛?有无其他伴随症状,如骨痛、黄疸、肝脾、淋巴结肿大?职业、毒物、药物等暴露情况等。

追踪路径:

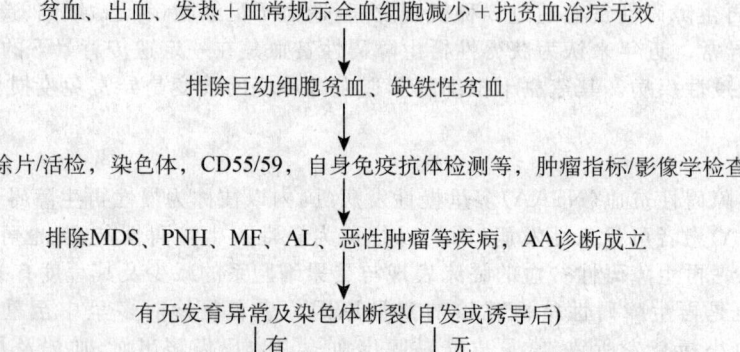

诊断要点:

中青年患者+血细胞减少+一般抗贫血治疗无效→如无肝脾、淋巴结肿大,且骨髓示增生低下,无异常克隆,有病态造血→再生障碍性贫血。

【诊断和分型】

1. 诊断 根据病史、临床表现、典型的血象和骨髓象,再生障碍性贫血的诊断不难确立。AA的诊断标准为:①全血细胞减少,网织红细胞绝对值减少。②一般无肝脾大。③骨髓至少1个部位增生减低或重度减低(如增生活跃,需有巨核细胞明显减少)、骨髓小粒非造血细胞增多(有条件者应做骨髓活检等检查,可显示造血组织减少、脂肪组织增加)。④能除外引起全血细胞减少的其他疾病,如珠蛋白生成障碍性贫血、骨髓增生异常综合征中的难治性贫血、急性造血功能停滞、骨髓纤维化、急性白血病、恶性组织细胞病等。⑤一般抗贫血药物治疗无效。

2. AA的分型诊断标准

(1) SAA(亦称急性AA)。①临床表现:发病急,贫血呈进行性加剧,常伴严重感染,内脏出血。②血象:除血红蛋白下降较快外,须具备以下3项中2项:a. 网织红细胞<1%,绝对值<15×10⁹/L;b. 白细胞明显减少,中性粒细胞绝对值<0.5×10⁹/L;c. 血小板计数<20×10⁹/L。③骨髓象:a. 多部位增生减低,三系造血细胞明显减少,非造血细胞增多,如增生活跃,须有淋巴细胞增多;b. 骨髓小粒中非造血细胞及脂肪细胞增多。

(2) NSAA(亦称慢性AA)。指达不到SAA诊断标准的AA患者。

【鉴别诊断】

主要与外周血细胞减少,尤其是全血细胞减少的疾病相鉴别。

1. 阵发性睡眠性血红蛋白尿(PNH) 典型三联征包括血红蛋白尿、血细胞减少和血栓形成,易鉴别。无血红蛋白尿发作,全血细胞减少,骨髓增生减低者,易误诊为AA。实验室检查溶血试验阳性,血细胞(粒细胞和红细胞)CD55和CD59阴性表达细胞增多(>10%)有助于明确诊断。部分再生障碍性贫血患者有小的 PNH 克隆细胞群体(<5%)。本病与 AA 关系密切,可互相转化,PNH 转化为 AA 时,称为 PNH-再生障碍性贫血综合征。

2. 骨髓增生异常综合征(MDS) 是一种造血干细胞克隆性疾病,可呈全血细胞减少,也可为一系或二系减少,但多数患者骨髓增生活跃,早期细胞增多,出现病态造血为其特点。少数 MDS 表现为外周血细胞减少伴骨髓增生低下即所谓低增生 MDS,临床酷似再生障碍性贫血,但病态造血现象、早期髓系细胞相关抗原表达增高、造血干祖细胞培养集落减少集簇增加和异常克隆证据有助于两者的鉴别。

3. 急性白血病(AL) 白细胞不增多性和低增生性白血病表现为全血细胞减少,幼稚细胞少见,可能与再生障碍性贫血混淆,但骨髓中仍可见多数原始细胞,可资鉴别。发现白血病融合基因对鉴别的帮助更大。

4. 急性造血停滞 是一种骨髓突然停止造血的现象。本病常在慢性溶血性贫血和感染发热的患者发生,可见全血细胞减少,网织红细胞明显减少或缺如,骨髓三系减低,与 SAA 相似。但骨髓涂片尾部可出现特征性的巨大原始红细胞,病程呈自限性,多数在 1 个月内恢复。

5. 遗传性 AA 如范可尼贫血(Fanconi anemia,FA)又称为先天性再生障碍性贫血,临床特征有:早发的进行性骨髓衰竭、发育异常或畸形(约 75%)以及肿瘤易发倾向,可能发展为 MDS、急性白血病和其他各类实体瘤。约 1/4 FA 患者无躯体畸形,约 10% 患者至成年才发病,易误诊。但实验室检查细胞染色体受丝裂霉素 C 作用极易断裂,可发现"Fanconi"基因。此外还应与其他遗传性骨髓衰竭综合征如先天性角化不良症、家族性增生低下性贫血、胰腺功能不全性 AA 等相鉴别,家族史往往可提供贫血的遗传背景。

其他需要鉴别的疾病还有淋巴瘤伴骨髓纤维化、大颗粒淋巴细胞白血病、多毛细胞白血病、恶性肿瘤骨髓转移和分枝杆菌感染等。

【治疗】

1. 支持治疗 首先采取必要的保护措施,包括强调保持个人和环境卫生,SAA 需要保护性隔离;防止外伤及剧烈活动,防止出血;避免应用对骨髓有损伤和抑制血小板的药物等。其次进行如下对症治疗。

(1)纠正贫血:一般在血红蛋白低于 60g/L,对贫血耐受较差时,输注红细胞,提倡采用去白细胞成分血,长期输血依赖者应注意铁过载,必要时进行祛铁治疗。

(2)控制出血:可用酚磺乙胺(止血敏),氨基己酸(泌尿系统出血患者慎用),女性子宫出血可用丙酸睾酮或炔诺酮控制。血小板计数$<(10\sim20)\times10^9/L$ 或有明显出血倾向者应预防性输注单采血小板,以减少致命性出血(颅内出血)的危险。凝血因子缺乏时应予纠正。

(3)控制感染:有发热($>38.5℃$)和感染征象者,及时经验性应用广谱抗生素治疗,积极寻找病源微生物,根据药敏结果调整抗生素。长期应用广谱抗生素,特别是粒缺患者,应注意侵袭性真菌感染的预防和治疗。

(4)保护脏器功能:如保护肝、肾和心脏功能等。

2. 非重型再生障碍性贫血的治疗

(1)雄激素:国内治疗非重型再生障碍性贫血仍以雄激素为首选,总有效率 50%~60%。给司坦唑醇 2mg 或十一酸睾酮 40mg,达那唑 200mg,口服,每日 3 次。一般 6 个月才能判断疗效。部分患者可产生药物依赖性,故病情缓解后不宜突然停药,需维持治疗以减少复发。雄激素治疗的主要副作用是雄性化和肝功能损害。

(2)雄激素联合免疫抑制剂:常用者为环孢素(CsA),剂量 5mg/kg,分 2~3 次口服,应较长时间的用药(>1 年)并缓慢逐渐减量,以减少复发。长期应用环孢素可出现牙龈增生、手震颤和多毛症等特殊副作用和肾损害,停药后可消失。

(3)中医药:国内应用中医药治疗非重型再生障碍性贫血可能有助于改善疗效。

3. 重型再生障碍性贫血的治疗

(1)异基因造血干细胞移植：年轻（<40岁）的重型或极重型初诊再生障碍性贫血患者如有 HLA 完全相合同胞供者，异基因造血干细胞移植（allo-HSCT）作为一线治疗，约80%的患者移植后可获长期生存。鉴于再生障碍性贫血是一种非恶性肿瘤性疾病和非亲缘供者移植的严重副作用，对缺乏同胞供者的患者，考虑非亲缘供者移植作为首选治疗时宜持慎重态度。

(2)免疫抑制治疗

①抗胸腺/淋巴细胞球蛋白（ATG 或 ALG）：多用于 SAA，兔 ATG 3~5mg/(kg·d)，连用 5d；或马 ALG10~15mg/(kg·d)，连用 5d；或猪 ALG20mg/(kg·d)，连用 5d。ATG 或 ALG 的剂量依不同制剂而异，缓慢静脉滴注，连用 5d。ATG 或 ALG 是异种蛋白，副作用有过敏反应和血清病等，故应在给予 ATG 或 ALG 的同时短期应用糖皮质激素，以减轻或控制血清病。与环孢素联合应用可提高疗效。

②环孢素（CsA）：CsA 剂量：6mg/kg，分 2~3 次口服，疗程一般长于 1 年。根据 CsA 血药浓度、造血恢复情况和药物不良反应调节用药剂量和疗程。

③造血生长因子：适用于 SAA。重组人粒系集落刺激因子（G-CSF），$5\mu g/(kg·d)$；重组人红细胞生成素（EPO），50~100U/(kg·d)。一般在免疫抑制治疗 SAA 后使用，剂量可酌减，维持 3 个月以上为宜。

④其他：$CD_3$ 单克隆抗体、如麦考酚吗乙酯、他克莫司、环磷酰胺、甲泼尼龙等治疗 SAA。

除重型或极重型再生障碍性贫血外，免疫抑制治疗也可应用于输血依赖性或明显粒细胞减少反复感染的非重型再生障碍性贫血患者。

【预后预防】

如治疗得当，非重型再生障碍性贫血患者可缓解甚至治愈，少数进展为 SAA 型。SAA 发病急、病情重，以往病死率极高（>90%）；近年来随着治疗方法的改进，SAA 的预后明显改善，但仍有 1/3 的患者死于感染和出血。有病因可寻的再生障碍性贫血患者应避免有害因素的继续接触，提高防护意识。

## 复习指导

1. 再生障碍性贫血是一种获得性骨髓衰竭性疾病，以外周血血细胞减少及其相关临床表现为特征，原发者病因不明，继发者病因多样。目前认为再生障碍性贫血的发病机制是 T 细胞异常活化。Th1 产生的造血负调节因子增多，$CD34^+$ 造血干/祖细胞 Fas 依赖性凋亡增加，导致骨髓衰竭，本质是自身细胞免疫异常性疾病。

2. 根据病史，贫血、出血、感染的临床表现，血象示周围全血细胞减少，骨髓呈增生不良，再生障碍性贫血诊断并不困难。但非典型者须与多种类似表现的疾病鉴别，如阵发性睡眠性血红蛋白尿、非白血性、急性造血停滞等，尤其是低增生性 MDS，仔细寻找病态造血和异常克隆证据有助于两者鉴别。年轻患者应仔细与各种遗传性骨髓衰竭综合征鉴别，特别是范可尼贫血。

3. 再生障碍性贫血的治疗必须建立在正确诊断的基础上，然后再根据临床分型进行合理的治疗。非重型再生障碍性贫血首选雄激素，可联合免疫抑制剂如环孢素、造血细胞因子等。重型再生障碍性贫血治疗包括异基因造血干细胞移植、免疫抑制治疗（ATG 或 ALG，环孢素等）。

（魏 武）

# 第52章 溶血性贫血

> **学习要求**
>
> 学习溶血性贫血病因、发病机制及临床分类,知晓如何诊断和鉴别诊断,能够在临床上根据病史、体格检查和相关实验室检查做出诊断及合理的治疗。

## 第一节 概　述

溶血性贫血(hemolytic anemia)是由于红细胞破坏速率增加(寿命缩短),超过骨髓造血的代偿能力而发生的贫血。骨髓有6～8倍的红系造血代偿潜力。如红细胞破坏速率在骨髓的代偿范围内,则虽有溶血,但不出现贫血,称为溶血状态(hemolytic state)。正常红细胞的寿命约120d,只有在红细胞的寿命缩短至15～20d时才会发生贫血。根据溶血的速度、程度、部位和患者的代偿能力,患者的临床表现差别极大。溶血性贫血占全部贫血的5%左右,可发生于各个年龄段。

【病因和发病机制】

溶血性贫血的根本原因是红细胞破坏加速,即红细胞寿命缩短。造成溶血的原因有200余种之多,大致可概括为红细胞本身的内在缺陷和红细胞外部因素异常,前者除极个别例外,几乎都是遗传性疾病,后者可引起获得性溶血。

1. 红细胞内在缺陷

(1)红细胞膜缺陷:红细胞膜是双层磷脂结构,其间镶嵌着多种膜蛋白,包括红细胞抗原、受体、整合蛋白及转运蛋白等,其中有一类称为细胞骨架蛋白,其功能是相互连接,形成网络支架结构,维持红细胞的正常形态和变形性。细胞骨架蛋白量和(或)质的缺陷以及蛋白之间相互作用的异常可造成红细胞膜支架异常,红细胞不能维持正常的双凹盘形状。不同膜蛋白缺乏造成相应的几何形状的红细胞,如遗传性球形红细胞增多症和遗传性椭圆形红细胞增多症等。

(2)红细胞酶缺陷:因成熟红细胞丧失了细胞核、线粒体和核糖体,故不能继续合成蛋白和进行氧化磷酸化反应。然而,红细胞需要维持活跃的代谢,以保持其柔韧性、膜完整性和血红蛋白生理功能的完成。上述功能的完成有赖于红细胞所含的酶类及其参与的代谢过程。葡萄糖是红细胞能量代谢的主要底物。红细胞内葡萄糖代谢有两条主要途径:糖酵解途径和磷酸己糖旁路途径。糖酵解途径酶缺陷可造成红细胞能量来源不足,导致细胞膜功能异常,产生溶血,其典型代表是丙酮酸激酶缺乏症。磷酸己糖旁路代谢缺陷的结果造成还原型谷胱甘肽的减少,细胞易受氧化损伤,发生溶血。葡萄糖-6-磷酸脱氢酶(glucose-6-phosphate dehydrogenase,G6PD)缺乏症是最常见的单磷酸己糖旁路代谢缺陷所致的遗传性溶血性贫血。某些嘌呤及嘧啶代谢酶异常可引起溶血性贫血。已发现20余种红细胞酶缺陷与溶血有关。

(3)珠蛋白异常:分为珠蛋白肽链结构异常(异常血红蛋白病)和肽链合成异常(珠蛋白生成障碍性贫血)两类。造成溶血的机制是异常血红蛋白在红细胞内易形成聚合体、结晶体或包涵体,造成红细胞的柔韧性和变形性降低,通过单核-巨噬细胞系统特别是脾时破坏增加。

2. 红细胞外部因素异常

(1)免疫性因素:免疫性溶血是抗原抗体介导的红细胞破坏。抗体分为IgG和IgM两种,通过不同的机制介导溶血。IgG抗体致敏的红细胞可直接被巨噬细胞识别(IgG Fc受体结合),造成溶血,而IgM抗体包被的红细胞则通过补体系统激活而引起溶血。根据抗体的最佳活动温度分为温抗体型抗体和冷抗体型抗体,临床上以前者引起的溶血为多见。抗体介导的溶血可为自身免疫或同种异体免疫攻击的结果。

(2)非免疫性因素:①物理和创伤性因素:如烧伤、人工心脏瓣膜、微血管病性溶血性贫血和行军性血红蛋白尿症。②生物因素:多种感染可引起溶血,包括原虫和严重细菌感染。③化学因素:某些化学物质(包括药物)和毒物可以通过氧化或非氧化作用破坏红细胞。G6PD缺乏症患者对氧化性物质特别敏感。某些毒蛇的蛇毒中含有溶血成分,被咬伤者可出现溶血。④其他:阵发性睡眠性血红蛋白尿症是一种获得性红细胞膜缺陷所致的溶血病。患者的受累红细胞对补体介导的溶血敏感性增高,造成血管内溶血。

(3)溶血发生的场所:根据溶血部位分为血管内溶血和血管外溶血,前者红细胞破坏发生在血液循环中,后者发生在单核-巨噬细胞系统中。血管内溶血的典型特征是血红蛋白血症(hemoglobinemia)和血红蛋白尿(hemoglobinuria)。血管外溶血主要发生于脾,临床表现一般较轻,可有血清游离血红素轻度升高,不出现血红蛋白尿。

【临床分类】

溶血性贫血的分类方法较多。按病因和发病机制可分为红细胞内在缺陷和红细胞外部因素异常,前者几乎全部是遗传性疾病,后者则均为获得性溶血;而按溶血发生的场所,又可分为血管外溶血和血管内溶血。依据起病急缓则可分为急性溶血和慢性溶血。

1. 依据病因和发病机制分类

(1)红细胞内在缺陷所致溶血性贫血。①遗传性红细胞膜结构与功能缺陷:如遗传性球形红细胞增多症,遗传性椭圆形红细胞增多症,遗传性口形细胞增多症等。②遗传性红细胞内酶缺乏:如葡萄糖-6-磷酸脱氢酶缺乏症,丙酮酸激酶缺乏症等。③遗传性血红蛋白病:珠蛋白肽链量的异常如珠蛋白生成障碍性贫血,珠蛋白肽链结构异常如异常血红蛋白病等。④获得性红细胞膜蛋白异常:如阵发性睡眠性血红蛋白尿症。

(2)红细胞外部因素所致溶血性贫血。①物理与机械因素:如微血管病性溶血性贫血、大面积烧伤、心瓣膜异常、人工瓣膜、行军性血红蛋白尿等。②化学因素:如蛇毒、苯肼、砷等。③生物因素:见于疟疾,支原体肺炎,传染性单核细胞增多症等。④免疫因素:如自身免疫性溶血性贫血,新生儿溶血病,血型不合的输血反应,药物性溶血性贫血(奎尼丁、青霉素、甲基多巴等)。

2. 根据溶血部位分为血管内溶血和血管外溶血　红细胞在血管内破坏时血红蛋白直接释入血浆,游离的血红蛋白与血浆中的结合珠蛋白结合并被肝细胞摄取,所以血管内溶血时血浆游离血红蛋白增多,结合珠蛋白减少。若溶血严重,游离血红蛋白量超过珠蛋白结合能力,则可被氧化为高铁血红蛋白,并迅速分解为珠蛋白和高铁血红素;高铁血红素一部分与高铁血红素结合蛋白结合,另一部分与白蛋白结合,它们均被肝细胞摄取后降解。未结合的游离血红蛋白由于分子量较小可经肾小球滤过,当其滤过的量超过肾小管重吸收能力时,则出现血红蛋白尿(hemoglobinuria)。被肾小管重吸收的血红蛋白分解为珠蛋白、原卟啉和铁,一部分铁以铁蛋白和含铁血黄素的形式沉积在肾小管上皮细胞中,细胞脱落后随尿排出,出现含铁血黄素尿。

血管外溶血时红细胞破坏发生在单核-巨噬细胞系统中,释放出的血红蛋白被分解为铁、珠蛋白和卟啉。卟啉则分解为游离胆红素,后者在肝细胞内形成结合胆红素从胆汁中排出。临床上出现黄疸,粪胆原排出增多,尿中尿胆原增多呈强阳性而胆红素阴性。

【临床表现】

临床表现主要取决于溶血的场所、程度、速率等及持续的时间以及心肺代偿能力和基础病。急性血管内溶血发病急骤,短期大量溶血引起寒战、发热、头痛、呕吐、四肢腰背疼痛及腹痛,继之出现血红蛋白尿。严重者可发生肾衰竭或休克。其后出现黄疸和其他严重贫血的症状和体征。

慢性溶血多为血管外溶血,发病缓慢,表现为贫血、黄疸和脾大三大特征。因病程较长,患者呼吸和循环系统往往对贫血有良好的代偿,症状较轻。溶血所致的黄疸多为轻度至中度,不伴皮肤瘙痒。由于长期的高胆红素血症,患者可并发胆石症和肝功能损害。严重溶血时骨髓腔扩大,X线摄片示骨皮质变薄,骨骼变形。髓外造血可致肝、脾大。在慢性溶血过程中,由于某些诱因如病毒性感染,患者可发生暂时性红系造血停滞,持续1~3周,称为再生障碍性危象(aplastic crisis)。

【实验室和辅助检查】

溶血性贫血的实验室及辅助检查主要分为两类:①确定溶血性贫血存在的一般检查;②确定溶血性贫血病因及类型的特殊检查。

**(一)确定溶血性贫血存在的检查**

1. 红细胞破坏增多、寿命缩短的检查

(1) 血管外溶血时提示红细胞破坏的依据:①高胆红素血症,以间接胆红素增高为主;②尿胆原排出增多;③粪胆原排出增多。

(2) 血管内溶血时提示红细胞破坏的依据:①血浆游离血红蛋白增多;②血清结合珠蛋白降低甚至消失;③血红蛋白尿;④含铁血黄素尿。

(3) 提示红细胞寿命缩短的检查:红细胞寿命缩短是诊断溶血最可靠的证据。用放射性核素 $^{51}$Cr 或 $^{32}$P-DFP、$^{3}$H-DFP 标记红细胞,测定其半衰期 $t_{1/2}$,正常红细胞 $t_{1/2}$ 为 25~32d,低于此值则表示红细胞寿命缩短,有溶血存在。

2. 红细胞系代偿性增生的检查

(1) 网织红细胞增多,可达到 5%~20%。

(2) 周围血中可见幼红细胞和嗜碱性点彩红细胞。严重溶血时甚至可见豪-胶小体(Howell-Jolly)和幼粒细胞。

(3) 骨髓幼红细胞增生显著,以中幼和晚幼细胞最多,粒/红比值下降。

**(二)确定溶血性贫血病因及类型的特殊检查**

1. 红细胞形态异常 对诊断有一定价值。如靶形红细胞增多(>20%)提示血红蛋白病。球形红细胞达到红细胞 20%~30% 应考虑诊断为遗传性球形红细胞增多症。破碎红细胞(盔形、三角形)是红细胞破坏的结果,见于微血管病性溶血,如弥散性血管内凝血(DIC),血栓性血小板减少性紫癜(TTP)等。

2. 红细胞渗透脆性的改变 红细胞表面积/体积的比值决定其渗透脆性,如红细胞表面积/体积比值增大则脆性降低,比值缩小则脆性增加。血红蛋白病的靶形红细胞渗透脆性低,导致对低渗盐水的抵抗力增强,而遗传性球形红细胞增多症的球形红细胞渗透脆性增加导致对低渗盐水抵抗力减低,均可引起溶血。

3. 血红蛋白的相关检测 血红蛋白电泳用于诊断珠蛋白生成障碍性贫血。HbA2 及 HbF 升高见于 β 珠蛋白生成障碍性贫血;血红蛋白电泳出现 HbH 区带,煌焦油蓝温育后红细胞内出现血红蛋白 H 包涵体见于血红蛋白 H 病。海因茨小体(Heinz body)生成试验、异丙醇试验及热变性试验阳性,用于诊断不稳定血红蛋白病。必要时可进一步做珠蛋白肽链一级结构分析、Hb 结构分析或基因分析,进一步明确遗传性血红蛋白缺陷疾病的诊断。

4. 红细胞酶代谢异常 高铁血红蛋白还原试验、荧光斑点试验、硝基四氮唑蓝纸片法可作为葡萄糖-6-磷酸脱氢酶(G-6-PD)缺乏症的筛选试验。如有异常则进一步测定红细胞 G-6-PD 活性,结果应低于正常平均值的 40%。

5. **红细胞自身抗体的检测** 抗人球蛋白直接试验(Coombs test)阳性是诊断自身免疫性溶血性贫血的重要依据,如间接试验阳性而直接试验阴性说明在患者血清中存在同种抗体,但无诊断意义。

6. **阵发性睡眠性血红蛋白尿症检查** 酸溶血试验(Ham test)是传统检查,其特异性较高而敏感性较差。蔗糖溶血试验敏感性高但特异性差,多用于初筛。以流式细胞仪检测血细胞 CD55、CD59 表达是近年来开展的特异性及敏感性均较高的检查,有逐渐取代酸溶血试验的趋势。

【诊断和鉴别诊断】

临床上有贫血、黄疸和脾大表现,同时有红细胞破坏过多和红系造血代偿性增生的证据时,即可确立溶血性贫血的诊断。再选用各种特殊检查,确定溶血的性质和类型。

溶血性贫血应与以下疾病相鉴别:①贫血伴有网织红细胞增多者,如缺铁性或巨幼细胞性贫血恢复的早期,失血性贫血。②贫血伴黄疸(尿胆红素阴性)者,如骨髓增生异常综合征所致原位溶血。③黄疸(尿胆红素阴性)而无贫血者,如家族性非溶血性黄疸 Gilbert 综合征等。④有幼粒-幼红细胞性贫血者,如骨髓转移癌等。

【治疗】

溶血性贫血是一组异质性疾病,其治疗应因病而异。正确的诊断是有效治疗的前提。下列是溶血性贫血的治疗原则。

1. **去除病因** 获得性溶血性贫血如有病因可寻,去除病因后可望治愈。

2. **成分输血** 因输血在某些溶血性贫血可造成严重的反应,故其指征应从严掌握。溶血性贫血的输血应视为支持或挽救生命的措施,应采用去白细胞成分输血,必要时采用洗涤红细胞。

3. **糖皮质激素和其他免疫抑制剂** 主要用于免疫介导的溶血性贫血。

4. **脾切除术** 适用于红细胞破坏主要发生在脾的溶血性贫血,如遗传性球形红细胞增多症、对糖皮质激素反应不良的自身免疫性溶血性贫血、某些血红蛋白病以及脾功能亢进,切脾后可不同程度地缓解病情。

5. **其他治疗** 严重的急性血管内溶血可造成急性肾衰竭、休克及电解质紊乱等致命并发症,应予积极处理。某些慢性溶血性贫血叶酸消耗增加,宜适当补充叶酸。慢性血管内溶血增加铁丢失,证实缺铁后可用铁剂治疗。慢性长期溶血输血依赖者(如重型珠蛋白生成障碍性贫血)必须注意铁负荷过载,应在发生血色病(hemochromatosis)造成器官损害前进行预防性祛铁治疗。

## 第二节　遗传性球形红细胞增多症

遗传性球形红细胞增多症(hereditary spherocytosis,HS)是一种红细胞膜先天性缺陷所致的溶血性贫血。临床特点为自幼发生的贫血、间歇性黄疸和脾大。不同患者病情程度可有较大变化。本病见于世界各地,国内亦屡有报道,但缺乏统计学数据,男女均可罹患。

**临床提示** 贫血、黄疸和脾肿大＋家族史＋外周血见球形红细胞→考虑本病。

【发病机制】

发病患者多为常染色体显性方式遗传,少数为常染色体隐性遗传,已发现类型繁多的基因突变和 4 种红细胞膜骨架相关蛋白异常。异常的细胞骨架蛋白不能为红细胞脂质膜提供足够的支持,膜稳定性降低,红细胞不能维持正常的双凹盘形状而变为球形,细胞表面积也随之减少。一般来说,HS 患者红细胞球形变的程度、渗透性脆性的变化及溶血的轻重与膜收缩蛋白的缺乏成正比。球形红细胞的变形性降低,不易通过脾索内皮细胞间隙,留在脾被巨噬细胞吞噬破坏,造成血管外溶血。此外,HS 的红细胞骨架蛋白缺陷引起若干继发性代谢变化:穿膜钠和钾流增加,造成 ATP 酶活性升高,导致 ATP 的消耗、糖酵解率加快和 2,3-二磷酸甘油酸浓度降低,后者可造成细胞内 pH 下降(细胞内酸中毒)。结果造成球形红细胞的变形性进一步降低,加速在脾内的破坏。

# 第52章 溶血性贫血

【临床表现】

HS是一种异质性极强的疾病(包括遗传方式、基因突变和蛋白异常),贫血程度不等,自无表现至重度溶血。大体上,约1/3为轻度贫血,2/3为中度贫血,重度患者约占5%。有临床表现者的共同特征是贫血、黄疸和脾大。黄疸可呈间歇性。约1/3的患者在新生儿期有明显的病理性黄疸,严重者可能发生核黄疸,此后则少有严重黄疸。约75%的患者有脾大,多为轻、中度。显性遗传家族中多代受累者不少见。隐性遗传的纯合子或复合杂合子患者多呈重度溶血,而父母表现正常。患者常并发胆石症并可能因此而就诊。其他较少见的并发症有下肢复发性溃疡、慢性红斑性皮炎和痛风等。异位骨髓虽罕见(多位于肾盂和椎旁),但能形成肿块,可误诊为肿瘤,应注意鉴别。

多数患者在长期的病程中出现再生障碍性贫血危象,病毒感染是常见诱因,尤其是微小病毒B19。叶酸缺乏是诱发危象的另一原因,系因长期代偿性红系造血,叶酸需求增加而供应不足所致,多见于孕妇和肝病患者。再生障碍性贫血危象的临床表现为血红蛋白急剧下降和网织红细胞减少或缺如,持续1~2周。

【诊断】

根据以下3点可作出诊断:①有HS的病史、体检(贫血、黄疸和脾大),结合阳性家族遗传史和血管外溶血的实验室依据。②外周血涂片可见直径小、染色深及中心淡染区消失的小球形红细胞,多在10%以上。③抗人球蛋白试验(Coombs test)阴性和红细胞渗透性脆性试验渗透性脆性增加,红细胞可在0.52%~0.72%时开始溶血,0.42%时完全溶血。

用SDS聚丙烯酰胺凝胶电泳分析锚蛋白、收缩蛋白和带3蛋白等膜骨架蛋白可以确定细胞膜异常所在。用单链构象多态性分析、等位基因连锁分析和微卫星长度多态性分析等分子生物学技术可发现HS的膜蛋白相应的基因异常。其他较新的HS检查方法包括红细胞渗透梯度激光衍射试验、低渗冷溶血试验以及伊红-5-马来酰亚胺结合试验等具有较高的敏感度和特异度,对鉴别免疫性或非细胞膜性溶血颇有帮助,但有待普及。

【治疗】

除个别常染色体隐性遗传和某些重度病例外,脾切除对大多数HS有显著疗效。术后球形红细胞虽依然存在。但红细胞寿命延长,数天后即可见黄疸减轻和血红蛋白浓度上升。所以诊断一旦确定,年龄在10岁以上,无手术禁忌证,即可考虑切脾。溶血或贫血严重时加用叶酸,以防贫血加重或诱发再生障碍性贫血危象。贫血严重时需输浓缩红细胞。

## 第三节 红细胞葡萄糖-6-磷酸脱氢酶缺乏症

**学习要求**

学习本病的常见诱因及其发病的规律,能够在临床上根据遗传史、体检和相关实验室检查做出诊断及合理的治疗。

葡萄糖-6-磷酸脱氢酶(G6PD)缺乏系临床上最多见的红细胞内戊糖磷酸途径的遗传性缺陷,红细胞G6PD缺乏症指因G6PD缺乏所致的溶血性贫血。全球患者估计2亿人以上,土耳其东南部的犹太人发病率最高(58.2%),国内广西某些地区(15.7%)、海南岛黎族(13.7%)和云南省傣族多见,淮河以北较少见。

**临床提示** 溶血性贫血+自幼发病和家族史+诱发因素+G6PD异常→考虑本病。

【发病机制】

突变基因位于X染色体(Xq28),呈伴性不完全显性遗传,男性多于女性。基因呈复杂的多态性,可形成多种G6PD缺乏症的变异型。

G6PD缺乏症患者一旦受到氧化剂的作用,因G6PD的酶活性减低,还原型烟酰胺腺嘌呤二核苷酸磷酸(NADPH)和还原型谷胱甘肽(GSH)等抗氧化损伤物质缺乏,导致高铁血红素和变性珠蛋白包涵体海因小体(Heinz body)生成。后者在光学显微镜下为1~2μm大小的折光小体,大多分布在红细胞膜上。含有这种小体的红细胞,极易被脾索阻滞而被单核巨噬细胞所吞噬。

【实验室检查】

1. 高铁血红蛋白还原试验  患者血标本加入亚甲蓝时,高铁血红蛋白还原低于正常值(75%),严重者低于30%。本法简便,适用于过筛试验或群体普查。缺点是有假阳性。

2. 红细胞海因小体(Heinz body)生成试验  在所采血中加入乙酰苯肼,37℃温育后再做甲基紫或煌焦油蓝活体染色。G6PD缺乏的红细胞内可见海因小体,计数大于5%有诊断意义。

3. 葡萄糖-6-磷酸脱氢酶(G6PD)活性测定  最为可靠,是主要的诊断依据。溶血高峰期及恢复期,酶的活性可以正常或接近正常。通常在急性溶血后2~3个月或以后复测可以比较正确地反映患者的G6PD活性。

【临床表现和诊断】

主要有:①有伴性不完全显性遗传的家族史,自幼发病;②有HA的临床表现和实验室证据(见第一节),有G6PD活性缺乏的实验室检查结果;③抗人球蛋白试验阴性,外周血涂片无异形红细胞,温育后红细胞渗透性脆性正常;无异常血红蛋白病,可排除其他溶血性贫血的可能。具备以上3点即可诊断红细胞G6PD缺乏症。临床类型如下:

1. 蚕豆病(favism)  广东、四川、广西、湖南、江西等地农村常见,机制不明。男性多于女性,成年人发病低于小儿,3岁以上儿童占70%左右。

(1)发生于每年的3~5月份蚕豆成熟季节。40%的患者有家族史可查。

(2)在食新鲜蚕豆后几小时(最短2h)至几天(一般1~2d,最长15d)突然发作,呈现急性血管内溶血的临床表现和实验室检查结果。其严重程度与食蚕豆的量无关。从发病到尿隐血转阴、溶血停止约7d,溶血呈自限性。

(3)G6PD活性在正常水平的10%以下,海因小体是本类溶血的特征。

2. 药物诱发的HA  服药(抗疟药如伯氨喹、扑疟喹啉等、磺胺类药如磺胺甲噁唑、柳氮磺吡啶等、解热镇痛药如阿司匹林、乙酰苯胺等、硝基呋喃类如呋喃妥因、呋喃唑酮等、氨苯砜、维生素K、丙磺舒、对氨基水杨酸、奎尼丁、氯霉素等)或接触樟脑丸后1~3d出现急性血管内溶血的临床表现和实验室检查结果,溶血性贫血程度与酶缺陷程度及药物剂量有关。溶血持续约7d,有自限性。20d后即使继续用药,溶血也有缓解趋势。这是由于骨髓代偿增生,大量新生红细胞具有较强的G6PD活性之故。G6PD缺乏的新生儿可发生溶血,症状可因注射维生素K或接触樟脑丸而加重,需与新生儿同种免疫性溶血鉴别。

【治疗】

脱离可能诱发溶血的因素。如停止服用可疑的药物和蚕豆,不要接触樟脑丸,控制感染,注意纠正水电解质酸碱失衡和肾功能不全等。输红细胞及使用糖皮质激素可改善病情,慢性患者可使用叶酸。脾切除效果不佳。患本病的新生儿发生HA伴核黄疸,可换血,光疗或苯巴比妥注射。

## 第四节  血红蛋白病

血红蛋白由含两对不同珠蛋白肽链的四聚体和血红素组成。正常人红细胞含有3种血红蛋白。①血红蛋白A(HbA):由一对α链和一对β链组成($\alpha_2\beta_2$),是成人的主要血红蛋白,占Hb总量的95%以上;②血红蛋白$A_2$(Hb$A_2$):由一对α链和一对δ链组成($\alpha_2\delta_2$),出生6~12个月或以后占Hb总量的2%~3%;③胎儿血红蛋白(HbF):由一对α链和一对γ链组成($\alpha_2\gamma_2$),是胎儿期的主要血红蛋白,出生时占Hb总量的50%~95%,此后比例迅速下降,半年后降为1%左右。珠蛋白各肽链受不同的基因控制。α-珠蛋白基因簇位于16号染色体,由3个基因组成($\alpha/\alpha_2/\alpha_1$)。β-珠蛋白基因簇位于11号染色体,含有5个基因(E/γ-G/γ-A/δ/β)。

遗传性血红蛋白病包括珠蛋白生成障碍性贫血和异常血红蛋白病(hemoglobinopathy)两大类,前者是由于控制珠蛋白肽链合成的基因异常造成一种或一种以上肽链减少,肽链结构正常但比例失衡。异常血红蛋白病是由于基因突变导致珠蛋白结构异常的另一类血红蛋白病。

> **临床提示** 小细胞低色素性贫血+血管外溶血+自幼发病+遗传病史→考虑本病。

## 一、珠蛋白生成障碍性贫血

珠蛋白生成障碍性贫血(thalassemia)原称地中海贫血(mediterranean anemia),我国自然科学名词审定委员会建议称为珠蛋白生成障碍性贫血。该病是由于一种或几种正常珠蛋白肽链合成障碍(部分或全部缺乏)而引起的遗传性溶血性疾病。本病呈世界性分布,多见于地中海、中东、印度、阿拉伯以及东南亚地区,是最常见的人类遗传性疾病。我国则以西南和华南一带为高发区,北方少见。

【遗传和发病机制】

本病的分子病理生理学基础是一种或几种珠蛋白基因的突变,造成相应珠蛋白肽链合成减少或缺乏,珠蛋白肽链比例失衡。因为正常血红蛋白有两对不同珠蛋白肽链以1:1比例构成,一种肽链的减少将使另一种肽链过多,过剩的肽链在红细胞中聚集并形成不稳定产物,导致红细胞寿命缩短。另外,正常血红蛋白合成减少造成低色素性小细胞性贫血。

α珠蛋白生成障碍性贫血大多数因主要基因缺失所致,少数可由非缺失性突变引起。α链合成障碍使含有此链的血红蛋白(HbA、$HbA_2$和HbF)生成减少。在胎儿期和新生儿期导致γ链过剩,在成人造成β链过剩。过剩的γ链和β链可聚合成Hb Bart($γ_4$)和HbH($β_4$)。这两种血红蛋白对氧有高度亲和力。含有此类血红蛋白的红细胞不能为组织充分供氧,造成组织缺氧。β-珠蛋白生成障碍性贫血大片基因缺失者少见,常见突变包括单个碱基改变、小缺失,关键部位的碱基插入等,造成β链合成降低。若1个β基因受累(杂合子),病情较轻,如双基因均受累(纯合子),则表现为中或重度贫血。β链缺乏不能合成HbA,γ链代偿性增加,合成HbF($α_2γ_2$),成为主要的血红蛋白成分。过剩的α链自聚为不稳定的聚合体,在幼红细胞内沉淀形成包涵体,造成红细胞僵硬和膜损伤,引起溶血。

因涉及珠蛋白基因突变的种类及其影响因素繁多,故本组疾病呈现高度异质性。本病按受累的珠蛋白链命名,分为α、β、γ、δ、δβ和εγδβ珠蛋白生成障碍性贫血,临床上以前两种最为重要。珠蛋白生成障碍性贫血呈常染色体不完全显性遗传。

【临床表现和实验室检查】

1. α珠蛋白生成障碍性贫血 大多数因主要基因缺失所致,少数可由非缺失性突变引起。根据α基因缺失的数目(α链缺乏程度)和临床表现分为4种类型。

(1)静止型携带者(silent carrier):患者4个α基因只有一个受累,为$α^+$基因和正常α基因的杂合子(αα/αo),α/β链合成比例接近正常(0.9)。患者无临床表现,不出现H包涵体。出生时HbBart占1%~2%,3个月后即消失,血红蛋白电泳正常。

(2)α珠蛋白生成障碍性贫血性状(α thalassemia trait):患者2个α基因受累,可为$α^0$基因和正常α基因的杂合子(αα/00),也可为$α^+$基因的纯合子($α_0/α_0$),α/β链合成比例为0.6。患者无明显临床表现。亮甲酚蓝孵育后红细胞内可见少量H包涵体。出生时Hb Bart可占5%~15%,数月后消失,血红蛋白电泳正常。

(3)血红蛋白H病(HbH disease):患者3个α基因受累(00/$α_0$),仅能合成少量α链,过剩的β链聚合成4聚体($β_4$),即HbH。临床表现为轻至中度贫血。患儿出生时情况良好,生后1年出现贫血和脾大。约1/3患者因红系造血扩张造成骨骼改变。妊娠、感染和接触氧化性药物可加重贫血和黄疸。实验室检查血红蛋白多在70~100g/L,贫血呈明显小细胞低色素性,靶形红细胞、点彩红细胞和破碎红细胞多见。网织红细胞轻度升高。煌焦油蓝孵育后红细胞内出现多量H包涵体。出生时,血红蛋白电泳Hb Bart可占20%~40%,此后数月内渐被HbH代替,并维持在5%~40%的水平。血红蛋白电泳时,HbH 阳性。

(4)重型 α 珠蛋白生成障碍性贫血(α thalassemia major):患儿 4 个 α 基因均缺乏,无 α 链生成,胎儿不能合成正常的 HbF,过剩的 γ 链聚合成 Hb Bart($\gamma_4$)。胎儿多在妊娠 30～40 周时宫内死亡。如非死胎,娩出婴儿呈发育不良、明显苍白、全身水肿伴腹水、呼吸窘迫症状严重、肝脾显著肿大,称为 HbBart 胎儿水肿综合征(hemoelobin bart hydrops fetalis syndrome)。患儿多在出生后数小时内因严重缺氧而死亡。实验室检查血红蛋白常变动于 40～100g/L,呈明显低色素性,血片中可见破碎红细胞以及靶形红细胞、有核红细胞、网织红细胞增多。血红蛋白电泳分析 HbBart 可占 80%～100%,有少量 HbH。含 α 链的 HbA、$HbA_2$、HbF 缺如。

2. β 珠蛋白生成障碍性贫血  已发现多种类型 β 珠蛋白生成障碍性贫血,常见的有几种。

(1)静止型携带者(silent carrier):无临床症状。

(2)轻型:也称 β 珠蛋白生成障碍性贫血性状(β thalassemia trait)。患者为杂合子,只有 1 个 β 基因受累。患者无明显临床表现或有轻度贫血,体征可有轻度黄疸及肝脾大。血涂片示红细胞呈明显的小细胞低色素性改变、靶形红细胞及嗜点彩红细胞,但无明显红细胞大小不均。血红蛋白电泳示 $HbA_2>3.5\%$,HbF 可轻度升高(>5%)。

(3)中间型:临床表现介于轻型和重型之间,遗传学背景呈复杂的杂合子状态。中度贫血,脾轻度至中度大。可有轻度骨骼改变,性发育延迟。本病实验室检查阳性发现可与重症者相仿,只是不如后者严重。HbF 浓度 10% 左右。

(4)重型:又称 Cooley 贫血。患者为纯合子(2 个 β 基因相同异常)或双重杂合子(2 个 β 基因异常不同)。患儿出生数月后逐渐出现贫血并进行性加重,伴苍白、黄疸及肝脾大,尤以脾大为显著。患儿发育不良,智力迟钝,性成熟障碍。因骨骼改变造成特殊面容,表现为眼距增宽、鼻梁低平、前额突出、上颌前伸。X 线检查可见骨质疏松、骨皮质变薄及髓腔扩张,颅骨骨小梁清晰,由内板向外放射,造成"发刺"样图像。长骨可发生病理性骨折。可并发胆石症和下肢溃疡。血红蛋白 25～65g/L,呈显著小细胞低色素性。血片中可见幼红细胞、红细胞大小不等、中心苍白区明显扩大、嗜碱性点彩细胞和靶形细胞增多。网织红细胞升高。甲紫染色骨髓幼红细胞内可见 α 链聚集而成的包涵体。红细胞渗透性脆性显著降低。骨髓红系造血极度增生,细胞内外铁增多。血红蛋白电泳 HbF>30%,为本病重要诊断依据。HbA 多<40%。本病预后不良,患儿多在 5 岁左右死亡,所幸该型临床比例不高。

【治疗】

根据类型和病情程度而定,主要是对症治疗。静止型或轻型患者一般不需要治疗。血红蛋白>75g/L 的轻型或中型患者发育无明显障碍,也无需长期输血治疗。应积极防治诱发溶血的因素如感染等。

1. 输血治疗  重症患者需长期输血治疗。将血红蛋白水平维持在 90～100g/L,其作用是保证患者正常的生长发育和生活质量,并能抑制自身过度的红系造血,防止骨骼病理性改变造成的畸形。应采用去白细胞制品。

2. 去铁治疗  最常用的铁螯合剂是去铁胺(deferoxamine),持续静脉或皮下输注去铁效果优于肌内注射。常用剂量 20～40mg/(kg·d),皮下注射,持续 8～12h,每月 4～6 次。该药毒性较低,可长期应用。口服去铁剂的出现,包括地拉罗司和去铁酮,使患者的治疗更为方便。去铁胺和口服去铁剂合用显示协同作用。

3. 脾切除术  适应证为输血需求量逐渐增加[年输血量>(200～250)ml/kg 浓缩红细胞]、脾功能亢进和巨脾引起压迫症状。术前疫苗免疫和术后预防性应用抗生素使荚膜细菌感染的危险明显降低。切脾应在 5 岁后施行。术后血小板升高($>600\times10^9$/L)可给予低剂量阿司匹林预防血栓性并发症。

4. 异基因造血干细胞移植  可有选择地应用于重型珠蛋白生成障碍性贫血患者,目前属唯一的根治措施。

## 二、异常血红蛋白病

异常血红蛋白病是一组遗传性珠蛋白链结构异常的血红蛋白病。异常血红蛋白病的表型均以其基因变异为基础。目前,世界上已发现近900种变异型血红蛋白,我国也已发现其中80余种。国内异常血红蛋白病的发病率约为0.29%,南方发病率较高,分布于几十个民族。大多数变异型血红蛋白不伴有功能异常(静止型异常血红蛋白),临床上亦无症状。以下几种有临床意义。

1. **镰状细胞贫血**(sickle cell anemia) 以常染色体显性方式遗传,主要见于非洲和非裔黑人。β珠蛋白链第6位谷氨酸被缬氨酸替代,又称为血红蛋白S(HbS)病。HbS在缺氧状态下易于形成螺旋状多聚体,使红细胞变形为镰刀状,称为镰变(sickling)。红细胞的柔韧性和变形性降低,在循环中被破坏,造成血管内溶血;被单核-巨噬细胞系统识别和捕获,造成血管外溶血;僵硬的镰状细胞在微循环内淤滞,造成血管阻塞。

患者出生后3~4个月出现贫血、黄疸和肝脾大。长期溶血导致胆石症。血管阻塞可发生于任何部位,造成阻塞肢体或脏器的疼痛或功能障碍甚至坏死。反复脾梗死将造成功能性无脾症(asplenia)。阴茎血管阻塞引起痛性勃起,见于多数患者。常见的血管阻塞危象有骨危象、关节危象、急性胸痛综合征和腹危象等。其他非血管阻塞急性事件包括再生障碍危象、巨幼细胞危象和脾扣留危象等。各种危象均可给患者造成病情急速恶化,造成巨大病痛甚至危及患者生命。易发生感染,常见的感染有肺炎、骨髓炎以及脑膜炎等。红细胞镰变试验阳性是在血样本中加入耗氧剂如偏亚硫酸氢钠,减低氧含量,诱发镰变。血红蛋白溶解度试验(hemoglobin solubility test),因HbS溶解度降低,镰状细胞病呈阳性。血红蛋白电泳是诊断性试验,纯合子的电泳表现为HbS>80%,HbF在成人可达10%,小儿更高,$HbA_2$占2%~4%,HbA缺如。

根据病史和典型临床表现,镰变试验阳性和血红蛋白电泳发现HbS可确立诊断。本病治疗主要是对症处理,包括各种急性事件或"危象"的预防和处理、感染的防治以及输血或红细胞置换等支持措施。目前,抗镰变药物中只有羟基脲显示出比较确切的疗效,可以在一定程度上缓解病情和疼痛,其作用机制是诱导HbF的合成。磷酸二酯酶5抑制剂和内皮素受体拮抗药可用于肺动脉高压或阴茎痛性勃起的治疗。异基因造血干细胞移植属于根治措施,可酌情选用。多次输血者应注意铁超负荷并及时处理。本病不是脾切除的强烈指征。

2. **不稳定血红蛋白病**(unstable hemoglobin disease,UHD) 目前已发现约200种,但50%无临床意义。UHD呈常染色体显性遗传,杂合子发病,偶见双重杂合子,罕见纯合子者。UHD的分子病理学基础是基因突变,突变的结果是受累肽链不能折叠,或者造成血红素与珠蛋白的结合变弱,使珠蛋白易于被氧化,导致变性和沉淀,形成胞内包涵体,称为海因小体(Heinz body)。海因小体附着于细胞膜,造成红细胞变形性降低和膜通透性增加,易于在脾内破坏。表现为慢性溶血(贫血、黄疸和脾大)或发作性溶血危象。患者异丙醇试验、热变性试验和变性珠蛋白小体(海因小体)生成试验阳性。本病尚无根治方法,轻症患者平时无需治疗。重症患者可能需要间歇甚或长期输血支持。脾切除术仅对某些特定变异型有效,而对氧亲和力增高的不稳定血红蛋白病则非适应证,因切脾可能加重病情。患者应避免使用磺胺类及其他具有氧化作用的药物。

3. **血红蛋白M(HbM)病** 产生是由于基因突变,发生珠蛋白α、β或γ链氨基酸替代,使血红素的铁易于氧化为高铁($Fe^{3+}$)状态。至今已发现7种HbM变异型,其中6种是血红素囊部位的组氨酸被酪氨酸替代。本病为常染色体显性遗传,仅发现杂合子型。患者自幼出现发绀,故又称为家族性发绀症。累及α链者自出生时即有发绀,累及β链者在出生后3~6个月才出现发绀,而累及γ链者仅生后1周呈现短暂发绀。高铁血红蛋白光谱吸收分析HbM有特殊的光谱吸收(吸收带在波长632nm处),可资鉴别。血红蛋白电泳和高效液相色谱分析可识别HbM。本病应与上述氧化物质暴露和酶缺乏所致的获得性和遗传性高铁血红蛋白血症相鉴别。本病不需要治疗。累及β链者应注意避免使用氧化性药物,以防促发溶血。

4. **氧亲和力异常血红蛋白病** 包括高氧亲和力(high oxygen affinity)和低氧亲和力(low oxygen

affinity)两类。已发现数百种氧亲和力异常血红蛋白，多呈常染色体显性遗传，杂合子发病。由于珠蛋白肽链发生氨基酸替代，改变了血红蛋白的立体空间构象，造成其氧亲和力和氧解离曲线的异常（增高或降低），血液向组织供氧的能力随之改变。低亲和力血红蛋白病的氧解离曲线右移，血红蛋白输氧功能不受影响，动脉氧分压和组织氧合正常，但因高铁血红蛋白增多，出现发绀。高亲和力血红蛋白的氧解离曲线左移，造成氧解离障碍，引起动脉血氧饱和度下降和组织缺氧，导致代偿性红细胞增多。因此，高亲和力血红蛋白病更具病理和临床意义。低亲和力血红蛋白病患者主要表现是发绀，而无其他症状，动脉氧分压正常。高亲和力血红蛋白病患者表现为组织缺氧和代偿性红细胞增多症。氧-血红蛋白解离分析可判断血红蛋白的氧亲和力。本病需与真性红细胞增多症相鉴别，后者JAK2V617F基因突变阳性。低亲和力血红蛋白病患者不需要治疗。高亲和力血红蛋白患者发生代偿性红细胞增多症，如出现明显的血液高黏滞征象应予处理，包括静脉放血治疗。

5. 其他　包括 HbE 及 HbC 等。杂合子不发病，纯合子可有轻度溶血性贫血和脾大。HbE 多见于东南亚地区，也是我国最常见的异常血红蛋白病，广东省和云南省报道最多。患者表现为轻度溶血性贫血。贫血呈小细胞低色素性，靶形红细胞增多（25%～75%）。血红蛋白电泳 HbE 可高达90%。HbE 对氧化剂不稳定，异丙醇试验多呈阳性。

## 第五节　自身免疫性溶血性贫血

自身免疫性溶血性贫血（autoimmune hemolytic anemia，AIHA）是一类免疫介导的获得性溶血性贫血的总称，共同的病理生理基础是患者产生针对自身红细胞的病理性抗体并造成其免疫破坏。AIHA 可见于各个年龄组，但以成人为多。

【分类和病因】

AIHA 根据有无病因分为原发性和继发性两种。根据抗体作用于红细胞的最佳温度分为温抗体型和冷抗体型 AIHA 两类，前者约占 70%。偶见同时兼有温抗体和冷抗体的混合型患者。AIHA 的分类，见表 52-1。

> **临床提示**　获得性血管外溶血表现＋溶血的证据＋Coombs 试验阳性→考虑本病。

表 52-1　AIHA 的分类

| 温抗体型 | 冷抗体型 |
| --- | --- |
| 原发性 | 冷凝集素综合征 |
| 继发性 | 原发性 |
| 　淋巴增殖性疾病 | 继发性 |
| 　自身免疫性疾病 | 　淋巴增殖性疾病 |
| 　病毒感染 | 　自身免疫性疾病 |
| 　免疫缺陷状态 | 　感染 |
| 　其他恶性肿瘤 | 　　支原体肺炎 |
| 　药物诱导性 | 　　传染性单核细胞增多症 |
| 　　药物吸附型（青霉素型） | 　　其他病毒 |
| 　　新抗原型（奎尼丁/睇波芬型） | 阵发性冷性血红蛋白尿症 |
| 　　自身免疫型（甲基多巴型） | 　梅毒、病毒感染（麻疹、腮腺炎等） |

【发病机制】

AIHA 患者产生抗红细胞自身抗体的机制仍未阐明，目前认为与自身免疫耐受状态的破坏、感染和炎症非特异性地刺激自身抗体的形成、某些药物诱发自身免疫产生自身抗体、免疫监视功能异常等因素有关。近年来淋巴增殖性疾病尤其是慢性淋巴细胞白血病与 AIHA 密切相关，可能与慢性抗原刺激有关。

温抗体型 AIHA 的抗红细胞抗体多为不完全抗体,致敏红细胞在通过单核-巨噬细胞系统,主要是脾时被巨噬细胞识别并吞噬破坏,发生血管外溶血。

冷抗体型 AIHA 的抗体主要有两类,即冷凝集素和 D-L 抗体。冷凝集素绝大多数是 IgM 抗体,结合补体,并能通过经典补体激活途径形成 C5-C9 膜攻击复合物,造成红细胞的直接破坏,导致血管内溶血。D-L 抗体是一种 IgG 型双相溶血素,即首先在低温(<20℃)条件下发生抗体与红细胞的结合,然后当机体复温后再激活补体途径,造成血管内红细胞的破坏,这也是 D-L 抗体介导的溶血表现为暴露于寒冷后发作的原因。

【临床表现】

温抗体型自身免疫性溶血性贫血(warm antibody autoimmune hemolytic anemia,WA-AIHA),临床表现多样化,轻重不一。多数患者起病隐匿、缓慢,表现为乏力、全身虚弱、头晕、活动后气短等贫血症状以及不明原因发热等。体格检查可见皮肤黏膜苍白,约 1/3 患者有黄疸和肝大,50% 以上有轻中度脾大,质地硬。急性发病常见于儿童患者,特别是伴有病毒感染者,表现为寒战、高热、呕吐、腹痛和腰背痛,甚至休克和肾衰竭。WA-AIHA 患者可并发血栓栓塞性疾病,尤其是抗磷脂抗体阳性患者,如发生血栓应注意筛查该抗体。

冷凝集素综合征患者表现为耳、鼻尖、手指、足趾等部位发绀,受暖后消失,伴贫血、血红蛋白尿等。阵发性血红蛋白尿患者遇冷可引起血红蛋白尿,伴有发热、恶心、呕吐、腹痛和腰背痛等,反复发作可有脾大、黄疸、含铁血黄素尿等。

【实验室和辅助检查】

1. 血象  贫血程度不一,典型血象为正常细胞性贫血,外周血涂片可见数量不等球形红细胞增多和有核红细胞。网织红细胞多增高。白细胞正常,急性溶血时可升高。血小板大多正常,如降低则提示 Evans 综合征。

2. 骨髓象  红系增生明显活跃,约 15% 的患者红细胞呈巨幼变。发生再生障碍性贫血危象时骨髓增生低下,外周血全血细胞及网织红细胞减少。

3. 抗体检测  抗人球蛋白试验(antiglobulin test)又称 Coombs 试验(Coombs test):分为直接抗人球蛋白试验(direct antiglobulin test,DAT)和间接抗人球蛋白试验(indirect antiglobulin test,IAT)。DAT 是诊断 WA-AIHA 的重要指标,检查与红细胞膜结合的 IgG 和 C3,90% 以上的患者为阳性。IAT 检查血清中游离的抗体;冷凝集素综合征患者血清中可检测到高滴度的冷凝集素;阵发性血红蛋白尿患者热溶血实验(D-L 实验)阳性,即 20℃ 时冷抗体吸附于红细胞上并激活补体,当 37℃ 时发生溶血。

4. 其他  血清胆红素轻或中度升高,以间接胆红素为主,尿胆原增多。血清乳酸脱氢酶升高。急性溶血时结合珠蛋白降低并可出现血红蛋白症、血红蛋白尿或含铁血黄素尿。

【诊断和鉴别诊断】

1. WA-AIHA 的诊断要点  ①近 4 个月内无输血和特殊药物(如奎尼丁、甲基多巴、青霉素等)应用史;②有血管外溶血的临床和实验室证据;③直接 Coombs 试验阳性,抗体为 IgG 和(或)$C_3$,冷凝集素效价在正常范围;④糖皮质激素或切脾治疗有效;⑤少数 Coombs 试验阴性患者,但临床表现比较符合,糖皮质激素或切脾治疗有效,除需与其他溶血性贫血鉴别(包括先天性溶血性疾病、非免疫性因素所致的溶血性贫血及阵发性睡眠性血红蛋白尿症),应考虑 Coombs 试验阴性的 AIHA。

2. 冷凝集素综合征的诊断要点  ①寒冷环境下外漏凸起部位和肢体末梢发绀,受暖后消失;②冷凝集素试验阳性;③直接 Coombs 试验阳性,抗体为 $C_3$ 阳性,IgG 阴性。

3. PCH 的诊断要点  ①受寒后出现急性发作的血红蛋白尿;②热溶血实验(D-L 实验)阳性;③直接 Coombs 试验阳性,抗体为 $C_3$ 阳性或 IgG 阳性。

【治疗】

1. 温抗体型自身免疫性溶血性贫血

(1)病因治疗:积极寻找病因,治疗原发病。感染所致者应控制感染;继发于恶性肿瘤者应采用手术切除及化疗;药物诱发者应停用可疑药物。

(2)糖皮质激素：是治疗本病的主要和首选药物。常选用泼尼松，起始足量，1～1.5mg/(kg·d)，治疗有效者1周左右血红蛋白上升，血红蛋白恢复正常后，维持治疗剂量1个月。然后每周减量5～10mg。待减至每日15mg以下时，需低剂量维持至少3～6个月。约80%以上的患者糖皮质激素治疗有效，但仅有13%～16%停糖皮质激素后获长期缓解。糖皮质激素足剂量治疗3周病情无改善者应考虑诊断是否有误或激素抵抗。激素治疗无效或维持量每日>10mg者应考虑更换其他疗法。糖皮质激素作用机制可能为：①抑制抗体产生；②改变抗体和红细胞膜上抗原的亲和力；③减少巨噬细胞上的$Fc$和$C_3$受体数量，抑制其与红细胞结合。

大剂量丙种球蛋白静脉注射对约40%的患者有效，儿童患者反应尤佳；或血浆置换术也可取得一定疗效，但作用不持久。达那唑联用泼尼松对部分患者有效。

(3)脾切除：为二线治疗，脾切除的适应证是：①糖皮质激素治疗无效；②激素维持量每日>10mg；③不能耐受激素治疗或有激素应用禁忌证。脾切除的总有效率为60%～75%。切脾禁忌者可行脾区放射治疗。

脾切除治疗本病机制包括：①去除破坏致敏红细胞的主要器官；②脾是产生抗体的主要器官，切除后可减少抗体生成。

(4)免疫抑制剂：适用于：①糖皮质激素和切脾无效的患者；②脾切除有禁忌者；③激素维持量每日>10mg。药物以环磷酰胺和硫唑嘌呤最为常用。环磷酰胺50～150mg/d，硫唑嘌呤50～200mg/d，开始3个月与糖皮质激素合用，然后停用激素，单纯用免疫抑制剂6个月，再逐渐减量停药，有效率为40%～60%。任何一种免疫抑制剂试用4周如疗效不佳，应改用其他制剂。疗程中注意药物的不良反应。亦可试用其他非细胞毒免疫抑制剂如环孢素、麦考酚吗乙酯、利妥昔单抗和阿伦单抗等。

(5)输血：输血仅限于再生障碍性贫血危象或极度贫血危及生命者。

2. 冷抗体型自身免疫性溶血性贫血 治疗原则包括病因治疗、保暖和急性发作期加强支持治疗。

(1)保暖：是最重要的治疗措施。必须输血时血制品预热到37℃时方可输入。

(2)血浆置换和单采：急性重型CAS和PCH患者在保暖及支持治疗下，血浆置换和单采可清除部分冷抗体。血浆置换时，应用5%的白蛋白作置换液，以免血浆中的补体加重溶血。

(3)免疫抑制：苯丁酸氮芥治疗慢性CSA有效，2～4mg/d，疗程不短于3个月。亦可用环磷酰胺250mg/d，连用4d，2～3周后重复一次。利妥昔单抗治疗CSA有效，亦可选用。免疫抑制治疗PCH患者无效，避免滥用。

(4)糖皮质激素和切脾治疗CAS和PCH均无效。

## 第六节　阵发性睡眠性血红蛋白尿症

阵发性睡眠性血红蛋白尿症(paroxysmalnocturnalhemoglobinuria,PNH)是一种后天获得性造血干细胞基因突变所致的红细胞膜缺陷的溶血性疾病。临床上以间歇发作的睡眠后慢性血管内溶血和血红蛋白尿为特征，可伴有全血细胞减少或反复血栓形成，从而获得了这一表述性命名。本病呈世界性分布，欧美等国少见，东南亚和远东地区相对较多。发病高峰年龄为20～40岁，亦可见于儿童和老人。国内男性多于女性。

**临床提示** 血红蛋白尿、血细胞减少和血栓形成＋血管内溶血的实验室检查＋PNH克隆检查→诊断本病。

【病因和发病机制】

已证明本病造血干细胞的PIG-A (phosphatidylinositol glycan-class A)基因发生突变，导致糖磷脂酰肌醇(glycosyl-phosphatidylinositol,GPI)锚磷脂(anchor phospholipid)合成障碍。多种调节细胞对补体敏感性的蛋白都属于GPI锚连接蛋白(GPI anchored protein,GPI-AP)，需通过GPI锚连于细胞膜上。其中最重要的是分化抗原CD59(又称反应性溶血膜抑制因子)、分化抗原CD55(又称衰变加速因子)以及C8结合蛋白(又称同源限制因子)。上述因子与补体尤其是C3b和C4b相互作用,使补体激活经典和替代途径的补体转化酶复合物解体,终止激活过程的放大。由于PNH红细胞膜上缺乏上述补体调节蛋白,补体系统激活发生失控性放大,红细胞膜遭受补体攻击而破坏,最终导致血管内溶血。因PIG-A基因突变发生于造血干细胞水平,故除红细胞外,患者的粒细胞和血小板等其他血细胞也缺乏GPI-AP。

PNH患者常有骨髓衰竭,严重程度不等,其机制目前认为与干细胞的补体破坏有关。伴发血栓栓塞性疾病是PNH的另一特征,可能的机制包括GPI-AP缺乏的血小板被补体激活、溶血造成的促凝物质增加、纤维蛋白生成以及纤维蛋白溶解活性异常等。血栓多发生于溶血发作期,提示两者之间有直接关联。

PIG-A基因定位于X染色体,无论男女性别,只需要一个突变就可产生PNH表型(女性的体细胞一个X染色体失活)。突变类型多样,包括缺失、插入、点突变及移位突变等。

【临床表现】

发病隐匿,病程迁延,病情表现轻重不一。PNH的典型三联征包括血红蛋白尿、血细胞减少和血栓形成。

1. **血红蛋白尿**  血红蛋白尿是本病的典型表现。大部分患者在病程中有血红蛋白尿发作,但只有1/4以此为首发症状。重者尿色呈酱油样,伴血管内溶血的特征如胸骨后疼痛、腰腹疼痛及发热等,持续数天。轻者仅尿隐血阳性。血红蛋白尿多以清晨较重,但亦可发生于白天睡眠之后。睡眠后溶血加重机制可能与睡眠时呼吸中枢敏感性降低和血流变缓,酸性代谢产物积聚,血pH下降,补体通过替代途径激活有关,亦可能与夜间尿液久储产生的变化有关。感染、月经、手术、输血、饮酒、疲劳、情绪波动或服用某些药物如铁剂、维生素C、阿司匹林、氯化铵、苯巴比妥及磺胺药等均可诱发血红蛋白尿。约半数患者有肝和(或)脾大。

2. **血细胞减少的表现**  首发症状多为乏力、头晕、苍白、心悸等慢性溶血性贫血的表现。中性粒细胞减少致患者易发感染,如支气管、肺、泌尿生殖道感染等。血小板减少可引起出血倾向。严重出血是本病死亡原因之一。有的患者全血细胞减少,称为再生障碍性贫血-PNH综合征。

3. **血栓形成**  患者有血栓形成倾向,常发生于不寻常部位如肝静脉、脾静脉、肠系膜静脉、脑和皮下静脉,并引起相应的临床表现。肝门静脉血栓形成所致的Budd-chiari综合征较为常见,表现为腹痛、肝迅速大、黄疸和腹水。血栓栓塞性并发症是PNH死亡的另一主要原因。国内血栓并发症似乎较国外报道低,但缺乏确切的统计数据。

【实验室和辅助检查】

1. **血象**  贫血几乎见于所有患者,多数程度严重(Hb<60g/L),常呈正常细胞性或大细胞性,但在频繁发作铁丢失过多者,可呈小细胞低色素性。血涂片可见有核红细胞和红细胞碎片。网织红细胞增多不似其他溶血性贫血那样明显。粒细胞通常减少,中性粒细胞碱性磷酸酶降低。血小板多为中至重度减少。约半数患者有全血细胞减少。

2. **骨髓象**  半数以上呈三系细胞增生活跃象,尤以红系造血旺盛。与其他溶血性贫血不同,PNH表现为红系增生而网织红细胞无相应升高。形态学可有巨幼细胞样改变。不同患者或同一患者在不同时间检查,骨髓增生程度可有明显差别,有时可呈增生低下象。长期血管内溶血,尿丢失铁增加,造成机体缺铁,骨髓铁染色可见细胞内外铁减少。

3. **尿液分析**  血红蛋白尿发作时,尿隐血阳性。多数患者尿含铁血黄素试验(rous test)呈持续阳性。溶血发作期间或前后可有轻度白蛋白尿。尿胆原轻度增加。

4. **血液生化检查**  溶血发作时有游离血红蛋白、非结合胆红素、乳酸脱氢酶升高,结合珠蛋白和血铁蛋白(hemopexin)降低,符合血管内溶血的表现。

5. **特异性试验**

(1)酸溶血试验:又称Ham试验(Ham test),特异性高,是本病经典的确诊试验,但亦可出现假阴性。

(2) 蔗糖溶血试验：又称糖水试验(sugar water test)，敏感性高，但特异性较差，可作为筛查试验。

(3) 补体溶血敏感试验：用于测定患者红细胞对补体的敏感程度，区分不同的 PNH 红细胞群体。

(4) 荧光标记灭活气溶血素试验：荧光标记灭活气溶血素试验是一种较新的试验。嗜水气单胞菌产生的气溶血素具有结合 GPI 并溶解血细胞的特性。利用荧光标记灭活气溶血素为试剂建立的非溶血方法可同时检测 GPI 缺乏的各类细胞群体。该法敏感性高，可发现 0.5% 的 GPI 阴性的粒细胞群体，是一种新的 PNH 筛查试验。

(5) 血细胞表型分析：常选用抗 CD59 和 CD55 抗体。患者外周血和骨髓血细胞（应同时检测红细胞和粒细胞）出现 CD59 和 CD55 阴性群体，通常以 >10% 为判断界限。血细胞表型分析和 FLAER-A 试验等 PNH 诊断新方法，具有快速、特异性和敏感性高的特点，已逐渐取代传统试验，应用于临床。

6. PIG-A 基因突变分析　主要用于研究目的。

【诊断和鉴别诊断】

根据临床表现，实验室检查中酸溶血、蔗糖溶血和尿含铁血黄素试验有两项阳性；或只有一项阳性，但两次以上复查阳性或有确切的溶血依据，可确立诊断。血细胞 CD55 和 CD59 表型分析具有更高的诊断敏感性和特异性。

本病需与其他溶血病鉴别，包括遗传性球形红细胞增多症、自身免疫性溶血性贫血、G-6-PD 缺乏症和阵发性冷性血红蛋白尿症等。本病与再生障碍性贫血关系密切，可互相转化，称为再生障碍性贫血-PNH 综合征或 PNH-再生障碍性贫血综合征。约半数再生障碍性贫血患者存在小的 PNH 克隆，通过检测 GPI-AP 的方法可以发现，但始终不进展为显性 PNH。

【治疗】

本病是一种获得性造血干细胞疾病，异基因造血干细胞移植是目前唯一的根治措施。但对多数患者并非适应。支持和对症治疗是本病处理的主要对策，包括缓解或终止溶血、刺激造血和抗血栓治疗等。尽量避免感染等诱发因素。妊娠有可能加重溶血和血栓形成并发症。

1. 贫血的治疗　本病贫血的原因包括溶血、造血障碍和铁丢失。①输血：严重贫血可给予输血，输血指征应从严掌握。宜采用去白红细胞。②补充造血元素：有缺铁证据，可补充铁剂，剂量宜小（1/5～1/10 常规量）。补铁期间配伍用糖皮质激素可能减少溶血发作。因造血需求增加，可给予叶酸 5～10mg/d。③刺激红细胞生成：可试用雄激素制剂（如司坦唑醇，用法见本篇第四章"再生障碍性贫血"）。亦可试用促红细胞生成素，150～300U/kg，皮下注射，每周 3 次，长期应用，部分患者有效。④其他：如患者骨髓衰竭表现明显，可试用类似再生障碍性贫血的免疫抑制疗法，包括抗胸腺细胞球蛋白和环孢素，确切疗效有待验证。

2. 控制溶血发作　①糖皮质激素：对部分患者有效，可减少或减轻溶血发作。开始剂量泼尼松 40～60mg/d，发作停止后减半，一周后改为隔日一次，维持 2～3 个月。如应用 1～2 个月无效，应停药，长期应用应注意其严重副作用。②碳酸氢钠：急性溶血可口服或静脉滴注 5% 碳酸氢钠，以碱化尿液。③右旋糖酐：6% 右旋糖酐-70 500～1 000ml 有抑制 PNH 溶血的作用，适用于伴有感染、外伤、输血反应和腹痛危象者。④抗氧化药物：对细胞膜有保护作用，如大剂量维生素 E、阿维酸钠、亚硒酸钠等，但疗效不定。⑤抗补体单克隆抗体：eculizumab 是一种补体 $C_5$ 的抑制性抗体，可中断 PNH 补体介导的溶血，国外已用于治疗 PNH 并取得良好效果。用药期间，不仅溶血得到控制，患者生活质量明显改善，而且血栓并发症也见下降。

3. 血栓形成的防治　PNH 患者的血栓栓塞并发症遵循一般抗栓治疗原则，开始用肝素类制剂，后改为香豆素类口服抗凝剂维持。有血栓史者和妊娠期妇女再发或初发血栓并发症的危险升高，应进行预防性抗凝治疗。

4. 异基因造血干细胞移植　是目前唯一能治愈该病的措施。但因本病终非恶性克隆性疾病且移植并发症严重，故考虑时应权衡利弊，慎重选用，一般将移植留做保守治疗无效且危及生命的重症患者的选择。

5. 其他 脾切除对大部分患者无效,且手术并发症严重,个别因脾大并发全血细胞减少而骨髓增生活跃者可选择性试行脾切除术。

【预后】

PNH是一种慢性疾病,中位数生存期10～15年。主要死亡原因是血栓形成、出血和感染。除再生障碍性贫血外,少数患者还可转化为急性白血病或骨髓增生异常综合征,预后不良。部分病程较长(＞10年)的患者病情逐渐减轻,出现不同程度的自发缓解。

### 复习指导

1. 溶血性贫血是因红细胞寿命缩短,骨髓造血失代偿而造成的贫血。溶血性贫血的病因和发病机制复杂,大致可分为红细胞固有或内在缺陷和外部因素异常两大类。前者几乎都为先天性,后者则引起获得性溶血。患者的临床表现主要取决于溶血的程度、速率及持续时间以及心肺代偿能力和基础病,可有明显的差别。贫血、黄疸和脾大是慢性血管外溶血的特征,出现血红蛋白尿则提示血管内溶血。溶血性贫血试验检查分为筛检试验和特色试验,前者用于确定有无溶血,后者用于确定溶血的性质。红细胞破坏增多和红系造血代偿性增生提示溶血。抗人球蛋白实验阳性提示自身免疫性溶血性贫血。酸溶血实验阳性提示阵发性睡眠性血红蛋白尿。溶血性贫血发病机制不同,病因各异,应根据机制和病因区别对待,有针对性地进行治疗。

2. HS是最常见的先天性红细胞膜疾病,多呈常染色体显性遗传,少数为常染色体隐性遗传。HS的病理生理基础是骨架蛋白异常,不能维持正常细胞形态,出现球形红细胞,细胞柔韧性和变形性降低,易于被脾破坏。HS患者的临床特征包括贫血、黄疸和脾大,个体间有极大差别。根据遗传史、体检和相关实验室检查,多数患者可明确诊断。红细胞渗透性脆性试验是常用筛查试验。脾切除对大多数HS患者有良好疗效。手术宜在6岁后实施,并注意术前疫苗接种和感染的防治。

3. 红细胞G6PD缺乏症:有家族史,自幼发病。突变基因位于X染色体(Xq28),呈伴性不完全显性遗传,男性多于女性。基因呈复杂的多态性,可形成多种G6PD缺乏症的变异型。常见诱因:蚕豆、服用药物如抗疟药、磺胺类、解热镇痛药、硝基呋喃类中某些药物可诱发溶血。诊断要点:①有伴性不完全显性遗传的家族史,自幼发病;②有HA的临床表现和实验室证据,有G6PD活性缺乏的实验室检查结果;③抗人球蛋白试验阴性,外周血涂片无异形红细胞,温育后红细胞渗透性脆性正常;无异常血红蛋白病,可排除其他溶血性贫血的可能。

4. 遗传性血红蛋白病:包括珠蛋白生成障碍性贫血和异常血红蛋白病两大类,前者由于珠蛋白链比例失衡所致,后者病理基础是珠蛋白的氨基酸构成异常。珠蛋白生成障碍性贫血是最常见的人类遗传性疾病之一,按受累珠蛋白肽链分类,临床重要为α珠蛋白生成障碍性贫血和β珠蛋白生成障碍性贫血。根据功能特点或结构变化将异常血红蛋白病分为:镰状细胞病、不稳定血红蛋白病、血红蛋白M病和氧亲和力异常血红蛋白病。

5. AIHA:是一种自身抗红细胞抗体介导获得性溶血性贫血。根据抗体用于红细胞的最佳温度分为温抗体型和冷抗体型AIHA两类,前者明显多于后者。温抗体型多为后发性,冷抗体型则几乎均为继发性。除慢性血管外溶血的临床表现和溶血的一般实验室特点外,DAT是WA-AIHA的主要诊断试验。大多数WA-AIHA患者需要治疗,糖皮质激素是一线治疗,无效或激素抵抗者可行脾切除,难治者可选用其他治疗。

6. PNH:是一种后天获得性非肿瘤克隆性红细胞膜缺陷性溶血病。PNH的典型表现包括血红蛋白尿、血细胞减少和血栓形成,其他表现亦围绕其发生。除病史和临床表现外,PNH诊断依赖于诊断性试验,包括Ham试验和血细胞膜CD59和CD55表型分析。PNH治疗主要是支持和对症处理,包括缓解或终止溶血、刺激造血和抗血栓治疗等。抗补体单克隆抗体已用于临床,效果显著。异基因造血干细胞移植是目前唯一的根治措施。

(魏 武)

# 第53章 粒细胞减少和粒细胞缺乏症
## chapter 53

> **学习要求**
> 
> 学习掌握中性粒细胞减少和粒细胞缺乏症的定义,知晓病因及发病机制,能够及时、正确选择治疗方式。

中性粒细胞减少(neutropenia)系指外周血液循环中中性粒细胞绝对数量明显减少:成年人低于 $2.0\times10^9/L$;10岁以上包括10岁的儿童低于 $1.8\times10^9/L$,小于10岁低于 $1.5\times10^9/L$。粒细胞缺乏(agranulocytosis)是中性粒细胞减少的一种严重形式,外周血中性粒细胞绝对计数 $<0.5\times10^9/L$。严重中性粒细胞缺乏指粒细胞计数 $<0.1\times10^9/L$。

【病因和发病机制】

本组疾病按病因分类可分为先天性和获得性(包括原发性和继发性)两类,其中以获得性最常见。引起中性粒细胞减少的原因和发生机制包括以下几种情况。

1. 中性粒细胞生成减少

(1)电离辐射、细胞毒性药物和某些化学毒物,是引起中性粒细胞减少的最常见原因。X线、γ线和中子能直接损伤造血干细胞和骨髓微环境,易导致本病。引起粒细胞生成减少的化学药物很多,如抗癫痫药、抗生素、抗甲状腺药、解热镇痛药、$H_2$ 受体阻滞药、免疫抑制剂、抗精神病药。化学物苯及其衍生物、二硝基酚、砷、铋等对造血干细胞有毒性作用。

(2)造血原料缺乏及骨髓无效造血:见于巨幼细胞贫血和骨髓增生异常综合征。

(3)病毒或细菌感染:常见于病毒感染(流感病毒、巨细胞病毒、肝炎病毒、EB病毒、HIV等),多发生于儿童,细菌感染(包括伤寒、粟粒性结核、暴发性脓毒血症等)和分枝杆菌感染等。

(4)生成受抑或衰竭:白血病等血液系统恶性肿瘤或恶性实体瘤骨髓转移可抑制正常造血。再生障碍性贫血由于骨髓功能衰竭造成全血细胞减少;先天性粒细胞缺乏症是一种在围生期即表现有显著的中性粒细胞减低伴感染的一种婴幼儿疾病。

2. 中性粒细胞破坏或消耗增加

(1)免疫相关性:药物诱发的中性粒细胞减少往往在停药后可逐渐恢复;自身免疫性粒细胞减少:见于全身性自身免疫性疾病,如系统性红斑狼疮或淋巴增殖性疾病等。

(2)非免疫性:脾功能亢进时大量粒细胞被脾破坏。见于充血性脾大、Felty综合征(类风湿关节炎伴脾肿大)、肝硬化等。

3. 中性粒细胞分布异常 中性粒细胞由骨髓释放进入外周血后,约一半分布在血液循环中,称为循环池,另一半附于小血管壁,称为边缘池。如附着于边缘池的粒细胞增多,循环池的粒细胞则相对减少,称为假性粒细胞减少症,可为先天性或体质性。此外获得性者如过敏性休克、异体蛋白反应、严重感染、情绪变动、运动、体温变化等也可引起。

【临床表现】

1. 中性粒细胞减少 症状缺乏特异性,起病较缓慢,多数患者无特征性症状,而是以原发病症状为主要表现,在检查血象时偶然被发现。有症状患者述有低热、乏力、疲倦、食欲减退等。如粒细胞$<1.0\times10^9$/L时,感染倾向明显增加。

2. 粒细胞缺乏 往往起病急骤,病情常在数小时至数日内发展到极期。临床症状多表现为突发寒战、高热、头痛、全身肌肉或关节疼痛、虚弱、衰竭。患者身体细菌藏匿之处如呼吸道、消化道等部位很快发生感染。病灶不易局限,迅速恶化及蔓延,引起肺部感染、败血症、脓毒血症等致命性严重感染。

【实验室和辅助检查】

1. 血象 白细胞或中性粒细胞低于正常值下限,红细胞和血小板一般正常。粒细胞缺乏时粒细胞极度降低或缺如,淋巴细胞比值相对增多。

2. 骨髓象 粒细胞缺乏的骨髓早期或极期各阶段粒细胞均明显减少,或仅有一定数量的原始和早幼粒细胞。在恢复期早期骨髓中原始和早幼粒细胞先增多,出现类白血病骨髓象,需与急性白血病鉴别。

3. 中性粒细胞抗体 白细胞聚集反应、免疫荧光粒细胞抗体检测,来判断是否存在粒细胞自身抗体,检测的结果有助于免疫相关中性粒细胞减少的诊断,但特异性报道不一。

4. 肾上腺素试验 肾上腺素能够促使边缘池中性粒细胞进入循环池,从而鉴别假性粒细胞减少。

【诊断和鉴别诊断】

根据血常规的结果并经反复核查不难作出中性粒细胞减少或粒细胞缺乏症的诊断。同时应注意射线、可疑药物、化学毒物接触史及感染史,有家族史怀疑周期性粒细胞减少者,应密切监测血象。骨髓细胞形态检查可与各种白血病、淋巴瘤等引起的粒细胞缺乏鉴别诊断。必要时做肾上腺素试验,以排除假性粒细胞减少。

【治疗】

中性粒细胞减少和粒细胞缺乏症以获得性最常见,故应立即去除诱因,继发于其他疾病者应积极治疗原发病。

1. 防治感染 中性粒细胞计数在$(1.0\sim1.5)\times10^9$/L范围的患者,一般不需要药物治疗;患者中性粒细胞计数$<(0.5\sim1.0)\times10^9$/L,感染的风险增加,需做好呼吸道、消化道的防护,积极预防感染。可经验性应用覆盖革兰阴性菌和革兰阳性菌的广谱抗生素,同时进行血、痰、感染病灶分泌物培养。以寻找感染源及时调整用药,同时注意真菌、病毒感染的存在。

2. 糖皮质激素和静脉注射免疫球蛋白 对于免疫因素引起者可用泼尼松,因其副作用较多,不宜长期应用;也可用静脉内注射免疫球蛋白。

3. 造血生长因子 包括粒细胞集落刺激因子(G-CSF)和粒-巨噬细胞集落刺激因子(GM-CSF),短期应用多有确切疗效,长期使用尚缺乏经验。

【预防】

药物所导致的中性粒细胞缺乏近年来呈一个增高的趋势,尤其是抗生素,因此,临床上发生抗生素导致中性粒细胞减少的警惕性一定要提高。另外,避免接触射线或苯等对骨髓有毒性作用的因素,职业暴露者应注意防护、定期查体。

【预后】

中性粒细胞减少患者多数预后良好,往往与其病因、持续时间、能否及时去除及积极控制感染等有关。随着广谱抗生素和造血生长因子的应用,病死率已降至25%以下。

复习指导

1. 中性粒细胞计数成人$<2.0\times10^9$/L,10岁以上的儿童$<1.8\times10^9$/L,小于10岁$<1.5\times10^9$/L为中性粒细胞减少。外周血中性粒细胞绝对计数$<0.5\times10^9$/L为粒细胞缺乏症。

2. 中性粒细胞生成减少和破坏增加的常见原因有:电离辐射、细胞毒性药物和某些化学毒物,造血原料缺乏及骨髓无效造血,感染,生成受抑或衰竭,免疫相关性和非免疫性。

(刘建平)

# 第54章 骨髓增生异常综合征

chapter 54

> **学习要求**
>
> 学习骨髓增生异常综合征的概念、病因和发病机制，知晓骨髓增生异常综合征的FAB协作组分型，能够对其做出诊断、鉴别诊断并掌握各型治疗原则。

骨髓增生异常综合征（myelodysplastic syndrome，MDS）是始于造血干细胞的一组高度异质性疾病，以一系或多系血细胞病态造血为特征，表现为无效造血、造血功能衰竭、难治性全血细胞减少、高风险向急性白血病转化为特征。任何年龄男、女均可发病，男性多于女性，约80%患者大于60岁。

【病因和发病机制】

原发性MDS的病因尚不明确，继发性MDS见于烷化剂、放射线、苯等有机毒物密切接触者。通过葡萄糖-6-磷酸脱氢酶（G6PD）同工酶、限制性片段长度多态性分析等克隆分析技术研究发现，MDS是起源于造血干细胞的克隆性疾病，可以累及粒系、红系及巨核细胞系。异常克隆细胞在骨髓中分化、成熟障碍，出现病态造血，在骨髓原位或释放入血后不久被破坏，导致无效造血。约50%MDS患者具有染色体核型异常。部分患者出现原癌基因、抑癌基因突变导致MDS发生。DNA甲基化及组蛋白去乙酰化等遗传学的改变也与MDS发病有关，造成细胞周期异常、增殖能力增强而凋亡和分化能力减弱，从而形成肿瘤克隆。

【分型】

WHO分型诊断标准 ①单系病态造血的难治性血细胞减少（RCUD），包括：难治性贫血（RA）、难治性中性粒细胞减少（RN）、难治性血小板减少（RT）；②难治性贫血伴环形铁粒幼细胞（RARS）；③难治性血细胞减少症伴多系发育异常（RCMD）；④难治性血细胞减少症伴多系发育异常和环形铁粒幼细胞（RCMD-RS）；⑤难治性贫血伴原始细胞增多-1型（RAEB-1）；⑥难治性贫血伴原始细胞增多-2型（RAEB-2）；⑦MDS不能分类（MDS-U）；⑧MDS伴del（5q）（表54-1）。

【临床表现】

MDS的临床表现无特异性，主要与减少的细胞系和减少程度有关。几乎所有MDS患者均会出现不同程度的贫血症状，如头晕、乏力、疲倦。约60%的MDS患者伴有中性粒细胞减少，同时存在功能缺陷，使得患者容易发生感染，约20%的MDS死于感染。约半数的MDS患者有血小板减少及出血症状。

【实验室和辅助检查】

1. 血象和骨髓象

（1）血象：大多数为全血细胞减少，为50%～70%，一系减少的少见，多为红细胞减少。

（2）骨髓象：骨髓增生活跃，1/3～1/2达明显活跃以上，少部分呈低增生型。多数MDS患者出现两系以上病态造血。

表 54-1  MDS 的 WHO 分类诊断标准

| WHO 类型 | 外周血 | 骨髓 |
|---|---|---|
| RCUD（RA/RN/RT） | 一系或二系减少、原始细胞<1% | 一系病态造血，达 10% 以上、原始细胞<5%、环状铁粒幼细胞<15% |
| RARS | 贫血、无原始细胞 | 仅有红系病态造血、原始细胞<5%、环状铁粒幼细胞≥15% |
| RCMD | 血细胞减少（二系或全血细胞）、无 Auer 小体、单核细胞<$1×10^9$/L、原始细胞<1% | 二系或三系细胞有病态造血达 10% 以上、无 Auer 小体、原始细胞<5%、±环状铁粒幼细胞<15% |
| RAEB-1# | 血细胞减少、原始细胞<5%、无 Auer 小体、单核细胞<$1×10^9$/L | 单系或多系病态造血、原始细胞 5%～9%、无 Auei 小体 |
| RAEB-2§ | 血细胞减少、原始细胞 5%～19%、有或无 Auer 小体、单核细胞<$1×10^9$/L | 单系或多系病态造血、原始细胞 10%～19%、有或无 Auer 小体 |
| MDS-U* | 血细胞减少、原始细胞≤1% | 单系或多系病态造血、但<10%、原始细胞<5%、无 Auer 小体 |
| MDS-5q- | 贫血、血小板正常或增加、原始细胞<1% | 巨核细胞正常或增加伴核分叶过少、原始细胞<5%、无 Auer 小体、染色体仅有 5q- |

血细胞减少：中性粒细胞计数（ANC）<$1.5×10^9$/L，血小板（PLT）计数<$100×10^9$/L，血红蛋白（Hb）<100g/L。#．如果骨髓原始细胞<5%，外周血原始细胞 2%～4% 应归为 RAEB-1；§．外周血原始细胞<5%、骨髓原始细胞<10%，但有 Aucr 小体则应归为 RAEB-2；*．如拟为 RCUD 或 RCMD，但伴有 1% 的外周血原始细胞应归为 MDS-U

（3）病态造血：外周血和骨髓象有病态造血表现。粒系、红系或巨核系形态异常细胞≥10% 可认为该系病态造血，环状铁粒细胞指细胞含铁颗粒≥5 颗，围绕核周 1/3 以上（2008，WHO 标准）；为准确认定原始细胞比例和病态造血情况，外周血和骨髓需分别计数 200 个和 500 个有核细胞，巨核系计数至少 30 个巨核细胞。

2. **骨髓病理**  正常人骨髓原粒和早幼粒细胞沿骨小梁内膜分布，而 MDS 患者在骨小梁旁区和间区出现 3～5 个或更多的原粒和早幼粒细胞簇状分布，称为不成熟前体细胞异常定位（ALIP），见于任何 MDS 亚型患者，但多在进展期检出，预示着高风险向 AL 转变。

3. **造血祖细胞体外集落培养**  MDS 患者的体外集落培养常出现集落"流产"（形成的集落少或不能形成集落）。粒-单核祖细胞培养出现集落生长明显减少或无生长而集簇增多，集簇/集落比值增大。

4. **细胞遗传学**  40%～70% 的 MDS 患者有克隆性染色体核型异常，多为缺失性改变，以+8、-7/7q-、-5/5q-，部分患者具有两种以上的染色体异常。

5. **基因表达谱和点突变检测**  基于 $CD_{34}^+$ 细胞或 $CD_{133}^+$ 细胞的基因表达谱的检测，能发现特异的并与 FAB\\WHO 存在一定相关性的基因标志。对于怀疑有肥大细胞增多症或伴有血小板增多症等，检测 KIT 基因 D816A 突变或 JAK2 基因 V617F 突变有助于鉴别。

6. **流式细胞术在 MDS 中的应用**  目前尚未发现 MDS 患者特异性的抗原标志或标志组合，但流式细胞术在反应性骨髓改变和克隆性髓系肿瘤患者的鉴别诊断中有意义。

【诊断和鉴别诊断】

1. **诊断**  根据患者血细胞减少和相应症状及病态造血、细胞遗传学异常、病理学改变、体外造血祖细胞集落培养，如有有条件结合基因表达谱和点突变检测的结果，MDS 的诊断不难成立。虽然病态造血是 MDS 的特征，但有病态造血不等于就是 MDS。诊断 MDS 首先要满足两个必要条件：①持续血细胞减少 Hb<100g/L，ANC<1.5×10⁹/L，或 PLT<100×10⁹/L（WHO 标准）6 个月以上；②排除其他疾患；此外，至少满足有病态造血、骨髓原始细胞（骨髓涂片中达 5%～19%）、染色体及基因改变的一项，方可诊断。MDS 诊断明确后，再进行分型诊断。

2. 鉴别诊断　　目前，MDS 的诊断尚无"金标准"，常需与以下疾病鉴别：①再生障碍性贫血（AA）；②巨幼细胞贫血；③阵发性睡眠性血红蛋白尿（PNH）；④免疫相关性全血细胞减少症（IRP）；⑤AL 和慢性髓性白血病（CML）；⑥甲状腺疾病；⑦实体肿瘤。可行相关检查予以排除。

【治疗与预后】

MDS 治疗主要解决两大问题：骨髓衰竭及并发症、AML 转化。MDS 患者自然病程和预后的差异很大，治疗宜个体化。低危组 MDS 患者治疗包括成分血输注、造血因子治疗、免疫调节药、表观遗传学药物治疗，一般不推荐化疗及造血干细胞移植（HSCT），如能耐受高强度治疗，无进展生存及总生存率会提高。高危组 MDS 预后较差，易转化为 AML，需高强度化疗和 HSCT。异基因 HSCT 是目前唯一可能治愈 MDS 的手段。

### 复习指导

1. MDS 的 FAB 分型：包括 RA、RARS、RAEB、RAEB-t、CMML。

2. MDS 各型特点：RA、RAS 患者多以贫血为主；RAEB 和 RAEB-t 多以全血细胞减少为主，可伴有脾大，病情进展较快，易向白血病转化；CMML 发病率为每年 1～2/10 万。

3. 特征性 Aur 小体常见于 RAEB-2 或 RAEB-t。

（刘建平）

# 第55章 白血病
## chapter 55

> **学习要求**
>
> 学习白血病的分类、分型(包括FAB、WHO、MICM);熟记不同类型白血病的治疗方案及具体药物名称、白血病诱导方案中每个字母代表药物名称,并知晓其作用机制和常见几种治疗手段;能对白血病做出诊断,并判断其预后情况。

## 第一节 概 述

白血病(leukemia)是一类源于造血干细胞的恶性克隆性疾病,白血病细胞增殖失控、分化障碍、凋亡受阻,使正常造血功能受抑,并浸润淋巴结、肝、脾等组织器官。

【白血病分类】

根据白血病细胞的成熟程度和自然病程,分为急性和慢性两大类。急性白血病(acute leukemia,AL)细胞的分化停滞在较早期阶段,多为原始细胞和早期幼稚细胞,病情发展迅速,自然病程仅几个月。慢性白血病(chronic leukemia,CL)细胞的分化停滞于晚期阶段,多为较成熟幼稚细胞和成熟细胞,病情发展相对缓慢,自然病程为数年。

根据主要的受累细胞系,AL 分为急性淋巴细胞白血病(acute.lymphoblastic leukemia,ALL)和急性髓系白血病(acute myeloid leukemia,AML)两类;而 CL 则主要分为慢性髓性白血病(chronic myelogenous leukemia,CML)和慢性淋巴细胞白血病(chronic lymphocytic leukemia,CLL)及少见类型的白血病,如:毛细胞白血病(hairy cell leukemia,HCL)、幼稚淋巴细胞白血病(prolymphocyte leukemia,PLL)等。

【发病情况】

我国白血病发病率为3~4/10万。在恶性肿瘤所致的死亡率中,白血病居第6位(男)和第8位(女);儿童及35岁以下成人中,居第1位。男性发病高于女性(1.81∶1)。成人AL以AML多见,儿童以ALL多见。CML发病率随年龄增长而升高,中位发病年龄53岁。CLL在50岁以后发病才明显增多,女性患者的预后通常好于男性。

【病因和发病机制】

病因尚不完全清楚。

1. 物理因素 包括X射线、γ射线等电离辐射。主要取决于接触的剂量和时间等。大面积和大剂量照射可使骨髓抑制和免疫力下降,DNA 突变、断裂和重组,导致白血病发生。

2. 化学因素 多年接触苯以及含有苯的有机溶剂、接受烷化剂治疗等发生白血病的危险性显著增高。临床发现部分急性早幼粒细胞白血病(APL)与乙双吗啉治疗银屑病有关。化学物质所致的白血病以 AML 为多。

3. 生物因素　主要是病毒和免疫功能异常。人类 T 淋巴细胞病毒 I 型(HTLV-1)与成人 T 细胞白血病/淋巴瘤(ATL)发病有关。

4. 遗传因素　家族性白血病约占白血病的 7/1000。单卵孪生中,如果一人发生白血病,另一人的发病率约 1/5,比双卵孪生者高 12 倍。Down 综合征患者的白血病发病率比正常人高 20 倍;先天性再生障碍性贫血(Fanconi 贫血)、侏儒面部毛细血管扩张(Bloom 综合征)及先天性免疫球蛋白缺乏症等白血病发病率均较高,表明白血病与遗传因素有关。

## 第二节　急性白血病

AL 是源于造血干细胞的一类恶性克隆性疾病。骨髓中异常的原始细胞及幼稚细胞大量增殖并抑制正常造血,同时各种脏器广泛受侵,如肝、脾、淋巴结等组织器官,临床表现为感染、贫血、出血等。

【分类】

国际上常用的法美英 FAB 分类法将急性白血病(AL)分为急性髓系白血病(AML)和急性淋巴细胞白血病(ALL)两大类。

(一) AL 法美英(FAB)分型

1. AML 的 FAB 分型

(1) $M_0$(急性髓细胞白血病微分化型,minimally differentiated AML):骨髓原始细胞≥30%,无嗜天青颗粒及 Auer 小体,核仁明显,光镜下髓过氧化物酶(MPO)及苏丹黑 B 阳性细胞<3%;电镜下 MPO 阳性;CD33 或 CD13 等髓系标志可呈阳性,淋系抗原常为阴性,血小板抗原阴性。

(2) $M_1$(急性粒细胞白血病未分化型,AML without maturation):原粒细胞(I 型+II 型)占骨髓非红系有核细胞的 90% 以上,其中至少 3% 以上的细胞为 MPO 阳性。

(3) $M_2$(急性粒细胞白血病部分分化型,AML with maturation):原粒细胞占骨髓 NEC 的 30%~89%,其他粒细胞>10%,单核细胞<20%。

(4) $M_3$(急性早幼粒细胞白血病,acute promyelocytic leukemia,APL):骨髓中以颗粒增多的早幼粒细胞为主,此类细胞在 NEC 中>30%。

(5) $M_4$(急性粒-单核细胞白血病,acute myelomonocytic leukemia,AMML):骨髓中原始细胞占 NEC 的 30% 以上,各阶段粒细胞占 30%~80%,各阶段单核细胞>20%。$M_4$ Eo(AML with eosinophilia):除上述 $M_4$ 型的特点外,嗜酸性粒细胞在 NEC 中≥5%。

(6) $M_5$(急性单核细胞白血病,acute monocytic leukemia,AMoL):骨髓 NEC 中原单核、幼单核及单核细胞≥80%。原单核细胞≥80% 为 M5a,<80% 为 M5b。

(7) $M_6$(红白血病,erythroleukemia,EL):骨髓中幼红细胞≥50%,NEC 中原始细胞(I 型+II 型)≥30%。

(8) $M_7$(急性巨核细胞白血病,acute megakaryoblastic leukemia,AMeL):骨髓中原始巨核细胞≥30%。血小板抗原阳性,血小板过氧化物酶阳性。

2. ALL 的 FAB 分型

(1) $L_1$:原始和幼稚淋巴细胞以小细胞(直径≤12μm)为主,胞质少,核型规则,核仁小而不清楚。

(2) $L_2$:原始和幼稚淋巴细胞以大细胞(直径>12μm)为主,胞质较多,核型不规则,常见凹陷或折叠,核仁明显。

(3) $L_3$:原始和幼稚淋巴细胞以大细胞为主,大小一致,胞质多,内有明显空泡,胞质嗜碱性,染色深,核型规则,核仁清楚。

成人 ALL 的预后分组:标危组:年龄<35 岁,白细胞计数<30×10$^9$/L(B-ALL)或<100×10$^9$/L(T-ALL),4 周内达完全缓解(complete remission,CR);高危组:年龄≥35 岁,白细胞计数≥30×10$^9$/

L(B-ALL)或≥100×10⁹/L(T-ALL),免疫分型为 pro-B-ALL、早期或成熟 T-ALL,伴 t(9;22)/BCR-ABL 或 t(4;11)/MLL-AF4,达 CR 时间超过 4 周。

(二)AL 世界卫生组织(WHO)分型

WHO 分型是基于 FAB 分型,结合形态学(morphology)、免疫学(immunology)、细胞遗传学(cytogenetics)和分子生物学(molecular biology)制定而成的,即所谓的 MICM 分型,其更能适合现代 AL 治疗策略的制定。具体见实验室检查部分。

【临床表现】

主要与正常造血受抑制和白血病细胞浸润有关,多无特异性。

1. 正常骨髓造血功能受抑表现　白血病细胞大量增殖后,抑制了骨髓中正常白细胞(WBC)、红细胞(RBC)和血小板(PLT)的生成,从而引起相关表现。

(1)发热:半数患者以发热为早期表现,热型不定。主要是继发伴感染或肿瘤细胞浸润有关,严重时可引起败血症。最常见的致病菌为革兰阴性杆菌,其次为革兰阳性球菌。长期应用抗生素者可出现真菌感染。因伴有免疫功能缺陷,可发生病毒、卡氏肺孢子虫等感染。

(2)贫血:半数患者就诊时已有重度贫血,尤其是继发于骨髓增生异常综合征(MDS)者。表现为面色苍白、乏力、头晕、心悸、耳鸣甚至呼吸困难等。

(3)出血:约半数病人有鼻出血、牙龈出血、月经过多及皮肤瘀点、瘀斑、偶有颅内出血。弥散性血管内凝血(DIC)常见于 APL,表现为全身广泛性出血。

2. 白血病细胞增殖浸润的表现

(1)淋巴结和肝脾肿大:淋巴结肿大多较轻,以 ALL 多见。常见于颈、腋下和腹股沟处,一般无触痛和粘连,质地中等。T-ALL 可出现纵隔淋巴结肿大。脾轻度或中度增大,CML 可见巨脾,肝轻度大。

(2)骨骼和关节:约 1/4 的患者以骨骼和关节疼痛为起病的主要症状,尤以儿童多见。常有胸骨下端的局部压痛,具有一定特异性。白血病细胞浸润至骨膜、骨和关节会造成骨骼和关节疼痛,患者常难以忍受,骨髓坏死时可引起骨骼剧痛。

(3)眼部:2%~14% AML 患者出现粒细胞肉瘤(granulocytic sarcoma),又称绿色瘤(chloroma),因原始细胞聚集于某一部位,富含的 MPO 使切面呈绿色而得名。常累及骨膜,尤其是眼眶部,引起眼球突出、复视或失明。肉瘤,局部皮肤隆起变硬,多见于 $M_1$ 和 $M_2$。

(4)口腔和皮肤:多见于 $M_4$ 和 $M_5$ 型白血病,牙龈浸润时会出现牙龈增生和肿胀;皮肤浸润时呈蓝灰色斑丘疹或皮肤粒细胞肉瘤。

(5)中枢神经系统白血病(central nervous system leukemia,CNSL):可发生在疾病的各个时期,多发生在治疗后缓解期,这是由于化疗药物难以透过血-脑屏障(blood-brain barrier),隐藏于 CNS 的白血病细胞不能有效杀灭,而导致的一系列临床症状。临床多表现为:头痛、恶心、呕吐、颈项强直、抽搐及昏迷等。以儿童 ALL 和高白细胞白血病最多见,其次为 $M_3$。

(6)睾丸:常为单侧无痛性肿大,但在活检时往往也发现有白血病细胞浸润,多见于 ALL 化疗缓解后的男性幼儿或青年,是除 CNSL 外又一重要的髓外复发的部位。

(7)其他:胸腺、胸膜、肺、心、消化道、泌尿系统等均可受累,可无临床表现。约 10% 的 ALL 患者有前纵隔肿块,多见于 T-ALL。儿童患者的扁桃体、阑尾或肠系膜淋巴结被浸润时,常误诊为外科疾病。

【实验室检查】

1. 血象　患者白细胞计数正常或减少,但大部分患者白细胞增高。>10×10⁹/L 者称为白细胞增多性白血病;>100×10⁹/L 称高白细胞性白血病。也有不少低者可≤1.0×10⁹/L,称为白细胞不增多性白血病。血片分类检查常见原始和(或)幼稚细胞。伴有贫血,少数病例血片可找到幼红细胞。半数患者 PLT<60×10⁹/L,晚期血小板往往极度减低<10×10⁹/L。

2. 骨髓细胞形态学　骨髓细胞形态学是诊断 AL 的必做检查。骨髓增生多明显活跃或极度活跃,约10%的AML增生低下,称为低增生性AL。关于AL的诊断标准:FAB协作组提出原始细胞占全部骨髓有核细胞≥30%;WHO分类将骨髓原始细胞≥20%。多数病例骨髓象以原幼细胞显著增多,而较成熟的中间阶段细胞缺如,并残留少量成熟粒细胞,形成"裂孔"现象。正常的巨核细胞和幼红细胞减少。Auer小体常见于急性髓系白血病,但不见于ALL。

3. **组织细胞化学** 可为鉴别各类AL提供重要依据(表55-1)。

表55-1 常见AL类型鉴别

| | 急淋白血病 | 急粒白血病 | 急性单核细胞白血病 |
|---|---|---|---|
| 过氧化物酶(MPO) | (－) | 分化差的原始细胞(－)~(＋)<br>分化好的原始细胞(＋)~(卅) | (－)~(＋) |
| 糖原反应(PAS) | (＋)成块或颗粒状 | 弥漫性淡红色,(－)或(＋) | 弥漫性淡红色或细颗粒状,(－)或(＋) |
| 非特异性酯(NSE) | (－) | (－)或(＋),NaF抑制<50% | (＋),NaF抑制≥50% |
| 中性粒细胞碱性磷酸酶(NAP) | 增加 | 减少或(－) | 正常或增加 |

4. **免疫学** 根据白血病细胞表达的系列相关抗原确定其来源。白血病免疫分型欧洲组(EGIL)提出了免疫学积分系统将AL分为4型(表55-2):①急性未分化型白血病(AUL),髓系和T或B系抗原积分均≤2;②急性混合细胞白血病或急性双表型(白血病细胞同时表达髓系和淋巴系抗原)或双克隆(两群来源于各自干细胞的白血病细胞分别表达髓系和淋巴系抗原)或双系列(除白血病细胞来自同一干细胞外余同双克隆型)白血病,髓系和B或T淋巴系积分均>2;③伴有髓系抗原表达的ALL($My^+$ ALL),T或B淋巴系积分>2同时髓系抗原表达,但积分≤2和伴有淋巴系抗原表达的AML($Ly^+$ AML);髓系积分>2同时淋巴系抗原表达,但积分≤2;④单表型AML,表达淋巴系(T或B)者髓系积分为0,表达髓系者淋巴系积分为0。

表55-2 白血病免疫学积分系统(EGIL,1998)

| 分值 | B系 | T系 | 髓系 |
|---|---|---|---|
| 2 | CD79a | CD3 | CyMPO |
| | CyCD22 | TCR-αβ | |
| | CyIgM | TCR-γδ | |
| 1 | CD19 | CD2 | CD117 |
| | CD20 | CD5 | CD13 |
| | CD10 | CD8 | CD33 |
| | | CD10 | CD65 |
| 0.5 | TdT | TdT | CD14 |
| | CD24 | CD7 | CD15 |
| | | CD1a | CD64,CD117 |

Cy,胞质内;TCR,T细胞受体

特定的免疫表型与细胞形态、染色体改变存在一定的相关性:如高表达CD34和CD117的白血病细胞往往分化较差;伴t(8;21)的AML常伴有B细胞表面标志CD19和CD79a;$M_3$细胞CD13和

CD33 强阳性,而 HLA-DR 表达缺失。

5. **细胞遗传学和分子生物学** 半数以上 AL 患者存在染色体核型异常(表 55-3 和表 55-4)。AML 最常见的染色体改变为 t(15;17)、t(8;21)、inv(16)、+8、+21 等;而成人 ALL 中最常见的是 Ph 染色体。许多染色体异常伴有特定基因的改变。例如 $M_3$ t(15;17)(q22;q21)系 15 号染色体上的 PML(早幼粒白血病基因)与 17 号染色体上 RARα(维 A 酸受体基因)形成 PML/RARα 融合基因。此外,某些 AL 还存在 N-RAS 癌基因点突变、活化,抑癌基因 P53、Rb 失活等。

6. **血液生化改变** 血清乳酸脱氢酶可增高,ALL 为著,AML 中 $M_4$ 和 $M_5$ 亦多见。血和尿中尿酸浓度增高,化疗期间明显。$M_5$ 和 $M_4$ 血清和尿溶菌酶活性增高,而其他类型 AL 不增高。如发生 DIC 或纤溶亢进,则相应的凝血检测异常。合并 CNSL 时,脑脊液压力增高,白细胞增多。

**问题讨论**

患者,男性,40 岁,发热伴出血倾向 10d。查体:体温 38.2℃,脉搏 98/min,呼吸 20/min,血压 120/80mmHg。急性热病容,皮肤黏膜苍白,前胸和下肢皮肤散在出血点,浅表淋巴结未触及,巩膜无黄染,胸骨轻压痛,心肺(一),腹平软,肝脾肋下 2cm,下肢无水肿。请分析该病例的诊断思路是什么?应怎样问诊、需要做哪些检查助诊?

关键问题:针对发热、出血倾向、贫血症状进行详细的询问,及时行血常规和骨髓检查进行初步诊断。

追踪路径:

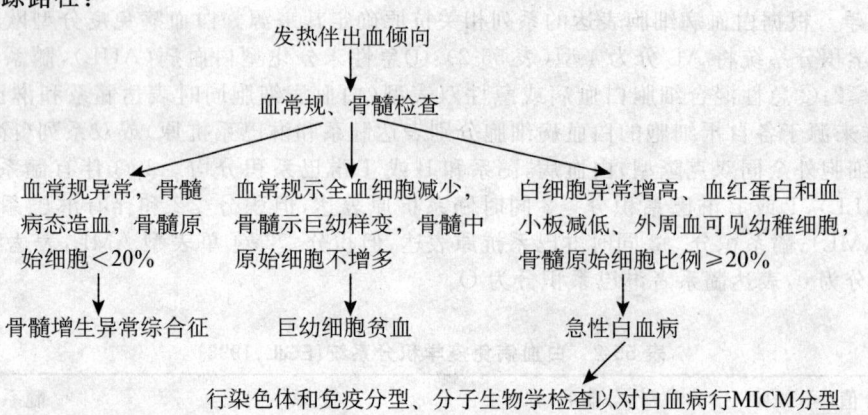

诊断要点:发热、贫血、出血、肝脾肿大及胸骨压痛,行血象、骨髓象可进一步明确。

【诊断和鉴别诊断】

1. **诊断** 根据临床表现、血象和骨髓象特点,诊断白血病一般不难,但应尽可能完善初诊患者的 MICM 检查,以便评价预后,指导治疗。

2. **鉴别诊断**

(1) 骨髓增生异常综合征(MDS):MDS 的 RAEB 外周血和骨髓中均可出现原始和(或)幼稚细胞,常表现为全血细胞减少和染色体异常,伴有病态造血,骨髓中原始细胞<20%,WHO 分类法已将 RAEB-t(原始细胞 20%~30%)划为 AL。

(2) 类白血病反应:表现为外周血白细胞增多,涂片可见中、晚幼粒细胞;骨髓粒系左移,有时原始细胞会增多。但有原发病的表现,血液学异常指标随原发病的好转而恢复;NAP 活力显著增高;无 Auer 小体。

(3) 再生障碍性贫血(AA)及特发性血小板减少性紫癜(ITP):主要与白细胞不增多性白血病相区别。根据 AL 的临床浸润征象和骨髓学细胞形态检查不难鉴别。

(4) 传染性单核细胞增多症(IM):临床表现类似,如发热、淋巴结和肝、脾大等。外周血出现大量异形淋巴细胞;血清中嗜异性抗体效价逐步上升,可检测出 EB 病毒相关抗体。

(5)急性粒细胞缺乏症恢复期：药物或某些感染引起的粒细胞缺乏的恢复期，骨髓中原、幼粒细胞增多，但该病病因明确，血小板正常，原、幼粒细胞中无 Auer 小体及染色体异常。

(6)淋巴瘤白血病：临床表现有发热、淋巴结肿大，晚期侵犯骨髓表现为贫血、出血，肝脾肿大，外周血幼稚细胞增多，骨髓可见瘤细胞成菊花团状，本质的区别是淋巴结活检。

【治疗】

AL 确诊后根据 MICM 结果及临床特点进行预后分层，结合患者基础状况、自身意愿和经济能力等，制定个体化治疗方案。联合化疗是 AL 的主要治疗方法。常用方案，见表 55-5。

表 55-3　AML 常见的染色体异常和受累基因

| 预后 | 染色体异常 | 融合基因 | 常见白血病亚型 |
|---|---|---|---|
| 低危 | t(8;21)(q22;q22) | AML1-ETO | $M_2$ |
|  | t(15;17)(q22;q21) | PML-RARα | $M_3$ |
|  | inv(16)(p13;q22) | CBFβ-MYH11 | $M_4$ Eo |
|  | t(16;16)(p13;q22) | CBFβ-MYH11 | $M_4$ Eo |
|  | del(16) |  |  |
| 中危 | 正常核型* |  |  |
|  | t(9;11)(p22;q23) | MLLT3-MLLL | $M_5$ |
|  | del(9p)、del(11q)、del(20q) |  |  |
|  | －Y、+8、+11、+13、+21 |  |  |
| 高危 | 复杂核型 |  |  |
|  | inv(3)(q21;q26)/t(3;3)(q21;q26) | RPN1-EV11 | $M_1 M_4 M_6$ |
|  | t(6;9)(p23;q34) | DEK-NUP214 | $M_2 M_4$ |
|  | t(6;11)(q27;q23) | MLL-AF6 | $M_4 M_5$ |
|  | del(5q)、-5、del(7q)、-7 |  |  |

*正常核型者，若存在单纯 NPM1 基因突变，则归为低危组；而存在单纯 FLT3-ITD 基因突变，则归为高危组

表 55-4　ALL 常见的染色体异常和受累基因

| 类型 | 染色体异常 | 融合基因 |
|---|---|---|
| 前体 B-ALL | t(9;22)(q34;q11.2) | BCR-ABL |
|  | t(V;11q23) | MLL 重排 |
|  | t(12;21)(p13;q22) | TEL-AML1(RUNX1) |
|  | t(1;19)(q23;p13.3) | E2A-PBX1 |
|  | t(5;14)(q31;q32) | IL3-IGH |
|  | 亚二倍体 |  |
|  | 超二倍体(＞50 条) |  |
| 前体 T-ALL | t(11;14)(p13;q11) | LMO2、TCRA/D |
|  | t(1;14)(p32;q11) | TAL1-TCR |
|  | t(7;9)(q34;q34) | NOTCH1，TCR B |
| Burkitt 型白血病 | t(8;14)(q24;q32) | MYC，IgH |
|  | t(2;8)(p12;q24) | MYC，IgK |
|  | t(8;22)(q24;q11) | MYC，Igλ |

表55-5 急性白血病常用联合化疗方案

| 方案 | 药物 | 剂量和用法 |
|---|---|---|
| DA | 柔红霉素 | 45mg/($m^2$·d)静脉注射,第1~3天 |
|  | 阿糖胞苷 | Ara-C 100~200mg/($m^2$·d),静脉滴注,第1~7天 |
| MA | 米拖蒽醌 | 8~12mg/($m^2$·d)静脉注射,第1~3天 |
|  | 阿糖胞苷 | Ara-C 100~200mg/($m^2$·d),静脉滴注,第1~7天 |
| IA | 去甲氧柔红霉素 | 8~12mg/($m^2$·d)静脉注射,第1~3天 |
|  | 阿糖胞苷 | Ara-C 100~200mg/($m^2$·d),静脉滴注,第1~7天 |
| DVLP | 柔红霉素 | 30mg/($m^2$·d)静脉滴注,每2周第1~3天,共4周 |
|  | 长春新碱 | 2mg,每周第1天静脉注射,共4周 |
|  | 左旋门冬酰胺酶(L-ASP) | 10 000U/d,静滴或肌内注射,标危第12天(有报道第19天)、高危第8天或第6天开始,连用8~10d |
|  | 泼尼松 | 1~2mg/(kg·d)或40mg/$m^2$,分次口服,连用4周 |
| EA | 替尼伯苷或依托伯苷 | 150mg/$m^2$,静脉滴注,第1,4,7天 |
|  | 阿糖胞苷 | 300mg/$m^2$,静脉滴注,第1,4,7天 |
| 6-MP 或 6-TG+MTX 或+(VCR) | 6-巯基嘌呤(6-MP)或硫鸟嘌呤(6-TG) | 60mg/($m^2$·d),口服,每日1次,24~36个月 |
|  | 甲氨蝶呤(MTX) | 20mg/($m^2$·d),口服或肌内注射,每周1次,24~36个月 |
|  | 长春新碱(VCR) | 2mg,每2周1次静脉注射(高危ALL),24~36个月 |
| HD-MTX | 大剂量甲氨蝶呤 | 3~5g/$m^2$,静脉滴注,亚叶酸钙解救,水化碱化,同时三联鞘注 |
| HD-Ara-C | 大剂量阿糖胞苷 | 1~3g/($m^2$·d),静脉滴注,3d |
|  | 环磷酰胺(CTX) | 1000mg/($m^2$·d),第1天,静脉滴注,水化、碱化 |
| CAM(T) | 6-MP 或 6-TG | 60mg/($m^2$·d),口服,每日1次,14d |
|  | Ara-C | 60mg/($m^2$·d),静脉滴注,每日1次,8d |

1. 一般治疗

(1)高白细胞血症:当外周血白细胞计数>$100×10^9$/L时,患者可出现白细胞瘀滞:表现为呼吸困难、低氧血症、呼吸窘迫、反应迟钝、言语不清、颅内出血等。因此,当血中白细胞计数>$100×10^9$/L时,就应紧急使用血细胞分离机,单采清除过高的白细胞,也可给予化疗前短期预处理,ALL用地塞米松10mg/$m^2$,静脉注射;AML用羟基脲1.5~2.5g/6h(总量6~10g/d)口服,约36h。

(2)防治高尿酸血症:白血病细胞大量破坏尿中尿酸浓度过高,积聚在肾小管,引起阻塞而发生高尿酸肾病。需多鼓励患者多饮水,最好24h持续静脉补液,需同时给予水化和碱化尿液,ALL、

AML均可予以别嘌呤醇片0.1～0.2/次,每日3次口服(儿童按千克体重计算),2～3d,外周血白细胞小于$25×10^9/L$,然后进行联合化疗。

(3)防治感染:白血病患者常伴有粒细胞减少,特别在放、化疗后粒细胞缺乏将持续很长时间。患者容易合并细菌、真菌、病毒感染,寒战期做细菌培养及药敏试验,并迅速进行经验性抗生素治疗。

(4)成分输血治疗:严重贫血时给予吸氧,当血红蛋白<60g/L时给予浓缩悬浮红细胞输注治疗,白细胞瘀滞时,不宜马上输红细胞,以免进一步增加血黏度,血小板过低时可输注单采血小板,拟行异基因HSCT者及为预防输血相关移植物抗宿主病(TA-GVHD),输注前应将含细胞成分血液给予25～30Gy辐照,以灭活其中的淋巴细胞。

**2. 抗白血病治疗策略**

(1)诱导缓解:抗白血病治疗的第一阶段,联合化疗是此阶段的主要治疗方法,目的使患者迅速获得完全缓解(complete remission,CR):白血病的症状和体征消失,外周血中性粒细胞绝对值≥$1.5×10^9/L$,PLT>$100×10^9/L$,白细胞分类中无白血病细胞;骨髓原始细胞(原单+幼单核细胞或原淋+幼淋巴细胞)≤5%,$M_3$则要求原粒+早幼粒细胞≤5%且无Auer小体,红细胞及巨核细胞系正常,无髓外白血病。理想的CR状态,白血病免疫学、细胞遗传学和分子生物学异常标志消失。

(2)巩固治疗:为抗白血病治疗的第二阶段,主要方法为化疗和造血干细胞移植(HSCT)。争取患者的长期无病生存(DFS)和痊愈。诱导缓解获得CR后,体内仍有残留的白血病细胞,称为微小残留病灶(MRD)。同时中枢神经系统、眼眶、睾丸及卵巢等髓外组织器官中,由于常规化疗药物不易渗透,也仍可有白血病细胞浸润,必须进行CR后巩固治疗,以防复发。

(3)维持治疗:AL化疗缓解后间断巩固治疗,巩固期间还需口服化疗药维持治疗,AML、ALL维持方案各异。

**3. AML的治疗**

(1)诱导缓解(除$M_3$):最常用的为DA、MA、IA(3+7)方案,详见表55-5。2个标准疗程仍未CR者提示患者原发耐药存在,需换方案或进行异基因HSCT。

(2)$M_3$诱导缓解治疗:全反式维A酸(ATRA)25～45mg/($m^2$·d)口服直至缓解。治疗机制与ATRA诱导带有PML-RARa融合基因的早幼粒白血病细胞分化成熟有关。ATRA联合化疗可提高CR率、降低维A酸综合征(RAS)的发生率和病死率。RAS多见于$M_3$单用ATRA诱导过程中,发生率为3%～30%,可能与细胞因子大量释放和黏附分子表达增加有关。临床表现为发热、体重增加、肌肉骨骼疼痛、呼吸窘迫、肺间质浸润、胸腔积液、心包积液、水肿、低血压、急性肾衰竭等。初诊时白细胞较高或治疗后迅速上升者易发生RAS。国内ATRA+砷剂化疗也可作为$M_3$一线诱导治疗。对高白细胞的APL,也可将砷剂作为一线药物。砷剂小剂量能诱导APL白血病细胞分化、大剂量则诱导其凋亡。儿童剂量按体表面积6mg/($m^2$·d),每日1次,4周为1个疗程,每个疗程可间隔5～7d,亦可连续应用,连用2个月未CR者应停药,成人用0.1%的$As_2O_3$(亚砷酸)注射液10ml稀释于5%GS或NS250～500ml中静脉滴注3～4h,儿童剂量按体表面积6mg/($m^2$·d)每日1次,4周为1个疗程,每个疗程可间隔5～7d,连续应用也可,连用2个月未CR者应停药。用ATRA获得CR后,仍需化疗、ATRA以及砷剂等药物交替维持治疗2～3年。

(3)缓解后治疗:①初诊时白血病细胞高,有髓外病变,应在CR后做脑脊液检查并鞘内预防性用药(Ara-C和Dex)。目前国内已将CNSL预防列为常规。②AML比ALL的治疗时段明显缩短,CR后可采用HD-Ara-C方案巩固强化,连用6～8个剂量,单用或与安吖啶、MIT、DNR、IDA等联用;也可用HA、EA巩固;伴有累及CBF融合基因的AML适用HD-Ara-C巩固强化至少3～4个疗程,长期维持治疗已无必要。

(4)复发和难治性AML的治疗:具体方案选择为①年龄55岁以下、身体状况及支持条件较好者,可选用HD-Ara-C联合化疗。②新型联合化疗。氯达拉滨、Ara-C、粒细胞集落刺激因子(G-CSF)±IDA,髓系单克隆抗体以及靶向药物如FLT-3抑制剂等。③年龄偏大或继发性AML可采用预激方案化疗(如G-CSF+阿克拉霉素+Ara-C)。$M_3$复发者用砷剂治疗仍有效。HSCT后复发患者可尝试供体淋巴细胞输注、二次移植等。异基因 HSCT 是唯一可能获得长期缓解的治疗措施,移植前通过挽救方案获得缓解有利于提高移植疗效。

4. ALL 的治疗

(1)预治疗:如果白细胞计数≥$50×10^9$/L,或者肝、脾、淋巴结肿大明显,应给予预治疗,以防止肿瘤溶解综合征的发生。用泼尼松/地塞米松 1 周,或 VP 方案,详见表 55-5。

(2)诱导治疗:DVLP 方案为 ALL 首选方案,详见表 55-5。

(3)早期巩固强化治疗:标危、中危型 ALL 常用 CAM(T)方案,高危型 ALL 巩固强化亦采用 EA、MA 和 HD-Ara-C 方案,HD-MTX 已广泛用于 ALL 的巩固强化治疗和髓外白血病的预防,详见表 55-5。

(4)晚期强化:DVLP 方案(再诱导治疗)或 COATD 方案:CTX750mg/$m^2$,静脉滴注,第 1 天;VCR2mg,静脉注射,第 1 天,Ara-C100mg/($m^2$·d),静脉滴注,第 1~7 天;替尼泊苷(Vm26)100mg/($m^2$·d),静脉滴注,第 1~4 天;地塞米松 6mg/($m^2$·d),口服或静脉滴注,连用 7d,头颅和脊髓照射的患者,Ara-C 和 Vm26 均减 1d。

(5)中枢神经系统白血病(CNSL)预防及睾丸白血病的治疗:18 岁以上的高危组患者一般应考虑进行分次(10~12 次)颅脑照射,总量 18~20Gy;有 CNSL 证据者照射剂量为 24Gy,照射野为颅脑＋脊髓。标危组患者三联鞘注(MTX、Ara-C、Dex)即可达到 CNSL 的预防,根据患者的个体化,三联鞘注,一般每 10 周 1 次,共 6~12 次。ALL 一旦合并睾丸白血病应按高危 ALL 方案重新化疗及局部放疗。

(6)维持治疗:6-MP 或 6-TG ＋MTX 或 ＋VCR(高危 ALL),详见表 55-5。

5. 老年 AL 的治疗　大于 60 岁的 AL,由 MDS 转化而来、继发性的、耐药、重要器官功能不全、不良核型者,更应强调个体化治疗。疗效近 30 年来未能取得明显进步,治疗更应强调个体化。有 HLA 相合的同胞供体者可行降低强度预处理 HSCT(RIC-HSCT)。

【预后】

AL 若不经特殊治疗,平均生存期仅 3 个月,短期者甚至在诊断数天后即死亡。经过现代治疗,不少患者可长期存活。对于 ALL,1~9 岁且白细胞计数<$50×10^9$/L 者预后最好,CR 后经过巩固与维持治疗,50%~70%患者能够长期生存至治愈。成年人 ALL 预后远不如儿童,3 年以上存活率仅 30%。年龄较大与白细胞计数较高的 AL 患者,预后不良。$M_3$ 若能避免早期死亡则预后良好。

## 第三节　慢性髓系白血病

慢性髓细胞白血病(chronic myelocytic leukemia,CML),又称慢性粒细胞性白血病,是一种发生于多能造血干细胞的恶性骨髓增生性疾病,主要涉及髓系。自然病程分为慢性期(chronic phase,CP)、加速期(accelerated phase,AP)和急变期(blastic phase or blast crisis,BP/BC)。各年龄组均可发病,中年居多,近年儿童发病有所上升,中位发病年龄 53 岁,男女比例 3:2。

【临床表现】

起病缓慢,早期常无自觉症状,多在偶然情况下或常规检查时发现外周血象异常或脾大,而进一步检查确诊。

1. CML 症状　缺乏特异性,常以脾大为最突出体征,以巨脾(常达盆腔)多见。

2. 加速期/急变期表现　如出现不明原因的发热、虚弱,骨痛、脾进行性肿大、其他髓外器官浸润表现、贫血加重或出血(血小板可以突然明显增高达 $1 000×10^9$/L),以及对原来有效的药物失效,则提示进入加速期或急变期。急变期为 CML 终末期,约 10%患者就诊时呈急变期表现,类似于急性白血病(AL)。多数呈急粒变,其次是急性淋巴细胞性白血病变,少数为其他类型的急变。

WHO 关于 CML 分期标准如下:

1. 慢性期(chronic phase,CP)　无临床症状或有低热、乏力、多汗、体重减轻和脾大等;外周血白细胞增多,以中性粒细胞为主,可见各阶段粒细胞,以晚幼和杆状粒细胞为主,原始细胞≤2%,嗜酸和嗜碱性粒细胞增多,可有少量幼红细胞;骨髓增生活跃,以粒系为主,中晚幼和杆状核增多,原始细胞<10%;Ph染色体和(或)BCR/ABL融合基因阳性。

2. 加速期(accelerated phase, AP)　具有下列之一或以上者:①外周血白细胞和(或)骨髓中原始细胞占有核细胞的10%~19%;②外周血嗜碱性粒细胞≥20%;③与治疗无关的持续性PLT减少(<100×10⁹/L)或治疗无效的持续性PLT增高(>1 000×10⁹/L);④治疗无效的进行性白细胞计数增加和脾大;⑤细胞遗传学示有克隆性演变。

3. 急变期(blastic phase/blast crisis, BP/BC)　具有下列之一或以上者:①外周血白细胞或骨髓中原始细胞占有核细胞≥20%;②有髓外浸润;③骨髓活检示原始细胞大量聚集或成簇。

【实验室和辅助检查】

1. 血象　白细胞计数明显增高,常>20×10⁹/L,有时可达500×10⁹/L以上,血片中性粒细胞显著增多,可见各阶段粒细胞,以中幼、晚幼和杆状核粒细胞居多,原始细胞<10%,嗜酸、嗜碱性粒细胞增多。疾病早期血小板(PLT)正常或增高,晚期减少,可出现贫血。

2. 骨髓　增生明显活跃至极度活跃,以粒细胞为主,粒红比例明显增高,中幼、晚幼及杆状粒细胞明显增多。慢性期原始粒细胞<10%;嗜酸、嗜碱性粒细胞增多。红细胞相对减少。巨核细胞正常或增多,晚期减少。加速期时原始细胞≥10%;急变期≥20%,或原始细胞+早幼细胞≥50%。

3. 细胞遗传学及分子生物学改变　Ph染色体是CML的重要标志,约95%以上的CML细胞中出现Ph染色体。CML加速及急变过程中,可出现额外染色体异常,例如+8、双Ph染色体、i(17q)、+21等,往往早于骨髓形态的进展,对病情演变有警示作用。Ph染色体阴性而临床怀疑CML者,行荧光原位杂交技术(FISH)或反转录—聚合酶链式反应(RT-PCR)可发现BCR/ABL融合基因。关于BCR-ABL基因:9号染色体长臂上C-ABL原癌基因异位至22号染色体长臂的断裂点簇集区(BCR)形成BCR-ABL融合基因。其编码的蛋白主要是P210,P120具有酪氨酸激酶活性,导致CML发生。

4. 中性粒细胞碱性磷酸酶(NAP)　CLM患者NAP活性减低或呈阴性,可作为疾病评估与疗效评价的指标。治疗有效时NAP活性恢复,疾病复发时又下降。

【诊断和鉴别诊断】

1. 诊断　根据脾大,特征性血象和骨髓象,NAP积分偏低或零分,Ph染色体和(或)BCR/ABL融合基因阳性可诊断。确诊后依据WHO分期标准进行临床分期。

2. 鉴别诊断

(1)类白血病反应:常并发于严重感染、恶性肿瘤、创伤等基础性疾病,有相关原发病的临床表现。血白细胞反应性增高,计数可达50×10⁹/L,粒细胞中可见空泡和中毒颗粒,嗜酸和嗜碱性粒细胞不增多,有时可见幼稚粒细胞,NAP反应强阳性,Ph染色体及BCR/ABL融合基因阴性。该反应会随原发病的控制而消失,不难鉴别。

(2)慢性粒单核细胞白血病(CMML):临床特点和骨髓象与CML类似,但具有单核细胞增多的特点,外周血单核细胞绝对值>1×10⁹/L。Ph染色体及BCR/ABL融合基因阴性。

(3)其他原因引起的脾大:血吸虫病肝病、慢性疟疾、黑热病、肝硬化等均有脾大,但同时存在原发病的临床特点,血象及骨髓象无CML改变,Ph染色体及BCR/ABL融合基因阴性。

(4)骨髓纤维化(MF):原发性MF脾可显著肿大,外周血白细胞增多,但多≤30×10⁹/L,并出现幼粒细胞等;且幼红细胞持续存在,泪滴状红细胞易见。NAP阳性。Ph染色体及BCR/ABL融合基因阴性。

(5)Ph染色体阳性的其他白血病:2%急性髓系白血病(AML)、5%儿童急性淋巴细胞白血病(ALL)及20%成人ALL中也可出现Ph染色体,注意鉴别。

【治疗】

治疗着重于慢性期早期,避免疾病转化。初始目标为控制异常增高的白细胞,缓解相关症状及体征;力争达到细胞遗传学和分子生物学水平的缓解,避免疾病进展。

1. 一般治疗  CP 时白细胞淤滞症并不多见,如果出现需用羟基脲和别嘌醇,有条件可应用细胞分离机分离肿瘤细胞治疗。药物治疗一般无需快速降低白细胞,以免致肿瘤溶解综合征。

2. 化学治疗

(1) 羟基脲(HU):为细胞周期特异性抑制 DNA 合成的药物,起效快,持续时间短。常用剂量 3g/d,分 2 次口服,待白细胞计数减至 $20\times10^9/L$ 左右剂量减半,降至 $10\times10^9/L$ 时改为 0.5～1g/d 维持治疗。需经常复查血象,按时调节剂量[维持白细胞(4～10)$\times10^9/L$]。为当前首选化疗药物。长时间应用,注意肾功能损害副反应的存在。

(2) 白消安(马利兰):烷化剂的一种,是最早用于 CML 的化疗,大多数患者可获得血液学缓解,起效慢,作用时间较长。毒副作用较多,现已少用。

(3) 其他:阿糖胞苷、高三尖杉酯碱、靛玉红、二溴卫茅醇、6-MP、美法仑、6-TG、环磷酰胺、砷剂等。但多在上述药物无效时才考虑使用。

3. 干扰素-α(IFN-α)  IFN-α 对正常细胞及 CML 细胞有直接抗增生作用,还有免疫调节,增强 CML 细胞直接抗增生作用。300 万～900 万 $U/(m^2 \cdot d)$,皮下或肌内注射,每周 3～7 次,持续数月至数年不等。如治疗 9～12 个月后仍无细胞遗传学缓解迹象需调整方案。

4. 甲磺酸伊马替尼(IM)  IM 为低分子量 2-苯胺嘧啶复合物,是一种酪氨酸激酶抑制剂(TKI),其通过阻断 ATP 结合位点选择性抑制 BCR/ABL 蛋白的酪氨酸激酶活性,抑制细胞增殖并诱导其凋亡,是第一个用于 CML 的靶向药物,也是目前 CML 患者 BCR/ABL 阳性的首选治疗药物。此外,IM 还可以抑制另外两种酪氨酸激酶的活性,即血小板衍生生长因子受体(PDGF-R)和 c-kit。因该药物价格昂贵,不能被广泛应用。

5. 新型 TKI  包括尼洛替尼、达沙替尼和博舒替尼等,特点如下:①较 IM 具有更强的细胞增殖、激酶活性的抑制作用;②对野生型和大部分突变型 BCR/ABL 细胞株均有作用,但对某些突变型(如 T315I)细胞株无效;③常见不良反应有骨髓抑制、胃肠道反应、胆红素升高等。目前主要用于对 IM 耐药或 IM 不能耐受的 CML 患者,临床经验仍然在积累中。

6. 异基因骨髓移植(Allo-HSCT)  Allo-HSCT 是目前唯一可能治愈 CML 的方法。骨髓移植应该在 CML 慢性期待血象及体征控制后尽早进行。CP 患者移植后 5 年生存率为 60%～80%。欧洲血液和骨髓移植组(EBMTG)认为患者年龄小于 20 岁、疾病在 12 个月内、诊断小于 1 年、非女供男受者及 HLA 全相合同胞供者是预后较好的因素。存在移植高风险的患者可先接受 IM 治疗,动态监测染色体和 BCR/ABL 融合基因,治疗无效时再行 Allo-HSCT;IM 耐药且无 HLA 相合的同胞供体时,可予新型 TKI 短期试验(3 个月),无效者再行 Allo-HSCT。移植后密切监测 BCR/ABL 融合基因,若持续存在或水平上升则高度提示复发可能。复发的主要治疗措施包括立即停用免疫抑制剂;加用 IM;供体淋巴细胞输注;二次移植等。

7. AP 和 BP 治疗  首选 IM 600～800mg/d,疾病控制后如有合适供体,应及早行 Allo-HSCT。如存在 IM 耐药或无合适供体可按 AL 治疗,但患者多对治疗耐受差,缓解率低且缓解期短。

【预后】

CML 自然病程 3～5 年,经历较平稳的 CP 后会进展至 AP 和 BP。治疗后中位数生存 39～47 个月,个别可达 10～20 年,5 年 OS 25%～50%。

## 第四节  慢性淋巴细胞白血病

慢性淋巴细胞白血病(CLL)是一种单克隆性小淋巴细胞疾病,细胞以正常或高于正常的速率复制增殖,大量蓄积在血液、骨髓、淋巴结和其他器官,最终导致正常造血功能衰竭的低度恶性疾病。绝大多数起源于 B 细胞,T 细胞者少见。本病在欧美是最常见的成人白血病类型,而在我国、日本及东南亚国家较少见。

## 【临床表现】

患者大多为老年人,男女比例 2∶1,中位年龄 65 岁。CLL 起病缓慢,早期多无自觉症状,很多患者因其他疾病就诊时才被发现。症状不典型:可有乏力、食欲减退、消瘦、发热、盗汗等。多数患者出现颈部、锁骨上、腋窝、腹股沟等浅表淋巴结肿大。纵隔、肺门、腹膜后淋巴结肿大可在 CT 等扫描被发现。可有轻至中度脾大、轻度肝大。晚期三系减少可出现三系减少的相应症状,常并发感染,也可出现 ITP、免疫性溶血性贫血(AIHA)等自身免疫现象。

## 【实验室和辅助检查】

1. 血象  白细胞计数 $>10\times10^9/L$,淋巴细胞计数 $\geqslant 5\times10^9/L$。呈持续性增多(至少持续 4 周)。白血病细胞形态类似成熟的小淋巴细胞。胞质少,胞核染色质呈凝块状;少数患者可见 Reider 细胞;偶见原始细胞。多数患者外周血涂片中可见破损细胞——蓝细胞,其增多是 CLL 的血象特征。随病情进展可逐渐出现 PLT 减少和(或)贫血。

2. 骨髓和淋巴结检查  骨髓象有核细胞增生明显活跃或极度活跃,淋巴细胞 $\geqslant 40\%$,以成熟淋巴细胞为主;红系、粒系及巨核系细胞减少;伴溶血时幼红细胞可代偿性增生。骨髓活检示白血病细胞对骨髓的浸润呈间质型、结节型、混合型和弥漫型,其中混合型最常见、结节型少见。

3. 免疫表型  淋巴细胞具有单克隆性。源于 B 细胞的轻链只表达 κ 或 λ 链中的一种,CD5、CD19、CD23、CD79a、CD43 阳性;SmIg、CD20、CD22、CD11c 弱阳性;FMC7 和 CD79β 阴性或弱阳性;CD10、cyclinD1 阴性。患者中 8% 出现 AIHA,20% 抗人球蛋白试验阳性,60% 有低 γ 球蛋白血症。

4. 染色体  常规核型分析仅 40%~50% 的 CLL 患者伴染色体异常,采用间期荧光原位杂交(FISH)技术,明显提高染色体异常检出率。$13q^-$ 最常见,单纯 $13q^-$ 和正常核型预后较好;$11q^-$、+12、$17p^-$、12 号染色体三体预后较差;伴复杂染色体异常的预后最差。

5. 分子生物学  50%~60% 患者存在免疫球蛋白重链可变区基因(IgVH)体细胞突变。起源于抗原选择的记忆 B 细胞,此类患者生存期较长;不伴 IgVH 突变的患者生存期短、预后差。IgVH 基因突变与 ZAP-70、CD38 表达水平呈负相关。小部分 CLL 患者伴 ATM 和(或)P53 基因突变,预后均较差。

## 【诊断与鉴别诊断】

患者临床表现,结合外周血(持续性单克隆性淋巴细胞 $\geqslant 5\times10^9/L$)、骨髓改变(小淋巴细胞 $\geqslant 40\%$)及免疫学表面标志,可以作出诊断和分型。但应与病毒或细菌感染引起的反应性淋巴细胞增多、幼淋巴细胞白血病(PLL)、毛细胞白血病(HCL)、淋巴瘤白血病、伴有循环绒毛淋巴细胞的脾淋巴瘤等鉴别诊断。

## 【临床分期】

CLL 常用临床分期标准包括 Rai 及 Binet 分期(表 55-6、表 55-7)。

表 55-6  CLL 的 Rai 分期

| 分期 | 标准 | 中位数存活期(月) |
|---|---|---|
| 0 | 血和骨髓中淋巴细胞增多 | >150 |
| Ⅰ | 淋巴细胞增多+淋巴结肿大 | 101 |
| Ⅱ | 淋巴细胞增多+脾、肝大可伴有淋巴结肿大 | >71 |
| Ⅲ | 淋巴细胞增多+脾、肝大可伴有淋巴结肿大+贫血(Hb<110g/L) | 19 |
| Ⅳ | 淋巴细胞增多+脾、肝大可伴有淋巴结肿大+贫血+血小板减少(PLT<$100\times10^9/L$) | 19 |

表 55-7　CLL 的 Binet 分期

| 分期 | 标准 | 中数存活期（年） |
|---|---|---|
| A | 血和骨髓中淋巴细胞增多，<3 个区域的淋巴组织肿大* | >10 |
| B | 血和骨髓中淋巴细胞增多，≥3 个区域的淋巴细胞肿大 | 7 |
| C | 与 B 相同外，尚有贫血 | 2～5 |

注：*5 个区域包括头颈部、腋下、腹股沟、脾、肝；肝、脾大指体检阳性

【治疗】

CLL 为呈慢性、惰性病程，研究表明早期治疗并不能延长患者生存期。

治疗指征如下：①Rai 0～Ⅱ期或 Binet A 期患者出现下列症状时：6 个月内体重下降≥10%、极度疲劳、发热（T≥38℃）>2 周、盗汗但无明显感染证据；进行性贫血和（或）PLT 减少或淋巴细胞增多；②Rai Ⅲ～Ⅳ期患者，需提高 Hb 和（或）PLT；③无症状 RaiⅢ～Ⅳ期或 Binet C 期患者出现疾病进展；④脾肿大（超过左肋缘下 6cm）；⑤淋巴结进行性肿大（直径≥10cm）；⑥合并 AIHA 或 ITP。

1. 化学治疗

(1) 烷化剂：苯丁酸氮芥(CLB)：为治疗 CLL 最常用的药物。分连续和间断两种用法。连续用药剂量 4～8mg/(m²·d)，连用 4～8 周，每周监测血象以调整剂量、防止骨髓过度受抑制；间断用药总量 0.4～0.7mg/kg，每 2～4 周为 1 个循环，根据骨髓情况可适当延长循环周期，对于初治 CLL 总反应率为 40%～50%，但 CR 率不足 10%。对 CLB 耐药可选用环磷酰胺。

(2) 核苷酸类似物：氟达拉滨(Flu) 25～30mg/(m²·d)，连用 3d，静脉滴注，每 4 周重复 1 次。总反应率约 70%，CR 率为 20%～40%。中位缓解期约是 CLB 的 2 倍，但两者总生存期无差异。克拉曲滨(cladribine,2-CdA)抗肿瘤活性与 Flu 相似，两者存在交叉耐药。喷司他丁疗效不如 Flu 和 2-CdA。

(3) 联合化疗代表方案：COP、CHOP 联合化疗方案等，疗效并不优于烷化剂单药治疗。烷化剂、糖皮质激素、蒽环类等药物与核苷酸类似物联用，如 FC 方案(Flu+CTX)，可提高后者疗效。

2. 免疫治疗

(1) 利妥昔单抗(rituximab)：一种人鼠嵌合性抗 CD20 单克隆抗体，作用于靶细胞表面 CD20 抗原。CD20 在 CLL 细胞表面表达较低、血浆中存在可溶性 CD20 分子，导致该药物在体内清除过快，需加大剂量才能有效。

(2) 阿来组单抗(campath-1H)：一种人源化的鼠抗人 CD52 单克隆抗体，作用于 CLL 细胞表面 CD52 抗原，清除外周血及骨髓/脾中的 CLL 细胞，可用于治疗 P53 缺失者对烷化剂、嘌呤类似物及 CD20 单抗耐药的 CLL 患者，对肿大淋巴结（尤其是直径>5cm 者）的回缩效果欠佳。同时输注新鲜冰冻血浆，可提高该药疗效。

3. 化疗联合免疫治疗　为了增强抗肿瘤作用的同时不增加骨髓抑制。FR(Flu+rituximab)、FCR(Flu+CTX+rituximab)等降低了 CLL 化疗后发生 AIHA 的风险，且 CR 率及生存率均高于单用 Flu。Flu 联合阿伦单抗对部分 Flu 或阿伦单抗单药耐药的 CLL 患者有效。Flu+CTX 优于单用 Flu，为治疗难治复发 CLL 的化疗方案之一。

4. 造血干细胞移植(HSCT)　传统化疗不能治愈 CLL，高危组、年轻患者（<65 岁）可考虑 HSCT。自体 HSCT 复发率高。异基因 HSCT 可使部分患者长期存活甚至治愈，但相关并发症多，采用减低强度预处理(RIC)有望降低移植相关病死率。

5. 并发症治疗　因低 γ 球蛋白血症、中性粒细胞缺乏及高龄，CLL 患者极易感染致死亡，应积极控制。反复感染者可输注免疫球蛋白。合并 AIHA 或 ITP 可用糖皮质激素，治疗无效且脾大明显者考虑切脾。

【预后】

病程长短不一。有的长达10年,有的仅存活2~3年。多数CLL患者死于骨髓衰竭、严重贫血、出血、感染。临床尚可发生幼淋巴细胞白血病转化(<1%),存活期可短至数月。

## 复习指导

1. 白血病是恶性造血系统疾病,分为急性和慢性两大类;根据FAB或WHO分型标准再分为若干亚型。高白细胞性白血病的诊断标准是:白细胞计数$>100\times10^9/L$。

2. 根据MICM分型对AL进行诊断并制定个体化治疗方案。治疗策略分为诱导缓解治疗和缓解后治疗。标危急性淋巴细胞白血病的首选治疗方案是:VDLP方案。

3. 血液病的首选检查及诊断金标准是:骨髓穿刺。外周性白血病好发于中枢神经系统。

4. 易并发DIC的髓系白血病是急性早幼粒细胞白血病。

5. Ph染色体和BCR/ABL融合基因是Ph+白血病的重要标志,也是伊马替尼靶向治疗的分子基础。

(刘建平)

# 第56章 淋巴瘤
chapter 56

> **学习要求**
>
> 学习恶性淋巴瘤的概念及分类；知晓霍奇金淋巴瘤的典型特征、分型及各型的病理组织特点，能根据其临床特点做出初步诊断并选择治疗方案。

淋巴瘤(lymphoma)是起源于淋巴造血系统的一组不均匀的恶性肿瘤，从组织病理学上主要分为两大类：霍奇金淋巴瘤(Hodgkin's lymphoma, HL)和非霍奇金淋巴瘤(nonHodgkin's lymphoma, NHL)。其发生机制多与免疫应答过程中淋巴细胞增殖分化产生的某种免疫细胞恶变有关。

## 第一节 霍奇金淋巴瘤

HL又名淋巴网状细胞肉瘤，是一种慢性进行性、无痛的淋巴组织肿瘤，其原发瘤多呈离心性分布，起源于一个或一组淋巴结，以原发于颈部淋巴结者多见，逐渐蔓延至邻近的淋巴结，然后侵犯脾、肝、肺和骨髓等组织。由于发病部位不同，其临床表现是多样的。

【病因及发病机制】

HL的病因尚未明确，病毒感染和免疫异常可能是最重要的因素。

1. 病毒感染　研究者通过患者淋巴结在电镜下观察及病毒抗体检测发现EB病毒、人类免疫缺陷病毒(HIV)、HHV-6、麻疹病毒等与HL发病具有相关性。

2. 遗传因素　有HL家族史者患HL危险较其他人高。同卵双胞胎同时发生HL的风险比异卵双胞胎显著增高。携带HLA-DPBl位点DPBl*0301等位基因可增加HL的危险性，携带DPBl*0201等位基因则危险性下降。

3. 免疫缺损　先天性免疫缺陷或长时间应用免疫抑制剂与恶性淋巴瘤密切相关。

4. 理化因素　放射线、化学药物、苯、除草剂、砷等均可导致恶性淋巴瘤发病增加。

5. 其他　长期服用某些药物，如苯妥英钠、去氧麻黄素等可诱发恶性淋巴瘤。

【基本病理及分型】

本病是一种独特的类型，其瘤细胞成分复杂，多呈肉芽肿改变，以肿瘤组织中找到里-斯细胞(Reed-Sternberg, RS细胞)为特征。WHO分类将HL分为结节性淋巴细胞为主型霍奇金淋巴瘤(NLPHL)和经典型霍奇金淋巴瘤(CHL)两大类，CHL包括结节硬化型、富于淋巴细胞型、混合细胞型和淋巴细胞减少型4种类型。这种分类反映了两类肿瘤在病理形态学、免疫表型及分子生物学、临床表现和生物学行为方面的差异(表56-1)。

表 56-1　HL 的分型

| 类型 | 病理组织特点 | 临床特点 |
| --- | --- | --- |
| 结节性淋巴组织为主型 | 结节状生长,RS 细胞核大,呈空泡状不规则,分叶,核仁小而明显,没有核仁外晕轮,称为"爆米花样"细胞。主要为淋巴细胞、组织细胞,嗜酸性、中性粒细胞和浆细胞较少 | 占4%～5%,年轻人多见,男性比女性多见,常累及外周淋巴结,纵隔累及较小,诊断时多为Ⅰ、Ⅱ期,预后可 |
| 富于淋巴细胞型 | RS 细胞多见,含丰富的淋巴细胞、组织细胞,嗜酸性粒细胞、浆细胞较少 | 占6%,男性多见,预后可 |
| 结节硬化型 | 交织的胶原纤维将浸润细胞分隔成明显结节,RS 细胞较大,呈腔隙型性,淋巴细胞、组织细胞、浆细胞、中性及嗜酸性粒细胞多见 | 发达国家中最常见类型(60%～80%),年轻人多见,常累及淋巴结、纵隔,诊断时多为Ⅰ、Ⅱ期,预后可 |
| 混合组织型 | 多为弥漫性,浸润细胞呈多形性,伴血管增生和纤维化。淋巴细胞、浆细胞、中性及嗜酸性粒细胞与较多的 RS 细胞混同存在 | 占15%～30%,任何年龄都可发病,有播散倾向,预后相对较差 |
| 淋巴细胞消减型 | 主要为组织细胞浸润,弥漫性纤维化及坏死,RS 细胞数量较多,多形性 | 占1%,好发于老年人,常累及腹部淋巴结、脾、肝和骨髓,诊断时多为Ⅲ、Ⅳ期,预后差 |

【临床表现】

1. 全身症状　发热、盗汗和消瘦(6个月内体重减轻10%以上者)较多见,其次是皮肤瘙痒和乏力。皮肤瘙痒,多为年轻患者,特别是女性。

2. 淋巴结肿大　浅表淋巴结肿大最为常见,首发症状常是无痛性颈部或锁骨上淋巴结进行性肿大(占60%～80%),其次为腋下淋巴结肿大。浅表肿大淋巴结质坚而有弹性,早期互不粘连,此后可互相融合,并与深部组织粘连,失去其移动性;深部淋巴结肿大主要产生压迫症状,如压迫神经,可引起疼痛;纵隔淋巴结肿大,可致咳嗽、胸闷、气促、肺不张及上腔静脉压迫症等;腹膜后淋巴结肿大可压迫输尿管,引起肾盂积水,硬膜外肿块导致脊髓压迫症等。

3. 其他器官或组织受累　随着病程的进展,可侵犯腹膜后淋巴结,以及肝、脾、骨及骨髓等结外组织并引起相应症状。

【实验室和辅助检查】

1. 血象　常有轻度或中度贫血,少数有白细胞和中性粒细胞增多,晚期淋巴细胞减少。

2. 骨髓象　大多为非特异性,如能找到里-斯细胞,对 HL 诊断有帮助,骨髓活检能提高阳性率。晚期可转化为白血病期,骨髓呈现典型白血病象。

3. 淋巴结或结外组织活检　淋巴结穿刺涂片、淋巴结印片、淋巴结病理切片检查、淋巴结 PCR 检测 IgH 基因重排和 TCR 基因重排以及单克隆抗体检查等对淋巴瘤的确诊和分型非常重要。必要时要反复检查,甚至做剖腹探查或其他组织的活检,方能作出组织学诊断。

4. 影像学检查　胸部 X 线摄片,胸部、腹部(包括肝、脾和腹膜后)和盆腔的 B 超检查和 CT 检查,以及中枢神经系统、骨骼和肌肉等软组织的 MRI 检查等有助于全面了解病变范围。

5. 病理学检查　病理诊断是确诊 HL 及病理类型的主要依据,深部淋巴结可依靠 B 超或 CT 引导下细针穿刺涂片做细胞病理形态学检查。病理检查见典型的 RS 细胞,即对称的双核"镜影细胞",典型的 RS 细胞及不典型(变异型)RS 细胞是霍奇金淋巴瘤真正的瘤细胞。

6. 其他　疾病活动期血沉加快,血清乳酸脱氢酶及中性粒细胞碱性磷酸酶活力增加,α球蛋白、结合珠蛋白及血浆铜蓝蛋白增多。血清碱性磷酸酶增高及乳酸脱氢酶增高,常提示有骨骼或肝累及。

【诊断和鉴别诊断】

1. 诊断 确诊主要依赖病变淋巴结或肿块的病理活检检查。采用 AnnArbor 方法（NHL 也参照使用）对 HL 进行临床分期和分组。各期按全身症状有无分为 A、B 二组。无症状者为 A，有症状为 B。全身症状包括3个方面：①发热38℃以上，连续3d以上，且无感染原因；②6个月内体重减轻10%以上；③盗汗：入睡后即出汗。分期：Ⅰ期：病变仅限于一个淋巴结区（Ⅰ）或单个结外器官局部受累（ⅠE）；Ⅱ期：病变累及膈同侧2个或更多的淋巴结区（Ⅱ），或病变局限侵犯淋巴结以外器官及同侧一个以上淋巴区（ⅡE）；Ⅲ期：膈上下均有淋巴结病变（Ⅲ），可伴脾累及（ⅢS），结外器官局限受累（ⅢE），或脾与局限性结外器官受累（ⅢSE）；Ⅳ期：一个或多个结外器官受到广泛性或播散性侵犯，伴或不伴淋巴结肿大。肝或骨髓只要受到累及均属Ⅳ期。

2. 鉴别诊断

(1) 良性反应性淋巴结肿大：如各种感染（包括细菌、病毒和原虫感染等）、免疫反应（包括血清病、自身免疫病如系统性红斑狼疮等）和其他如组织细胞性坏死性淋巴结炎等，均可有淋巴结肿大像淋巴瘤，但此类淋巴结肿大多有明确的发病原因，临床呈良性经过，随着病因去除，在一定时间内可以完全恢复，容易鉴别。

(2) 良、恶性之间的淋巴结肿大：如血管滤泡性淋巴结增生症（Castleman病）、血管原始免疫细胞性淋巴结病等，均可表现为无痛性进行性淋巴结肿大，部分最终还会变成淋巴瘤，因而临床鉴别困难，但其各有不同的病理学特点，淋巴结活检有重要鉴别诊断价值。

(3) 其他恶性淋巴结肿大：如恶性组织细胞病、淋巴细胞白血病和恶性肿瘤淋巴结转移等，均有无痛性淋巴结肿大。但这些病各有其临床及实验室和辅助检查特点，不难鉴别。

(4) 淋巴结外淋巴瘤应与相应脏器的其他恶性肿瘤鉴别：鉴别方法主要是靠病理检查。如发生于胃的黏膜相关淋巴组织型结外边缘区B细胞淋巴瘤应与胃癌鉴别；又如发生于睾丸的淋巴瘤应与睾丸癌鉴别，单凭临床表现难以区分，睾丸病理检查完全可以鉴别。

【治疗】

主要应用高能射线和联合化疗，根据不同分期选择放疗方案。

ⅠA、ⅡA期对放射治疗敏感，治愈率达80%以上，主要采用扩大照射。病变在膈上采用斗篷式，在膈下采用Y字照射，剂量为30~40Gy，3~4周为1个疗程。但因单一放疗的近期和远期不良反应很大。为了减少治疗不良反应，近20多年来对早期病例采用低毒性ABVD方案联合化疗，也取得了类似放疗的好效果。HL主要化疗方案，见表56-2。

表56-2 霍奇金淋巴瘤的主要化疗方案

| 方案 | 药物 | 剂量和用法 |
| --- | --- | --- |
| ABVD | 阿霉素（A） | $25mg/m^2$，静脉注射，第1天、15天 |
|  | 博来霉素（B） | $10mg/m^2$，静脉注射，第1天、15天 |
|  | 长春碱（V） | $6mg/m^2$，静脉注射，第1天、15天 |
|  | 达卡巴嗪（D） | $375mg/m^2$，静脉注射，第1天、15天 |
| ICE | 异环磷酰胺 | $1.5g/m^2$，静脉注射，第1~3天 |
|  | 卡铂 | 300mg，静脉注射，第2天 |
|  | 依托泊苷 | $100mg/m^2$，静脉注射，第1~3天 |
| DHAP | 地塞米松 | 40mg，静脉注射，第1~4天 |
|  | 顺铂 | $100mg/m^2$，静脉注射，第1天 |
|  | 阿糖胞苷 | $2g/m^2$，静脉滴注3h，每12h一次，第2天 |
| MOPP | 氮芥（M） | $6mg/m^2$，静脉注射，第1、8天 |
|  | 长春新碱（O） | 1.4mg/m²，静脉注射，第1、8天 |
|  | 丙卡巴肼（P） | $100mg/m^2$，分次口服，第1~14天 |
|  | 泼尼松（P） | $40mg/m^2$，分次口服，第1~14天 |

ⅠB、ⅡB、Ⅲ、Ⅳ期病例，主要采用联合化疗＋局部照射。联合化疗多使用 MOPP 或 ABVD 方案，也可采用 DHAP 或 ICE 方案。照射剂量为 30～40Gy，3～4 周为 1 个疗程，共 6 个疗程。近年来，由于大剂量化疗和自体造血干细胞移植的发展，其疗效和生存期也得到改善。

对于难治性的和联合化疗后复发的 HL，则包括 3 种情况：①原发耐药，初始化疗即未能获得 CR；②联合化疗虽然获得缓解，但是缓解时间＜1 年；③化疗后缓解时间＞1 年。可仍然使用以前的有效方案。

【预后】

HL 是化疗可治愈的肿瘤之一，其预后与组织类型及临床分期紧密相关。淋巴细胞为主型预后最好，5 年生存率可达 94.3%，淋巴细胞消减型最差，5 年生存率仅为 27.4%。儿童及老年人预后一般比中青年为差；女性预后较男性为好。

## 第二节  非霍奇金淋巴瘤

【病因和发病机制】

NHL 与 HL 一样，病因和发病机制尚未完全阐明，可能与以下多种因素有关：

1. 感染  人类疱疹病毒-8（HHV-8）也称 Kaposi 肉瘤相关疱疹病毒，是一种亲淋巴细胞 DNA 病毒，与较少见的 NHL 类型即特征性体腔淋巴瘤/原发性渗出性淋巴瘤有关。Burkitt 淋巴瘤有 80% 以上的血清中 EB 病毒抗体滴定度明显增高，而非 Burkitt 淋巴瘤患者滴定度增高者仅 14%。EB 病毒与 T 细胞淋巴瘤和免疫缺陷相关淋巴瘤也有密切的关系。胃黏膜淋巴瘤是一种 B 细胞黏膜相关的淋巴样组织（MALT）淋巴瘤，幽门螺杆菌抗原的存在与其发病有密切的关系。

2. 免疫功能低下  患者的免疫功能低下也与淋巴瘤的发病有关。近年来发现遗传性或获得性免疫缺陷患者伴发淋巴瘤者较正常人为多，器官移植后长期应用免疫抑制剂而发生恶性肿瘤者，其中 1/3 为淋巴瘤。干燥综合征患者中淋巴瘤发病率比一般人群高。

3. 环境因素及职业暴露  如使用杀虫剂、除草剂、杀真菌剂等，以及长期接触溶剂、皮革、染料及放射线等都与 NHL 的发生有关。

【病理和分型】

NHL 病变淋巴结切面外观呈鱼肉样。镜下正常淋巴结构破坏，淋巴滤泡和淋巴窦可以消失。增生或浸润的淋巴瘤细胞成分单一、排列紧密。NHL 常原发累及结外淋巴组织，往往跳跃性播散，越过邻近淋巴结向远处淋巴结转移。侵袭性 NHL，发展迅速，易发生早期远处扩散。

2008 年 WHO 颁布了第四版淋巴瘤分类，将 NHL 分为前体淋巴组织肿瘤、成熟 B 细胞肿瘤、成熟 T 细胞和 NK 细胞肿瘤、组织细胞和树突细胞肿瘤、以及移植后淋巴组织增生性疾病 5 大类，各类包含若干Ⅱ型。WHO 分类对认识不同类型淋巴瘤的疾病特征和制定合理的个体化治疗方案具有重要意义，该分类以为病理与临床所沿用。

WHO（2008）分型方案中较常见的淋巴瘤亚型有以下几种：

1. 边缘带淋巴瘤（MZL）  为发生部位在边缘带，即淋巴滤泡及滤泡外套之间结构的淋巴瘤。边缘带淋巴瘤系 B 细胞来源，$CD5^+$，表达 BCL-2，在 IWF 往往被列入小淋巴细胞型或小裂细胞型，临床经过较缓，属于"惰性淋巴瘤"范畴。

2. 滤泡性淋巴瘤（FL）  指在生发中心的淋巴瘤，为 B 细胞来源，$CD5^+$，$BCL-2^+$。伴 t(14;18)。多见于老年人，常累及脾及骨髓，化疗反应好，但不能治愈，病程长，反复复发或转成侵袭性。

3. 套细胞淋巴瘤（MCL）  曾称为外套带淋巴瘤或中介淋巴细胞淋巴瘤。常被列入弥漫性小裂细胞型。来源于滤泡外套的 B 细胞，$CD5^+$，BCL-2'，常有 t(11;14)。老年男性多见，占 NHL 的 8%。本型发展迅速，中位存活期 2～3 年，属侵袭性淋巴瘤，化疗完全缓解率较低。

4. 弥漫性大 B 细胞淋巴瘤（DLBCL）  是最常见的侵袭性 NHL，常有 t(3;4)，与 BCL-2 表达有关，治疗较困难，5 年生存率在 25% 左右，而低危者可达 70% 左右。

5. **伯基特淋巴瘤(Burkitt lymphoma,BL)** 由形态一致的小无裂细胞组成。细胞大小介于大淋巴细胞和小淋巴细胞之间,胞质有空泡,核仁圆,侵犯血液和骨髓时即为急性淋巴细胞白血病 L3 型。$CD20^+$,$CD22^+$,$CD5^-$ 伴 t(8;14),与 MYC 基因表达有关,增生极快,是严重的侵袭性 NHL。流行区儿童多见,颌骨累及是特点。非流行区,病变主要累及回肠末端和腹部脏器。

6. **血管免疫母细胞性 T 细胞淋巴瘤(AITCL)** 过去认为系一种非恶性免疫性疾患,称作"血管免疫母细胞性淋巴结病(AILD)",病理特征为淋巴结多形性浸润,伴高内皮小静脉和滤泡的树突状细胞常显著增生。CD4 表达比 CD8 更常见。

7. **间变性大细胞淋巴瘤(ALCL)** 细胞形态特殊,类 Reed-Sternberg 细胞,有时可与霍奇金淋巴瘤和恶性组织细胞病混淆。细胞呈 $CD30^+$,常有 t(2;5)染色体异常。位于 5q35 的核磷蛋白(NPM)基因融合到位于 2p23 的编码酪氨酸激酶受体的 ALK 基因,形成 NPM-ALK 融合蛋白。临床常有皮肤侵犯,伴或不伴淋巴结及其他结外部位病变。免疫表型可为 T 细胞型或 NK 细胞型。临床发展迅速,ALK 阳性者预后较好。

8. **周围 T 细胞淋巴瘤(PTCL)** 所谓"周围性",指 T 细胞已向辅助 T 或抑制 T 分化,可表现为 $CD4^+$ 或 $CD8^+$,而未分化的胸腺 T 细胞 CD4、CD8 均呈阳性。本型日本多见,在欧美约占淋巴瘤中的 15%,我国也较多见。

9. **成人 T 细胞白血病/淋巴瘤** 是周围 T 细胞淋巴瘤的一个特殊类型,与 HTLV-I 病毒感染有关,主要见于日本及加勒比海地区。肿瘤或白血病细胞具有特殊形态。常表达 CD3、CD4、CD25 和 D52。本型我国很少见。

10. **蕈样肉芽肿(MF)/赛塞里综合征** 侵及末梢血液为赛塞里综合征。临床属惰性淋巴瘤类型。增生的细胞为成熟的辅助性 T 细胞,呈 $CD3^+$、$CD4^+$、$CD8^-$。MF 系皮肤淋巴瘤,皮肤病变的病理特点为表皮性浸润,具有 Pautrier 微脓肿。

【临床表现】

HL 与 NHL 两者的临床表现比较,见表 56-3。

表 56-3 霍奇金淋巴瘤与非霍奇金淋巴瘤临床表现比较

| 临床表现 | 霍奇金淋巴瘤 | 非霍奇金淋巴瘤 |
| --- | --- | --- |
| 发病率 | 占淋巴瘤 8%~11% | 占淋巴瘤 89%~92% |
| 发展规律 | 向邻近淋巴结延续性扩散 | 血源性扩散,非邻近淋巴结发展常见 |
| 病变范围 | 局部淋巴结病变常见 | 局部淋巴结病变少见 |
| 发病年龄 | 青年多见 | 各年龄组。随年龄增长而增加 |
| 发病性别 | 男性多于女性 | 男性多于女性 |
| 首发症状 | 无痛性颈或锁骨上淋巴结肿大(占 60%~80%) | 无痛性颈或锁骨上淋巴结肿大(占 22%) |
| 原发病变 | 多在淋巴结,也可在结外组织 | 结外淋巴组织 |
| 转移方向 | 向邻近淋巴结依次转移 | 跳跃转移,更易结外浸润 |
| 压迫症状 | 神经(疼痛)、纵隔淋巴结肿大(咳嗽、胸闷、肺不张、上腔静脉压迫综合征)、输尿管、脊髓 | 易侵犯纵隔淋巴结 中枢系统以脑膜、脊髓为主 |
| 全身症状 | 持续或周期性发热、盗汗、疲乏、皮肤瘙痒、消瘦、饮酒后淋巴结疼痛为 HL 特有 | 发热、盗汗、疲乏、皮肤瘙痒少见 |
| 结外浸润 | 少见 | 多见 |
| 结外累及 | 可有肝、脾肿大(占 10%) | 可浸润身体的任何部位,胃肠道以回肠最多见(占 50%) |
| 确立诊断 | 淋巴结活检 | 淋巴结活检 |

【实验室和其他检查】

1. 血液和骨髓检查　NHL白细胞计数多正常,伴有淋巴细胞绝对和相对增多。晚期并发急性淋巴细胞白血病时可呈现白血病样血象和骨髓象。

2. 化验检查　血清乳酸脱氢酶常见升高并提示预后不良。当血清碱性磷酸酶活力或血钙增加时,提示骨骼累及。B细胞NHL可并发抗人球蛋白试验阳性或阴性的溶血性贫血,少数可出现单克隆IgA或IgM。NHL累及中枢神经系统时,脑脊液可有改变。

3. 影像学检查　胸部X线摄片,胸腹部和盆腔的B超检查和CT检查,以及中枢神经系统、骨骼和肌肉等软组织MRI检查等有助于全面了解病变范围,以便制定合理的治疗方案。

4. 病理学检查　淋巴结活检、印片见本章第一节"霍奇金淋巴瘤";淋巴细胞分化抗原检测,测定淋巴瘤细胞免疫表型可以区分B细胞或T细胞免疫表型,NHL大部分为B细胞性。还可根据细胞表面的分化抗原了解淋巴瘤细胞的成熟程度。

5. 染色体检查　t(14;18)是滤泡细胞淋巴瘤的标记,t(11;18)是边缘区淋巴瘤的标记,t(8;14)是Burkitt淋巴瘤的标记,t(11;14)是套细胞淋巴瘤的标记,t(2;5)是$CD30^+$间变性大细胞淋巴瘤的标记,3q27异常是弥漫性大细胞淋巴瘤的染色体标志。

6. 基因重排　确诊疑难者可应用聚合酶链式反应(PCR)技术检测T细胞受体基因重排和B细胞H链的基因重排。还可应用PCR技术检测BCL-2基因等为分型提供依据。

7. 剖腹探查　临床高度怀疑淋巴瘤,B超发现有腹腔淋巴结肿大,但无浅表淋巴结或病灶可供活检的情况下,为明确分期诊断,有时需要剖腹探查。

【诊断和鉴别诊断】

1. 诊断　凡无明显感染灶的淋巴结肿大,应考虑到本病,如肿大的淋巴结具有饱满、质韧等特点,就更应该考虑到本病,应做淋巴结印片及病理切片或淋巴结穿刺物涂片检查。怀疑皮肤淋巴瘤时可做皮肤活检及印片。伴有血细胞数量异常,血清碱性磷酸酶增高或有骨骼病变时,可做骨髓活检和涂片寻找淋巴瘤细胞了解骨髓受累的情况。根据组织病理学检查结果作出淋巴瘤的诊断和分类、分型诊断。应尽量采用免疫组化、细胞遗传学和分子生物学检查,按WHO(2008)的造血和淋巴组织肿瘤分型标准作出诊断。同HL一样,诊断后按AnnArbor方案进行临床分期和分组。

2. 鉴别诊断　与其他淋巴结肿大疾病相区别:局部淋巴结肿大要排除淋巴结炎和恶性肿瘤转移。结核性淋巴结炎多局限于颈两侧,可彼此融合,与周围组织粘连,晚期由于软化、溃破而形成窦道。须和败血症、结缔组织病、坏死性淋巴结炎和恶性组织细胞病等鉴别。结外淋巴瘤须和相应器官的其他恶性肿瘤相鉴别。

【治疗】

NHL不是沿淋巴结区依次转移,而是跳跃性播散且有较多结外侵犯,这种多中心发生的倾向使NHL的临床分期的价值和扩野照射的治疗作用不如HL,决定其治疗策略应以联合化疗为主。

1. 化学治疗

(1)惰性淋巴瘤:B细胞惰性淋巴瘤主要包括小淋巴细胞淋巴瘤,边缘带淋巴瘤和滤泡细胞淋巴瘤等。T细胞惰性淋巴瘤指蕈样肉芽肿/赛塞里综合征。惰性淋巴瘤发展较慢,化放疗有效,但不易缓解。联合化疗可用COP(环磷酰胺400mg/m²每日口服,第1~5天;长春新碱1.4 mg/m²,静脉注射,第1天;泼尼松40mg/m²每日口服,第1~5天,每3周为1个周期)方案。临床试验表明无论单药或联合化疗,强烈化疗效果差,不能改善生存。

(2)侵袭性淋巴瘤:B细胞侵袭性淋巴瘤主要包括套细胞淋巴瘤、弥漫大B细胞淋巴瘤和伯基特淋巴瘤等,T细胞侵袭性淋巴瘤包括血管免疫母细胞性T细胞淋巴瘤、间变性大细胞淋巴瘤和周围T细胞淋巴瘤等。侵袭性淋巴瘤不论分期均应以化疗为主,对化疗残留肿块,局部巨大肿块或中枢神经系统累及可行局部放疗扩野照射(25Gy)作为化疗的补充。CHOP(环磷酰胺750 mg/m²,静脉注射,第1天;阿霉素50 mg/m²,静脉注射,第1天;长春新碱1.4 mg/m²,静脉注射,第1天;泼尼松40mg/m²,每日口服,第1~5天,每3周为1个周期)方案的疗效与其他治疗NHL的化疗方案类似而毒性较低。因此,该方案为侵袭性 NHL 的标准治疗方案。

(3)血管免疫母细胞性 T 细胞淋巴瘤及伯基特淋巴瘤:进展较快,如不积极治疗,几周或几个月内即会死亡,应采用强烈的化疗方案予以治疗。大剂量环磷酰胺组成的化疗方案对伯基特淋巴瘤有治愈作用,应考虑使用。

全身广泛播散的淋巴瘤或有向白血病发展倾向者或已转化成白血病的患者,可试用治疗淋巴细胞白血病的化疗方案,如 VDLP 方案。

2. 生物治疗

(1)单克隆抗体:NHL 大部分为 B 细胞性,90% 表达 CD20。HL 的淋巴细胞为主型也高密度表达 CD20。凡 CD20 阳性的 B 细胞淋巴瘤均可应用抗 CD20 单抗(利妥昔单抗)治疗。抗 CD20 单抗与 CHOP 等联合化疗方案合用治疗惰性或侵袭性淋巴瘤可显著提高 CR 率和延长无病生存时间。利妥昔单抗维持治疗可延长无进展生存期,甚至总生存期,但在 DLBCL 中的地位尚未确定。

(2)干扰素:是一种能抑制多种血液肿瘤增殖的生物制剂,其抗肿瘤作用机制主要有:与肿瘤细胞直接结合而抑制肿瘤增殖,间接免疫调节作用。

3. 造血干细胞移植(HSCT) 大剂量化疗联合自体造血干细胞移植(auto-HSCT)已经成为治疗失败患者的标准治疗。也可作为预后差的高危淋巴瘤的初次 CR 期巩固强化的治疗选择,亦是复发性 NHL 的标准治疗。异基因造血干细胞移植(allo-HSCT)的移植相关不良反应较大,较少用于恶性淋巴瘤。但如属缓解期短、难治易复发的侵袭性淋巴瘤,如 T 细胞淋巴瘤、套细胞淋巴瘤和 Burkitt 淋巴瘤,或伴骨髓累及,55 岁以下,重要脏器功能正常,可考虑行异基因造血干细胞移植,以期取得较长期缓解和无病存活。

4. 手术治疗 合并脾功能亢进者可行切脾术以提高血象,为后继化疗创造有利条件。

【预后】

临床上最常用而且已被证明有预后价值的风险评估系统是国际预后指数(internationalprognostic index,IPI)评分。该系统基于年龄(≤60 岁/>60 岁)、AnnArbor 分期(Ⅰ-Ⅱ期/Ⅲ-Ⅳ期)、血清乳酸脱氢酶水平(<正常/≥正常)、体力状态(PS 评分<2 分/≥2 分)和结外累及部位的数量(≤1 个/>1 个)5 个因素,每个因素 1 分。根据具有的预后因子数量将患者分为低危、低中危、高中危及高危 4 类(表 56-4)。

表 56-4 NHL 的预后

| 预后 | IPI 数 | CR 率 | 2 年生存率 | 5 年生存率 |
| --- | --- | --- | --- | --- |
| 低危 | 0~1 | 87% | 84% | 73% |
| 低中危 | 2 | 67% | 66% | 50% |
| 高中危 | 3 | 55% | 54% | 43% |
| 高危 | 4~5 | 44% | 34% | 26% |

复习指导

1. 恶性淋巴瘤是淋巴细胞恶性增殖所形成的肿瘤,组织病理学上可分为两大类:霍奇金淋巴瘤和非霍奇金淋巴瘤。霍奇金淋巴瘤以 Reed-Sternberg 细胞为典型特征,组织学类型与临床症状、预后和治疗反应密切相关。患者预后较好,治疗以化疗联合放疗为主,原则是在治愈原发病的同时尽量减少并发症的发生。非霍奇金淋巴瘤按细胞来源可分为 B、T 和 NK 细胞淋巴瘤,种类多、异质性强。近年来,生物治疗联合化疗的开展,显著提高了患者的生存。

2. 骨髓细胞形态检查发现淋巴瘤细胞时,淋巴瘤分期属Ⅳ期。

3. 霍奇金淋巴瘤首选化疗方案是 ABVD 方案,非霍奇金淋巴瘤首选化疗方案是 R-CHOP 方案。

(刘建平)

# 第57章 多发性骨髓瘤
## chapter 57

> **学习要求**
>
> 学习多发性骨髓瘤(multiple myeloma,MM)的临床表现、实验室检查及诊断标准,知晓MM的治疗原则及新进展。

多发性骨髓瘤(MM)为一种中老年疾病,好发年龄50~60岁,40岁以下者较少见,MM欧美国家发病率为10/10万,女性大于男性。而我国发病率约为1/10万,约占造血系统肿瘤的10%,男女发病比例为3:2。近年来,一致认为MM是骨髓中单克隆浆细胞大量增生的恶性肿瘤。

【病因与发病机制】

病因尚未明确,主要病理变化为骨髓浆细胞浸润。目前认为MM的发生和进展是一个多步骤过程,其间可能发生了一系列细胞遗传学改变。MM细胞起源于生发中心后,经历过抗原选择的记忆B细胞或浆细胞,在骨髓瘤发生早期已存在遗传学改变,包括IgH基因易位、多种染色体三体相关的超二倍、13号染色体序列丢失和Cyclin $D_1$ 基因异常表达。这些改变没有明显促进浆细胞增生,但是增加了其对增殖刺激的敏感性。MM的发病和进展还需要经历"二次打击":包括MAPK/STAT 3途径(N-ras、K-ras、FGFR3)和NFκB途径的激活突变、C-MYC基因异常表达以及RB1途径和P53途径的失活突变等。

【临床表现】

大部分患者慢性起病,早期可无症状,随着疾病进展,骨髓瘤细胞负荷和(或)M蛋白水平逐渐增加,出现各种症状和体征。

首发症状为发热,早期症状还有乏力、疲倦、体重减低;多为轻、中度贫血;骨痛和骨质破坏,骨痛部位以腰背部最多见,其次为胸骨、肋骨和下肢骨骼。特别是"风湿"样不肯定的骨部疼痛为常见症状,见于80%的首诊病例,2/3的患者可发生病理性骨折;循环中的大量游离轻链超过近曲小管的重吸收能力,导致肾小管堵塞,发生急性或慢性肾衰竭;约见于15%患者出现高钙血症。出血以鼻出血、牙龈出血和皮肤紫癜为多见。瘤细胞可以从骨髓迁移至髓外任何部位生长,累及软组织形成局部肿块称之为髓外浆细胞瘤。外周血浆细胞计数≥$2.0×10^9$/L时称为浆细胞白血病(plasma cell leukemia,PCL),为本病终末期表现,预后极差。淀粉样变性:系轻链沉积于器官或组织所致,常累及皮肤、舌、心脏等部位。多发性周围神经病变表现为非对称性运动和感觉神经异常,有肌肉无力、肢体麻木和痛觉迟钝等。有高黏滞综合征者临床症状包括视力模糊、充血性心力衰竭、头痛、眩晕、复视、嗜睡、昏迷等。

【实验室和辅助检查】

1. 血象  主要为正细胞正色素性贫血。血片中可见浆细胞及红细胞排列成钱串状,少数幼粒及幼红细胞。

2. 骨髓象  最明显特征是浆细胞的数量和质量异常。异常浆细胞大于10%，成堆出现。典型的瘤细胞为未成熟、分化较差的浆细胞，其形态为多核，核圆形或不规则形，核膜内陷，核内可见空泡，染色质稍疏松，不呈车轮状排列，核仁大而明显。少数病例可见浆母细胞，称为浆母细胞骨髓瘤，是一个独立的预后差的指标。

3. 组织病理学  在骨髓或髓外组织中浆细胞瘤可以呈散在、成片、结节或肉瘤样增生。与骨髓涂片比较，骨髓活检更能反映骨髓中浆细胞浸润程度。轻链沉积引起的病变可见于骨髓、皮肤脂肪、胃肠道、舌和肾等组织，刚果红染色阳性，在偏振光下产生苹果绿双折射。

4. 免疫表型  肿瘤性浆细胞的免疫表型特征为细胞质中限制性表达单一类型轻链 K；正常浆细胞的特征性标记 CD38 和 CD138 常呈较低水平表达；常 CD19 和 CD20 双阴性；多数 CD56 阳性而 CD45 阴性或弱表达。根据上述特征可以将其与正常浆细胞和其他 B 细胞肿瘤鉴别。当 MM 进展为 PCL 时，CD56 可由阳性转变为阴性。

5. M 蛋白鉴定  包括血清和尿中 M 蛋白的定性和定量。常用方法有血清蛋白电泳、血清和尿免疫固定电泳、比浊法血清免疫球蛋白测定和 24h 尿 M 蛋白定量。其中免疫固定电泳是鉴定血、尿 M 蛋白中最常用和决定性的方法，具有较高的特异性和敏感性。约2%患者的血清和尿中不能检测到 M 蛋白，称为"不分泌型 MM"。

6. 细胞遗传学分析  荧光原位杂交发现90%以上 MM 患者存在细胞遗传学异常，对 MM 预后评估具有重要价值。13染色体单体、亚二倍体、t(4;4)、t(14;16)或17p-均提示预后差。

7. 生化检查  血清清蛋白减少。由于存在 M 蛋白，球蛋白明显升高，而其他类型球蛋白可以减少。伴肾功能减退时肌酐和尿素氮可以升高。M 蛋白与钙结合不易从肾排出从而血钙升高，晚期肾功能不全时血磷可以升高。血清碱性磷酸酶一般正常或轻度升高。$\beta_2$微球蛋白血中浓度升高常提示瘤细胞增殖快、疾病进展。C 反应蛋白(CRP)和白介素-6(IL-6)升高可作为预后指标之一。乳酸脱氢酶反映肿瘤负荷，具有一定的预后价值。

8. 影像学检查  80%的患者有骨骼损害，脊柱、肋骨、头颅、肩胛、骨盆和长骨近端最常被累及。X 线摄片表现为骨质疏松、溶骨性损害和病理性骨折。溶骨性损害可呈粟粒状、颗粒状或虫咬状，或者典型的圆形或卵圆形穿凿样透亮缺损，边缘清晰，一般不伴新骨形成。病理性骨折常发生于肋骨和脊柱。对于临床上高度怀疑有骨病的患者，如果常规 X 线检查不能确定或为阴性，可选择 CT 平扫，MRI 或 PET/CT 检查，以增加敏感性。

【诊断和鉴别诊断】

1. 诊断标准  典型 MM 的诊断取决于是否存在骨髓单克隆浆细胞、血或尿 M 蛋白以及有无终末器官损伤，高钙血症(hypercalcemia)、肾功能不全(renal insufficiency)、贫血(anemia)和骨质损害(bone lesions)为其特征。MM、不分泌型 MM 和 PCL 3 个变异性，见表 57-1。

2. 鉴别诊断

(1)反应性浆细胞增多症：可由慢性炎症或感染、风湿病如系统性红斑狼疮、慢性肝病和转移癌等引起。反应性浆细胞增多症和 MM 鉴别要点在于对浆细胞的克隆性鉴定。

(2)其他克隆性淋巴/浆细胞病：这些疾病中浆细胞和 M 蛋白的数量及其累及的部位和范围各有不同，临床表现的侧重面也有较大差别。

(3)其他伴有骨骼破坏的疾病：包括老年性骨质疏松、骨转移癌、肾小管酸中毒及甲状旁腺功能亢进症等。这些疾病均无溶骨性破坏特征，X 线摄片上常伴明显的成骨改变，血清 AKP 水平升高。

【治疗】

1. 化学治疗  多年以来常用于 MP(美法仑加泼尼松)或 VAD(长春新碱＋阿霉素＋地塞米松)为基础的方案(表 57-2)治疗新诊断 MM 患者，总有效率(ORR)最高可达50%～80%，但完全缓解(CR)率＋部分缓解(PR)率≤20%，并且不能改善患者生存时间，中位生存期约3年。值得注意的是，由于美法仑为烷化剂，对造血干细胞有较大损伤，对于接受自体干细胞移植的患者不宜使用 MP 作为诱导治疗。

## 第57章 多发性骨髓瘤

**表57-1 多发性骨髓瘤及其变异型的诊断标准**

| 类型 | 诊断标准 |
| --- | --- |
| MM | 必须符合下列3个条件<br>1. 骨髓克隆性浆细胞≥10%或经活检证实存在浆细胞瘤<br>2. 血清和(或)尿液中存在 M 蛋白<br>IgG>35g/L,IgA>20g/L,IgM>15g/L,IgD>2g/L,IgE>2g/L,尿轻链>1g/24h<br>3. 存在任何骨髓瘤相关的终末器官损伤(CRAB)* |
| 冒烟型 MM | 必须符合下列两个条件<br>1. 血清 M 蛋白(IgG>35g/L,IgA>20g/L)和(或)骨髓克隆浆细胞≥10%<br>2. 无骨髓瘤相关的终末器官损伤* |
| 不分泌型 MM | 必须符合下列3个条件<br>1. 血、尿免疫固定电泳 M 蛋白阴性<br>2. 骨髓克隆性浆细胞≥10%或出现浆细胞瘤<br>3. 存在任何骨髓瘤相关的终末器官损伤* |
| PCL | 必须符合下列两个条件<br>1. 符合 MM 的诊断条件<br>2. 外周血克隆性浆细胞占有核细胞≥20%,或绝对计数≥$2×10^9$/L |

*血钙>正常上限0.25mmol/L 或>2.75mmol/L,肌酐>173μmol/L,血红蛋白低于正常下限20g/L 或<100g/L;骨质病变:溶骨性破坏、严重骨质疏松或病理性骨折;其他:高黏滞血症、淀粉样变或反复细菌感染(12个月中发作>2次)

**表57-2 骨髓瘤常用联合治疗方案**

| 方案 | 药物 | 剂量 | 用法 | 说明 |
| --- | --- | --- | --- | --- |
| MP | 美法仑 | 8mg/(m²·d) | po,第1~4天 | 每4~6周重复,至少1年 |
|  | 泼尼松 | 60mg/(m²·d) | po,第1~4天 |  |
| VAD | 长春新碱 | 0.4mg/d | civ×24h,第1~4天 | 每4~5周重复,共4~6个周期 |
|  | 阿霉素 | 9mg/(m²·d) | civ×24h,第1~4天 |  |
|  | 地塞米松 | 40mg/d | po,第1~4天,第9~12天,第17~20天 |  |
| MPT | 美法仑 | 8mg/(m²·d) | po,第1~4天 | 每4~6周重复,至少1年 |
|  | 泼尼松 | 60mg/(m²·d) | po,第1~4天 |  |
|  | 沙利度胺 | 50~200 mg/d | po,直至不耐受或无效 |  |
| TD | 沙利度胺 | 50~200 mg/d | po,直至不耐受或无效 | 每4周重复,共4~6个周期 |
|  | 地塞米松 | 40mg/d | po,第1~4天,第9~12天,第17~20天 |  |
| MPV | 美法仑 | 8mg/(m²·d) | po,第1~4天 | 每4~6周重复,共6~9个周期 |
|  | 泼尼松 | 60mg/(m²·d) | po,第1~4天 |  |
|  | 硼替佐米 | 1.3mg/(m²·d) | iv,第1,4天,第8,11天 |  |
| VD | 硼替佐米 | 1.3mg/(m²·d) | iv,第1,4天,第8,11天 | 每4周重复,共4~6个周期 |
|  | 地塞米松 | 40mg/d | po,第1~4天,第9~12天,第17~20天 |  |

提示:沙利度胺、蛋白酶体抑制剂(硼替佐米、Velcade Ps 341 或万珂)、来那度胺为治疗 MM 的新型药物,有关药理建议查阅相关资料

2. 放射治疗  主要用于孤立性和髓外浆细胞瘤的局部放疗。

3. 免疫治疗

(1) 干扰素：α-干扰素能提高患者的化疗完全缓解率，延长无病生存率。剂量为：300万 U，皮下注射，隔天一次。最好用6个月以上。注射过程中，患者可能出现发热等流感样症状，口服解热药即可缓解。易于门诊应用。

(2) 白细胞介素-2：主要用于清除残留病灶。

4. 造血干细胞移植

(1) 自体造血干细胞移植（auto-HSCT）：常用大剂量美法仑（$200mg/m^2$）作为预处理方案。新诊断患者在 VAD 或类似方案诱导治疗后接受 HSCT，可以将 CR＋PR 率提高。一般认为年龄≤65 岁（年轻）的患者接受 auto-HSCT 治疗是安全可行的。

(2) 异基因造血干细胞移植（allo-HSCT）：近年来多应用减低预处理强度的 allo-HSCT 治疗 MM（详见造血干细胞移植章节）。

5. 并发症的治疗

(1) 高钙血症：积极水化和糖皮质激素治疗对大部分患者有效。近年来使用双磷酸盐如帕米膦酸二钠或唑来膦酸可使大部分患者的血钙浓度在 1～3d 内降至正常。

(2) 骨病：溶骨病变的患者双磷酸盐可以明显减少病理性骨折和脊髓压迫综合征的事件发生，脊髓压迫综合征需要急诊处理，静脉注射地塞米松和局部放疗是常用的方法，严重者需外科手术减压。

(3) 肾功能不全：避免应用非甾体类抗炎药物和造影剂以及防止脱水和感染是预防 MM 患者发生急性肾衰竭的重要措施。对于已发生肾功能受损的患者，可行人工肾透析治疗。

(4) 贫血：治疗疾病本身是关键。促红细胞生成素 3 000～6 000 U 皮下注射，每周 3 次，最大量 10 000U/次，皮下注射，每周一次。有症状的贫血患者可以输注红细胞。

(5) 高黏滞综合征：可进行血浆置换。

【预后】

自然病程 6～12 个月，传统药物化疗后，中位生存期可达 3～5 年，新的靶向药物的应用，MM 患者的生存期已延至 5～10 年，有的甚至超过 10 年。死亡原因为感染、出血和肾功能不全。近年来，随着新药的应用和造血干细胞移植方法的改进，新诊断患者的中位生存期从以前的 30 个月提高至现在的 45 个月，复发患者中位生存期从 12 个月提高至 24 个月。

### 复习指导

1. 多发性骨髓瘤的诊断依赖于骨髓或其他组织存在克隆性浆细胞、血清和（或）尿中存在单克隆免疫球蛋白以及典型的溶骨性骨质破坏。

2. 自身造血干细胞支持下的大剂量化疗可明显改善年轻患者的预后。

(刘建平)

# 第58章 骨髓增殖性肿瘤

> **学习要求**
>
> 学习骨髓增殖性肿瘤概念及临床常见类型;能根据真性红细胞增多症、原发性血小板增多症、原发性骨髓纤维化症的临床表现及诊断标准做出诊断并知晓这几种骨髓增生性疾病的治疗原则。

骨髓增殖性肿瘤(myeloproliferative neoplasma,MPN)是造血多能干细胞克隆性增殖所引起的一组疾病的统称,主要为一系或多系骨髓造血细胞不断异常地增殖。

世界卫生组织(WHO)将 MPN 分为:慢性髓性白血病、慢性中性粒细胞白血病、慢性嗜酸性粒细胞白血病/高嗜酸性粒细胞综合征、真性红细胞增多症、原发性血小板增多症、原发性骨髓纤维化和 MPN 不能分类。本章重点介绍真性红细胞增多症(polycythemia vera,PV)、原发性血小板增多症(primary thrombocythemia,PT)、原发性骨髓纤维化(primary myelofibrosis,PMF)。

## 第一节 真性红细胞增多症

真性红细胞增多症(polycythemia vera,PV)是一种以红细胞异常增殖为主的克隆性的慢性骨髓增殖性肿瘤。

【发病机制】

本病的病因尚不明确。PV 是一种以克隆性红细胞增多为主的骨髓增生性疾病,是源自一个造血干细胞的病态增生。大量研究证明,90% 的 PV 患者都可发现 JAK2V617F 基因突变。JAK2V617F 是一种组织性激活酪氨酸激酶,当其与促红细胞生成素受体、促血小板生成素受体或粒细胞集落刺激因子受体在细胞系中共表达式,可以不依赖细胞因子,有效激活下游的 JAK-STAT 信号通路,从而导致相应细胞过度增殖。尽管大量的研究结果显示 JAK2V617F 突变可能导致 PV 的发生,但是,也有证据说明可能还有其他的遗传事件与 PV 的发病机制相关。

【临床表现】

1. 皮肤黏膜　即多血质表现,患者皮肤和黏膜显著红紫,尤以面颊、唇、舌、耳、鼻尖、颈部和四肢末端[指(趾)及大小鱼际]为甚。眼结合膜显著充血。部分患者也可有皮肤瘙痒。

2. 神经系统　早期可出现。常见有头痛,可伴有眩晕、耳鸣、眼花、健忘等类似神经症症状。后期可有肢端麻木与刺痛感。少数患者以脑血管意外为首先表现就诊,此为本病严重并发症之一。

3. 血栓形成、栓塞及出血　部分患者可以血栓栓塞为首发症状,此为高血容量和高黏滞血症所致静脉血栓或血栓性静脉炎引起。不同部位的血栓或栓塞可有不同的症状,但都较严重,需要紧急处理。出血症状较为少见,其原因可能与血管内膜损伤、组织缺氧、血小板及凝血因子质和量的异常有关。

4. 肝脾大  大部分患者会出现肝脾大,多为中度至重度增大。

病程分期  ①红细胞及血红蛋白增多期:可持续数年;②骨髓纤维化期:通常在诊断后5~13年发生;③贫血期:有巨脾、髓外化生和全血细胞减少。

【实验室检查】

1. 血象  外周总血容量绝对增多,白细胞和血小板计数以及血黏滞度增高。①血红蛋白测定及红细胞计数明显增加,血红蛋白:男性≥185g/L,女性≥165g/L;红细胞计数:男性≥$6.5×10^{12}$/L,女性≥$6.0×10^{12}$/L;血细胞比容增高:男性≥0.54,女性≥0.50;红细胞容量增加:男性≥36 ml/kg,女性≥32 ml/kg($^{51}$Cr 标记红细胞法)。②无感染及其他原因引起白细胞计数多次>$11.0×10^9$/L,外周血中性粒细胞碱性磷酸酶(NAP)积分>100。③血小板计数多次>$300×10^9$/L。

2. 骨髓象  增生明显活跃或活跃,粒系、红系与巨核细胞系均增生,尤以红系细胞更显著。脂肪组织减少。粒红比例常下降。铁染色显示储存铁减少。巨核细胞增生常较明显。

3. 血液生化  多数患者血尿酸增加。可有高组胺血症和高组胺尿症。血清维生素 $B_{12}$ 及维生素 $B_{12}$ 结合力增加。血清铁降低。血液和尿中红细胞生成素(EPO)减少。

【诊断和鉴别诊断】

根据红细胞持续增多、临床多血症表现、脾大三项,并能排除继发性红细胞增多症,可确立诊断。对早期临床表现不典型者诊断不易确立。2008 年 WHO 有关 PV 的诊断标准分为:

1. 主要标准  ①血红蛋白男性>185g/L、女性>165g/L 或者红细胞容积增加;②出现 JAK2V617F 或者类似突变。

2. 次要标准  ①骨髓三系增生;②血清 EPO 低水平;③体外内源性红细胞集落形成。第一项主要标准+两项次要标准或者两项主要标准加一项次要标准可诊断为 PV。

【治疗】

除异基因造血干细胞移植外,目前临床上的其他治疗方法均不能治愈 PV,不能改变其自然病程或延长患者生命。因此,PV 的治疗目的包括:①降低血栓形成和出血风险;②降低转化为骨髓纤维化和白血病的风险;③处理可能发生的并发症如血栓形成、出血、瘙痒等。目前主张按预后因素及血管并发症风险进行分层治疗。

血管并发症高危患者是指有血管并发症病史或年龄>60 岁,对这类患者主张进行静脉放血+小剂量阿司匹林+羟基脲治疗。中危患者指无上述高危因素,但有心血管危险因素如白细胞计数>$15×10^9$/L或高水平 JAK2V617F 基因突变;低危患者指无高危因素,也无心血管危险因素。对于中、低危患者,主张进行静脉放血+小剂量阿司匹林(75mg/d)治疗。也可细胞减少性治疗:α-干扰素、羟基脲或阿那格雷,$^{32}$P 或间歇性使用小剂量白消安(马利兰)。异基因造血干细胞移植是目前根治 PV 的唯一方法,适用于高危伴有继发性骨髓纤维化的 PV 患者。但对于预后良好的 PV 患者,由于预期寿命长,移植风险大,选择移植宜慎重。抗血管生成药物治疗:对伴有继发骨髓纤维化症的 PV 患者,应用沙利度胺及雷诺度胺能减轻患者的贫血、血小板减少及脾大症状,可酌情使用。

【预后】

可生存 10~15 年以上。出血、血栓形成和栓塞是主要死因。个别可演变为急性白血病,大多 2~3 年死亡。

## 第二节  原发性血小板增多症

原发性血小板增多症(PT)又称为出血性血小板增多症,属于骨髓增殖性肿瘤。40岁以上多发,男性多于女性,儿童也可见。主要表现为血小板的持续增多,伴有其他造血系统轻度增生。有程度不等的出血和(或)血栓形成症状。

## 【发病机制】

2005年,在相当比例(约50%以上)的PT患者中检测到JAK2酪氨酸激酶基因的激活突变(JAK2V617F),该突变在造血干细胞阶段获得,通过过度激活下游信号通路,导致细胞异常增殖。但在不同类型的MPN中,由JAK2V617F引发的信号或其所产生的作用存在质和(或)量的差异。PV中JAK2V617F纯合子突变较PT多见,该突变所产生的活性水平在PV中高于PT。之后的研究发现,部分JAK2V617F阴性的PT患者中存在促血小板生成素受体(MPL)功能获得性突变,如MPLW515L/K。本病患者的血小板常有内在缺陷,表现为黏附和聚集功能降低、血小板第3因子释放减少、血小板内5-羟色胺含量不足等,导致出血倾向。此外,大量血小板裂解后,释放促凝物质消耗凝血因子,致使凝血因子(如纤维蛋白原、凝血酶原、凝血因子Ⅴ、凝血因子Ⅶ等)缺乏,高浓度血小板有抑制凝血活酶生成作用,以及微血管血栓性损害引起毛细血管脆性增加,也都是引起本病发生出血的原因。由于血小板极度增多,在各处静脉可形成血栓,引起相应部位的坏死或继发性萎缩性病变。

## 【临床表现】

ET发病较隐匿,进展缓慢,临床表现轻重不一。患者可能无任何自觉临床症状,仅在并发血栓形成、脾大或血细胞计数增高时偶然发现,大多患者仅有头晕、乏力等非特异症状,而本病主要临床表现为反复血栓形成及出血。血栓的发生常见于老年患者,动脉血栓较为常见。多见脑动脉栓塞,导致患者出现短暂性脑缺血发作、头晕、头痛、记忆力减退、失眠等症状;其次肢体血管栓塞,引起手足麻木、疼痛、发绀、溃烂甚至坏疽。出血现象相对少见,它可以为自发性,也可因外伤或手术引起,以口腔、鼻黏膜及胃肠道出血常见,也可以为皮肤、黏膜出血点及瘀点、瘀斑、血尿等,严重者可出现大脑出血,导致死亡。

## 【实验室检查】

1. **血象** 血小板计数$>1\,000\times10^9$/L,常在$(1\,000\sim3\,000)\times10^9$/L之间,最高可达$(10\,000\sim15\,000)\times10^9$/L。涂片可见血小板聚集成片,大小不一,并可出现巨形血小板,偶见巨核细胞或其碎片。白细胞计数常升高,分类基本正常或中性粒细胞增高,可见各阶段的幼粒细胞。中性粒细胞碱性磷酸酶活性升高。约1/3病人红细胞可略增高。

2. **骨髓象** 有核细胞增生活跃或明显活跃。巨核细胞明显增生,大多为成熟型巨核细胞,原、幼巨核细胞均可增多,胞体大,胞质丰富。血小板显著增多且聚集成片、成堆。

## 【诊断】

世界卫生组织2008年将诊断标准又做了以下修订:①血小板计数持续$>450\times10^9$/L;②骨髓活组织检查提示,主要为巨核系增生,且以成熟的大巨核细胞数量的增加为主,无明显粒系或红系增生;③无符合世界卫生组织诊断标准的慢性粒细胞白血病、真性红细胞增多症、原发性骨髓纤维化、骨髓增生异常综合征或其他骨髓增殖性疾病;④JAK2 V617F基因或其他克隆标记的表达,或无反应性血小板增多的证据。诊断要求符合所有4条标准。

## 【治疗】

PT的治疗选择主要依据2004年意大利血液学会等3个组织提出的PT治疗的指南。年龄<40岁患者:一线治疗为干扰素或阿那格雷;若患者不耐受或需大剂量治疗导致毒性过强时,则改用羟基脲。年龄40~60岁并有血栓史患者:一线治疗为羟基脲;若无血栓史,则一线治疗为干扰素或阿那格雷。年龄60~70岁患者:一线治疗为羟基脲;若不良反应大或因大剂量治疗导致毒性过强时,以白消安或哌泊溴烷作为二线药物。年龄>70岁者:一线治疗为羟基脲、白消安或哌泊溴烷。

目前推荐,低危无症状患者无需治疗。而高危患者则需积极治疗,包括骨髓移植治疗(目前主要药物为羟基脲)及抗血小板治疗(包括阿司匹林、阿那格雷等)。目前抑制骨髓、控制血小板的药物主要有:羟基脲、干扰素及双溴丙酰哌嗪,其他药物还包括白消安、美法仑、苯丁酸氮芥等,但现少用。

## 【预后】

本病患者大多可生存多年。重要器官的出血或血栓形成是导致死亡的主要原因。部分病例可转化为骨髓增生性疾患的其他类型如真性红细胞增多症、骨髓纤维化或慢性粒细胞白血病，并可发生慢性粒细胞白血病急性变或直接转变为急性粒细胞白血病而死亡。

## 第三节　原发性骨髓纤维化症

原发性骨髓纤维化症（idiopathic myelofibrosis，PMF）为原因不明的骨髓弥漫性纤维组织增生症，常伴有髓外造血（或称髓外化生），主要在脾，其次在肝、淋巴结等。临床多表现为脾显著增大，贫血，外周血中出现幼粒-幼红细胞，以及不同程度的骨质硬化，骨髓穿刺常干抽，骨髓活检证实纤维组织增生。

【病因和发病机制】

本病病因目前尚不明确。近来，在超过半数的 PMF 患者和继发于 PT 的 MF 患者，以及几乎所有继发于 PV 的 MF 患者中，均检测到 JAK2V617F 突变。PMF 的许多临床表现与具有该突变基因的造血细胞克隆扩增程度有关。纤维组织增生发生在骨髓及脾、肝髓外造血灶的周围。纤维组织增生和髓外造血是原始间质细胞异常增殖，向不同系细胞分化的结果。最近发现，骨髓内纤维组织增多与血小板衍生生长因子（PDGF）、巨核细胞衍生生长因子（MKDGF）、表皮生长因子（EGF）和转化生长因子 b 的释放有关。它们在巨核细胞中合成，储存与巨核细胞的 a 颗粒中，当细胞破坏和（或）血小板聚集是释放出来。其中以 PDGF 的作用最为重要。

【临床表现】

本病起病缓慢，多见于 40 岁以上的中老年人，30% 患者确诊时无临床表现。中位发病年龄为 60 岁，起病隐匿，偶然发现脾大而就诊。早期症状包括乏力、低热、体重下降、盗汗、食欲减退、左上腹疼痛、贫血、巨脾引起的压迫症状。进展期和晚期，多数患者有心悸、气促、出血、骨痛等。巨脾引起上腹部或全腹明显饱胀或肿块下坠感，合并脾周围炎或脾梗死时出现脾区持续性疼痛甚至剧痛。少数病例可因高尿酸血症并发痛风及肾结石，也有合并肝硬化者。因肝及门静脉血栓形成，可导致门静脉高压症。

【实验室及其他检查】

1. 血液　贫血呈中、重度贫血，属正细胞正色素性，外周血有少量幼红细胞。成熟红细胞形态大小不一，异形红细胞、泪滴形或椭圆形红细胞，对诊断有价值。网织红细胞通常在 0.02～0.05 之间，白细胞计数增多或正常，但很少超过 $50 \times 10^9/L$，以成熟粒细胞为主，中幼及晚幼粒细胞可达 10%～20%，甚至出现少数原粒及早幼粒细胞。贫血明显者可见巨核细胞碎片和巨型血小板，血小板功能也不正常。约 70% 患者的中性粒细胞碱性磷酸酶活性增高。血尿酸增高，球蛋白增多，血沉增快。血、尿中组胺含量增加。

2. 骨髓　骨髓弥漫性纤维组织增生，常呈"干抽"现象。疾病早期骨髓造血细胞仍可增生，特别是粒系和巨核细胞，但后期显示再生低下，有时可获得局灶性增生象。骨髓活组织病理切片可显示非均匀一致的纤维组织增生。

3. 细胞遗传学及分子生物学　细胞遗传学检查示 C 组染色体（多为第 9 号）有复制，无 Ph 染色体。在部分 PMF 患者和继发于 PV 及 PT 的 MF 患者，均检测到 JAK2V617F 突变。10% 的 IMF 患者存在 MPLW515 突变。

4. 肝、脾穿刺　除淋巴细胞外，粒、红及巨核三系细胞均增生，类似骨髓穿刺涂片，尤以巨核细胞增多最为明显，其为诊断髓外造血的主要依据，但临床较少见。

5. X 线检查　有 30%～50% 的患者有骨质硬化征象，骨质密度增高，小梁变粗和模糊，并有不规则透亮区，呈"毛玻璃"样改变。骨干骨内膜可有不规则增厚，也可见骨质疏松。病变好发于盆骨、脊柱、长骨近端和肋骨，一般膝关节以下病变较少见。颅骨仅偶尔累及。

【诊断】

WHO 诊断标准

1. 主要标准 ①PMF 骨髓象；②克隆标记：JAK2V617F、MPLW515L/K 或其他；③需排除符合 WHO 对于 PV、PT、CML、MDS 的诊断标准者。

2. 次要标准 ①有核红细胞、幼稚细胞；②LDH 水平升高；③贫血；④脾大。

具有所有主要标准及两项次要标准者即可以诊断。

【鉴别诊断】

1. 慢性粒细胞白血病 白细胞计数明显升高，NAP 活性降低，Ph 染色体阳性，存在 BCR/ABL 基因重排。骨髓活检及骨髓 X 线检查有助于鉴别。

2. 继发性骨髓纤维化 慢性原发性骨髓纤维化需和各种原因引起的骨髓纤维化特别是恶性肿瘤骨转移、骨髓瘤、淋巴瘤等鉴别。主要鉴别点在于查找原发灶，骨髓活检找癌细胞。X 线表现为癌肿引起的骨硬化范围小，且不对称，并有显著的溶骨性改变等。

3. 各种原因引起的巨脾 慢性骨髓纤维化常有巨脾，部分病例外周血细胞减少，但不出现幼粒-幼红细胞，故易误诊为肝病合并肝硬化、肝纤维化并脾功能亢进，或诊断为原因不明的巨脾，甚至做手术切除。故对中年以上巨脾患者，应反复检查外周血象有无幼稚细胞，同时应及时行骨髓穿刺或活检以明确诊断。

【治疗】

1. 纠正贫血 严重贫血可输红细胞。如合并溶血，可用较大剂量泼尼松 60~80mg/d，口服，病情稳定后逐渐减量，用小剂量维持一段时间。辅助治疗可用琥珀酸亚铁 0.1g 口服，每日 3 次，叶酸 15~30mg/d，维生素 $B_6$ 250mg/d，口服。

2. 化学治疗 适用于白细胞和血小板明显增多、有显著脾大而骨髓造血障碍不很明显时，可用烷化剂治疗。一般采用小剂量羟基脲或白消安口服。

3. 脾切除指征 ①有脾大或脾梗死引起的压迫和疼痛症状，患者难以忍受；②无法控制的溶血；③并发食管静脉曲张破裂出血。脾切除后有使肝迅速增大或血小板增多、加重血栓性形成的可能，因而对脾切除应权衡利弊，慎重考虑。

4. 活性维生素 $D_3$ 骨化三醇（calcitriol）有抑制巨核细胞增殖并诱导髓细胞向单核及巨噬细胞转化的作用。

【预后】

病程为 1~20 年，肯定诊断后中位生存期为 5 年。本病近 20% 的患者最后演变为急性白血病。死因多为严重贫血、充血性心力衰竭、出血或反复感染、急性白血病转化、脾切除术后并发症等。

> **复习指导**
>
> 1. 骨髓增殖性肿瘤系造血多能干细胞克隆性增殖所引起的一组疾病，以骨髓某系细胞增殖为主。
>
> 2. 世界卫生组织（WHO）将 MPN 分为：慢性髓性白血病、慢性中性粒细胞白血病、慢性嗜酸性粒细胞白血病/高嗜酸性粒细胞综合征、真性红细胞增多症、原发性血小板增多症、原发性骨髓纤维化和 MPN 不能分类。
>
> 3. 上述各病症之间可共同存在或相互转化，最终可进展为骨髓衰竭或转化为急性白血病。
>
> 4. MPN 的近期治疗以防治并发症为主，治愈依赖于造血干细胞移植。

（刘建平）

# 第59章 脾功能亢进
chapter 59

> **学习要求**
>
> 学习原发性和继发性脾功能亢进的概念,熟记掌握继发性脾功能亢进的病因和发病机制;知晓脾功能亢进的临床表现、诊断及治疗原则。

脾功能亢进(hypersplenism)简称脾亢,是多种因素引起的以血细胞减少和脾肿大为主的综合征。

【病因和发病机制】

脾功能亢进分为原发性和继发性。原发性系指原因不明的脾功能亢进。继发性系指在原发疾病的基础上并发脾功能亢进,常见于多种不同类型的疾病。临床上以继发性脾功能亢进居多,原发性脾功能亢进少见。继发性脾功能亢进的常见病因包括:①感染性疾病。传染性单核细胞增多症、亚急性感染性心内膜炎、粟粒性肺结核、布鲁菌病、血吸虫病、黑热病及疟疾等。②免疫性疾病。自身免疫性溶血性贫血、类风湿关节炎的Felty综合征、系统性红斑狼疮及结节病等。③淤血性疾病。充血性心力衰竭、缩窄性心包炎、Budd-Chiari综合征、肝硬化、门静脉或脾静脉血栓形成等。④血液系统疾病。A.溶血性贫血:遗传性球形细胞增多症、地中海贫血及镰形细胞贫血等。B.浸润性脾大:各类急慢性白血病、淋巴瘤、骨髓增生性疾病及脂质贮积病、恶性组织细胞病及淀粉样变性等。⑤脾的疾病。脾淋巴瘤、脾囊肿及脾血管瘤等。⑥原发性脾大。发病原因不明。不同原因引起的脾大,经过红髓的血流比例将会增大,进而使滤血功能亢进。脾大时,大部分的血小板可阻留在脾,正常或异常的红细胞均能在脾阻留或破坏增加。循环血细胞减少,可引起骨髓造血代偿性增加。

【临床表现】

1. 原发疾病的表现。

2. 脾功能亢进本身的表现

(1)脾肿大:大多为轻度至中度增大,少数表现为巨脾,脾大可达盆腔,并越过中线。明显增大时产生左上腹沉重感,及因胃肠受压而出现消化系统的症状。如有左季肋部与呼吸相关的疼痛及摩擦感,往往提示脾梗死的可能。

(2)血细胞减少:可累及红系、粒系和巨核系。因外周血三系减少而产生贫血、感染和出血等临床表现。但多数患者虽白细胞或血小板数量减少,而感染或出血的表现并不严重。贫血、感染与出血的严重程度在继发性脾功能亢进时,还受到原发疾病的影响。如脾功能亢进伴有肝病变,可同时有肝功能减退和凝血功能障碍的表现,出血倾向严重。

【实验室和辅助检查】

1. 血象 红细胞、白细胞或血小板可以一系、两系乃至三系同时减少。血细胞减少与脾大程度不一定成比例。发生全血细胞减少时各系列细胞的减少程度也不一致,一般早期以白细胞和(或)血小板减少为主,晚期常发生全血细胞减少。贫血一般呈正常细胞正常色素性。白细胞减少则以中性粒细胞减少为主,淋巴细胞相对增多。

2. 骨髓象 呈增生活跃或明显活跃。如为全血细胞减少,则骨髓中相应三系的细胞均有增生;如外周血仅某一系或两系细胞减少,则骨髓中相应系的细胞增生,且一般均伴有相应系细胞的成熟障碍,如粒细胞系可见分叶核细胞减少,产血小板型巨核细胞减少。

【诊断】

因脾功能亢进以继发性多见,故诊断应包括两方面:脾功能亢进的诊断及原发疾患的诊断。①脾大,肋下未触及者,脾区 B 超显像检查可供临床参考;②红细胞、白细胞或血小板可以单一或同时减少;③增生性骨髓象;④脾切除后可以使血细胞数接近或恢复正常。诊断以前 3 项依据最重要。

【鉴别诊断】

脾功能亢进诊断方法很常用,腹腔彩超(或 CT)结合血常规检查,提示脾的体积增大同时伴有血细胞和(或)血小板计数减少,基本就可诊断。需要注意的是经常会有体检结果提示"脾增大",这是医师根据正常人平均值做出的判断,并不一定就表明脾功能亢进,需要结合临床做出诊断。此外 ECT,PET-CT 及病理活检等都是可以考虑的诊断途径。

【治疗】

首先应治疗原发病,若不能收效而原发病允许,可以考虑手术治疗。可采用脾区放射治疗、脾部分栓塞术或脾切除,其中又以脾切除术疗效最直接和确切。对继发性者,应首先治疗原发疾病,随着原发病的有效治疗,有时可使脾缩小,脾功能亢进减轻,甚至消失。若经治疗后脾功能亢进无改善且原发疾病也允许,可在治疗原发疾病的同时采用脾区放射治疗、脾部分栓塞术或脾切除术治疗,其中以脾切除术采用最多。

1. 脾切除术

(1)脾切除术的适应证:脾大明显,所造成的压迫症状明显;严重溶血性贫血;有门静脉血栓形成者;血小板减少而导致出血。因脾切除后血小板数量往往增加而易致血栓形成,故血小板数量正常或仅轻度减少者,一般不宜行脾切除术;白细胞极度减少并伴有反复感染者;原发性脾功能亢进者。

(2)脾切除的并发症:血栓形成和栓塞,常于术后数周至数月内发生。系由脾切除后血小板计数急剧增高所致。特别是卧床或老年患者,有引发血栓并发症的危险;感染,脾切除后,脾细胞的吞噬功能消失,抗体形成减少,细胞免疫与体液免疫均受影响,易合并感染,去除了保护性滤血器官,尤其在 5 岁以下儿童,发病率更高,且易发生致死性败血症,应严格掌握手术适应证;原发病的恶化。

2. 药物治疗  对于继发性的脾功能亢进,药物治疗主要针对原发病。比如感染得到控制,白血病得到缓解,门静脉高压降低等,脾功能亢进多数能够得到一定程度的缓解。但通过非手术治疗后依旧难以控制的脾大,因为没有特异性药物能够遏制,一旦造成重度贫血、血小板减少导致严重的出血等,外科或介入治疗则为首选的方式。

3. 介入治疗  目前以脾动脉栓塞为主,如果无法耐受手术治疗,通过创伤较小的介入治疗,不失为合适的选择。

【预后】

原发脾功能亢进者行脾切除术后,疾病可得以治愈,预后良好。继发性脾功能亢进者,脾切除近期效果是肯定的。但大部分脾功能亢进患者的预后往往与原发病直接相关。

**复习指导**

1. 继发性脾功能亢进是由于脾大而致外周血细胞减少的一种综合征,常见于肝硬化、疟疾、结核、类风湿关节炎等。

2. 明确脾功能亢进的病因对疗效十分重要,不同原发疾病所致的脾功能亢进在临床上以治疗原发病为主。

3. 脾功能亢进的治疗包括外科、内科多种措施。目前主要方法有脾切除术、药物治疗及介入治疗。脾切除术的适应证有脾大明显,所造成的压迫症状明显;严重溶血性贫血;有门静脉血栓形成者;血小板减少而导致出血;白细胞极度减少并伴有反复感染者;原发性脾功能亢进者。

(刘建平)

# 第60章 出血性疾病
## chapter 60

> **学习要求**
>
> 学习出血性疾病的概念以及正常止血机制的三要素,能够对内、外源性凝血途径启动因素的区别加以判断。

凝血系统是促凝蛋白与抗凝蛋白维持相互平衡,并与血小板和血管内皮相互作用共同形成的一个复杂网络,最终结果是防止出血和抑制血栓形成。当凝血系统平衡被打破时,血液可自血管外流或渗出。此时,机体将通过系列生理性反应促进出血停止,即止血。由于止血功能缺陷而引起的以自发性或血管损伤后异常出血为特征的疾病称为出血性疾病。

【正常止血机制】

正常的止血机制:包括血管因素、血小板因素和凝血因素。

1. 血管因素 血管收缩是人体对出血的初期生理性反应。血管受损时,血管发生反射性收缩,出现管腔变窄、破损伤口缩小、甚至闭合使血流减少。

正常情况下,血管内皮系统作为一个屏障,在防止出血或促发凝血瀑布中起着重要作用,包括:①释放血管性血友病因子(von Willbrand factor,vWF),介导血小板在损伤部位黏附和聚集;②释放组织因子(tissue factor,TF),启动外源性凝血途径;③基底胶原暴露,激活凝血因子Ⅻ(FⅫ),启动内源性凝血途径;④释放组织因子途径抑制物(tissue factor pathway inhibitor,TFPI)和抗凝血酶Ⅲ等抗凝物质。

2. 血小板因素 血管受损时,血小板可以通过多种途径参与止血过程,包括:①黏附功能,血小板膜糖蛋白Ib(GPⅠb)作为受体,通过vWF的介导作用,使血小板黏附于受损内皮下的胶原纤维,形成血小板血栓;②聚集功能,血小板膜糖蛋白Ⅱb、Ⅲa(GPⅡb、Ⅲa),通过纤维蛋白原互相桥连,形成血小板聚集体;③释放功能,血小板聚集后,进一步活化和分泌多种促进血管收缩的活性物质,如血栓烷$A_2$(TXA$_2$)、血小板第3因子(PF3)等。

3. 凝血因素 当血管损伤时,TF和胶原发生暴露,并在PF3参与下,激活外源及内源性凝血途径,经过系列酶解反应形成纤维蛋白血栓,镶嵌于血管损伤部位,以促进止血。此外,凝血过程中凝血酶的形成也促进了血液凝固。

【凝血机制】

血液凝固是一系列复杂的酶促反应过程,需要多种凝血因子的参与,其实质是血浆中的可溶性纤维蛋白原转变成不溶性的纤维蛋白的过程。

目前已知直接参与人体凝血过程的凝血因子有14个,其命名、生成部位、主要生物学特征及正常血浆浓度,见表60-1。

表 60-1  血浆凝血因子的名称及特性

| 凝血因子 | 同义名 | 合成部位 | 血浆中浓度(mg/L) | 血清中 | 储存稳定性 | 半衰期(h) |
|---|---|---|---|---|---|---|
| I | 纤维蛋白原 | 肝、巨核细胞 | 2 000～4 000 | 无 | 稳定 | 90 |
| II | 凝血酶原 | 肝 | 150～200 | 无 | 稳定 | 60 |
| III | 组织因子 | 组织、内皮细胞、单核细胞 | 0 | | | |
| IV | 钙离子 | | 90～110 | | 稳定 | 稳定 |
| V | 易变因子(前加速素) | 肝 | 50～100 | 无 | 不稳定 | 12～15 |
| VII | 稳定因子(前转变素) | 肝 | 0.5～2.0 | 有 | 不稳定 | 6～8 |
| VIII | 抗血友病球蛋白(AHG) | 肝、脾、巨核细胞 | 0.1 | 无 | 不稳定(冷冻稳定) | 8～12 |
| IX | 血浆凝血活酶成分(PTC), christmas因子 | 肝 | 3～4 | 有 | 稳定 | 12～24 |
| X | Stuart-Prowe因子 | 肝 | 6～8 | 有 | 尚稳定 | 48～72 |
| XI | 血浆凝血活酶前质(PTA) | 肝 | 4～6 | 有 | 稳定 | 48～84 |
| XII | 接触因子,Hageman因子 | 肝 | 2.9 | 有 | 稳定 | 48～52 |
| XIII | 纤维蛋白稳定因子 | 肝、巨核细胞 | 2.5 | 无 | 稳定 | 48～52 |
| PK | 激肽释放酶原(前激肽释放酶) | 肝 | 1.5～5.0 | 有 | 稳定 | 35 |
| HMWK | 高分子量激肽原 | 肝 | 7.0 | 有 | 稳定 | 144 |

1. 凝血酶原复合物的形成　凝血酶原复合物的形成过程可分为外源性和内源性两种途径,主要区别在于启动方式及参与的凝血因子不同。近年来研究认为,在病理性凝血过程中,外源性凝血途径起着更加重要的作用,且两条凝血途径并不是完全独立而是相互密切联系的。

(1)外源性凝血途径:当血管损伤时,来自血液之外的组织因子(TF)释放入血,与FVII或FVIIa在钙离子($Ca^{2+}$)参与下,形成TF/FVII或TF/FVIIa复合物,继而激活FX。

(2)内源性凝血途径:当血管内皮损伤时,内皮下胶原暴露,FXII与带负电荷的胶原接触而激活,转变为FXIIa。FXIIa激活FXI。在$Ca^{2+}$参与下,FXIa激活FIXa。FIXa、FVIII:C及PF3在$Ca^{2+}$参与下形成复合物,激活FX。

上述两种途径激活FX后,凝血过程即进入共同途径。在$Ca^{2+}$参与下,FXa、FV与PF3形成复合物,即凝血活酶形成。

2. 凝血酶生成　血浆中无活性的凝血酶原在凝血活酶的作用下,转变为蛋白分解活性极强的凝血酶。凝血酶形成是凝血瀑布反应中的关键环节,除参与凝血反应外,还有多种作用,如:①反馈性加速凝血酶原向凝血酶的转变;②诱导血小板进一步聚集,加速活化及释放反应;③激活因子XII;④激活纤溶酶原,增强纤维蛋白溶解活性;⑤激活因子XIII。

3. 纤维蛋白生成　在凝血酶作用下,纤维蛋白原依次裂解,释出肽A、肽B,形成纤维蛋白单体,单体自动聚合,形成不稳定性纤维蛋白,再经FXIIIa的作用,形成稳定性交联纤维蛋白。

【抗凝和纤维蛋白溶解机制】

除凝血系统外,人体还存在抗凝及纤溶系统。

1. 抗凝系统的组成及作用

(1) 丝氨酸蛋白酶抑制物：血浆中含有多种丝氨酸蛋白酶抑制物，主要有抗凝血酶Ⅲ（AT-Ⅲ）、C1 抑制物、$\alpha_1$-抗胰蛋白酶、$\alpha_2$-抗纤溶酶、$\alpha_2$ 巨球蛋白以及肝素辅因子Ⅱ等。AT-Ⅲ是体内最重要的抗凝物质，由肝及血管内皮细胞产生，主要是灭活 FXa 及凝血酶，对其他丝氨酸蛋白酶如 FⅨa、ⅪⅠa、FⅫa 等也有灭活作用，其抗凝活性与肝素相关。

(2) 蛋白 C 系统：主要由 PC、PS、TM 等组成。PC、PS 为维生素 K 依赖性因子，在肝内合成。TM 主要存在于血管内皮细胞表面。凝血酶与 TM 以 1∶1 形成复合物，裂解 PC，形成活化的 PC（APC），APC 以 PS 为辅助因子，通过灭活 FV 及 FⅧ起抗凝作用。

(3) 组织因子途径抑制物（TFPI）：为一种对热稳定的二价糖蛋白。TFPI 抗凝机制为：①直接对抗 FXa；②在 $Ca^{2+}$ 参与下，拮抗 TF/FⅦa 复合物的促凝活性。

(4) 肝素：为酸性黏多糖，主要由肥大细胞和嗜碱性粒细胞产生，在肺、心、肝、肌肉组中含量较丰富。抗凝作用主要是通过增强抗凝血酶Ⅲ的活性，从而间接抑制抗 FXa 及凝血酶。

**临床提示** 临床上患者体内动、静脉血栓形成时常常应用肝素进行抗凝治疗，并监测 APTT 判断疗效。

2. 纤维蛋白溶解系统的组成与激活

(1) 组成

①纤溶酶原（PLG）和纤溶酶：一种单链糖蛋白，主要在脾、嗜酸性粒细胞及肾等部位生成。纤溶酶原激活后转变为具有降解纤维蛋白活性的纤溶酶。

②组织型纤溶酶原活化剂（t-PA）：体内主要的纤溶酶原激活剂，在内皮细胞合成。

③尿激酶型纤溶酶原激活剂（u-PA）：亦称尿激酶（UK）。主要存在形式为前尿激酶（pro-UK）和双链尿激酶型纤溶酶原激活剂，临床上已很少应用。

④纤溶酶抑制物：主要包括 $\alpha_2$-纤溶酶抑制剂（$\alpha_2$-PI）、$\alpha_1$-抗胰蛋白酶及 $\alpha_2$-抗纤溶酶（$\alpha_2$-AP）等数种。有抑制 t-PA、纤溶酶等作用。

(2) 纤溶系统激活

①内源性途径：与内源性凝血过程相关。当 FⅫ被激活时，前激肽释放酶经 FⅫa 作用转化为激肽释放酶，后者使纤溶酶原转变为纤溶酶，启动纤溶过程。

②外源性途径：血管内皮及组织受损伤时，t-PA 或 u-PA 释入血流，裂解纤溶酶原，使之转变为纤溶酶，激活纤溶系统。

作为一种丝氨酸蛋白酶，纤溶酶作用于纤维蛋白（原），使之降解为小分子多肽 A、B、C 及一系列碎片，称之为纤维蛋白（原）降解产物（FDP）。

【出血性疾病分类】

1. 血管壁异常

(1) 先天性或遗传性：①遗传性出血性毛细血管扩张症；②家族性单纯性紫癜。

(2) 获得性：①过敏：如过敏性紫癜；②感染：如败血症；③化学物质及药物：如药物性紫癜；④代谢及内分泌障碍：如糖尿病、Cushing 病；⑤营养不良：如维生素 C 及 PP 缺乏症；⑥其他：如结缔组织病、机械性紫癜等。

2. 血小板异常

(1) 血小板减少。①血小板生成减少：如再生障碍性贫血、骨髓增生异常综合征、白血病、放疗及化疗后的骨髓抑制以及恶性肿瘤骨髓转移浸润等；②血小板破坏过多：多与免疫反应等有关，如原发免疫性血小板减少症（ITP）、CTD 继发的免疫性血小板减少症等；③血小板消耗过度：如弥散性血管内凝血（DIC）、血栓性血小板减少性紫癜等；④血小板分布异常：如脾功能亢进等。

(2) 血小板增多。①原发性：如骨髓增殖性肿瘤；②继发性：如脾切除术后。

(3) 血小板质量异常。①遗传性：黏附功能障碍-巨大血小板综合征；聚集功能障碍-血小板无力症；分泌功能障碍-储存池病。②获得性：由感染、药物、尿毒症、异常球蛋白血症等引起。

3. 凝血异常

(1) 先天性或遗传性：①血友病 A、B 及遗传性 FⅪ缺乏症。②遗传性凝血酶原、FV、FⅦ、FX 缺乏症、遗传性纤维蛋白原缺乏及减少症、遗传性 FⅫ缺乏及减少症、血管性血友病。

(2) 获得性：①肝病；②维生素 K 缺乏症；③抗磷脂综合征；④抗因子Ⅷ、Ⅸ抗体形成；⑤尿毒症性凝血异常等。

4. 抗凝及纤维蛋白溶解异常　主要为获得性疾病。包括①药物过量或毒物中毒：肝素、香豆素类药物、溶栓药物、鼠药等；②蛇咬伤、水蛭咬伤；③异常循环抗凝物质产生。

【出血性疾病诊断】

1. 病史　①出血特征：包括年龄、部位、持续时间、出血量、有否外伤或手术后迟发性出血、有否同一部位反复出血等。血管、血小板异常多表现为皮肤、黏膜出血，而凝血因子缺乏多表现为深部关节或肌肉出血。②出血诱因：是否为自发性，以及与手术、创伤及接触或使用药物的关系等。③基础疾病：如肝病、肾病、消化系统疾病、糖尿病、免疫性疾病等。④家族史：父系、母系及近亲家族有否类似疾病或出血病史。⑤其他：饮食、营养状况、职业及环境等。

2. 体格检查　①出血特征：出血范围、部位，有无血肿等深部出血、伤口渗血，分布是否对称等。②相关疾病体征：有无合并贫血，肝、脾、淋巴结肿大，黄疸，蜘蛛痣，腹水，水肿，关节畸形，皮肤异常扩张的毛细血管团等。③一般体征：如心率、呼吸、血压、末梢循环状况等。

3. 实验室检查　应根据筛选、确诊及特殊试验的顺序进行。

(1) 筛选试验。①血管异常：出血时间(BT)，毛细血管脆性试验。②血小板异常：血小板计数，血块收缩试验，毛细血管脆性试验及 BT。③凝血异常：活化部分凝血活酶时间(APTT)，凝血酶原时间(PT)，凝血酶时间(TT)等。

(2) 确诊试验。①血管异常：血 vWF 及 TM 测定等。②血小板异常：血小板数量、形态，平均体积(MPV)，血小板功能试验等。③凝血异常：第一阶段测定 FⅫ、Ⅺ、X、Ⅸ、Ⅷ、Ⅶ、V 及 TF 等抗原及活性。第二阶段测定凝血酶原抗原及活性。第三阶段测定纤维蛋白原、异常纤维蛋白原、纤维蛋白单体、血(尿)纤维蛋白肽 A(FPA)、FⅫ抗原及活性等。④抗凝异常：包括 AT 抗原及活性或凝血酶-抗凝血酶复合物(TAT)测定；PC、PS 及 TM 测定；FⅧ：C 抗体测定；狼疮抗凝物或心磷脂类抗体测定。⑤纤溶异常：包括鱼精蛋白副凝(3P)试验；血、尿 FDP 测定；D-二聚体测定；纤溶酶原测定；t-PA、纤溶酶原激活物抑制物(PAI) 及纤溶酶-抗纤溶酶(PIC)等测定。

4. 诊断步骤　按照先常见病、后少见病及罕见病、先易后难、先普通后特殊的原则，进行程序性诊断。首先，确定是否属出血性疾病范畴；其次，判断是血管、血小板异常，还是凝血障碍性疾病；再次，判断是数量异常或质量缺陷；最后，通过病史、家系调查及某些特殊检查，确定为先天性、遗传性或获得性。若为先天或遗传性疾病，必要时行分子生物学检测以确定病因及发病机制。

【治疗】

1. 病因防治　遗传性出血性疾病目前尚无法根治，病因防治主要适用于获得性出血性疾病。

(1) 防治基础疾病：如控制自身免疫性疾病、慢性感染，积极治疗肝病、肾病等。

(2) 避免接触、使用可加重出血的药物：如血管性血友病、血小板功能缺陷症等，应避免使用阿司匹林、吲哚美辛、噻氯匹定等抗血小板药物。凝血障碍所致如血友病等，应慎用抗凝药，如华法林、肝素等。

2. 止血治疗

(1) 补充或替代治疗：紧急情况下可输入新鲜血浆或新鲜冷冻血浆行替代治疗。此外，血小板悬液、纤维蛋白原、凝血酶原复合物、冷沉淀物、因子Ⅷ等，亦可根据病情予以补充。

(2) 止血药物：①收缩血管、改善血管通透性，如曲克芦丁、垂体后叶素、维生素 C 及糖皮质激素等。②补充合成凝血因子相关成分，如维生素 $K_1$、维生素 $K_3$、维生素 $K_4$ 等。③使用抗纤溶药物，如氨基己酸(EACA)、氨甲苯酸(PAMBA)、抑肽酶等。④促进凝血因子释放的药物，如去氨加压素(1-脱氨-8-精氨酸加压素，DDAVP)促进血管内皮细胞释放 vWF，可改善血小板黏附、聚集功能，并有稳定和提高血浆 FⅧ：C 的作用。⑤局部止血药物，如凝血酶、巴曲酶及吸收性明胶海绵等。

(3) 促血小板生成的药物：包括血小板生成素（TPO）、白介素Ⅱ（ILⅡ）等。

(4) 局部处理：局部加压包扎、固定及手术结扎局部血管等。

3. 其他治疗　①基因疗法：适用于某些先天性出血性疾病，如血友病等。②抗凝及抗血小板药物：如肝素、华法林、阿司匹林等可发挥一定的止血作用。③血浆置换：重症 ITP、TTP 等，通过血浆置换去除抗体或相关致病因素。④手术治疗：包括脾切除、血肿清除、关节成型及置换等。⑤中医中药。

### 复习指导

1. 出血性疾病是由止血功能缺陷而引起的以自发性或血管损伤后异常出血为特征的疾病。
2. 正常的止血机制包括血管因素、血小板因素和凝血因素三方面。

（闫振宇　陈乃耀）

# 第61章 紫癜性疾病

chapter 61

> **学习要求**
>
> 学习紫癜的发病诱因、临床特征,知晓原发免疫性血小板减少症的发病机制、诊断标准和治疗原则。能够在临床上诊断和鉴别诊断紫癜性疾病,并给予正确处理。

紫癜(purpura)是由血小板数量减少、凝血因子缺乏、血小板功能异常及血管异常等因素引起的血细胞从毛细血管内向外流出,进入皮肤或皮下组织引起的损害,包括:血管性紫癜(vascular purpura)和血小板性紫癜(thrombocytic purpura)。临床上以皮肤、黏膜出血为特征。

> **临床提示** 以紫癜、腹痛、关节炎、肾炎为临床特征,可同时伴发血管神经性水肿、荨麻疹等其他过敏表现,但血小板一般正常。

## 第一节 过敏性紫癜

过敏性紫癜(allergic purpura)是一种常见的血管变态反应性疾病,本病多见于青少年,男性发病略多于女性,春、秋季发病较多。

【病因和发病机制】

1. 病因  尚不明确,可能的致病因素有以下情况。

(1)感染:①细菌。主要为β溶血性链球菌,以呼吸道感染最为多见。②病毒。多见于发疹性病毒感染,如麻疹、水痘、风疹等。③其他。寄生虫感染。

(2)食物  是人体对异种蛋白过敏所致,如鱼、虾、蟹、蛋、鸡、牛奶等。

(3)药物  ①抗生素类。青霉素(包括半合成青霉素如氨苄西林等)及头孢菌素类抗生素等。②解热镇痛药。水杨酸类、保泰松、吲哚美辛及奎宁类等。③其他药物。磺胺类、异烟肼、阿托品及利尿药等。

(4)其他  花粉、尘埃、菌苗或疫苗接种、虫咬、受凉及寒冷刺激等。

2. 发病机制  本病的主要病理变化为血管炎。病理学检查通常显示浅表真皮层和肠组织的前毛细血管动脉和后毛细血管静脉急性血管炎。免疫荧光染色显示受累动脉壁有IgA沉积,肾受累者显示肾小球系膜血管IgA沉积,3/4的病人紫癜后可出现含IgA的循环免疫复合物,随后出现补体,以及IgA、IgM、IgG免疫复合物。有明显血尿的紫癜患者,可检测出抗系膜细胞抗原的IgG型自身抗体。

【临床表现】

多数患者发病前 1～3 周有全身不适、低热、乏力及上呼吸道感染等前驱症状,随之出现典型临床表现,临床症状及体征如下。

1. 皮肤型(紫癜型)　为最常见的类型。主要表现为皮肤紫癜,累及部位以四肢远端和臀部多见,躯干部少见。紫癜的特点:①紫癜大小不等,常反复发生;②对称分布;③初呈深红色,按之不褪色,可融合成片形成瘀斑,数日内渐变成紫色、黄褐色、淡黄色;④一般 1～2 周逐渐消退;⑤可伴发皮肤水肿、荨麻疹。

2. 腹型(Henoch 型)　部分患者出现消化道症状,多于皮疹出现的一周内出现,主要表现为阵发性脐周绞痛,可伴有恶心、呕吐、呕血、腹泻及黏液便、便血等。腹痛也可出现于下腹或全腹,发作时可因腹肌紧张及明显压痛、肠鸣音亢进而误诊为外科急腹症。在幼儿可因肠壁水肿、蠕动增强等而致肠套叠。

3. 关节型(Schönlein 型)　约 1/3 患者出现关节及关节周围肿胀、疼痛和触痛。多发生于膝、踝、肘、腕等大关节,呈游走性、反复性发作,经数日而愈,不遗留关节畸形。

4. 肾型　过敏性紫癜肾炎的发生率约为 30%,一般病情较为严重,可出现蛋白尿和血尿。肾损害多于紫癜出现 1 周后发生,亦可延迟出现。多在 3～4 周恢复,有 10%～20% 患者可出现进行性肾功能损害、甚至肾衰竭。

5. 混合型　皮肤紫癜合并上述两种以上临床表现。

6. 其他　少数本病患者还可因病变累及眼部、脑及脑膜血管而出现视神经萎缩、虹膜炎、视网膜出血及水肿,及中枢神经系统相关症状、体征。

【辅助检查】

本病缺乏特异性实验室检查。常用的如下:

1. 毛细血管脆性试验　半数以上阳性,毛细血管镜可见毛细血管扩张、扭曲及渗出性炎症反应。

2. 尿常规检查　肾型或混合型可有血尿、蛋白尿、管型尿。

3. 血小板计数、功能及凝血相关检查　除 BT 可能延长外,血小板计数、出凝血时间均正常。

4. 肾功能　部分患者可出现程度不等的肾功能受损,如血尿素氮升高、内生肌酐清除率下降等。

5. 其他　部分患者急性期血清 IgA、IgM 升高,ESR 可增快,CRP 增高等。

【诊断和鉴别诊断】

1. 诊断要点　①发病前 1～3 周有低热、咽痛、乏力或上呼吸道感染等非特异症状;②典型四肢皮肤紫癜,或伴腹痛、关节肿痛及血尿;③血小板计数、功能及凝血相关检查正常;④排除其他原因所致的血管炎及紫癜。

2. 鉴别诊断　需要鉴别的疾病:①原发免疫性血小板减少症;②单纯性紫癜;③风湿性关节炎;④IgA 肾病、肾小球肾炎、系统性红斑狼疮(SLE);⑤腹部症状明显者需与外科急腹症鉴别。

【治疗】

1. 消除致病因素　包括防治上呼吸道感染,清除局部病灶(如咽、扁桃体炎等),驱除肠道寄生虫,避免可能致敏的食物及药物等。

2. 一般治疗　对于轻症患者,支持治疗即可,包括卧床休息,注意水、电解质平衡及营养。较为严重者,可给予药物治疗。主要药物有:①抗组胺药。盐酸异丙嗪、氯苯那敏(扑尔敏)、阿司咪唑(息斯敏)、去氯羟嗪(克敏嗪)、西米地丁及静脉注射钙剂等。②改善血管通透性药物。维生素 C、曲克芦丁、卡巴克络等。维生素 C 以大剂量(5～10g/d)静脉注射疗效较好,持续用药 5～7d。

3. 糖皮质激素　糖皮质激素有抑制抗原抗体反应、减轻炎症渗出、改善血管通透性等作用。一般用泼尼松 0.5～1mg/(kg·d),顿服或分次口服。一般疗程 2～3 周,肾型者可酌情延长。

4. 对症治疗　腹痛较重者可予阿托品或山莨菪碱(654-2)口服或皮下注射;关节痛可酌情用止痛药;呕吐严重者可用止吐药;伴发呕血、血便者,可用奥美拉唑等治疗。

5. 其他　如上述治疗效果不佳或近期内反复发作者,可酌情使用。①免疫抑制剂:如硫唑嘌呤、环孢素、环磷酰胺等;②中医中药:以凉血、解毒、活血化瘀为主,适用于慢性反复发作或肾型患者。

【预后】

本病病程一般在2周左右。多数预后良好,少数肾型患者预后较差,可转为慢性肾炎或肾病综合征。

## 第二节 原发免疫性血小板减少症

原发免疫性血小板减少症(primary immune thrombocytopenia,ITP),既往亦称特发性血小板减少性紫癜,是临床上最常见的获得性出血性疾病。成人发病率为(5~10)/10万,女性略多见,65岁以上老年发病率有升高趋势。

【病因和发病机制】

目前认为,其主要发病机制:①体液和细胞免疫介导的血小板过度破坏;②体液和细胞免疫介导的巨核细胞数量和质量异常,血小板生成不足。

> **临床提示** ITP以皮肤黏膜出血为主,严重者可有内脏出血,甚至颅内出血。但部分患者仅有血小板减少,而无出血症状。

ITP的病因迄今未明,可能与发病相关的因素如下:

1. 感染  细菌或病毒感染与ITP的发病有密切关系:①急性ITP患者,在发病前2周左右常有上呼吸道感染史;②慢性ITP患者,常因感染而致病情加重。

2. 免疫因素  将ITP患者血浆输给健康受试者可造成后者一过性血小板减少。50%~70%的ITP患者血浆和血小板表面可检测到血小板膜糖蛋白特异性自身抗体。目前认为自身抗体致敏的血小板被单核-巨噬细胞系统过度吞噬破坏是ITP发病的主要机制。

3. 脾  脾是自身抗体产生的主要部位,也是血小板破坏的重要场所。

4. 其他因素  鉴于ITP在女性多见,且多发于40岁以前,推测本病发病可能与雌激素有关。现已发现,雌激素可能有抑制血小板生成和(或)增强单核-巨噬细胞系统对与抗体结合的血小板吞噬的作用。

【临床表现】

1. 起病方式  儿童患者多起病急骤,且多数患者发病前1~2周有上呼吸道等感染史,特别是病毒感染史。部分患者可有畏寒、寒战、发热。成人多起病隐匿,多在常规查体时发现。

2. 出血

(1)皮肤、黏膜出血:全身皮肤瘀点、紫癜、瘀斑,严重者可有血泡及血肿形成。鼻出血、牙龈出血、口腔黏膜及舌出血常见,损伤及注射部位可渗血不止或形成大小不等的瘀斑。

(2)内脏出血:当血小板计数低于$20×10^9/L$时,可出现内脏出血,如呕血、黑粪、咯血、尿血、阴道出血等,颅内出血(含蛛网膜下腔出血)可致剧烈头痛、意识障碍、瘫痪及抽搐,是本病致死的主要原因。

(3)其他:出血量过大,可出现程度不等的贫血、血压降低甚至失血性休克。长期月经过多可出现失血性贫血。病程半年以上者,部分可出现轻度脾肿大。

【实验室检查】

1. 血小板  ①血小板计数减少;②血小板平均体积偏大;③出血时间延长;④血块收缩不良。血小板的功能一般正常。

2. 骨髓象  ①骨髓巨核细胞数量轻度增加或正常,或有成熟障碍;②有血小板形成的巨核细胞显著减少(<30%);③红系及粒、单核系正常。

3. 血小板生存时间  90%以上的患者血小板生存时间明显缩短。

4. 其他  可有程度不等的正常细胞或小细胞低色素性贫血。少数可发现自身免疫性溶血的证据(Evans综合征)。

【诊断和鉴别诊断】

1. ITP诊断  ITP诊断是临床排除性诊断，其诊断要点如下：

(1) 至少2次检查血小板计数减少，血细胞形态无异常。

(2) 脾一般不增大。

(3) 骨髓检查：巨核细胞数增多或正常、有成熟障碍。

(4) 须排除其他继发性血小板减少症，如自身免疫性疾病、甲状腺疾病、药物诱导的血小板减少、淋巴系统增殖性疾病、骨髓增生异常[再生障碍性贫血（AA）和骨髓增生异常综合征（MDS）]、恶性血液病、慢性肝病、脾功能亢进、血小板消耗性减少、妊娠血小板减少、感染等；排除假性血小板减少以及先天性血小板减少等。

(5) 诊断ITP的特殊实验室检查：①血小板抗体的检测。MAIPA法检测抗原特异性自身抗体的特异性高，可以鉴别免疫性与非免疫性血小板减少，有助于ITP的诊断。主要应用于下述情况：骨髓衰竭合并免疫性血小板减少；一线及二线治疗无效的ITP患者；药物性血小板减少；复杂的疾病（罕见），如单克隆丙种球蛋白血症和获得性自身抗体介导的血小板无力症，但该实验不能鉴别疾病的发生是原发还是继发。②血小板生成素（TPO）水平检测：TPO不作为ITP的常规检测，可以鉴别血小板生成减少（TPO水平升高）和血小板破坏增加（TPO正常），从而有助于鉴别ITP与不典型AA或低增生性MDS。

2. 分期按疾病发生的时间及其治疗情况

(1) 新诊断的ITP：指确诊后3个月以内的ITP患者。

(2) 持续性ITP：指确诊后3～12个月血小板持续减少的ITP患者，包括没有自发缓解的患者或停止治疗后不能维持完全缓解的患者。

(3) 慢性ITP：指血小板减少持续超过12个月的ITP患者。

(4) 重症ITP：指PLT$<10\times10^9$/L，且就诊时存在需要治疗的出血症状或常规治疗中发生新的出血症状，且需要采用其他升高血小板药物治疗或增加现有治疗的药物剂量。

(5) 难治性ITP：指满足以下3个条件的患者。①脾切除后无效或者复发；②仍需要治疗以降低出血的危险；③除外其他原因引起的血小板减少症，确诊为ITP。

3. 鉴别诊断  本病的确诊需排除继发性血小板减少症，如再生障碍性贫血、脾功能亢进、MDS、白血病、SLE、药物性免疫性血小板减少等。本病与过敏性紫癜不难鉴别。

【治疗】

1. 治疗原则

(1) 成人ITP患者PLT$\geqslant30\times10^9$/L，无出血表现，且不从事增加患者出血危险的工作或活动，发生出血的危险性比较小的患者，可予观察和随访。

(2) 下述的危险因素增加出血风险：①随着患者年龄增加和患病时间延长，出血风险加大；②血小板功能缺陷；③凝血因子缺陷；④未被控制的高血压；⑤外科手术或外伤；⑥感染；⑦必须服用阿司匹林、非甾体类抗炎药、华法林等抗凝药物。

(3) 若患者有出血症状，无论此时血小板减少程度如何，都应该积极治疗。在下列临床过程中，血小板计数的参考值分别为：口腔科检查$\geqslant20\times10^9$/L；拔牙或补牙$\geqslant30\times10^9$/L；小手术$\geqslant50\times10^9$/L；大手术$\geqslant80\times10^9$/L；自然分娩：$250\times10^9$/L；剖宫产$>180\times10^9$/L。

2. 紧急治疗  重症ITP患者（PLT$<10\times10^9$/L），伴胃肠道、泌尿生殖系统、中枢神经系统或其他部位的活动性出血或需要急诊手术时，应迅速提高患者PLT（$>50\times10^9$/L）。对于病情十分危急，须立即提升血小板计数的患者应给予随机供者的血小板输注，还可选用静脉输注丙种球蛋白和（或）甲泼尼龙。其他治疗措施包括停用抑制血小板功能的药物、控制高血压、局部加压止血、口服避孕药控制月经过多，以及应用纤溶抑制剂（如氨甲环酸、6-氨基己酸）等。

3. 新诊断ITP的一线治疗

(1) 肾上腺糖皮质激素：泼尼松剂量从1.0 mg/(kg·d)开始，分次或顿服，病情严重的患者用等效剂量的地塞米松、甲泼尼龙等非胃肠道给药方式,待病情好转时改为口服。稳定后剂量逐渐减少到 5~10 mg/d 维持 3~6 个月。泼尼松治疗 4 周,仍无反应,说明泼尼松治疗无效,应迅速减量至停用。在糖皮质激素治疗时要充分考虑到药物长期应用可能出现的不良反应,如骨质疏松、股骨头坏死,应及时进行检查并给予二膦酸盐作预防治疗。还可出现高血压、糖尿病、急性胃黏膜病变等不良反应,也应及时检查处理。另外,HBV-DNA 复制水平较高的患者应慎用糖皮质激素,其治疗参照"中国慢性乙型肝炎防治指南"。

(2)IVIg 治疗:①ITP 的紧急治疗;②不能耐受肾上腺糖皮质激素或者拟行脾切除术的术前准备;③合并妊娠或分娩前;④部分慢作用药物(如达那唑或硫唑嘌呤)发挥疗效之前。常用剂量 400mg/(kg·d)×5d;或 1.0g/(kg·d),用 1d,严重者连用 2d,必要时重复。IVIg 慎用于 IgA 缺乏患者、糖尿病患者和肾功能不全患者。

4. 成人 ITP 患者的二线治疗

(1)脾切除:在脾切除前,必须对 ITP 的诊断作出重新评价。脾切除的指征:正规糖皮质激素治疗 4~6 周无效;泼尼松治疗有效,但维持剂量 >30 mg/d;有使用糖皮质激素的禁忌证(年龄 <16 岁;妊娠早期和晚期;因其他疾病不能手术)。对于切脾治疗无效或最初有效随后复发的患者应进一步检查是否存在副脾。

(2)药物治疗:①硫唑嘌呤:常用剂量为 100~150 mg/d,分 2~3 次口服,根据患者白细胞计数调整剂量。不良反应为骨髓抑制、肝肾损害。②环孢素:常用剂量为 5mg/(kg·d),分 2 次口服,根据血药浓度调整剂量。不良反应包括肝肾损害、齿龈增生、毛发增多、高血压、癫痫等,用药期间应监测肝、肾功能。③达那唑:常用剂量为 400~800 mg/d,分 2~3 次口服,该药起效慢,需持续使用 3~6 个月。与肾上腺糖皮质激素联合,可减少肾上腺糖皮质激素用量。达那唑的不良反应主要为肝功能损害,月经减少。偶有毛发增多,停药后可恢复。对月经过多者尤为适用。④利妥昔单抗:剂量为 375 mg/m²,静脉滴注,每周 1 次,共 4 次。一般在首次注射 4~8 周起效。⑤其他:如 TPO 和 TPO 受体激动剂,长春碱类等药物。

## 第三节 血栓性血小板减少性紫癜

血栓性血小板减少性紫癜(thrombotic thrombocytopenic purpura,TTP)是一种相对少见的弥散性血栓性微血管病。该病多见于 30~40 岁的成人,女:男比例约为 2:1。

【病因和发病机制】

多数获得性 TTP 病因不明,少数继发于自身免疫性疾病、药物、严重感染、妊娠、肿瘤、造血干细胞移植等。

发病机制为体内血管性血友病因子裂解酶(vWF-CP)缺乏或活性降低,不能正常降解超大分子 vWF(UL-vWF),聚集的 UL-vWF 促进血小板黏附与聚集,在微血管内聚集"结块",导致血小板血栓形成,血小板消耗性减少,继发出血,微血管管腔狭窄,红细胞破坏,受累组织器官损伤或功能障碍。遗传性 TTP 患者多为基因突变所致的 vWF-CP 缺乏和活性降低;获得性 TTP 患者存在抗 vWF-CP 自身抗体。

**临床提示** TTP 以典型的五联征为特征:即血小板减少、微血管病性溶血性贫血、神经精神症状、肾损害和发热。

【临床表现】

TTP 可发生于任何年龄,多为 15~50 岁,女性多见。最常见的临床表现为出血和神经精神症状。以皮肤紫癜和视网膜出血为最常见的出血部位,严重者可发生内脏及颅内出血。神经精神症状可表现为头痛、意识紊乱、淡漠、失语、惊厥、视力障碍、谵妄和偏瘫等。微血管病性溶血表现为皮肤、巩膜黄染,尿色加深。肾受累可出现蛋白尿、血尿和肾功能损害。部分患者可出现发热,少数患者可出现心脏传导异常、心肌梗死、胰腺炎性腹痛等,并非所有患者均具有五联征表现。

TTP根据有无病因分为原发性TTP和继发性TTP；根据有无遗传背景分为遗传性TTP和获得性TTP；也可根据起病急缓和病程分为急性和慢性。

【辅助检查】

1. 血象　可有不同程度贫血，网织红细胞升高，血涂片显示红细胞嗜多色性，点彩样红细胞，有核红细胞及红细胞碎片，破碎红细胞大于2%；血小板常低于$50×10^9$/L。

2. 溶血　以血管内溶血为特征，可见结合珠蛋白降低，血清胆红素升高，LDH升高，血红蛋白尿等表现。

3. 出凝血检查　出血时间延长，血块退缩不良。一般无典型DIC实验室改变。vWF多聚体分析可见UL-vWF。PT和APTT多正常。

4. 血管性血友病因子裂解酶活性分析　遗传性TTP患者vWF-CP活性低于5%，部分获得性TTP患者也可显著降低，同时血浆中可测得该酶的抑制物。

【诊断和鉴别诊断】

1. 诊断要点　临床上出现五联征为主要诊断依据，尤其是血小板减少伴神经精神症状和微血管病性溶血时应高度怀疑本病。血涂片镜检发现破碎红细胞、vWF多聚体分析发现UL-vWF、vWF-CP活性降低均有助于诊断。血清LDH升高是反映溶血的有效指标。

2. 鉴别诊断　①溶血尿毒综合征（hemolytic uremic syndromes，HUS）是一种主要累及肾的微血管病，儿童发病率高，常有前驱感染史，神经精神病状少见；②DIC；③Evans综合征；④SLE；⑤PNH；⑥妊娠高血压综合征。

【治疗】

TTP治疗的目标是移除抗vWF-CP抗体和补充vWF-CP活性。主要方法如下：

**临床提示**　血浆置换的目的是移除抗vWF-CP抗体和补充vWF-CP活性。

1. 血浆置换和输注新鲜冷冻血浆　血浆置换为首选治疗，置换液应选用新鲜血浆或冷冻血浆（FFP）。由于TTP病情凶险，诊断明确或高度怀疑本病时，应即刻开始治疗。遗传性TTP患者可输注FFP。

2. 其他疗法　糖皮质激素，大剂量静脉免疫球蛋白，长春新碱，环孢素，环磷酰胺，利妥昔单抗等对获得性TTP可能有效。

【预后】

80%以上的患者通过血浆置换治疗可以长期存活，但10年内仍有复发可能性。

## 复习指导

1. ITP的血象和骨髓象特点为血小板数量减少及出血，骨髓巨核细胞数增多或正常，有成熟障碍。

2. ITP发病的主要机制是免疫介导的抗血小板自身抗体生成，引起血小板破坏增加。

3. TTP临床特征：血小板减少、微血管病性溶血性贫血、神经精神症状、肾损害和发热典型五联征。

4. TTP的首选治疗措施是血浆置换；新诊断的ITP的首选治疗措施是糖皮质激素。

（闫振宇　陈乃耀）

# 第62章 凝血功能障碍性疾病
## chapter 62

> **学习要求**
>
> 学习血友病的临床特征、遗传方式和治疗原则。知晓 vWD 的临床分型及处理原则。能对凝血功能障碍性疾病做出诊断和鉴别诊断。

凝血障碍性疾病是凝血因子缺乏或功能异常所致的出血性疾病。凝血障碍性疾病可分为遗传性和获得性两类。前者以血友病(包括血友病 A、血友病 B)和血管性血友病为多见等;后者常存在明显的基础疾病,包括维生素 K 依赖性凝血因子缺陷;肝病引起的凝血因子合成障碍;以及病理性的凝血因子抑制物,如抗磷脂抗体综合征等。

## 第一节 血 友 病

血友病(hemophilia)是临床上最常见的遗传性出血性疾病,为 X 染色体连锁隐性遗传病,包括血友病 A(凝血因子Ⅷ缺乏)和血友病 B(凝血因子Ⅸ缺乏)。该病男性常见,其中以血友病 A 最为常见。其发病率为 5~10/10 万,婴儿发生率约 1/5000。血友病 A:血友病 B 约为 5:1。

【病因和发病机制】

1. 病因  血友病 A 又称遗传性抗血友病球蛋白缺乏症或 FⅧ:C 缺乏症。FⅧ由两部分组成:即 FⅧ凝血活性部分(FⅧ:C)和 vWD 因子(vWF)。两者以复合物形式存在于血浆中。前者被激活后参与 FX 的内源性激活;后者作为一种黏附分子参与血小板与受损血管内皮的黏附,并有稳定及保护 FⅧ:C 的作用。血友病 B 又称遗传性 FⅨ缺乏症。FⅨ为一种单链糖蛋白,被Ⅺa 等激活后参与内源性 FX 的激活。当遗传或基因突变使之缺陷时,不能合成足够量的 FⅧ:C 或 FⅨ,造成内源性途径凝血障碍及出血倾向。

> **临床提示**
>
> 血友病以阳性家族史、幼年发病、自发或轻度外伤后出血不止、血肿形成及关节出血为特征。

2. 遗传规律  血友病 A、血友病 B 均属 X 连锁隐性遗传性疾病,故男性多见。FⅧ:C 基因位于 X 染色体长臂末端(Xq28),FⅨ基因位于 X 染色体长臂末端(Xq26-q)。血友病遗传的另一个特点是遗传表现度在各个家系中均不同,在一个给定的血友病家系,其出血程度及疾病严重度往往恒定。

【临床表现】

1. 出血  血友病最显著的临床表现是自发性出血或轻微创伤后异常出血。出血的严重度与血友病类型及相关因子缺乏程度有关。血友病 A 出血较重,血友病 B 则较轻。按血浆 FⅧ:C 的活性,可将血友病 A 分为 3 型:①重型:FⅧ:C 活性低于健康人的 2%;可发生呕血、咯血,甚至颅内出血;②

中型:FⅧ:C活性相当于健康人的2%~5%;③轻型:FⅧ:C活性相当于健康人的5%~25%。

血友病的出血多为自发性或轻度创伤、小手术后(如拔牙、扁桃体切除)出血不止,且具备下列特征。①自幼发生,伴随终身;②常表现为软组织或深部肌肉出血;③负重关节如膝、踝关节等反复出血甚为突出,最终可致关节肿胀、僵硬、畸形,最终可出现骨质疏松、关节骨化及相应肌肉萎缩。

2. 血肿压迫症状及体征　血肿压迫周围神经可致局部疼痛、麻木及肌肉萎缩;压迫血管可致相应供血部位缺血性坏死或淤血、水肿;口腔底部、咽后壁、喉及颈部出血可致呼吸困难甚至窒息;压迫输尿管致排尿障碍。

【实验室检查】

1. 筛选试验　PT正常或延长,APTT延长、凝血酶原消耗不良及简易凝血活酶生成试验(STGT)异常,有助于血友病A的诊断及分型。

2. 纠正试验　通过凝血活酶生成试验(TGT)及纠正试验,可确定血友病的诊断与鉴别诊断。

3. 确证检查　临床上尚需进行下列特殊实验室检测进行确证和分型。①FⅧ:C、FⅪ抗原及活性测定;②vWF抗原(vWFAg)测定;③基因诊断。

【诊断和鉴别诊断】

1. 血友病A诊断标准

(1)临床表现:①男性患者,有或无家族史,有家族史者符合X连锁隐性遗传规律;②关节、肌肉、深部组织出血,可呈自发性,或发生于轻度创伤后,出现血肿及关节畸形。

(2)实验室检查:①PT正常或延长;②APTT多数延长,PCT、STGT多数异常;③TGT异常,并能被钡吸附正常血浆纠正;④FⅧ:C水平明显低下;⑤vWFAg正常,FⅧ:C/vWFAg比值降低。

2. 血友病B诊断标准

(1)临床表现:基本同血友病A,但程度较轻。

(2)实验室检查:①APTT延长,PCT缩短;②TGT延长,不能被钡吸附正常血浆纠正;③FⅪ水平明显低下。

3. 携带者及胎儿产前诊断　采用FⅧ:C、FⅨ定量检测、PCR及基因芯片技术等,可对携带者及胎儿作出诊断,以利优生优育。

主要应与血管性血友病鉴别,见本章第二节。

【治疗和预防】

1. 辅助治疗　辅助治疗也是血友病治疗链中的一个重要环节。可酌情选用以下措施。

(1)急性出血的辅助措施。①RICE:指同时执行休息(rest)、冷敷(ice)、压迫(compression)和抬高(elevation)4项基本措施。②局部止血:用明胶海绵、纤维蛋白凝胶、凝血酶等填塞鼻腔、敷贴出血创面、拔牙后出血等;也可外科缝合止血。

(2)急性出血的止血药物。①1-去氨基-8-D-精氨酸加压素(DDAVP):适用于轻型血友病A及其携带者出血,也可用于抑制物滴度<5BU/ml,FⅧ:C水平>5%的血友病A患者的轻度出血,但对血友病B患者出血无效。②抗纤溶药物:尤其适用于口腔、鼻腔、消化道等黏膜出血或拔牙后出血,多与凝血因子制品合用。禁用泌尿道出血,避免与PCC/APCC等凝血因子制品合用。使用剂量,为氨甲环酸(止血环酸)0.25g/次,1~3/d口服;6-氨基己酸(EACA)首次5g,以后1g/h连用8h,最大剂量<20g/d;儿童每次50~100mg/kg,每8h1次,最大剂量<5g/d,静脉滴注;氨甲环酸溶液10g,含嗽,每6h1次,用于拔牙、口腔出血等。

(3)急性出血的其他常用用药。①止痛药物:止痛可选用乙酰氨基酚和吗啡类等药物;禁用阿司匹林类、非甾体类、吲哚美辛等。②肾上腺皮质激素:可减轻出血引起的疼痛和炎症反应,适用于无激素禁忌证的口腔出血、拔牙出血、鼻出血、关节/肌肉出血、泌尿道出血等,用期以5~10d为宜。

2. 替代疗法　目前血友病的治疗仍以替代疗法为主,即"缺什么补什么"的原则,它是防治血友病出血最重要的措施。主要制剂有新鲜冷冻血浆(含所有的凝血因子)、冷沉淀物(主要含FⅧ、vWF及纤维蛋白原等,1U冷沉淀含FⅧ 40~80U、凝血酶原复合物(含FⅡ、Ⅶ、Ⅸ、Ⅹ)、FⅧ浓缩制剂,或基因重组的纯化FⅧ等。

FⅧ:C及FⅨ的半衰期分别为8~12h及18~30h,故补充FⅧ需连续静脉滴注或每日2或3次;FⅨ每日1次即可。剂量按每毫升新鲜血浆含FⅧ或FⅨ1IU计算,每输入1ml/kg血浆,可提高患者FⅧ:C或FⅨ水平2%。最低止血要求FⅧ:C或FⅨ水平达20%以上,出血严重或欲行中型以上手术者,应使FⅧ或FⅨ活性水平达40%以上。

凝血因子的补充一般可采取下列公式计算:首次输入FⅧ:C(或FⅨ)剂量(U)=体重×所需提高的活性水平(%)÷2。

重组人活化因子Ⅶ(rFⅦa)可用于防治产生了FⅧ或FⅨ抗体的血友病患者的出血,但有增加血栓形成的副作用。常用剂量是90μg/kg,每2~3h静脉注射,直至出血停止。

3. 预防治疗　预防治疗是通过定期预防性输注凝血因子制品,使患者体内凝血因子(FⅧ:C/FⅨ:C)水平长期维持在1%(0.01U/ml)以上,以防止或减少出血的发生,以求重型患者尽可能地保持相对健康状态。

(1)预防治疗。①临时预防(单剂预防)法:在进行较剧烈活动前,一次性注射凝血因子制品,以防止活动引起的出血。②短期预防法:指在一段时期内(4~8周),持续每周注射凝血因子制品2或3次,以防止出血加重或延缓关节并发症的发生。③长期预防(持续预防)法:自确诊日起,坚持长期使用凝血因子制品作为预防,以保证患者处于接近正常人的健康水平。

(2)预防治疗时机。①初极预防:指幼婴儿在确诊后第1~2次出血后即开始实施预防治疗。②次级预防:指有明显的关节出血/关节损害后,才开始预防治疗。③预防治疗方案:尚无公认的意见。多适用于发达国家,在发展中国家较难实施。

(3)治疗方案。①血友病A:有4种常用方案。欧洲方案为25~40U/(kg·次),至少每周3次。加拿大方案为50U/(kg·次),每周1次;或30U/(kg·次),每周2次;或25U/(kg·次),每周3次。中剂量方案为15~25U/(kg·次),每周2~3次。低剂量方案为10~20U/(kg·次),每周2~3次。②血友病B:25~40U/(kg·次),每周1~2次。

(4)预防治疗利弊。①预防治疗利益:减轻痛苦,减少出血频率,减缓关节畸形。②预防治疗弊端:增加抑制物产生概率,血浆源性制品有增加输血传染病危险,增加经费负担。总之,患者必须树立终身自我保护的意识,严防创伤、手术和感染、发热等,以确保心身健康和安全。

## 第二节　遗传性血管性血友病

血管性血友病(von willebrand disease,vWD)是一种由于血浆vWF缺陷所致的遗传性出血性疾病。遗传性血管性血友病是一种常染色体遗传性疾病,多为显性遗传,男女均可发病。在遗传性出血性疾病中,发病率仅次于血友病,为4~10/10万,但在我国本病的发生率较低。

【病因和发病机制】

vWD的基本缺陷是vWF的异常或缺乏。vWF主要由内皮细胞和巨核细胞合成,是位于12号染色体上的基因编码。vWF基因突变(点突变、插入突变或缺失)可导致vWF蛋白结构异常或表达障碍。vWF生理功能有三方面:①在血浆中作为FⅧ:C的载体,增加FⅧ:C稳定性、防止其降解,并促进其生成及释放。②血小板黏附所必需,vWF在血小板与血管壁的结合中起着重要的桥梁作用。血小板活化时,vWF的一端与血小板糖蛋白Ⅰb结合,另一端则与受损伤血管壁的纤维结合蛋白及胶原结合,使血小板能牢固地黏附于血管内皮。③介导血小板聚集,vWF可与血小板糖蛋白Ⅱb/Ⅲa结合,诱导血小板聚集。因此,vWD具有复合性的止血缺陷,即导致FⅧ:C缺陷和血小板黏附、聚集功能障碍导致的原发性止血障碍。

【临床表现】

主要的临床表现为出血倾向。其严重程度依据FⅧ:C和vWF缺乏的杂合程度及性质而定,临床出血特征:①出血以皮肤黏膜为主,如鼻出血、牙龈出血、瘀斑等,创伤或小手术(如拔牙)后的出血也较常见;②男女均可发病,女性青春期患者可有月经过多及分娩后大出血,妊娠可使出血症状减轻;③出血可随年龄增长而减轻,这可能与随着年龄增长 vWF 活性增高有关;④自发性关节、肌肉出血相对少见,由此致残者亦少。

【实验室检查】

vWD 的实验室异常随 vWD 的分型及严重程度而变化。

1. 出血时间　BT 延长是 vWD 最常见的实验室异常,阿司匹林耐量试验多呈阳性。

2. 血小板黏附试验　多数患者血小板黏附功能减低。

3. 瑞斯托霉素血小板聚集试验(RIPA)　患者血小板对瑞斯托霉素的诱导不产生聚集是 vWD 的特异性诊断试验之一。

4. vWF 抗原(vWFAg)测定　在多数 vWD 患者中降低。

5. FⅧ:C 活性测定　多数患者 FⅧ:C 活性中度降低。

【诊断和临床分型】

**临床提示**　血友病一般为男性,女性罕见。血管性血友病为男女均可发病。性别有助于鉴别诊断。

1. 诊断要点　①以皮肤、黏膜出血为主要症状;②有或无家族史,有家族史者多数符合常染色体显性遗传规律;③血小板计数和形态正常,出血时间延长或阿司匹林耐量试验阳性,血小板黏附功能减低或正常,瑞斯托霉素诱导血小板聚集障碍;④vWFAg、FⅧ:C 活性减低;⑤排除血小板功能缺陷性疾病。

2. 鉴别诊断　本病根据阿司匹林耐量试验和 vWFAg 测定可与血友病 A、血友病 B 鉴别,根据血小板形态可与巨血小板综合征鉴别。

【治疗】

治疗目的是纠正出血和血液凝固的异常。轻型无症状患者不需要治疗。对于Ⅰ型 vWD 有明显皮肤、黏膜出血或进行拔牙小手术者,可用 DDAVP 治疗,能提高 vWF 活性及 FⅧ:C 活性 2~3 倍,缩短出血时间。DDAVP 不适合于ⅡB 型 vWD;Ⅲ型 vWD 对 DDAVP 无效;止血需输注 vWF 浓缩剂。出血严重或拟行大手术者,可输注血浆制品、冷沉淀物等,如为一般止血,冷沉淀物按 10U/kg 或 FⅧ:C 15~20U/kg 计算,静脉滴注,每日 1 次。如需行大型手术,则剂量应酌情增加,且最好在术前 24h 输入。此外,中等剂量糖皮质激素可能有一定的治疗作用。若女性 vWD 伴月经过多者,可口服孕激素类药。该病禁用阿司匹林、保泰松、双嘧达莫、噻氯匹定等血小板功能抑制药。

## 第三节　维生素 K 缺乏与严重肝病出血

体内生成的与维生素 K 密切相关的凝血因子,主要有 FⅩ、FⅨ、FⅦ、FⅡ及其调节蛋白 PC、PS 等,称为维生素 K 依赖性凝血因子。生理条件下,上述因子在肝内合成过程中,其 N 端的谷氨酸残基需进行加羧基化反应,此反应需羧基化酶的催化,维生素 $K_1$ 则是该酶促反应不可缺少的辅酶。维生素 K 缺乏及严重肝病时,除了维生素 K 依赖因子处于"去羧基化"的异常形式,不能与 $Ca^{2+}$ 结合,导致凝血障碍外,严重肝病可造成止血凝血功能紊乱,出现血小板异常导致的出血、DIC 及纤溶亢进。

【病因和发病机制】

1. 摄入不足　维生素 K 是一种脂溶性维生素,饮食是其主要来源。绿色蔬菜富含维生素 $K_1$,肠道细菌合成内源性维生素 $K_2$。人体从饮食中需要的维生素 K 每天 100~200μg。主要吸收部位为回肠,胆汁酸盐有助于维生素 K 吸收。摄取不足的原因:①长期进食过少或不能进食;②长期低脂饮食;③胆道疾病,如阻塞性黄疸、胆道术后引流或瘘管形成;④肠瘘、广泛小肠切除、慢性腹泻等所致的吸收不良综合征;⑤长期使用(口服)抗生素,导致肠道菌群失调,内源性合成减少。

2. 肝疾病　重症肝炎、失代偿性肝硬化及晚期肝癌等,由于肝功能受损,加之维生素 K 的摄取、吸收、代谢及利用障碍,肝不能合成正常量的维生素 K 依赖性凝血因子。

3. 口服维生素 K 拮抗药  如香豆素类药物或误服灭鼠剂等。它们有维生素 K 类似的结构却无其功能，通过竞争性抑制干扰维生素 K 依赖性凝血因子的合成。

4. 新生儿  出生后 2～7d 的新生儿，可因体内维生素 K 储存消耗、摄入不足及内生障碍等，致维生素 K 缺乏而引起出血。

【临床表现】

1. 皮肤、黏膜出血  是主要表现，如皮肤紫癜、瘀斑、鼻出血、牙龈出血等。

2. 内脏及伤口出血  如呕血、黑粪、血尿及月经过多等，严重者可致颅内出血；肝病者胃肠道出血常见。外伤或手术后伤口出血不止。

3. 新生儿出血症  维生素 K 缺乏症的新生儿多见于出生后 2～3d，常表现为脐带出血、消化道出血等。本病出血一般较轻，罕有肌肉、关节及其他深部组织出血的发生。

【实验室检查】

1. 出凝血试验  轻、中度肝病 PT 延长，APTT 正常；维生素 K 缺乏和严重肝病患者 PT 和 APTT 均延长；合并脾功能亢进和门脉高压时血小板降低。

2. 凝血因子检测  FⅩ、FⅨ、FⅦ、FⅡ抗原及活性降低有确诊价值。

3. 肝功能检查  肝病者有不同程度的肝功能异常。

【诊断】

诊断参考标准：①存在引起维生素 K 缺乏的基础疾病或严重肝病；②皮肤、黏膜及内脏轻、中度出血；③PT、APTT 延长，FⅩ、FⅨ、Ⅶ及凝血酶原抗原及活性降低；④维生素 K 治疗有效。

【治疗】

1. 去除病因  包括治疗基础疾病和肝病。

2. 饮食治疗  多食富含维生素 K 的食物，如新鲜蔬菜等绿色食品。

3. 补充维生素 K  ①出血较轻者，维生素 K 25～50mg/d，分次口服，持续 15d 以上；②出血严重、PT 显著延长或有胆道疾病者，维生素 $K_1$ 120～140mg/d，加入 250～500ml 葡萄糖溶液中静脉滴注，12h 内 PT 应该恢复正常范围，3～5d 或以后改用口服制剂。

4. 凝血因子补充  若出血严重，如颅内出血，维生素 $K_1$ 难以快速止血。可用冷沉淀物 10～20U/kg，静脉滴注，每 4 小时 1 次，连用 2～3d。亦可输注新鲜冷冻血浆。

### 复习指导

1. 遗传性血友病的最主要治疗方式是替代治疗，主要制剂有新鲜冷冻血浆（含所有的凝血因子）、冷沉淀物（主要含 FⅧ、vWF 及纤维蛋白原等，1U 冷沉淀含 FⅧ 40～80U）、凝血酶原复合物（含 FⅡ、Ⅶ、Ⅸ、Ⅹ）、FⅧ 浓缩制剂，或基因重组的纯化 FⅧ 等。

2. 维生素 K 依赖性凝血因子包括 FⅩ、FⅨ、FⅦ、FⅡ 及其调节蛋白 PC、PS 等。

3. 严重肝病出血的机制：多种肝合成的凝血因子浓度下降、血小板数量减少、肝对 FDP 及蛋白酶抑制物清除率降低等。

（闫振宇  陈乃耀）

# 第63章 弥散性血管内凝血
chapter 63

> **学习要求**
>
> 学习 DIC 的发病诱因和发病机制,知晓 DIC 的临床特征、实验室检查特点和治疗原则,具备临床上及时诊断和处理 DIC 的能力。

弥散性血管内凝血(disseminated intravascular coagulation,DIC)是一种凝血功能紊乱的临床综合征,以血液中出现过量蛋白酶,可溶性纤维蛋白形成和纤维蛋白溶解为特征。

【病因和发病机制】

1. 感染性疾病  约占 DIC 发病数的 40%。①细菌感染:如败血症或脓毒血症等。②病毒感染:肾-出血热综合征、重症肝炎等。③立克次体感染:斑疹伤寒等。④其他感染:脑型疟疾、钩端螺旋体病、组织胞质菌病等。

2. 恶性肿瘤  约占 DIC 患者的 1/4,急性早幼粒白血病、淋巴瘤、前列腺癌、胰腺癌等常见。

3. 病理产科  约占 DIC 的 10%。见于羊水栓塞、死胎滞留、重症妊娠高血压综合征、胎盘早剥、前置胎盘等。

4. 手术及创伤  占 DIC 的 1%~5%。富含组织因子(TF)的器官如脑、前列腺、胰腺、子宫及胎盘等,可因手术及创伤等释放组织因子,诱发 DIC。大面积烧伤、严重挤压伤、骨折及蛇咬伤也易致 DIC。

5. 医源性疾病  约占 DIC 的 5%,主要与药物、手术、放疗、化疗及不正常的医疗操作有关。

6. 全身各系统疾病  如糖尿病酮症酸中毒、急性胰腺炎、重症肝炎、血型不合输血、肺心病、ARDS、溶血性贫血、急进型肾炎、系统性红斑狼疮、移植物抗宿主病(GVHD)等。

【病理和病理生理】

1. 微血栓形成  广泛微血栓形成是 DIC 的基本病理变化。多见于肺、肾、脑、肝、心、肾上腺、胃肠道及皮肤、黏膜等部位。主要为纤维蛋白血栓及纤维蛋白-血小板血栓。

2. 凝血功能异常  ①高凝期:为 DIC 的早期改变。②消耗性低凝期:出血倾向,PT 显著延长,血小板及多种凝血因子水平低下。常构成 DIC 的主要临床特点及实验检测异常。③继发性纤溶亢进期:多出现在 DIC 后期,但亦可在凝血激活的同时,甚至成为某些 DIC 的主要病理过程。

3. 微循环障碍  毛细血管大量微血栓形成、有效血容量减少、血管舒缩功能失调、心功能受损等因素造成微循环障碍,终末器官受损。

【临床表现】

DIC 的临床表现可因原发病、DIC 类型、分期不同而有较大差异。主要表现如下:

1. 血栓栓塞  DIC 早期由于局部或全身性微血栓形成而出现血栓栓塞的症状,多见于肾脏、肺、肾上腺、脑、皮肤、胃肠道等脏器,甚至可出现急性肾衰竭,呼吸衰竭,意识障碍等。

2. 微循环障碍　若DIC没有得到纠正,病情进一步进展,可出现一过性或持续性血压下降,早期也可出现肾、肺、大脑等器官功能不全,表现为肢体湿冷、少尿、呼吸急促、发绀及神志改变等。休克程度与出血量常不成比例。顽固性休克是DIC病情严重、预后不良的征兆。

3. 出血　出血是消耗性低凝期和纤溶亢进期的表现,其特点为自发性、多发性出血,部位可遍及全身,多见于皮肤、黏膜、伤口及穿刺部位,其中静脉穿刺部位的渗血具有特征性;其次为某些内脏出血,如咯血、呕血、尿血、便血、阴道出血,严重者可发生颅内出血。颅内出血是DIC死亡的主要因素之一。

4. 微血管病性溶血　表现为进行性血管内溶血性贫血。贫血程度与出血量不成比例,偶见皮肤、黄疸、少尿甚至无尿等。

【诊断和鉴别诊断】

1. 诊断标准

(1)临床表现:①存在易引起DIC的基础疾病;②有下列两项以上临床表现:a.多发性出血倾向;b.不易用原发病解释的微循环衰竭或休克;c.多发性微血管栓塞的症状、体征,如皮肤、皮下、黏膜栓塞性坏死及早期出现的肺、肾、脑等脏器功能衰竭;d.抗凝治疗有效。

(2)实验检查指标:同时有下列3项以上异常。①PLT$<100\times10^9$/L或进行性下降,肝病、白血病患者PLT$<50\times10^9$/L;②血浆纤维蛋白原含量$<1.5$g/L或进行性下降,或$>4$g/L,白血病及其他恶性肿瘤$<1.8$g/L,肝病$<1.0$g/L;③3P试验阳性或血浆FDP$>20$mg/L,肝病FDP$>60$mg/L,或D-二聚体水平升高或阳性;④PT缩短或延长3s以上,肝病延长5s以上,或APTT缩短或延长10s以上。

疑难或特殊病例有下列一项以上异常:①纤溶酶原含量及活性降低;②AT含量、活性及vWF水平降低(不适用于肝病);③血浆因子Ⅷ:C活性$<50\%$(与严重肝病所致的出血鉴别时有价值);④血浆凝血酶-抗凝血酶复合物(TAT)或凝血酶原碎片1+2($F_{1+2}$)水平升高;⑤血浆纤溶酶-纤溶酶抑制物复合物(PIC)浓度升高;⑥血(尿)纤维蛋白肽A(FPA)水平增高。

2. 鉴别诊断

(1)重症肝病:由于存在血小板减少,多种凝血因子浓度降低,以及肝对FDP及蛋白酶抑制物清除率降低,在实验室检查方面与DIC存在相互重叠,但重症肝病者多有肝病史,黄疸、肝功能损害症状较为突出;血小板减少程度较轻或易变,可溶性纤维蛋白检出率低等可作为鉴别诊断参考。

(2)血栓性血小板减少性紫癜(TTP):以血小板减少和微血管病性溶血为突出表现,但缺乏凝血因子消耗性降低及纤溶亢进等依据,可助于鉴别。

(3)原发性纤维蛋白溶解亢进症:在原发性纤溶或"病理性"纤溶,可出现低纤维蛋白原血症,FDP浓度增高,APTT、PT、TT异常,FⅤ和FⅧ:C减低,优球蛋白溶解时间明显且持续性缩短。但血小板计数一般正常,D-二聚体水平一般正常或仅轻度升高。因此,常规凝血检查可将DIC与原发性纤溶亢进区别开来。

【治疗原则】

1. 去除病因,积极治疗原发病　控制严重感染,治疗肿瘤、产科及外伤;纠正缺氧及酸中毒。

2. 阻断凝血因子和血小板的激活　DIC治疗的目的为减少或预防由于过度血液凝固和纤溶亢进导致的血栓形成和出血。抗凝治疗是终止DIC病理过程、减轻器官损伤,重建凝血-抗凝平衡的重要措施。一般认为,当临床上出现血栓形成的表现时,可考虑应用肝素。国外一般为50U/kg,静脉滴注,1/6h,根据病情可连续应用3～5d。低分子量肝素与肝素钠相比,其抑制FXa作用较强,较少依赖AT,较少引起血小板减少,出血并发症较少,半衰期较长。常用剂量为75～150UAXa(抗活化因子X国际单位)/(kg·d),一次或分两次皮下注射,连用3～5d。

3. 支持性止血治疗　包括输注血小板、冷沉淀物、新鲜冷冻血浆等,适用于有明显血小板或凝血因子减少且DIC未能得到良好控制者。如果PT延长超过1.5倍以上,应输注新鲜血浆或冷沉淀物;

当纤维蛋白原浓度低于1.0g/L时,应输注冷沉淀以补充足量纤维蛋白原。血浆替代治疗应使PT值控制在正常对照组的2~3s,纤维蛋白原浓度应在1.0g/L以上。当病人血小板计数低于$20\times10^9$/L或血小板计数低于$50\times10^9$/L,有明显出血时,可输注血小板。

### 复习指导

DIC的临床特征可因原发病、DIC类型、分期不同而有较大差异,包括血栓栓塞、出血、血管内溶血、微循环障碍。

(闫振宇　陈乃耀)

# 第64章 血栓性疾病

chapter 64

> **学习要求**
> 
> 学习血栓形成的概念、动静脉血栓形成机制的区别。熟知血栓形成的临床表现和检查方法。

血栓形成(thrombosis)是指在心血管系统管腔中,在一定条件下,由血液有形成分形成的血凝块,最终造成血管部分或完全堵塞、相应部位血供障碍的病理过程。依血栓组成成分可分为血小板血栓、红细胞血栓、纤维蛋白血栓、混合血栓等。按血管种类可分为动脉性血栓、静脉性血栓及毛细血管性血栓。按生理功能分为生理性和病理性,前者是血管破裂后为正常止血而发生的生理性现象,后者是心血管管腔中异常形成的血栓,造成组织器官血液灌注障碍和功能损伤的病理现象。

血栓栓塞(thromboembolism)是指病理性血栓脱落造成远离血栓部位的其他血管堵塞,引起相应组织和(或)器官缺血、缺氧、坏死(动脉血栓)及淤血、水肿(静脉血栓)的病理过程。是血栓形成的最重要并发症。血栓形成和血栓栓塞临床上统称为血栓栓塞症。

以上两种病理过程所引起的疾病,临床上称为血栓性疾病。

【病因和发病机制】

病因及发病机制尚未完全阐明。Virchow 提出的三要素假说概括了血栓形成的发病机制,即血管壁内皮损伤、血流动力学变化和血液成分的改变(包括血小板、凝血因子、抗凝因子、纤溶和抗纤溶因子)。其中血管内皮损伤和血小板活化与动脉血栓形成的关系更为密切,而血流淤滞和血浆凝血因子的变化在静脉血栓形成中的意义更大。

【临床表现】

血栓形成后,根据栓塞的血管类型、部位、血栓形成速度、血管堵塞程度及有无侧支循环形成而出现不同的临床表现。

1. **静脉血栓形成**　参见循环系统疾病中的"静脉血栓症"部分。

2. **动脉血栓形成**　多见于冠状动脉、脑动脉、肠系膜动脉及肢体动脉等,血栓类型早期多为血小板血栓,随后为纤维蛋白血栓。临床表现有:①发病多较突然,可有局部剧烈疼痛,如心绞痛、腹痛、肢体剧烈疼痛等;②相关供血部位组织缺血、缺氧所致的器官、组织结构及功能异常,如心肌梗死、心力衰竭、心源性休克、心律失常、意识障碍及偏瘫等;③血栓脱落引起脑栓塞、肾栓塞、脾栓塞等相关症状及体征;④供血组织缺血性坏死引发的临床表现,如发热等。

3. **微血管血栓形成**　常见于 DIC、血栓性血小板减少性紫癜及溶血尿毒症综合征等。临床表现往往缺乏特异性,主要为皮肤黏膜栓塞性坏死、微循环衰竭及器官功能障碍。

【诊断】

1. 存在高凝或血栓前状态的基础疾病,如动脉粥样硬化、糖尿病、肾病、妊娠、近期手术及创伤、长期使用避孕药等。

2. 各种血栓形成及栓塞的症状、体征。

3. 影像学检查,如血管造影、多普勒血管超声、CT、MRI、ECT 及电阻抗体积描记法等。

【治疗】

1. 治疗基础疾病　如防治动脉粥样硬化、控制糖尿病及感染等。

2. 一般治疗　卧床休息,肢体静脉血栓形成者应抬高患肢,下肢血栓可穿弹力袜等。

3. 对症治疗　包括止痛、纠正器官功能衰竭等。

4. 抗血栓药物治疗

(1)抗凝治疗:主要药物为肝素,用于近期发生的血栓性疾病,具体使用法参见呼吸系统疾病中"肺血栓栓塞症"及"循环系统疾病"中冠状动脉粥样硬化性心脏病。还有双香豆素、水蛭素、磺达肝癸钠(fondaparinux sodium)等。

(2)抗血小板药物治疗:主要用于血栓病的预防及肝素应用后的维持治疗。常用药物有阿司匹林、双嘧达莫、氯吡格雷、噻氯匹定等。

(3)溶栓疗法:主要用于新近的血栓形成或血栓栓塞。常用药物有尿激酶(UK)、组织型纤溶酶原激活剂(t-PA)、单链尿激酶型纤溶酶原激活剂(SCU-PA)等。

5. 介入疗法及手术治疗　对重要脏器(如心、脑)新近形成的血栓或血栓栓塞(动脉血栓 6h,静脉血栓 6d),可通过导管将溶栓药物注入局部,以溶解血栓,恢复正常血供。对陈旧性血栓经内科治疗效果不佳而侧支循环形成不良者,可考虑手术治疗,即手术取出血栓或切除栓塞血管段并重新吻合或行血管搭桥术。

### 复习指导

1. 深静脉血栓形成特点:①常见于深静脉如腘静脉、股静脉、肠系膜静脉及门静脉等,以下肢深静脉最多见。②多为红细胞血栓或纤维蛋白血栓。③主要表现有:血栓形成的局部肿胀、疼痛;血栓远端血液回流障碍,如远端水肿胀痛、皮肤颜色改变、腹水等;血栓脱落后栓塞血管引起相关脏器功能障碍,如肺梗死等。

2. 动脉血栓形成特点:①多见于冠状动脉、脑动脉、肠系膜动脉及肢体动脉等。②血栓早期为血小板血栓,随后为纤维蛋白血栓。③发病突然,可有局部剧烈疼痛,如心绞痛、腹痛、肢体剧烈疼痛等;相关供血部位组织缺血、缺氧所致的器官、组织结构及功能异常,如心肌梗死、心力衰竭、心源性休克、心律失常、意识障碍及偏瘫等;血栓脱落引起脑栓塞、肾栓塞、脾栓塞等相关症状及体征。④发热。

3. 溶栓的常用药物:有尿激酶、组织型纤溶酶原激活剂、单链尿激酶型纤溶酶原激活剂。

(闫振宇　陈乃耀)

# 第65章 输血和输血反应

chapter 65

> **学习要求**
>
> 学习输血的种类、应用范畴和输血程序,知晓输血常见不良反应的临床表现和处理方法。

输血(blood transfusion)是一种不同于药物治疗的重要治疗方法,主要目的是补充血液成分的丢失、过多破坏或缺乏,以恢复和维持患者血液的正常携氧功能、有效循环血量、止血、凝血的抗凝特性以及抗感染能力,对改善病情、提高疗效和减少死亡有重大意义。

【输血种类和临床应用】

1. 按血源分类 分自体输血、异体输血两种。

(1)自体输血:输入自己预先储存或失血回收的血液,称为自体输血。

适应证:①择期手术而预期术中需输血者;②避免分娩时异体输血的孕妇;③有严重异体输血反应史者;④稀有血型或曾配血发生困难者;⑤边远地区供血困难而预期需要输血者;⑥预存自体血以备急需的健康人。

禁忌证:①可能合并败血症者;②肝、肾功能异常者;③有严重心、肺疾病者;④贫血、出血和血压偏低者;⑤曾在献血中或献血后 12h 内发生虚脱或意识丧失者;⑥采血可能诱发自身疾病发作或加重者。

自体输血优点:①可避免血液传播疾病;②避免同种异体输血引起的同种免疫反应及可能的差错;③可节约血源,缓解血液供需矛盾。

(2)异体输血:输入与患者血型相同的他人提供的血液或血液成分,称为异体输血。通常所谓"输血"即指异体输血,用于治疗临床各科疾病。

2. 按血液成分分类

(1)全血:即采血后立即与抗凝剂保存液混匀,并尽快放入 4℃ 保存的一种血液。因库存全血几乎不含或微含血小板、粒细胞,某些凝血因子也会因库存而降解,所以输全血仅能补充红细胞和血浆。为提高输血效果和节约血源,现全血输注将进一步减少。主要适用于急性失血、体外循环和血液透析以及各种原因导致的骨髓病变而致急性全血细胞减少。

(2)成分输血:分离或单采合适供体的某种(或某些)血液成分并将其输给患者,称为成分输血。包括:红细胞输注、血小板输注、血浆输注、各类血浆成分(白蛋白、球蛋白、纤维蛋白原、因子Ⅷ、凝血酶原复合物)输注等。各类血液成分还可进一步处理后再输给患者,如浓缩红细胞输注、洗涤红细胞输注、冷冻保存的红细胞输注、红细胞悬液输注、浓缩粒细胞输注、浓缩血小板输注、血浆冷沉淀物输注等。成分输血的有效成分含量高、治疗针对性强、效率高、节约血源,是现在提倡的输血形式。

【输血程序】

1. 申请输血 申请输血主要由医护人员完成。各级医师应严格掌握输血适应证,并向患者或家属说明输血可能发生的不良反应,患者或家属同意后在《输血治疗同意书》上签字(收入病历保存);无家属签字的无自主意识患者的紧急输血,应报医院职能部门或主管领导同意备案并记入病程录。

《临床输血申请单》由主管医师填写,主治医师签字核准。护理人员持《临床输血申请单》和贴好标签的试管,床旁核对患者姓名、年龄、病案号、病室、床号、血型及诊断后采集血样。再由专门人员将受血者血样与《临床输血申请单》送交输血科,双方逐项复核后输血科方能接受科室输血申请。

2. 供血  地方血站(血液中心)根据当地医疗需血情况,依据国家相关法规,制定有关血源、采血、储血、检血、供血计划并完成之。采血、储血、供血(包括向各医疗用血单位送血)必须做到全程(包括各种设备、器皿、操作等)规范、正确、及时、安全、无污染。对所供血必须严格质检,保证各项指标符合国家有关规定。

3. 核对  医院输血科(血库)接受当地血站或血液中心供血后,应及时核对所供血的质、量、包装、血袋封闭、标签填写、储存时间、运送方式等是否符合国家有关规定;并进一步核检供血是否符合《临床输血申请单》的要求,如何种成分、量、血型、处理方式(洗涤、冻存、浓缩)等。供、受者血型鉴定是医院输血科的一项重要任务。通常对 ABO 血型、Rh 血型进行正定、反定技术鉴别。为防止供、受者罕见血型失配,还应做"交叉配血":供者红细胞+受者血清、受者红细胞+供者血清,观察是否发生凝集反应,并填写交叉配血实验报告单。当确信供血各项指标均符合要求且全部核实记录完整无误时,方可向科室发血。

4. 输血  科室医护人员到输血科领血时,应与输血科人员共同查对《临床输血申请单》、交叉配血实验报告单、血袋标签和血液外观等,双方确认无误并办好签字手续后方能发血、领血。血到科室后,由 2 名医护人员再次逐项核对供血是否符合相应的《临床输血申请单》要求,如供血成分、数量、性状、血型、储存时间、处理方式、输血科核血结果等;受血者姓名、年龄、性别、血型、疾病诊断、科室床号、住院号、预定输血时间等,确定各项指标符合要求且记录完整。治疗护士到受血者床头再次核实受血者姓名、年龄、性别、血型、疾病诊断、科室床号、住院号等项目后,采用标准输血器和严格无菌技术执行输血医嘱。输血过程中,医护人员均应密切观察受血者反应,包括神志、体温、呼吸、脉搏、血压和病情变化等。若有输血反应,严重者应立即停止输血,迅速查明原因并做相应处理。同时妥善保管原袋余血、记录异常反应情况并报输血科和医务科。

5. 输血后评价  输血结束后,护士应认真检查受血者静脉穿刺部位有无血肿或渗血,并做相应处理。应将输血有关化验单存入病历,主管医师要在病程记录上对输血疗效作出评价,如可能出现的迟发性溶血性输血反应时还应提出预防措施等。

【输血适应证】

1. 替代治疗  如各种贫血性疾病、血小板减少、血浆凝血因子缺乏(如血友病等)、低白蛋白血症、低转铁蛋白血症、低免疫球蛋白血症等。当这些血液成分减少到一定的程度时,机体将无法代偿,进而影响脏器的功能乃至生命,即应按"缺什么""补什么"的原则进行替代性输血治疗。

2. 免疫治疗  如输注静脉用人血免疫球蛋白提高体内抗体滴度治疗感染性疾病和通过封闭单核-巨噬系统治疗特发性血小板减少性紫癜、自身免疫性溶血性贫血等。白血病患者经同种异基因骨髓移植后,定期输注一定量的供者外周血淋巴细胞(DLI),可发挥供者淋巴细胞抗宿主残留白血病的作用。

3. 置换治疗  凡血液中某些成分(如 M 蛋白、胆红素、尿素氮等)过多或出现异常成分(如溶血素、毒物等),使内环境紊乱,进而危及患者生命时,均可采用"边去除""边输注"的置换输血治疗,改善病情。同时还应开展对因治疗,以取得更好的疗效。

4. 移植治疗  广义地讲,造血干细胞移植受者在完成预处理(放/化疗)后所接受的造血干细胞(源于异体或自体骨髓、外周血等)移植,即是在特定条件下的"成分输血"。

【输血不良反应和处理】

1. 溶血性不良反应  输血中或输血后,输入的红细胞或受血者本身的红细胞被过量破坏,即发生输血相关性溶血。输血相关性溶血分急、慢性两类。发生率虽低,但危险大,死亡率高。

(1)急性输血相关性溶血:指在输血中或输血后数分钟至数小时内发生的溶血。A、B、O 血型不合,输入 50ml 以下即可产生症状,输入 200ml 以上可发生严重溶血的反应,甚至死亡,包括常出现高热、寒战、心悸、气短、腰背痛、血红蛋白尿甚至尿闭、急性肾衰竭和 DIC 表现等。实验室检查提示血管内溶血。该类溶血的原因有：①供、受血者血型不合（ABO 血型或其亚型不合、Rh 血型不合）；②血液保存、运输或处理不当；③受血者患溶血性疾病等。处理：①立即终止输血，进行溶血有关检查；②应用大剂量糖皮质激素，碱化尿液、利尿；③保证血容量和水电解质平衡，纠正低血压，防治肾衰竭和 DIC，必要时行透析、血浆置换或换血疗法等。

（2）慢性输血相关性溶血：又称迟发性输血相关性溶血，常表现为输血数日后出现黄疸、网织红细胞升高等。多见于稀有血型不合、首次输血后致敏产生同种抗体、再次输该供者红细胞后发生同种免疫性溶血。处理基本同急性输血相关性溶血。

2. 非溶血性不良反应

（1）发热反应：非溶血性发热是最常见的输血反应，发生率可达 40% 以上，但随着输血器具的塑料化和一次性使用，其发生率有所下降。其主要表现是输血过程中发热、体温可高达 38～41℃，多伴寒战。发热原因有：①血液或血制品中有致热原；②受血者多次受血后产生同种白细胞或血小板抗体。输血前滤去血液中所含致热原、白细胞及其碎片是常用预防方法。处理：暂时终止输血，用解热镇痛药或糖皮质激素处理有效。

（2）过敏反应：输血过程中或之后，受血者出现荨麻疹、血管神经性水肿，重者为全身皮疹、喉头水肿、支气管痉挛、血压下降等。原因包括：①所输血液或血制品含过敏原；②受血者本身为高过敏体质或多次受血而致敏。处理：首先减慢甚至停止输血，其次抗过敏治疗，有时尚需解痉（支气管痉挛时）、抗休克处理等。

（3）传播疾病：经输血传播的感染性疾病主要有各型病毒性肝炎、获得性免疫缺陷综合征（AIDS）、巨细胞病毒感染、梅毒感染、疟原虫感染，及污染血导致的各种可能的病原微生物感染。预防措施：排除带菌或带病毒的献血员，保证血液采集、储存、运送、质检、输注等环节的无菌化。

（4）其他：一次过量输血可引起急性心功能不全、左心衰竭、肺淤血等。多次输血或红细胞，可致受血者铁负荷过量。反复异体输血，可使受血者产生同种血细胞（如血小板、白细胞等）抗体，继之发生无效输注、发热、过敏甚至溶血反应。异体输新鲜全血（富含白细胞），可发生输血相关性移植物抗宿主病。大量输入枸橼酸钠（ACD）抗凝血或血浆，会螯合受血者的血浆游离钙，若不及时补钙，则可加重出血。

【输血规范】

应严格执行《中华人民共和国献血法》和卫生部颁布的《医疗机构临床用血管理办法》《临床输血技术规范》。

### 复习指导

1. 输血中或输血后数分钟至数小时内发生的急性溶血，常有高热、寒战、心悸、气短、腰背痛、血红蛋白尿甚至尿闭、急性肾衰竭和 DIC 等表现，甚至死亡。处理：①立即终止输血，进行溶血有关检查；②应用大剂量糖皮质激素，碱化尿液、利尿；③保证血容量和水电解质平衡，纠正低血压，防治肾衰竭和 DIC，必要时行透析、血浆置换或换血疗法等。

2. 迟发性输血相关性溶血：常表现为输血数日后出现黄疸、网织红细胞升高等。处理基本同急性输血相关性溶血。

3. 输血中的非溶血性不良反应：主要表现是输血过程中发热、体温可高达 38～41℃，多伴寒战。处理：暂时终止输血，用解热镇痛药或糖皮质激素处理有效。如输血过程中或之后，受血者出现荨麻疹、血管神经性水肿，重者为全身皮疹、喉头水肿、支气管痉挛、血压下降等。应首先减慢甚至停止输血，其次抗过敏治疗，有时尚需解痉（支气管痉挛时）、抗休克处理等。

4. 输血传播疾病：经输血传播的感染性疾病主要有各型病毒性肝炎、获得性免疫缺陷综合征（AIDS）、巨细胞病毒感染、梅毒感染、疟原虫感染，及污染血导致的各种可能的病原微生物感染。预防措施：排除带菌或带病毒的献血员，保证血液采集、储存、运送、质检、输注等环节的无菌化。

（闫振宇　陈乃耀）

# 第66章 造血干细胞移植
chapter 66

> **学习要求**
>
> 学习造血干细胞移植概念、原理和分类。熟记造血干细胞移植的临床应用适应证和常见并发症。

造血干细胞移植(hematopoietic stem cell transplantation, HSCT)是指对患者进行全身照射、化疗和免疫抑制预处理后,将正常供体或自体的造血细胞(hematopoietic cell, HC)经血管输注给患者,使之重建正常的造血和免疫功能。HC包括造血干细胞(hematopoietic stem cell, HSC)和祖细胞(progenitor)。HSC具有增殖、分化为各系成熟血细胞的功能和自我更新能力,维持终身持续造血。HC表达CD34抗原。在过去40年中,造血干细胞移植(HSCT)已证实是可治愈恶性血液系统疾病、骨髓衰竭综合征、原发免疫缺陷病及遗传病的唯一方法。每年全世界移植病例数都在增加。当前的任务是提高造血干细胞移植的成功率及拓展在其他疾病如血红蛋白病、自身免疫病的应用。

【造血干细胞移植的临床分类】

按HC取自健康供体还是患者本身,HSCT被分为异体HSCT和自体HSCT。异体HSCT又分为异基因移植和同基因移植。后者指遗传基因完全相同的同卵孪生间的移植,供受者间不存在移植物被排斥和移植物抗宿主病(graft-versus-host disease, GVHD)等免疫学问题,此种移植概率仅约占1%。按HSC取自骨髓、外周血或脐带血,又分别分为骨髓移植(bone marrow transplantation, BMT)、外周血干细胞移植(peripheral blood stem cell transplantation, PBSCT)和脐血移植(cord blood transplantation, CBT)。按供受者有无血缘关系而分为血缘移植(related transplantation)和无血缘移植(unrelated donor transplantation, UDT)。按人白细胞抗原(human leukoeyte antigen, HLA)配型相合的程度,分为HLA相合、部分相合和单倍型相合(haploidentical)移植。

【人白细胞抗原(HLA)配型】

HLA基因位于人6号染色体短臂(6p21)上,HLA-I类和HLA-II类抗原与BMT密切相关。HLA-A,B和C属I类抗原,DR,DQ,DO,DN和DP属II类抗原。临床上常指的3个抗原为A、B和DR。过去HLA分型用血清学方法,现多采用DNA基因分型。同胞间HLA相合概率为25%。无血缘关系间的配型,必须用高分辨分子生物学方法。HLA基因以4位数字来表达,如A*0101与A*0102。前两位表示血清学方法检出的A1抗原(HLA的免疫特异性),称低分辨。后两位表示等位基因,DNA序列不一样,称高分辨。无血缘供者先做低分辨存档;需要时再做高分辨;受者应同时做低分辨和高分辨。

HLA相合的重要性已获公认。如HLA不合,GVHD和宿主抗移植物反应(host-versus graft reaction, HVGR)均增加。

【供体选择】

Auto-供体是患者自己,应能承受大剂量化放疗,能动员采集到未被肿瘤细胞污染的足量的造血干细胞。脐血移植除了配型,还应确定新生儿无遗传性疾病。

Allo-HSCT 的供体首选 HLA 相合同胞(identical siblings),次选 HLA 相合无血缘供体(matched unrelated donor,MUD)。若有多个 HLA 相合者,则选择年轻、健康、男性、巨细胞病毒(cytomegalovirus,CMV)阴性和红细胞血型相合者。高危白血病如无 HLA 相配的供者,必要时家庭成员可作为 HLA 部分相合或单倍型相合移植的同胞供者。

我国由于独生子女政策,HLA 相合的无血缘 HSCT 将成为移植的主流。目前,中国造血干细胞捐献者资料库有 29 个省级分库,登记在册并配型达 60 多万人。

【造血细胞的采集、处理和保存】

1. 骨髓  骨髓采集已是常规成熟的技术,骨髓收集要求在局麻下做多次髂骨嵴骨髓穿刺。按患者体重,$(2\sim 4)\times 10^8$/kg 单个核细胞(MNC)数为一般采集目标值。为维持供髓者血流动力学稳定、确保其安全,一般在抽髓日前 14d 预先保存供者自身血,在手术中回输。少数情况下供者需输异基因血液时,则须将血液辐照 25~30Gy,灭活淋巴细胞后输注。供受者红细胞血型主要不合(如 A→O)时,为防急性溶血反应,需先去除骨髓血中的红细胞。对自体 BMT,采集的骨髓血需加入冷冻保护剂,液氮保存或 -80℃ 深低温冰箱保存,待移植时复温后迅速回输。

2. 外周血  在通常情况下,外周血液中的 HC 很少。采集前需用 G-CSF 动员(mobilization),使血中 $CD34^+$ HC 升高。Allo-PBSCT 的同胞供体应是健康人,需检查除外感染性、慢性系统性疾病等不适于捐献情况并签署知情同意书。予以 G-CSF(非格司亭,惠尔血),5μg/(kg·d),分 1~2 次,皮下注射 4d,在第 5 天开始用血细胞分离机采集外周血干细胞,一般连续采集 2d,每次采集前 2h 肌内注射 G-CSF 5μg/kg。Auto-PBSCT 的供者是患者,可予化疗(CTX,VP16 等)进一步清除病灶并促使干细胞增殖,当白细胞开始恢复时,按前述健康供体的方法动员采集造血干细胞。自体外周造血干细胞的保存方法同骨髓。

无血缘供体动员采集过程需住院约 7d。第 1 天体检,应该对供体发生并发症的可能因素进行仔细评估,全面告知。供体应在没有任何压力下签署知情同意书。此后几天按上述健康供体的方法动员和采集外周造血干细胞。采集干细胞的管道不重复使用,不会传播疾病。输给患者的造血干细胞数量是成功植活的保证,采集 $CD34^+$ 细胞至少 $2\times 10^6$/kg(供者体重),MNC 至少 $5\times 10^8$/kg(供者体重)以保证快速而稳定的造血重建。MNC 是一个综合的血细胞数量的标志,包含 $CD34^+$ 和 $CD34^-$ 造血干细胞,间质干细胞,淋巴细胞和单核细胞等。

3. 脐血  脐血采集应在分娩后结扎脐带移去胎儿娩出前胎盘,于无菌条件下,直接从脐静脉采集,每份脐血量 60~100ml。脐血中的 HC 和免疫细胞均相对不成熟,CBT 后 GVHD 相对少。因细胞总数相对少,不植活者相对多,造血重建速度较慢,对大体重儿童和成人进行 CBT 尚有问题。脐血可通过规范的脐血库保存备用。

【预处理方案】

预处理的目的:①根治基础疾病;②消除对供者移植物植入的排斥反应。预处理方式有:全身照射(total-body irradiation,TBI)、细胞毒药物和免疫抑制剂。根据预处理的强度,移植又分为传统的清髓性造血干细胞移植和非清髓性造血干细胞移植(nonmyeloablative hematopoietic stem cell transplantation,NST)。介于两者之间的为降低预处理强度(RIC)的 HSCT。在 NST 中,供体 HC 尤其是 T 细胞与受者细胞彼此免疫耐受,形成稳定嵌合体(chimerism)。虽然预处理未能清除骨髓中的白血病细胞,但移植物中输入的或由 HSC 增殖分化而来的免疫活性细胞,或以后供体淋巴细胞输注(donor lymphocytes infusion,DLI)输入的免疫细胞,将发挥移植物抗白血病(graft-versus-leukemia,GVL)作用,从而达到治愈白血病的目的。NST 主要适用于疾病进展缓慢、肿瘤负荷相对小,且对 GVL 较敏感、不适合常规移植、年龄较大(>50 岁)的患者。NST 预处理方案常含有氟达拉滨(fludarabine)。对大多数患者,尤其是年轻人的恶性病仍采用传统的清髓性预处理。常用的预处理方案有:①TBI分次照射总剂量为12Gy,并用CTX 60mg/(kg·d)连续2d,或VP-16 60mg/kg;②白消安1mg/(kg·6h)连用4d+CTX 50mg/(kg·d)连用4d,或60mg/(kg·d)连用2d;有报告该方案中白消安的血浆浓度≥917ng/ml时,CML复发率低;③CBV方案[CTX+卡莫司汀(BCNU)+VP-16]常用于自体移植;④BEAM方案(BCNU+VP-16+Ara-C+美法仑)常用于淋巴瘤。预处理方案还可使用异环磷酰胺、米托蒽醌、阿霉素、顺铂、卡铂、紫杉醇。自体移植和同基因移植治疗恶性病并无GVL作用,预处理剂量应尽量大些,且选择药理作用协同而不良反应不重叠的药物。

【植活证据和成分输血】

植活的直接证据:①出现供者的性染色体,供者的DNA可变重复区($D_1S_{80}$等)顺序或DNA片段多态性分析与供者一致;②出现供者HLA抗原,红细胞抗原或同工酶;③受者血型转成供者血型。间接证据:①出现GVHD;②原发病缓解。

HSCT在造血重建前需输成分血支持。血细胞比容≤0.30或Hb≤70g/L时需输红细胞;有出血且血小板小于正常或无出血但血小板计数≤$20\times10^9$/L(也有相当多单位定为≤$10\times10^9$/L)时需输血小板制剂。为预防输血相关的GVHD,所有含细胞成分的血制品均须照射25~30Gy,以灭活淋巴细胞。使用白细胞滤器可预防发热反应、血小板无效输注、GVHD和HVGR、输血相关急性肺损伤,并可降低感染及恶性病的复发率,减少CMV和EBV及HTLV-Ⅰ的血源传播。

【并发症】

(一)早期并发症

不同的预处理方案产生不同的毒性,通常有恶心、呕吐及皮肤红斑。糖皮质激素可减轻放射性胃肠道损伤。口腔黏膜炎常出现在移植后5~7d,多需阿片类药物镇痛;继发疱疹感染者应用阿昔洛韦和静脉营养支持,7~12d"自愈"。高剂量CTX可致出血性膀胱炎,采用大量补液、碱化尿液、美司钠(mesna)和膀胱冲洗防治。移植后5~6d开始脱发。氯硝西泮或苯妥英钠能有效预防白消安所致的药物性惊厥。急性出血性肺损伤可表现为弥漫性间质性肺炎,需用高剂量糖皮质激素治疗。

1. 感染 移植后由于全血细胞减少、粒细胞缺乏、留置导管、黏膜屏障受损、免疫功能低下,导致感染相当常见。常采取以下措施预防感染:①保护性隔离;②住层流净化室;③无菌饮食;④胃肠道除菌;⑤免疫球蛋白定期输注(用至移植后100d);⑥医护人员勤洗手,戴口罩、帽子、手套、穿隔离衣等。

(1)细菌感染:由于早期发现并迅速联合使用足量广谱杀菌性抗生素(所谓"降阶梯治疗"),细菌感染致死者已罕见。但应警惕由温和链球菌引起的感染,易致感染性休克。

(2)病毒感染:移植后单纯疱疹病毒Ⅰ型和Ⅱ型感染常见。阿昔洛韦5mg/kg,每8h1次静脉滴注治疗有效。不少单位对单纯疱疹血清学阳性患者预防性应用阿昔洛韦1 600mg/d,分次口服至移植后30d。为预防晚期带状疱疹病毒激活(激活率为40%~60%),应延长使用阿昔洛韦至1年。

CMV感染是最严重的移植后病毒性感染并发症,多发生于移植后第35~100天。CMV感染的原因是患者体内病毒的激活或是输入了CMV阳性的血液。对供受体CMV均阴性的患者,必须只输CMV阴性的血液。CMV病表现为间质性肺炎(interstitial pneumonia,IP)、CMV肠炎、CMV肝炎和CMV视网膜炎。CMV间质性肺炎临床起病急、进展快,表现为呼吸困难、呼吸频率快、末梢发绀、低氧血症、发热和血流动力学改变,胸片呈弥漫性间质性改变。必须迅速高流量面罩或正压给氧,静脉用更昔洛韦(ganciclovir,GCV)和免疫球蛋白(intravenous immune globulin,IVIG)。剂量和疗程:①诱导期共21d:GCV 5mg/kg静脉滴注,每12h 1次,IVIG 500mg/kg静脉滴注,隔天1次;②维持直至停用免疫抑制剂:GCV 5mg/(kg·d)静脉滴注,每周用5d,IVIG每周500mg/kg静脉滴注。停药过早间质性肺炎容易反复。GCV的不良反应为粒细胞减少(可用G-CSF或GM-CSF治疗)和血肌酐上升。如GCV的不良反应大,患者无法耐受或CMV对GCV耐药(即GCV治疗21d后肺泡灌洗液CMV仍阳性,或治疗1周后低氧血症和发热无减轻),可换用膦甲酸钠(foscarnet)90mg/kg,加入生理盐水500ml中静脉滴注2h,2/d,7d后改为1/d,维持治疗。不良反应为肾毒性。CMV间质性肺炎的死亡率较高,应动态观察。在CMV病出现前应对CMV阳性患者早期干预治疗,予GCV 5mg/(kg·d)静脉滴注,每12h 1次,连用7d后减量为GCV 5mg/(kg·d),每周用5d至移植后100d。

(3) 真菌感染：氟康唑 200～400mg/d 口服预防用药，降低了念珠菌的感染。但致命性的曲霉菌感染和氟康唑耐药的其他真菌（如克柔念珠菌）感染仍具有挑战性，两性霉素 B、伊曲康唑、伏立康唑(voriconazole)、卡泊芬净(caspofungin acetate)等属有效药物。

(4) 卡氏肺囊虫肺炎：移植前一周起即预防性服用复方磺胺甲噁唑(SMZco)，每天 4 片，每周用 2d 至免疫抑制剂停用，可显著预防肺孢子虫病。

2. 肝静脉闭塞病(veno-occlusive disease of the liver, VOD) 是一种以肝内小叶中央静脉及其窦状隙纤维性闭塞为主要病理改变的疾病，一般发生在移植后的 3 周内，临床特征为不明原因体重增加、黄疸、右上腹痛、肝大、腹水。发病率约 10%，在下列症状中符合两项即可诊断：①黄疸；②肝区疼痛；③腹水或不明原因体重突然增加>5%。但确诊需肝活检。患者移植时肝功能异常，接受了 HBV 或 HCV 阳性供体的 HC 容易发生 VOD。VOD 的治疗以对症、支持为主，轻、中型 VOD 可自行缓解且无后遗症。有 25%～30% 的 VOD 为重型，预后恶劣，多因进行性急性肝功能衰竭、肝肾综合征和多器官衰竭而死亡。应用低剂量肝素 100U/(kg·d)持续静滴连用 30d 和前列腺素 $E_2$、熊去氧胆酸预防 VOD 有效。

3. 移植物抗宿主病(GVHD) GVHD 是异基因 HSCT 后最严重的并发症，由供体 T 细胞攻击受者同种异型抗原所致。发生 GVHD 的 3 个要素：①移植物中含免疫活性细胞；②受体表达供体没有的组织抗原；③受体处于免疫抑制状态不能将移植物排斥掉。即使供受者间 HLA 完全相合，还存在次要组织相容性抗原不相合的情况，仍有 30% 的机会发生严重的 GVHD。产生 GVHD 的风险因素包括：供受体间 HLA 相合程度、有无血缘关系、性别差异、年龄、基础疾病及其所处状态、GVHD 预防方案、感染、组织损伤。GVHD 分为急性和慢性两种。急性 GVHD(acute GVHD, aGVHD)发生于移植后 100d 内，100d 后出现的则为慢性 GVHD(chronic GVHD, cGVHD)。典型的 aGVHD 发生在移植后 2～4 周，表现为皮肤红斑和斑丘疹、持续性厌食和(或)腹泻、肝功能异常(胆红素、ALT、AST、ALP 和 GGT 升高)。组织活检虽有助于确诊，但临床诊断尤为重要。根据受累器官和严重程度分为Ⅰ～Ⅳ度(表 66-1)。Ⅰ度不需治疗，Ⅱ～Ⅳ度影响生存及预后，需迅速积极治疗。但 GVHD 治疗效果不理想，aGVHD 的预防就更为重要，主要方法有两种：免疫抑制剂和 T 细胞去除。常用的药物预防方案为环孢素(CsA)联合甲氨蝶呤(MTX)，CsA 至少用 6 个月，MTX 15mg/m² 于移植后 1d，10mg/m² 于 3d、6d 和 11d 共静脉滴注 4 次。CsA 移植后先用 2～4mg/(kg·d)静脉点滴，待消化

表 66-1 GVHD 的分级标准

| 器官系统分级 | | | | 临床总的分级 | | | |
|---|---|---|---|---|---|---|---|
| 器官 | 临床表现和严重程度 | | | Ⅰ度 | Ⅱ度 | Ⅲ度 | Ⅳ度 |
| 皮肤 | 皮疹(体表面积%) | <25 | + | √ | √ | | |
| | | 25～50 | ++ | | √ | √ | √ |
| | | >50 | +++ | | | √ | √ |
| | 出现皮肤刺激 | | +++ | | | | √ |
| 肝脏 | 胆红素(mg%) | 2～3 | + | | √ | | |
| | | 3.1～6 | ++ | | √ | √ | |
| | | 6.1～15 | +++ | | | √ | √ |
| | | >15 | +++ | | | | √ |
| 肠道 | 腹泻量(ml/d) | >500 | + | | √ | | |
| | | >1 000 | ++ | | | √ | |
| | | >1 500 | +++ | | | √ | √ |
| | 出现腹痛或肠梗阻 | | +++ | | | | √ |
| 生活能力 | 轻度降低 | | + | | √ | | |
| | 中度降低 | | ++ | | | √ | |
| | 重度降低 | | +++ | | | | √ |

道反应过去后改为口服,维持血浓度在 150~250ng/ml。血清肌酐大于 177μmol/L(2mg/dl)时需停药;移植 40d 后每周减少 CsA 剂量 5%。CsA 通过对钙调磷酸酶的作用而阻断 IL-2 的转录,从而阻断 IL-2 依赖性的 T 细胞增殖和分化。CsA 的不良反应有:肾功能损害、胆红素升高、高血压、高血糖、头痛、多毛、牙龈增生、脆甲、痤疮、恶心、呕吐、低镁血症、癫痫等。此外,他克莫司(tacrolimus,FK-506)、糖皮质激素、麦考酚吗乙酯(mycophenolate mofelil,MMF)、抗胸腺细胞球蛋白(ATG)等也可作为预防用药。从移植物中去除 T 细胞也是有效预防 GVHD 的方法,如密度梯度离心、T 细胞单抗、$CD34^+$ 细胞阳性选择等。

aGVHD 治疗常较困难。首选药物为甲泼尼龙 1~2mg/(kg·d)。其他常用药物有 ATG、抗 T 细胞或 IL-2 受体的单克隆抗体、抗肿瘤坏死因子抗体、MMF、CsA、FK-506 等。

移植后生存期超过 6 个月的患者,有 20%~50% 合并 cGVHD。cGVHD 好发于年龄大、HLA 不相合、无血缘移植、PBSCT 和有 aGVHD 者。cGVHD 的临床表现类似自身免疫病表现,如系统性硬化病、皮肌炎、面部皮疹、干燥综合征、关节炎、闭塞性细支气管炎、胆管变性和胆汁淤积。治疗常用的免疫抑制剂为泼尼松和 CsA 分别单用或联合应用,两者隔日交替治疗可减少不良反应。此外,沙利度胺(反应停)、MMF、西罗莫司、甲氧沙林(补骨脂素)联合紫外线照射、浅表淋巴结照射也有一定效果。cGVHD 者易合并感染,因此应同时注意预防感染。

**(二)晚期并发症**

①白内障:主要与 TBI 有关,糖皮质激素和 CsA 也可促进其发生;②白质脑病:主要见于合并 CNSL,而又接受反复鞘内化疗和全身高剂量放、化疗者;③内分泌紊乱:甲状腺和性腺功能降低、闭经、无精子生成、不育、儿童生长延迟;④继发肿瘤:少数患者几年后继发淋巴瘤或其他实体瘤,也可继发白血病或 MDS。

【移植后复发】

部分患者移植后复发,多发生于移植后 3 年内。与复发相关的因素有:年龄偏大、急性白血病非首次缓解期、慢性髓系白血病非慢性期、去 T 细胞移植以及移植后未发生 GVHD 等。复发者治疗较困难,预后也较差。在移植后采用 IL-2 或供体淋巴细胞等免疫治疗可减少微小残留病,降低复发率。二次移植对少数复发病例适合。DLI 对 CML 等复发有效。

【适应证】

1. 恶性病 ①造血系统恶性疾病:一般而言,CML、MDS、CLL 多采用异体移植;AML、ALL 异体、自体移植均可采用;淋巴瘤、骨髓瘤多采用自体移植,也可进行异体移植。②其他:对放、化疗敏感实体肿瘤也可考虑做自体 HSCT。

2. 非恶性病 ①重型再生障碍性贫血(SAA):对年龄<40 岁的重或极重型再障有 HLA 相合同胞者,宜首选 HSCT;②重型海洋性贫血;③重型联合免疫缺陷病;④其他疾病:如 Fanconi 贫血、镰形细胞贫血、戈谢病等。

复习指导

1. 造血干细胞治疗的临床分类

(1)按 HC 取自健康供体还是患者本身,HSCT 被分为异体 HSCT 和自体 HSCT。异体 HSCT 又分为异基因移植和同基因移植。

(2)按 HSC 取自骨髓、外周血或脐带血,又分别分为骨髓移植、外周血干细胞移植和脐血移植。

(3)按供受者有无血缘关系而分为血缘移植和无血缘移植。

(4)按人白细胞抗原配型相合的程度,分为 HLA 相合、部分相合和单倍型相合移植。

2. Allo-HSCT 常见的并发症有 GVHD、VOD、感染。

(闫振宇  陈乃耀)

# 第六篇 PART 6

# 内分泌系统疾病

# 第67章 总 论
chapter 67

> **学习要求**
>
> 学习内分泌系统疾病的分类及常见症状与体征;知晓其反馈调节与诊治原则,建立对内分泌系统疾病的认识基础。

内分泌系统是由内分泌腺体和分布于各组织的激素分泌细胞(或细胞团)以及它们所分泌的激素组成的体液调节系统。这些腺体和组织包括经典内分泌腺(垂体、甲状腺、甲状旁腺、胰岛、肾上腺和性腺)和分布在心血管、胃肠、肾、脑(尤其下丘脑)的内分泌组织及细胞。人体要保持体内环境的稳定,必须由内分泌系统、神经系统和免疫系统的网络共同调节,完成代谢、生长、发育、生殖等功能,抵御各种内外不良因素与病理变化的侵袭,维持人体健康。

【内分泌激素的分类及调控】

内分泌激素是细胞分泌的微量活性物质,由血液输送至远处组织并与特异性受体结合而发挥调节作用的化学信使物质。现代内分泌学已将激素的范围扩展到具有局部调节作用的旁分泌活性物质和具有细胞自身调节作用的自分泌活性物质。分子结构清楚者称为激素,结构尚不明确者称为因子。根据化学结构一般分为4类。①肽类激素和蛋白质激素:亦称为含氮激素,如甲状旁腺激素;②胺类激素:如肾上腺素,去甲肾上腺素、多巴胺等;③氨基酸类激素:由氨基酸衍生而来,如甲状腺激素;④类固醇类激素:结构为环戊烷多氢菲,如糖皮质激素(皮质醇)、盐皮质激素(醛固酮)、雄激素、雌激素、孕激素等。

激素的作用可以通过内分泌或称血分泌、旁分泌或邻分泌、自分泌、腔分泌、神经内分泌和神经分泌6种方式发挥作用。激素的作用,首先必须转变为具有活性的激素(如 $T_4$ 转变为 $T_3$),再与其特异性受体结合而发挥作用。

激素的合成与分泌既受神经系统调控,同时也受下丘脑-垂体-靶腺之间的调节机制所控制。下丘脑具有神经分泌细胞的功能,分泌多种肽类激素,控制垂体激素的合成与分泌,垂体的激素又调节靶器官激素的合成与分泌;反过来,靶器官所分泌的激素在血中的水平又对垂体及下丘脑相关激素的合成及分泌起反馈调节作用,如果起减弱作用,称负反馈调节,这是内分泌系统疾病最重要的机制。另外还可以通过内分泌系统与免疫系统的相互调节和内分泌系统腺体间相互调节,保持着各种激素的水平相对恒定。

【内分泌系统疾病分类】

1. **激素缺乏性疾病**

(1)内分泌腺体功能减退:可以因外伤、肿瘤性破坏、感染、出血、自身免疫性损害等所致,即原发性内分泌腺功能减退。下丘脑或垂体激素缺乏,表现为靶器官(如甲状腺、肾上腺皮质、性腺)的功能低下,即继发性内分泌腺功能减退。先天性内分泌腺体的功能低下经常为激素合成障碍,或激素的结构异常,缺乏生物活性。

(2)激素的反应低下:在一部分内分泌腺体功能减退者,血激素水平正常,甚至偏高,可能是由于出现抗受体抗体,封闭了受体,减少激素与受体结合的机会,也可能是因受体结构异常或数量减少所致。

2. 激素过多性疾病

(1)内分泌腺体功能过高:可能由于各种原因所致的腺体增生或形成功能性肿瘤。

(2)异位性产生激素的肿瘤:由于肿瘤细胞能自主性分泌激素或有激素活性的类似化合物,引起相应的临床表现,多见于肺燕麦细胞癌、类癌、胸腺瘤等。

(3)医源性:在治疗疾病时用激素或其衍生物超过生理剂量可以导致。

3. 不伴有激素紊乱的内分泌腺体病　内分泌激素水平正常,但有组织形态学的异常,包括非功能性肿瘤、癌、囊肿、炎症等。此外,还有内分泌腺体综合征,此类疾病有两个以上腺体同时发病,如由于增生、腺瘤、腺癌所致呈功能亢进者称为多发性内分泌腺瘤病。

【内分泌系统疾病的常见症状与体征】

1. 身材过高或矮小　引起矮小症的病因主要有 GH 缺乏或不敏感、IGF-1 缺乏及性腺功能减退等;引起身材过高的病因主要有 GH 瘤,Klinefelter 综合征等。

2. 肥胖与消瘦　体重受遗传、内分泌激素、躯体疾病、营养状况等影响。体内激素中胰岛素、甲状腺激素、生长激素、瘦素、糖皮质激素、儿茶酚胺和性激素等对体重有影响。

3. 多饮与多尿　糖尿病、尿崩症、原发性醛固酮增多症、甲状旁腺功能亢进症、肾小管性酸中毒常伴有多饮、多尿。

4. 高血压伴低血钾　可见于原发性醛固酮增多症、应用利尿药、Cushing 综合征、先天性肾上腺皮质增生症、肾小管性酸中毒等。

5. 皮肤色素沉着　与黑色素沉着有关的激素主要有 ACTH 及其前体、雌激素和孕激素。可能与分子中含有黑色素细胞刺激素(MSH)或雌、孕激素有刺激黑色素细胞的作用有关。可有全身性色素沉着和局部皮肤色素加深。

6. 多毛与毛发脱落　正常毛发的量和分布与遗传、种族和雄激素水平有关。某些内分泌疾病雄激素水平过高、部分药物可引起全身性多毛,特发性多毛的病因不明,可能与局部毛囊对雄激素过度敏感或 5α 还原酶活性增强有关。雄激素减少和甲状腺功能减退等可引起全身性毛发脱落。

7. 皮肤紫纹和痤疮　紫纹和病理性痤疮是 Cushing 综合征和某些内分泌疾病的特征之一。

8. 男性乳腺发育　病理性男性乳腺发育的疾病可分为内分泌与非内分泌疾病两类。可见于性激素分泌异常,甲状腺,肾上腺问题及肿瘤等特发性男性乳腺发育可能与乳腺组织对雌激素的敏感性增高有关。

9. 突眼　常见于甲状腺相关性眼病,眼眶疾病、颅内肿瘤、海绵窦血栓形成也可以引起突眼。

10. 闭经和溢乳　溢乳和闭经常同时存在,但也可只有溢乳而无闭经,或只出现月经周期不规则而无溢乳,症状主要取决于血清泌乳素水平的高低。

11. 骨痛与自发性骨折　代谢性骨病等一些内分泌疾病可伴有骨质疏松,易导致骨痛与自发性骨折。

【内分泌疾病诊断原则】

完整的内分病疾病诊断包括功能诊断、病理诊断和病因诊断 3 个方面。典型的患者具有特殊的面容,对于诊断可提供一定的线索,但是轻症不典型患者必须配合实验室检查,才能早期诊断、早期防治。主要诊断来自以下方面。

1. 临床典型症状和体征　对诊断内分泌疾病有重要参考价值,而有些表现与内分泌疾病关系比较密切,如闭经、月经过少、性欲和性功能改变、毛发改变、生长障碍或过度、体重减轻或增加、头痛、视力减退、精神兴奋抑郁、软弱无力、皮肤色素改变、紫纹、多饮多尿、多血质、贫血、消化道症状(如食欲减退、呕吐、腹痛、便秘、腹泻)等。应注意从非特异性临床表现中寻找内分泌功能紊乱和内分泌疾病的诊断线索。

2. 实验室检查

(1)代谢紊乱证据:各种激素可以影响不同的物质代谢,包括糖、脂质、蛋白质、电解质和酸碱平衡,可测定基础状态下血糖、血脂、血钠、钾、钙、磷等。

(2)激素水平测定:可通过测定激素和代谢产物的水平,对内分泌疾病的诊断起到关键作用。如测定垂体 ACTH 和肾上腺皮质醇两方面的激素水平来明确其功能状态和发病部位。因激素呈脉冲性分泌,单次测定激素水平不能反映其功能状态,可取平均值,如促性腺激素和性腺激素,最好相隔 15~30min 抽一次血,共 3 次,等量混合后,测定其值。尿液检查如测定 24h 尿游离皮质醇(UFC)、17-羟、17-酮类固醇、香草基杏仁酸(VMA)等。

(3)动态功能测定主要有兴奋试验和抑制试验两类。①兴奋试验:多适用于分泌功能减退的情况,可评估激素的储备功能,应用促激素试验探测靶腺的反应,②抑制试验:多适用于分泌功能亢进的情况,观察有无自主性激素分泌过多,正常反馈调节是否消失,是否有功能性肿瘤存在。③葡萄糖耐量试验:可作为兴奋试验,又可作为抑制试验。

判断激素水平时,应考虑年龄、性别、营养状况、有无用药或是否处于应激状态以及取血时间等,并应结合临床状况综合判断。

3. 病理诊断　通过影像学检查、细胞学检查、细针穿刺细胞病理活检、选择性静脉导管在不同部位取血测定激素,如肾上腺静脉取血、岩下窦取血,以明确垂体、甲状腺、肾上腺、胰岛病变部位。

4. 病因诊断　常用:①自身抗体检测有助于明确内分泌疾病的性质以及自身免疫病的发病机制,甚至可作为早期诊断和长期随访的依据。②染色体检查有无数目异常、畸变、缺失等。③HLA 鉴定。

【内分泌系统疾病的防治原则】

任何疾病都应针对病因进行治疗。营养性疾病和由环境因素引起的代谢病多能针对病因进行治疗,但目前病因已经明确的内分泌疾病为数不多或病因虽明了但病变已不可逆。对于基因突变引起的内分泌疾病可行基因治疗。临床上最多采用的是功能治疗,方法如下:

1. 内分泌功能亢进的治疗

(1)药物治疗:用药物抑制或阻滞激素的合成或分泌是治疗内分泌功能亢进症的常用方法。如用硫脲类和咪唑类药物治疗甲状腺功能亢进症,用酮康唑、氨鲁米特(氨基导眠能)治疗皮质醇增多症等。有些药物可竞争性抑制激素与其受体结合,还可使用抑制激素分泌的神经递质或其激动剂达到抑制激素分泌的目的,如血清素拮抗药赛庚啶可用于治疗 Cushing 病。生长抑素也可用于相关疾病的治疗。

(2)核素治疗:某些内分泌腺有浓聚某种化合物的功能,故可用核素标记的该化合物达到治疗目的,常用于内分泌恶性肿瘤、良性肿瘤或内分泌腺功能亢进症的治疗,如用 $^{131}$I 治疗甲状腺功能亢进症等。

(3)放射治疗:深部 X 线、直线加速器、γ 刀、X 刀等可用于内分泌腺肿瘤的治疗,有些良性肿瘤如生长激素瘤,在手术切除后也可用放射治疗来根除残存的肿瘤组织。

(4)手术治疗:激素分泌性肿瘤和增生性病变可用手术治疗。近年来,腔镜下切除术达到了创口小、费用低、康复快的良好效果。

(5)介入治疗:可用于治疗肾上腺、甲状腺、胰岛肿瘤。

2. 内分泌腺功能减退的治疗

(1)激素替代治疗:对于病因不能根除的内分泌疾病可采取激素替代疗法,使内分泌腺功能减低的临床表现得到改善。替代治疗要尽量模拟生理节律给药。抑制性替代治疗主要用于治疗先天性肾上腺皮质增生症。

(2)器官、组织或细胞移植:一些内分泌腺功能减退症可用同种器官、组织或细胞移植治疗。

### 复习指导

1. 概念

(1) 内分泌系统:是由内分泌腺体和分布于各组织的激素分泌细胞(或细胞团)以及它们所分泌的激素组成的体液调节系统。

(2) 激素分类:肽类激素(含氮激素)有甲状旁腺激素。胺类激素有肾上腺素、去甲肾上腺素、多巴胺等。氨基酸类激素有甲状腺激素。类固醇类激素有皮质醇、醛固酮、性激素。

(3) 反馈调节:下丘脑-垂体-靶腺之间有负反馈调节,也有正反馈调节。内分泌腺及体液代谢物质之间也有反馈调节。

2. 内分泌疾病

(1) 功能诊断:根据症状、激素水平及动态试验结果来判断。因激素呈脉冲性分泌,测定24h尿中激素水平较测定单次激素水平更能反映其功能状态,可进一步做动态试验来确定。兴奋试验适用于分泌功能减退的情况,可评估激素的储备功能;抑制试验适用于分泌功能亢进的情况。

(2) 治疗原则:内分泌代谢疾病的治疗主要包括病因治疗、功能治疗和特殊治疗。

(张真稳)

# 第68章 垂体瘤
## chapter 68

**学习要求**

学习垂体瘤的分类及临床特征,知晓如何对垂体瘤作出诊断和鉴别诊断,能够正确评估垂体功能并正确选择治疗方式。

垂体瘤(pituitary tumor)是一组来自腺垂体和神经垂体及胚胎期颅咽管囊残余鳞状上皮细胞发生的肿瘤。腺垂体的每一种分泌细胞与其特定的原始干细胞均可发生肿瘤性病变。从临床上垂体瘤约占颅内肿瘤的15%,以分泌催乳素、生长激素及阿片-黑素-促皮质素原的腺瘤占绝大多数。病因未明。

**临床提示** 临床症状及体征,结合垂体影像学以及内分泌功能检查,考虑本病。

【分类】

1. 按内分泌功能分类 根据肿瘤细胞有无合成和分泌有生物活性激素的功能将垂体肿瘤分为有功能和无功能肿瘤。具有分泌生物活性激素功能的垂体瘤如PRL瘤、GH瘤、ACTH瘤、TSH瘤、LH/FSH瘤及混合瘤等。其中PRL瘤最常见,其次为GH瘤、ACTH瘤,TSH瘤与LH/FSH瘤较少见。不具备激素分泌功能的称无功能垂体腺瘤。

2. 按影像学检查和手术所见分类 根据肿瘤扩展情况及发生部位可分为鞍内、鞍外和异位3种;根据肿瘤的大小可分为微腺瘤(<10mm)和大腺瘤(≥10mm)两种;根据肿瘤的生长类型可分为扩张型和浸润型两种,后者极为少见。

3. 按免疫组化及电镜的特征分类 手术切除标本用免疫细胞化学染色法检测确定垂体瘤细胞的起源。有些无功能腺瘤实际上可分泌无生物活性的糖蛋白激素α亚基(α-亚基瘤)、具有很弱生物活性的某种糖蛋白激素β-亚基。在一般情况下,根据免疫组化结果在高倍光镜下就可将不同的腺瘤进行分类,必要时亦可根据肿瘤细胞的超微结构特征来协助分类。

【临床表现】

无功能垂体腺瘤主要表现:①肿瘤向鞍外扩展压迫邻近组织结构的表现,这类症状最为多见,往往为病人就医的主要原因;②因肿瘤周围的正常垂体组织受压和破坏引起不同程度的腺垂体功能减退的表现。有功能垂体瘤尚有一种或几种垂体激素分泌亢进的临床表现。

1. 肿瘤压迫症状 垂体肿瘤直径大于1cm者可因压迫鞍膈而有头痛。当肿瘤向鞍上扩展,压迫视交叉等可引起不同类型的视野缺损,伴或不伴视力减退。当肿瘤向蝶鞍两侧扩展压迫海绵窦时可引起海绵窦综合征。可出现眼睑下垂、眼外肌麻痹、复视,三叉神经眼支和上颌支支配区域皮肤感觉丧失。巨大的腺瘤可侵犯下丘脑,可出现尿崩症、嗜睡、体温调节紊乱等。如肿瘤压迫第三脑室,阻塞室间孔,则引起脑积水和颅内压增高,头痛加剧。肿瘤偶尔可扩展至额叶、颞叶引起癫痫样抽

# 第68章 垂体瘤

搐、偏瘫、锥体束征及精神症状等。当肿瘤侵蚀鞍底及蝶窦时,可造成脑脊液鼻漏。肿瘤发展的基础上可有瘤内出血,称为垂体卒中,可导致严重头痛、视力急剧减退、眼外肌麻痹、昏睡、昏迷、脑膜刺激征及颅内压增高。

2. 激素分泌异常征群

(1) 垂体激素分泌减少:表现一般较轻,进展较慢,直到腺体有 3/4 被毁坏后,临床上才出现明显的腺垂体功能减退症状。即使肿瘤体积较大,激素缺乏的症状也很少能达到垂体切除术后的严重程度。故一般情况下,垂体瘤较少出现垂体激素分泌减少的症状,尤其是功能性腺瘤。有时肿瘤还可影响到下丘脑及垂体后叶,血管加压素的合成和排泌障碍引起尿崩症。

(2) 垂体激素分泌增多:由于不同的功能腺瘤分泌的垂体激素不同,临床表现各异。PRL 瘤女性可有闭经、溢乳、不孕,男性可有性功能减退、阳痿;GH 瘤可出现肢端肥大症、巨人症;ACTH 瘤有皮质醇增多症状;TSH 瘤有甲状腺功能亢进症。

【诊断和鉴别诊断】

1. 诊断  垂体腺瘤的诊断主要依据临床症状及体征、垂体影像学检查以及内分泌功能检查(包括相应靶腺功能检查)进行综合判断。影像学诊断主要靠 CT、MRI。MRI 可显示直径大于 3mm 的微腺瘤,并能更好地显示肿瘤及其与周围组织的解剖关系。

2. 鉴别诊断

(1) 颅咽管瘤:可发生于各种年龄,以儿童及青少年多见。常有视野缺损、头痛、下丘脑损害(如尿崩症、多食或厌食、发热、肥胖等)。压迫垂体门脉系统者常出现性发育不全和矮小症,少数也可出现性早熟、肢端肥大症、溢乳症等腺垂体功能亢进表现。鞍内型易与垂体腺瘤混淆,确诊依赖 MRI 及内分泌功能检查。

(2) 淋巴细胞性垂体炎:本病多见于妊娠或产后的女性,病因未明,可能为病毒引起的自身免疫性疾病。临床表现可有垂体功能减退症以及脑垂体肿块。无功能腺瘤及 PRL 瘤须与本病鉴别,其垂体功能减退症表现不及本病出现得早和显著。确诊有赖于病理组织学检查。

(3) 颈内动脉瘤:常引起单侧鼻侧偏盲,可有眼球瘫痪及腺垂体功能减退表现,蝶鞍可扩大。确诊依赖于 MRI。

(4) 脑膜瘤:部分脑膜瘤其影像学表现类似于蝶鞍区肿瘤,内分泌功能检查仅有垂体柄受压引起的轻度高 PRL 血症,临床上易误诊为无功能垂体腺瘤。

(5) 其他  垂体腺瘤还需和另一些伴蝶鞍扩大的疾病相鉴别,如视神经胶质瘤、异位松果体瘤、空泡蝶鞍综合征、鞍上生殖细胞瘤、垂体转移癌等。

【治疗】

1. 治疗目的和原则  垂体瘤的治疗目标为:①减轻和消除肿瘤压迫症状;②纠正激素的分泌过多;③尽可能保存垂体功能。

垂体瘤的治疗方法主要有 3 种:手术、药物和放射治疗。治疗方法的选择主要依据垂体肿瘤的类型而定,一般 PRL 瘤首选药物治疗,大多数 GH 瘤、ACTH 瘤、TSH 瘤以及无功能大腺瘤则首选手术治疗。术后 GH、IGF-1 水平仍持续升高的 GH 瘤患者应给予奥曲肽或多巴胺受体激动剂辅助治疗;对药物治疗效果不佳者可考虑辅以放射治疗。ACTH 瘤、TSH 瘤及无功能大腺瘤手术效果欠佳者也可辅以放射治疗。

2. 治疗方法和疗效

(1) 手术治疗:除 PRL 瘤外,其他垂体瘤首选手术治疗。治疗目的不仅在于彻底切除肿瘤,还需尽力保留正常组织,避免术后出现腺垂体功能减退症。微腺瘤手术治愈率为 70%~80%,术后并发症可有暂时性尿崩症、脑脊液鼻漏、局部血肿脓肿,但发生率均较低。侵犯性大腺瘤治愈率下降,术后并发症增加,较多发生尿崩症和腺垂体功能减退。

(2) 放射治疗:垂体放射常作为手术治疗的辅助放疗,可采用常规放射治疗、外照射如高能离子照射、直线加速器治疗。放疗取得疗效所需时间较长,并发症有腺垂体功能减退(发生率 50%~

70%)、视神经炎、视力减退、脑萎缩、认知减退等。

(3)药物治疗：疗效得到明确肯定的是以溴隐亭为代表的多巴胺 $D_2$ 受体激动药,能有效抑制 PRL 的分泌,部分抑制 GH 的释放。GH 瘤、TSH 瘤可应用奥曲肽(octreotide),可使 50%患者的血浆 GH 和胰岛素样生长因子恢复正常,也可使 TSH 水平下降并缩小肿瘤。

### 附　催乳素瘤

PRL 瘤为最常见的垂体肿瘤,多为微腺瘤,常见于女性。女性患者的典型症状为闭经、溢乳和不孕,其他症状有因长期高 PRL 血症致血清雌激素降低而引起乳腺萎缩、阴毛脱落、外阴萎缩、阴道分泌物减少,有时出现继发性骨质疏松,表现为骨密度降低、进行性骨痛等。男性表现为性欲减退和勃起功能障碍,精子数目减少及不育,也可出现继发性骨质疏松。大腺瘤可以压迫邻近组织而有视力减退、视野缺损、眼外肌麻痹等,甚至有颅内高压、头痛、呕吐等。

PRL 瘤患者血清 PRL 一般>200μg/L,若>300μg/L,结合鞍区 MRI 影像学检查,则可明确或肯定诊断。但 PRL<200μg/L 时,应检查有无其他引起 PRL 增高的原因,如药物(如三环类抗抑郁剂、甲氧氯普胺、雌激素等)、原发性甲状腺功能减退症、下丘脑病变等。

药物治疗为首选治疗。溴隐亭通过增强多巴胺的抑制作用可以减少 PRL 的分泌,恢复下丘脑-垂体促性腺激素的周期性分泌,恢复卵巢对促性腺激素的反应性,消除闭经和不育。剂量从每日 1.25mg 开始逐渐增加,直到临床奏效。一般日剂量为 2.5～15mg,溴隐亭可以缩小瘤体,预防术后肿瘤复发和控制 PRL 血症。亦可应用新一代多巴胺 $D_2$ 受体激动剂如培高利特(pergolide)和卡麦角林(cabergoline)。

> **临床提示**　闭经、溢乳、PRL 增高,结合鞍区 MRI 影像学检查异常,考虑本病。

### 复习指导

1. 垂体瘤是腺垂体、神经垂体及胚胎期颅咽管囊残余鳞状上皮细胞发生的肿瘤。
2. 垂体肿瘤直径<10mm 为微腺瘤;直径≥10mm 为大腺瘤。影像学检查首选 MRI。
3. 垂体瘤有手术、药物和放射 4 种治疗方法。
4. 催乳素瘤为最常见的垂体肿瘤,多为微腺瘤。溴隐亭为首选治疗。

(张真稳　王　艳)

# 第69章 巨人症和肢端肥大症

chapter 69

> **学习要求**
>
> 学习巨人症与肢端肥大症的临床表现,熟悉实验室检查数据分析,能进行正确诊断和鉴别诊断,能够正确选择治疗方法。

巨人症(gigantism)和肢端肥大症(acromegaly)是由于生长激素(GH)持久过度分泌所致,其原因主要为垂体GH瘤或垂体GH细胞增生。发生在青春期后、骨骺已融合者表现为肢端肥大症,发病年龄以20~29岁者为多见,无明显性别差异。发生在青春期前、骨骼未融合者可表现为巨人症,较少见,男性多于女性。同一患者可兼有巨人-肢端肥大症。

> **临床提示** 典型面貌、身高、肢端肥大、影像学检查及生长激素异常分泌→考虑本病。

【病因】

生长激素和(或)胰岛素样生长因子(IGF-1)分泌过多的原因主要有垂体性和垂体以外的原因。①垂体性:占绝大多数,以腺瘤为主,生长激素瘤可自发于突变细胞,也可因下丘脑GHRH过度刺激或生长抑素抑制作用减弱所致,绝大多数为直径大于10mm的大腺瘤。亦可形成GH与PRL混合细胞腺瘤、多激素分泌细胞腺瘤等。②垂体以外原因:异位GH分泌瘤(如胰岛细胞癌)、异位GHRH分泌瘤(下丘脑错构瘤、支气管类癌等)。

【临床表现】

肢端肥大症和巨人症患者起病甚缓慢。患者的临床表现因性别、肿瘤大小、GH分泌情况以及对正常垂体和对邻近组织有无压迫等不同而异。除有GH分泌过多,又可有促性腺激素、促甲状腺素、促肾上腺皮质激素分泌不足,使得功能亢进与功能减退混杂。可伴有PRL分泌过多,女性表现月经紊乱、溢乳、不孕,男性表现性欲减退和阳痿。主要表现如下。

1. 骨骼  肢端肥大症患者的外貌变化明显,眶上嵴、颧骨及下颌骨增大突出,额骨增生肥大、眉弓外突、下颌突出、牙齿分开、咬合错位。四肢长骨变粗,手足掌骨宽厚如铲状,手指、足趾增宽,指端呈簇状,平底足。可有腕管综合征、背痛及周围关节痛等骨症状。

2. 皮肤及软组织  全身皮肤及软组织皆增生肥大,皮肤变厚变粗。以面部、手足等部位的软组织增厚为明显。患者自觉鞋帽、手套嫌小。鼻肥大、唇厚舌大、声带厚长,扁桃体、悬雍垂及软腭增厚。外耳肥厚、鼓膜增厚,偶伴耳鸣、耳聋。皮脂腺增生肥大并过度分泌,皮肤多油脂。汗腺肥大,患者大量出汗(为病情活动的重要指征)。

3. 心血管系统  其病变是肢端肥大症患者的最主要死因之一。主要表现心肌肥厚、间质纤维化、心脏扩大、左心室功能减退、心力衰竭、冠心病、动脉粥样硬化。常伴有糖代谢异常或糖尿病,与高 GH 及 IGF-1 的水平有关,存在胰岛素抵抗、高胰岛素血症,可伴有高三酰甘油血症。肢端肥大症患者的高血压发生率较正常人高。

4. **呼吸系统** 病变发生率增高,可有呼吸道感染、喘鸣和呼吸困难;可有睡眠呼吸暂停综合征,睡眠时可出现严重的呼吸困难和心律失常,增加患者病死率。

5. **神经肌肉** 患者表现为情绪不稳定、暴躁易怒、多汗、精神紧张、肌无力、神经肌肉疼痛及腕管综合征表现等。肢端肥大症患者即使不并发糖尿病也可发生多发性周围神经病变,导致肢体远端肌肉萎缩及明显肌无力、手足麻木。

6. **其他** 局部可有压迫邻近组织引起的头痛、视物模糊、视野缺损、眼外肌麻痹、复视。影响下丘脑时,可出现食欲亢进、肥胖、睡眠障碍、体温调节异常、尿崩症及颅内压升高等。此外骨质疏松、结肠息肉发生率高。

【诊断】 诊断思路见图 69-10。

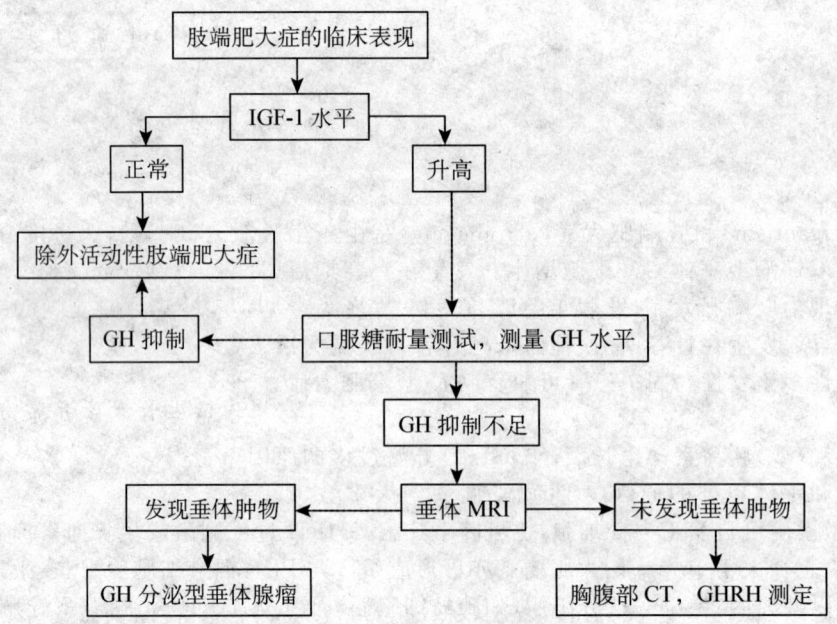

图 69-1 肢端肥大症诊断流程如下

诊断主要依据为典型外貌、身高、肢端肥大、内脏增大、内分泌代谢紊乱证据和影像学检查异常。肢端肥大症因缓慢进展,早期诊断有一定困难。从起病到确诊往往延搁 5~10 年。

人 GH 呈脉冲式分泌,具昼夜节律分泌特征,但受运动、应激及代谢变化的影响。肢端肥大症患者的 GH 基础值比正常人升高数倍至数十倍,分泌 GH 脉冲频率增加,丧失昼夜节律性。血清 IGF-1 可反映 24h GH 分泌总体水平,可作为筛选和疾病活动的指标,也可作为治疗是否有效的指标。口服葡萄糖抑制试验为临床确诊最常用的试验,多数患者服后 GH 水平不降低,反而升高;TRH、LHRH 兴奋试验可有 GH 反常升高;GHRH、生长抑素不能改变 GH 水平。蝶鞍区 CT 及 MRI 有助于发现垂体肿瘤,MRI 更具优势。检测 PRL、FSH/LH、TSH、ACTH 及相应靶腺功能,来确定是否合并有腺垂体其他功能改变。

【治疗】

治疗目的:一是消除占位性病变所引起的症状及体征;二是 GH 和 IGF-1 基础值下降至正常,尽可能保存腺垂体功能。现代治疗目标是 $GH<2.5\mu g/L$ 或糖负荷后的 GH 水平 $\leqslant 1\mu g/L$,IGF-1 下降至相同年龄同性别的正常值。主要治疗方案是手术、放射、药物和联合治疗。

1. **手术治疗** 为首选治疗方案,经蝶显微手术可完全切除蝶鞍内微腺瘤,治愈率达90%。大腺瘤尤其向鞍上发展或伸向海绵窦者手术治愈率降低,小于50%,术后可有尿崩症、脑脊液鼻漏、脑膜炎、腺垂体功能减退等并发症。

2. **放射治疗** 作为本病的辅助治疗手段。手术后残余肿瘤行放射治疗,可以防止肿瘤的再生长,并降低GH的超量分泌。目前采用垂体放射治疗方法有超高压放射治疗、α粒子放射治疗、伽玛(γ)刀、$^{90}$Y丸植入治疗或立体成像放射治疗(stereotactic conformal radiotherapy,SCRT)等。放疗不能使肿瘤迅速缩小,患者血GH水平下降至正常所需时间。垂体放射治疗的主要副作用是在放射治疗后1~10年有约50%患者可有腺垂体功能减退症。

3. **药物治疗** 主要用于不适宜或拒绝手术者及手术放疗失败者后联合应用。

(1) 多巴胺能激动剂:有溴隐亭、培高利特(pergolide)、卡麦角林(cabergoline)。可减轻症状,出汗减少,软组织肿胀症状减轻,性功能可有所改善,糖耐量好转。溴隐亭只是通过抑制GH的分泌而起治疗作用,并不破坏肿瘤,所以停药后,患者GH可迅速上升,肿瘤增大。

(2) 生长抑素类似物:奥曲肽可抑制GH脉冲式分泌达8h,可降低血浆GH(GH<5μg/L)和IGF-1水平。其副作用有食欲缺乏、恶心、呕吐、腹痛、腹泻、脂肪泻、胆石症等。兰瑞肽是一种长效肌注制剂,每28d注射一次,有效地提高了患者的依从性。

(3) GH受体拮抗药:培维索孟(pegvisomant)通过抑制GH受体活性,从而使肝和其他组织合成IGF-1减少。需注意监测肝酶活性,副作用有头痛、感冒症状、注射部位反应。

肢端肥大症患者为达到满意的治疗效果,往往需要多种治疗相互配合。治疗肢端肥大症和巨人症的基本程序是:①若为垂体微腺瘤或肿瘤组织未超过蝶鞍范围,且患者无手术禁忌证时,应首选手术治疗。②若为垂体大腺瘤,或肿瘤组织超过了蝶鞍范围,或者有外科禁忌证,应首选药物联合放射治疗。待肿瘤体积缩小,GH水平和IGF-1水平改善后,再行手术摘除。

【预后】

未得到治疗的患者平均寿命减少10年,常死于心脑血管病、糖尿病并发症。

### 复习指导

1. 垂体生长激素瘤绝大多数为直径大于10mm的大腺瘤,是引起肢端肥大症的主要原因。

2. 血清IGF-1可反映24h GH分泌总体水平,可作为筛选和疾病活动的指标,也可作为治疗是否有效的指标。

3. 口服葡萄糖抑制试验为临床确诊肢端肥大症和巨人症最常用的试验。

4. 垂体生长激素瘤治疗目标是GH小于2.5μg/L或糖负荷后的GH水平小于等于1μg/L,IGF-1下降至相同年龄同性别的正常值。手术为首选治疗方案。

(张真稳 王 艳)

# 第70章 腺垂体功能减退症
chapter 70

**学习要求**

学习腺垂体功能减退症的病因和临床表现,知晓实验室检查并能进行正确诊断,并正确使用激素的替代治疗。

垂体或下丘脑病变可累及垂体的内分泌功能,产生相应的内分泌腺功能减退表现,主要累及的腺体为性腺、甲状腺及肾上腺皮质,临床上称为腺垂体功能减退症(hypopituitarism)。本病多见于女性,21~40岁年龄段多发。

**临床提示** 多个靶腺功能减退表现,结合垂体及靶腺激素检查低下→考虑本病。

【病因和发病机制】

本病是由于垂体自身病变、下丘脑病变及两者之间门脉系统损害所致。

1. 垂体及下丘脑肿瘤 为引起本病的重要病因,成年人最常见垂体腺瘤,儿童最常见颅咽管瘤。垂体瘤卒中时瘤内突然出血,可出现垂体危象。

2. 血管病变 妊娠时腺垂体增生肥大,血供丰富,如发生大出血或产科并发症,特别容易造成垂体缺血坏死(称 shecham 综合征)。这是女性罹患本病的最多见原因。糖尿病性血管病变、海绵窦血栓形成、颞动脉炎、颈动脉瘤等,也会导致。

3. 感染和炎症 感染可通过不同方式使腺垂体受损,例如垂体脓肿可直接毁坏垂体,颅底脑膜炎可影响下丘脑激素下达腺垂体,脑炎可影响下丘脑神经激素的产生。淋巴细胞性垂体炎罕见,可见于任何年龄的患者,以围分娩期较多见。

4. 蝶鞍区手术、放疗及创伤 垂体瘤切除可能损伤正常的垂体组织,对垂体肿瘤及头颈部肿瘤做放射治疗时,则有可能在数年后出现腺垂体功能减退症。严重颅脑创伤所致腺垂体功能减退多有累及颅底或垂体窝的颅骨骨折、垂体柄的折断或垂体门脉血管的中断。

5. 先天遗传性 遗传缺陷导致腺垂体激素合成障碍,如垂体先天发育不良;转录因子突变等。临床上表现有 Kallmann 综合征、Prader-Willi 综合征。

6. 全身性疾病 如白血病、淋巴瘤、黄色瘤、结节病、血色病等。结节病可因广泛的下丘脑浸润而引起。

7. 其他 各种原因引起的空泡蝶鞍。

【临床表现】

1. 与病因有关的表现 垂体瘤可有头痛、视力障碍,严重者可出现颅内压增高征群。病变累及下丘脑时可有神经性厌食或多食、异常体温、精神变态、间脑性癫痫、抽搐等。

2. 腺垂体功能减退的表现 与垂体被毁的程度有关,一般说来,丧失50%以上者才出现功能减退症状。腺垂体多种激素分泌不足的现象大多逐渐出现,一般先出现 PRL、LH/FSH、GH 不足的症状,继而 TSH 不足的症状,最后 ACTH 不足的症状。

(1)PRL 分泌不足:在分娩后表现为乳腺不胀,无乳汁分泌。

(2)GH 分泌不足:在成年人主要表现为容易发生低血糖。

(3)LH/FSH 分泌不足:在女性,表现为闭经、性欲减退或消失、乳腺及生殖器明显萎缩,丧失生育能力。男性表现为第二性征退化,如阴毛稀少、声音变得柔和、肌肉不发达、皮下脂肪增多,以及睾丸萎缩,阴囊色素减退,外生殖器、前列腺缩小,性欲减退,阳痿等。

(4)TSH 分泌不足:出现甲状腺功能减退的表现。

(5)ACTH 分泌不足:主要影响糖皮质激素的分泌,病人虚弱、乏力,食欲减退,心音微弱,心率缓慢,血压降低,易出现低血糖,机体抵抗力差,易于发生感染。

(6)MSH 分泌不足:MSH 和 ACTH 都有促使皮肤色素沉着的作用,本病患者由于两种激素均缺乏,故肤色较淡,即使暴露于阳光之下亦不会使皮肤色素明显加深。正常色素较深部位,如乳晕、腹中线的颜色变淡更为显著。

本病如未能及时诊断和治疗,发展至后期,常因各种诱因而发生垂体危象。在感染、胃肠紊乱、手术、使用镇静麻醉药、饥饿、寒冷、急性心脑血管意外等。临床呈现:①高热型;②低温型;③低血糖型;④低血压型;⑤水中毒型;⑥混合型。各型有相应症状,如高热、循环衰竭、休克、恶心呕吐、神志不清、谵妄、抽搐、昏迷等严重危急状态。

【实验室和其他检查】

1. 代谢紊乱检查  有糖脂代谢、水及电解质代谢紊乱,可出现低血糖、高胆固醇,低血钠,低血氯。

2. 内分泌功能检查  主要为垂体激素及其所支配的靶腺激素水平低下。

(1)垂体-性腺功能检查:男性病人血睾酮水平偏低,精液检查精子数量减少,形态改变,活动度差,精液量少。女性病人雌二醇水平低下。阴道涂片细胞学检查可显示黏膜萎缩,雌激素作用极微或全无。血 LH、FSH 通常低于正常。GnRH 兴奋试验阴性。

(2)垂体-甲状腺功能检查:基础代谢率降低,血清总 $T_4$、游离 $T_4$ 降低,总 $T_3$、游离 $T_3$ 正常或低于正常。TSH 偏低或正常。TRH 兴奋试验无 TSH 升高反应。

(3)垂体-肾上腺功能检查:尿 17-酮类固醇大多明显降低,24h 尿 17-羟皮质类固醇及游离皮质醇减少,血皮质醇水平降低,但节律正常。在接受 ACTH 后,往往出现延迟反应。

3. 影像学检查  垂体 MRI 检查多可发现病变。

【诊断和鉴别诊断】

本病的诊断主要依据腺垂体功能减退症的临床表现、内分泌功能检查,以及有关的病史或临床征象。临床上易误诊为闭经、贫血、自发性低血糖、黏液性水肿、肾上腺皮质功能减退、精神病等。疾病鉴别:①神经性厌食,有消瘦、闭经,由于神经紊乱及营养不良可影响垂体功能,出现某些类似腺垂体功能减退的症状。但本病特点为多于 20 岁前后的女性,有精神刺激史,其消瘦程度较腺垂体功能减退为重,而腋毛、阴毛往往并不脱落,皮质醇正常或仅稍减低。②自身免疫性多发性内分泌腺病:患者有多种内分泌腺功能减退的表现,但其病因不是由于腺垂体功能减退,而是由于多个内分泌腺原发的功能减退;③慢性消耗性疾病,可伴有消瘦、乏力、性功能减退、尿 17-酮类固醇偏低等,有严重营养不良者,甚至可伴有继发的腺垂体功能不足,在营养情况好转后可逐渐恢复。

【治疗】

本病的治疗主要为激素替代治疗。在发生垂体危象时,应积极抢救。

1. 针对病因治疗  下丘脑部位肿瘤、垂体腺瘤可视情况予以手术或放射治疗。

2. 激素替代治疗  腺垂体激素价格昂贵;需注射有效,应用不便;有些制剂如 TSH 在长期应用后可产生抗体;目前,本病主要是采用相应靶腺激素替代治疗。

(1)肾上腺皮质激素:氢化可的松 20~30mg/d,或泼尼松 5~7.5mg/d,如有高热、感染、手术、创伤等时,需增加剂量,可每日静脉滴注氢化可的松100~300mg,在应激过后,数日内递减至原来维持量。腺垂体功能减退症肾上腺皮质球状带保持完整,肾素-血管紧张素-醛固酮系统能正常工作,故一般不需要补充盐皮质激素。

(2)甲状腺激素:可用甲状腺片40~120mg/d,或左甲状腺素片100~200μg/d,,由小剂量开始逐渐增加。因单用甲状腺激素可加重肾上腺皮质功能不足,故在用甲状腺激素之前或同时,应合用糖皮质激素。

(3)性激素:男性肌注丙酸睾酮,每周2次,每次50mg;或十一酸睾酮40mg口服,每日3次。女性可做人工周期月经治疗,妊马雌酮(结合型雌激素)0.625~1.25mg/d(月经周期第1~25天),甲羟孕酮(安宫黄体酮)5~10mg/d(月经周期第12~25天)。

3. 垂体危象治疗  应根据病史和体检,判断昏迷的病因和类型,以加强治疗的针对性。

首先给予静脉注射50%葡萄糖溶液40~60ml以纠正低血糖,继以10%葡萄糖溶液静脉滴注。同时静脉滴注氢化可的松,以解除急性肾上腺功能减退危象,第一个24h用量200~300mg,有严重感染者,还可增加剂量,并予以抗感染治疗。有循环衰竭者抗休克治疗。水中毒者加强利尿,可给予泼尼松或氢化可的松。低温型者,可予以小剂量甲状腺激素口服或鼻饲,注意保温。禁用麻醉药、镇静药、催眠药或降糖药。

【预后】

本病的预后视病因而有不同。垂体或其邻近肿瘤预后较差,病人可发生严重的视力障碍及颅内压增高的现象。产后垂体出血患者的预后较好,如能得到及时恰当的激素替代治疗,患者的生活和工作的能力可望接近正常。

### 复习指导

1. 腺垂体功能减退症最常见的病因为垂体腺瘤及产后垂体缺血性坏死。
2. 腺垂体功能减退症主要是采用相应靶腺激素替代治疗。

(王 艳 张真稳)

# 第71章 生长激素缺乏性侏儒症

chapter 71

**学习要求**

学习生长激素缺乏性侏儒症的病因和临床表现,知晓实验室检查并能进行正确诊断,并采取激素的替代治疗。

生长激素缺乏性侏儒症(growth hormone deficiency dwarfism,GHD)又称垂体性侏儒症(pituitary dwarfism),是指在青春期以前,因垂体 GH 缺乏或 GH 生物效应不足所致的躯体生长障碍,其生长缓慢,身材矮小,但比例匀称。按病因可分为特发性和继发性两类;按病变部位可分为垂体性和下丘脑性两种;按受累激素的多少可分为单一性 GH 缺乏和伴垂体其他激素缺乏症的不同类型。本病多见于男性。男女性比例为 3~4:1。

**临床提示** 生长缓慢,身材矮小,比例匀称,生长激素激发试验检查→考虑本病。

【病因和发病机制】

1. 特发性生长激素缺乏性侏儒症 病因不明,可能由于下丘脑-垂体及其 IGF 轴功能的异常,导致 GH 分泌不足所引起。

2. 继发性生长激素缺乏性侏儒症 主要有三种类型。①颅中窝肿瘤压迫下丘脑垂体而发生 GHD,较常见的为颅咽管瘤、神经纤维瘤、垂体瘤或神经胶质瘤。②头颅创伤,鞍区放射性治疗。③颅内感染及肉芽肿病变,病毒感染多侵犯下丘脑,很少累及垂体,结核、梅毒、酵母样菌感染及肉芽肿常侵犯鞍区。此外,尚有白血病、含铁血黄素等浸润病变、组织细胞增多症等。

3. 原发性生长激素不敏感综合征 主要有下列几种情况:①对 GH 不敏感-GH 受体病(Laron 矮小症)或 GH 受体数目减少(Pygmics 矮小症),GH 受体后缺陷;②GH 结合蛋白或 GH 抗体致循环 GH 作用抑制;③GH 结构异常;④IGF 合成缺陷(IGF 基因缺陷,肝病等);⑤抗 IGF 抗体干扰 IGF 的作用;⑥IGF 抵抗(包括 IGF 受体缺陷、IGF 受体后缺陷、靶组织缺乏等)。

【临床表现】

1. 躯体生长迟缓 大多数患儿出生时身高、体重正常,数月后躯体生长迟缓,2~3 岁时与同龄儿童的身长差异已较明显。但生长并不完全停止,每年长高不足 4~5cm,至成年时低于 130cm。

2. 性器官不发育或第二性征缺乏 单一性 GH 缺乏者往往到 20 岁左右才有青春期第二性征发育。男性生殖器小,与幼儿相似,睾丸细小,多伴隐睾症,无胡须;女性表现为原发性闭经,乳房不发育。

3. 智力与年龄相仿 垂体性矮小者的智力与年龄相符,学习成绩与同龄者无差别。

4. 骨骼发育不全 X 线摄片可见长骨均较短,骨龄延迟 2 年以上,长骨骨骺融合较晚。部分病人牙齿成熟较迟。

5. Laron侏儒症 有严重的GH缺乏的临床表现,如身材矮小,肥胖,头相对较大,前额凸出,外生殖器和睾丸细小,性发育延迟。血浆GH水平不降低反而升高,IGF-1、胰岛素样生长因子结合蛋白-3(IGFBP3)和生长激素结合蛋白(GHPB)降低。本病患者对外源性GH治疗无效,重组人IGF-1治疗有效。

6. 继发性生长激素缺乏性侏儒症 鞍区肿瘤所致者可有局部受压及颅内压增高的表现,如头痛、视力减退与视野缺损等。

【诊断和鉴别诊断】

1. 诊断标准 生长激素缺乏性侏儒症主要依据其临床特点和血清GH明显降低作出诊断,可进行GH兴奋试验,如血清GH仍无明显升高(<5μg/L)则符合本病的诊断。确诊后尚需进一步寻找致病原因。具体标准如下:①身材矮小,身高年均增长小于4cm,为同龄同性别正常人均值-2SD(标准差)以下,以及性发育缺失等临床症状;②骨龄检查较实际年龄落后2年以上;③GH激发试验:测定随机血GH浓度对诊断无价值,临床上将GH激发试验中GH的峰值变化作为诊断GHD的一种主要手段,包括生理性激发(睡眠、禁食、运动)和药物激发(胰岛素低血糖、精氨酸、左旋多巴、可乐定)两种。本病患者激发后GH常常低于5μg/L,而正常人可超过10μg/L;④自主性血清GH测定示水平低下,每隔20min采血,连续12~24h,计算平均GH分泌量、脉冲数及幅度;⑤测定IGF-1的水平可反映GH的分泌状态,本病患者水平低下;⑥IGFBP3水平低下,已发现6种IGFBP,分别为IGFBP1~6,其中IGFBP3占92%,可反映GH的分泌状态;⑦GHRH兴奋试验:兴奋后血清GH峰值超过5μg/L者为下丘脑性GHD,低于5μg/L者为垂体性GHD。但严重GH缺乏时,一次GHRH注射常不足以兴奋垂体释放GH,需多次注射才能启动垂体释放GH。

2. 鉴别诊断 生长激素缺乏性侏儒症需与全身性疾病所致的侏儒症、呆小症(克汀病)、先天性卵巢发育不全综合征(Turner综合征)、青春期延迟相鉴别。

【治疗】

对GHD最理想的治疗是用GH替代治疗。早期应用可使生长发育恢复正常。继发性生长激素缺乏性侏儒症应针对原发病治疗。

1. 人生长激素 重组的人GH(rhGH)治疗剂量每周0.5~0.7U/kg,采用夜晚注射具有更佳的效果。用rhGH治疗GHD患儿,第1年生长速度可达8~15cm,第二年仍稍高于正常生长速度,但第3~4年则降到正常的生长速度。注射rhGH的局部及全身不良反应较少。但应注意rhGH治疗的下列潜在危险性:①可能使已有糖尿病倾向的患者的糖耐量减低或演变为糖尿病;②一些患儿的亚临床甲状腺功能减退变为临床甲状腺功能减退;③患儿用rhGH治疗后骨骺迅速生长,体毛增加,偶可引起股骨头滑脱而致跛行或髋部及膝部疼痛;④GH促进细胞的有丝分裂,白血病患病率增加。

2. 生长激素释放激素(GHRH$_{1-44}$) 使用GHRH$_{1-44}$每晚睡前皮下注射,24μg/kg,连续6个月,可使生长速度明显增加,疗效与rhGH相似,适用于下丘脑性GH缺乏症。

3. 胰岛素样生长因子-1 用于治疗GH不敏感综合征。早期诊断、早期治疗者效果较好,每日皮下注射2次,每次40~80μg,生长速度每年可增加4cm以上。不良反应有低血糖,长期使用的安全性不明确。

4. 同化激素 睾酮有促进蛋白质合成的作用,对GH缺乏性侏儒症虽能于运用初期使身高增加,但因同时有促进骨骺提早融合作用而致生长停止,患者最终身材仍明显矮小,疗效不理想。人工合成的同化激素有较强的促进蛋白质合成作用而雄激素作用较弱,故可促进生长,并可减轻骨骺融合等不良反应。临床上常用苯丙酸诺龙,一般可在12岁以后小剂量间歇使用,每周1次,每次10~12.5mg,肌内注射,疗程以1年为宜。疗效有限。

5. 人绒毛膜促性腺激素 能促进黄体的形成与分泌,或促进睾丸间质细胞分泌睾酮,适用于年龄已达青春发育期、经上述治疗身高不再增长者,每次500~1 000U,肌内注射,每周2或3次,2~3个月为1个疗程,间歇2~3个月,可反复应用1~2年。过早应用可引起骨骺融合,影响生长。亦可引起男性乳腺发育。

**复习指导**

1. GHD 主要依据其临床特点和血清 GH 明显降低作出诊断,可进行 GH 兴奋试验,如血清 GH 仍无明显升高(<5μg/L)则符合本病的诊断。本病患者 IGF-1 的水平低下。

2. GH 兴奋试验包括生理性激发(睡眠、禁食、运动)和药物激发(胰岛素低血糖、精氨酸、左旋多巴、可乐定)两种。

3. GH 替代治疗是 GHD 最理想的治疗。IGF-1 用于治疗 GH 不敏感综合征。

(王 艳 张真稳)

# 第72章 尿崩症

> **学习要求**
> 
> 学习尿崩症的病因和临床表现和实验室检查能进行正确诊断和治疗。

尿崩症(diabetes insipidus)是由于下丘脑-神经垂体功能低下,精氨酸加压素(arginine vasopressin,AVP)又称抗利尿激素(antidiuretic hormone,ADH)分泌和释放不足,或者肾对AVP反应缺陷,导致肾小管重吸收水的功能障碍,引起的一组临床综合征。病变在下丘脑-神经垂体者,称为中枢性尿崩症;病变在肾者,称为肾性尿崩症。现着重介绍中枢性尿崩症。

> **临床提示**
> 
> 多尿、烦渴、多饮、低比重尿和低渗透压尿,禁水加压素试验→考虑本病。

【病因和发病机制】

任何导致AVP合成、转运、储存与释放受损的情况都可引起本症的发生,中枢性尿崩症的病因有特发性、继发性与遗传性3种。

1. 特发性 病因不明者约占30%。此型患者的下丘脑视上核与室旁核内神经元数目减少,Nissil颗粒耗尽,AVP合成酶缺陷,垂体后叶缩小。

2. 继发性 如颅脑外伤或手术后、肿瘤(包括原发于下丘脑、垂体或鞍旁的肿瘤或继发于乳腺癌、肺癌、白血病、类癌等恶性肿瘤的颅内转移等);感染性疾病(如结核、梅毒、脑炎);浸润性疾病(如结节病、肉芽肿病、组织细胞增生症X);脑血管瘤等。

3. 遗传性 遗传方式可为X-连锁隐性遗传、常染色体显性遗传或常染色体隐性遗传。呈常染色体显性遗传的类型,由AVP-神经垂体素运载蛋白(AVP-NPII)编码区多种的基因突变所致。X-连锁隐性遗传的类型,由胎盘产生的N末端氨基肽酶使其AVP代谢加速,致AVP缺乏,在妊娠期出现症状,常于分娩数周后缓解,又称妊娠性尿崩症。

【临床表现】

尿崩症是一种以低渗性多尿为特征的临床综合征,患者尿量可达5~10L/24h,甚至更多。尿比重多在1.001~1.005,尿渗透压常为50~200mOsm/L,尿色淡如清水。根据AVP缺乏程度,可分为完全性尿崩症和部分性尿崩症。若24h尿量仅为2.5~5L,如限制饮水,尿比重可超过1.010,尿渗透压可超过血渗透压,可达290~600mOsm/L,称为部分性尿崩症。尿崩症以青壮年多见,男女之比为2:1,起病缓慢,少数骤然发病,出现烦渴、多饮、喜食冷饮。多数患者除了因饮水、小便次数多影响生活质量外,可正常生活、学习和工作。但当病变累及下丘脑的口渴中枢时或因颅脑外伤、手术麻醉等原因而意识不清,不能及时补充水分,则可出现严重失水、高钠血症、高渗状态,表现为极度软弱、发热、精神症状、谵妄甚至昏迷死亡。

继发性尿崩症除上述表现外,尚有原发病的症状与体征。中枢性尿崩症合并腺垂体功能减退症时,尿崩症症状会减轻,糖皮质激素替代后症状再现或加重。

【诊断和鉴别诊断】

1. 典型尿崩症的诊断依据　任何有持续多尿、烦渴、多饮、低比重尿患者均应考虑尿崩症的可能性。诊断依据:①尿量多;②低渗尿,尿渗透压小于血渗透压一般低于200mOsm/L,尿比重多在1.005以下;③禁水试验不能使尿渗透压和尿比重增加,注射加压素后尿量减少,尿比重、尿渗透压增加;④加压素或去氨加压素(DDAVP)治疗有明显效果。

2. 诊断方法

(1) 禁水加压素试验:比较禁水前后及使用血管加压素前后的尿渗透压变化。禁水一定时间,尿浓缩至最大渗透压而不能再上升时,注射加压素。正常人此时体内已有大量AVP释放,达到最高抗利尿状态,注射外源性AVP后尿渗透压不升高,而尿崩症患者体内AVP缺乏,此时尿渗透压进一步上升。

方法:禁水时间视患者多尿程度而定,一般6～16h。禁水期间每2h排尿一次,测尿量、尿比重、尿渗透压。当连续2次测尿比重相同或尿渗透压变化小于30mOsm/kgH$_2$O(称为"平台期")时,显示内源性AVP分泌已达最大值,查血浆渗透压,然后皮下注射水剂加压素5U,1h、2h测尿渗透压,对比注射前后尿渗透压。

结果:正常人及精神性多饮患者禁水后尿量减少,尿比重增加,尿渗透压升高,而体重、血压、脉率及血浆渗透压变化不大。尿崩症患者禁水后反应迟钝,尿量多不明显减少,尿比重、尿渗透压不升高,体重下降可大于3%,严重者可有血压下降,脉率加快,伴烦躁不安等精神症状。只有在补充了加压素后尿量才减少,尿比重、尿渗透压才增加。肾性尿崩症患者禁水后尿液不能浓缩,注射水剂加压素后亦无反应。需注意的是,精神性多饮患者由于长期多饮、多尿,肾对AVP的感受性下降,禁水后尿渗透压不能升至正常,这时需结合临床作出判断,或嘱患者适量限水2～4周或以后重复此试验。此方法方便、可靠,被广泛应用,但加压素有升高血压、诱发心绞痛、腹痛、子宫收缩等副作用。试验开始后应严密监视,如患者排尿较多,体重下降3%～5%或血压明显下降,应中止试验。

(2) 血浆AVP测定:正常人血浆AVP(随意饮水)为2.3～7.4pmol/L,禁水后可明显升高。尿崩症患者AVP水平低于正常,在禁水后不增加或增加不多。

(3) 中枢性尿崩症的病因诊断:尿崩症诊断确定后,应尽可能明确病因。可进行蝶鞍摄片、视野检查、CT或MRI等检查明确有无垂体或附近肿瘤。

3. 鉴别诊断

(1) 精神性烦渴:主要由于精神因素引起,表现与尿崩症相似,有烦渴、多饮、多尿、低比重尿,但AVP并不缺乏。禁水后尿量减少,尿比重上升。

(2) 肾性尿崩症:病因有遗传性与继发性两种。遗传性往往出生后即有症状,多为男孩,并有生长发育迟缓。肾性尿崩症注射加压素后尿量不减少,尿比重不增加,血浆AVP浓度正常或升高,此与中枢性尿崩症相鉴别。

(3) 其他:如糖尿病,常有多饮、多尿、多食、消瘦症状,血糖升高;高尿钙症,见于甲状旁腺功能亢进症、结节病、维生素D中毒、多发性骨髓瘤、肿瘤骨转移等病;高尿钾症,见于原发性醛固酮增多症、失钾性肾病、肾小管性酸中毒、Fanconi综合征、Liddle综合征、Bartter综合征等。

【治疗】

1. 激素替代治疗

(1) 去氨加压素(1-脱氨-8-右旋精氨酸血管加压素,DDAVP,desmopressin):此药为一种人工合成的精氨酸加压素的类似物。抗利尿作用强,而无加压副作用,为目前治疗尿崩症的首选药物。鼻腔喷雾剂可由鼻黏膜吸入,每日2次,每次10～20μg(儿童患者为每日1次,每次5μg)。口服剂型商品名为弥凝(Minirin),剂量为每次0.1～0.4mg,每日2～3次。部分患者也可睡前服用一次,以控制夜间排尿和饮水次数,得到足够的睡眠和休息。肌内注射制剂每毫升含4μg,每日1～2次,每次1～4μg(儿童患者每次0.2～1μg)。由于各人对DDAVP反应性不一样,剂量应个体化,严防水中毒的发生。

(2) 长效尿崩停(鞣酸加压素油剂注射液):每毫升注射液含 5U,从 0.1ml 开始肌内注射,必要时可加至 0.2~0.5ml,疗效持续 3~4d,长期应用 2 年左右可因产生抗体而减效,过量则引起水中毒。故因视病情从小剂量开始,逐渐调整用药剂量与间隔时间。

(3) 垂体后叶素水剂:皮下注射,每次 5~10U,作用时间短(维持 3~6h),每日 2~3 次,每日需多次注射,不便长期应用。适用于脑损伤或手术时出现的尿崩症。

2. 其他抗利尿药物

(1) 氢氯噻嗪:小儿每天 2mg/kg,成人每次 25mg,每日 3 次,服药过程中应限制钠盐摄入。其作用机制可能是利钠大于利水,血容量减少而刺激 AVP 分泌与释放,肾小球滤过率减少,适用于轻型或部分性尿崩症及肾性尿崩症,长期服用可能会引起低血钾,高尿酸血症。

(2) 卡马西平:能刺激 AVP 的分泌,使尿量减少。用量每次 0.2g,每日 2~3 次。

(3) 氯磺丙脲:每日剂量不超过 0.2g,早晨 1 次口服。服药 24h 后开始起作用,4d 后出现最大作用。其作用机制可能是增加远曲小管 cAMP 的形成,刺激下丘脑视上核或垂体后叶促进 AVP 的合成与释放。也可加强 AVP 作用于远曲小管上皮细胞受体,从而增加 AVP 的周围作用。本药可引起严重低血糖、水中毒,应加以注意。

3. 病因治疗　继发性尿崩症尽量治疗其原发病。

### 复习指导

1. 尿崩症是 AVP 分泌和释放不足,或者肾对 AVP 反应缺陷所引起以烦渴、多饮、多尿、低比重尿和低渗透压尿为主要表现的一组临床综合征。

2. 禁水加压素试验用于诊断尿崩症,禁水后尿渗透压和尿比重不增加,注射加压素后尿量减少,尿比重、尿渗透压增加。

3. 去氨加压素为目前治疗尿崩症的首选药物。

(张真稳　王　艳)

# 第73章 抗利尿激素分泌失调综合征
chapter 73

**学习要求**

学习抗利尿激素分泌失调综合征的病因和病理生理及临床改变特征，知晓如何对本病作出诊断和鉴别，能够正确选择治疗方式及处理常见并发症。

抗利尿激素分泌失调综合征（syndrome of inappropriate antidiuretic hormone secretion, SIADH）是指内源性抗利尿激素（ADH）分泌异常增多或其活性作用超常，导致水潴留增加、尿排钠增多以及稀释性低钠血症等表现的一组综合征。

【病因和发病机制】

常见病因为恶性肿瘤、呼吸及神经系统疾病、某些药物、外科手术等。病因不明者称之为特发性SIADH。

**临床提示** 低钠血症、低血浆渗透压、尿钠增加、高渗尿→考虑本病。

1. 恶性肿瘤　少数恶性肿瘤组织能合成和自主分泌释放ADH，最常见疾病为肺燕麦细胞癌，约80%的SIADH患者是由此病引起。约半数以上燕麦细胞癌患者的血浆ADH增高，水排泄有障碍，但不一定都有低钠血症，是否出现SIADH取决于水负荷的程度。其他肿瘤如胰腺癌、胸腺瘤、霍奇金淋巴瘤等也可引起SIADH。

2. 呼吸系统疾病　主要是肺部感染，如肺炎、肺结核、阻塞性肺部疾病等有时也可引起SIADH，可能与肺组织合成与释放ADH或ADH样肽类物质有关。

3. 中枢神经病变　颅脑外伤、出血、肿瘤、炎症、蛛网膜下腔出血等，可影响下丘脑垂体功能，促使ADH释放而不受渗透压等正常调节机制的控制，从而引起SIADH。

4. 药物　如卡马西平、环磷酰胺、三环类抗抑郁药、长春新碱、秋水仙碱、氯磺丙脲等可刺激ADH释放或加强ADH对肾小管的作用，从而引起SIADH。

由于ADH释放增多，肾远曲小管与集合管对水的重吸收增加，尿液不能稀释，游离水不能排出体外，如摄入水量过多，水分在体内潴留，细胞外液容量扩张，血液稀释，血清钠浓度与渗透压下降。同时，细胞内液也处于低渗状态，细胞肿胀，当影响脑细胞功能时，可出现神经系统症状。本综合征一般不出现水肿，因为当细胞外液容量扩张到一定程度，可抑制近曲小管对钠的重吸收，使尿钠排出增加，水分不致在体内潴留过多。由于ADH的持续分泌，虽然细胞外液已处于低渗状态，尿渗透压仍高于血浆渗透压。

【临床表现和实验室检查】

临床表现与ADH分泌量有关。轻症患者在限制水后可不表现典型症状。但如予以水负荷，则可出现水潴留及低钠血症表现。患者血清钠一般低于130mmol/L，尿钠排出相对增高，一般超过

30mmol/L。当血清钠浓度低于120mmol/L时,可出现食欲减退、恶心、呕吐、软弱无力、嗜睡,甚而精神错乱;当血清钠低于110mmol/L时,出现肌力减退,腱反射减弱或消失、惊厥、昏迷,如不及时处理,可导致死亡。当体内钠缺失过多时,尿钠浓度也可降低。血浆渗透压常低于270mOsm/L,而尿渗透压常高于血浆渗透压。

【诊断与鉴别诊断】

1. 主要诊断依据　①原发病病史或用药史;②低钠血症;③低血浆渗透压;④尿钠增加并不受水负荷的影响;⑤高渗尿;⑥水负荷ADH活性不受抑制;⑦心、肾、肝、甲状腺及肾上腺皮质功能正常。

2. 鉴别诊断　要与引起低钠血症的其他病因进行鉴别(图73-1)。

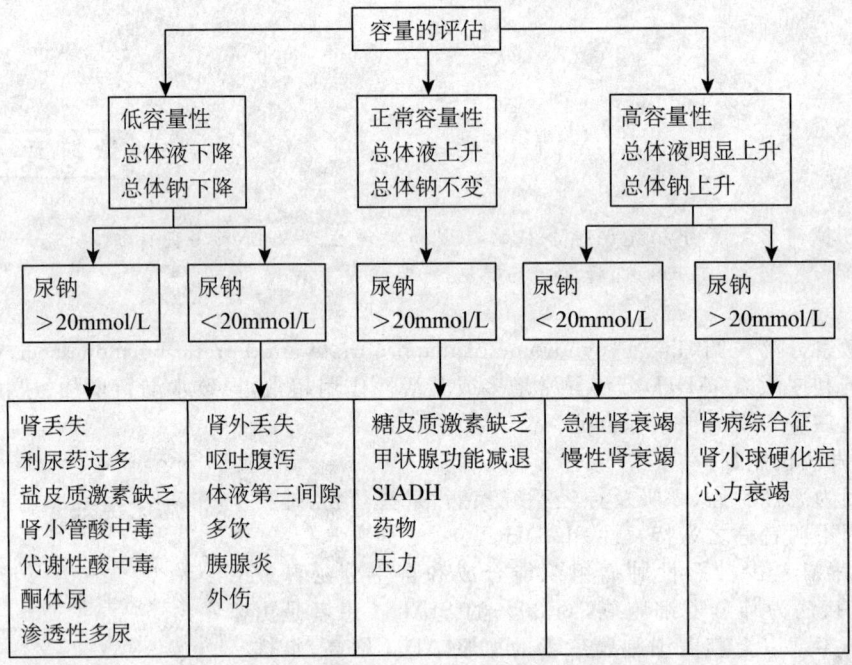

图73-1　低钠血症诊断和鉴别诊断流程

(1)肾失钠所致低钠血症:肾上腺皮质功能减退症、失盐性肾病、醛固酮减少症、Fanconi综合征、利尿药使用等均可使肾小管重吸收钠减少,尿钠排泄增多而致低钠血症。常有原发疾病及失水表现,血尿素氮常升高。而SIADH患者血容量常正常或增高,血尿素氮常降低。

(2)胃肠消化液丧失:如腹泻、呕吐,胃肠、胆道、胰腺造瘘或胃肠减压等都可失去大量消化液而致低钠血症,常有原发疾病史,且尿钠常低于30mmol/L。

(3)甲状腺功能减退症:也可出现低钠血症,可能由于ADH释放过多或由于肾不能排出稀释尿所致。但此病患者严重者伴有黏液性水肿等表现,结合甲状腺功能检查不难诊断。

(4)顽固性心力衰竭、晚期肝硬化伴腹水或肾病综合征:可出现稀释性低钠血症,但这些患者各有相应原发病的特征,且常伴明显水肿、腹水,尿钠常降低。

(5)精神性烦渴:由于饮水过多,也可引起低钠血症与血浆渗透压降低,但尿渗透压明显降低,易与SIADH鉴别。

(6)脑性盐耗综合征(cerebral salt wasting syndrome,CSWS):本症是在颅内疾病的过程中钠自尿中大量流失,并带走过多的水分,从而导致低钠血症和细胞外液容量的下降。CSWS的主要临床表现为低钠血症、尿钠增高和低血容量;而SIADH是正常血容量或血容量轻度增加。此外,CSWS对钠和血容量的补充有效,而限水治疗无效,反而使病情恶化。

3. 病因诊断首先考虑恶性肿瘤的可能性,特别是肺燕麦细胞癌,可先出现 SIADH,再出现肺癌的 X 线发现。其次应除外中枢神经系统疾病、肺部感染、药物等因素。

【治疗】

1. 病因治疗　纠正基础疾病。药物引起者需立即停药。

2. 对症治疗　限制入水量对控制症状十分重要。轻度 SIADH 患者每天摄入量限制在不显性丢失和尿液排出量的总和之下(0.8~1L),症状即可好转,体重下降,血清钠与渗透压增加,尿钠排出减少。严重患者伴有神志错乱、惊厥或昏迷时,可静脉输注 3‰氯化钠溶液,滴速为每小时 1~2ml/kg,使血清钠逐步上升,改善症状。控制血钠每小时升高速度不超过 1~2mmol/L,一般初步恢复至 125mmol/L 左右,患者病情改善,即停止高渗盐水滴注,继续采用其他治疗措施。如血钠升高过快,可引起脑桥脱髓鞘病变。有严重水中毒者,可同时注射呋塞米 20~40mg,排出水分,以免心脏负荷过重。在应用利尿药的同时,适量加服口服钠盐可使效果更佳。利尿药治疗可产生低钾血症,可同时补钾。

3. 拮抗抗利尿激素作用药　地美环素(demeclocycline)可拮抗 ADH 作用于肾小管上皮细胞受体中腺甘酸环化酶的作用,抑制肾小管重吸收水分。曾在肺癌所致的 SIADH 患者中试用,每日 900~1 200mg,分 3 次口服,可引起等渗性或低渗性利尿,改善低钠血症。该药可引起氮质血症,但停药后即可消失,对限制水分难以控制者,可采用本药治疗。

选择性血管加压素 Ⅱ 型受体(简称 $V_2$ 受体)拮抗药托伐普坦(商品名为苏麦卡)。其与 $V_2$ 受体的亲和力是天然血管加压素的 1.8 倍,可拮抗血管加压素的作用,抑制水的重吸收,增加不含电解质的自由水排出,有效纠正高容量和等容量性低钠血症,并可纠正高容量患者的水肿症状。该药口服后 2~4h 就出现排水和升高血钠作用,8h 后血钠显著增高,常见不良反应(≤5%)为口干和口渴。用药期间应密切监测患者的血清钠浓度。

【预后】

主要取决于基础疾病,由恶性肿瘤所致者,预后较差,其他则预后良好。

## 复习指导

1. SIADH 常见病因为恶性肿瘤、呼吸系统疾病、神经系统疾病、某些药物及外科手术。恶性肿瘤中肺燕麦细胞癌最常见。

2. SIADH 是指内源性 ADH 分泌异常增多或其活性作用超常,导致水潴留、尿排钠增多以及稀释性低钠血症等临床表现的一组综合征。

3. 限制入水量对控制 SIADH 症状很重要。

(张真稳　朱　妍)

# 第74章 甲状腺肿

chapter 74

> **学习要求**
>
> 学习单纯性甲状腺肿分类、地方性甲状腺肿的主要原因及临床表现,能够对疾病做出诊断及治疗。

甲状腺肿(goiter)是指甲状腺的非炎症性、非肿瘤性肿大。单纯性甲状腺肿(simple goiter)是甲状腺功能正常的甲状腺肿。主要包括地方性(endemic)、散发性(sporadic)、代偿性(compensatory)3种。单纯性甲状腺肿患者约占人群中的5%,女性3~5倍于男性。

正常甲状腺有左右两叶,每叶3cm×5cm,厚1~2cm,通过颊部两叶在第2、3气管环处相连,位于颈部喉状软骨前下方,介于喉与气管之间,平均重量15~30g,正常甲状腺望诊阴性。碘是甲状腺合成甲状腺激素的主要原料之一。甲状腺合成100μgT$_4$需要碘原料60μg。100μg外源性T$_4$即可以建立甲状腺全部切除患者的甲状腺功能。

> **临床提示**
>
> 甲状腺大+甲状腺功能正常→单纯性甲状腺肿。

地方性甲状腺肿常为碘缺乏所致,多见于内陆、山区贫困区域、土壤水源中碘含量不足的地区,是一种见于世界各地的地方性多发病,我国西南、西北、华北等地区均有分布;散发性甲状腺肿是因为食用致甲状腺肿物质或先天性甲状腺激素合成障碍所致,散发于全国各地;代偿甲状腺肿性多发生于青春期、妊娠、哺乳期和绝经期。

【病因】

1. **缺碘** 碘元素是人体不可缺少的营养物质,缺乏时机体会出现一系列的障碍。机体缺碘时期、程度不同,机体表现的障碍性质与程度也不同。由于缺碘而造成的障碍统称为碘缺乏病(iodine deficiency disorders,IDD)。这些地区的土壤、饮水、蔬菜、粮食中含碘量一般较非流行区为低,以致碘摄入不足,机体不能合成足够的甲状腺激素,通过TSH或其他因子刺激滤泡细胞增生肥大,致甲状腺肿大。要消除碘缺乏病的全部症状,每天需要补充碘100μg。

在儿童生长期、青春期、妇女妊娠、哺乳期或感染、创伤、寒冷时,人体对甲状腺激素和碘的需求量增加,碘供应存在相对或绝对不足,可诱发和加重甲状腺肿。

2. **摄入致甲状腺肿因子** 某些药物(抗甲状腺药物、锂、硫氰酸盐等),某些食物(萝卜、海藻、大豆、白菜、木薯等),饮用含钙或含氟过多的水,也可以导致甲状腺肿。

3. **高碘** 因常年饮用含高碘的水或服用含碘药物致甲状腺肿。其发病机制为碘摄取过多,导致甲状腺过氧化物酶抗体(TPOAb)的功能基因过多被占用,影响络氨酸碘化,碘的有机化过程受阻,导致甲状腺肿大,是引起甲状腺肿的少见原因。

4. **激素合成障碍** 是由于甲状腺激素生物合成过程中,多种酶如:过氧化物酶、脱碘酶或水解酶等的缺陷导致合成障碍,进而出现代偿性甲状腺肿。

【发病机制】

单纯性甲状腺肿可由多种原因引起,与环境和遗传等多种因素有关。一种或多种因素影响甲状腺激素的合成和分泌,反馈引起垂体促甲状腺激素(TSH)分泌增加,致滤泡细胞增生,滤泡内胶质减少,甲状腺肿大,使其分泌的甲状腺激素能满足机体的需要。

【病理】

病理改变取决于原发病的严重程度及病程的长短。早期腺体呈弥漫性肿大,血管增多,甲状腺滤泡上皮细胞常呈增生肥大,并向滤泡腔内突出,腔内胶质减少,含激素量低。随着病程的延长,病变反复加重与缓解,甲状腺组织因不规则增生或再生,逐渐出现结节。部分滤泡可发生坏死、出血、囊性变,纤维化或钙化。囊变区含有胶体或棕色液体。

【临床表现】

临床表现与甲状腺肿大程度有关。早期甲状腺肿呈弥漫性肿大时,质地较软,无压痛,无血管杂音。随着病情发展,甲状腺可逐渐增大,质地坚韧,多不对称,常有大小不等结节。重度肿大者可出现压迫症状:①气管受压,可引起刺激性干咳、胸闷甚至呼吸困难;②食管受压,可有吞咽困难;③喉返神经受压,可引起声音嘶哑;④颈交感神经节受压,可出现 Horner 综合征(眼球下陷、瞳孔变小、眼睑下垂);⑤静脉受压,引起上腔静脉综合征(单侧面部、头部、上肢水肿)。少数病程较长的患者可有甲状腺功能减退或甲状腺功能亢进表现。

【诊断和鉴别诊断】

单纯性甲状腺肿的主要症状是甲状腺肿大,而其功能基本正常。地方性甲状腺肿的地区流行病史有助于本病诊断。散发性甲状腺肿多发于青春期、妊娠、哺乳期或有某些食物、药物的等因素。

触诊甲状腺肿标准分3度。Ⅰ度:外观看不到,可扪及;Ⅱ度:吞咽时能看到,也能扪及,但未超过胸锁乳突肌;Ⅲ度:肿大的甲状腺超过了胸锁乳突肌。

超声检查确定甲状腺标准(需采用7.5MHz以上探头):8岁儿童>4.5ml;9岁儿童>5.0ml;10岁>6.0ml。

本病如同时伴有神经官能症者,须除外甲状腺功能亢进症。甲状腺肿大质韧或有压痛者应与慢性淋巴细胞性甲状腺炎做鉴别,后者甲状腺球蛋白抗体(TgAb)及甲状腺过氧化物酶抗体(TPOAb)常明显增高,做甲状腺细针穿刺细胞学检查(FNAC),大多可明确诊断。单纯性甲状腺肿出现结节,特别当结节内出血,迅速增大,扫描显示冷结节时,须与甲状腺腺瘤和腺癌相鉴别,必要时做 FNAC 可有一定意义。

【实验室和其他检查】

甲状腺功能检查一般为正常,如基础代谢率多正常,血清 $T_4$ 正常或偏低,$T_3$ 正常或偏高。甲状腺摄$^{131}$I率大多增高,但高峰不提前,多在24h达最高峰,可被 $T_3$ 所抑制。但当甲状腺结节有自主性功能时,可不被 $T_3$ 所抑制。

超声检查可显示甲状腺的形态、大小、结构。

甲状腺扫描:主要用于评估甲状腺结节的功能,胸骨后甲状腺肿可用 CT、MRI 明确与邻近组织的关系及颈部甲状腺的延续情况。

甲状腺细针穿刺(FNAC)可以明确甲状腺的病理学改变。

【防治】

1. **地方性甲状腺肿的预防** 需在普查的基础上做集体性预防处理,补充碘剂是预防地方性甲状腺肿的最佳方法,对孕妇、新生儿和婴儿尤其重要,预防以碘化食盐最为有效而方便,目前国家标准(GB5401-2000)规定的食盐加碘剂量是$(35\pm15)$mg/kg。每天摄碘$200\mu g$,已足够预防所需。口服或肌内注射碘油也是非常有效的。由于碘吸收极慢,在体内形成碘库,成人一次肌内注射碘油2.5ml(含碘1 000mg),可以保证5年内碘供应正常,对婴幼儿的效果优于碘化食盐,但需要量较成人大。

注意定期监测居民的尿碘水平,避免高碘的危害。2001年,世界卫生组织(WHO)、联合国儿童基金会(UNICEF)、国际防治碘缺乏病委员会(ICCIDD)提出了人类碘摄入量的推荐供给量标准(表74-1)。

表 74-1  WHO、UNICEF 和 ICCIDD 推荐的碘摄入量标准

| 年龄 | 碘摄入量($\mu g/d$) |
| --- | --- |
| 0～6 | 90 |
| 6～12 | 120 |
| ＞12 | 150 |
| 妊娠或哺乳妇女 | 200 |

2. 甲状腺肿的治疗　青春期甲状腺肿一般不需治疗,弥漫性甲状腺肿经持续补碘6～12个月,甲状腺肿可回缩至正常,少数需数年时间,但结节一般不会因补碘而消失。对于甲状腺肿大明显,血清 TSH 水平正常或稍增高者,可加用适量左甲状腺素 L-$T_4$ 治疗,以抑制过多的内源性 TSH 的分泌,补充内生甲状腺激素的不足,以缓解甲状腺增生。对于甲状腺肿明显,有压迫症状者可手术治疗。

3. 高碘地方性甲状腺肿,应给予低碘饮食,避免高碘水源的饮用。

复习指导

1. 碘缺乏是导致地方性甲状腺肿主要的病因。
2. 地方性甲状腺肿的治疗以预防为主,补充碘剂是预防地方性甲状腺肿的最佳方法。

(邢　莉)

# 第75章 甲状腺功能亢进症
## chapter 75

> **学习要求**
>
> 学习甲状腺功能亢进症的分类、Graves病的典型临床表现、特殊临床表现,实验室检查,能够根据患者的病情做出诊断,选择最佳的治疗方案,避免治疗副作用的发生。

甲状腺毒症(thyrotoxicosis)是指机体内甲状腺激素分泌过多,引起机体代谢亢进和神经、循环、消化等系统兴奋性增高等症状。甲状腺功能亢进症(hyperthyroidism,简称甲亢)是指甲状腺本身产生过多的甲状腺激素而引起的甲状腺毒症。临床上许多疾病均可引起甲亢(表75-1)。

表 75-1　甲状腺功能亢进症的分类

| 甲状腺性甲状腺功能亢进症 | 垂体性甲状腺功能亢进症 | 异源性TSH综合征 | 卵巢甲状腺肿 | 其他 |
|---|---|---|---|---|
| Graves病 | 垂体瘤分泌TSH过多引起 | 绒毛膜上皮癌 葡萄胎 | 卵巢畸胎瘤 皮样瘤 | 药源性甲状腺功能亢进症 甲状腺炎伴甲状腺功能亢进症 |
| 多结节性毒性甲状腺肿 | | | | |
| 自主性高功能性腺瘤 新生儿甲状腺功能亢进症 碘甲状腺功能亢进症 滤泡状甲状腺癌 | 垂体型TH不敏感综合征 | 肺癌 消化道肿瘤 | | |

## Graves 病

弥漫性毒性甲状腺肿(Graves病,简称GD,又称Basedows病)为甲亢中最常见的类型,约占全部甲亢病因的85%,此病是在遗传基础上因精神刺激、感染等应激因素而诱发的自身免疫性疾病。典型临床表现为高代谢症候群、弥漫性甲状腺肿、眼征、胫前黏液性水肿。

> **临床提示**　高代谢症群+甲状腺激素升高→甲状腺功能亢进症。

【病因和发病机制】

1. 免疫功能异常　目前认为本病属于器官特异性自身免疫性疾病。自身免疫的证据有:①血清中存在具有能与甲状腺组织反应的自身抗体,主要为TSH受体抗体(TRAb)。TRAb可分为两类:即甲状腺兴奋性抗体(TSAb)和TSH阻断(结合)性抗体(TBAb)。TSAb与TSH受体结合后产生与

TSH一样的生物学效应,促进甲状腺激素合成和分泌增加,甲状腺细胞受刺激而增生,所以TSAb是Graves病的致病性抗体。TSAb可以通过胎盘进入胎儿体内,女性患者妊娠后如病情未得到有效控制,母体TSAb可经过胎盘进入小儿体内发生新生儿甲亢;②Graves病时,甲状腺球蛋白抗体(TGAb)和甲状腺过氧化物酶抗体(TPOAb)增高;③可先后发生其他自身免疫性甲状腺疾病:桥本病、特发性黏液性水肿、浸润性突眼等;④可合并其他自身免疫性疾病:重症肌无力、1型糖尿病、恶性贫血、萎缩性胃炎等。

2. 遗传因素  单卵双胞胎甲亢共显率30%~60%,异卵双胞胎甲亢发生率3%~9%,部分Graves病患者有家族史。Graves病患者亲属中患另一种自身免疫性甲状腺病的比率和TSAb的阳性率均高于一般人群。此病与HLA-Ⅱ类抗原显著相关,与Gm基因相关。

3. 精神因素  部分Graves病患者在临床症状出现之前有明显的精神刺激或创伤史。精神因素使中枢神经系统去甲肾上腺素水平降低,促肾上腺皮质激素释放激素(CRH)分泌增多,促肾上腺皮质激素(ACTH)及皮质醇分泌增多,使免疫监视功能降低,B淋巴细胞增生,分泌TSAb增多,引起Graves病。也有人认为,精神创伤导致原有疾病突然加重或开始被引起重视,而非直接原因。

【病理】

1. 甲状腺  呈弥漫性、对称性肿大,或伴峡部增大,包膜完整,甲状腺内血管增生、充血扩张,呈鲜牛肉色或猪肝色。滤泡上皮细胞增生呈立方形或高柱状,并可形成乳头状增生,突入滤泡腔内,细胞核增大位于细胞基底部,有时呈分裂象,腔内胶质减少,周边可见吸收空泡。上皮细胞内高尔基器肥大,内质网良好,线粒体数增多。可有淋巴细胞浸润,或形成淋巴滤泡。

2. 眼  良性突眼常无异常病理改变。浸润性突眼球后组织中常有纤维组织增生,淋巴细胞及浆细胞浸润,球后脂肪组织增多,黏多糖和糖胺聚糖沉积。眼外肌肿胀,肌纤维纹理模糊、透明变性、断裂、肌细胞内黏多糖增多。

3. 胫前黏液性水肿  病变皮肤组织肿胀,病理切片在光镜下可见透明质酸沉积,伴肥大细胞、吞噬细胞和成纤维细胞浸润;电镜下可见大量微纤维伴糖蛋白及酸性糖胺聚糖沉积。

4. 其他  骨骼肌(横纹肌)纤维肿胀,横纹消失,有淋巴细胞浸润和退行性变,导致骨质疏松。心脏扩大,心肌肥厚,可有局灶性心肌坏死、纤维化及淋巴细胞浸润。

【临床表现】

Graves病可发生在任何年龄,以20~40岁多见,好发于女性,男女之比为1∶8,本病起病多缓慢,多在起病6个月到1年就诊,少数可在精神创伤和感染后急性起病。

1. 甲状腺毒症表现

(1)高代谢综合征:常有怕热多汗、皮肤温暖湿润、多食易饥、疲乏无力、体重下降、心悸等症状,部分患者可有发热,一般为低热,危象时有高热。

(2)心血管系统:常有心悸、气促。①心动过速,常为窦性,心率多在90~120/min,为持续性,休息或睡眠时仍快,与代谢率升高呈正相关,为本病特征之一;②心律失常,以房性早搏最常见,其次为阵发性或持续性心房颤动,也可见室性与交界性早搏,偶有房室传导阻滞;③心音改变,心搏增强,心尖区第一心音亢进,常有Ⅰ、Ⅱ级收缩期杂音,偶可闻及舒张期杂音,部分病人伴二尖瓣脱垂;④心脏扩大,多见于久病或老年患者,持久房颤可以发生充血性心力衰竭;⑤血压变化,收缩压升高,舒张压正常或稍低,脉压增大,有时可出现水冲脉与毛细血管搏动等周围血管征。

(3)精神神经系统:表现为神经过敏、易激动、烦躁失眠,诉记忆力减退、工作耐力下降、注意力不集中,少数可有幻觉,甚至躁狂或精神分裂症的表现,老年患者可有抑郁寡言、神志淡漠,体检可发现舌、手有细震颤,腱反射活跃。

(4)消化系统:食欲亢进,大便次数增加,甚至顽固性腹泻或脂肪痢,少数老年患者有厌食、恶心、恶病质。由于营养不良及代谢率增高等因素可致肝大,肝功能损害,偶见黄疸。

(5)肌肉骨骼系统:多数表现为肌肉软弱无力和肌萎缩也可发展为特殊的甲状腺功能亢进性肌病:①急性甲状腺功能亢进肌病或急性延髓麻痹。罕见,起病急,数周内进展至延髓麻痹,表现为说话吞咽困难,重者可导致呼吸肌麻痹而危及生命;②慢性甲状腺功能亢进性肌病。早期累及近端肌群和肩或髋部肌群,然后是远端肌群,表现为进行性肌无力、消瘦、甚至肌萎缩;③甲亢伴周期性瘫痪。多见于亚洲年轻男性患者,剧烈运动、高碳水化合物饮食、输注胰岛素等可诱发本症,发作时血钾显著降低,部分患者以周期性瘫痪首诊;④甲亢伴重症肌无力。发生率为1%,多为累及眼肌的眼肌型,表现为眼睑下垂、眼外肌运动麻痹、复视、眼球固定等。少数也可为全身肌无力型,表现为全身肌无力、吞咽困难、构音不清、呼吸浅短等。

(6)生殖系统:女性月经减少或闭经。男性阳萎,偶有乳房发育,雌激素及泌乳素水平增高,生育力低。

(7)造血系统:本病由于消耗增加,营养不良和铁的利用障碍,可引起各种贫血,周围血中白细胞计数偏低,淋巴细胞和单核细胞可相对增高,血小板寿命较短,有时可出现紫癜。

(8)皮肤、毛发:皮肤温暖湿润、光滑细腻,缺乏皱纹,部分患者皮肤可出现白斑病及胫骨前局限性黏液性水肿,毛发稀疏脱落甚至斑秃,甲状腺功能亢进控制后斑秃可痊愈。指甲与甲床分离,称为Plummer甲,为Graves病的特征性表现之一。

2.甲状腺肿 通常为弥漫性、对称性肿大,质地多柔软,久病者或经治疗后质地变韧。由于甲状腺内血管扩张,血流丰富,在腺体上下极常可闻及血管收缩期吹风样杂音或扪及震颤。极少数腺体相对较小或位置较深,或位于胸骨后纵隔内而无法触及,则须用同位素或X线,方可查明。甲状腺肿大程度与甲亢轻重一般无明显关系。

3.眼征

(1)单纯性突眼:又称良性突眼。占本病的大多数,一般为双侧对称性,可能由于交感神经兴奋,眼外肌群和上睑肌张力增高所致。临床上表现为:①轻度突眼,突眼度19~20mm;②眼裂增宽(Dalrymple征);③瞬目减少和凝视(Stellwag征);④眼睛向下看时,上眼睑不能随眼球下落,可在角膜上缘看到白色巩膜(Von Graefe征);⑤眼睛向上看时,前额皮肤不能皱起(Joffroy征);⑥眼球向内侧聚合欠佳或不能(Mobius征)。

(2)浸润性突眼(又叫Graves眼病,Graves ophthalmopathy,GO):为Graves病所特有,是由于眶内和球后组织的特殊病理改变所致。患者有明显自觉症状,如畏光、流泪、复视、视力减退、眼部胀痛、刺痛、异物感等,检查可见眼球运动受限,尤其是向上运动时,严重时眼球固定,视野缩小、斜视。突眼度超过正常上限值4mm。由于眼球高度突出,眼睑不能闭合,结膜和角膜暴露引起结膜充血、水肿、角膜溃疡等,严重时引起全眼球炎致失明(表75-2)。

1992年美国、欧洲、亚洲等地区甲状腺协会代表推荐的Graves眼病活动性的标准是:①自发性球后疼痛;②眼球运动时疼痛;③结膜充血;④结膜水肿;⑤肉阜肿胀;⑥眼睑水肿;⑦眼睑红斑。以上每点各为1分,共7分,分值越大表示活动度越高,当分值>3时,提示为活动性突眼。大部分病例病情活动持续6~12个月,然后炎症症状逐渐缓解,进入稳定期,部分病例可以复发。

表75-2 Graves突眼分级(美国甲状腺协会)

| 分级 | 临床表现 |
| --- | --- |
| 0级 | 无症状和体征 |
| 1级 | 有眼征,限于上眼睑挛缩,凝视,眼睑滞后,突眼度≤22mm,无症状 |
| 2级 | 软组织受累(有症状和体征)。眼球向外突出,一般突眼度≤22mm |
| 3级 | 眼突度>22mm。突眼的程度不断发展,由小变大。突眼严重者眼睑不能完全闭合而外露角膜 |
| 4级 | 眼外肌受累。眼肌纤维化,眼肌运动障碍。视野缩小 |
| 5级 | 角膜受累。暴露性角膜炎,角膜溃疡 |
| 6级 | 视神经受累,视力丧失 |

**临床提示** 临床上只要表现为甲状腺弥漫性肿大＋甲状腺激素升高＋高代谢症群＋眼征和（或）胫前黏液性水肿,即可诊断为Graves病。

4. 特殊临床表现

(1)甲状腺危象(thyroid storm,又称甲亢危象):是甲亢的一种恶化状态,表现为甲亢症状的急骤加重和恶化,危及生命,各年龄组均可发生。多发生于甲亢患者未进行治疗或治疗不充分。诱因以感染多见,其次为精神刺激、手术前准备不充分、$^{131}I$治疗等。临床表现为发热,体温>39℃,心率>140/min,脉压增宽,心动过速、心律失常,以房性心律失常多见,大汗、焦虑不安、意识模糊、谵妄、昏迷、呕吐、腹泻等。常因高热、虚脱、心力衰竭、肺水肿、水、电解质代谢紊乱而死亡。病死率在20%以上。发病机制与血液循环中$T_4$、$T_3$的水平升高,交感神经兴奋性增强,垂体-肾上腺轴应激反应减弱有关。

(2)甲状腺毒症性心脏病(thyrotoxic heart disease):多见于甲亢病程长未得到适当治疗的患者,随增龄而增多。表现为排除其他心脏病,甲亢患者伴有严重心律失常、心脏扩大、心力衰竭。心力衰竭分为两种类型。①高排出量型心力衰竭:是由于心动过速和心脏排出量增加导致的心力衰竭,主要发生于年轻患者,此类心力衰竭非心脏泵衰竭所致,而是由于心脏高排出量后失代偿引起,病情控制,心力衰竭恢复。②低排出量型心力衰竭:多发生于老年患者,是诱发和加重已有的或潜在的缺血性心脏病基础上发生的心力衰竭,是心脏泵衰竭。

(3)淡漠型甲亢:老年患者多见,起病隐匿,表现为神志淡漠、嗜睡、食欲减退、消瘦乏力、腹泻、恶病质,常有心律失常、心脏扩大、甚至心力衰竭。可能由于病情长期未得到诊断、治疗,致机体严重消耗,或由于交感神经对甲状腺激素不敏感,以及儿茶酚胺耗竭有关。高代谢症群、甲状腺肿及眼征不明显。容易误诊。

(4)$T_3$型甲亢($T_3$ toxicosis)及$T_4$型甲亢($T_4$ toxicosis):①$T_3$型甲亢主要是由于甲状腺腺体内碘不足,致代偿性地合成的甲状腺激素以含碘少的$T_3$为主,或甲亢在病情发展中$T_3$上升得较多较快,而治疗过程中则$T_4$下降得较多较快所致。多见于弥漫性、结节性或自主高功能性腺瘤、甲亢早期、复发或甲亢术后。病情较轻,老年人多见。表现为血清$T_3$增高,TSH降低,甲状腺摄$^{131}I$率增加,$T_3$抑制试验呈不抑制反应。②$T_4$型甲亢见于两种情况:一种是碘甲亢,约1/3碘甲亢患者的$T_3$是正常的;另一种是合并其他严重性疾病,由于外周组织5′脱碘酶活性减弱,$T_4$转换为$T_3$减少,仅表现为$T_4$升高。

(5)胫前黏液性水肿:皮损大多为对称性,皮肤增厚、粗、韧,有广泛大小不等的红褐色或暗红色斑片状结节,呈橘皮状或树皮状,下肢粗大如"橡皮腿"。可见于小腿胫前下1/3部位,有时可延伸至足背、踝关节及膝部,偶有见于面部、上肢,甚而头部。

(6)亚临床甲状腺功能亢进(subclinical hyperthyroidism):是指没有临床症状或症状不典型,血清$FT_3$和$FT_4$正常,血清TSH低于参考范围,并除外引起血清TSH降低的其他疾病,仅由实验室检查结果而诊断的甲状腺疾病。本病的预后为:①发展为临床甲亢;②引起全身血管张力下降,心率增快,心排血量增加,心房纤颤等;③导致骨质疏松;④老年性痴呆。

(7)妊娠与甲状腺功能亢进:①妊娠合并甲亢。是仅次于妊娠期糖尿病引起孕妇及胎儿病死率升高的主要原因之一,未治疗的甲亢孕妇其早产、流产、致畸及新生儿低体质量和新生儿病死率均显著增加。妊娠期间孕妇甲状腺激素结合蛋白增多,血清$TT_4$和$TT_3$水平增加,但血清$FT_3$和$FT_4$水平不发生改变,当孕妇出现甲状腺功能亢进相关的临床表现,血清$FT_4$和(或)$FT_3$水平高于正常范围,血清TSH明显下降时即可确诊。②妊娠一过性甲状腺毒症。妊娠早期,由于绒毛膜促性腺激素(hCG)水平明显增高,直接作用甲状腺激素受体,刺激甲状腺激素合成,同时抑制垂体TSH的分泌。正常妊娠妇女在妊娠早期可出现生理性血清TSH水平一过性降低(不低于0.2mIU/L)和$FT_4$水平的增加。因此,妊娠早期仅有血清TSH水平被抑制不能诊断甲亢。③妊娠期甲亢。Graves病是导致妊娠期间甲亢的最主要原因。这些孕妇血清中常存在TGAb、TPOAb、TRAb等多种自身抗体。检测这些抗甲状腺自身抗体有助于自身免疫性甲状腺疾病的诊断。妊娠期间必要时可行甲状腺超声检查,但绝对禁止进行放射性核素检查和 X 线检查。

【实验室和其他检查】

对可疑甲状腺功能异常者进行实验室检查时选用项目的基本思路如下：

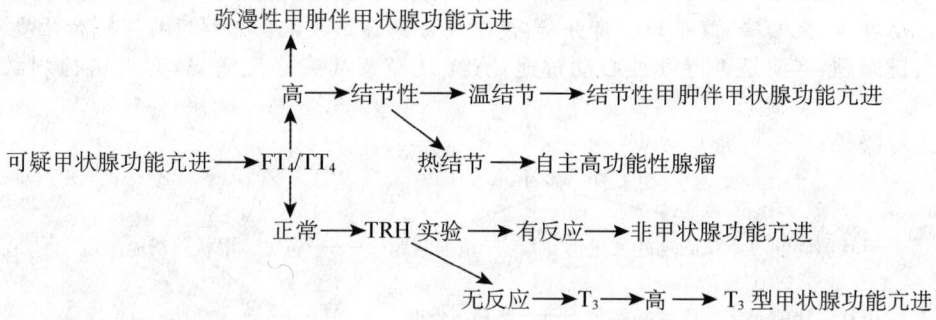

1. 血清总甲状腺素（$TT_4$）、总三碘甲状腺原氨酸（$TT_3$）均高于正常  血清中 99% 以上的 $TT_4$、$TT_3$ 是与甲状腺激素结合球蛋白（TBG）结合，所以血清中 TBG 量和蛋白与激素结合力的变化均会影响测定的结果。引起 TBG 改变的情况见表 75-3。

表 75-3  引起甲状腺激素结合蛋白（TBG）改变的情况

| 结合增多 | 结合减少 |
| --- | --- |
| 妊娠、女性激素及口服避孕药 | 雄激素或同化性类固醇 |
| 新生儿 | 糖皮质激素 |
| 传染性或慢性活动性肝炎 | 慢性肝病 |
| 胆汁性肝硬化 | 肾病综合征 |
| 急性间歇性卟啉病 | 肢端肥大症活动期 |
| 遗传 | 严重全身疾病 |
| HIV 感染 | 遗传 |

2. 血清游离 $T_3$（$FT_3$）、游离 $T_4$（$FT_4$）升高  是实现该激素生物效应的主要成分，是诊断临床甲状腺功能亢进的首选指标。

3. 血清 TSH  甲状腺功能亢进患者 TSH 降低。TSH 的变化是反映甲状腺功能最敏感的指标，亚临床甲状腺功能亢进时仅有 TSH 的降低，而血中甲状腺激素水平正常。

4. 甲状腺摄$^{131}$I 率  高于正常。3h>25%，24h>45%（近距离法）或 24h>65%（远距离法），高峰前移。如峰值并不前移，宜做 $T_3$ 抑制试验，以区别单纯性甲状腺肿。后者 $T_3$ 抑制试验呈可抑制反应（抑制率>50%），而甲状腺功能亢进则多属不可抑制反应（抑制率<50%）。

5. TSH 受体抗体（TRAb）  是鉴别甲状腺功能亢进、诊断 GD 的指标之一。新诊断 GD 患者 75%~96% TRAb 阳性。需要注意的是，TRAb 中包括刺激性（TSAb）和抑制性（TSBAb）两种抗体，而检测到的 TRAb 仅能反映有针对 TSH 受体的自身抗体存在，不能反映这种抗体的功能。但是，当临床表现符合 GD 病时，一般都将 TRAb 视为 TSAb。

6. 促甲状腺激素释放激素（TRH）兴奋试验  是判断甲状腺功能和下丘脑-垂体-甲状腺轴是否正常的一项检查项目。甲状腺功能亢进患者无 TSH 升高反应。

7. 甲状腺放射性核素扫描  对于异位甲状腺、甲状腺结节功能状态的判断有重要意义。

8. 其他检查  血白细胞正常或稍低，淋巴细胞相对增高。24h 尿肌酸排出量增多。血清胆固醇可低于正常。甲状腺 B 超、核素扫描、CT、MRI 可根据需要选用。

**问题讨论**

女性患者,47岁,主因"心悸、多汗、乏力1个月"就诊。查体:神志清楚,甲状腺Ⅰ度肿大,质软,无结节及触痛,两侧未闻及血管杂音,双肺呼吸音清,心率105/min,律齐,无杂音,腹平坦。请分析:患者要考虑什么疾病?怎样进行下一步检查?

关键问题:弄清是否持续性心动过速,有无月经紊乱或停经病史,有无精神刺激病史。

追踪路径:

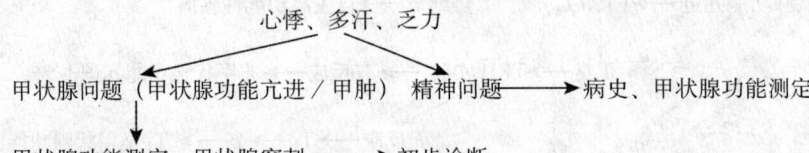

诊断要点:高代谢症状+甲状腺激素升高+甲状腺弥漫性肿大+甲状腺穿刺结果,可以明确诊断。

【诊断和鉴别诊断】

典型患者有甲状腺肿大伴有血管杂音或震颤、眼征、高代谢症群即可作出诊断。不典型患者,与其他疾病并存,或处在疾病早期阶段在临床诊断中存在一定困难。

1. 单纯性甲状腺肿　有甲状腺肿大,不伴突眼及高代谢症群。$T_4$、$T_3$正常,TSH正常或偏高,甲状腺摄$^{131}I$率可增高,但高峰不前移,$T_3$抑制试验阴性。

2. 桥本甲状腺炎　部分患者发病初期可有甲状腺功能亢进症状,$T_4$、$T_3$正常或偏高,TSH下降,对TRH反应减弱,甲状腺摄$^{131}I$率不增高或能被$T_3$抑制。

3. 更年期综合征　更年期妇女出现阵发性潮热、出汗,甲状腺不大,$T_3$、$T_4$正常。

4. 神经官能症　可有心悸、多汗、失眠、手颤抖,但在静息状态下心率正常,实验室检查甲状腺功能正常。

5. 单侧突眼与炎性假瘤、眶内肿瘤等鉴别　CT或眶内超声检查可明确诊断。

【治疗】

临床上主要使用抗甲状腺药物、放射性碘、手术3种方法。

1. 一般治疗　注意休息,避免紧张,低碘饮食,补充足够的蛋白质、糖和维生素。对于容易激动或失眠时,可酌情使用地西泮等镇静药。有心悸、心动过速者可应用普萘洛尔等β受体阻滞药,以减慢心率,改善部分症状,还可以阻滞外周血中$T_4$向$T_3$的转化。

2. 抗甲状腺药物(ATD)治疗　是甲状腺功能亢进的基础治疗。单纯ATD治疗,治愈率50%,复发率50%~60%。常用的ATD分两类:硫脲类:包括甲硫氧嘧啶(MTU)、丙硫氧嘧啶(PTU);咪唑类:包括甲巯咪唑(MMI)、卡比马唑(甲亢平)。临床普遍使用的药物是PTU和MMI。

(1) 作用机制:抑制甲状腺内过氧化物酶的活性,使无机碘不能氧化为活性碘以及耦联,从而抑制甲状腺激素的合成。但对已合成的甲状腺激素并无作用。此外,PTU能抑制$T_4$转变为$T_3$。目前认为此类药物有免疫抑制作用,可使TSAb下降甚至转阴。

(2) 适应证:病情较轻,甲状腺较小,年龄<20岁;年迈体弱或合并严重心、肝、肾等疾病而不宜手术者;手术前准备;甲状腺次全切除后复发而不宜用$^{131}I$治疗者;作为$^{131}I$治疗的辅助治疗;恶性突眼;孕妇(谨慎使用,用PTU)。

(3) 具体用法:①治疗阶段。PTU 300~450mg/d,分3次口服,MMI 30~45mg/d,因半衰期长,可单次服用。持续6~8周。病情重者可加大剂量,对突眼明显或合并妊娠者剂量宜小。由于$T_4$的血浆半衰期为7d,甲状腺内储存的甲状腺激素释放约需2周,所以ATD开始发挥作用多在4

周以后。②减量阶段。随着症状好转,静息心率减慢至80/min左右,$T_3$、$T_4$、TSH接近正常时逐渐减量,每2~4周递减一次,每次减少剂量如MMI 5~10mg(PTU50~100mg),逐步过渡到维持量,一般需要3~4个月。③维持阶段。维持量有个体差异,常为治疗量的1/3~1/6,如MMI 5~10mg/d,PTU50~100mg/d,维持治疗1~1.5年,有的达2年或更长,并要做到疗程中不间断服药。

(4)不良反应:MMI的副作用是剂量依赖性的,PTU的副作用则是非剂量依赖性的,两药的交叉反应发生率是50%。①白细胞或粒细胞减少:发生率为5%左右,多数发生在治疗的最初2~3个月或再次用药的1~2个月。应在治疗的第1个月每周查白细胞1次,以后每月查白细胞。如白细胞少于$4×10^9$/L,应加用升白细胞药物,白细胞计数少于$3×10^9$/L或中性粒细胞少于$1.5×10^9$/L需停药观察。如出现咽痛、发热、粒细胞不升(中性粒细胞绝对值少于$0.5×10^9$/L),意味着粒细胞缺乏症的出现,是ATD的严重并发症。PTU和MMI发生率是相等的,约0.3%,所以其中一种药物引起本症,不能换用另外一种药物继续治疗。②药疹:发生率为2%~3%,可加用抗组织胺药物治疗,一般不需要停药。皮疹进行性加重时需停药观察,避免发生剥脱性皮炎。③中毒性肝病:发生率为0.1%~0.2%,多在用药后3周发生。表现为变态反应性肝炎,转氨酶显著升高,病死率高达25%~30%。PTU可以引起20%~30%的患者转氨酶升高,升高幅度为正常值的1.1~1.6倍。MMI可以引起一种罕见的胆汁淤积性肝病。另外,甲状腺功能亢进本身可有转氨酶升高,所以在服用抗甲状腺药物前需要检查肝功能,以区别转氨酶升高是否为药物的副作用。

(5)停药与复发:TSAb是否转阴对于预测预后具有重要意义。TSAb阴性者停药后复发率明显减少。复发多发生在停药后3~6个月内。

3. 放射性$^{131}$I治疗 此法安全简便,总有效率95%,临床治愈率85%,复发率小于1%,第一次$^{131}$I治疗后3~6个月,部分患者可行第二次治疗。没有增加甲状腺癌和白血病的发病率;没有影响生育能力和遗传缺陷的发生率;对心、肝、肾、血液系统等不会造成急性辐射损伤。

(1)作用机制:甲状腺组织对碘有高度选择性吸收作用,$^{131}$I治疗甲状腺功能亢进主要是利用$^{131}$I在组织内释放β射线,破坏甲状腺细胞,减少甲状腺组织,致甲状腺素合成和分泌减少,从而取得治疗甲亢作用,由于β射线射程短,仅2mm,不影响毗邻组织。

(2)适应证:①成人Graves病伴Ⅱ度以上甲状腺肿大。②ATD过敏反应,或长期治疗无效。③甲亢术后复发。④甲状腺功能亢进性心脏病或甲状腺功能亢进伴其他病因的心脏病。⑤甲状腺功能亢进合并白细胞和(或)血小板减少或全血细胞减少。⑥老年甲状腺功能亢进。⑦甲状腺功能亢进合并糖尿病。⑧毒性多结节性甲状腺肿。⑨自主性功能性甲状腺结节合并甲状腺功能亢进。

(3)相对适应证:青少年和儿童甲状腺功能亢进,用ATD治疗失败、拒绝手术或有手术禁忌证;甲状腺功能亢进合并肝肾等脏器功能损害;轻度和稳定期的中、重度Graves眼病。

(4)禁忌证:妊娠或哺乳期妇女。

(5)并发症:主要并发症为甲状腺功能减退症。无论$^{131}$I的剂量的大小,随着治疗时间的延长甲状腺功能减退的发生率逐年增加。国外报道早期($^{131}$I治疗后1年内)发生率约为20%,以后每年增加2%~3%,10年后达50%~70%,凡是接受$^{131}$I治疗的患者均应定期随访,检测TSH水平的变化,一旦发生需终身补充甲状腺激素。所以选择$^{131}$I治疗前患者需签知情同意书,同时需告知$^{131}$I治疗后有关注意事项。

4. 手术治疗 与药物和$^{131}$I治疗相比,手术治疗的治愈率达95%,术后复发和甲状腺功能减退的发生率也很低。但手术可能发生一些并发症,有的属于不可逆性,故必须掌握手术指征。

(1)适应证:甲状腺巨大有压迫症状者;胸骨后甲状腺肿伴甲亢;中、重度甲状腺功能亢进,长期用药无效或不愿长期服药者;结节性甲状腺肿伴甲状腺功能亢进;疑似与甲状腺癌并存者;自主高功能性甲状腺结节或腺瘤。

(2)禁忌证:有严重的浸润性突眼;有较重心、肝、肾、肺等疾病或全身情况差不能耐受手术者;妊娠早期(第3个月前)及晚期(第6个月后)。

(3)并发症:切口出血、感染、甲状腺功能亢进危象、喉上或喉返神经损伤,暂时性或永久性甲状旁腺功能低下,甲状腺功能减退及突眼症加重等。

5. **甲状腺功能亢进危象治疗** 本症一旦发生,急需抢救。

(1)针对诱因治疗:确定诱因并且积极治疗是良好治疗效果的保证。应积极寻找感染灶。常规查血、尿、痰、胸片,如未发现明确的诱因或感染灶,可使用广谱抗生素。

(2)抑制甲状腺激素的合成:首选丙硫氧嘧啶 600mg,口服或经胃管灌入,以后 200mg,每 8h 1 次,或甲巯咪唑首剂 60mg,以后 20mg,每 8h 1 次。待症状缓解后减量治疗。甲状腺手术后发生的甲状腺功能亢进危象不需要使用硫脲类药物。

(3)抑制甲状腺激素的释放:应用抗甲状腺药物后1h,即加用碘剂抑制 $T_4$、$T_3$ 释放,复方碘溶液 5 滴,每 6h 1 次,或用碘化钠 1.0g 溶于 10% 葡萄糖溶液 500ml 中静脉滴注,第一个 24h 可用 1~3g。待症状缓解后逐渐减量,一般 3~7d 停药。

(4)降低周围组织对甲状腺激素反应:普萘洛尔 20~40mg,每 4~6h 1 次,口服,或 1mg 静脉注射,可视病情需要间歇使用,注意心功能,有心脏泵衰竭者禁用。有 β 受体阻断药禁忌者,可选用胍乙啶,1~2mg/(kg·d),分次使用,或利血平(2.5~5)mg/(4~6)h,低血压、休克者禁用。

(5)肾上腺皮质激素应用:氢化可的松 100mg 稀释后静脉滴注,每 6~8h 1 次,或地塞米松 2mg,每 6~8h 1 次静脉滴注。可提高机体的应激能力,减少甲状腺激素的释放和抑制 $T_4$ 转变为 $T_3$ 的作用。

(6)对症治疗:如补液、纠正血压和水、电解质、酸碱平衡、镇静、降温、吸氧,注意心、肾功能,防治感染等诱因或伴发病。

(7)在上述治疗效果不满意时,可选用腹膜透析、血液透析或血浆置换等措施迅速降低血浆甲状腺激素浓度。

6. **妊娠期甲状腺功能亢进的治疗** ①ATD 治疗:首选 PTU,通过胎盘的量为 MMI 的 1/4,MMI 所致的皮肤发育不全多见。维持甲状腺功能稍高于正常。防止药物过量引起母亲和胎儿甲状腺肿。②禁用 $^{131}$I 治疗,因为妊娠 12~14 周开始,胎儿甲状腺有聚碘功能。③禁用普萘洛尔,因可使子宫持续收缩,引起小胎盘,胎儿发育不良,早产,新生儿呼吸受抑制。④如果 ATD 治疗效果不佳,对 ATD 过敏或甲状腺肿大明显,需大剂量 ATD 才能控制病情时,可考虑妊娠第4~6 个月手术治疗。⑤在妊娠的后 6 个月,由于妊娠的免疫抑制作用,ATD 的剂量可能减少,分娩后,免疫抑制解除,易于复发,ATD 的需要量也增加。⑥哺乳期的 ATD 治疗,一般认为 PTU 300mg/d 对哺乳婴儿是安全的,MMI 的乳汁排泄量是 PTU 的 7 倍。

7. **Graves 眼病的治疗** 多数呈自限性,一般在 3~36 个月自发缓解,仅 5% 左右发展到严重危害视力,损害容貌的程度。多见于老年患者。一般轻度 GO 患者只需对症治疗:包括戴有色眼镜、使用人工泪液、夜间结膜遮盖、抬高床头、强制性戒烟等。有效控制甲状腺功能亢进是基础性治疗,无论使用何种方法,使甲状腺功能维持正常对 GO 都是有益的。中度和重度 GO,需综合治疗,包括局部治疗,全身使用免疫抑制剂,眶部放疗,血浆置换,外科眶减压治疗。

8. **新生儿甲状腺功能亢进** 患病率1/1 000~2/1 000。①母体 TSAb 可以引起胎儿甲状腺功能亢进,妊娠 25~30 周胎儿的心率>160/min,提示本病。也可以通过脐带血检测抗体和甲状腺功能。胎儿甲状腺功能亢进的治疗:孕妇服用抗甲状腺药物可以控制胎儿甲状腺功能亢进,初始剂量为 PTU150~300mg,1~2 周减少剂量以控制胎儿心率<140/min 为目标。分娩前的 PTU 减至 75~100mg/d。②新生儿甲状腺功能亢进的治疗目的是尽快降低新生儿血液循环中的甲状腺激素浓度。MMI0.5~1.0mg/(kg·d)或 PTU5~10mg/(kg·d),每 8h 1 次;普萘洛尔 1~2mg/d,减慢心率和缓解症状;Lugol 碘溶液,每小时 1 滴(相当于 8mg 碘)。如果上述治疗在24~36h 效果不显著,可以增加 50% 的剂量,并且给予糖皮质激素治疗。

## 第75章 甲状腺功能亢进症

**复习指导**

1. Graves 病是甲状腺功能亢进最常见的病因,是一种自身免疫性疾病,主要表现为高代谢症状、眼征、胫前黏液性水肿。还有 7 种特殊类型的临床表现。

2. $FT_3$、$FT_4$ 升高,是实现该激素生物效应的主要成分,是诊断临床甲状腺功能亢进的首选指标,血清 TRH 兴奋试验是判断甲状腺功能和下丘脑-垂体-甲状腺轴是否正常的一项检查项目。

3. 治疗包括 3 种方法:药物、手术、放射性 $^{131}I$ 治疗,明确其适应证、禁忌证及相关副作用。

4. 甲状腺功能亢进危象是内科急症,确定诱因并且积极治疗是良好治疗效果的保证,抑制甲状腺激素的合成,首选丙硫氧嘧啶。

5. Graves 眼病(GO):多数呈自限性,仅 5% 左右发展到严重危害视力,损害容貌的程度,有效控制甲状腺功能亢进是基础治疗,综合治疗,包括局部治疗,全身使用免疫抑制剂,眶部放疗,血浆置换,外科眶减压。

6. 妊娠期甲状腺功能亢进:首选 PTU,禁用 $^{131}I$ 及普萘洛尔治疗,在妊娠第 4~6 个月可考虑手术治疗。

(邢 莉)

# 第76章 甲状腺功能减退症

> **学习要求**
>
> 学习甲状腺功能减退症的病因、发病机制、临床表现和实验室检查,能够对疾病作出正确的诊断并给予甲状腺素片替代治疗。

甲状腺功能减退症(hypothyroidism),是指甲状腺激素合成、分泌或利用不足引起的机体代谢及各系统功能低下的临床综合征。功能减退始于胎儿期或新生儿者称克汀病;功能减退始于成年人期者,称为成年型甲状腺功能减退。重者可引起黏液性水肿,甚至出现黏液性水肿昏迷。临床甲状腺功能减退的患病率为1%左右。女性较男性多见,且随年龄增长,患病率升高。

> **临床提示**
>
> 机体代谢及各系统功能低下+甲状腺功能降低→甲状腺功能减退症。

【病因和发病机制】

甲状腺功能减退症可由多种原因引起,以原发性甲状腺功能减退多见,其中绝大多数由自身免疫性(桥本、慢性淋巴细胞性)甲状腺炎、甲状腺放射性碘治疗或甲状腺手术导致(表76-1)。

表76-1 甲状腺功能减退症常见病因及分类

| 病变部位分类 | 病变原因分类 | 功能减低程度分类 |
| --- | --- | --- |
| 原发性甲状腺功能减退症 | 药物性甲状腺功能减退症 | 临床甲状腺功能减退症 |
| 中枢性甲状腺功能减退症 | 手术后或$^{131}$I治疗后甲状腺功能减退症 | 亚临床甲状腺功能减退症 |
| 三发性甲状腺功能减退症 | 特发性甲状腺功能减退症 | |
| 甲状腺激素抵抗综合征 | 垂体或下丘脑肿瘤术后甲状腺功能减退症 | |

1. 克汀病 有地方性及散发性两种。

(1)地方性克汀病:见于地方性甲状腺肿流行区,是严重碘缺乏的表现,胎儿的甲状腺在胚胎第4个月后已能合成甲状腺激素,但由于胚胎期和出生后早期碘缺乏和甲状腺功能减退,导致中枢神经系统发育障碍。临床分为3型,即神经型、黏液水肿型、混合型。混合型多见。

(2)散发性克汀病:见于非地方性甲状腺肿地区,病因常不明,可能的原因有①甲状腺发育缺陷、甲状腺发育不全、异位甲状腺;②妊娠期服用抗甲状腺药物或其他致甲状腺肿的物质,阻碍了胎儿甲状腺激素的合成;③母体在妊娠期间患某种自身免疫性甲状腺疾病,体内产生了抗甲状腺抗体,通过胎盘破坏胎儿甲状腺;④TSH不敏感综合征,为常染色体隐性遗传性疾病,由于TSH受体基因突变或受体后信号转导障碍所致。

2. 成年型甲状腺功能减退症

(1) 原发性甲状腺功能减退症：系甲状腺自身病变引起的甲状腺功能减退症，如下述疾病。①慢性淋巴细胞性甲状腺炎；②甲状腺组织缺失或被破坏，如抗甲状腺药物、甲状腺$^{131}$I治疗或手术切除；③肿瘤浸润；④缺碘；⑤TSH不敏感；⑥单价阴离子（如$SCN^-$、$ClO_4^-$、$NO_3^-$）盐类或含$SCN^-$前体的食物抑制甲状腺摄碘。

(2) 中枢性甲状腺功能减退症：由于肿瘤、手术、放疗、产后垂体坏死等原因导致腺垂体功能减退，TSH分泌减少引起甲减，或选择性TSH缺乏所引起。

(3) 三发性甲状腺功能减退症：是由于下丘脑病变如肿瘤、肉芽肿、慢性炎症、放疗等致TRH分泌减少，使腺垂体分泌TSH减少而引起。

(4) 甲状腺激素抵抗综合征：由于机体内存在结合甲状腺激素的抗体或外周组织对甲状腺激素敏感性降低而发生的一系列病理生理和临床变化。临床表现差异大，多数患者甲状腺功能正常，少数有不同程度甲状腺功能减退的表现，但亦可表现为甲状腺功能亢进症。

【病理】

1. 克汀病 甲状腺呈增生肿大，腺体内呈局限性上皮增生及退行性变，腺垂体常较大。可伴有大脑发育不全、脑萎缩、中耳骨质增生，骨成熟障碍，骨龄显著延迟。

2. 成年型甲状腺功能减退症 病理变化取决于病因。慢性淋巴细胞性甲状腺炎，甲状腺多呈弥漫性肿大，质地坚韧或橡皮样，表现为结节状。浆细胞和淋巴细胞浸润，早期有部分滤泡增生，泡腔内胶质多；随后滤泡变小、萎缩，腔内胶质减少，上皮细胞肿胀增大，胞质呈明显的嗜酸性反应，进而细胞失去正常形态，滤泡结构破坏，纤维组织增生，形成间隔，但包膜常无累及。继发于垂体功能减退者垂体有囊性变或纤维化，甲状腺腺体缩小，腔内充满胶质。

3. 黏液水肿 含透明质酸、黏蛋白、黏多糖的液体在组织内浸润，皮下的浸润使皮肤肿胀，表皮萎缩、角化；肌纤维的浸润引起心肌、骨骼肌退行性变，以至坏死；全身组织细胞核酸和蛋白质合成、代谢、酶系统的活力减弱，浆膜腔积液；脑萎缩，呈退行性变。

【临床表现】

1. 克汀病 表现为智力和身体发育延迟，黏液水肿型克汀病多有严重的甲状腺功能减退症表现、典型的克汀病面容：面色苍白或呈蜡黄、鼻短且上翘、口唇厚、舌大、常拖出口外伴垂涎，面容呆板或呈傻笑、身材矮小、低体温、心率缓慢、智力减低较轻。神经型克汀病常表现为身材矮小，智力呈中度至重度减退，表情淡漠、聋哑、斜视，甲状腺轻度肿大，临床没有明显的甲状腺功能减退表现。

2. 成年型甲状腺功能减退症 主要表现为低代谢症状及各系统功能低下。

(1) 低代谢症状：畏寒、乏力、嗜睡、记忆力减退、反应迟钝，体格检查见表情呆滞、声音嘶哑、面色苍白、水肿、唇厚舌大、皮肤干燥粗糙苍白或蜡黄、无汗、体温低、头发稀疏、睫毛及眉毛脱落（尤其眉梢为甚）。指甲生长缓慢，厚脆，有裂纹。少数病人可出现胫前黏液性水肿。

(2) 循环系统：心悸、气短、心动过缓，心音低弱。心脏常扩大，但心力衰竭者少见，有的伴心包积液。由于周围血管抵抗，导致收缩压降低、舒张压升高。

(3) 神经系统：反应迟钝、嗜睡、理解力及记忆力均减低。有时可发生妄想、幻觉、抑郁或偏狂，严重者可出现木僵、痴呆、昏睡或惊厥。易与脑供血不足或老年痴呆混淆，个别患者可出现小脑综合征，有共济失调等表现。腱反射迟缓。

(4) 消化系统：厌食、体重增加、腹胀、便秘，甚至发生巨结肠症及麻痹性肠梗阻。由于胃酸缺乏或维生素$B_{12}$吸收障碍，可导致缺铁性贫血或恶性贫血。

(5) 内分泌系统：患者性欲减退，男性阳萎，女性月经紊乱，有泌乳，血清中PRC水平增高。

(6) 运动系统：肌肉松弛无力，关节僵硬、疼痛，偶有关节腔积液。

(7) 黏液性水肿昏迷：多见于老年长期未接受治疗者，大多在寒冷冬季时发病。严重的全身性疾病、甲状腺激素替代治疗中断、受寒、感染、创伤、手术、麻醉、使用镇静药等均可诱发黏液性水肿昏迷。临床表现为嗜睡、昏迷、四肢松弛、反射消失、低体温（<35℃）、呼吸徐缓、心动过缓、心音微弱，

血压降低,休克,并可伴发心力衰竭、肾衰竭,常危及生命。

【实验室和其他检查】

1. 血清 TSH 和 $FT_4$、$FT_3$ 是诊断甲状腺功能减退症的第一线指标。原发性甲状腺功能减退症血清 TSH 增高,$FT_4$、$TT_4$ 降低。TSH 增高,$FT_4$、$TT_4$ 降低的水平与病情程度相关。血清 $FT_3$、$TT_3$ 早期正常,后期降低。因 $T_3$ 主要来源于外周组织 $T_4$ 的转换,所以不作为诊断原发性甲状腺功能减退症的必备指标。$FT_4$、$TT_4$ 正常,仅有 TSH 增高,为亚临床甲状腺功能减退症。

2. TPOAb、TgAb 是诊断自身免疫甲状腺炎(包括桥本甲状腺炎、萎缩性甲状腺炎)的重要指标。其中 TPOAb 的意义较为肯定。当 TPOAb>50U/ml 和 TgAb>40U/ml 者,临床甲状腺功能减退症和亚临床甲状腺功能减退症发生率显著增加。

3. 其他检查 轻、中度贫血,血清总胆固醇、心肌酶谱可以升高,部分患者血清催乳素升高、蝶鞍增大,需与泌乳素瘤鉴别。

4. 促甲状腺激素释放激素(TRH)兴奋试验 主要用于鉴别原发性甲状腺功能减退症与继发性甲状腺功能减退症。如 TSH 原来正常或偏低者在 TRH 刺激后引起血中 TSH 延迟升高,表明病变在下丘脑水平,如 TRH 刺激后,血中 TSH 不升高,表明病变在垂体。但如 TSH 原属偏高,刺激后更高,则可能为原发性甲状腺功能减退症。

5. 心电图检查 窦性心动过缓、低电压、T 波低平甚至倒置,偶有 P-R 间期延长及 QRS 波时限增加。

【诊断与鉴别诊断】

1. 克汀病的早期诊断极为重要 为了避免或尽可能减轻永久性智力发育缺陷,治疗愈早愈好。婴儿时期细致观察生长、发育、面貌、皮肤、饮食、睡眠、大小便等各方面情况,做有关实验室检查。应与以下疾病鉴别:①后天因素所致的脑损害后遗症,如产伤、脑炎、脑膜炎、脑外伤、中毒因素等,鉴别主要靠详细询问病史;②先天愚型(Down 综合征)病人没有聋哑,也无甲状腺功能减退症,常有小耳畸形、小指畸形和通贯手,染色体检查可明确诊断,因此,容易鉴别;③Pendred 综合征,该综合征有明显的甲状腺肿和先天性耳聋,但没有甲状腺功能减退症症状,无智力障碍,体格发育也正常;④垂体性侏儒,表现为对称性、成比例的身体矮小,智力正常,听力及语言无障碍,甲状腺功能正常;⑤半乳糖血尿为常染色体隐性遗传。生后数周至数月喂养困难或拒食,智力落后,肝大,白内障,尿黏液酸实验阳性。

2. 典型成年人甲状腺功能减退症应与以下疾病鉴别 ①贫血:甲状腺功能减退症常被误诊为缺铁性贫血及恶性贫血,TSH 及 $T_4$ 可做鉴别。②慢性肾炎:全身水肿、$TT_4$、$TT_3$ 因低蛋白血症而降低与黏液水肿相混淆,但 $FT_4$、$FT_3$ 正常。③特发性水肿:有水肿,但无甲状腺功能减退症的其他表现,甲状腺功能正常。

【治疗】

1. 克汀病 对于克汀病患者,预防比治疗更重要。孕妇均须供给足量碘化物,吃含碘丰富的食物。治疗原则是早期诊断、足量治疗。需在新生儿 4～6 周开始。惟一有效的治疗是左甲状腺素(L-$T_4$)治疗,起始剂量 10～155μg/(kg·d),治疗目标是使血清 $TT_4$ 水平维持在正常范围,并且维持在正常值的上 1/3 范围。

2. 成年型甲状腺功能减退症

(1)替代治疗:治疗目标是临床甲状腺功能减退症症状和体征消失,TSH、$TT_4$、$FT_4$ 值维持在正常范围。继发于下丘脑和垂体的甲状腺功能减退症,不能把 TSH 作为治疗指标,而是把血清 $TT_4$、$FT_4$ 达到正常范围作为治疗的目标。

(2)治疗剂量:取决于患者的年龄、病情和个体差异。L-$T_4$ 治疗量为 50～200μg/d,是首选的甲状腺激素。<50 岁,既往无心脏病史患者可以尽快达到完全替代剂量。>50 岁患者治疗前要常规检查心脏状态,一般从小剂量开始,25～50μg/d,每日 1 次口服,然后每 1～2 周增加 25μg,直至达到治疗目标。治疗达标后,需要每 6～12 个月复查 1 次有关激素指标。每 40mg 甲状腺片相当于

$65\mu g$ L-$T_4$。

（3）黏液性水肿昏迷的治疗：①去除或治疗诱因，感染诱因占35%；②补充甲状腺激素，L-$T_4$ 300～400$\mu g$立即静脉注射，以后每日50～100$\mu g$，病人清醒后改为口服。如无注射制剂可将L-$T_4$ 2片剂磨碎，胃管给药，每4～6小时1次；③吸氧，保持气道通畅，保证足够的肺部通气；④补充糖皮质激素，氢化可的松100mg，6～8h 1次，清醒后递减或撤除；⑤保温，宜用增加被褥和提高室温等办法保暖，促使病人体温缓慢地上升，避免使用电热毯、热水袋等加热的方法，因其可导致血管扩张，血容量不足；⑥对症治疗，纠正低血压、贫血、呼吸衰竭等。

### 复习指导

1. 血清TSH、$FT_4$是甲状腺功能减退症诊断的一线指标，血TSH和TRH兴奋试验是甲状腺功能减退症定位诊断的主要依据。

2. 在甲状腺功能减退症治疗过程中，根据TSH水平确定最佳替代剂量。

（邢　莉）

# 第77章 甲状腺炎
## chapter 77

> **学习要求**
>
> 学习甲状腺炎的分类、临床表现及实验室检查；知晓如何对疾病作出正确的诊断，选择有效的治疗方法。

甲状腺炎是由于自身免疫、病毒感染、细菌或真菌感染、慢性硬化、放射损伤、肉芽肿、药物、创伤等多种原因导致甲状腺滤泡结构破坏，使组织发生炎症病理改变而引起的一系列临床病症。可表现为甲状腺功能正常、一过性甲状腺毒症或甲状腺功能减退。按不同的方法分类见表77-1。

表77-1 甲状腺炎的分类

| 起病时间分类 | 病因分类 |
| --- | --- |
| 急性甲状腺炎 | 细菌性（化脓性甲状腺炎） |
|  | 病毒性（如猫爪热病毒，少见） |
| 亚急性甲状腺炎 | 亚急性肉芽肿性甲状腺炎 |
|  | 亚急性淋巴细胞性甲状腺炎 |
| 慢性甲状腺炎 | 慢性淋巴细胞性甲状腺炎 |
|  | 桥本甲状腺炎 |
|  | 慢性萎缩性甲状腺炎 |
|  | 慢性侵袭性纤维性甲状腺炎 |
| 其他甲状腺炎 | 由真菌、寄生虫、放射线、创伤等引起 |

\* 以亚急性甲状腺炎和慢性淋巴细胞性甲状腺炎较为多见

## 第一节 亚急性甲状腺炎

亚急性甲状腺炎（subacute thyroiditis）可分为亚急性肉芽肿性甲状腺炎和亚急性淋巴细胞性甲状腺炎。前者又称为 De Quatrain 甲状腺炎、巨细胞性甲状腺炎、亚急性疼痛性甲状腺炎，后者又称无痛性甲状腺炎、产后甲状腺炎。本病多由病毒感染引起，呈自限性，是最常见的甲状腺疼痛疾病。

【病因】

目前多数认为该病与病毒感染有关，常于上呼吸道病毒感染后2~3周发病，患者血中有病毒抗体的存在，其效价高度与病期相一致，常见的是埃可病毒、柯萨奇病毒抗体，其次是腺病毒、流感病毒和腮腺炎病毒抗体。有与 HLA-B35 相关的报道,遗传因素可能参与本病。

【病理】

甲状腺呈中度肿大,病变可局限于甲状腺的一部分、一侧甲状腺或双侧甲状腺,病变部位甲状腺肿呈结节状,包膜纤维组织增生,与周围组织粘连,质地较硬。镜下见大量慢性炎症细胞、组织细胞和吞有胶性颗粒的巨细胞,围绕胶质,形成肉芽肿,故有肉芽肿性甲状腺炎或巨细胞性甲状腺炎之称。

【临床表现】

本病 30~40 岁女性为发病高峰,男女发病比例为 1:3~6。典型的临床表现可表现为早期(甲状腺功能亢进)、中期(甲状腺功能减退)和恢复期(正常)。

> **临床提示** 上呼吸道感染病史＋甲状腺肿大、疼痛＋$T_3$、$T_4$ 升高＋甲状腺$^{131}$I 摄取率降低→提示本病。

早期,发病较急,起病前 1~3 周有上呼吸道感染病史,甲状腺部位逐渐的或骤然疼痛,转动头部或吞咽时疼痛明显加重,并可向耳后、颌下或颈部放射,伴发热、寒战、疲乏无力、食欲缺乏等全身症状。因大量甲状腺滤泡破坏,过多甲状腺激素释放入血循环,患者出现短暂的甲状腺功能亢进症表现。当甲状腺激素耗尽,被破坏的甲状腺滤泡细胞未修复时,可出现甲状腺激素水平降低。随病程进展,甲状腺滤泡细胞功能修复,肿大的甲状腺消失,甲状腺功能恢复正常。本病为自限性,病程长短不一,有的短至数周,有的长达 6 个月或更长,一般为 6~12 个月,可反复加重,持续数月至 2 年不等。约 10% 的病例发生永久性甲状腺功能减退症,2%~4% 复发,极少数反复发作。

【实验室检查】

1. 红细胞沉降率(ESR)　早期加快,可>100mm/h。
2. 甲状腺功能指标　甲期甲状腺激素水平和甲状腺摄碘能力呈"分离现象",结合临床表现对本病的诊断有重要意义。不同时期指示各异(表 77-2)。

表 77-2　亚急性甲炎在不同病期的实验室检查结果

| 分　期 | $T_4$ | $T_3$ | TSH | $^{131}$I 摄取率 |
|---|---|---|---|---|
| 甲状腺功能亢进期 | ↑↑ | ↑↑ | ↓↓ | 低 |
| 甲状腺功能减退期 | ↓ | ↓ | ↑ | 反跳↑ |
| 恢复期 | 正常 | 正常 | 正常 | 可轻度↑ |

3. 甲状腺细针穿刺和细胞学(FNAC)检查　早期典型细胞学图片可见多核巨细胞,片状上皮样细胞,不同程度炎性细胞;晚期则呈不典型表现。
4. 甲状腺核素扫描($^{99m}$Tc 或 $^{123}$I)　早期甲状腺无摄取或摄取低下对诊断有帮助。
5. 其他检查　血白细胞计数轻至中度升高,甲状腺过氧化物酶(TPOAb)、甲状腺球蛋白抗体(TgAb)阴性或水平很低。血清甲状腺球蛋白(Tg)水平明显增高,与甲状腺破坏程度相一致,且恢复很慢。

【诊断】

本病起病急,发病前常有上呼吸道感染史,甲状腺肿大、疼痛,质硬,并有放射痛,伴发热等症状,ESR 显著增快,甲状腺激素浓度升高与甲状腺摄$^{131}$I 率降低的双向分离现象可诊断本病。

【鉴别诊断】

1. Graves 病　见表 77-3。

表 77-3 亚甲状腺炎和 Graves 病的鉴别

| 临床表现 | 亚甲状腺炎 | Graves 病 |
| --- | --- | --- |
| 起病 | 急 | 隐匿 |
| 甲状腺功能亢进症程度 | 轻、中度 | 中、重度 |
| 持续时间 | <3 个月 | >3 个月 |
| 甲状腺肿大 | 轻度、弥漫性、质韧 | 轻度至重度、弥漫性、质地软至韧 |
| 触痛 | 有 | 无 |
| 血管杂音 | 无 | 常有 |
| 眼征和胫前黏液水肿 | 无 | 常有 |
| $T_3/T_4$ | <20:1 | >20:1 |
| $^{131}I$ 摄取率 | 降低 | 升高 |

2. **急性化脓性甲状腺炎** 甲状腺局部或邻近组织红、肿、热、痛及全身显著炎症反应,有时可找到感染灶,白细胞显著增高,核左移;甲状腺功能及 $^{131}I$ 摄取率多数正常。

3. **结节性甲状腺肿出血** 甲状腺结节突然出血可伴有甲状腺疼痛,出血部位伴波动感,无全身症状,ESR 不升高;甲状腺超声检查对诊断有帮助。

4. **桥本甲状腺炎** 少数患者可有甲状腺疼痛,活动期 ESR 可轻度升高,并可出现短暂甲状腺毒症和 $^{131}I$ 摄取率降低,但无全身症状,血清 TGAb、TPOAb 滴度增高。

【治疗】

早期治疗以减轻炎症反应及缓解疼痛为目的。轻症可用阿司匹林(1～3g/d,分次口服)、吲哚美辛(75～150mg/d,分次口服)等。糖皮质激素适用于疼痛剧烈、体温持续显著升高、水杨酸或其他非甾体消炎药物治疗无效的患者,可迅速缓解疼痛,减轻甲状腺毒症症状。初始可给予泼尼松 20～40mg/d,分次口服,维持 1～2 周,根据症状、体征及 ESR 的变化减少剂量,总疗程 6～8 周以上。如过快减量、过早停药易致复发。对复发病例除应用泼尼松外,因病程较久甲状腺功能可能减退,可加用甲状腺片口服,40～80mg/d,历时数月,直至甲状腺功能恢复正常为止。永久性甲状腺功能减退症需长期替代治疗。对有一过性甲状腺激素过多症状者可用普萘洛尔对症治疗。

## 第二节 慢性淋巴细胞性甲状腺炎

慢性淋巴细胞性甲状腺炎(chronic lymphocytic thyroiditis),又称为桥本甲状腺炎(Hashimoto's thyroiditis,HT),是自身免疫性甲状腺炎(autoimmune thyroiditis,AIT)的一种类型。除 HT 以外,AIT 还包括萎缩性甲状腺炎(atruphic thyroiditis,AT)、无痛性甲状腺炎(painless thyroiditis)、产后甲状腺炎(postpartum thyroiditis,PPT)。HT 在甲状腺炎中最常见。女性发病率是男性的15～20 倍,高发年龄在 30～50 岁。一般随年龄增长患病率增高,是原发性甲减中最主要、最常见的原因。

**临床提示** 甲状腺肿大、质韧 + TPOAb、TGAb 阳性→提示本病。

【病因与发病机制】

HT 的发生是遗传和环境因素共同作用的结果。目前公认本病属于器官特异性自身免疫病,主要为 I 型辅助性 T 淋巴细胞(Th1)免疫功能异常,对 B 淋巴细胞不能发挥正常抑制作用,导致甲状腺自身抗体形成。可与其他自身免疫性疾病如恶性贫血、干燥综合征、慢性活动性肝炎、系统性红斑狼疮等并存。患者血清 TGAb 及 TPOAb 滴度常明显升高。甲状腺组织中有大量淋巴细胞与浆细胞浸润。病人外周血中 T 淋巴细胞增加,各种甲状腺抗原可刺激病人淋巴细胞产生白细胞移动抑制因子。抗体依赖性细胞毒作用(ADCC),抗体-抗原复合物激活自然杀伤(NK)细胞作用,补体损伤作用及 Th1 型细胞因子的作用均参与了甲状腺细胞损伤的过程。

【病理】

甲状腺多呈弥漫性肿大,质地坚韧或橡皮样,表面呈结节状。镜检可见病变甲状腺组织中淋巴细胞和浆细胞呈弥散性浸润。腺体破坏后,一方面代偿地形成新的滤泡,另一方面破坏的腺体又释放抗原,进一步刺激免疫反应,促进淋巴细胞的增殖,在甲状腺内形成具有生发中心的淋巴滤泡。甲状腺上皮细胞出现不同阶段的形态学变化,早期有部分滤泡增生,滤泡腔内胶质多;随着病情的进展,滤泡变小和萎缩,腔内胶质减少,其上皮细胞肿胀增大,胞质呈明显的嗜酸染色反应,称为 Askanazy 细胞,间质有纤维组织增生,形成间隔,但包膜常无累及。

【临床表现】

桥本甲状腺炎临床表现多种多样,起病隐匿,进展缓慢,早期的临床表现常不典型。最主要的就是甲状腺呈弥漫性、轻度或中度肿大,质地硬,与周围组织无粘连,可随吞咽运动上下移动。偶有局部疼痛与触痛,随病程延长,甲状腺组织破坏出现加减。患者表现为畏寒、心动过缓、便秘、黏液水肿等典型临床症状及体征。少数患者可以出现甲状腺相关眼病。

桥本甲状腺炎与 Graves 病可以同时存在,称为桥本甲状腺毒症。血清中存在甲状腺刺激抗体(TSAb)和 TPOAb,组织学兼有 HT 和 Graves 病 2 种表现。临床上表现为甲状腺功能亢进症和甲状腺功能减退症交替出现,与刺激性抗体或阻断性抗体占主导作用有关。甲状腺功能亢进症症状与 Graves 病类似,自觉症状较单纯 Graves 病时轻,需正规抗甲状腺治疗,但治疗中易发生甲状腺功能减退症;也有一部分一过性甲状腺毒症源于甲状腺滤泡破坏,甲状腺激素释放入血所致。

桥本甲状腺炎患者也可同时伴有其他自身免疫性疾病。

【实验室和其他检查】

1. 血清甲状腺激素和 TSH  根据甲状腺破坏程度可以分为 3 期。早期仅甲状腺自身抗体阳性,甲状腺功能正常;以后发展为亚临床甲状腺功能减退症($FT_4$ 正常,TSH 升高),最后表现为临床甲状腺功能减退症($FT_4$ 减低,TSH 升高)。部分患者可出现甲状腺功能亢进症和甲状腺功能减退症交替的病程。

2. 甲状腺自身抗体  TgAb、TPOAb 阳性是本病的特征之一。尤其是在甲状腺功能减退症出现以前,抗体阳性是诊断本病的惟一的依据。TPOAb 的滴度与甲状腺淋巴细胞浸润的程度密切相关。

3. 甲状腺摄$^{131}$I 试验  早期可以正常,甲状腺滤泡细胞破坏后降低。伴发 Graves 病可以增高。本项检查对诊断并没有实际意义。

4. FNAC 检查  诊断本病具有确诊价值。主要用于 HT 和结节性甲状腺肿等疾病的鉴别。

5. 甲状腺超声检查  HT 显示甲状腺肿大,回声不匀,可伴多发性低回声区域或甲状腺结节。

【诊断】

凡是患者有弥漫性甲状腺肿大,质地较韧,特别是伴峡部锥体叶肿大,无论甲状腺功能能否改变,均应怀疑 HT。如血清 TgAb 和 TPOAb 阳性,诊断即可成立。FNAC 检查有确诊价值。伴临床甲状腺功能减退症或亚临床甲状腺功能减退症进一步支持。

【鉴别诊断】

1. 结节性甲状腺肿  有地区流行病史,甲状腺功能正常,甲状腺自身抗体阴性或低滴度。FNAC 检查有助于鉴别。HT 可以见淋巴细胞浸润,少量的滤泡上皮细胞表现为 Hurthle 细胞的形态;结节性甲状腺肿则为增生的滤泡上皮细胞,没有淋巴细胞浸润。

2. 甲状腺癌  甲状腺明显肿大,质坚硬、固定、或有转移性淋巴结大、TgAb、TPOAb 阴性,甲状腺扫描多为冷结节。FNAC 检查结果为恶性病变;HT 与甲状腺淋巴瘤的鉴别较为困难。

【治疗】

病人尚无针对病因的治疗措施。

1. 随访  如果甲状腺功能正常,甲状腺较小,又无明显压迫症状者可以随诊观察。一般每 6 个月至 1 年随访 1 次,主要检查甲状腺功能,必要时可行甲状腺超声检查。

2. 病因治疗 目前尚无针对病因的治疗方法。提倡低碘饮食。

3. 甲状腺功能减退症和亚临床甲状腺功能减退症的治疗 左旋甲状腺素（L-$T_4$）的替代治疗。对伴有甲状腺功能减退症者（尤其是老年病者或合并心血管疾病），宜从小剂量开始，L-$T_4$ 25～50μg/d（甲状腺片 30mg/d），以后每 15 天至 1 个月增加 25～50μg，逐步增加至 L-$T_4$ 150～200μg/d（甲状腺片 120～180mg/d），直到腺体回缩，且须长期给予维持量。要严密观察甲状腺功能、心脏和血压情况，以防出现心绞痛和心力衰竭。

4. 甲状腺肿的治疗 对于甲状腺功能正常者，L-$T_4$ 具有减小甲状腺肿的作用，对年轻患者效果明显。对于甲状腺迅速肿大、伴局部疼痛或压迫症状时，可给予糖皮质激素治疗，给予泼尼松 10mg，每日 3 次，用至腺体缩小、质地变软、疼痛消失、压迫症状缓解后减量。如内科治疗无效者，可以考虑手术切除，术后常发生甲状腺功能减退症，需要甲状腺激素长期替代治疗。

## 第三节 产后甲状腺炎

产后甲状腺炎（postpartum thyroiditis，PPT）是 AIT 的一个类型。表现为产后 1 年内出现一过性或永久性甲状腺功能异常。PPT 患病率 1.1%～21.1%，在碘充足的地区平均患病率约为 7%。我国学者报道的 PPT 患病率是 11.9%。

【病因和病理】

PPT 是在分娩后，免疫机制解除的影响下，潜在的 AIT 转变为临床形式。甲状腺自身抗体与 PPT 的相关性已得到公认。TPOAb 阳性的女性将有 40%～60% 发生本病，发生 PPT 的危险性是 TPOAb 阴性女性的 20 倍。所以，TPOAb 是预测妊娠妇女发生 PPT 的重要指标。PPT 与 TPOAb 的这种相关性说明患者存在潜在的 AIT。过量的碘摄入是诱发 PPT 发生的因素。PPT 患者甲状腺病理表现为轻度的淋巴细胞浸润，但不形成发生中心，没有 Hürthle 细胞。

【临床表现与实验室检查】

本病典型病程分为 3 个阶段，见表 77-4。

表 77-4 不同阶段 PPT 的表现

| 分型 | 临床表现 | 实验室检查 |
| --- | --- | --- |
| 甲状腺功能亢进期 | 发生在产后 1～6 个月，维持 1～2 个月，表现为心悸、乏力、怕热、情绪激动等症状 | 血清甲状腺激素水平与 $^{131}$I 摄取率呈"双相分离"现象，血清 $T_3$、$T_4$ 水平升高，TSH 水平降低 |
| 甲状腺功能减退期 | 发生在产后 3～8 个月，维持 4～6 个月，表现为肌肉、关节疼痛、僵硬、疲乏无力、注意力不集中、便秘等症状 | 血清 $T_3$、$T_4$ 水平降低，TSH 水平升高 |
| 恢复期 | 发生在产后 6～12 个月 | 甲状腺激素水平和 $^{131}$I 摄取率恢复正常。约有 20% 的患者可以遗留为持续性甲状腺功能减退症。少数患者可以在 PPT 恢复后 3～10 年发生甲状腺功能减退症 |

【诊断】

产后 1 年之内发生甲状腺功能异常，可以表现为甲状腺功能亢进症、甲状腺功能减退症、甲状腺功能亢进症和甲状腺功能减退症双相型 3 种形式，产前无甲状腺功能异常病史；排除产后 Graves 病。符合上诉条件即可诊断 PPT。

## 第77章　甲状腺炎

【治疗】

多数 PPT 患者呈自限性过程。甲状腺功能亢进症期不需要服用抗甲状腺药物，甲状腺功能亢进症症状严重者可给予 β 受体阻断药等对症治疗。甲状腺功能减退症期血清 TSH＜10mU/L 时，不需要甲状腺激素的替代治疗，TSH 可以自行恢复。曾患 PPT 的女性在产后 5～10 年发生永久性甲状腺功能减退症的危险性明显增加，需每年检测 TSH。一旦发生甲状腺功能减退症，应及时治疗。如果计划再次妊娠，首先要确认甲状腺功能是否正常。妊娠期间也要定期检测甲状腺功能。

### 复习指导

1. 甲状腺炎：临床上分为急性甲状腺炎、亚急性甲状腺炎、慢性甲状腺炎、其他甲状腺炎。以亚急性甲状腺炎和慢性淋巴细胞性甲状腺炎较为多见。亚急性甲状腺炎常由病毒感染引起，呈自限性，是最常见的甲状腺疼痛疾病。慢性淋巴细胞性甲状腺炎，是自身免疫性甲状腺炎的一种类型，是原发性甲状腺功能减退症中最主要、最常见的原因。

2. 亚急性甲状腺炎：早期治疗以减轻炎症反应及缓解疼痛为目的。糖皮质激素适用于疼痛剧烈、体温持续显著升高、水杨酸或其他非甾体消炎药物治疗无效的患者。

3. 慢性淋巴细胞性甲状腺炎：无针对病因的治疗措施。当临床出现甲状腺功能减退症和亚临床甲状腺功能减退症时，给予 $L-T_4$ 替代治疗。

（邢　莉）

# 第78章 库欣综合征

> **学习要求**
>
> 学习库欣综合征的病因及发病机制,知晓其分类,能够根据相关临床表现做出初步判断及鉴别,能选择正确的实验室检查方法对疾病作出明确诊断及治疗。

库欣综合征(Cushing's syndrome 又称皮质醇增多症),是肾上腺皮质长期分泌过量皮质醇所致的症候群,是最常见的肾上腺疾病。

> **临床提示**
> 典型临床表现:向心性肥胖+皮质醇增多→提示本病。

【病因与发病机制】

1. **依赖 ACTH 的库欣综合征** 可分为库欣病、异位 ACTH 综合征和下丘脑性库欣综合征。

(1) 库欣病(Cushing 病,又称垂体性库欣综合征):因垂体分泌过量 ACTH 引起双侧肾上腺皮质增生,导致皮质醇增多症,约占库欣综合征的 70%。垂体多为微腺瘤,少数为大腺瘤或垂体 ACTH 细胞增生。

(2) 异位 ACTH 综合征:垂体外的肿瘤组织分泌过量有生物活性的 ACTH,使肾上腺皮质增生并分泌过量皮质醇,由此引起的库欣综合征称为异位 ACTH 综合征。最常见的是肺癌,尤其是小细胞性肺癌,约占 50%,其次为胸腺瘤(10%)、胰岛肿瘤(10%)、支气管类癌(5%),其他还有甲状腺髓样癌、神经母细胞瘤、胃肠道肿瘤等。异位 ACTH 分泌瘤有显性和隐性 2 种肿瘤,显性肿瘤瘤体大,恶性程度高、进展快,常无典型的库欣综合征的临床症状。隐性肿瘤相反,瘤体小而不易发现,恶性程度低、发展慢,可在较长的时间逐渐呈现库欣综合征的典型临床症状和体征,难以和垂体性的库欣病鉴别。

(3) 下丘脑性库欣综合征:因下丘脑释放促肾上腺皮质激素释放激素(CRH)持续性增多,刺激腺垂体合成、分泌 ACTH 过多所致。

2. **不依赖 ACTH 的库欣综合征** 又称肾上腺性库欣综合征,包括肾上腺皮脂腺瘤、肾上腺皮质癌、不依赖 ACTH 的双侧肾上腺小结节性增生、不依赖 ACTH 的双侧肾上腺大结节性增生。腺瘤及腺癌分泌皮质醇的功能均为自主性,不受垂体 ACTH 的控制,分泌的大量皮质醇反馈抑制垂体释放 ACTH,病人血中 ACTH 降低,导致肾上腺肿瘤以外的同侧及对侧肾上腺皮质萎缩。

3. **外源性库欣综合征** 由于各种原因长期使用外源性糖皮质激素或 ACTH,也可引起类库欣综合征的临床表现。

【临床表现】

本病可发生于任何年龄,多发于 30~50 岁,女性多见,男女之比约 1:5。库欣综合征的典型临床表现包括：向心性肥胖、多血质、高血压、皮肤变薄、宽大紫纹、疲乏无力、骨质疏松等，还有多毛、月经紊乱、性欲降低、精神症状等，主要是由于皮质醇分泌过多引起。

1. **糖代谢障碍** 多数患者糖耐量减低，20%有糖尿病。因高皮质醇血症使体内糖原异生增加，对抗胰岛素的作用，使细胞对葡萄糖的利用减少，血糖升高。

2. **向心性肥胖** 由于体内不同部位的蛋白质和脂肪组织对于皮质激素有不同的敏感性，以致引起体内脂肪重新分布，形成向心性肥胖，包括满月脸、水牛背、球形腹。多数患者为轻度至中度肥胖，极少数患者为重度肥胖，也有少数患者为均匀性肥胖。因高皮质醇血症使食欲增加，使患者肥胖，同时胰岛素的分泌增加，在对胰岛素敏感的脸部和躯干部脂肪的合成占优势。但皮质醇的作用是促进脂肪分解，在对皮质醇敏感的四肢，脂肪分解占优势，皮下脂肪减少，肌肉萎缩，使四肢明显细小（表78-1）。

表78-1 库欣综合征主要临床表现

| 临床表现 | 发生频率(%) |
| --- | --- |
| 向心性肥胖 | 79~97 |
| 多血质 | 78~97 |
| 满月脸 | 88~92 |
| 高血压 | 74~90 |
| 多毛症 | 64~84 |
| 糖耐量异常 | 39~94 |
| 皮肤变薄 | 84 |
| 虚弱无力 | 56~90 |
| 性欲减退 | 30~100 |
| 月经紊乱或闭经 | 35~86 |
| 紫纹 | 50~60 |
| 骨量减少或骨折 | 48~89 |
| 痤疮 | 21~82 |
| 反复性感染 | 25~42 |

3. **高血压和低血钾** 由于皮质醇加强了去甲肾上腺素对小动脉的作用，并与增加钠、水潴留，大多数病例收缩压与舒张压可有中度以上增高，早期病人常有头晕、头痛，晚期出现心脏肥大、扩大甚至心力衰竭。常有脑、肾、眼底等并发症。皮质醇增加钠、水潴留的同时，钾与氯排出增多，严重病例可呈低钾、低氯性碱中毒，多见于异位ACTH分泌性肿瘤。

4. **骨骼变化** 由于皮质醇抑制生长激素的分泌及其作用，促进骨基质中蛋白质分解，减少胃肠对钙的吸收并加速钙从尿中排出，致使血钙降低。血钙降低后继发甲状旁腺功能亢进，促使骨质吸收。骨质疏松及病理性骨折为本病晚期特征，可引起佝偻、背痛、胸痛、身长变短。

5. **皮肤改变** 由于皮质醇促进蛋白分解，造成机体负氮平衡，使皮肤变薄；真皮变薄和成胶原纤维断裂，以至血管丰富的皮下组织得以暴露，皮肤出现紫纹；蛋白质耗损，减少了血管周围支持组织的作用，轻微损伤即可造成受损部位皮肤出血。患者皮肤菲薄而紧张，易出现瘀斑，面色红润，呈多血质外貌。典型病人出现紫纹，常分布于下腹与侧腹部、股（大腿）内、外侧及臀部等处。呈紫红色，对称性，中间较宽而两端较细，与细小而白色的妊娠纹相区别。皮肤皮脂溢出，易脱发，易感染。如为垂体性或者异位ACTH分泌性肿瘤，由于分泌过多的黑色素细胞刺激素（MSH），可以导致皮肤色素沉着。

6. **精神症状** 由于皮质醇对大脑皮质有明显作用，激素使中枢神经系统细胞内钠、钾改变，影响电生理功能，或影响多突触的网状系统，导致患者轻者呈抑郁、沉默、易激动、失眠，重者脾气暴躁，可发生精神分裂症，精神症状在性格异常的人中容易发生。

7. **感染抵抗力减弱** 由于患者免疫功能低下，易有各种感染，如皮肤的真菌感染，各种细菌感染等。病人在感染后，炎症反应常不显著，易漏诊而造成严重后果。

8. **性腺功能紊乱** 因高皮质醇血症不仅直接影响性腺，还可以抑制下丘脑-垂体前叶的促性腺激素，女性表现为月经减少，甚至闭经，多毛，痤疮，有时女性男性化。男性病人性欲减退、阳痿、睾丸萎缩。

【实验室和其他检查】

1. 血和尿中皮质醇及代谢产物的测定

(1) 血浆皮质醇测定：皮质醇水平升高，失去正常昼夜节律。由于皮质醇呈脉冲式分泌，许多因素可影响其测定值，如各种应激、情绪、药物（糖皮质激素、避孕药、雄激素等）静脉穿刺是否顺利等，所以单次测定血浆皮质醇水平对本病诊断的价值不大，而测定血皮质醇昼夜分泌节律比清晨单次测定皮质醇水平有意义。

(2) 24h尿游离皮质醇（UFC）测定：UFC升高。可避免血皮质醇的瞬时变化，也可避免受血中皮质醇结合球蛋白浓度的影响，对库欣综合征的诊断有较大的价值。准确留取24h尿量是UFC测定可靠性的关键。

(3) 尿17-羟皮质类固醇：测定具有和UFC相似的意义。

(4) 小剂量地塞米松抑制实验：是确定是否为库欣综合征的必须实验。

2. 下丘脑-垂体-肾上腺轴的动态试验

(1) 小剂量地塞米松抑制试验：主要用于与下丘脑-垂体-肾上腺功能正常的其他疾病如单纯性肥胖的鉴别诊断。先测定上午8:00血浆ACTH或皮质醇浓度或24h尿游离皮质醇或尿17-羟皮质类固醇作为对照。午夜一次性口服地塞米松1mg，测定次晨8:00血浆皮质醇的水平。若较对照值下降50%以上或上午8:00血浆皮质醇<140mg/L，血浆ACTH<4.4pmol/L，可除外本病。

(2) 大剂量地塞米松抑制试验：用于皮质醇增多症的病因鉴别。方法为每6小时口服地塞米松2mg，共2d。如24h尿中UFC和17-OH含量能被抑制50%以上，则可诊为垂体性的库欣病；如不被抑制，则为肾上腺腺瘤、皮质癌或异位ACTH肿瘤。

(3) 血浆ACTH水平测定：肾上腺皮质肿瘤不论良性还是恶性，其血浆ACTH水平均低于正常值低限，而库欣病及异位ACTH综合征患者，其血浆ACTH水平均有不同程度的升高。

【诊断与鉴别诊断】

库欣综合征的诊断一般分为2步：①确定是否为库欣综合征；②明确库欣综合征的病因。

1. 确定是否为库欣综合征　根据典型的临床表现和体征：向心性肥胖、皮肤宽大紫纹、多血质外貌、皮肤菲薄等，从外观即可作出诊断，各型库欣综合征共同具有皮质醇分泌增多、失去昼夜分泌节律、不能被小剂量地塞米松抑制的临床特点。

2. 明确库欣综合征的病因　库欣综合征的病因诊断极为重要。因为病因不同，患者的治疗不同，需要掌握熟悉各型的临床特点，配合影响学检查、血、尿皮质醇增高的程度，血ACTH水平、动态试验结果可作出正确的病因诊断。常用方法如下。

(1) 大剂量地塞米松抑制试验：是目前最常用的方法，垂体性的库欣病可被抑制，肾上腺腺瘤或腺癌者不能被抑制，异位ACTH综合征不被抑制。

(2) 血浆ACTH测定：①肾上腺皮质腺瘤或癌肿，其分泌皮质醇的功能不受ACTH控制，而大量皮质醇能抑制ACTH的释放，故血中ACTH水平低或几乎测不出；②库欣病和异位ACTH综合征患者血ACTH水平均有不同程度的升高。

(3) CRH兴奋试验：给库欣病患者静脉注射羊CRH（100μg或1μg/kg）后，血ACTH及皮质醇水平均显著上升，其增高幅度较正常人明显，而大多数异位ACTH综合征患者却无反应。

(4) 静脉导管分段取血测ACTH或ACTH相关肽的水平：对鉴别异位ACTH综合征和库欣病、以及对异位ACTH分泌瘤的定位有诊断意义，并对垂体ACTH瘤是在垂体左侧还是右侧的定位也有重要意义。

(5) 影像学检查：首先应确定肾上腺有无肿瘤，行肾上腺B超、CT或MRI检查。若临床表现和实验室检查均提示可能为异位ACTH综合征，则应进一步行包括胸、腹部在内的全身CT或MRI检查。

3. 鉴别诊断　若患者有向心性肥胖、紫纹、多血质等典型临床表现，需与长期使用糖皮质激素或饮酒所致的类库欣综合征。若患者临床表现不典型，需要与单纯性肥胖、高血压、糖尿病、多囊卵巢综合征等鉴别。

**问题讨论** 女性,35岁,近1年出现肥胖,痤疮,紫纹,实验室检查结果示皮质醇增高,血糖高,小剂量地塞米松抑制试验皮质醇较对照低38%,大剂量地塞米松抑制试验皮质醇较对照低78%。请分析患者要考虑什么疾病?怎样进行下一步检查?

关键问题:明确肥胖相关的临床表现,有无长期糖皮质激素服药史,能否被大、小地塞米松抑制试验抑制等情况。可明确诊断为Cushing病。

追踪路径:

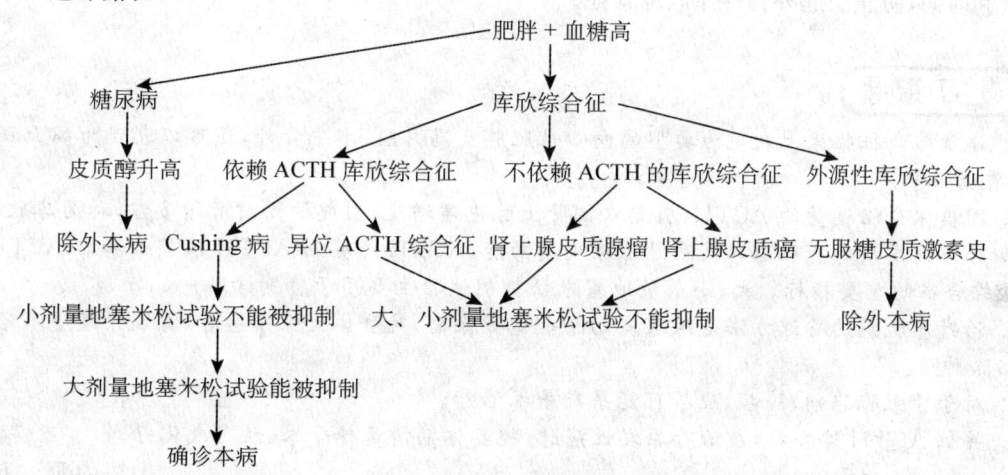

诊断要点:肥胖、皮肤紫纹、痤疮+皮质醇增高提示库欣综合征,大剂量地塞米松抑制试验可被抑制。

【治疗】

治疗目标是临床症状缓解或消失,恢复血浆ACTH和皮质醇正常水平。

1. **库欣病**

(1)经蝶窦切除垂体微腺瘤:是治疗库欣病的首选方法,缓解率为90%~95%,复发率在10%左右,术后可出现一过性垂体-肾上腺功能低下,常见的手术并发症为一过性尿崩症、脑脊液鼻漏、出血等。

(2)如垂体瘤术后效果不佳或某种原因不能做垂体手术而病情又比较严重者,可做一侧肾上腺全切。另一侧肾上腺大部分或全切除术,术后需肾上腺激素替代治疗。由于皮质醇的负反馈作用减弱,引起垂体瘤增大,ACTH水平进一步升高,部分患者术后可出现严重皮肤、黏膜色素沉着,称Nelson综合征。

(3)对垂体大腺瘤患者,需做开颅手术治疗,尽可能切除肿瘤。

(4)药物治疗:①影响神经递质的药物,主要通过神经递质,调节促肾上腺皮质激素释放激素(CRH)的释放,减少ACTH的分泌,常用溴隐亭(多巴胺受体激动药,亦为催乳素抑制药)、赛庚啶(5-羟色胺拮抗药)和丙戊酸钠(γ-氨基丁酸促效药)。一般6~8周为1个疗程,可使血浆ACTH和皮质醇水平下降,症状改善;②通过干扰酶系统阻断皮质醇合成药,主要以氨鲁米特(氨基导眠能,氨基乙哌啶酮,Aminoglutethimide AG)、甲吡酮(Su-4885,双啶异丙酮)、双氯苯二氯乙烷(O,p'-DDD)以及酮康唑(Ketoconazole)等治疗或联合治疗。但应注意引起永久性肾上腺皮质功能不全。

2. **肾上腺腺瘤、腺癌** 不论肾上腺单个癌肿、双侧癌肿或多发性小腺瘤,应尽可能早期手术治疗。术后可出现一过性肾上腺皮质功能减退,需补充糖皮质激素或ACTH治疗,使萎缩的肾上腺组织恢复功能,术后1~1.5年尚不能恢复功能者,则需终身糖皮质激素替代治疗。癌肿已转移者,用皮质醇合成抑制药,如甲吡酮或氨鲁米特(氨基导眠能),但后者具有阻断碘代谢的作用,易引起甲状腺功能减退等不良反应,故应用时受限制。

3. 异位 ACTH 综合征　应治疗原发性癌肿,视具体病情选择手术、放疗或化疗。

【预后】

本病必须早期治疗,防止病理性骨折、心血管改变和儿童生长发育障碍等。经有效治疗后,病情可在数月后逐渐好转,向心性肥胖等症状减轻,尿糖消失,月经恢复,甚至可以受孕,精神状态好转,血压下降。如病程已久,已导致肾血管不可逆的损害,则血压不易下降到正常。癌的疗效取决于早期发现及能否完全切除。腺瘤如早期切除,预后良好。同时,临床上应用肾上腺皮质激素时,必须注意用量和时间,防止引起外源性库欣综合征。

## 复习指导

1. 库欣综合征临床上表现为典型的向心性肥胖及满月脸、水牛背外,还可以表现为高血压、糖尿病、骨质疏松等。

2. 因垂体分泌过量的 ACTH,引起双侧肾上腺皮质增生,引起的皮质醇增多症,称为库欣病。

3. 尿游离皮质醇能敏感的反映肾上腺皮质功能,ACTH 是鉴别 ACTH 依赖性和非 ACTH 依赖性库欣综合征的重要指标。大、小剂量地塞米松抑制试验主要用于鉴别诊断。

4. 治疗库欣病的首选方法是经蝶窦切除垂体微腺瘤,对垂体大腺瘤患者,需做开颅手术治疗,尽可能切除肿瘤。

5. 对于肾上腺腺瘤、腺癌,应尽可能早期手术治疗。

6. 异位 ACTH 综合征,应治疗原发性癌肿,视具体病情选择手术、放疗或化疗。

（邢　莉）

# 第79章 原发性醛固酮增多症
chapter 79

> **学习要求**
>
> 学习原发性醛固酮增多症的病因及发病机制,知晓其分类、诊断及鉴别诊断、治疗原则,能够对疾病作出正确的诊断及治疗。

原发性醛固酮增多症(primary aldosteronism)是由于肾上腺皮质肿瘤或增生,使醛固酮分泌过多,引起高血压、低血钾、低血浆肾素活性及高醛固酮水平为主要特征的临床综合征。以30~50岁多见,在高血压人群中的患病率为0.5%~2%,腺瘤者女性多见,特发性等其他病因者男性多见,近年来发现高血压患者的10%以上为原发性醛固酮增多症,是继发性高血压最常见的原因。

> **临床提示** 高血压＋低血钾＋低血浆肾素活性＋高醛固酮水平→提示本病。

【病因和发病机制】

1. 醛固酮瘤(aldosterone producing adenoma,APA) 是原发性醛固酮增多症的主要病因,占70%~80%,左侧较右侧多见,多为单侧腺瘤,包膜完整,组织学显示小球带细胞的特征。仅1%左右为双侧或一侧有2个以上腺瘤。

2. 特发性醛固酮增多症(idiopathic hyperaldosteronism,HIA) 为原发性醛固酮增多症的另一常见病因,占20%~30%,为双侧肾上腺皮质球状带细胞弥漫性或局灶性增生,病因不明,可能与对血管紧张素Ⅱ的敏感性增强有关。

3. 糖皮质激素可抑制性醛固酮增多症(glucocorticoid-remediable aldosteronism,GRA) 是一种特殊类型的原发性醛固酮增多症,约占1%,有显著的家族发病倾向,多为常染色体显性遗传。病理改变为双侧肾上腺增生肥大,呈大、小结节性增生,而无肿瘤存在。临床表现为高血压和不同程度的低血钾,与其他类型原发性醛固酮增多症的主要区别是本症患者的醛固酮分泌受ACTH调控,给予糖皮质激素可抑制醛固酮分泌,达到治疗效果。

4. 醛固酮癌 少见,约占1%,除分泌醛固酮外,还分泌醛固酮合成的前身物、糖皮质激素或雄激素等。

5. 原发性肾上腺皮质增生(primary adrenal hyperplasia,PAH) 是近年来发现的原醛症一种新的类型,病理变化为双侧性肾上腺结节样增生,对肾素-血管紧张素系统兴奋性实验(如直立体位、限钠摄入、注射利尿药等)及抑制实验(如高钠负荷等)均无反应。

6. 含迷走的分泌醛固酮组织的肿瘤 少见,可发生在肾内的肾上腺残余组织或卵巢肿瘤。

【病理生理】

醛固酮是肾上腺皮质球状带分泌的最重要的盐皮质激素,在维持机体平衡中起着十分重要的作用。醛固酮分泌过多可导致钠潴留和钾丢失。钠潴留导致细胞外液扩张,血容量增多,血管壁内及血循环$Na^+$浓度增加，血管对去甲肾上腺素的反应增强等原因引起高血压。细胞外液扩张到一定程度后，引起体内排钠系统的反应，肾近曲小管重吸收钠减少，心房利钠肽增多，促进钠的排泄，从而使钠代谢达到近于平衡状态，避免了细胞外液的进一步扩张和发生水肿及心力衰竭。此种情况称为对盐皮质激素的"脱逸"现象。同时，肾小管排泄$K^+$增多产生高尿$K^+$，低血$K^+$及代谢性碱中毒。引起一系列神经、肌肉、心脏及肾的功能障碍。碱中毒时细胞外液游离钙减少，加上醛固酮促进尿镁排出，故可出现肢端麻木和手足搐搦。

【临床表现】

1. 高血压　为最早出现的症状。大多数患者表现为缓慢发展的良性高血压，随着病程进展，血压逐渐增高，尤其舒张压明显，少数患者可呈恶性急进性高血压。对常用的降压药疗效欠佳为其特点之一。长期高血压可导致心、脑、肾损伤。

2. 神经肌肉功能障碍　①肌无力及周期瘫痪：原发性醛固酮增多症患者因肾小管排$K^+$过多，80%～90%的患者有自发性低血钾，血钾愈低，神经肌肉症状愈重。高钠饮食、劳累、服用噻嗪类利尿药或呕吐、腹泻等诱因可诱发和加重症状。临床上可出现肌无力、周期性软瘫等。②感觉异常、肢端麻木、手足搐搦是由于低血钾碱中毒时细胞外液游离钙减少，醛固酮增多也使肾排钙、镁增加或补钾时未及时补钙所致。

3. 肾表现　由于醛固酮分泌增多，导致肾排钾过多，尿浓缩功能降低。患者可有多尿伴口渴、夜尿多、尿比重低，常易并发尿路感染，病情严重者可出现肾功能损害。

4. 心脏表现　①低血钾性心脏表现为T波增宽、降低或倒置，Q T间期延长，U波明显，T、U波相连呈驼峰状；②心脏常中度扩大，左心室肥厚；③心律失常，常见为期前收缩或阵发性室上性心动过速，严重者可发生心室颤动。

5. 其他表现　低血钾可抑制胰岛素分泌，作用减弱，有50%的患者可出现葡萄糖耐量减低，甚至出现糖尿病。儿童患者可有生长发育障碍。

【实验室检查】

1. 血、尿、电解质检查　①低血钾。大多数患者血钾降低，一般在2～3mmol/L 少数可正常。低血钾可呈持续性亦可为波动性。应注意许多因素可影响血钾水平，如低钠饮食的患者血钾可正常。②高血钠。血钠一般维持在正常高值或正常高限。③尿钾高。尿钾增高（＞20mmol/24h），在低血钾时，尿钾＜25mmol/24h。④碱血症。血pH值和$CO_2$结合力为正常高值或略高于正常上限。⑤尿钠排出少或接近平衡。

2. 醛固酮测定　血尿醛固酮测定值增高是本病的特征性表现和诊断的关键指标。血醛固酮分泌呈昼夜节律：清晨醒后最高，刚入睡最低，直立位可显著增高其水平，其他影响因素如限钠或利尿、低钠时亦升高。低血钾时，血、尿醛固酮增高可不太明显，而在补钾治疗后，醛固酮增高更加显著。

3. 肾素、血管紧张素Ⅱ测定　醛固酮增高，肾素、血管紧张素Ⅱ降低是原发性醛固酮增多症的特点，而且在低钠饮食、利尿药和直立体位兴奋后也不能显著升高。血浆醛固酮（ng/dl）/血浆肾素活性（ng/ml/h）比值（PAC/PRA）＞30 提示原发性醛固酮增多症可能性大，＞50 具有诊断意义。

4. 螺内酯（安体舒通）试验　螺内酯有对抗醛固酮在肾远端小管保钠排钾的作用，可使醛固酮增多症病人的尿钾排量减少，低血钾得以纠正，并降低血压。

【诊断与病因诊断】

原发性醛固酮增多症的诊断需证实同时存在高醛固酮血症与被抑制的肾素活性。高醛固酮指醛固酮分泌增多且不被高钠负荷引起的血容量增加抑制；低肾素指肾素分泌受抑制并且不因直立或低钠刺激而分泌增加；正常皮质醇指尿17羟皮质类固醇水平正常（或皮质醇水平正常）。本病确诊后需进一步明确病因，要鉴别是腺瘤还是增生。可做以下检查。

1. 动态试验　主要用于鉴别醛固酮瘤与特发性醛固酮增多症

(1)在正常人，上午直立位可升高血浆醛固酮水平和激发RAS，直立位前后血浆醛固酮浓度变化可用作鉴别醛固酮瘤与特发性醛固酮增多症：正常人隔夜卧位上午8:00，采血样，测基础血浆醛固酮、PRA、去氧皮质酮、皮质酮及18-羟皮质酮,然后直立2~4h再取血样,观察其水平的变化。特发性醛固酮增多症病人在上午8:00~12:00取立位时,血浆醛固酮上升,明显超过正常人,血浆肾素有轻度升高,去氧皮质酮、皮质酮及18-羟皮质酮正常或仅轻度升高。而醛固酮瘤病人血浆醛固酮不上升,反而下降,血浆肾素水平亦不升高去氧皮质酮、皮质酮及18-羟皮质酮常增高,以18-羟皮质酮升高更为恒定和显著。

(2)盐负荷试验:通过增加盐负荷,使血容量扩增而抑制RAS,使血PRA和醛固酮水平下降,在醛固酮瘤(APA)中,醛固酮分泌不受抑制,而特发性原发性醛固酮增多症(IHA)中却受抑制(表79-1)。

(3)地塞米松抑制试验:如肾上腺影像学检查未能发现肿瘤,病人在上午直立位时血浆醛固酮下降(特醛症中升高),可做地塞米松抑制试验,午夜给予1mg地塞米松,早晨6:00再给予0.5mg,8:00直立位,采血,测醛固酮水平,以50μg/L作为糖皮质激素可抑制性原发性醛固酮增多症和IHA、APA的鉴别点,即<50μg/L为糖皮质激素可抑制性原醛症,>50μg/L,为IHA或APA。

表79-1 不同钠盐对醛固酮分泌率及肾素活性的影响

| 人群 | 钠摄入量 | 醛固酮分泌率 | 血浆肾素活性测定 |
|---|---|---|---|
| 正常人 | 高钠 | ↓ | ↓ |
|  | 低钠 | ↑ | ↑ |
| 继发性醛固酮增多症 | 高钠 | ↑ | ↑ |
|  | 低钠 | ↑↑ | ↑↑ |
| 原发性醛固酮增多症 | 高钠 | ↑ |  |
|  | 低钠 | ↑ |  |

2. 定位诊断

(1)肾上腺B型超声检查:对于直径>1.3cm的醛固酮瘤可以显示出来,却难以将直径较小的腺瘤扫描,对一些小肿瘤的早期很易漏诊。

(2)放射性碘化胆固醇肾上腺扫描:采用$^{131}$I或$^{35}$Se-6-硒-甲基标记的胆固醇对肾上腺进行扫描,如一侧肾上腺有放射性浓集多提示为腺瘤,双侧皆有浓集则提示双侧增生。如果患者曾服用过螺内酯治疗会影响显像,故需停药6周以上。必要时可在地塞米松抑制后再做扫描或照相,如一侧显像为腺瘤,双侧显像为增生。

(3)肾上腺CT或MRI显像:为首选的无创性定位方法,采用连续薄层(2~3cm)及注射造影剂增强三维重建扫描,能准确地诊断直径7mm以上的肿瘤。

【鉴别诊断】

对有高血压、低血钾的病人鉴别诊断至关重要(表79-2)。

1. 伴高血压、低血钾的继发性醛固酮增多症

(1)分泌肾素的肿瘤:多见于青年人,高血压、低血钾严重,血浆肾素活性高。可分为肾小球旁细胞肿瘤和Wilm's瘤2种类型。

表79-2 高血压及低血钾的鉴别诊断

| 病因 | 血压 | 17-OHCS | 醛固酮 | 肾素 | 高钠刺激 | 低钠刺激 | 螺内酯 | 地塞米松 |
|---|---|---|---|---|---|---|---|---|
| 原发性醛固酮增多症 | ↑ | N | ↑ | ↓ | 尿K⁺↑、血K⁺↓ | 尿K⁺↑、血K⁺↓ | 尿K⁺↓、血K⁺↑ |  |
| 肾动脉狭窄 | ↑ | N↑ | N↑ | ↑ | 尿K⁺↓ | 尿K⁺↑ | 尿K⁺↓、血K⁺↑ |  |
| 急进性高血压 | ↑ | N | ↑ | ↑ | 尿K⁺↓ | 尿K⁺↑ | 尿K⁺↓、血K⁺↑ |  |
| 17-羟化酶缺陷 | ↑ | ↓ | ↓ | N↓ | 尿K⁺↓ | 尿K⁺↓ | — | BP、K⁺恢复 |
| 11β-羟化酶缺陷 | ↑ | ↑ | ↓ | N↓ | 尿K⁺↓ | 尿K⁺↓ | — | BP、K⁺恢复 |
| Liddle综合征 | ↑ | N | ↓ | N↓ |  |  | 0 |  |

N. 正常;↑. 升高;↓. 降低;N.↑ 正常或升高;N↓. 正常或降低;0. 无作用;—. 没有或无效

(2)继发性肾素增高所致继发性醛固酮增多症:包括①恶性高血压,由于肾普遍缺血,伴肾素增多,部分患者可呈低血钾,血压高,进展快,常有氮质血症或尿毒症、视网膜渗出、视盘水肿、视力减弱、头痛,一般无碱中毒。②肾动脉狭窄所致高血压在上腹中部或肋脊角区可闻及血管杂音。由全身性、多发性大动脉炎所致者,在颈部、腋部可闻及血管杂音或一侧桡动脉搏动减弱或不能触及。肾动脉造影可确诊。③一侧肾萎缩。

2. 非醛固酮所致盐皮质激素过多综合征

(1)真性盐皮质激素过多综合征:是由于合成肾上腺皮质激素酶系缺陷所致。由以下2种酶缺陷引起。①17-羟化酶缺陷,引起以下临床表现。a. 性激素的合成受阻,于女性(核型为46,XX者)引起性幼稚症,于男性(核型为46,XY)引起假两性畸形;b. 糖皮质激素合成受阻,ACTH升高,血、尿皮质醇低;c. 盐皮质激素合成途径亢进,伴孕酮、DOC、皮质酮升高,引起潴钠、排钾、高血压、高血容量,抑制肾素-血管紧张素活性,导致醛固酮合成减少。②11β-羟化酶缺陷,引起以下临床表现。a. ACTH升高,血、尿皮质醇低;b. 雄性激素合成兴奋,男性呈不完全性性早熟,伴生殖器增大,女性出现不同程度男性化,呈假两性畸形;c. 11β-羟化酶阻滞部位前的类固醇,DOC产生增多,造成盐皮质激素过多综合征。

(2)表象性盐皮质激素过多综合征:为先天性11β-羟类固醇脱氢酶缺陷。多见于儿童和青年人,表现为严重高血压,低血钾性碱中毒。血浆皮质醇正常,但尿17-羟及游离皮质醇排出量低。此病用螺内酯治疗有效。用地塞米松治疗部分患者有效。

3. Liddle综合征 为常染色体显性遗传病,患者呈高血压、肾素受抑制,但醛固酮低,常伴低血钾,用螺内酯治疗无效。

【治疗】

治疗方案的确定取决于原发性醛固酮增多症的病因和患者对药物的反应。APA应首选手术治疗,IHA除原发性肾上腺增生者外,不应做手术治疗。

1. 手术治疗 APA应首选手术治疗。术前应低盐饮食,补充氯化钾3~6g,螺内酯120~240mg,血钾正常、血压下降接近正常后,行手术治疗。

2. 药物治疗 特发性醛固酮增多症一般用药物治疗。难以确定是腺瘤还是增生者,可以药物治疗定期随访。

(1)醛固酮拮抗药:螺内酯初始剂量为120~240mg/d,分次口服,当低血钾纠正,血压恢复正常后可以减少剂量,40~60mg/d维持。由于螺内酯并非选择性醛固酮受体拮抗药,它同时可拮抗性激素受体,长期使用可导致男性乳腺发育、阳痿、女性月经不调等不良反应。不良反应明显时可选用阿米洛利20~40mg/d或氨苯蝶啶等治疗原发性醛固酮增多症。

依普利酮是一种选择性醛固酮受体拮抗药,它对雄激素受体和雌激素受体的结合力分别仅为螺内酯的0.1%和1%,具有很好的耐受性,将在原发性醛固酮增多症治疗中有广泛的应用前景。

(2)钙通道阻断药:可抑制醛固酮分泌,减少血管阻力,使血压下降。

(3)血管紧张素转换酶抑制药:可降低血压,减少醛固酮分泌,改善血钾水平。

(4)垂体因子抑制药:赛庚啶或阿片类拮抗药可用于治疗特发性醛固酮增多症。

(5)抑制醛固酮合成的药物:氨鲁米特(氨基导眠能)、酮康唑。

(6)肾上腺皮质癌:可选用顺铂治疗,或选用双氯苯二氯乙烷、氨鲁米特、酮康唑等可暂时减轻醛固酮分泌过多所致的临床症状。

(7)GRA病人的治疗:需长期用外源性糖皮质激素以抑制ACTH的分泌,地塞米松2mg/d,睡前1.5mg,晨服0.5mg,可抑制ACTH的分泌,使病情缓解。

【预后】

醛固酮瘤患者早期手术治疗可获痊愈。其他类型患者的预后取决于患者对药物的反应性、病程的长短、病情的严重程度。ACTH依赖型需长期地塞米松治疗。本症若能早期及时的治疗,大多数预后良好。

## 第79章 原发性醛固酮增多症

**复习指导**

1. 原发性醛固酮增多症是继发高血压及低钾血症的常见原因之一。
2. 原发性醛固酮增多症的诊断需证实同时存在高醛固酮血症与被抑制的肾素活性，本病确诊后需进一步明确病因，要鉴别是腺瘤还是增生。
3. 动态试验主要用于醛固酮瘤与特发性醛固酮增多症的鉴别。
4. 治疗方案的确定取决于原发性醛固酮增多症的病因和患者对药物的反应。APA 应首选手术治疗，IHA 除原发性肾上腺增生者外，不应做手术治疗。

（邢 莉）

# 第80章 肾上腺皮质功能减退症

> **学习要求**
>
> 学习肾上腺功能减退症的病因及发病机制，知晓肾上腺功能减退症的分类、临床表现及治疗原则，能对疾病作出正确的诊断及治疗。

肾上腺皮质功能减退症分为原发性和继发性2类。原发性肾上腺皮质功能减退症（chronic adrenocortical hypofunction 又称 Addison 病），主要由于各种病因导致双侧肾上腺绝大部分被破坏所致。继发性者主要由于下丘脑、垂体病变所致。本症多见于中年人，老年人和幼年者较少见。自身免疫（特发性）所致者女性多于男性。结核性者男性多于女性。

【病因和发病机制】

1. 原发性肾上腺皮质功能减退症

（1）自身免疫（特发性）：是 Addison 病病因之首，约占 2/3。自身免疫反应针对肾上腺皮质组织的细胞，使两侧肾上腺皮质萎缩，呈广泛的透明样变性，大量淋巴细胞、浆细胞、单核细胞的浸润；50%以上患者血清中存在抗肾上腺皮质细胞的抗体；常伴有其他自身免疫性疾病，如免疫性甲状腺炎、甲状旁腺炎、1型糖尿病、白斑、恶性贫血等。

（2）感染：随生活水平和环境的改善，结核病的抑制，此病的总发病率明显下降。肾上腺结核是常见病因，是血行播散所致，常伴有陈旧或活动的肺、淋巴结、腹腔、盆腔、泌尿系统的结核。常累及双侧，皮质和髓质均严重破坏，常超过90%，肾上腺皮质3层结构消失，代之以大片的干酪样坏死、结核性肉芽肿或结节，继而出现纤维化病变。艾滋病患者后期可有肾上腺皮质功能减退，多数为隐匿性。儿童严重败血症，可引起肾上腺内出血伴肾上腺皮质功能减退。

（3）其他：如双侧肾上腺全部或次全切除术后、影响肾上腺皮质激素合成的药物（如酮康唑、安鲁米特、米托坦等）、深部真菌感染、AIDS病毒感染、恶性肿瘤转移、白血病浸润、淀粉样变性等均可造成肾上腺皮质功能减退。

2. 继发性肾上腺皮质功能减退症

（1）长期应用大剂量的糖皮质激素：可引起下丘脑-垂体-肾上腺轴的严重抑制。是最常见的继发性肾上腺皮质功能减退症的原因。抑制的严重程度取决于糖皮质激素的剂量及使用时间的长短。

（2）库欣综合征手术后：切除垂体ACTH瘤或异位分泌ACTH的其他肿瘤，或切除具有自主分泌皮质醇的肾上腺肿瘤，都可以引起下丘脑-垂体-肾上腺轴的功能低下。

（3）下丘脑-垂体疾病：①鞍区肿瘤，如垂体肿瘤、颅咽管瘤、异位松果体瘤、白血病的浸润、恶性肿瘤鞍区的转移等，都会不同程度影响下丘脑-垂体激素的分泌；②垂体血管的栓塞，常见于产后大出血引起的 Sheehen 综合征，另外，垂体瘤卒中也可引起垂体功能低下；③其他，如结核或真菌的感染、垂体淀粉样变、颅脑外伤累及垂体等,均可引起垂体功能低下。

【临床表现】

1. 原发性肾上腺皮质功能减退症　本病各种临床表现主要由于糖皮质激素和盐皮质激素分泌不足所致:①皮肤、黏膜色素沉着是特征性表现。全身皮肤普遍性色素加深,在面部和四肢等暴露部位,关节伸屈面、乳头、乳晕、腋下、会阴部、肛周等摩擦部位,唇、舌、龈、颊、上腭等黏膜部位,以及瘢痕部位尤为明显。②乏力,呈进行性加重,休息后不缓解。③有厌食、恶心、腹泻、腹痛等消化道症状。脂肪减少、肌肉萎缩、体重下降,多呈进行性加重。④血压降低、心脏缩小甚至循环衰竭。一般收缩压在80~100mmHg,舒张压在70mmHg以下,病人常有头晕、眼花、直立性晕厥。⑤空腹血糖低。⑥性功能减退,女性阴毛、腋毛减少或脱落,月经紊乱或闭经,男性性欲减退,阳萎等。⑦精神委靡、记忆力减退、淡漠嗜睡、或烦躁、失眠,甚至谵妄或精神失常等。⑧结核所致者常出现午后低热、盗汗等毒性症状,如伴有其他自身免疫性内分泌疾病,可出现相关伴发病的临床表现。

2. 继发性肾上腺皮质功能减退症　较原发性肾上腺皮质功能减退症者区别有:①皮肤、黏膜无色素沉着,因垂体ACTH及其相关肽分泌不足,患者皮肤一般较白;②醛固酮的分泌正常。

3. 肾上腺危象　无论原发性或继发性肾上腺皮质功能减退症,都可能出现肾上腺危象。应激时如感染、创伤手术、分娩、大量出汗、失水、呕吐、劳累、激素替代治疗中断等均可诱发危象。表现为原有症状的急骤加重,可有高热、腹痛、腹泻、呕吐、脱水、血压降低、心率增快、脉搏细弱、四肢厥冷,严重者可出现神志模糊,甚至昏迷。

【实验室和其他检查】

1. 激素测定

(1) 基础血、尿皮质醇和尿17-羟皮质类固醇测定:常降低,但也可接近正常。

(2) 血浆基础ACTH测定:原发性肾上腺功能减退症者明显增高,继发性肾上腺皮质功能减退症者,ACTH浓度甚低。

(3) ACTH兴奋试验:是目前筛查本症的标准方法,并可鉴别原发性及继发性肾上腺皮质功能减退。静脉滴注ACTH 25U,维持8h,观察尿17-羟皮质类固醇和(或)皮质醇变化,正常人在兴奋第1天较对照日增加1~2倍,第2天增加1.5~2.5倍。原发性者连续刺激3d呈无反应或低反应;继发性者呈延迟反应。

2. 其他检查　可有正色素性正细胞性贫血,嗜酸粒细胞、淋巴细胞增多。伴低血钠、高血钾,严重脱水时表现不明显。

【诊断与鉴别诊断】

对有特征分布的皮肤黏膜色素增加者,伴乏力、食欲减退、低血糖、消瘦、血压降低,需怀疑本病,应进行血、尿皮质醇和尿17-羟皮质类固醇等测定和ACTH兴奋试验,以明确诊断。

需与一些慢性消耗性疾病如结核病、癌症、慢性肝病等鉴别。与色素沉着的疾病如黑棘皮病、黄褐斑等鉴别。与继发性肾上腺皮质功能减退鉴别,见表80-1。

表80-1　皮质功能减退症的鉴别

| 疾病 | 尿17-OHCS | 尿17-KS | 血浆皮质醇 | 血浆ACTH | ACTH兴奋试验 |
|---|---|---|---|---|---|
| 原发性肾上腺皮质功能减退 | ↓ | ↓ | ↓ | ↑ | 无反应 |
| 继发性肾上腺皮质功能减退 | ↓ | ↓ | ↓ | ↓ | 延迟反应 |

【治疗】

1. 慢性肾上腺皮质功能减退症的治疗

(1) 宜进高糖、高蛋白及富含维生素食物。食盐摄入量充分,至少8~10 g/d,如有大量出汗、腹泻时应酌加食盐摄入量。

(2) 激素替代治疗:①糖皮质激素。一旦确诊,应尽早给予糖皮质激素终身替代治疗。一般模拟激素昼夜节律，从小剂量开始逐步增加药量，上午8:00，给予氢化可的松全日量的2/3，14:00给予全日量的1/3。若伴有精神异常、溃疡病、糖尿病、活动性结核时，则需酌情减量，并加强其伴发病的治疗。若遇感染、创伤等应激时，则应增加糖皮质激素的用量，并防止危象发生。②盐皮质激素，主要作用是潴钠排钾，维持血容量。本病患者经糖皮质激素治疗和补充食盐后仍有头晕、乏力、血压和血钠偏低者，可加用适量盐皮质激素。如 $9\alpha$-氟氢可的松 0.05~0.1mg，每日上午8:00口服；不能口服者，可用醋酸去氧皮质酮(DOCA)油剂每日1~2mg，肌内注射。根据疗效调节剂量。如有水肿、高血压、高血钠、低血钾则须减量；如有低血压、低血钠、高血钾则适当加量；对有肾炎、高血压、肝硬化和心功能不全者慎用。

2. 肾上腺危象治疗　是危及生命的急症，需及时正确地治疗。

(1) 补充糖皮质激素，这是关键性治疗措施。立即静脉滴注氢化可的松 100mg。以后 6~8h 静脉滴注 100mg，一般需维持 36~48h。第 2、3 天可减至每日 300mg，病情好转后，继续减至每日 200mg，继而 100mg，呕吐停止、血压回升、病情稳定后，改为口服。

糖皮质激素制剂的对等关系，见表80-2。

表80-2　糖皮质激素制剂的对等关系

| 药物名称 | 剂量(mg) | 抗炎作用(mg) | 药理半衰期(h) | 血浆半衰期(min) |
|---|---|---|---|---|
| 可的松 | 25 | 0.8 | 8~12 | 30 |
| 氢化可的松 | 20 | 1 | 8~12 | 90 |
| 泼尼松 | 5 | 3.5 | 12~36 | 60 |
| 泼尼松龙 | 4 | 4 | 12~36 | 200 |
| 甲泼尼龙 | 4 | 5 | 12~36 | 180 |
| 地塞米松 | 0.75 | 30 | 36~54 | 100~300 |
| 倍他米松 | 0.8 | 25 | 36~54 | 100~300 |

(2) 补充液体。一般肾上腺危象的患者体液损失量为总细胞外液的 1/5 左右，故第 1 日应补充生理盐水 2 000~3 000ml，次日依据患者症状改善的程度、年龄和心功能、肾功能、电解质等情况酌情补液。

(3) 积极治疗感染及其他诱因，慎用镇静药。

3. 病因治疗　①由结核引起的原发性肾上腺皮质功能减退症，应抗结核治疗；②由自身免疫性肾上腺炎引起的，应了解其他内分泌腺体或脏器是否也有受累，给予相应的治疗；③继发性肾上腺皮质功能减退症，同时伴有其他垂体前叶激素及其靶腺的功能低下，甲状腺的替代治疗应在糖皮质激素替代治疗至少 2 周后开始，以免诱发肾上腺危象。

【复习指导】

1. 血浆皮质醇和 ACTH 是肾上腺皮质功能减退症病因诊断和鉴别的主要指标。
2. 需终身补充糖皮质激素。必要时可补充盐皮质激素。
3. 肾上腺危象是危及生命的急症，补充糖皮质激素是治疗的关键措施。

(邢　莉)

# 第81章 嗜铬细胞瘤
## chapter 81

> **学习要求**
>
> 学习嗜铬细胞瘤的病理生理,知晓嗜铬细胞瘤的临床表现及实验室检查。在临床上能对疾病作出正确的诊断及鉴别诊断,选择正确的治疗方法。

嗜铬细胞瘤(pheochromocytoma,PHEO)是分泌儿茶酚胺(catecholamine,CA)的肿瘤,起源于肾上腺髓质、交感神经节或其他部位的嗜铬组织。发病率约占高血压患者的0.4%,以20~50岁最多见。如能早期诊断、正确治疗,约90%的病人可成功地切除肿瘤而治愈,如不能及时诊断和治疗,可导致严重后果,危及生命。

【病理生理】

90%嗜铬细胞瘤位于肾上腺髓质,10%在髓外,主要分布于腹主动脉前、左右腰椎旁间隙、主动脉旁嗜铬体(Zuckerkandl organ),更少数的位于肾上极、肾门、肝门、肝、下腔静脉之间、髂窝或髂窝血管、卵巢内、膀胱内、颈动脉窦、迷走神经、主动脉球内。绝大多数为良性,约占90%,有相当数量是在尸检时发现,恶性仅占10%。

成年人中约80%为单个腺瘤,右侧多于左侧,原因未明。家族性嗜铬细胞瘤常为双侧或多源性,家族性肾外肿瘤较少见。儿童中双侧及肾上腺外嗜铬细胞瘤的发生率较成年人多见。肾上腺内的肿瘤较肾上腺外的肿瘤大,而肾上腺外肿瘤的恶性率较肾上腺内高。

交感嗜铬系统产生的生物活性物质统称为儿茶酚胺,包括去甲肾上腺素、肾上腺素、多巴胺。肾上腺髓质的嗜铬细胞瘤主要分泌去甲肾上腺素,极少数仅分泌肾上腺素;家族性者以肾上腺为主;肾上腺外的嗜铬细胞瘤,除主动脉旁嗜铬所致外,只产生去甲肾上腺素,不能合成肾上腺素。

嗜铬细胞瘤可分泌多种肽类激素,如面部潮红(舒血管肠肽,P物质)、便秘(鸦片肽,生长抑素)、腹泻(血管活性肠肽、血清素、胃泌素)、面色苍白、血管收缩(神经肽Y)。此肿瘤还可释放嗜铬粒蛋白至血中,为所有神经内分泌肿瘤的特异性标志物,可作为早期诊断指标。而神经肽Y在良性肿瘤的阳性率明显高于恶性者,可作为判断良、恶性肿瘤的参考指标。

【临床表现】

本病的临床表现主要是由于肿瘤阵发性或持续性释放大量儿茶酚胺,作用于肾上腺能受体,出现以心血管症状为主的症状和体征。

1. 心血管系统表现

(1)高血压:为最主要症状,可呈阵发性或持续性。①阵发性高血压。在精神刺激、体位改变、创伤、排尿、排便、按摩、灌肠、腹部触诊、术前麻醉或某些药物(胰升糖素、多巴胺拮抗药、组胺、胍乙啶)等诱因激发下,血压骤然上升,收缩压可达200~300mmHg,舒张压亦明显升高,可达130~

180mmHg,主要表现为头痛、心悸、多汗、面色苍白、恶心、焦虑、腹痛、胸痛、面色潮红和视物模糊等。严重时可并发眼底出血、视神经萎缩以至失明,尿毒症、心力衰竭、高血压脑病而危及生命。发作持续时间不一,短至数秒,长至数小时,发作频率不一,多者可每日数次,少者可数月1次。②持续性高血压,可由阵发性高血压发展而来,也可一开始即表现为持续高血压,易误诊为原发性高血压。一般常用的降压药效果不佳,但对α肾上腺素能受体拮抗药、钙通道阻滞药有效。

(2)低血压、休克:少数患者血压增高不明显,甚至出现低血压、休克;或出现高血压和低血压相交替现象。是因为儿茶酚胺大量分泌,先引起血管强烈收缩,组织缺氧,血管渗透性增加,液体外渗,血容量减少,然后儿茶酚胺停止分泌,血管扩张,血容量进一步下降,导致休克。

(3)心脏表现:儿茶酚胺可导致儿茶酚胺性心肌病,患者可出现心律失常(期前收缩、阵发性心动过速、心室纤颤等)、心力衰竭,心肌梗死,并有相应心肌酶谱和心电图改变。这与儿茶酚胺增加心肌耗氧量、冠状动脉痉挛有关。

2. 代谢紊乱

(1)基础代谢率增高:肾上腺素作用于中枢神经及交感神经系统,使耗氧量增加,基础代谢率升高可致发热、消瘦、多汗,类似甲状腺功能亢进症。

(2)糖、脂代谢紊乱:大量儿茶酚胺加速脂肪分解,肝糖原分解加速和胰岛素分泌受抑制,患者可出现游离脂肪酸增高、糖耐量减低或糖尿病。同时,部分嗜铬细胞瘤可分泌ACTH、CRH、GHRH,参与继发性糖尿病的发生。

3. 特殊临床表现

(1)消化道症状:儿茶酚胺突然大量分泌,使胃肠黏膜血管强烈收缩,引起缺血坏死,导致穿孔、出血、腹痛等症状。少数患者出现肠蠕动减弱,表现为腹胀、恶心、呕吐等症状。

(2)膀胱嗜铬细胞瘤:可出现无痛性血尿。患者于膀胱尿液充盈、排尿、排尿后刺激瘤体释放儿茶酚胺引起高血压发作,甚至晕厥。

(3)腹部肿块:少数患者可无任何症状仅在体检时发现腹部肿块,有时为旁神经节瘤、交感神经母细胞瘤、神经节神经母细胞瘤。挤压后可使血压升高。

(4)伴发其他疾病:嗜铬细胞瘤患者可伴发甲状腺髓样癌和甲状旁腺功能亢进症、肾上腺增生或腺瘤,为多发性内分泌腺瘤Ⅱ、Ⅲ型的一部分。

【诊断与鉴别诊断】

嗜铬细胞瘤诊断的关键在于对有阵发性或持续性高血压的年轻病人或中年病人,尤其是血压波动性大、显著高血压,而对一般降压药无效或呈反常性升高,以及伴有交感神经过度兴奋或肾上腺素分泌过多的表现者,应高度警惕本病。本病的早期诊断十分重要,因肿瘤多为良性,切除肿瘤后可以治愈,而未被诊断、治疗者可在应激、麻醉、手术、分娩或某些药物等因素下诱发高血压危象或休克,危及生命。

嗜铬细胞瘤的诊断依据:血浆或尿中游离儿茶酚胺浓度高,或尿中儿茶酚胺代谢产物浓度高;应用适当的影像技术,如CT、MRI、$^{131}$I间位碘苯基胍($^{131}$I-MIBG)等技术对肿瘤定位。主要与其他继发性高血压及原发性高血压相鉴别。包括急进型高血压、肾源性高血压、肾动脉狭窄及闭塞、原发性醛固酮增多症、更年期高血压及伴阵发性高血压的疾病,如脑瘤、脊髓痨、血卟啉病、铅中毒等各种病因引起的高血压病相鉴别。此外,尚须与冠心病、更年期综合征、糖尿病及甲状腺功能亢进症相鉴别。对临床提示本病者进行以下检查。

1. 血、尿儿茶酚胺(CA)及其代谢物测定　持续性高血压病人尿儿茶酚胺及其代谢物香草基杏仁酸(VMA)及甲氧基肾上腺素(MN)和甲氧基去甲肾上腺素(NMN)皆升高,常在正常高限的2倍以上。阵发性者平时可不明显升高,而在发作后才高于正常,故须测定发作后尿儿茶酚胺量,以每毫克肌酐量计算其排出量。同时,测定去甲肾上腺素和它的代谢产物二羟苯丙醇(dehydrophenylglycol,DHPG),可提高诊断特异性。因许多药物可干预上述指标的测定需停用。如:四环素、红霉素、奎宁、尼古丁、咖啡因、阿司匹林、对乙酰氨基酚等可增高CA值;胍乙啶、利舍平(利血平)、溴隐亭、钙通道阻滞药、血管转换酶抑制药等可降低 CA 值。

2. **药理学试验** 实验方法很多，但因假阴性、假阳性率高，目前已有被生化测定血、尿 CA 取代值趋势。

(1) 激发试验：常于血压正常或较低的发作间歇期进行。当血压＞170/110mmHg 时则不宜使用。胰高糖素试验，适用于血压低于 170/100mmHg 及血浆 CA 相对较低（400～1 000pg/ml）者。一次注射负荷量为 0.5～1mg 胰高糖素，分别采集注射前、后 3min 的血标本，注射后血浆 CA 的浓度时注射前的 3 倍或以上，或注射后浓度高于 2 000pg/ml 可确诊。其不良反应和假阴性极少，是目前常用的激发试验。

(2) 抑制试验：适用于持续性高血压及阵发性高血压发作期或上述激发试验后血压明显上升的患者。①酚妥拉明试验，是肾上腺素能受体阻滞药，可使血压明显下降。负荷量每次 1～5mg。方法为先测定基础血压，待血压稳定后，静脉注射 5mg 酚妥拉明，每 30 秒测血压 1 次，连续 3min，以后每 1～2 分钟测血压 1 次，共 15～30min，直至血压恢复基础水平。嗜铬细胞瘤病人在注入酚妥拉明后 2～3min，血压下降，下降幅度＞35/25mmHg 以上，且持续 3～5min 或以上。正常人或其他高血压病人在注射本药后，收缩压下降一般不超过 4.0kPa（30mmHg）。试验前 8～10d 应停镇静药、降压药、麻醉药，以防假阳性。②可乐定试验，通过抑制神经源性因子引起的儿茶酚胺释放，可使非嗜铬细胞瘤病人的血儿茶酚胺下降。而嗜铬细胞瘤病人的儿茶酚胺由肿瘤直接分泌到循环中，不受此机制的影响，故用药后血儿茶酚胺不下降。可乐定负荷量为 0.3mg，于服药前后测血浆儿茶酚胺，血儿茶酚胺浓度不下降，可确诊。而绝大多数其他原因高血压者的血儿茶酚胺降至 500pg/ml 以下，或较前下降 50% 以上。口服该药后，嗜铬与非嗜铬细胞瘤病人的血压均能下降。

3. **定位检查** 本病一旦确立，必须进一步确定肿瘤所在部位。①肾上腺 CT 扫描：为首选的无创性影像学检查，本法为无创伤性，灵敏度 85%～98%，但特异性仅 70%，必须结合临床表现和生化改变、术后肿块的病理检查，做出综合判断。事先用 α 受体阻滞药控制高血压，在扫描过程中随时准备好酚妥拉明以保安全。②MRI：可显示肿瘤与周围组织的解剖关系和结构特征，其优点为不须注射造影剂，无放射性损害，可用于孕妇。③B 型超声显像：是无创伤性、方便、易行、低价格的检测方法，对直径 1cm 以上的肾上腺肿瘤，阳性率较高。④放射性核素标记的间碘苄胍（MIBG）：可被嗜铬细胞瘤体组织特异性的摄取，但不能被正常嗜铬组织所摄取，可显示儿茶酚胺的肿瘤及转移病灶；用此方法也可能显示其他的神经内分泌瘤。

【治疗】

一旦确诊和定位，手术治疗是首选。术前应采用 α 受体阻滞剂使血压下降，扩张血管容量，保证手术成功。

1. **α 受体阻滞药** ①苯苄胺：为非选择性 α-受体阻滞药，对 $\alpha_1$ 受体作用较 $\alpha_2$ 受体强 100 倍。半衰期长，常用于术前准备，开始 12h 10mg，以后根据治疗反应逐渐加量，一般 30～40mg/d 分次口服，可较平稳的控制血压。缺点有直立性低血压、鼻塞、瞳孔缩小、恶心、流涎、心动过速和心律失常等，应随时监测卧立位血压和心率。②哌唑嗪：为选择性 $\alpha_1$ 受体阻滞药，作用时间短，对嗜铬细胞瘤非常敏感，因易导致严重的直立性低血压，应在睡前立即服用。开始口服 0.5mg，观察血压数小时，以后视病情逐渐加量，多数病人 6～10mg/d。③β 受体阻滞药：用此类药物前必须先用 α 受体阻滞药使血压下降，然后用小量 β 受体阻滞药，减轻心动过速、减少心肌耗氧量，避免严重肺水肿、心力衰竭和诱发高血压。常用的有普萘洛尔，每日用量 10～40mg，分次口服。阿替洛尔，常用剂量 50mg，每日 2～3 次。同时也可使用钙通道阻滞药、血管转换酶抑制药、血管扩张药等。

2. **危象的处理** 首先抬高床头，给氧。立刻静脉注射速效的酚妥拉明 1～5mg。密切观察血压，当血压降至 160/100mmHg 左右时停止静脉推注，继以酚妥拉明 10～15mg 于 5% 葡萄糖溶液 500ml 中缓慢静脉滴注。

3. **手术治疗** 切除嗜铬细胞瘤必须在经验丰富的外科医师和麻醉师主持下进行，根本治疗在于肯定诊断后及早手术。对于双侧增生的病例，主张切除一侧肾上腺，另一侧做次全切除。

4. **化疗和放疗** 适用于恶性嗜铬细胞瘤已有转移和手术不耐受者,但大多数病人对化疗和放疗并不敏感。可用链佐星,但效果不肯定,最近有人用 $^{131}$I-MIBG 治疗获一定效果,用后血压可下降,儿茶酚胺的排泄量减少。

### 复习指导

1. 对于阵发性高血压或高血压与低血压交替出现,一般降压药无效或呈反常性升高,同时伴有交感神经过度兴奋或肾上腺素分泌过多的患者,临床上要高度考虑嗜铬细胞瘤。
2. 血尿儿茶酚胺及代谢产物的测定有助于本病的诊断。
3. 肾上腺 CT 扫描为首选的无创性影像学检查,一旦确诊和定位,首选的治疗手段是手术治疗。

(邢 莉)

# 第82章 甲状旁腺功能亢进症

chapter 82

> **学习要求**
>
> 学习甲状旁腺功能亢进症的病因、发病机制及临床表现，知晓如何进行诊断、鉴别诊断和选择实验室检查；能够对疾病作出正确的诊断和选择最佳的治疗方案。

甲状旁腺功能亢进症（hyperparathyroidism），是指甲状旁腺分泌过多的甲状旁腺激素（PTH）所致的一组临床综合征，可分为原发性、继发性、三发性和假性4种。

【病因及发病机制】

1. 原发性甲状旁腺功能亢进症（primary hyperparathyroidism，PHPT） 是由于甲状旁腺本身发生了病变，如过度增生、瘤性变甚至癌变等，引起的甲状旁腺素（PTH）的合成和分泌过多所引起的一系列病变。其中甲状旁腺腺瘤最为常见，约占总数的85%，绝大多数为单个腺瘤，其大小不一，常位于甲状旁腺下极，6%～10%可位于胸腺、心包、食管后，腺瘤一般瘤体较小，有完整的包膜。镜检瘤组织绝大多数属主细胞。

甲状旁腺增生约占10%，常累及4个腺体，外形不规则，无包膜。其中主要是主细胞。有时增生组织周围可形成假包膜，易误诊为多发性甲状旁腺腺瘤。

甲状旁腺腺癌所致的甲状旁腺功能亢进症较少见，占2%以下，DAN错配修复基因可能参与散发甲状旁腺肿瘤的发生。部分甲状旁腺腺癌发展缓慢，早期切除可获痊愈，部分病例发展迅速，向远处转移至肺、肝、骨等。

部分有家族史的PHPT常伴有多发性内分泌腺肿瘤（multiple endocrine neoplasia，MEN）可与垂体瘤和胰岛细胞肿瘤同时存在，即MEN-1。也可与嗜铬细胞瘤和甲状腺髓样癌同时存在，即MEN-2。MEN-1的基因位于11q13染色体上，增大的腺体属于单克隆肿瘤。MEN-2A基因位于第10对染色体上，MEN-2B的发病与原胚细胞遗传性突变和各种内外环境所致的获得性基因异常有关。

2. 继发性甲状旁腺功能亢进症（secondary hyperparathyroidism，SHPT） 是由于各种原因，如长期维生素D缺乏、小肠功能吸收障碍、肾功能不全等所致的低钙血症，刺激甲状旁腺激素的分泌来提高血钙的水平，使之增生肥大，分泌过多PTH。

3. 三发性甲状旁腺功能亢进症 是在继发性甲状旁腺功能亢进症的基础上，甲状旁腺发生了瘤变性，自主性分泌过多的PTH。主要见于肾衰竭和长期补充中性磷后。

4. 假性甲状旁腺功能亢进症（pseudo-hypoparathyroidism） 是指甲状旁腺本身无上述病变，而是由身体其他病变器官如肺、肾、肝以及胰腺的恶性肿瘤分泌甲状旁腺激素，致血钙升高。

【病理生理】

主要病理生理变化是PTH分泌过多。

1. PTH 使骨质溶解，骨钙释放入血循环，引起高钙血症。同时，PTH 可促进 25-$(OH)D_3$ 在肾转化为 1,25-$(OH)_2D_3$，肾小管和肠道回吸收钙的能力增强，进一步加重高钙血症。由于肿瘤的自主性，血钙过高不能使甲状旁腺激素分泌减少，所以血钙持续增高，当血钙升高超过肾的阈值时，尿钙排出增多，磷酸钙和草酸钙盐沉积形成泌尿系结石和肾钙化，易导致肾功能损害。PTH 持续增高使骨骼普遍脱钙，长期进展形成纤维囊性骨炎。骨基质分解，代谢产物如黏蛋白、羟脯氨酸自尿排泄增多。血钙过高还可使钙盐沉积在软组织，发生迁徙性钙化，如发生在肌腱和软骨，可引起关节疼痛。亦可刺激胃泌素的分泌，胃壁细胞分泌胃酸增加，形成高胃酸性多发性胃十二指肠溃疡，同时激活胰腺管内胰蛋白酶原，引起自身消化和胰腺的氧化应激反应，发生急性胰腺炎。PTH 还可抑制肾小管重吸收碳酸氢盐，使尿液偏碱性，更有利于磷酸钙和草酸钙的沉积和肾结石形成。

2. PTH 过多，能降低肾小管对磷的回吸收，因此尿磷增加，血磷降低，出现低磷血症。后期发生肾功能不全时，磷酸盐不能充分排出，血磷浓度增高，而血钙则可降低。

3. PTH 过多，使破骨细胞活性增强，成骨细胞活性也增强，成骨细胞分泌碱性磷酸酶增多，造成血碱性磷酸酶升高。同时，作用于肾小管上皮细胞，导致尿 cAMP 增加，是本病的诊断依据之一。尿羟脯氨酸排泄增多和血清 ALP 浓度增高都是骨转换增加的重要标志。

【临床表现】

本病多见于 20~50 岁成年人，女性多于男性。起病缓慢，临床表现多样，有以肾结石就诊而发现者，有以骨痛为主要表现，有以血钙过高而呈神经症群起病者，也有以多发性内分泌腺瘤病而发现者。临床上主要表现如下。

1. 高钙血、低血磷症群  为早期症状。

(1) 消化系症状：表现为食欲缺乏、恶心、呕吐、便秘、吞咽困难等症状。主要是由于高血钙致神经肌肉激惹性降低，胃肠道平滑肌张力降低，胃肠蠕动缓慢所致，本病合并胃溃疡病者占 10%~24%，与血钙过高刺激胃黏膜分泌胃泌素有关。如同时伴有胰岛胃泌素瘤，如卓-艾综合征(Zollinger Ellison syndrome)，则消化性溃疡顽固难治，部分患者可伴有胰腺炎。可能是由于胰腺有钙盐沉着，激活胰蛋白酶原和胰蛋白酶而诱发胰腺炎的发作。

(2) 泌尿系症状：由于血钙过高致尿钙、磷的排泄增多，患者诉多尿、口渴、多饮，夜尿增多。可出现肾或输尿管结石，临床上有肾绞痛、血尿、激发尿路感染，反复发作后引起肾功能损害甚至导致肾衰竭，此时尿磷排出量减少，血磷可增高，血钙正常或稍低。

(3) 循环系症状：心动过缓、心律失常，心电图示 Q-T 间期缩短，50% 的有高血压。

(4) 神经肌肉病变：表现为四肢肌肉松弛、张力减退，易疲劳，以近端肌肉为甚，重者出现肌肉萎缩，可伴有肌电图异常。这种肌肉软弱和萎缩在甲状旁腺功能亢进症手术治疗后可获纠正。

(5) 眼部表现：有眼部病变者达 50% 左右。结合膜有钙化颗粒。约 25% 的病例有角膜钙化，以颞侧及鼻侧角膜缘较致密，明显者肉眼可见，裂隙灯检查更容易发现。

(6) 中枢神经系统：少数患者可出现抑郁、记忆力减退、烦躁、过敏、多疑多虑、失眠、情绪不稳定和突然衰老等。当血清钙超过 3mmol/L 时见明显的精神症状，如幻觉、狂躁，严重者甚至昏迷。

2. 骨骼系统症状  早期为骨痛，多发于腰背部、髋部，肋骨和四肢。下肢不能支持全身重量，行走困难，后期表现为骨骼畸形，纤维性囊性骨炎，身长变短，可有病理性骨折。部分患者出现骨囊肿，有囊样改变的骨常呈局限性隆起并有压痛。

3. 其他症候群  可与其他内分泌腺同时发生肿瘤。常见的有 2 型：Ⅰ型为甲状旁腺瘤、胃泌素瘤及垂体瘤；Ⅱ型为甲状旁腺瘤、嗜铬细胞瘤、甲状腺髓样癌或肾上腺皮质病变。

4. 甲状旁腺功能亢进症危象（急性甲状旁腺功能亢进症）  原发性甲状旁腺功能亢进症大多数呈慢性病程，有些长期未确诊而死于心血管、肾或其他疾患，而有些病例却呈急性险恶的形式，发生危象。表现为进行性顽固性恶心、呕吐、腹痛、嗜睡、晕倦、精神错乱以至昏迷，高热、心动过速及不同程度地心脏传导阻滞，心电图示 Q-T 间期缩短及几乎见不到 S-T 段，急性肾衰竭亦常见，多因延误诊治而死亡（血钙高达 4.5mmol/L 时可致命）。因此，凡一般情况迅速恶化，伴有胃肠、心血管、中枢神经系统或肾的急性症状,血钙超过3.75mmol/L者,应考虑本病的诊断。

【实验室和其他检查】

1. 血清钙  血清钙升高,对本病的诊断最有意义。血钙如反复>2.7mmol/L,应视为疑似病例。早期病例的血钙增高程度较轻,且可呈波动性,应该多次反复抽血。少数病例血钙可始终在正常范围。原发性甲状旁腺功能亢进症的高钙血症可能被下列因素所掩盖:①血清清蛋白(白蛋白)减低;②胰腺炎;③吸收不良;④肾功能不全,磷未能充分排出;⑤高磷摄入。当肾衰竭时血钙可降至正常甚或低于正常。

2. 血清磷  大多低于1.0mmol/L,但肾功能不全时,磷未能充分排出,血磷可回升正常或高于正常。

3. 血清碱性磷酸酶  早期可正常,有骨骼病变时升高。在排除了肝胆系统的疾病后,血碱性磷酸酶升高反映骨骼病变的存在,骨骼病变越严重,血清碱性磷酸酶值越高。

4. PTH测定  血PTH水平增高结合血钙值一起分析有利于鉴别原发性和继发性甲状旁腺功能亢进症,前者血钙浓度增高或正常高限,后者血钙降低或正常低限。由肿瘤或维生素D过量等引起的高钙血症,由于PTH分泌受抑制,血PTH低于正常或测不到。

5. 血浆氯和氯/磷比值  根据PTH有增高血氯及降低血磷的作用,用氯/磷比值作高钙血症的鉴别诊断。

6. 血清抗酒石酸酸性磷酸酶  在骨吸收和骨转换增高时,血清抗酒石酸酸性磷酸酶浓度增高,手术治疗成功时,术后1~2周明显下降,甚至达到正常。

7. 尿钙  尿钙、磷排泄增加,患者低钙饮食3d后(每日摄钙低于150mg),24h尿钙排泄仍在200mg以上,而正常则在100~150mg或以下。在一般饮食时,病人尿钙多数在200~300mg/d或以上。故尿钙增多可支持本病的诊断,因尿钙排泄量受维生素D、日光照射情况及有无尿结石等因素影响,所以评估尿钙时应做具体分析。

8. 泌尿系X线检查  本病并发肾结石的约占40%,钙化性肾功能不全相对少见,约占5%。

9. 骨骼系统X线检查  ①骨膜下皮质吸收、脱钙;②骨折及畸形;③囊肿样变(少见)。

10. 影像学检查  ①颈部B超检查。在甲状旁腺常见的部位出现占位性改变,该检查具有经济、无创、易重复的特点,是目前首选的影像学检查方法。②颈部CT或MRI,对于发现纵隔内异位甲状旁腺有较大意义。③放射性核素检查,如$^{99m}$Tc-sestambi扫描可发现85%~100%的甲状旁腺腺瘤。

【诊断与鉴别诊断】

临床表现具有下列特点之一应该疑为本病:①病人有反复发作尿路结石、肾钙盐沉着。②骨痛,囊肿形成,特别是累及上述好发部位时;同时结合a. 骨骼X线片,骨膜下皮质吸收、囊肿样变化、多发性骨折或畸形;b. 高钙血症,低磷血症、血清碱性磷酸酶增高、尿钙增高,诊断基本上可以确定。需要时还可行甲状旁腺功能试验(如肾小管磷重吸收率、皮质醇抑制试验)及血清PTH测定等。

无症状患者的血清PTH增高同时伴有高钙血症是惟一的诊断依据,其鉴别诊断主要需和伴有高钙血症的其他疾病相区别:①结节病和维生素缺乏。血钙升高可抑制PTH的分泌,血清PTH降低或测不出,皮质醇抑制试验可以鉴别。②恶性肿瘤,如肺癌、肾癌等,可分泌一种甲状旁腺激素相关蛋白,产生与PTH相似的作用,引起高血钙、低血磷,但病人血清中PTH降低或测不出,并伴有原发癌肿的临床表现。若肿瘤部位隐匿,可仅表现为高钙血症,所以,原因不明的高钙血症必须除外恶性肿瘤的可能性。③多发性骨髓瘤患者有骨痛、骨质疏松、高血钙的临床表现,但其红细胞沉降率快、免疫球蛋白升高、尿本-周蛋白阳性和贫血有助于鉴别,骨穿检查可以确诊。

继发性甲状旁腺功能亢进症患者血清PTH也明显升高,但血清钙常正常或降低,多见于慢性肾功能不全和维生素D缺乏症。长期应用噻嗪类利尿药也可引起轻度高钙血症,停药后可恢复正常。

【治疗】

有症状或有并发症的原发性甲状旁腺功能亢进症和三发性甲状旁腺功能亢进症患者一般宜手术治疗。对高钙血症非常轻微,或者年老体弱不能耐受手术者,可试用药物治疗。

1. 手术治疗　无论是肿瘤或增生，均应探查所有的甲状旁腺。如为腺瘤，做腺瘤摘除；如属增生，常全部累及，则应切除其三，第 4 个腺体做次全切除（50％左右）；如属异位腺体，则多数位于纵隔，可顺沿甲状腺下动脉分支追踪搜寻；如为腺癌，则宜做根治手术。

如手术成功，血清甲状旁腺激素及血、尿钙、磷异常代谢获得纠正，血磷可于手术后迅速升至正常，而血钙亦可在 1～4d 下降至正常范围。在伴有明显骨病的病人，甲状旁腺手术后可出现低钙血症，轻者手、足、唇发麻及面部发麻，重者则手、足搐搦，一般手术前血碱性磷酸酶很高，又伴有纤维性囊性骨炎者，手术后易出现严重的低钙血症，应注意补充钙剂和维生素 D，必要时静脉注射 10％葡萄糖酸钙，若有持续性或难治性低钙血症，应考虑合并有低镁血症的可能，可同时补充镁剂。

2. 西咪替丁　可阻滞 PTH 的合成和分泌，血钙可降至正常，但停药后可出现反跳升高。可试用于有手术禁忌证的病人。

3. 无症状而仅有轻度高钙血症的甲亢症　病例需定期随访观察，有以下情况时则需手术治疗：①骨吸收病变的 X 线表现；②骨密度降低者；③血钙水平≥3.0mmol/L；④血清免疫活性甲状旁腺激素（iPTH）较正常增高 2 倍以上；⑤活动性尿路结石；⑥肾功能减退；⑦严重的精神病、溃疡病、胰腺炎和高血压等。

4. 高钙危象的治疗　当血钙在 3.0mmol/L 以上时，需降低血钙缓解症状，当血钙在 3.75mmol/L 以上时，称为高钙危象，严重威胁生命，需要紧急处理。①补液，根据失水情况每日给予 4～6L 生理盐水；②在补充容量的基础上利尿，使用呋塞米 40～60mg 静脉注射，促使尿钙排出，注意防止水、电解质紊乱；③二膦酸盐，如帕米膦酸钠 60 mg，加入 1 000ml 液体（生理盐水或 5％葡萄糖溶液）中静脉滴注，每日 1 次；④降钙素，可抑制骨质吸收；⑤腹膜透析或血液透析降低血钙，当血清钙降至 3.25mmol/L 以下时，则相对安全。

## 复习指导

1. 甲状旁腺功能亢进症分为 4 种类型，即原发性甲状旁腺功能亢进症、继发性甲状旁腺功能亢进症、三发型甲状旁腺功能亢进症、假性甲状旁腺功能亢进症。

2. 主要表现为 PTH 分泌过多所致的临床表现。骨吸收增加的骨骼病变、高钙血症、低磷血症、反复发作的肾结石、消化性溃疡、精神改变和广泛的骨损害。

3. 血清钙升高，对本病的诊断最有意义。血 PTH 水平增高结合血钙值一起分析有利于原发性和继发性甲状旁腺功能亢进症的鉴别。

4. 颈部 B 超检查，是目前首选的影像学检查方法。

5. 原发性甲状旁腺功能亢进症和三发性甲状旁腺功能亢进症患者一般宜手术治疗。对高钙血症非常轻微，或者年老体弱不能耐受手术者，可试用药物治疗。

6. 当血钙在 3.75mmol/L 以上时，称为高钙危象，在补充容量的基础上利尿，可给予二膦酸盐、降钙素治疗，必要时行腹膜透析或血液透析降低血钙，使血清钙降至 3.25mmol/L 以下。

（邢　莉）

# 第83章 甲状旁腺功能减退症

> **学习要求**
>
> 学习甲状旁腺功能减退症的病因、发病机制及临床表现,知晓低钙血症的鉴别,临床上能对该病作出正确的诊断。

甲状旁腺功能减退症(hypoparathyroidism),是指甲状旁腺激素(PTH)分泌减少和(或)效应不足所引起的代谢异常,其特点是手足搐搦、癫痫样发作、高磷低钙血症。

【病因及发病机制】

自腺体至靶组织细胞之间任何环节的缺陷均可以引起甲状旁腺功能减退症。可分为3类。

1. 特发性甲状旁腺功能减退症  较少见,多系自身免疫性疾病。患者血中可检出甲状旁腺抗体,并可伴有肾上腺皮质、甲状腺、胃壁细胞抗体。可同时合并甲状腺、肾上腺皮质功能减退、糖尿病等疾病。同时,严重缺镁可暂时性抑制 PTH 的分泌,因为镁离子是释放 PTH 所必需的,镁离子缺乏时,PTH 降低或测不出,补镁后 PTH 立即增加。

2. 继发性甲状旁腺功能减退症  病因比较明确,常见于:①甲状腺或颈前部手术时误将甲状旁腺切除、损伤及有关血管受损所致,如腺体大部或全部被切除,常致永久性甲状旁腺功能减退症,占甲状腺手术的1%~1.7%;②颈部 X 线照射后,或使用大剂量放射性碘治疗甲状腺功能亢进症、甲状腺癌肿后;③甲状旁腺被转移癌、淀粉样变、结核病、结节病、血色病等浸润性病变破坏引起。

3. 假性甲状旁腺功能减退症  含假性甲状旁腺功能减退症 Ia、Ib 型和 Ⅱ 型,以及假-假性甲状旁腺功能减退症。

【病理生理】

甲状旁腺功能减退症的主要临床表现为低钙血症和高磷血症,由于甲状旁腺激素分泌不足或缺如,骨钙动员及肠钙吸收均减少,血钙、尿钙降低。由于肾排磷减少,血磷浓度增高,高血磷携带钙离子向骨及软组织沉积,部分患者骨密度增加,并可导致皮肤、毛发、指甲等外胚层病变和白内障等。颅内基底神经核钙盐沉积形成钙化灶,引起神经精神症状、癫痫等。血钙过低导致神经肌肉应激性增高,可出现麻木刺痛、手足搐搦或甚至抽搐。长期缺钙可影响儿童的智力发育。手术后发生者,残留腺体呈萎缩及变性;特发性者,腺体外观呈正常,但腺细胞大部为脂肪组织所替代或完全消失,也有呈自身免疫性疾病之病理改变。

【临床表现】

1. 神经肌肉症状  取决于低血钙的程度、持续的时间及血钙下降的速度。当血钙降低到<2mmol/L 时可出现症状,初期有麻木、刺痛、蚁走感,严重者呈手足抽搐,呈典型的"助产士手"或"鹰爪状"。下肢髋关节和膝关节伸直,足跟向上提,足趾向足掌弯曲,足背呈拱形。严重者全身骨骼肌

及平滑肌痉挛,也可伴自主神经官能紊乱,如出汗、气管呼吸肌痉挛、肠痉挛等。体征有:①面神经叩击试验(chvostek 征),以手指弹击颧突下面神经,引起同侧面部肌肉抽搐;②束臂加压试验(Trousseau征),用血压计之袖带包绕于上臂,加压至收缩压与舒张压之间,维持 2~3min,可引起局部手臂的搐搦。

2. 神经系统表现　癫痫发作者可达 50% 以上,可表现为大发作、小发作、精神运动性发作和癫痫持续状态。有肌张力增高,手颤抖。精神症状有兴奋、焦虑、恐惧、烦躁、记忆力减退、幻觉、谵妄等,约 15% 患者有智力减退,约 5% 有视盘水肿。

3. 外胚层组织营养变性　白内障、牙钙化不全、牙釉发育障碍、皮肤角化过度、指(趾)甲变脆、粗糙、头发脱落等。

4. 骨骼改变　骨密度正常或增加。

5. 胃肠道功能紊乱　伴恶心、呕吐、腹痛、便秘等。

6. 心电图异常　患者心率增快,心律失常。心电图示 Q-T 延长。严重低钙可刺激迷走神经导致心肌痉挛而突然死亡。

7. 转移性钙化　多见于脑基底核(苍白球、壳核、尾状核),常对称性分布。

【实验室检查】

1. 血钙及血磷　有症状者,血清总钙≤1.88mmol/L,游离钙≤0.95mmol/L。隐性者血清总钙值 4mmol/L,血清磷多数患者升高,部分患者正常。

2. 尿钙及尿磷　尿钙、尿磷排量均减少。

3. PTH 和血清碱性磷酸酶　血 PTH 值多数低于正常,也可以在正常范围,因为低血钙对甲状旁腺是一强烈刺激,当血总钙值≤1.88mmol/L 时,PTH 值应有 5~10 倍的增加,所以在低钙血症时,血 PTH 值在正常范围,仍属于甲状旁腺功能减退症。因此取血测 PTH 时,应同一时刻取血测血钙,两者一并分析。血清碱性磷酸酶正常。

【诊断和鉴别诊断】

根据典型的甲状旁腺功能减退症患者表现,如手足抽搐、低钙血症、高磷血症,血清碱性磷酸酶正常,尿钙及尿磷排量减少可明确诊断。应与下列疾病鉴别(表83-1)。

表83-1　低钙血症的鉴别诊断

| 病名 | 血磷 | 血ALP | 血PTH | 血 1,25-(OH)$_2$D$_3$ | 尿钙 | 尿cAMP |
| --- | --- | --- | --- | --- | --- | --- |
| 甲状旁腺功能减退症 | ↑ | N | ↓ | ↓ | ↓ | ↓ |
| 假性甲状旁腺功能减退症 | ↑ | N | ↑ | ↓ | ↓ | I↓ II N |
| 维生素 D 缺乏症 | ↓ | ↑ | ↑ | ↓ | ↓ | ↑ |
| 1,25-(OH)$_2$D$_3$ 生成或作用减弱 | ↓ | ↑ | ↑ | ↓ | ↓ | ↑ |
| 维生素 D 依赖性软骨病 | ↓ | ↑ | ↑ | ↑ | ↓ | ↑ |
| 纤维性骨炎恢复期 | ↓N | ↑ | ↑ | ↑N | ↓ | N↑ |

N 为正常;↑为增高;↓为下降

【治疗】

治疗目标:控制病情,缓解症状,血清钙纠正至正常低限或接近于正常,避免治疗后继发高尿钙、高血钙。低钙血症治疗前,首先注意纠正低清蛋白血症和低镁血症。

1. 钙剂　长期口服钙剂可控制病情,每日口服元素钙 1~1.5g,分 3~4 口服。严重低钙血症引起手足搐搦、喉痉挛、惊厥或癫痫大发作时,立即给予下列处理。

(1) 10% 葡萄糖酸钙溶液 10~20ml 缓慢静注,必要时 4~6h 可重复使用,每日 1~3 次。

(2) 搐搦不缓解者,可持续静脉滴注钙剂,10% 葡萄糖酸钙 100ml(含元素钙 930mg)稀释于生理盐水或葡萄糖溶液 500~1 000ml 内,速度以每小时不超过元素钙 4mg/kg 体重为宜,定时监测血清钙水平,使之维持在≥2.0mmol/L 即可,避免高钙血症造成的致死性心律失常。

(3) 也可短期内使用苯妥英钠或地西泮肌内注射,控制手足搐搦和痉挛,不引起血钙浓度的变化,可作为控制症状的辅助治疗。

2. 维生素D及其衍生物  症状较重患者需要加用维生素D制剂。常用制剂为:维生素$D_2$或维生素$D_3$(1mg=4万U),治疗剂量1万~10万U/d或更多;骨化三醇[1,25-$(OH)_2D_3$,即盖三淳、罗盖全],治疗剂量0.25~2.0μg/d,分次口服,适用于肝、肾功能损害者;阿法骨化醇1α-$(OH)D_3$,治疗剂量0.5~4μg/d,分2~3次口服,适用于肝功能正常的患者。用药期间需定期复查血钙、尿钙水平,及时调整剂量,避免维生素D中毒和高钙血症的发生。

3. 镁剂  少数病人经上述处理后,血钙虽已提高,但仍有肌肉神经应激性增高的现象,则应考虑可能伴有血镁过低,应用镁剂,如25%硫酸镁溶液10~20ml加入5%葡萄糖盐水500~1 000ml中静脉滴注,或用10%溶液肌内注射,剂量视血镁过低程度而定,治疗过程中须监测血镁,以免过量。

4. 甲状旁腺激素替代治疗  是甲状旁腺功能减退症最理想的治疗方法,但其价格明显高于维生素D治疗,且长期使用的安全性及依从性尚不明确。

5. 甲状旁腺移植  在人、犬、大鼠中,甲状旁腺已成功的自体移植,但异体移植只在大鼠中获成功。

【预防】

在甲状腺及甲状旁腺手术时,应注意避免甲状旁腺损伤或切除过多,从而减少本病发生率。颈部放疗时,应注意保护甲状旁腺功能。

**复习指导**

1. 甲状旁腺功能减退症是低钙血症常见的病因之一,包括继发性甲状旁腺功能减退症、特发性甲状旁腺功能减退症、假性甲状旁腺功能减退症。

2. 典型的甲状旁腺功能减退症患者表现为手足抽搐、低钙血症、高磷血症,血清碱性磷酸酶正常,Chvostek征和Trousseau征是甲状旁腺功能减退症特有的体征。

3. 补充钙剂及维生素D是基本的治疗方法。

(邢 莉)

# 第84章 多发性内分泌腺肿瘤综合征

> **学习要求**
>
> 学习多发性内分泌腺肿瘤综合征的病因、病理生理及临床改变特征,知晓如何对多发性内分泌腺肿瘤综合征作出诊断和鉴别,能够正确选择治疗方式并处理常见并发症。

多发性内分泌腺肿瘤综合征(multiple endocrine neoplasia,MEN)是指患者同时或先后出现2种或2种以上内分泌腺体肿瘤或增生而产生的一种临床综合征,是常染色体显性遗传病,有家族性发病倾向。过去将此病称为多发性内分泌腺瘤,但因其中有些病变经临床和病理检查证实为恶性或增生,如甲状腺髓样癌、胰岛细胞癌和甲状旁腺增生等,故目前改称此病为多发性内分泌腺肿瘤综合征。肿瘤可为良性或恶性,可为有功能性(分泌活性激素并造成特征性临床表现)或无功能性,可同时出现或先后发生,间隔期可长可短,病情可重可轻,病程可缓可急。

> **临床提示** 发现2种或2种以上内分泌腺体肿瘤时,有遗传家族倾向→考虑本病。

MEN分为2种类型:MEN 1及MEN 2,其中MEN 2又分MEN 2A及MEN 2B四种亚型。

### (一)多发性内分泌腺肿瘤综合征1型(MEN 1)

**【病因】**

MEN 1为常染色体显性遗传疾病,亦称为Werner综合征,男女患病率相等。主要受累腺体为甲状旁腺、胰腺和腺垂体。在普通人群中患病率约为2~20/10万。

1. 甲状旁腺功能亢进症　为MEN 1中最常见并最早出现的病变,与腺瘤所致散发性甲状旁腺功能亢进症病例相比较,起病较早,男、女性发病率相仿,在病理上为多个甲状旁腺增生,大小可不一致。诊断依据同一般散发性病例。甲状旁腺功能亢进症所致高钙血症可加重同时并存的胃泌素瘤患者症状及血胃泌素升高水平。

2. 肠胰内分泌瘤　可为功能性或无功能性,包括①胃泌素瘤,常伴Zollinger-Ellison综合征,占肠胰瘤的50%~60%。特点为体积小、多中心性,可有异位性,常为恶性,但侵犯性不如散发者严重。诊断依据为同时存在高胃泌素血症及高胃酸分泌,据此可与常见的胃酸缺乏症伴高胃泌素血症相鉴别。由于胃泌素瘤体积小,其定位诊断较困难,CT及MRI往往难以确诊,进一步定位方法包括内镜超声、选择性动脉注射胰泌素后肝静脉采血测胃泌素及放射性核素标记奥曲肽扫描。②胰岛肿瘤,含胰岛素瘤、胰升糖素瘤、舒血管肠肽瘤及无功能瘤。MEN 1中胰岛素瘤发生率约占起源于胰岛肿瘤的20%,亦常为多中心性,定位较困难,内镜超声检查、选择性滴注钙剂后肝静脉采血测胰岛素等有助于定位。

3. 垂体瘤　发生率约为25%,多数为PRL瘤,可伴有GH分泌增多,其次为GH瘤、无功能瘤及

ACTH瘤伴Cushing综合征。

4. 肾上腺腺瘤及其他病变　可见于出现肾上腺腺瘤、垂体ACTH瘤、类癌伴异位ACTH综合征。以垂体瘤较多见，甲状腺腺瘤及其他甲状腺疾病亦较为多见。在MEN 1的家族成员中，出现皮下脂肪瘤、皮肤胶原瘤及多发性面部血管纤维瘤者占30%～90%，此类表现有助于对这些个体进行筛查，以明确携带MEN 1缺陷基因者。

【发病机制】

MEN 1基因位于第11号染色体，11q13带，编码一含610个氨基酸的蛋白质，称为"多发性内分泌腺瘤蛋白"（menin）。根据MEN 1中menin基因缺陷的状况可推测其为一抑瘤基因。menin基因缺陷的性质多样化，并覆盖整个基因，常产生一截短并失去功能的menin。此基因缺陷通过遗传见于全身细胞。在MEN 1肿瘤组织中还发现menin另一等位基因也发生缺失，从而在肿瘤组织中menin 2个等位基因都发生突变，一个是遗传的，全身细胞都存在，另一个是在一些出现肿瘤的特定组织中发生的获得性突变，于是在这些组织中，menin 2个等位基因功能皆丧失，导致细胞增殖，发生肿瘤，这一现象符合2次打击致肿瘤抑制基因功能丧失致瘤的模型。约20%散发性甲状旁腺腺瘤及一部分散发性胰腺内分泌癌、肺类癌亦可出现menin基因突变，但此种突变只发生于肿瘤组织而不见于患者的正常细胞，故不形成疾病家族性集聚现象。

【治疗】

MEN 1中甲状旁腺功能亢进症的治疗为切除3.5个甲状旁腺，也有主张做4个甲状旁腺全切除，将外表上最接近正常的一个腺体的一半移植于前臂肌肉中。手术治疗后甲状旁腺功能亢进症持续存在或复发的频率皆明显高于散发性甲状旁腺功能亢进症患者。肾上腺瘤可手术治疗。垂体瘤可手术、放疗或药物治疗。胃泌素瘤可行肿瘤切除或全胃切除。

【筛查】

对患MEN 1者的家族成员应作全面的病史采集及体检。重要的实验室检查为血钙浓度测定，从15岁起开始定期检查。此外催乳素、胃泌素及空腹血糖测定也有助于诊断。menin基因突变检测由于过于复杂、昂贵，只有具备条件的实验室方可施行。

（二）多发性内分泌腺肿瘤综合征2型（MEN 2）

【病因】

MEN 2为常染色体显性遗传疾病。其患病率占普通人群的1～10/10万，携带有MEN 2缺陷基因者，其疾病外显率高于80%。MEN 2可分为MEN 2A（又称Sipple综合征）及MEN 2B。MEN 2A的临床表现包括甲状腺髓样癌、嗜铬细胞瘤及甲状旁腺功能亢进症；MEN 2B包括甲状腺髓样癌、嗜铬细胞瘤及一些身体异常表现，但甲状旁腺功能亢进症少见。

1. 甲状腺髓样癌　甲状腺髓样癌（MCT）为MEN 2中最常见且出现最早的病变，而且是决定病程进展的最重要因素。MCT的病理演变开始时为产生降钙素的甲状腺滤泡旁细胞增生，以后发展为癌，常为多中心性，并集中于甲状腺的上1/3处，此与正常甲状腺内滤泡旁细胞的分布状况相符。全部甲状腺髓样癌中约1/4为遗传性的，后者的分布约45%为MEN 2A，50%为单一性家族性MCT，5%为MEN 2B，MEN 2B中的MCT为家族性病例中病情最重、发生最早（常在5岁前即出现）、进展最快者。MCT的扩散最初在甲状腺内，继而累及区域性淋巴结，后期可转移至肝、肺、骨骼。MEN 2中MCT的生化诊断依据为五肽胃泌素或静脉滴注钙使血浆降钙素明显升高。分化不良的甲状腺肿瘤可用免疫组化染色显示降钙素阳性结果。细胞外淀粉样沉积物可与抗降钙素的抗血清起反应也有助于诊断。

2. 嗜铬细胞瘤　多位于肾上腺，常为双侧性，恶性者少见。诊断同一般嗜铬细胞瘤病例。

3. 甲状旁腺功能亢进症　MEN 2中的甲状旁腺功能亢进症与MEN 1者一样系由甲状旁腺增生所致，约见于25%的MEN 2A患者，而于MEN 2B中较少见。MEN 2中的甲状旁腺功能亢进症对外科手术的疗效较好，不似MEN 1中者难治。

4. MEN 2B患者　呈现一些其他临床表现，包括一些部位黏膜神经瘤：舌、唇、眼睑及胃肠道，类

Marfan综合征体态(胸廓凹陷、肢体细长等)。

【发病机制】

系ret原癌基因(RET)发生突变所致。RET为一单链穿膜含酪氨酸激酶的蛋白,在许多起源于神经嵴的细胞(如甲状腺、肾上腺、肠内部神经系等)中表达,其结构特征是在其细胞外部分近细胞膜处聚集有多个半胱氨酸,在细胞内部分含有一酪氨酸激酶区段。MEN 2A患者RET基因有突变存在,主要位于细胞外近膜处半胱氨酸,可为错义性突变,或小的DNA片段的缺失或插入。家族性甲状腺髓样癌者往往可检出上述半胱氨酸突变,此外,还有其他一些氨基酸突变。MEN 2B患者的RET基因突变不涉及MEN 2A中的半胱氨酸及家族性甲状腺髓样癌中的氨基酸,其突变的95%以上为甲硫氨酸Met 918变为苏氨酸(Thr 918)。

【治疗】

MEN 2中的甲状腺髓样癌,由于其病变为多中心性,应做全部甲状腺切除术及中心性淋巴结切除,部分甲状腺切除术将出现疾病复发。MRI以及选择性静脉采血测降钙素有助于发现癌肿转移灶。已有转移者手术治疗为姑息性而不能根治。化疗及放疗的效果有限,仅适用于晚期的患者。MEN 2中嗜铬细胞瘤的治疗同于散发性者。须注意MEN 2中的嗜铬细胞瘤可为双侧性的,需加强检查。如为一侧性,则在切除后应密切随访。

【筛查】

由于RET基因突变的部位有限,对患MEN 2者的家族成员应争取做基因检测,远较以往测定降钙素的筛查方法可靠。

### 复习指导

1. MEN同时或先后出现2种或2种以上内分泌腺体肿瘤或增生而产生的一种临床综合征,是常染色体显性遗传病,有家族性发病倾向。

2. MEN1主要累及甲状旁腺、胰腺和腺垂体。MEN2A主要有甲状腺髓样癌、嗜铬细胞瘤及甲状旁腺功能亢进症;MEN2B包括甲状腺髓样癌、嗜铬细胞瘤及一些身体异常表现。

(张真稳 朱 妍)

# 第85章 伴瘤内分泌综合征
chapter 85

> **学习要求**
> 学习伴瘤内分泌综合征的病理生理及临床改变特征,知晓如何对伴瘤内分泌综合征作出诊断和鉴别,能够正确选择治疗方式并处理常见并发症。

一般情况下,内分泌组织起源的肿瘤所分泌的激素应与相应内分泌组织正常分泌的激素相同。如果肿瘤分泌的激素与相应内分泌组织分泌的正常激素不同,或者是由非内分泌肿瘤(如肺癌、肝癌等)分泌的激素称为异源激素(ectopic hormone),这种现象称为异源激素分泌。如果导致了相应临床表现则称为异源性激素分泌综合征或异位激素分泌综合征。起源于非内分泌组织的肿瘤产生了某种激素,或起源于内分泌腺的肿瘤除产生此内分泌腺正常,时分泌的激素外,还释放其他激素,也属于异位激素分泌。有时一个肿瘤除了产生某一种引起临床内分泌综合征的激素外,还可产生另一些激素,后者并不引起明显临床症状。异位激素主要为多肽激素,大多数多肽激素可由非内分泌恶性肿瘤产生。

> **临床提示** 激素分泌过多时,若按常规思维无法解释时,发现肿瘤→考虑本病。

【伴瘤内分泌综合征的发病机制】

目前,肿瘤产生异源激素的发生机制尚不清楚,归纳起来主要有 2 种假说。一是 APUD 细胞假说。伴异位激素分泌的肿瘤大多起源于分布在体内多处的 APUD 细胞系统,这些细胞大多由神经嵴外胚层衍化而来。正常情况下,各种含 APUD 细胞的组织不分泌激素,一旦发生肿瘤就可异源合成和分泌各种激素。常见异源激素分泌肿瘤部位为支气管、肺、胰腺、胸腺、胃肠道等器官,与 APUD 细胞系统分布一致。二是抑癌基因去抑制假说。非内分泌肿瘤细胞正常状态时并不表达编码激素的基因,发生肿瘤后,由于某些因素产生基因"去抑制(抑制解除)"作用,导致这些基因的异常表达,发生转录与翻译并合成某些肽类甚至蛋白质激素。有人认为所有的肿瘤由于基因抑制解除作用,都有产生激素的能力,只是产生的激素可多可少,可有或无活性而已。

【伴瘤内分泌综合征的诊断】

诊断依据为:①肿瘤和内分泌综合征同时存在,而肿瘤不发生于正常时分泌该激素的内分泌腺;②肿瘤伴血或尿中激素水平异常升高;③激素分泌呈自主性,不被正常反馈机制所抑制;④排除其他可引起有关综合征的原因;⑤肿瘤经有效治疗后,激素水平下降,内分泌综合征症状缓解。有时通过测定血中嗜铬粒蛋白 A,放射性核素标记的奥曲肽闪烁显像术等检查,有助于伴内分泌综合征肿瘤的诊断。

【伴瘤内分泌综合征的治疗原则】

1. 治疗的关键在于找到肿瘤病灶并手术切除,术前可行化疗、放疗或针对肿瘤进行放疗联合化疗等,使其不再具有分泌激素的能力。

2. 当无法去除异源性分泌激素的肿瘤病灶时,考虑用相应的药物来阻滞激素的合成与分泌(包括异源激素及其靶腺激素)。

3. 对症治疗,主要包括针对低钾血症、高钙血症、低血糖症、高血糖、胰源性腹泻等处理。

【常见的伴瘤内分泌综合征】

1. 异位 ACTH 综合征  异位 ACTH 综合征是非垂体 ACTH 肿瘤分泌 ACTH 样物质,刺激肾上腺而引起皮质醇增多症,占全部 Cushing 综合征的 10%~15%,多见于 APUD 细胞瘤,其中燕麦细胞支气管肺癌占 50% 左右。其他有胰岛癌、甲状腺髓样癌、嗜铬细胞瘤、肺腺癌、肺鳞状细胞癌和肝癌、神经母细胞瘤和黑色素瘤等也可引起本症。

本综合征主要有 2 种类型。一种为燕麦细胞肺癌,多见于男性,病情重,病程短,进展快,不出现向心性肥胖和紫纹等 Cushing 综合征的特征性症状,而主要表现为明显的色素沉着、高血压、水肿、严重的低血钾伴肌无力。另一类为肺、胰、肠类癌和嗜铬细胞瘤。这类肿瘤病情较轻,病程较长,临床上常表现为较典型的 Cushing 综合征特征。

2. 异位抗利尿激素综合征  常见于肺癌,主要是燕麦细胞癌和未分化小细胞癌,鳞状细胞癌、腺棘皮癌也可引起,较少见于胸腺癌、胰腺癌、膀胱癌、前列腺癌等。出现稀释性低钠血症,轻度低钠血症时无明显症状,当血钠明显下降时(<120mmol/L),即出现肌力减退,腱反射消失,呈木僵状态,或有抽搐发作,以至昏迷。需和恶性肿瘤的脑转移鉴别。治疗包括原发肿瘤的治疗和纠正低钠血症。

3. 肿瘤所致的高钙血症  恶性肿瘤常伴发高钙血症。这些肿瘤多为鳞状细胞肺癌、肾腺癌,其次为乳腺癌、子宫颈鳞状细胞癌、卵巢肿瘤和胰腺肿瘤,少见的有前列腺癌和肝癌等。除由于骨骼转移造成破坏所引起的高钙血症外,肿瘤本身可产生升高血钙的体液因子。如实体瘤可分泌异位产生甲状旁腺激素相关蛋白(PTHrP),与 PTH 受体相结合产生类 PTH 样生物活性。少数实体瘤可分泌 PTH 或促进骨吸收的生长因子如转化生长因子。多发性骨髓瘤等血液系统肿瘤可产生破骨细胞激活因子,包括淋巴毒素和肿瘤坏死因子而引起高血钙。治疗应尽早去除原发肿瘤。治疗主要争取及早切除原发肿瘤,或用放疗、化疗,并需处理高钙血症。

4. 肿瘤所致的低血糖症  许多胰外肿瘤可伴发低血糖症。最常见的有 2 类,第 1 类为低度恶性或良性的结缔组织肿瘤,包括纤维肉瘤、间皮瘤、神经纤维瘤;第 2 类为原发性肝癌。其他较少见的有肾上腺瘤、支气管癌、胆管癌等。胰外肿瘤发生低血糖的机制与分泌 IGF-2 有关,后者与胰岛素受体结合并将其激活,使外周组织摄取葡萄糖增加,肝输出葡萄糖减少,导致低血糖。临床表现与胰岛素瘤所致低血糖症相似,病情常严重,多见于饥饿时或呈自主性,且多次进食不能防止低血糖发生。发作时血糖甚低,但血胰岛素含量也低,以此与胰岛素瘤鉴别。治疗依赖于肿瘤的完整切除,低血糖症可治愈。不能手术者可对症处理,严重者可给予糖皮质激素治疗。

5. 异位人绒毛膜促性腺激素综合征  人绒毛膜促性腺激素(HCG)正常时由胎盘滋养层细胞产生,一些正常组织,如肝、结肠也可产生 HCG。绒毛膜癌和畸胎瘤可产生 HCG,但由于含滋养层细胞,不能视为异位 HCG 瘤。产生异位 HCG 的肿瘤有肺部肿瘤(表皮样癌、分化不良小细胞癌、小支气管肺泡癌)、肝母细胞瘤、肾癌、肾上腺皮质癌。其活性的 HCG 在男孩引起性早熟,在成年男性引起男子乳腺发育,在成年女性一般不引起症状,有时可致不规则子宫出血。HCG 可与 TSH 受体呈低亲和力结合,高浓度 HCG 可激活 TSH 受体而引起甲状腺功能亢进症。治疗方法针对原发性肿瘤,主要是手术切除肿瘤或放疗。

### 复习指导

1. 常见异源激素分泌肿瘤部位为支气管、肺、胰腺、胸腺、胃肠道等器官,与 APUD 细胞系统分布一致。

2. 伴瘤内分泌综合征:特征为肿瘤和内分泌综合征同时存在,而肿瘤不发生于分泌该激素的内分泌腺;激素分泌呈自主性,不被正常反馈机制所抑制;肿瘤经有效治疗后,激素水平下降,内分泌综合征症状缓解。

3. 异位 ACTH 综合征 50% 左右由燕麦细胞肺癌所致。

(张真稳  朱  妍)

# 第七篇 PART 7

# 代谢疾病和营养疾病

# 第86章 总 论

> **学习要求**
> 
> 学习代谢性疾病的分类、发病机制和防治原则，对代谢性疾病有一个总体认识。

新陈代谢（metabolism）是生命活动的基本形式，物质代谢包括物质的合成代谢（anabolism）和分解代谢（catabolism）2个过程。通过新陈代谢，机体同外界环境不断进行物质交换和转化，同时体内物质又不断进行分解、利用与更新，为个体生存、活动、生长、发育、生殖和维持内环境稳定提供物质与能量。合成代谢是指营养物质进入体内，参与机体各种化学反应，合成较大分子并转化为自身物质的过程，三大营养物质以糖原（glycogen）、蛋白质（protein）、脂肪（fat）及其化合物的形式在体内储存，这一反应过程需要耗能。分解代谢是糖、蛋白质和脂肪等大分子物质分解为小分子物质的反应，这一过程释放能量。中间代谢（intermediary metabolism）是营养物质进入机体后，在体内合成、分解和代谢过程中的一系列化学反应，如某一环节出现障碍，则引起代谢性疾病（metabolic diseases）。营养疾病与代谢疾病关系密切，往往并存，相互影响。

【营养和代谢性疾病的病因和发病机制】

在能量物质的代谢转化的全过程中，任何环节的问题均可导致代谢性疾病。

1. 营养病　营养性疾病（nutritional diseases）是指因1种或多种营养物质缺乏、过多或比例不当引起的一类疾病。临床上多指维生素或蛋白质、氨基酸缺乏，多不包括糖类、脂类、无机元素和水电解质的代谢紊乱在内。

(1) 原发性营养失调：摄取营养物质缺乏、过多或比例不当，与器质性或功能性疾病无关。如蛋白能量缺乏症与肥胖症。营养障碍性疾病的发生，主要是缺乏预防此类疾病的意识所致，并非营养供给的缺乏，如维生素D的缺乏或不足。

(2) 继发性营养失调：与营养物质的供应无直接联系，多因器质性疾病所致。包括①进食障碍。由于各种原因所致口、咽、食管疾病所致摄食困难等。②消化吸收障碍。消化道疾患或新霉素、考来烯胺等药物所致某种营养物质的吸收不良。③物质合成障碍。肝硬化失代偿期，由于蛋白质合成障碍所致低蛋白血症。④消耗增多。机体对于能量需求的改变，可见于生理性因素如青春期、妊娠期等，也可见于病理性因素如慢性消耗性疾病、肿瘤、甲状腺功能亢进症等。⑤排泄失常。如尿崩症导致大量水的丢失，肾小管酸中毒导致钙磷代谢障碍，慢性透析患者出现镁、铜、锌等离子的丢失。

(3) 代谢病：代谢性疾病（metabolic diseases）指谢过程中中间环节的障碍所引起的疾病。包括①先天性代谢障碍。先天性酶缺乏、基因突变所致的参与某物质代谢的酶缺陷。②获得性代谢障碍。由环境因素或与遗传因素相互作用引起，如糖尿病的发病机制就涉及了遗传（节俭基因）与环境（热量摄入过多与体力活动缺乏等）2个方面；高碘饮食则增加了甲状腺功能亢进症的发病率。

【营养病和代谢病的分类】

1. 营养病  包括营养物质的缺乏与营养物质的过剩。

(1)蛋白质营养障碍:蛋白质和氨基酸缺乏,如蛋白质-能量营养不良症,可见于神经性厌食、各种肿瘤晚期、慢性消耗性疾病、胃肠功能障碍等情况,多为继发发生,因此,本书中删除了此章节。氨基酸过多,常见于肝硬化肝功能失代偿期,酪氨酸、蛋氨酸过多诱发肝性脑病。

(2)糖类营养障碍:糖类摄取过多如肥胖症,糖类物质摄取过多为重要致病因素;糖类摄取不足则可导致能量缺乏。

(3)脂类营养障碍:脂类物质摄入过多可导致肥胖症和高脂血症,以血浆胆固醇和(或)三酰甘油浓度升高为特征;摄入过少则易发生脂溶性维生素缺乏。

(4)水、盐营养障碍:多由各种疾病所继发,如垂体瘤术后所致的尿崩症、大面积烧伤所致的脱水、肾小管疾病所致的低钾血症等。

(5)无机元素营养障碍:可表现为微量元素不足或过多,临床上以微量元素缺乏较为常见,如碘缺乏所致地方性甲状腺肿,硒缺乏所致克山病等。

(6)维生素营养障碍:包括维生素缺乏症和维生素过多症,维生素 D 缺乏可致佝偻病/骨质软化症,维生素 A 摄入过量可导致头痛、嗜睡等中毒症状。

(7)复合营养障碍:可见于禁食患者。

2. 代谢病  一般按照中间代谢的主要途径分类。

(1)蛋白质代谢障碍:①先天性代谢缺陷,蛋白质合成、降解或转运异常,如血红蛋白病、先天性氨基酸代谢异常等;②继发性代谢缺陷,如肝、肾疾病所致的低蛋白血症。

(2)糖代谢障碍:①先天性代谢缺陷,如半乳糖血症、果糖不耐受、糖原贮积症等;②继发性代谢缺陷,如各种类型的糖尿病、胰岛细胞瘤、降糖药物过量等。

(3)脂代谢障碍:①先天性代谢缺陷,如各种家族性高胆固醇血症、家族高三酰甘油血症等。②继发性代谢缺陷,甲状腺功能减退可导致高胆固醇血症,糖尿病可导致高三酰甘油血症,甲状腺功能亢进症、各种慢性消耗性疾病可导致血脂水平的降低。

(4)水、电解质代谢障碍:多继发于各种疾病,也可见于先天性肾上腺增生等。

(5)无机元素代谢障碍:如铁、铜代谢障碍分别可导致含铁血黄素沉着症及肝豆状核变性。

(6)其他代谢障碍:如嘌呤代谢障碍所致高尿酸血症和痛风,卟啉代谢障碍所致的血卟啉病等。

【营养病和代谢病的诊断原则】

营养和代谢病多具有特殊的症状、体征,须详询病史并进行完善的体格检查,以提供诊断的基本线索。实验室检查是确诊的主要依据,特别是对于亚临床或临床前期的患者更为重要。

1. 病史  详细地询问病史可发现此类疾病,或给予临床提示;疾病的发生常与营养素的供应情况、饮食习惯、生活条件、环境因素、消化功能等有关;生理和生化改变常先于病理改变;常有家族史等。

2. 体格检查  注意营养状态、发育情况、身体比例、神经精神状态、毛发、皮肤、视力、听力、牙、甲状腺、肝脾、四肢等情况。

3. 实验室和其他检查

(1)血、尿、粪常规与生化检查:激素水平的测定等。

(2)代谢试验:如水、钠、钾、钙、磷平衡试验,葡萄糖耐量试验,氮平衡试验等。

(3)影像学检查:B超、CT、MRI、PETCT、双能 X 线检查等。

(4)病理学检查:包括组织病理学和细胞病理学检查。

(5)血氨基酸分析:诊断各种氨基酸异常所引起的代谢性疾病。

(6)基因诊断:诊断各种先天性代谢疾病。

【营养和代谢病的防治原则】

1. 病因和诱因的防治  对营养病和环境因素引起的代谢病,多数能进行病因防治。先天性代谢缺陷为主的代谢病,一般只能针对诱因和发病机制进行治疗。

2. 临床前期和早期防治　早期诊断和治疗可避免出现不可逆的形态和功能改变,延缓疾病的进展,如苯丙酮尿症、半乳糖血症等。糖尿病、高尿酸血症在早期进行控制,可使病情得到良好的控制,避免严重并发症。

3. 针对发病机制的治疗

(1) 控制环境因素:苯丙酮尿症患者应限制含苯丙氨酸的食物,葡萄糖-6-磷酸酶缺乏的患者应避免进食蚕豆和对乙酰氨基酚、磺胺、阿司匹林等。

(2) 替代治疗:克山病患者给予硒制剂治疗,地方性甲状腺肿患者给予碘盐、碘油治疗,血友病患者给予抗血友病球蛋白等。对于维生素缺乏的患者,给予维生素补充治疗。

(3) 调整治疗:高尿酸血症患者给予别嘌醇治疗,高脂血症患者给予他汀类或贝特类药物治疗,先天性肾上腺皮质增生患者给予糖皮质激素治疗。

4. 遗传咨询和生育指导　对既往有遗传性代谢病患儿生育史,具有 X 连锁隐性遗传病家族史或某些遗传性代谢病高发区的孕妇进行产期检查,以降低先天性代谢病的发病率。

## 复习指导

1. 营养素是指来自外界以食物形式摄入的营养物质,包括糖类、脂肪、蛋白质、维生素、矿物质和水 6 类。

2. 成人每日每千克理想体重蛋白质的需要量约为 1g。脂肪所供应能量应在每日总能量 30% 之内,余下能量由糖类供给。

3. 营养和代谢病多具有特殊的症状、体征,须详询病史并进行完善的体格检查,以提供诊断的基本线索。实验室检查是确诊的主要依据,特别是对于亚临床或临床前期的患者更为重要。

(侯宁宁)

# 第87章 糖尿病

> **学习要求**
>
> 学习糖尿病的分型、临床表现、常用检测指标和诊断方法,知晓各种治疗手段,尤其是药物治疗的适应证和禁忌证,能够对其做出诊断并根据急、慢性并发症的临床特点处理糖尿病及其常见的并发症。

糖尿病(diabetes mellitus,DM)是由于胰岛素分泌缺陷和(或)作用缺陷导致的以血糖增高为特征的慢性代谢性疾病,WHO 1997年报告,全世界约有1.35亿糖尿病患者,预测2025年将上升到3亿。2007—2008年,在中华医学会糖尿病学分会组织下,我国14个省市进行了糖尿病流行病学调查。在考虑性别、年龄、城乡分布和地区差别等因素后,估计我国20岁以上成年人糖尿病患病率为9.7%,成年人糖尿病患者总数达9 240万。糖尿病已经成为继心血管病和肿瘤之后的第三大非传染病,严重威胁人类健康。

> **临床提示** 中年以上+不明原因体重减轻,尤其是有糖尿病家族史者→考虑本病。

【分类和发病机制】

目前,我国采用WHO(1999年)糖尿病分型体系,该体系的基础为病因学证据。在这个体系中,糖尿病分为4大类(表87-1)。其中1型糖尿病、2型糖尿病和妊娠糖尿病是临床上常见的类型。

表87-1 糖尿病病因学分类(WHO,1999)

1. 1型糖尿病
    A. 免疫介导性
    B. 特发性
2. 2型糖尿病
3. 其他特殊类型糖尿病
    A. 胰岛B细胞功能遗传性缺陷(包括第12号染色体,肝细胞核因子-1α(HNF-1α)基因突变(MODY3);第7号染色体,葡萄糖激酶(GCK)基因突变(MODY2);第20号染色体,肝细胞核因子-4α(HNF-4α)基因突变(MODY1);线粒体DNA及其他相关缺陷)
    B. 胰岛素作用遗传性缺陷(包括A型胰岛素抵抗;矮妖精貌综合征;Rabson-Mendenhall综合征;脂肪萎缩性糖尿病及其他相关缺陷)

(续 表)

C. 胰腺外分泌疾病：胰腺炎、创伤/胰腺切除术后、胰腺肿瘤、胰腺囊性纤维化、血色病、纤维钙化性胰腺病及其他
D. 内分泌疾病：肢端肥大症、库欣综合征、胰高糖素瘤、嗜铬细胞瘤、甲状腺功能亢进症、生长抑素瘤、醛固酮瘤及其他
E. 药物或化学品所致的糖尿病：Vacor(N-3 吡啶甲基 N-P 硝基苯尿素)、喷他脒、烟酸、糖皮质激素、甲状腺激素、二氮嗪、β-肾上腺素能激动药、噻嗪类利尿药、苯妥英钠、α-干扰素及其他
F. 感染：先天性风疹、巨细胞病毒感染及其他
G. 不常见的免疫介导性糖尿病：僵人综合征、胰岛素自身免疫综合征、胰岛素受体抗体及其他
H. 其他与糖尿病相关的遗传综合征：Down 综合征、Klinefelter 综合征、Turner 综合征、Wolfram 综合征、Friedreich 共济失调、Huntington 舞蹈病、Laurence-Moon-Beidel 综合征、强直性肌营养不良、卟啉病、Prader-Willi 综合征及其他

4. 妊娠糖尿病

1. 1 型糖尿病　1 型糖尿病患者存在胰岛 B 细胞破坏，引起胰岛素绝对缺乏，在未经治疗的情况下，呈现酮症酸中毒倾向，因此多需胰岛素治疗。它有 2 个亚型，免疫介导性糖尿病和特发性糖尿病，不包括由于非自身免疫原因引起的 B 细胞破坏或功能衰竭。

(1) 免疫介导性糖尿病：胰岛 B 细胞发生细胞介导的自身免疫性损伤，引起 B 细胞功能衰竭引发本型糖尿病。多发生于青少年，但也可发生于其他年龄，患者很少肥胖。在其发病的最初数周内，约 85% 的患者体内可检测到 1 种或几种胰岛细胞的自身抗体，包括胰岛细胞自身抗体(ICA)、胰岛素自身抗体(IAA)、谷氨酸脱羧酶自身(GAD$_{65}$)抗体、酪氨酸磷酸酶自身抗体 IA-2 和 IA-2β 等。但上述抗体不是导致胰岛 B 细胞功能损伤的病因，而细胞免疫破坏 B 细胞后，抗原暴露，导致机体产生自身抗体。这些患者容易伴发其他类型的自身免疫性疾病，如 Graves 病、桥本甲状腺炎、艾迪生病、白癜风、恶性贫血等。

遗传因素对免疫介导性 1 型糖尿病的影响较小。目前认为，1 型糖尿病的发生是具有遗传倾向的人群，在外界环境因素的诱发下，出现了胰岛 B 细胞的自身免疫性破坏。常见的环境因素包括病毒感染(腮腺病毒、风疹病毒、柯萨奇 B4 病毒)、化学毒物 Vacor 或其他细胞毒素。但是，某些人类白细胞组织相容性抗原(HLA)与其发病有很强的关联性。在不同个体中，B 细胞破坏的程度和速度的差异很大。在儿童患者中，胰岛细胞常被迅速破坏，发病急骤，可以酮症酸中毒为首发表现。在成年患者中，B 细胞被破坏的速度常较缓慢，其糖尿病起病隐匿，但在感染或其他应激时可迅速恶化，发生严重高血糖，甚至出现酮症酸中毒；也有一些成年患者，可保留残存的胰岛 B 细胞功能，多年内不发生酮症酸中毒。

(2) 特发性糖尿病：该型患者具有 1 型糖尿病的表现，但没有自身免疫损伤的证据。此型患者少见，主要来自非洲或亚洲的某些种族。

2. 2 型糖尿病　2 型糖尿病多见于成年人，偶见于青少年，可伴有肥胖。在美国，约 90% 的糖尿病患者为 2 型糖尿病。其发病隐匿，许多患者在早期无典型症状，但容易出现大血管和微血管并发症。病变初期多不需要胰岛素治疗，但随着胰岛功能逐渐衰退，某些患者最终也需要外源性胰岛素治疗。此型患者很少出现自发性酮症，但在应激情况下，可诱发酮症酸中毒。

2 型糖尿病的发病机制尚不清楚，具有较强的遗传倾向，患者常有家族史。但它不是单基因疾病，而是多基因疾病，具有广泛的遗传异质性，临床表现也千差万别。

胰岛素抵抗和胰岛素分泌缺陷是 2 型糖尿病发病过程中的 2 个基本环节和特征。胰岛素抵抗是指机体对一定量胰岛素的生物学反应低于预计正常水平的一种现象，在不同种族、年龄、体力活动程度的个体中差异很大。此时，胰岛素与其受体的结合能力以及受体后效应均减弱。胰岛素介导的肌肉和

脂肪组织摄取葡萄糖的能力降低,肝糖生成增加。胰岛素分泌异常是2型糖尿病的另一个基本特征。正常人持续葡萄糖滴注可诱导胰岛素呈"双时相"分泌,第1时相出现在前10min,随后迅速下降,90min左右出现胰岛素分泌的第2时相,达峰后维持一段时间。2型糖尿病患者表现为第1时相减弱或消失,第2时相高峰延迟,因此,某些患者可出现下一餐前低血糖。持续的胰岛素抵抗可加剧胰岛素分泌异常,随着病情进展,B细胞功能逐渐降低,出现高血糖。

随着科学技术的发展,可发现某些2型糖尿病患者特殊病因,这些患者将重新分类,诊断为"其他特殊类型糖尿病"。因此,在将来2型糖尿病患者的比例有可能逐渐减少。

3. 其他特殊类型糖尿病  此类糖尿病分为8个亚型,包括以往的继发性糖尿病和已经明确病因的糖尿病。目前已知一些糖尿病的发病与胰岛B细胞功能的单基因缺陷有关。其中有代表性的是"成年人起病的青少年糖尿病"(maturity-onset diabetes of the young, MODY),其常见基因缺陷见前表87-1。

4. 妊娠糖尿病  妊娠糖尿病是指在妊娠期间首次发生或发现糖尿病,其中可能包含了一部分妊娠前已有糖耐量减低或糖尿病、孕期首次被发现的患者。而在诊断糖尿病之后妊娠者称为糖尿病合并妊娠。在我国城市,妊娠糖尿病的患病率接近5%。妊娠期间高血糖的主要危害是围生期母婴临床结局不良和死亡率增加。大部分妊娠糖尿病患者分娩后血糖恢复正常,但仍需要终身随访,有些妇女会在产后5~10年再次出现糖尿病。

【病理生理】

糖尿病时,机体各方面的代谢紊乱主要是由于胰岛素生物作用不足引起的。在糖代谢方面,葡萄糖在肝、肌肉和脂肪组织的利用减少及肝糖输出增多是发生高血糖的主要原因。在蛋白质代谢方面,表现为蛋白质合成减弱、分解代谢加速,导致负氮平衡。在脂肪代谢方面,表现为脂肪组织摄取葡萄糖及三酰甘油减少,脂肪合成减少,而血游离脂肪酸和三酰甘油浓度升高。在胰岛素极度缺乏时,脂肪组织大量分解,产生酮体,如酮体的合成超过机体对其氧化利用能力时,大量酮体堆积可形成酮症酸中毒。

【临床表现】

1. 临床阶段  目前认为,糖尿病自然病程分为3个临床阶段,即正常糖耐量(normal glucose tolerance, NGT)、糖调节受损(impaired glucose regulation, IGR)和糖尿病,其中IGR包括空腹血糖调节受损(impaired fasting glucose, IFG)和葡萄糖耐量异常(impaired glucose tolerance, IGT)(诊断标准见后)。

1型糖尿病起病较急,症状明显,有酮症倾向,需要外源性胰岛素治疗以维持生存。在患病初期,经胰岛素治疗后,部分患者的B细胞功能可有不同程度改善,胰岛素用量逐渐减少,甚至完全停用,称为"蜜月期"。这可能与葡萄糖毒性的解除有关。蜜月期通常不超过1年,随后患者再次需要胰岛素治疗。

2型糖尿病的NGT期和IGR期可能很长,患者起病较慢,症状轻。在发病初期,不需要外源性胰岛素。但随着病程的逐渐延长,患者胰岛B细胞功能逐渐减退,发生口服降糖药失效。此时,为了改善血糖控制,亦需要外源性胰岛素治疗。

2. 临床表现  各种病因的糖尿病临床表现不尽相同,综合起来,可归纳为以下几个方面。

(1)代谢紊乱症候群:各种原因导致的血糖升高后,引起渗透性利尿。患者首先出现多尿,大量的葡萄糖、电解质和水通过尿液排出体外。继而出现高渗状态,导致口渴、饮水增多。同时,为了补充损失的糖分、维持机体日常活动,患者常出现易饥和多食。但由于机体缺乏胰岛素的作用,不能充分利用葡萄糖,致使脂肪分解增多、蛋白质代谢呈负平衡,出现消瘦、疲乏无力、体重减轻,儿童则出现生长发育受阻。这些症状常被描述为"三多一少",即多尿、多饮、多食和体重减轻。1型糖尿病患者上述症状多明显而严重,2型糖尿病上述表现相对较轻。此外,由于血糖升高,可改变晶状体、房水的渗透压,引起屈光改变而导致视物模糊。患者也可出现皮肤瘙痒,尤其是女性患者可出现外阴瘙痒。

(2) 并发症和(或)伴发症：相当一部分患者无典型的"三多一少"表现，因各种急、慢性并发症(详见下文)就诊，通过化验发现血糖升高而确诊。1 型糖尿病患者可首先出现糖尿病酮症酸中毒，2 型糖尿病，尤其是老年患者，可以糖尿病非酮症高渗性昏迷为首发表现。

(3) 反应性低血糖：以胰岛素抵抗为主的 2 型糖尿病患者，由于胰岛素分泌的高峰延迟，使其餐后 3~5h 的血浆胰岛素水平不适当的增高。这与血糖降低的趋势不匹配，导致患者在下一餐前出现反应性低血糖，成为糖尿病的首发表现。

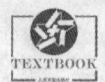

**临床提示** 糖尿病的典型症状是"三多一少"，但目前很多患者症状不典型，不要漏诊。

(4) 无症状：患者无上述各种症状，仅在常规体检或检查其他疾病时发现血糖升高，进而诊断糖尿病。

【实验室检查】

1. 血葡萄糖测定　糖尿病主要诊断依据是血糖升高，常采用葡萄糖氧化酶法测定。正常情况下，空腹静脉血浆或血清葡萄糖浓度为 3.9~6.1mmol/L。在血细胞比容正常时，血浆、血清血糖水平比全血血糖高 10%~15%。在患者进行糖尿病诊断时，主张应用静脉血浆葡萄糖测定。而毛细血管全血血糖测定因其便捷和易于操作，多用于患者的自我血糖监测。

2. 葡萄糖耐量试验　包括口服葡萄糖耐量试验(oral glucose tolerance test, OGTT)和静脉葡萄糖耐量试验(intravenous glucose tolerance test, IVGTT)。在血糖升高超出正常范围，但未达到糖尿病诊断标准时，应进行 OGTT。清晨 7:00~9:00 开始，受试者空腹 8~10h 后，口服溶于 300ml 水内的无水葡萄糖粉 75g(或 82.5g 含 1 个水分子的葡萄糖)。儿童则予每千克体重 1.75g，总量不超过 75g。糖水在 5min 内服完。从第一口服糖计时，服糖前和服糖后 2h 分别在前臂采血测血糖。试验过程中，受试者不喝茶及咖啡，不吸烟，不做剧烈运动，但也无需绝对卧床。为提高试验的准确性，试验前 3d，每日糖类摄入量不少于每日 150g，同时应停用可能影响结果的药物，如避孕药、利尿药或苯妥英钠等。

IVGTT 仅适用于胃切除后、胃空肠吻合术后、吸收不良综合征患者，或作为评价葡萄糖利用的研究手段。

3. 糖化血红蛋白测定　糖化血红蛋白是葡萄糖与血红蛋白 2 个 β 链氨基端的缬氨酸发生酮胺反应的产物，其主要形式是糖化血红蛋白 $A_{1c}$ ($HbA_{1c}$)。$HbA_{1c}$ 的含量与血糖浓度呈正相关，正常情况下，$HbA_{1c}$ 占血红蛋白总量的 4%~6%。在长期高血糖的患者中，其含量显著升高。它可反应过去 8~12 周的血糖水平，因此，成为糖尿病控制情况的重要监测指标之一。

4. 血浆胰岛素和 C 肽测定　测定血胰岛素水平对于评价胰岛 B 细胞功能有重要意义。因此，在 OGTT 的同时，常行胰岛素释放试验，以明确受试者的胰岛功能。正常人空腹血浆胰岛素为 5~20μU/ml，口服葡萄糖后，血浆胰岛素在 30~60min 上升至峰值，为基础值的 5~10 倍，3~4h 后恢复基础水平。C 肽和胰岛素以等分子数从 B 细胞释放。肝对 C 肽的摄取率较低，致使其清除速度慢，因此，周围血中 C 肽/胰岛素的比例常>5。由于 C 肽不受外源性胰岛素的影响，故能更为准确的反应 B 细胞功能。正常情况下，人基础血浆 C 肽水平约为 0.4nmol/L，葡萄糖负荷后，其水平可升高 5~6 倍。对于 1 型糖尿病患者，无论是空腹还是糖负荷后的血浆胰岛素和 C 肽均明显降低。在 2 型糖尿病早期，患者可出现高胰岛素血症，但随着病程的延长，其胰岛素水平逐渐降低。

5. 尿糖检测　尿糖与血糖具有一定相关性，尿糖阳性是诊断糖尿病的重要线索。但应注意，只有当血糖高于肾糖阈(约 10mmol/L)时，才会出现尿糖阳性，因此，尿糖阴性并不能排除糖尿病。也应注意其他情况造成的尿糖假阳性或假阴性。在并发肾小球硬化症时，肾小球滤过率降低，肾糖阈升高，此时虽然血糖升高，但尿糖呈假阴性。在某些疾病中，肾处理葡萄糖能力降低，血糖正常时，尿糖也可阳性，如 Fanconi 综合征、近曲小管功能障碍等。妊娠期间，肾小球滤过率增加、肾小管葡萄糖负荷过重，可出现尿糖阳性，需注意鉴别。

6. 自身免疫抗体检测　1型糖尿病的发病早期,患者可出现 ICA、GAD 抗体、IAA 阳性,这对糖尿病的分型有鉴别作用。随着病程延长,抗体检出率逐渐降低。

7. 其他　胰岛素绝对缺乏时,体内可形成3种主要酮体:β-羟丁酸、乙酰乙酸和丙酮。糖尿病酮症酸中毒时,血酮体显著升高,尿酮体阳性,同时引起电解质紊乱和代谢性酸中毒。糖尿病非酮症高渗性昏迷时,可出现血钠和血浆渗透压明显升高。并发糖尿病肾病时,可出现微量清蛋白(白蛋白)尿、大量蛋白尿,并逐渐出现氮质血症。同时,在血糖控制不佳时,可出现不同程度的高三酰甘油血症和高胆固醇血症,高密度脂蛋白常降低。

【诊断和鉴别诊断】

1. 糖尿病的诊断标准　血糖代谢异常的诊断切点主要依据血糖值与糖尿病并发症发生风险的关系来确定。血糖高于此切点时,患者发生慢性并发症(尤其是微血管病变)的风险陡然升高。我国目前采用 WHO(1999年)糖尿病诊断标准表87-2。

表87-2　糖尿病的诊断标准

| | |
|---|---|
| (1)糖尿病症状(高血糖导致的多饮、多食、多尿、体重下降、皮肤瘙痒、视物模糊等急性代谢紊乱表现)加随机血糖 | ≥11.1mmol/L |
| (2)空腹血糖 | ≥7.0 mmol/L |
| (3)葡萄糖负荷后 2h 血糖 | ≥11.1 mmol/L |

\* 符合任意一项即可诊断

2. 糖代谢状态分类　如前所述,糖尿病的自然病程包括正常糖耐量、IGR 和糖尿病。正常糖耐量指空腹血糖<6.1mmol/L 且 OGTT 2h 血糖<7.8mmol/L。IGR 包括 IFG 和 IGT,IFG 指空腹血糖≥6.1mmol/L 且<7.0mmol/L,OGTT 2h 血糖<7.8mmol/L,IGT 指空腹血糖<7.0mmol/L,且 OGTT 2h 血糖≥7.8mmol/L、<11.1mmol/L。

3. 妊娠糖尿病的诊断标准　所有妊娠妇女在妊娠24～28周均应进行 75g OGTT 筛查诊断妊娠糖尿病。妊娠妇女 75g OGTT 的诊断标准是空腹血糖≥5.3mmol/L,1h 血糖≥10.0mmol/L,2h 血糖≥8.6mmol/L,3h 血糖≥7.8mmol/L,2个以上时间点高于上述标准可确诊。对于有妊娠糖尿病、巨大儿分娩史、肥胖、多囊卵巢综合征、有糖尿病家族史、早孕期空腹尿糖阳性、无明原因多次自然流产史、胎儿畸形史及死胎史、新生儿肺透明膜病(新生儿呼吸窘迫综合征)分娩史等,应尽早监测血糖。

对于妊娠糖尿病还应进行分级诊断,如空腹血糖<5.8mmol/L,经饮食控制后,餐后 2h 血糖<6.7mmol/L,属于 A1 级;如空腹血糖≥5.8mmol/L 或经饮食控制后 2h 血糖≥6.7mmol/L 者,属于 A2 级,需使用胰岛素治疗。

4. 鉴别诊断　1型和2型糖尿病的鉴别:单用血糖水平不能区分是1型还是2型糖尿病。表87-3列举了1型与2型糖尿病的一些鉴别要点。但在患者起病初期进行分类有时很困难,如对诊断有任何不确定,可先做一个临时性诊断,用于指导治疗,然后依据对治疗反应重新评估和分型。

成年人晚发性自身免疫性糖尿病(latent autoimmune diabetes in adults, LADA)是免疫介导的1型糖尿病的一个亚型,但其表现类似2型糖尿病。目前,尚无统一诊断标准,较为公认的诊断要点为:①20岁以后发病,发病时多尿、多饮、多食症状明显,体重迅速降低,BMI≤25kg/m²,空腹血糖≥16.5mmol/L;②空腹血浆 C 肽≤0.4nmol/L,OGTT 1h 和(或)2hC 肽≤0.8mmol/L,呈低平曲线;③GAD 阳性;④HLA-DQ B 链 57 位为非天门冬氨酸纯合子。其中,①是基本临床特点,加上②、③、④中的任何一项就应考虑为 LADA。

## 第七篇 代谢疾病和营养疾病

表87-3 1型与2型糖尿病的鉴别

| | 1型糖尿病 | 2型糖尿病 |
|---|---|---|
| 起病年龄 | 多<25岁 | 多>40岁 |
| 起病方式 | 多急剧，少数缓起 | 缓慢 |
| 家族史 | 少有 | 多有 |
| 起病时体重 | 多正常或消瘦 | 多超重或肥胖 |
| 临床症状 | 体重下降，多尿，烦渴，多饮 | 不典型，可有黑棘皮病、多囊卵巢综合征 |
| 急性并发症 | 酮症倾向大，易发生酮症酸中毒 | 酮症倾向小，老年患者易发生非酮症性高渗昏迷 |
| 慢性并发症 | | |
| 肾病 | 30%~40%，主要死因 | 20%左右 |
| 心血管病 | 较少 | 70%左右，主要死因 |
| 脑血管病 | 较少 | 较多 |
| 胰岛素及C肽释放试验 | 低下或缺乏 | 峰值延迟或不足 |
| 糖尿病相关抗体 | 早期阳性 | 阴性 |
| 胰岛素治疗及反应 | 依赖外源性胰岛素生存，对胰岛素敏感 | 生存不依赖胰岛素，存在胰岛素抵抗 |
| 相关的自身免疫性疾病 | 并存概率高 | 并存概率低 |

【治疗】

1. **糖尿病综合控制目标** 糖尿病患者常合并高血压、血脂异常、肥胖等。因此，应针对糖尿病患者的不同特点，采用综合治疗方案，包括降糖、降压、调脂、抗凝血、控制体重、改善生活方式等。其中降糖措施又包括糖尿病患者教育和管理、饮食控制、合理运动、药物治疗、血糖监测。治疗的目的是使血糖达到或接近正常水平，纠正代谢紊乱，消除糖尿病症状，防止或延缓并发症，维持良好健康和劳动能力，保障儿童生长发育，延长寿命，降低病死率。

$HbA_{1C}$是反应血糖控制水平的主要指标之一，其水平的降低与患者微血管并发症的减少密切相关。在治疗初期建议每3个月检测1次，一旦达到治疗目标可每3~6个月检查1次。一般情况下，$HbA_{1C}$应<7%，但也应注意个体化。病程短、预期寿命长、没有并发症、未合并心血管疾病的2型糖尿病患者在不发生低血糖的情况下，应使$HbA_{1C}$水平尽可能接近正常水平。儿童、老年人、有频发低血糖倾向、预期寿命较短及合并心血管疾病或严重的急、慢性疾病患者控制目标宜适当放宽，但应避免因过度放宽控制标准而出现急性高血糖。

自我血糖监测是指糖尿病患者在家中开展的血糖监测，用以了解血糖的控制水平和波动情况，是调整血糖达标的重要措施，也是减少低血糖风险的重要手段。患者可采用便携式血糖仪进行毛细血管血糖检测。自我血糖监测适合所有的糖尿病患者，对某些特殊患者更需加强血糖监测，如妊娠期间接受胰岛素治疗的患者。自我血糖监测的时间点包括餐前血糖、餐后血糖、睡前血糖、夜间血糖、出现低血糖症状或怀疑低血糖时，以及剧烈运动前后。自我血糖监测的具体方案取决于病情、治疗目标和治疗方案。

2. **糖尿病健康教育** 限于目前医学水平，糖尿病仍然是终身性疾病，因此，应给予糖尿病患者终身密切医疗关注。其中，健康教育是基本治疗措施之一。每位糖尿病患者一旦诊断即应接受糖尿病教育，其目的是使患者充分认识糖尿病是终身疾病，目前不能根治，治疗需持之以恒，并掌握糖尿病的自我管理能力。其具体内容包括糖尿病的自然进程，临床表现，危害以及如何防治急、慢性并发症，个体化的治疗目标，个体化的生活方式干预措施和饮食计划，规律运动和运动处方，口服药、胰岛素治疗及规范的胰岛素注射技术，自我血糖监测和尿糖监测，血糖监测结果的意义和应采取的相应干预措施，口腔、皮肤、足部护理的具体技巧，特殊情况下（疾病、低血糖、应激、手术等）的应对措施。

3. **饮食治疗** 糖尿病及糖尿病前期患者都需要依据治疗目标接受个体化医学营养治疗，这是糖尿病治疗的基础,应由熟悉糖尿病治疗的营养师指导完成。饮食治疗包括以下几方面。

(1) 制定总热量:首先按照患者的性别、年龄和身高查表或按简易公式计算患者的理想体重[理想体重(kg)=身高(cm)-105],然后根据理想体重和工作性质,参照原来的生活习惯等因素,计算每日所需总热量。成年人休息状态下每日每千克体重给予热量 104～127kJ(25～30kcal),轻体力劳动 127～146kJ(30～35kcal),中度体力劳动 146～167kJ(35～40kcal),重体力劳动 167kJ(40kcal)以上。儿童、孕妇、乳母、营养不良和消瘦,以及伴有消耗性疾病者应酌情增加,肥胖者酌减,使患者恢复至理想体重的±5%左右。

(2) 糖类:膳食中糖类所提供的能量应占总能量的 50%～60%。血糖指数低的食物有利于血糖控制。蔗糖引起的血糖升高幅度与同等数量的淀粉类似,不应超过总能量的 10%,但蔗糖分解后生成的果糖易导致三酰甘油合成使体脂积聚。糖尿病患者适量摄入非营养性甜味剂是安全的。同时应注意每日定时进三餐,糖类均匀分配。

(3) 脂肪:膳食中由脂肪提供的能量不超过饮食总能量的 30%。饱和脂肪酸的摄入量不应超过总能量的 10%,不宜摄入反式脂肪酸。单不饱和脂肪酸是较好的膳食脂肪来源,在总脂肪摄入中的供能比宜达到 10%～20%。可适当提高多不饱和脂肪酸的摄入量,但不宜超过总能量摄入的 10%。食物中胆固醇摄入量<300mg/d。

(4) 蛋白质:肾功能正常的糖尿病个体,推荐蛋白质的摄入量占供能比的 10%～15%。摄入蛋白质不引起血糖升高,但可增加胰岛素的分泌反应。有显性蛋白尿的患者蛋白摄入量宜限制在每日每千克 0.8g。从肾小球滤过率下降起,即应实施低蛋白饮食,推荐蛋白质摄入量每日每千克 0.6g,同时补充复方 α-酮酸制剂。

(5) 膳食纤维:膳食纤维可延缓食物吸收,降低餐后血糖高峰,有利于改善血糖、脂代谢紊乱,并促进胃肠蠕动,防治便秘。因此,提高纤维摄入量对健康是有益的。豆类、富含纤维素的谷物类(每份食物≥5g 纤维)、水果、蔬菜和全麦食物均为膳食纤维的良好来源。建议糖尿病患者首先达到为普通人群推荐的膳食纤维摄入量,即 14g/kcal(1kcal=4.184kJ)。

(6) 其他:食盐摄入量应限制在每日 6g 以内,高血压患者应更加严格限制摄入量。限制摄入含盐量高的食物,如味精、酱油、加工食品、调味酱等。不推荐糖尿病患者饮酒,且应注意,乙醇(酒精)可能诱发使用磺脲类或胰岛素的患者出现低血糖。

4. 运动治疗 体育运动在糖尿病患者的管理中占有重要地位,应根据年龄、性别、体力、病情及有无并发症等不同条件制定合理的方案,并长期坚持。运动可增加胰岛素敏感性,有助于控制血糖。但运动治疗同样应在医师的指导下进行。血糖高于 14～16mmol/L、有明显低血糖症或者血糖波动较大、有糖尿病急性并发症及各种心、肾等器官严重慢性并发症者暂不宜运动。对于 1 型糖尿病患者,体育运动宜在餐后进行,运动量不宜过大,持续时间不宜过长,并将胰岛素改为腹壁皮下注射,以免运动时胰岛素吸收过快,致使运动后出现低血糖。对于 2 型糖尿病患者,运动频率和时间为每周至少 150min,如每周运动 5d,每次 30min。在运动量大或激烈运动时,建议患者调整食物和药物,以免发生低血糖。

5. 口服降糖药 依据作用机制不同,口服降糖药可分为胰岛素促泌药(磺脲类、格列奈类、二肽基肽酶-4 抑制药)和非胰岛素促泌药(双胍类、α-葡萄糖苷酶抑制药、噻唑烷二酮类)。在饮食和运动不能使血糖控制达标时,应及时采用包括口服药在内的药物治疗。随着病情的进展,患者多需要多种口服药联合治疗。

(1) 双胍类:双胍类药物主要作用机制是通过减少肝葡萄糖的输出和改善外周胰岛素抵抗、增加外周组织对葡萄糖的利用而降低血糖。它可改善糖代谢、降低体重,不影响血清胰岛素水平,对正常血糖者无降糖作用,单独应用一般不引起低血糖,但与胰岛素或胰岛素促泌药合用时,可增加低血糖发生的危险性。双胍类药物包括苯乙双胍和二甲双胍,苯乙双胍由于不良反应较大,已很少应用。二甲双胍适用于单纯饮食控制疗效不佳的、尤其是肥胖的 2 型糖尿病患者,可使 $HbA_{1C}$ 降低 1%～2%,并可降低体重。包括我国在内的许多国家和国际组织制定的糖尿病防治指南中,均推荐二甲双胍为 2 型糖尿病患者控制高血糖的一线用药和联合用药中的基础用药。在 1 型糖尿病患者胰岛素治疗过程中,如血糖波动较大,也可联合应用二甲双胍治疗。二甲双胍的主要不良反应是胃肠道症状,表现为口苦、金属异味、厌食、恶心、呕吐、腹泻等,在餐中服药并从小剂量开始可减轻上述症状。偶见过敏反应,表现为皮肤红斑、荨麻疹等。其罕见的严重不良反应为诱发乳酸性酸中毒,这与该药物促进无氧糖酵解、产生乳酸有关。因此,二甲双胍禁用于肾功能不全(血肌酐水平男性>132μmol/L,女性>124μmol/L,或肾小球滤过率<60ml/min)、肝功能不全、低血容量休克或心力衰竭、严重感染、酮症酸中毒或高渗性昏迷患者,对于缺氧、酗酒、妊娠或哺乳期、接受大手术的患者亦不应使用该药,同时,慎用于老年患者,在使用碘化造影剂进行造影检查时,应暂停该药。

(2)磺脲类:磺脲类药物属于胰岛素促泌药,主要作用机制是刺激 B 细胞分泌胰岛素,增加体内的胰岛素水平而降低血糖。目前,在我国上市的磺脲类药物包括格列苯脲、格列吡嗪、格列齐特、格列喹酮和格列美脲。此类药物的主要适应证是饮食治疗和体育锻炼不能使病情得到良好控制的 2 型糖尿病患者,需餐前 30min 左右服用。该类药物可使 HbA1c 降低 1%~2%,是目前许多糖尿病防治指南中推荐的治疗 2 型糖尿病的主要用药。其主要不良反应是低血糖,与剂量过大、饮食不配合、长效制剂或同时应用增强其降糖作用的药物有关。尤其多见于肝、肾功能不全和老年患者,并可能在停药后仍反复发作低血糖。该类药物也可导致体重增加,与其刺激胰岛素分泌作用有关。其他少见不良反应包括皮肤过敏、肝肾功能损害、血细胞减少等。因此,磺脲类药物不适用于 1 型糖尿病、2 型糖尿病合并严重感染、酮症酸中毒、高渗性昏迷、进行大手术、肝肾功能不全和严重慢性并发症患者,以及合并妊娠哺乳的患者。

(3)非磺脲类胰岛素促泌药:主要通过刺激胰岛素的早期分泌而降低餐后血糖,机制与磺脲类药物类似,但具有吸收快、起效快、作用时间短的特点,可降低 HbA1c 0.3%~1.5%。适用于单纯饮食控制疗效不佳的 2 型糖尿病患者,需在餐前即刻服用,可单独使用或与其他口服降糖药合用(磺脲类除外)。我国上市的此类药物包括瑞格列奈、那格列奈和米格列奈。其常见的不良反应是低血糖和体重增加,但其风险和程度较磺脲类药物轻,亦偶见胃肠道反应。

(4)α-葡萄糖苷酶抑制药:该药可通过抑制小肠黏膜上皮细胞表面 α-葡萄糖苷酶而延缓糖类在小肠上部的吸收,以降低餐后血糖。适用于单纯饮食控制疗效不佳的 2 型糖尿病患者,尤其适用于空腹血糖正常、餐后血糖升高、并以糖类为主要食物成分的患者,进餐时同服。此类药物可使 HbA1c 降低 0.5%~0.8%,可与其他降糖药物合用。国内常用的药包括阿卡波糖和伏格列波糖。常见不良反应为胃肠道反应,如腹胀、排气等。该类药物不增加体重,并有使体重降低的趋势。单独服用通常不发生低血糖,但合用此类药物的患者如出现低血糖,治疗时需使用葡萄糖。该类药物不宜用于肠道疾病、血肌酐升高、肝硬化、妊娠、哺乳、合并感染、创伤、酮症酸中毒者,也不宜用于 18 岁以下儿童或对其过敏者。

(5)噻唑烷二酮类(thiazolidinediones,TZD):主要通过增加靶细胞对胰岛素的敏感性而降低血糖,属于胰岛素增敏药,可明显减轻胰岛素抵抗。适用于单纯饮食控制疗效不佳的 2 型糖尿病患者,或其他药物疗效不佳、特别是存在胰岛素抵抗的 2 型糖尿病患者,可使 HbA1c 降低 1.0%~1.5%。该类药物主要包括罗格列酮和吡格列酮。单独使用不导致低血糖,但与联合使用时可增加低血糖发生的风险。体重增加和水肿是此类药物常见的不良反应,尤其是与胰岛素合用时更加明显。其他的不良反应包括肝功能异常、骨折和心力衰竭的风险增加、头痛、恶心、贫血等。因此,该药禁用于严重和急性心力衰竭、严重骨质疏松和骨折病史、转氨酶高于正常上限 2.5 倍者,亦不适用于 1 型糖尿病和酮症酸中毒患者。

(6)二肽基肽酶-4(Dipeptidyl Peptidase-4,DPP-4)抑制药:此类药物可通过抑制 DPP-4 而减少胰高血糖素样肽-1(glucagon-like peptide-1,GLP-1)在体内的失活,增加 GLP-1 在体内的水平。GLP-1 以葡萄糖浓度依赖方式增加胰岛素分泌,抑制胰高糖素分泌,发挥降糖作用。可使 HbA1c 降低 1.0%。国内上市的 DPP-4 抑制药包括西格列汀、沙格列汀和维格列汀。单独使用不增加低血糖风险,也不增加体重。但对肾功不全的患者,应酌情减量。

6. GLP-1 受体激动药  GLP-1 受体激动药通过刺激 GLP-1 受体,以葡萄糖浓度依赖的方式增加胰岛素分泌、抑制胰高糖素分泌,并延缓胃排空、抑制中枢性食欲来减少进食量,从而发挥降糖作用。目前国内上市的该类药物包括艾塞那肽和利拉鲁肽,均需皮下注射,可使 HbA1c 降低 0.8%。GLP-1 受体激动药有显著的降低体重作用,单独应用不增加低血糖风险。其常见不良反应为胃肠道反应,包括恶心、呕吐等,多为轻度至中度,主见于初始治疗时,可随治疗时间的延长而逐渐减轻。有胰腺炎病史的患者禁用此类药物。

7. **胰岛素治疗** 胰岛素治疗是控制高血糖的重要手段。其主要适应证包括:①1 型糖尿病;②糖尿病酮症酸中毒、高渗性昏迷和乳酸性酸中毒伴高血糖;③合并重症感染、消耗性疾病、视网膜病变、肾病、神经病变、急性心肌梗死、脑血管意外等急慢性并发症;④外科治疗的围术期;⑤妊娠和分娩;⑥2 型糖尿病患者经饮食和口服降糖药治疗未获得良好控制者;⑦全胰腺切除引起的继发性糖尿病;⑧应激状态;⑨长期应用糖皮质激素引起的高血糖。

根据来源和化学结构的不同,胰岛素可分为动物胰岛素、人胰岛素和胰岛素类似物。根据作用特点的差异,胰岛素可分为超短效胰岛素类似物、常规(短效)胰岛素、中效胰岛素、长效胰岛素(包括长效胰岛素类似物)和预混胰岛素(包括预混胰岛素类似物)。

无论哪一种类型糖尿病,胰岛素治疗均应在饮食和运动治疗基础上进行。起始治疗时,可应用中、长效基础胰岛素或预混胰岛素治疗。在充分调整剂量的基础上,如血糖水平不能达标或反复出现低血糖,则需进一步优化治疗方案。可采用餐时+基础胰岛素进行强化治疗,有条件者也可采用胰岛素泵进行持续皮下胰岛素输注治疗。

胰岛素治疗的主要不良反应是低血糖反应,与剂量过大和(或)饮食失调有关,具体表现见急性并发症。胰岛素治疗初期可因水钠潴留作用发生轻度水肿,多可自行缓解。部分患者注射胰岛素后出现视物模糊,与晶状体屈光改变有关,常于数周内自然缓解。胰岛素制剂也具有抗原性和致敏性,这与胰岛素制剂的种属和杂质有关。牛胰岛素的抗原性最强,其次为猪胰岛素,人胰岛素最弱。

8. **手术治疗** 肥胖是 2 型糖尿病常见的合并症,显著增加心血管病变的发生风险。研究显示,手术治疗可明显改善肥胖伴 2 型糖尿病患者的血糖控制,也可降低非糖尿病肥胖患者糖尿病的发生风险。多个国家的糖尿病治疗指南均认可代谢手术是治疗伴有肥胖的 2 型糖尿病的手段之一。但手术治疗亦有一定的短期和长期风险,该治疗的长期有效性和安全性尚有待评估。常用术式包括腹腔镜下可调节胃束带术和胃旁路术。术后并发症包括深静脉血栓形成、肺栓塞、出血、吻合口瘘、胆道梗阻、溃疡等,因此,应严格选择患者的适应证,术后应严密随访。

9. **胰腺和胰岛细胞移植** 胰腺或胰岛细胞移植可解除患者对胰岛素的依赖,改善生活质量,适用于 1 型糖尿病。胰-肾联合移植适用于合并糖尿病肾病肾功能不全的 1 型糖尿病患者。但手术术式复杂、并发症严重,且术后需终身抗排斥治疗,因此,只限于在技术精良、经验丰富的中心进行,其普及仍有一定困难。

10. **妊娠糖尿病的治疗** 受孕时和整个妊娠期血糖的良好控制,对确保母婴安全至关重要。妊娠期间的饮食控制应既能保证孕妇和胎儿的能量需要,又能维持血糖在正常范围,而且不发生饥饿性酮症。尽可能选择低升糖指数的糖类。鼓励通过自我血糖监测检查血糖,有条件者每日测定空腹和餐后血糖 4~6 次。血糖控制的目标是空腹、餐前或睡前血糖 3.3~5.3mmol/L,餐后 1h≤7.8mmol/L,或餐后 2h≤6.7mmol/L,HbA1c 应尽可能控制在 6.0% 以下。避免使用口服降糖药,通过饮食治疗血糖不能控制时,应使用胰岛素治疗。在分娩时和产后应加强血糖监测,及时调整胰岛素用量,保持良好的血糖控制,并避免出现低血糖。分娩后血糖正常者可停用胰岛素,并在产后 6 周重新评估糖代谢情况,并进行终身随访。

【并发症】

1. 急性并发症

(1) 糖尿病酮症酸中毒(diabetic ketoacidosis,DKA):DKA 可以是未诊断的 1 型糖尿病患者的首发表现,是由于胰岛素不足和升糖激素不适当升高引起的糖、脂肪和蛋白质代谢严重紊乱。1 型糖尿病有自发性 DKA 倾向,2 型糖尿病患者在一定条件下也可发生 DKA。

常见诱因包括急性感染、胰岛素不适当减量或突然中断、饮食不当、胃肠疾病、脑卒中、心肌梗死、创伤、手术、妊娠分娩、精神刺激等。

临床表现：DKA分为轻度、中度和重度。轻度者仅有酮症而无酸中毒，中度者可出现轻度至中度酸中毒，重度者是指酸中毒伴有意识障碍，或虽无意识障碍，但二氧化碳结合力低于10mmol/L。其临床表现包括多尿、多饮和乏力症状加重。失代偿时出现食欲减退、恶心、呕吐，常伴有头痛、烦躁、嗜睡等症，呼吸深大，且有烂苹果味（丙酮气味）。少数患者可伴有腹痛，酷似急腹症。病情进展，可出现严重失水，患者尿量减少、皮肤黏膜干燥、眼球下陷、脉搏细速、血压下降、四肢厥冷，最终可导致各种反射迟钝或消失，以致昏迷。

实验室检查和诊断：实验室检查可发现患者尿糖、尿酮体阳性或强阳性。血酮体增高，多在4.8mmol/L以上，血糖升高，多在16.7~33.3mmol/L，如超过33.3mmol/L则多伴有高渗性高血糖状态或肾功能障碍。二氧化碳结合力降低，血pH<7.35，碱剩余负值增大，阴离子间隙增大，呈现代谢性酸中毒表现。治疗前，血钾高低不定，治疗时如不及时补钾可出现严重低钾血症。血钠、血氯降低，血尿素氮和肌酐轻度升高，血浆渗透压轻度升高，部分患者血清淀粉酶升高。即使无合并感染，也可出现白细胞计数和中性粒细胞比值升高。因此，对于昏迷、酸中毒、失水、休克的患者，均应考虑DKA的可能。

治疗：①补液。补液是抢救DKA首要的、关键的措施。患者常有重度失水，补液治疗可纠正失水、补足血容量、恢复肾灌注，在此基础上，胰岛素的生物效应才能充分发挥。补液速度应先快后慢，如无禁忌，可在2h内输注2 000ml，以便快速补充血容量，此后根据血压、心率、尿量及其周围循环状况决定输液速度。开始阶段患者血糖较高，多使用生理盐水，当血糖降至13.9mmol/L左右，可选择5%葡萄糖溶液，并酌情加入胰岛素。患者清醒后，鼓励其口服饮水。②胰岛素治疗。一般采用小剂量胰岛素治疗，开始时为0.1U/(kg·h)，血糖每小时降低2.8~4.2mmol/L为宜。通常将胰岛素加入生理盐水静脉滴注，当血糖降至13.9mmol/L时，改为5%葡萄糖溶液并加入普通胰岛素（每3~4g葡萄糖加入1U胰岛素）。③纠正电解质紊乱和酸中毒。在开始补液和胰岛素治疗后，如患者尿量正常、血钾低于5.5mmol/L，可静脉补钾。在治疗前已有严重低血钾者（<3.3mmol/L），应立即补钾，当血钾升至3.5mmol/L以上时，再开始胰岛素治疗，以免发生心律失常、心搏骤停和呼吸肌麻痹。血pH在7.0以下时，应适当补碱，以碳酸氢钠为宜，直到pH升到7.0以上；④纠正诱因和治疗并发症，如休克、感染、心力衰竭和心律失常、脑水肿和肾衰竭等。⑤预防。保持良好的血糖控制，预防和及时治疗感染和其他诱因，加强糖尿病教育，增强糖尿病患者和家属对DKA的认识，是预防DKA的主要措施，有利于本病的早期诊断和治疗。

(2) 高血糖高渗透压综合征(hyperglycemia hyperosmolar state, HHS)：简称为高渗性昏迷，是糖尿病的严重急性并发症之一。多见于老年人，约2/3患者发病前无糖尿病病史，或仅有轻度症状。常见诱因包括感染、急性胃肠炎、胰腺炎、脑血管意外、严重肾疾患、血液或腹膜透析、静脉内高营养、不合理限制水分，以及某些药物（糖皮质激素、免疫抑制药、噻嗪类利尿药、β受体阻滞药）。

高渗性昏迷发病比较隐匿，主要包括严重失水和神经系统表现。起病时可有多尿、多饮，但多食不明显。失水随病程进展逐渐加重，出现神经精神症状，表现为嗜睡、幻觉、定向障碍、偏盲、上肢粗震颤、局限性或全身性癫痫样抽搐、一过性单瘫或偏瘫等，最后可出现昏迷。患者就诊时常已有显著失水甚至休克，意识状态模糊甚至昏迷，但无酸中毒样深大呼吸。

实验室检查常发现尿比重升高，尿糖呈强阳性，尿酮体阴性或弱阳性，常伴有蛋白尿和管型尿。血糖明显升高，多为33.3~66.6mmol/L。血钠多升高，达155mmol/L以上，血浆渗透压显著升高，一般在350mOsm/L以上。血酮体正常或稍高。

治疗与DKA类似，应积极补液，纠正脱水，开始宜输注生理盐水，以免血浆渗透压下降过快，造成脑水肿。同时应用小剂量胰岛素静脉输注控制血糖。最后，也应注意纠正电解质紊乱和酸碱平衡失调、去除诱因和纠正并发症。由于患者长时间组织缺氧，在治疗过程中，细胞内、外液渗透压下降速率不平衡，可能导致脑水肿，因此，应密切观察患者精神状态。

高渗性昏迷的预后不良,死亡率为 DKA 的 10 倍以上,抢救失败的主要原因是高龄、严重感染、重度心力衰竭、肾衰竭、急性心肌梗死和脑梗死等。

(3)乳酸性酸中毒:乳酸是葡萄糖无氧酵解的产物,正常情况下,其来源主要是红细胞、骨骼肌、皮肤和脑细胞,可通过肝被摄取利用。当过多的乳酸堆积在血液中时,产生高乳酸血症,进一步出现血 pH 降低,即为乳酸性酸中毒。糖尿病合并乳酸性酸中毒的发生率较低,但病死率很高,大多发生在伴有肝、肾功能不全或慢性心肺功能不全等缺氧性疾病患者,尤其是服用苯乙双胍者。其临床表现为无力、厌食、恶心或呕吐、呼吸深大、嗜睡,多有服用双胍类药物史。实验室检查可发现明显酸中毒,但血、尿酮体不高,血乳酸水平升高。在治疗上,应积极扩容补液,纠正脱水,尽早补碱,必要时可透析,去除诱发因素。在预防上,应严格掌握双胍类药物的适应证,对伴有肝、肾功能不全、慢性缺氧性心肺疾病及一般情况差的患者应慎重。

(4)低血糖:糖尿病低血糖是指糖尿病患者在药物治疗过程中发生的血糖过低。降糖药物剂量变化、饮食减少、运动量增加、乙醇(酒精)摄入等均可诱发低血糖。对于接受药物治疗的糖尿病患者,只要血糖≤3.9mmol/L 就属于低血糖范畴。糖尿病患者常伴有自主神经功能障碍,影响机体对血糖的调节,增加了严重低血糖的风险。引起低血糖的降糖药物包括胰岛素、磺脲类和非磺脲类胰岛素促泌药、GLP-1 受体激动药。其他降糖药单独应用不发生低血糖,但与上述药物合用可增加低血糖风险。其临床表现包括交感神经兴奋和中枢神经系统症状,前者包括心悸、焦虑、出汗、饥饿感等,后者包括神志改变、认知障碍、抽搐和昏迷。老年患者发生低血糖时可表现为行为异常或其他非典型症状。有些患者屡次发生低血糖后,可出现无先兆症状的低血糖昏迷。因此,糖尿病患者应常规备有糖类食品,在血糖≤3.9mmol/L 时即及时补充。严重低血糖需要给予 50% 葡萄糖溶液静脉推注或胰高糖素肌内注射治疗,酌情应用糖皮质激素。

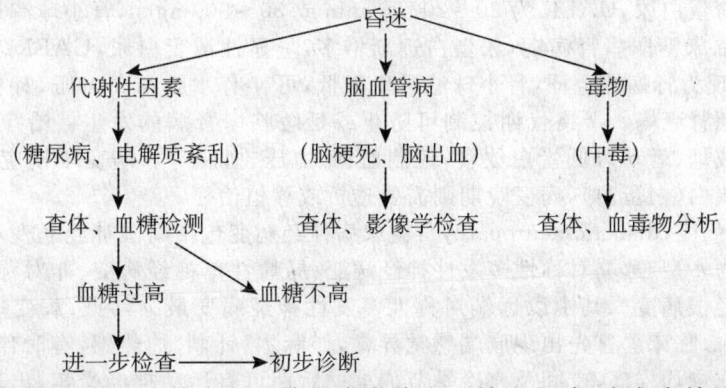

**问题讨论** 患者女性,65 岁,多饮、多尿 2 周,嗜睡 2d。查体示神志模糊,血压 100/70mmHg,心率 96/min,皮肤黏膜干燥。有糖尿病家族史。请分析该患者应考虑哪些问题?怎样进行进一步检查?请指出排查要点。

关键问题:昏迷有无诱因?有无糖尿病病史?是否接触相关药物?有无伴随症状?

追踪路径:

诊断要点:中老年+多饮多尿+糖尿病家族史+神志欠清,应考虑糖尿病相关性昏迷,先通过血糖检查确定有无糖尿病,再通过其他生化检查、血气检查等明确诊断。

2. 慢性并发症　糖尿病的慢性并发症可遍及全身各个重要器官,与遗传易感性、高血糖、氧化应激、非酶糖化、多元醇代谢旁路、蛋白激酶 C、血流动力学改变和血小板功能异常等有关。

(1)大血管病变:糖尿病大血管病变主要表现为心脑血管病变和下肢血管病变。与非糖尿病人群相比,糖尿病人群动脉粥样硬化的患病率高、发病年龄轻,病情进展也较快。

①心脑血管病变:糖尿病是心脑血管疾患的独立危险因素,糖尿病患者冠心病、高血压、缺血性

或出血性脑血管病的患病率均显著升高。空腹和餐后 2h 血糖升高,即使未达到糖尿病的诊断标准,也可造成心脑血管病发生的风险增加。因此在糖尿病确诊时及以后,应至少每年评估心脑血管病变的危险因素。在治疗上,除控制血糖外,还应严格控制血压、调整血脂和抗血小板治疗。血压控制的目标为<130/80mmHg,首选血管紧张素受体Ⅱ拮抗药(ARB)或血管紧张素转换酶抑制药(ACEI),必要时可联合多种药物治疗。调脂治疗时,首选他汀类药物,并将降低低密度脂蛋白(LDL-C)作为首要目标。在抗血小板治疗方面,如无明显禁忌证,可长期使用阿司匹林,每日剂量为 75~100mg。

②下肢血管病变:下肢血管病变主要表现为下肢动脉狭窄或闭塞。它不是糖尿病的特异性并发症,但糖尿病患者发病率明显升高。表现为下肢疼痛、感觉异常,10%~20%的患者有间歇性跛行,严重者可导致下肢缺血性溃疡和截肢。明确诊断后,可应用血管扩张药治疗,如前列腺素 E、贝前列素钠、西洛他唑、己酮可可碱等。内科治疗无效时,可选血管成形术(经皮血管球囊成形术、血管内支架置入术)或外科手术(血管旁路手术、交感神经切除术)治疗。

(2)微血管病变:微血管是指微小动脉和微小静脉之间,管腔直径在 100μm 以下的毛细血管及微血管网。微循环障碍、微血管瘤形成和微血管基底膜增厚,是糖尿病微血管病变的典型改变。主要表现的视网膜、肾、神经和心肌组织,其中尤其糖尿病视网膜病变和糖尿病肾病最为重要。

①糖尿病视网膜病变(diabetic retinopathy):是糖尿病微血管病变的重要表现,亦是造成失明的主要原因。糖尿病病程超过 10 年,大部分患者均合并程度不同的糖尿病视网膜病变。按眼底改变可分为两大类,共 6 期。Ⅰ期,微血管瘤和小出血点;Ⅱ期,微血管瘤,出血合并硬性渗出;Ⅲ期,出现棉絮状软性渗出;Ⅳ期,新生血管生成,玻璃体出血;Ⅴ期,纤维血管增殖,玻璃体机化;Ⅵ期,牵拉性视网膜剥离,导致失明。其中Ⅰ~Ⅲ期为非增殖性视网膜病变,也称为背景期视网膜病变,Ⅳ~Ⅵ期为增殖性视网膜病变。患者一经诊断为糖尿病,即应接受眼科检查,并定期随访。严格控制血糖是防治视网膜病变的基本措施,口服降糖药治疗的患者,一旦发现视网膜病变进展迅速或以进入增殖期,应改用胰岛素治疗。对于视网膜渗漏及视盘新生血管者应尽早应用激光治疗,争取保存视力。

②糖尿病肾病(diabetic nephropathy):糖尿病肾病是导致肾衰竭的常见原因,常见于病程在 10 年以上的糖尿病患者。其特征性病理改变为结节性肾小球硬化。1 型糖尿病肾病分为 5 期,2 型糖尿病肾损害也可参考该分期。Ⅰ期,肾体积增大,肾小球滤过率升高。Ⅱ期,正常清蛋白(白蛋白)尿期,尿清蛋白排泄率(UAER)多在正常范围内(<20μg/min 或<30mg/d)。Ⅲ期,早期糖尿病肾病,表现为持续性微量清蛋白尿,UAER 为 20~200μg/min 或 30~300mg/d,肾小球滤过率降至正常,血压轻度升高;Ⅳ期,临床糖尿病肾病期,尿蛋白逐渐增多,呈显性清蛋白尿,UAER>200μg/min 或<300mg/d,部分可表现为肾病综合征,肾小球滤过率降低,可伴有水肿和高血压,肾功能逐渐减退;Ⅴ期,尿毒症,即终末期肾衰竭。严格代谢控制可防止或延缓临床肾病的发生。治疗上应首先改变生活方式(控制体重、戒烟、运动),低蛋白饮食,控制血糖、血压、血脂等。病变早期应用 ACEI 或 ARB 类药物可减少尿清蛋白(白蛋白),病变晚期则需要透析或移植治疗。

(3)糖尿病神经病变(diabetic neuropathy):糖尿病神经病变包括周围神经病变和自主神经病变。周围神经病变可分为 4 型,远端对称性多发性神经病变、局灶性单神经病变、非对称性的多发局灶性神经病变和多发神经根病变。其中以远端对称性多发性神经病变最为常见,病变呈对称性,缓慢进展,下肢较上肢明显。临床上首先出现肢端感觉异常,伴麻木、针刺、灼热感,有时伴过敏。随后出现肢痛,呈隐痛、刺痛或烧灼样痛,夜间及寒冷季节加重。后期可有运动神经受累,出现肌张力减弱、肌力减弱,以至肌萎缩和瘫痪。单神经病变主要累及脑神经,以动眼神经和展神经麻痹较常见,有自发缓解趋势。自主神经病变可影响胃肠、心血管、泌尿系统和性功能。表现为瞳孔改变(缩小且不规则、光反射消失),排汗异常(无汗、少汗或多汗),胃排空延迟(胃轻瘫)、腹泻、便秘等胃肠功能失调,直立性低血压、持续心动过速等心血管自主神经功能失常,以及残余尿量增加、尿失禁、尿潴留、阳痿等。治疗上应积极控制血糖、抗氧化应激、改善微循环、改善代谢紊乱以及营养神经,同时,对于疼痛明显的患者可对症止疼。

(4)糖尿病皮肤病变:糖尿病皮肤病变的改变呈多样性,发病机制尚不十分清楚。常见萎缩性褐色斑点,多位于胫前皮肤。糖尿病水疱病,也称糖尿病大疱,表现为手、足末端反复出现水疱。

(5)糖尿病足:糖尿病足的基本发病因素是神经病变、血管病变和感染,这些因素共同作用可导致组织的溃疡和坏疽。神经病变导致感觉缺乏,使糖尿病患者失去了足的自我保护作用,足容易受到损伤。自主神经病变造成的皮肤干燥、开裂,周围血管病变可导致局部缺血,这些均可促进糖尿病足的发生发展。糖尿病足溃疡的患者容易合并感染,而感染又是加重糖尿病足溃疡甚至是导致患者截肢的重要因素。因此,对于高危人群,应定期筛查,积极预防糖尿病足的发生。治疗上,应注意改善血液供应、修复神经、积极抗感染,降低截肢率。

3. 感染　糖尿病患者经常发生疖、痈等皮肤化脓性感染,可反复发生,有时可引起败血症或脓毒血症。真菌感染可导致足癣、股癣等,女性可出现真菌性阴道炎,多为白色念珠菌感染所致。尿路感染中以肾盂肾炎和膀胱炎最为常见,反复发作可转为慢性。糖尿病合并肺结核的发生率也较非糖尿病患者高,病灶呈渗出干酪性,易扩散,形成空洞,且下叶病灶较多见。

【预防】

在糖尿病的防治中,应采用三级预防。一级预防的目标是预防糖尿病的发生;二级预防的目标是在已经诊断糖尿病的患者中预防糖尿病并发症的发生;三级预防的目标是减少已发生的糖尿病并发症的进展,降低致残率和死亡率,改善患者的生存质量。

在条件允许时,应针对高危人群进行血糖筛查。高危人群包括糖调节受损者、年龄≥45岁、超重或肥胖者、2型糖尿病的一级亲属、高危种族、有巨大儿生产史或妊娠糖尿病病史、高血压、血脂异常、心脑血管疾病患者、有一过性糖皮质激素诱发糖尿病病史者、BMI≥28kg/m² 的多囊卵巢综合征者、严重精神病和(或)接受抗抑郁症药物治疗的患者,以及静坐生活方式者。筛查方法推荐采用OGTT。如果结果正常,3年后应重复检查。

【复习指导】

1. 糖尿病的分型:①1型糖尿病;②2型糖尿病;③其他特殊类型糖尿病;④妊娠糖尿病。
2. 糖尿病典型的代谢紊乱症状:"三多一少",即多尿、多饮、多食、体重减轻。1型糖尿病起病时常较明显,2型糖尿病多不典型。
3. 糖尿病的诊断:①空腹血糖≥7.0mmol/L或随机血糖≥11.1mmol/L,可诊断为糖尿病;②空腹血糖<6.1mmol/L,且OGTT 2h血糖<7.8mmol/L为正常;③空腹血糖≥6.1mmol/L但<7.0mmol/L,诊断为IFG,需进行OGTT,OGTT2h血糖≥11.1mmol/L,可诊断为糖尿病,≥7.8mmol/L但<11.1mmol/L,诊断为IGT。
4. 糖尿病的治疗:①糖尿病健康教育和监测主要包括血糖和糖化血红蛋白监测。②饮食治疗是治疗的基础。③运动疗法。④药物治疗:口服药,双胍类,磺脲类,非磺脲类胰岛素促泌药,α-葡萄糖苷酶抑制药,噻唑烷二酮类,二肽基肽酶-4抑制药;胰高糖素样多肽-1类似物;胰岛素。
5. 糖尿病的急性并发症:①糖尿病酮症酸中毒。感染、治疗不当、应激等情况下出现。表现为恶心、呕吐、深大呼吸,有烂苹果味,可有脱水、低血容量休克、昏迷。尿糖、尿酮体强阳性,血糖、血酮体升高,代谢性酸中毒。治疗主要包括补液、胰岛素、纠正电解质紊乱和酸中毒。②糖尿病非酮症性高渗性昏迷。多见于老年人,表现为失水、休克、甚至神志模糊或昏迷,可有局限性或全身性癫痫、一过性偏瘫,无酸中毒时的深大呼吸。尿糖强阳性,尿酮体阴性,血糖显著升高,血钠、血浆渗透压升高。治疗主要为补液、胰岛素治疗。
6. 糖尿病慢性并发症:①大血管并发症。主要表现为冠心病、缺血性或出血性脑血管病、高血压、下肢疼痛和感觉异常、间歇性跛行、肢体坏疽。②微血管并发症。主要包括糖尿病视网膜病变(Ⅵ期)和糖尿病肾病(Ⅴ期),多见于病程在10年以上的糖尿病病人。③神经病变。周围神经病变可出现感觉异常和运动异常,自主神经病变可导致胃轻瘫、腹泻、便秘、尿潴留、阳萎等。

(朱　梅)

# 第88章 低血糖症
## chapter 88

> **学习要求**
>
> 学习低血糖症的诊断标准和急救措施,了解低血糖症的诊断流程,能够进行低血糖症病因分析。

低血糖症(hypoglycemia)是一组多病因引起的以血浆葡萄糖浓度降低为特征的综合征。

【病因与分类】

> **临床提示** 低血糖症发作的时间是病因诊断的重要线索。

根据低血糖发生时间与进食的关系,低血糖症可分为空腹低血糖症和餐后低血糖症。空腹低血糖症多由于低血糖时不适当的高胰岛素分泌造成,餐后低血糖症多见于功能性疾病,但某些器质性疾病也有此表现(表88-1)。

表88-1 低血糖症病因分类

| |
|---|
| (一)空腹低血糖症 |
| 1. 药物性:外源性胰岛素、磺脲类降糖药物、喷他脒、奎宁、水杨酸盐等 |
| 2. 重症疾病:心力衰竭、肝衰竭、肾衰竭、脓毒血症、营养不良症 |
| 3. 升糖激素缺乏:皮质醇、生长激素、胰高血糖素、肾上腺素等单一或多种激素缺乏 |
| 4. 内源性胰岛素分泌过多:胰岛 B 细胞疾病(胰岛素瘤、胰岛细胞增生)、婴儿持续性低血糖高胰岛素血症(PHHI)、非胰岛素瘤性的胰源性低血糖综合征(NIPHS);自身免疫性低血糖(胰岛素抗体、胰岛素受体抗体、胰岛 B 细胞抗体)、异位胰岛素分泌 |
| 5. 胰外肿瘤 |
| (二)餐后(反应性)低血糖症 |
| 1. 先天性糖代谢酶缺乏:遗传性果糖不耐受症、半乳糖血症 |
| 2. 特发性反应性低血糖症 |
| 3. 滋养性低血糖(包括倾倒综合征) |
| 4. 2 型糖尿病早期出现的餐后低血糖症 |

【病理生理】

葡萄糖是脑组织最主要的能量来源,脑组织消耗的葡萄糖占体内葡萄糖消耗总量的60%左右。血糖下降至2.8~3.0mmol/L,一方面内源性胰岛素分泌受到抑制,另一方面下丘脑肾上腺皮质激素释放激素(CRH)、生长激素释放激素(GHRH)等细胞兴奋,GH、ACTH等激素释放、垂体-肾上腺轴激活,出现交感神经兴奋症状。如果血糖下降至2.5~2.8mmol/L,持续得不到纠正,即出现急性脑病样症状,受累顺序一般为大脑皮质→皮质下中枢(包括基底节)→下丘脑→自主神经中枢→延髓;低血糖纠正后,按上述顺序逆向恢复。

【临床表现】

诱发低血糖症状的血糖值称为低血糖反应糖阈值(glycemic threshold for response of hypoglycemia,GTRH),一般约在3mmol/L会出现交感神经兴奋症状,血糖降至2.5mmol/L时出现脑功能紊乱症状。

1. 交感神经兴奋症状　表现为进行性极度饥饿、大汗淋漓、焦虑、心悸、紧张、颤抖、面色苍白、情绪激动等,查体可发现血压升高、皮肤湿润、心动过速等。

2. 脑功能紊乱症状　中枢神经的表现轻重不一,初期表现为注意力不集中、思维语言迟钝、头晕软弱、倦怠乏力、视物不清、步态不稳等,并可有幻觉、易怒、幼稚动作、怪异行为等精神症状,查体可有单侧或双侧瘫痪、病理征阳性等。如果脑缺糖时间较长,可引起神志改变、认知改变、抽搐或昏迷,严重低血糖常导致永久性脑损伤。低血糖症临床表现取决于低血糖发生的速度、低血糖的程度和持续时间、机体对于低血糖的反应性、个体年龄等多个因素。血糖下降速度越快、血糖降低程度越重、持续时间越长、年龄越大,则低血糖的症状越重。低血糖症状在不同个体,表现差异较大,而在同一个体可基本相似。

低血糖反应(reactive hypoglycemia),指患者出现明显的交感神经兴奋症状,而血糖值＞2.8mmol/L,多见于糖尿病患者,一般与血糖下降速度过快有关。

【诊断与鉴别诊断】

1. 低血糖症的确立　低血糖症的诊断基于whipple三联征:①低血糖症状;②发作时血糖＜2.8mmol/L;③供糖后低血糖症状迅速缓解。如果高度怀疑空腹低血糖症,而血糖正常或处于临界值,可行禁食试验明确诊断,如果禁食72h不能诱发低血糖症,可基本排除。流程见图88-1。

2. 实验室检查

(1)血浆胰岛素原和C肽测定:低血糖发作时,测定血糖,同时测定胰岛素、胰岛素原和C肽,如果空腹血糖＜2.5mmol/L,免疫发光法测得的胰岛素＞18pmol/L(3μU/ml),C肽＞200pmol/L,胰岛素原＞5pmol/L,提示内源性高胰岛素血症;如果胰岛素水平增高,而胰岛素原和C肽水平降低,则考虑外源性胰岛素所致。

(2)胰岛素释放指数:正常人空腹血糖低于2.2mmol/L时,血浆胰岛素水平应低于5μU/ml;空腹血糖低于1.67mmol/L,胰岛素分泌应该停止。在低血糖的前提下,胰岛素(μU/ml)与血糖(mg/dl)的比值(胰岛素释放指数),正常人应＜0.3,如果值＞0.3,则提示内源性高胰岛素性低血糖症。

(3)饥饿试验:如果高度怀(Whipple三联征)疑空腹低血糖,而患者血糖处于临界状态或血糖正常,可行饥饿试验,试验期间应鼓励患者运动。如果患者72h禁食,无低血糖发作,则可排除低血糖症。目前研究指出,2/3的胰岛素瘤患者24h禁食就可确诊,＞90%的患者48h禁食试验可确诊。

【治疗】

尽快地纠正低血糖症,确认导致低血糖症的各种潜在病因。

1. 低血糖发作的处理　轻症者,可立刻进食糖果、糖水、含糖饮料和馒头的糖类食物,症状较重或意识障碍者,立即静脉注射50%的葡萄糖注射液60~100ml,继以静脉滴注5%~10%的葡萄糖注射液,必要时可皮下或静注胰高血糖素1mg或静脉滴注氢化可的松50~100mg。

2. 病因治疗　如果确诊为低血糖症,应积极寻找病因,并进行对因治疗。药源性低血糖应调整药物用量或停药;胰岛细胞瘤可行手术治疗;升糖激素缺乏可行相应激素替代治疗。

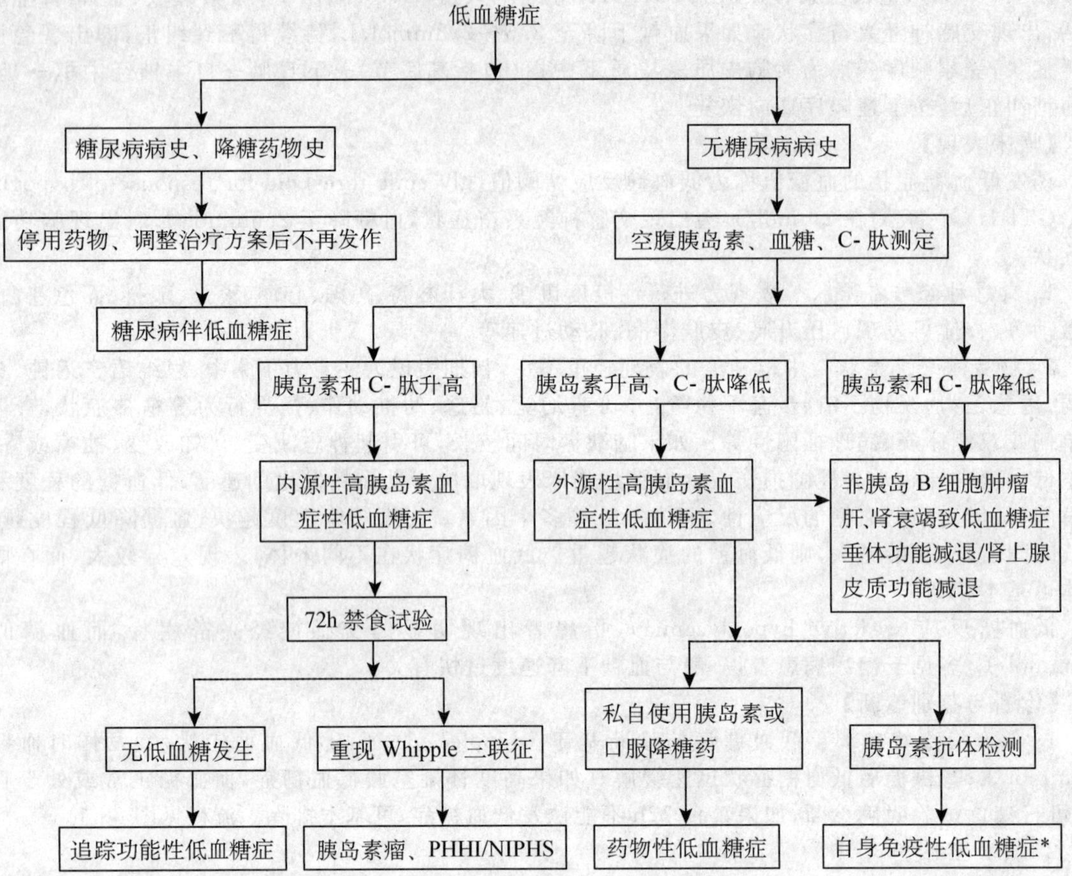

**图 88-1　低血糖症的诊断流程**
＊胰岛素自身抗体所致的低血糖症时，游离 C-肽降低

#### 附　常见的低血糖症

1. **药源性低血糖症**　由于磺脲类降糖药物、非磺脲类促泌药和胰岛素制剂应用所造成的低血糖症，为临床低血糖症最常见的原因，尤其见于使用中长效制剂的老年人。低血糖的发生与降糖药物剂量过大、摄食不足、不适当运动有关，老年人肝、肾功能受损、饮酒也是低血糖的常见原因。

2. **餐后低血糖症**

(1) 特发性餐后低血糖症：是餐后低血糖症中最常见的原因（约占 70%），多见于情绪不稳定、神经质女性，多发生在早餐后 1.5~3h，低血糖症状明显而测定血糖值不低，可自行缓解。

(2) 滋养性低血糖：多见于胃大部切除术后，与食物过快的进入小肠刺激胃肠激素分泌有关，低血糖多出现于进餐后 1~1.5h。

(3) 2 型糖尿病早期：因患者 B 细胞功能减退，餐后早时相胰岛素分泌高峰消失，晚时相胰岛素分泌水平增高和胰岛素释放高峰后移，与餐后血糖水平不匹配，因此在进餐后 3~4h 发生低血糖症状。

3. **胰岛细胞瘤**　是器质性低血糖症最常见的原因，发病率每年约为 1/25 万病人，90% 的 B 细胞瘤为良性。胰岛细胞瘤以散发为主（单个腺瘤约占 90%，多个腺瘤约占 10%），弥漫性胰岛 B 细胞增生罕见，肿瘤多位于胰腺内，胰头、体、尾分布概率基本相等，异位者少见。胰岛细胞瘤也可为常染色显性多发内分泌肿瘤 Ⅰ 型（MEN-1）的组成部分，与甲状旁腺瘤、垂体瘤、肾上腺瘤并存。胰岛细胞瘤多见于成年人，多表现为反复发作的空腹低血糖症，以清晨餐前多见，饥饿、发热、劳累、精神刺激等可以诱发。病情逐渐加重,发作次数逐渐增多,发作时间长短不一。

确认胰岛细胞瘤的标准为低血糖症伴内源性高胰岛素血症。根据Whipple三联征确认低血糖症;低血糖情况下,测定血糖和胰岛素水平,计算胰岛素释放指数($>0.3$)可以确认此诊断。如果患者无低血糖发作,可进行72h饥饿实验,必要时可在禁食后12h、24h、36h、48h、60h、72h加做2h运动。可采用超声、CT、MRI、生长抑素受体闪烁扫描和选择性动脉造影确认肿瘤位置。胰岛细胞瘤往往较小,90%的肿瘤$<2.0cm$,40%的肿瘤$<1.0cm$,影像学阴性结果不排除肿瘤的可能。

手术切除肿瘤是本病根治手段;不能手术患者,可采用二氮嗪抑制胰岛素分泌。对于不能手术治疗的胰岛细胞癌或术后辅助治疗,可采用链佐星或生长抑素类似物奥曲肽。

4. 胰岛素自身免疫综合征　低血糖发生于餐后3～4h,血中存在针对胰岛素或胰岛素受体的抗体,低血糖的发生与胰岛素-胰岛素抗体免疫复合物解离、短期释放大量胰岛素有关。可见于服用甲巯咪唑的Graves患者,也可见于服用含巯基的药物如卡托普利、青霉胺等,糖皮质激素治疗有效。

### 复习指导

1. 血糖降低伴有相应症状称为低血糖症,Whipple三联征是低血糖的诊断标准。
2. 内源性高胰岛素血症性低血糖症的常见原因,包括胰岛素促泌药和胰岛细胞瘤。
3. 低血糖病因鉴别包括糖尿病史、口服降糖药物史、72h禁食试验及空腹血糖、胰岛素、C肽测定等。
4. 严重低血糖症的处理措施包括静脉注射50%的葡萄糖注射液,静脉滴注5%～10%的葡萄糖注射液,必要时可皮下或静脉注射胰高血糖素1mg或静脉滴注氢化可的松50～100mg。

(侯宁宁)

# 第89章 血脂异常症

## 学习要求

学习血脂异常症的病因和机制,对其能够进行诊断和分类,并知晓该症的治疗和预防方法。

血浆中一种或多种脂质高于正常,称为高脂血症,亦称为高脂蛋白血症。而血浆中高密度脂蛋白(HDL)降低也是一种血脂代谢紊乱,用血脂质异常症这一名词,则能更准确地反映血脂代谢紊乱状态。已经明确严重影响人们身体健康的、发病率和死亡率逐年升高的冠心病与血脂异常尤其是低密度脂蛋白胆固醇的水平的密切相关,血脂异常愈加受到重视。

血脂是血浆中脂类化合物的总称,包括胆固醇(Chol)、三酰甘油(TG)与类脂(磷脂、糖脂、固醇、类固醇),难溶于水。其中胆固醇约占血浆总脂的1/3,有游离胆固醇和胆固醇酯两种形式,大多由人体自身合成,少数从饮食获得。三酰甘油约占血浆总脂的1/4,大多从饮食中获得。磷脂(PL)约占血浆总脂的1/3,其中70%~80%是卵磷脂。游离脂肪酸,又称非酯化脂肪酸,占血浆总脂的5%~10%,它是机体能量的主要来源。

> **临床提示**
> 血浆脂蛋白水平异常(升高或降低)→血脂异常症[高脂(蛋白)血症]。

**【分类】**

1. 病因分类 按照发病的原因可以分为原发性和继发性2类。

(1)原发性血脂异常症:因遗传因素或后天饮食异常、生活方式导致的脂代谢异常。可为家族性或散发性。常见的有①多基因高胆固醇血症。其并非单基因变异,而是多种遗传和环境因子的一种复杂的相互作用。在正常人群中,某些蛋白可能存在遗传多态性,它可控制小肠胆固醇吸收率、胆酸合成、Chol合成、LDL合成和降解的速率,当这些轻度改变的蛋白耦合某些环境因子,如膳食中含高Chol或饱和脂肪时,即可产生高血Chol水平。②散发性高TG血症。内源性高TG血症者可伴有或不伴高乳糜微粒血症,其亲属无高脂血症。③家族性高α脂蛋白血症。有些家族为常染色体显性遗传。特点为血HDL增高,LDL、VLDL和TG正常,较长寿且不易发生心肌梗死。

(2)继发性血脂异常症:是由某种系统性疾病导致的血脂异常。常见的有①糖尿病。由于类型不同,其高脂血症发病机制亦不同。在未控制的1型糖尿病病人中,由于重度胰岛素缺乏常伴有显著的高TG血症,此系脂蛋白脂酶活性受抑制,使乳糜微粒在血浆中聚积的结果;2型糖尿病病人系高胰岛素血症对脂蛋白的激活作用明显减弱而引起TG水平升高。②肾疾病。肾疾病时血脂异常主要是因VLDL和LDL合成增加,亦可能与这些脂蛋白分解代谢减慢有关。③甲状腺功能减退。此症常合并有血浆 TG 浓度升高。主要是因为肝三酰甘油酯酶减少,使 VLDL 清除延缓所致。④肥胖。由于肝过量的合成载脂蛋白 B,因而使 VLDL 产生明显增多。⑤高尿酸血症。约有 80% 痛风病人有高 TG 血症,而高 TG 血症者中 80% 有高尿酸血症。常因过量摄入单糖、大量饮酒和使用噻嗪类药物所致。⑥酗酒:大量饮酒者可产生轻度至中度 VLDL 增高和高 TG 血症。乙醇可抑制脂肪酸氧化和增加肝脂肪酸合成,过量脂肪酸酯化为 TG,堆聚在肝内形成脂肪肝。⑦糖原贮积症(Ⅰ型)。病人对低血糖极敏感,当发生低血糖时,为补充能量的需要而动员脂肪组织,则自由脂肪酸的浓度和 VLDL 中的 TG 成分增加。⑧雌激素的影响。绝经后妇女,血浆中的 Chol 会增加。可能与绝经后雌激素减少,妨碍循环血液中的乳糜微粒和 VLDL 的清除有关。⑨口服避孕药。含雌激素的口服避孕药可增加肝分泌 VLDL,对大多数妇女同时伴 VLDL 降解增加,一般血脂变化不大。对少数者,当存在基因疾病时血 TG 可明显增加。⑩异型蛋白血症。可见于系统性红斑狼疮或多发性骨髓瘤的病人,由于异型蛋白抑制血浆中乳糜微粒、VLDL 清除,因而引起高 TG 血症。⑪生活习惯。习惯于静坐的人血浆 TG 浓度比体育锻炼者要高。吸烟者血浆 TG 水平亦升高。

2. 血脂谱分类　WHO 曾依据实验室检测的电泳法可以将血脂异常症分为 5 种类型。对诊断和治疗有帮助,次分类太繁杂而不太实用。这 5 种类型有:Ⅰ型,乳糜微粒型;Ⅱa 型,高 β 脂蛋白血症;Ⅱb 型,高 β 脂蛋白型+高前 β 脂蛋白血症;Ⅲ型,宽 β 脂蛋白型;Ⅳ型,高前 β 脂蛋白血症;Ⅴ型,高乳糜微粒+高前 β 脂蛋白血症。

3. 临床分类　临床通常将血脂异常症分为以下 4 类:①高胆固醇血症,血清总胆固醇(TC)水平增高;②混合型高脂血症,血清 TC 与 TG 水平增高;③高 TG 血症,血清 TG 水平增高;④低高密度脂蛋白血症,血清 HDL 水平减低。

【病理生理】

脂类参与机体的物质和能量代谢,并广泛参与机体代谢的调节。同时脂质还与许多疾病的发生和发展密切相关。大量的流行病学、基础研究和临床研究都表明,脂质和脂蛋白代谢紊乱是发生动脉粥样硬化的一个重要因素。胆固醇和胆固醇酯是构成粥样斑块的主要成分,高脂血症尤其是高胆固醇、高低密度脂蛋白胆固醇血症对动脉粥样硬化的发生有明显的促进作用。甚至提出"没有低密度脂蛋白胆固醇就没有动脉粥样硬化"。具体机制为血脂近年指出,高 TG 血症,特别是伴有 ApoB(富含 TG)过高,以及脂蛋白(α)即 LP(α)也是致动脉粥样硬化的独立因素。当动脉内膜损伤时,Lp(α)可与纤维蛋白形成复合物沉积在动脉壁,结果带入胆固醇和不能水解的纤维蛋白而促发动脉粥样硬化。

【临床表现】

血脂异常症患者大多没有明显的临床症状和体征,通常只是在体检时发现。

1. 黄色瘤　脂质在真皮内沉积所引起的黄色瘤是一种异常的局限性皮肤凸起,其颜色可为黄色、橘黄色或棕红色,多呈结节、斑块、或丘疹状,质地柔软。多发生于跟腱、肘、膝、手背部等处的肌腱,在眼睑也可发生类似的胆固醇沉着,引起扁平状黄色瘤。主要是由于真皮内集聚了吞噬脂质的巨噬细胞所导致。

2. 心血管病　脂代谢异常是高血压、冠心病、周围血管病等心血管疾病的高危因素。脂质在血管内皮下沉积所导致的动脉粥样硬化病变是核心的改变。家族性血脂异常多伴有早发的心血管疾病和心血管事件。

3. 胰腺炎　一些遗传性血脂异常可因乳糜微粒栓子阻塞胰腺毛细血管导致复发性胰腺炎。

4. 原发病表现　继发性血脂异常还同时有其他系统性疾病的表现,如糖尿病、肥胖等。

【实验室和其他检查】

1. 血浆外观检查　乳糜微粒含量高时,放置后的血浆呈现"奶油样"顶层;少数遗传性血脂异常者血浆可呈乳白色,放置后表面有一层白色漂浮物。

2. 脂蛋白水平检测　常用的分离和纯化脂蛋白技术和方法如下。

(1)超速离心:是最主要的检测血脂方法。用超速离心法可将血浆脂蛋白分为乳糜微粒(CM)、极低密度脂蛋白(VLDL)、低密度脂蛋白(LDL)及高密度脂蛋白(HDL)4种。

(2)电泳技术：区带电泳法也可把血浆脂蛋白分离为乳糜微粒、前β、β及α脂蛋白4条脂蛋白区带。电泳时CM留在原位，α区带含LDL；β区带含IDL和LDL；前β区带含VLDL。WHO依据脂蛋白电泳将血脂异常进行血脂谱的分型。

3. 基因检测　相当一部分的血脂异常者有单一或多个基因的缺陷，由基因缺陷所致的血脂异常患者多具有家族聚集性。对脂蛋白脂酶、胆固醇酯化和合酶、LDL受体、apoB等基因突变的分析可明确分子学病因。

【诊断】

1. 血脂水平判断　高脂血症的诊断主要是依靠实验室检查，其中主要是测定血浆TC、TG、LDL-C和HDL-C水平，正常值和血脂异常的诊断标准国内多依据中国成年人血脂异常防治指南(2006年)(表89-1)。

表89-1　血脂水平诊断标准

| | 血脂项目 mmol/L(mg/dl) | | | |
|---|---|---|---|---|
| | TC | LDL-C | HDL-C | TG |
| 合适范围 | <5.18(200) | <3.37(130) | ≥1.04(40) | <1.70(150) |
| 边缘升高 | 5.18~6.19 (200~239) | 3.37~4.12 (130~159) | | 1.70~2.25 (150~199) |
| 升高 | ≥6.22(240) | ≥4.14(160) | ≥1.55(60) | ≥2.06(200) |
| 降低 | | | <1.04(40) | |

2. 危险分层　对已经诊断血脂异常的患者还需依据有无心血管的危险因素进行血脂患者进行分层，以利于指导预后的判断和治疗。按照中国成年人血脂异常防治指南危险分层如下(表89-2)：

表89-2　血脂异常危险分层方案

| 危险因素 | 危险分层 | |
|---|---|---|
| | TC:5.18~6.19mmol/L (200~239mg/dl)或LDL-C: 3.37~4.12mmol/L (130~159mg/dl) | TC≥6.22mmol/L (240mg/dl)或LDL-C ≥4.14mmol/L (160mg/dl) |
| 无高血压且其他危险因素数<3 | 低危(<2.5%) | 低危(<5.0%) |
| 高血压或其他危险因素数≥3 | 低危(<5.0%) | 中危(5~10%) |
| 高血压且其他危险因素数≥1 | 中危(5~10%) | 高危(10~15%) |
| 冠心病及其等危症 | 高危(>10%) | 极高危(15%) |

其他危险因素包括：年龄(男性≥45岁，女性≥55岁)、吸烟、低HDL-C、肥胖和早发缺血性心血管病家族史(发病时男性<55岁，女性>65岁)。

"冠心病等危症"指非冠心病者10年内发生主要冠状动脉事件的危险与已经患冠心病者同等，新发和复发缺血性心血管事件的危险≥15%，包括以下情况：有临床表现的冠状动脉以外的动脉粥样硬化，如缺血性脑卒中、周围动脉疾病、腹主动脉瘤、症状性颈动脉病等；糖尿病；多种危险因素其发生冠状动脉事件的危险相当于已经确立的冠心病患者，心肌梗死或冠心病死亡的10年危险>20%。

## 第89章 血脂异常症

【治疗】

血脂异常治疗的最主要目的是为了防治冠心病,需要依据有无冠心病、冠心病等危症、心血管危险因素并结合血脂水平进行全面评估,决定治疗措施以及血脂的目标水平。

1. 开始治疗的标准及防治目标水平  见表89-3。

表89-3  血脂异常开始治疗的 TC 和 LDL-C 值及其目标值[mmol/L(mg/L)]

| 危险等级 | TLC 开始 | 药物治疗开始 | 治疗目标值 |
| --- | --- | --- | --- |
| 低危:10年危险<5% | TC≥6.22(240)<br>LDL-C≥4.14(160) | TC≥6.99(270)<br>LDL-C≥4.92(190) | TC≥6.22(240)<br>LDL-C≥4.14(160) |
| 中危:10年危险5%~10% | TC≥5.18(200)<br>LDL-C≥3.37(130) | TC≥6.22(240)<br>LDL-C≥4.14(160) | TC≥5.18(200)<br>LDL-C≥3.37(130) |
| 高危:CHD 或 CHD 等危症,或<br>10年危险 10%~15% | TC≥4.14(160)<br>LDL-C≥2.59(100) | TC≥4.14(160)<br>LDL-C≥2.59(100) | TC≥4.14(160)<br>LDL-C≥2.59(100) |
| 极高危:ACS 或缺血性心血管<br>病合并糖尿病 | TC≥3.11(120)<br>LDL-C≥2.07(80) | TC≥4.14(160)<br>LDL-C≥2.07(80) | TC≥3.11(120)<br>LDL-C≥2.07(80) |

ACS. 急性冠状动脉综合征;TLC. 治疗性生活方式改变

2. 非药物治疗  包括饮食或其他生活方式的调节,既是预防血脂异常的措施,也是高脂血症治疗的基础,应贯穿于调脂治疗(包括药物治疗)的全过程。

(1)饮食调节:①目的。合理膳食,保持理想的体重,降低过高的血脂。②方法。控制总热量,减少脂肪,尤其是胆固醇和饱和脂肪酸的摄入量,适当增加蛋白质和糖类的比例,减少饮酒或戒烈性酒。同时兼顾其他不健康的饮食结构,如限制食盐量,增加抗氧化维生素(蔬菜、水果)的摄入等。

(2)其他非药物治疗措施:包括运动锻炼和戒烟。在同时合并高血压患者的降压治疗中尽量少用噻嗪类利尿药,因其可增加 TC 与 LDL 或 TG 水平;慎用 β 受体阻滞药,因长期使用可增高 TG 和降低 HDL;而钙拮抗药和 ACEI 对血脂影响较小。

3. 药物治疗  临床上可供选用的调脂药物可以分为:他汀类、贝特类、烟酸类、树脂类、胆固醇吸收抑制药及其他类。

(1)他汀类:即三羟基三甲基戊二酰辅酶 A(HMG-CoA)还原酶抑制药,是目前临床应用最广泛的一类降脂药,能抑制细胞内胆固醇合成的限速酶即 HMG-CoA 还原酶,抑制胆固醇的合成,许多大规模临床实验证实,他汀类药物具有预防动脉粥样硬化的作用,在冠心病和脑血管病的一级防治和二级防治中享有重要的地位。积极地调脂治疗能防止或减少心、脑血管事件的发生或死亡,减少手术或介入治疗后冠状动脉再狭窄。同时他汀类还呈现了调脂以外的作用,如抗炎、抗氧化、促新生血管生成、降低纤维蛋白原及血液黏滞度等,应用范围不断扩展。

常用他汀类药物:洛伐他汀,10~30mg/d;辛伐他汀,5~40mg/d;普伐他汀,10~40mg/d;氟伐他汀,10~40mg;阿托伐他汀,10~80mg/d;瑞舒伐他汀,5~10mg/d。因 HGM-CoA 还原酶在午夜的活性最高,应在晚餐后一次顿服。他汀降低总胆固醇和 LDL-C 的作用于药物剂量有一定的相关性,当他汀类药物的剂量增大一倍时,其降低总胆固醇的幅度仅增加 5%,降低 LDL-C 的幅度增加 7%。此类药物的不良反应有胃肠道反应、转氨酶(ALT)升高、皮疹,极少数可有骨骼肌溶解。与其他种类的调脂药合用偶尔可能引起严重的肌病和肝、肾功能损害。儿童、孕妇、哺乳期妇女不宜使用。

近年来我国制成新型天然调脂药物血脂康,其中富含 HMG-CoA 还原酶抑制药洛伐他汀、多种不饱和脂肪酸和人体必需氨基酸,用法:2粒,每日2次。

(2)胆酸螯合药:在肠道内与胆酸结合后排出,可减少胆固醇的吸收,适用于单纯高胆固醇血症。

常用药物有①考来烯胺,4~5g,每日3次;其不良反应有胀气、恶心、呕吐等消化道反应等;②考来替哌,10~20g,每日1~2次,不良反应与考来烯胺相似。

(3)贝特类:能增强脂蛋白脂酶的活性,加速VLDL分解代谢,并抑制肝中VLDL的合成和分泌,主要适用于高三酰甘油血症或以三酰甘油升高为主的混合型高脂血症,常用:①非诺贝特,100mg,每日3次;或微粒200mg/d;②苯扎贝特,200mg,每日3次;或缓释型400mg/d;③吉非罗齐,300mg,每日3次;或600mg,每日2次或缓释型900mg/d。

此类药物主要不良反应有胃肠道反应和血清转氨酶升高。

(4)烟酸及其衍生物:降脂作用机制不十分明确,可能与抑制脂肪组织中的脂解与减少肝脏中VLDL合成和分泌有关,降TG的作用强于降TC的作用。①烟酸,100mg,每日3次渐增至1~3g/d口服;②阿西莫司,是一种人工合成的盐酸衍生物,250mg,每日2~3次。

该类药物不良反应有皮肤潮红瘙痒、胃部不适、消化不良,并可引起血糖升高,血尿酸升高,消化性溃疡病人忌用,长期应用要注意检查肝功能。

(5)鱼油制剂:降脂作用可能与抑制肝合成VLDL有关,主要用于高TG血症。常用药物多烯康,1.8g,每日3次;脉乐康,0.45~0.9g,每日3次。

此类药物较大剂量服用时可有恶心、腹胀等消化道症状。

(6)中药:何首乌、山楂、桑寄生、茶树生、毛冬青、灵芝、决明子、海藻、昆布亦均有一定的调脂作用。

4.血浆净化治疗 是用仪器通过血液净化的方法针对一些顽固性血脂异常、药物治疗禁忌或无效的患者。主要用于去除血浆中过高的胆固醇。

5.不同类型高脂血症药物的选择

(1)高胆固醇血症:首选他汀类,其降低TC的能力为20%~30%,降低LDL-C的能力为30%~35%,还轻度增高HDL及轻度降低TG。也可选用胆酸螯合药、烟酸。对TC或LDL-C极度增高者可采用他汀类与胆酸螯合药合并治疗。

(2)高三酰甘油血症:如非药物治疗不能降低TG至4.07mmol/L以下时,可应用贝丁酸类和鱼油制剂,一般不用烟酸,胆酸螯合药或他汀类药。

(3)混合型高脂血症:以TC与LDL增高为主者,可首选他汀类;如以TG增高为主则首选贝丁酸类,也可选用他汀类;烟酸类制剂对此类型高脂血症也较合适。

(4)急性冠状动脉综合征:无论患者基线TC和LDL-C是多少,都应尽早给予他汀类药物治疗,剂量可以较大,如无安全性方面不利因素,可使LDL-C降至<2.07 mmol/L(80 mg/dl)或较基线降低40%以上。

(5)联合用药:对严重的高脂血症病人,单用一种调脂药,难以达到理想效果,可考虑联合用药。①对严重的高TC血症可采用他汀类+胆酸螯合药或+烟酸或+贝丁酸类;②对严重的高TG血症可采用贝丁酸类+鱼油制剂或+他汀类。

贝丁酸类和他汀类联用时要注意血清转氨酶升高和骨骼肌溶解症的发生。

6.特殊情况高脂血症的治疗

(1)老年人高脂血症:有提倡在进行饮食治疗的同时即给予药物治疗,尤其是对于那些已患冠心病者。老年人由于对药物的分解代谢减慢以及机体对药物反应能力的变化,所以,用调脂药物时宜从最小低剂量开始,并逐渐调整剂量,密切观察不良反应的出现。

(2)糖尿病性高脂血症:对2型糖尿病血脂异常人的治疗包括纠正血糖和降脂药物治疗,饮食治疗,保持理想体重及胰岛素治疗应先于降脂药物应用,儿童及青少年者宜使用胆酸螯合药类。高TG血症者可使用贝丁酸类;高TC血症者可使用HMG-CoA还原酶抑制药。

(3)甲状腺功能减退性高脂血症:甲状腺功能减退症病人通常有血浆脂蛋白代谢紊乱,但为可逆性。病人在服用甲状腺激素进行替代治疗后,可使血浆脂蛋白酶和肝三酰甘油酶活动性增高,使升高的血浆三酰甘油降至正常,并使HDL水平回升。

7. **血脂异常症的外科治疗** 一般情况下,高脂血症通过饮食和药物治疗可得到比较满意控制。但部分少见情况如纯合子型家族性高 TC 血症病人,对药物不能耐受者,可考虑外科手术治疗,包括部分回肠末端切除术、门腔静脉分流吻合术和肝移植术。

【预防】

在广大人群中加强宣传教育,通过多种途径进行广泛和反复的健康教育,并与整个心血管病和其他慢性病防治卫生宣教相结合。提供合理饮食与生活调节,进行有规律的体育锻炼,减轻体重,戒烟、酒,低钠饮食,补充高维生素水果类,积极治疗糖尿病,甲状腺功能减退等疾病。

### 复习指导

1. 血脂异常症是临床上常见的疾病,按照发病的原因可以分为原发性和继发性 2 类。

2. 临床通常将血脂异常症分为以下 4 类:①高胆固醇血症,血清总胆固醇(TC)水平增高;②混合型高脂血症,血清 TC 与 TG 水平增高;③高 TG 血症,血清 TG 水平增高;④低高密度脂蛋白血症,血清 HDL 水平减低。

3. 降脂药物的选择原则:①高胆固醇血症首选他汀类治疗;②高三酰甘油血症,如非药物治疗不能降低 TG 至 4.07mmol/L 以下时,可应用贝丁酸类和鱼油制剂,一般不用烟酸、胆酸螯合药或他汀类药。③混合型高脂血症以 TC 与 LDL 增高为主者,可首选他汀类;如以 TG 增高为主则首选贝丁酸类,也可选用他汀类;烟酸类制剂对此类型高脂血症也较合适。④急性冠状动脉综合征,无论患者基线 TC 和 LDL-C 是多少,都应尽早给予他汀类药物治疗,剂量可以较大,如无安全性方面不利因素,可使 LDL-C 降至<2.07 mmol/L(80 mg/dl)或较基线降低 40% 以上。⑤联合用药:对严重的高 TC 血症可采用他汀类＋胆酸螯合药或＋烟酸或＋贝丁酸类;对严重的高 TG 血症可采用贝丁酸类＋鱼油制剂或＋他汀类。贝丁酸类和他汀类联用时要注意血清转氨酶升高和骨骼肌溶解症的发生。

(曹 蘅)

# 第90章 肥胖症

> **学习要求**
>
> 学习肥胖症评价指标、医学营养治疗和运动治疗的原则,知晓肥胖症的危害。

肥胖症(obesity)是一种由多因素引起、体内脂肪堆积过多和(或)脂肪分布异常及体重增加的慢性代谢性疾病。肥胖症可分为单纯性肥胖(simple obesity)和继发性肥胖(secondary obesity)2种,本章只介绍单纯性肥胖,即病因未明而不伴器质性疾病的均匀性肥胖。

无论是发达国家还是发展中国家的成年人和儿童,肥胖症的发病率都以惊人的速度在增长,尤以发达国家和经济迅速增长的国家增长更为突出。中国有近3亿人超重和肥胖,18岁以上成年人超重率为22.8%,肥胖率为7.1%。肥胖症与2型糖尿病、高脂血症、高血压、脑卒中、冠心病和某些癌症关系密切。

【病因】

超重和肥胖症是指能量的摄入超过能量消耗以致体内脂肪过多蓄积,肥胖的发生发展是遗传、环境及生活方式等多种因素间相互作用的结果。

1. 遗传因素　肥胖具有一定的家族聚集性,遗传因素对肥胖形成的作用占20%~40%。双亲均为肥胖者,子女中有70%~80%的人表现为肥胖,双亲之一(尤其是母亲)肥胖者,子女中40%的人肥胖。"节俭基因"(thrifty genotype)是目前普遍接受的肥胖机制假说,是指人类社会在食物短缺的情况下,体内的代谢水平有利于脂肪堆积和能量储存,以供食物短缺时消耗,而在食物供应充足的现代社会易于出现肥胖(腹型)、胰岛素抵抗和糖尿病。

2. 环境因素　经济转型引起的膳食结构改变和体力活动减少是发展中国家肥胖症发病率迅速升高的主要原因。饮食结构的改变,高蛋白质、高脂肪食物的摄入量增加,谷类食物减少,富含膳食纤维和微量营养素的新鲜蔬菜和水果的摄入量偏低;进食行为不良,如经常性暴饮暴食、夜间加餐、喜欢零食,是许多人发生肥胖的重要原因。随着现代生活方式的改变,职业性体力劳动和家务劳动量减轻,能量的消耗显著减少;社会竞争压力的增大,精神神经异常也可通过精神应激和运动功能障碍促进食欲,增加能量摄入减少能量消耗。

糖皮质激素、胰岛素、磺脲类促泌药、抗惊厥药、抗抑郁药等均可导致药物性肥胖。

【临床表现】

肥胖症按肥胖的程度可分为轻、中、重3级,按脂肪分布可分为向心性肥胖(苹果型)和外周型肥胖(梨型)。轻度的肥胖症多无症状。中重度肥胖症可引起怕热、体力的降低、活动后的气促、打鼾、关节疼痛及自卑、抑郁等症状。常与高血脂、高血压、糖耐量异常、糖尿病、冠心病和脑卒中等同时发生,伴高胰岛素血症,临床称为代谢综合征。肥胖症还可伴发高尿酸血症和痛风、胆囊疾病、呼吸睡眠暂停综合征、脂肪肝、多囊卵巢综合征及某些癌症(女性乳腺癌、子宫内膜癌、男性前列腺癌、结肠和直肠癌)等。肥胖症可能与上述疾病存在共同的发病基础,或参与了上述疾病的发生。

【辅助检查】

肥胖程度评估和体脂测量方法很多,常用的包括体重指数和腰臀比,通常以体重指数估测全身肥胖,以腰臀比估测腹部肥胖。

1. 体重指数(body mass index,BMI) 即 BMI($kg/m^2$)=体重(kg)/身高的平方($m^2$),使用这个指标可消除不同身高对体重指数的影响,利于人群或个体间比较,但对于肌肉很发达的运动员或水肿患者,BMI可能过高估计了肥胖的程度。参考中国肥胖问题工作组建议的超重和肥胖的标准,BMI<18.5为体重过低,18.5~23.9为正常,24.0~27.9为超重,≥28为肥胖。

2. 理想体重(ideal body weight,IBM) 可评价身体肥胖程度,但主要用于计算饮食中热量。IBM(kg)=[身高(cm)−100]×0.9(男)或0.85(女),如果实际体重超过标准体重的20%,可定义为肥胖。

3. 腰臀比(waist/hip ratio,WHR) 腰围测定以脐为标志,臀围测定以髂前上棘为标志,腰围与臀围比值即为腰臀比,WHR≥0.85(男);≥0.9(女)为腹型肥胖。目前认为WHR较BMI更能反映腹部脂肪的聚集程度。

> **临床提示** 体重指数和腰臀比是目前临床常用的评价肥胖症的指标。

4. 磁共振成像或双能X线体脂测定 是评估体内脂肪分布最精确的方法,但费用较高,不作为常规检查。

【诊断和鉴别诊断】

可采用 BMI、IBM 或 WHR 诊断肥胖症,标准见前。但须除外继发性肥胖症后,单纯性肥胖的诊断才成立。儿童继发性肥胖包括遗传性肥胖(如 Prader-Willi 综合征、Albright 遗传性骨营养不良、Alstrom 综合征等)、肥胖-生殖无能综合征等;成年人继发性肥胖包括库欣综合征、性腺功能减退症、甲状腺功能减退症、下丘脑性肥胖等。

【治疗】

治疗以改变生活方式为主,包括改变膳食、增加体力活动、矫正引起过度进食或活动不足的行为和习惯,减少热量的摄入及增加热量的消耗,必要时辅以药物或手术治疗。一般将体重减轻5%~10%作为肥胖治疗的最初目标。

1. 宣传教育与行为治疗 通过宣传教育使患者认识到肥胖症的危害,并自觉的配合治疗。长期坚持健康的生活方式是治疗肥胖症最重要的措施。在治疗的过程中,要争取家属的理解与配合,创造良好地生活氛围。

2. 医学营养治疗 合理的膳食包括改变膳食的数量和结构,避免油炸、少盐、少油、少糖食品,减少加餐,控制食欲,尽量采用煮、煨、炖、烤和微波加热的烹调方法。蛋白质、糖类和脂肪的热量分别占总热量的15%~20%、60%~65%和25%左右,注意选择含优质蛋白质(如鱼、瘦肉、豆类)食物,增加膳食纤维的摄入,足量的新鲜蔬菜(500g/d)和水果(200~400g/d)。

(1)极低能量膳食:即总能量摄入低于每日800kcal,一般不推荐采用,如果需要应在医护人员监护下进行,同时为了避免因食物减少引起维生素和矿物质不足,应适量摄入含维生素 A、$B_2$、$B_6$、C 和锌、铁、钙等微量营养素补充剂。

(2)低能量膳食:即女性每日 4 184~5 020kJ(1 000~1 200kcal),男性每日 5 020~6 694kJ(1 200~1 600kcal),或者比习惯摄入的能量减少 1 255~2 092kJ(300~500kcal)。治疗12周可使体重减轻 5kg,临床观察发现中等低能量膳食 1 年后降低体重的效果,与用极低能量膳食的效果一样好,甚至更好。

3. 运动治疗 运动治疗与饮食治疗相结合,可是体重减轻更加明显。每天安排进行体力活动的量取决于体重减重目标,一般减重所需亏空的能量,50%由增加体力活动能量消耗解决,50%由减少饮食总热量解决,每减轻 1kg 体重需要消耗热量 29 288J(7 000kcal)。提倡采用有氧活动(走路、骑车、爬山、打球、慢跑、跳舞等)或中低强度运动。如果用心率大致区分,中等强度体力活动心率为

100～120/min，低强度活动时心率为80～100/min。

4. 药物治疗　在饮食控制和运动治疗的基础上进行，如果患者存在下列情况，可以考虑采用药物治疗：食欲旺盛，每餐进食量较多；合并高血压、高血糖、血脂异常和脂肪肝；合并负重关节疼痛；肥胖引起呼吸困难或阻塞性睡眠呼吸暂停综合征。BMI≥24者若合并上述情况，或BMI≥28经过3～6个月单纯控制饮食和增加活动量体重仍不能下降5%，可考虑药物治疗。减重药物种类很多，但很多药物因其不良反应有些国家已经禁用。如中枢性作用药物芬氟拉明（Fenfluramine）存在心脏瓣膜损害的不良反应，5-羟色胺和去甲肾上腺素的再摄取剂西布曲明（sibutramine）和选择性大麻Ⅰ型受体拮抗药利莫那班（rimonabant），分别对于心血管系统和神经系统存在不良反应，目前奥利司他（orlistat）是FDA批准惟一可用于肥胖症长期治疗的减肥药物。

奥利司他：肠道胰脂肪酶选择性抑制药，阻断食物中脂肪在肠内的吸收，使肠脂肪水解与吸收减少约30%，从而达到减重的作用。常用剂量1次120mg，进餐前口服，每日3次，3～6个月可减重7～10kg。此药仅3%从肠道吸收，几乎无全身性不良反应，也无心血管方面的不良反应，不良反应主要指脂肪吸收不良性腹泻与脂溶性维生素吸收障碍。

其他药物：胰高血糖素样肽-1（GLP-1）受体激动药艾塞那肽和利拉鲁肽，为2型糖尿病的降糖药物，在改善血糖控制的同时，也有抑制食欲、降低体重的作用。此外，基于肠道激素如ghrelin、胰多肽、胰淀素等的药物正在研发中。

> **临床提示**　药物治疗仅适用于因肥胖而致疾病危险性增加的患者，药物治疗只是全面治疗计划中的一部分，只用在改善饮食结构和增加体力活动的基础上用药物辅助减重才能收到较好的效果。

5. 手术治疗　仅适用于极度肥胖或存在严重肥胖并发症的患者，包括BMI＞40者，BMI 36～40存在严重肥胖并发症者，BMI≥30合并一种以上肥胖并发症且经过严格的饮食、运动和药物治疗，体重不减或有增加趋势者。手术的方式包括胃肠道手术或局部去脂术。胃旁路手术（roux-en-Y gastric bypass）和胃成形术（gastroplasty）的疗效较为肯定，术后应注意消化不良、脂肪泻、吻合口瘘和电解质紊乱等情况。局部去脂术包括脂肪抽吸术和皮下脂肪切除术，这种方法只能去除皮下脂肪，对于腹腔内和脏器周围的脂肪组织无效，因而往往只是暂时满足病人对于外表的美容要求，对肥胖造成的健康危害作用较小。

### 附　代谢综合征

代谢综合征（metabolic syndrome，MS）以胰岛素抵抗为中心环节，包括中心性肥胖、高血压、高血脂、糖尿病等一组疾病。

目前尚无统一的MS诊断标准。1999年世界卫生组织（WHO）和2001年美国"国家胆固醇教育计划成年人治疗组"第三次报告（NCEP-ATPⅢ）分别提出了工作定义和诊断标准，2005年IDF又公布了MS的国际通用定义。前2个标准/工作定义一致的方面是MS应包括糖耐量异常、高血压、血脂紊乱和肥胖，对各项代谢异常的诊断分割点并不完全一致，而肥胖的诊断切割点并不完全适用于中国人。为此，中华医学会糖尿病分会建议采用WHO 1999年MS定义，同时提出2点修正意见：①肥胖的诊断暂时按照中国肥胖问题工作组的中国人超重及肥胖建议的诊断分割点；②胰岛素抵抗可采用中国人背景人群中的稳态模式评估公式——HOMA-胰岛素抵抗的下4分位数分割点来定义，但不作为基本诊断标准。

中华医学会糖尿病学会建议的代谢综合征诊断标准见表90-1。

**表 90-1　中华医学会糖尿病学会建议的代谢综合征诊断标准**

具备以下 4 项组成成分中的 3 项或全部
　超重和(或)肥胖:体重指数≥25.0 kg/m²
　高血糖:空腹血糖≥6.1mmol/L(110mg/dl)和(或)糖负荷后 2h 血糖≥7.8mmol/L(140mg/dl),和(或)已确认为糖尿病并治疗者
　高血压:收缩压/舒张压≥140/90mmHg(18.7/12.0kPa),和(或)已确认为高血压并治疗者
　血脂紊乱:空腹血三酰甘油≥1.7mmol/L(150mg/dl),和(或)空腹血 HDL-C＜0.9mmol/L(35mg/dl)(男性)或＜1.0mmol/L(39mg/dl)(女性)

### 复习指导

1. 肥胖症按肥胖的程度可分为轻、中、重 3 级,按脂肪分布可分为向心性肥胖和外周型肥胖。
2. 肥胖症的常用评价指标包括体质指数和腰臀比。
3. 肥胖症应给予综合治疗,包括纠正不良生活方式、控制体重、运动、饮食治疗,必要时可给予药物或手术治疗。

（侯宁宁）

# 第91章 水、电解质和酸碱平衡紊乱
## chapter 91

> **学习要求**
>
> 学习水、钠、钾与酸碱平衡紊乱的病因和临床表现,知晓如何对患者作出诊断和鉴别,能够应用基本的治疗原则正确处理常见的紊乱类型。

体液指体内所含的液体,含有水各种电解质以及其他成分。正常人体体液及其组分的波动范围很小以保持体液容量、电解质、渗透压和酸碱度等的相对恒定。正常人的总体液量依年龄和性别而不同,新生儿占体重的75%~80%,成年人为55%~60%,男性比女性约高5%。总体液量分为细胞外液(占体重的20%~25%,其中血浆约占体重的5%,组织间液占15%~20%)和细胞内液(占体重的35%~40%)两种。

正常人每日水的摄入和排出是平衡的(表91-1)。成年人每日需水量1 500~2 500ml(生理需要量1 500ml),或每日30~40ml/kg,也可按每日摄入的热量估算(约1ml/kcal)。

表91-1 成年人每日水分的排出量和进入量(ml)

| 排出量 | | 摄入量 | |
| --- | --- | --- | --- |
| 不显性失水 | | 食物及体内物质 | |
| 肺呼出 | 300 | 代谢所产生的水* | 300 |
| 皮肤蒸发 | 500 | | |
| 粪便含水 | 50~100 | 食物含水 | 700~1 000 |
| 尿 | 650~1 600 | 饮水 | 500~1 200 |
| 合计 | 1 500~2 500 | 合计 | 1 500~2 500 |

*每克蛋白质、糖和脂肪氧化所产生的水量分别为0.34、0.56、1.07ml

体液中的溶质分为电解质和非电解质2类。细胞内液的主要电解质是$K^+$和有机磷酯(ATP、肌磷酸、磷脂);细胞外液的主要电解质有$Na^+$、$Cl^-$、$HCO_3^-$。临床上以mOsm/L表示体液的渗透压。血浆渗透压正常范围为280~310mOsm/L,可用冰点下降法测定,并可用下列公式计算:血浆渗透压(mOsm/L)=2($Na^+$+$K^+$)+葡萄糖+尿素氮(单位均为mmol/L),低于280mOsm/L为低渗,高于310 mOsm/L为高渗。$Na^+$在细胞外液中浓度很高,约占血浆阳离子总量的92%,其含量占总渗透压比例的50%,是维持血浆渗透压平衡的最主要成分。

体液容量和分布、电解质浓度、渗透压和酸碱平衡由神经-内分泌系统调节,对维持细胞和器官的正常生理功能具有重要的作用。当病变破坏了机体的上述调节机制或超越了调节范围时,可导致水、电解质和酸碱平衡紊乱。

## 第一节 水、钠平衡紊乱

水的摄入主要依赖于神经调节。当有效循环血容量减少、体液高渗或口腔黏膜干燥时,刺激下丘脑的渴感中枢,引起口渴而增加水的摄入量;当摄入量达到一定程度后,渴感消失。水的排泄主要依赖于抗利尿激素、醛固酮和肾的调节。正常血浆 $Na^+$ 浓度为 135~145mmol/L。成年人每日摄入 $Na^+$ 约 2mmol/Kg,$Na^+$ 主要经尿液排泄,尿 $Na^+$ 的排泄主要受醛固酮调节。水、钠平衡紊乱往往相伴发生,两者的调节既相对独立又互有影响。

临床上水、钠平衡于紊乱包括失水(water loss)、水过多(water excess)、低钠血症(hyponatremia)和高钠血症(hypernatremia)等。

### 一、失 水

失水是指体液丢失所造成的体液容量不足。根据水和电解质特别是 $Na^+$ 丢失的比例和性质,临床上常将失水分为高渗性失水、等渗性失水和低渗性失水3种。

【病因】

1. 高渗性失水

(1)水摄入减少。①昏迷、婴幼儿、严重残疾或极度虚弱者、淡水断绝、医源性补液不足;②脑肿瘤、脑卒中等致渴感中枢迟钝或渗透压感受器不敏感。

(2)水丢失过多。①肾性丢失:应用利尿药尤其是襻利尿药时,由于肾浓缩功能受抑,排出大量等渗尿;中枢性和肾性尿崩症;糖尿病酮症酸中毒、非酮症性高渗性昏迷、高钙血症等致大量水分从尿中排出;使用高渗葡萄糖溶液、甘露醇等脱水药物致溶质性利尿。②非肾性丢失:环境高温、剧烈运动、高热等大量出汗和烧伤开放性治疗;哮喘持续状态、过度换气、气管切开等经呼吸道呼出的水分明显增多;乳果糖、甘露醇、糖类吸收不良等引起渗透性腹泻。

2. 等渗性失水 ①消化道丢失:如呕吐、腹泻、胃肠引流(减压、造瘘)或肠梗阻等造成的消化液丢失。②皮肤丢失:大面积烧伤、剥脱性皮炎等渗出性皮肤病变。③组织间液储积,胸、腹腔炎性渗出液的引流,反复大量放胸腔积液、腹水等。

3. 低渗性失水 ①水摄入过多:高渗性或等渗性失水时,治疗过程中补充水分过多。②肾钠丢失:过量使用噻嗪类、依他尼酸、呋塞米等排钠性利尿药;肾小管中存在大量不被吸收的溶质(如尿素),抑制钠和水的重吸收;失盐性肾炎、急性肾衰竭多尿期、肾小管性酸中毒、糖尿病酮症酸中毒;肾上腺皮质功能减退症。

【临床表现】

失水的临床表现主要是组织血流灌注不足、肾和血流动力学代偿反应的表现,大多数症状是非特异性的。轻度失水时,失水量相当于体重的2%~3%,渴感中枢兴奋而口渴,刺激抗利尿激素释放,水重吸收增加,尿量减少,尿比重增高。中度失水时,失水量达体重的4%~6%,此时口渴严重,咽下困难,声音嘶哑;有效循环容量不足,心率加快;皮肤干燥、弹性下降;因细胞内失水,工作效率下降、乏力、头晕、烦躁。重度失水时,失水量达7%~14%,可出现神经精神系统症状,严重者神志不清甚至昏迷。当失水量超过15%时可出现低血容量性休克、尿闭及急性肾衰竭。

高渗性失水早期出现口渴、尿少;失水越重则口渴越明显,尿越少而尿钠越高。中度以上失水,常出现面部潮红,易发生脱水热。神经精神系统症状如躁狂、谵妄、定向力失常、幻觉为突出表现。等渗性失水时,有效循环血容量和肾血流量减少而出现少尿、口渴,严重者血压下降,但渗透压基本正常。低渗性脱水的早期即发生有效循环血容量不足和尿量减少,尿钠减少至缺如,但无口渴;严重者导致细胞内低渗和细胞水肿。

【诊断与鉴别诊断】

失水是一种临床综合征。如有口渴、黏膜皮肤干燥、弹性减低、血压下降及尿少等临床表现,则可作出失水的临床诊断。根据病史(钠摄入不足、呕吐、腹泻、多尿、大量出汗等)、体重下降程度、症状、体征和实验室检查结果可推测失水的类型和程度。

1. **高渗性失水** 血钠(>145mmol/L)和血浆渗透压(>310mOsm/L)均升高;除尿崩症外,尿量会减少而比重增加;血红蛋白、平均血细胞比容升高。严重者出现酮症、代谢性酸中毒和氮质血症。

2. **等渗性失水** 血钠和血浆渗透压正常;尿量少,尿钠少或正常。

3. **低渗性失水** 血钠(<130mmol/L),浆渗透压(280mOsm/L)低,尿量早期正常或增多,病情晚期尿少,尿比重低,尿钠减少;血细胞比容(增高3%约相当于钠丢失150mmol)红细胞、血红蛋白和尿素氮均升高。

【防治】

治疗的首要目的是纠正有效循环血量的不足,然后恢复水钠平衡的正常。积极治疗原发病,注意每日的出入水量,监测血电解质等指标的变化。已发生失水时,应依据其类型、程度和机体情况如心、肾功能等,决定补充液体量、种类、途径和速度,并密切观察治疗反应,及时调整治疗方案。

1. **补液总量** 日生理必需的液体量1 500ml和额外丢失的液体量如呕吐物、大量出汗、引流液等3部分。

已丢失量可按以下方法估算:现结合一病例:患者成年男性,原体重60kg,失水后躁狂、定向力障碍,血清钠164mmol/L(正常142mmol/L)。现体重55kg,估计失水有多少?

(1)依据失水程度:该患者符合重度失水,失水相当于体重的7%~14%,即4 200~8 400ml。

(2)依据体重减少量:按丢失1kg体重需补充液体1 000ml计算,该患者与原体重比较下降了5kg,故失水相当于5 000ml。

(3)依据血钠浓度:有3种计算方法,适用于高渗性失水。

①丢失量=正常体液总量-现有体液总量。正常体液总量=原体重×0.6。现有体液总量=正常血清钠÷实测血清钠×正常体液总量。上例中的丢失量=60×0.6-142÷164×60×0.6=4.8kg(4 800ml)。

②丢失量=(实测血清钠-正常血清钠)×现体重×0.6÷正常血清钠。上例中的丢失量=(164-142)×55×0.6÷142=5.11kg(5 110ml)。

③丢失量=现体重×K×(实测血清钠-正常血清钠)。公式中的系数K在男性为4,在女性为3。上例中的丢失量=55×4×(164-142)=4 840ml。

(4)依据血细胞比容适用于估算低渗性失水的失水量。公式计算如下:

$$失水量(ml) = \frac{目前血细胞比容 - 原来血细胞比容}{原来血细胞比容} \times 体重(kg) \times 0.2 \times 1\,000$$

若原来血细胞比容值不详,则用正常值代替,男性和女性分别为0.48和0.42。公式中0.2为细胞外液占体重的比例。临床实践中,应用以上的公式计算失水量时应根据患者的实际情况适当增减。

2. **补液种类** 一般来说,纠正失水均需要补钠和补水。高渗性失水补液中含钠液体约占1/3,等渗性失水补液中含钠液体约占1/2,低渗性失水补液中含钠液体约占2/3。

(1)高渗性失水:如存在血容量显著不足,应先经静脉给予0.9%氯化钠溶液以补充血容量,并缓慢降低血钠和渗透压,待血流动力学稳定后,可补充0.6%、0.45%氯化钠溶液或5%葡萄糖溶液,适当补充钾及碱性液。同时经口、鼻饲者可直接补充水分。

(2)等渗性失水:原则上补充等渗溶液为主,首选0.9%氯化钠溶液。但若长期单独使用可引起高氯性酸中毒,因为正常细胞外液的钠氯比值是7:5。为避免此缺点,可将0.9%氯化钠溶液1 000ml加入5%葡萄糖溶液500ml及5%碳酸氢钠溶液100ml,便与血浆含量相近。

(3)低渗性失水:补充高渗液为主。宜将上述配方中的10%葡萄糖溶液250ml取代5%葡萄糖溶液500ml。此时配方1 000ml中所含的$Na^+$由133mmol增至158mmol,$Cl^-$由96mmol增至113mmol,$HCO_3^-$由37.5mmol升至44mmol。若缺钠明显($Na^+$<120mmol/L),在心、肾功能允许的条件下,可适量缓慢静脉滴注3%氯化钠溶液,一般以血钠每小时升高0.5mmol/L为宜。补钠量可

按下述公式计算。补钠量＝(142mmol/L－实测血清钠)×0.2×体重(kg)，0.2×体重(kg)表示细胞外液量。补钠量可推算氯化钠及补液量，按氯化钠1g含$Na^+$17mmol计算。临床上一般48～72h使血钠浓度逐渐恢复正常，在最初24h先补给补钠量的1/3～1/2，复查生化指标，并重新评估后再决定下一步的治疗方案。

3. 补液方法　轻度容量不足仅口服或鼻饲即可，中、重度失水者需经静脉补充。补液速度宜先快后慢，以使循环功能恢复为首要目的。具体的补液速度要根据患者的年龄，病情及心、肺、肾功能而定。开始4～8h补充液体总量的1/3～1/2，其余在以后24～48h内给予。

治疗中记录体重、血压、脉搏、呼吸、24h出入水量；密切监测血电解质和酸碱度；急需大量快速补液时，最好监测中心静脉压(＜120mm$H_2O$为宜)；在尿量＞30ml/h后补钾，一般浓度为2～3g/L，日补钾量可达10～12g；纠正酸碱平衡紊乱。

## 二、水过多和水中毒

水过多(water excess)是体内水总含量过多的一种病理状态，常伴总钠含量增多。若过多的水从细胞外液进入细胞内，导致细胞内水过多则称为水中毒(water intoxication)。水过多和水中毒是稀释性低钠血症的病理表现。

【病因和发病机制】

1. 细胞外液再分布异常　多种原因引起的水肿和浆膜腔积液，循环血容量可降低，并刺激口渴中枢促进AVP等分泌增多，更加重水钠潴留。①全身或局部静脉压升高。心功能不全、缩窄性心包炎、下腔静脉、肝门静脉等局部静脉阻塞等。②血浆胶体渗透压下降。各种原因引起的低蛋白血症，如肾病综合征、肝硬化、严重营养不良等。③淋巴回流受阻。多见肿瘤、丝虫病等引起淋巴管堵塞，手术、外伤等引起淋巴管损伤等。

2. 水钠排泄减少　如肾衰竭、急性肾小球肾炎，原发性醛固酮增多症、Cushing综合征、AVP异常分泌综合征(SIADH)，中枢性尿崩症AVP用量过多等体内总水钠含量和循环血容量均增多。

【临床表现】

轻度水过多仅有体重增加，而原发病表现往往较突出。有水肿和浆膜腔积液时，循环血容量常不足；循环血容量明显增多时可诱发急性肺水肿，尤其在老年人和原有心脏疾病者。

若体液渗透压显著改变，则引起脑细胞脱水或脑水肿及相应的神经系统表现。当血浆渗透压低于260mOsm/L(血钠125mmol/L)时，有乏力、表情淡漠、恶心、食欲减退和皮下组织肿胀等表现；当血浆渗透压降至240～250mOsm/L(血钠115～120mmol/L)时，出现一系列神经精神症状如头痛、嗜睡、神志错乱、谵妄等；当血浆渗透压降至230mOsm/L(血钠110mmol/L)时，可发生昏迷。血钠在48h内快速降至108mmol/L以下可致神经系统永久性损伤或死亡。

【诊断与鉴别诊断】

结合有无心、肾和肝脏等疾病史；了解近期出入水量；观察有无水肿、浆膜腔积液和血压、脉搏的情况；依据血钠和血浆渗透压的变化一般可作出诊断。

注意水过多与缺钠性低钠血症相鉴别，前者尿钠一般＞20mmol/L，而后者尿钠常明显减少或消失。

【防治】

主要是控制水钠的摄入和增加水钠排出。若循环血容量不足时，必须首先予以纠正；并积极治疗原发病，记录24h出入水量，有明显水肿和浆膜腔积液时，需采取措施增加组织间液的回流。

1. 限制水钠摄入　限制进水量，使入水量少于尿量；钠盐摄入控制在5～6g/d。一般轻症患者通过限制水钠摄入即可逐渐恢复。

2. 增加水钠排出　首选呋塞米或依他尼酸等襻利尿药。脱水药有组织脱水、减轻水肿的作用，并且因尿钠排泄引起低钠血症发生较少，可静脉给予20%甘露醇每日250～500ml。必要时可联合应用脱水药和利尿药，以增强利尿效果并减轻水肿。重症水过多且利尿效果欠佳时可考虑单纯血液超滤或腹膜透析。

3. 纠正细胞内低渗状态　低渗血症（特别是已出现精神神经症状者），除限水、利尿外，应使用3%～5%氯化钠溶液，一般剂量为5～10ml/kg分次补给，严密观察心肺功能、尿量及血钠情况以调节剂量及滴速。同时注意纠正钾代谢失常及酸中毒。

## 三、低钠血症

低钠血症（hyponatremia）是指血清钠<135mmol/L的一种病理生理状态，常伴血浆渗透压下降，体内总钠量可正常、增高或降低。

1. 失钠性低钠血症　即低渗性失水。体内的总钠量和细胞内钠减少，血清钠浓度降低。

2. 稀释性低钠血症　即水过多，水钠在体内潴留，血钠被稀释。总钠量可正常或有增加，细胞内液和血清钠浓度降低。机体缺钾严重时，钠从细胞外移入细胞内，血清钠可减少。

3. 特发性低钠血症　亦称消耗性低钠血症。多见于慢性重症肺部疾病、恶性肿瘤、肝硬化及其他慢性疾病晚期，营养不良、年老体衰等亦可发生。可能机制是细胞内蛋白质分解消耗，细胞内渗透压降低，水由细胞内移向细胞外所致。

【临床表现】

低钠血症时由于细胞外液渗透压降低，水向细胞内移动，引起细胞水肿，尤其是脑细胞水肿，故主要表现为神经系统症状。临床表现的严重程度取决于血$Na^+$下降的速度和程度，并且与前者的关系更大。当血$Na^+$为130mmol/L时可出现头晕、乏力、也可无症状；但随病情进展$Na^+$为120mmol/L时出现恶心、呕吐、头痛、嗜睡、反应迟钝等；当血$Na^+$下降至110mmol/L以下，或血$Na^+$下降速度0.5mmol/(L·h)时，可出现抽搐、昏迷、呼吸停止和死亡。慢性低钠血症（>48h）时，由于脑细胞的渗透适应反应，临床表现常缺如或程度较轻，有时血$Na^+$下降至115～120mmol/L时，仍可无明显症状。当同时伴有失水或水钠潴留时，可有相应表现。

【诊断与治疗】

参阅低渗性失水、水过多和水中毒部分。特发性低钠血症主要是治疗原发病。严重高脂血症、高蛋白血症等可引起"假性低钠血症"，主要亦针对原发病因治疗。

## 四、高钠血症

高钠血症（hypernatremia）是指血清钠>145mmol/L，伴有血浆渗透压的升高，机体总钠量可减少、正常或增加。

1. 浓缩性高钠血症　即高渗性失水或低容量性高钠血症，最常见。见于单纯性失水或失水大于失钠时，体液容量和总钠量均减少，而细胞内和血清钠浓度增高。

2. 潴钠性高钠血症　体液容量和总钠量均增多，较少见。主要因肾排钠减少如库欣综合征、部分原发性醛固酮增多症、颅脑外伤；或钠的入量过多所致如心、肾功能不全、肝硬化腹水时给钠过多和补碱过多等。特发性高钠血症系由释放AVP的渗透压阈值升高所致。

【临床表现和诊断】

细胞外液渗透压升高，细胞内水外移而引起细胞脱水，脑细胞脱水尤其明显。临床上主要以神经精神症状为主要表现，病情轻重与血钠升高的速度和程度有关。初期症状不明显，为烦躁、乏力，随着病情发展或在急性高钠血症时，逐渐出现神志改变、肌张力升高、腱反射亢进、抽搐、昏迷乃至死亡。慢性起病者表现常较轻。浓缩性高钠血症主要为失水多于失钠，临床表现常为失水所覆盖（参阅高渗性失水部分）。特发性高钠血症的症状一般较轻，常伴血浆渗透压升高。血清钠及血浆与尿渗透压测定有助于诊断。

【防治】

浓缩性高钠血症的治疗参照高渗性失水部分。潴钠性高钠血症积极治疗原发病，限制钠的摄入量，同时使用袢利尿药和5%葡萄糖溶液或鼓励多饮水以促进排钠。病情重者，尤其是伴有肾功能损害而利尿效果差时，可进行血液净化治疗。特发性高钠血症服用氢氯噻嗪可缓解症状。治疗过程中应监测血钠和血浆渗透压,判断血容量状态,以评估治疗反应,防止不良反应。

## 第二节 钾平衡紊乱

钾是细胞内主要的阳离子,在维持细胞的正常代谢与酸碱平衡、细胞膜的应激性和心肌正常生理功能中起重要作用。正常成年人体内钾总量约为 50mmol/kg,其中 98% 的钾分布在细胞内,2% 分布在细胞外,血钾仅占总量的 0.3%。正常血钾浓度为 3.5～5.5mmol/L。机体钾平衡包括 2 个方面:①细胞内外平衡。正常情况下,细胞内液的钾为细胞外液的 30～50 倍,这主要依赖于细胞膜上 $Na^+$-$K^+$ ATP 酶转运 $K^+$ 进入细胞、$Na^+$ 释出细胞。很多因素能影响 $K^+$ 在细胞内外的分布如胰岛素、$\beta_2$ 肾上腺素能受体激活药能激活该酶活性,促进 $K^+$ 进入细胞内。②摄入和排泄平衡。成年人每日摄入钾约 1mmol/kg,并有相应量的钾排出。肾是排钾的主要器官;尿钾约占 90%,粪和汗液排钾 10%。尿钾排出量受钾的摄入量、远端肾小管和集合管重吸收和分泌、血浆醛固酮和皮质醇的调节。

### 一、低钾血症和钾缺乏

低钾血症(hypokalemia)是指血清钾<3.5mmol/L 的一种病理生理状态。体内总钾量丢失称为钾缺乏症(potassium depletion)。临床上因血液稀释或钾转移至细胞内而导致的血清钾降低往往体内总钾量不缺乏。

【病因、分类和发病机制】

1. 摄入钾不足  禁食、厌食、少食持续 2 周以上,每日钾的摄入量<3g。
2. 排出钾过多  主要经胃肠或肾丢失过多的钾。

(1)胃肠失钾:消化液中含钾量较血浆高,胃液含钾量 14mmol/L,肠液含钾量 6～7mmol/L。长期或大量的呕吐、腹泻、持续胃肠引流或造口等可因消化液丢失而失钾。

(2)肾失钾:①利尿药,如呋塞米、依他尼酸、布美他尼、氢氯噻嗪、美托拉宗、乙酰唑胺等排钾性利尿药,或甘露醇等渗透性利尿药;②肾疾病,如急性肾衰竭多尿期、肾小管性酸中毒、失盐性肾病、尿路梗阻解除的早期、Liddle 综合征;③醛固酮或醛固酮样物质增多,原发性或继发性醛固酮增多症、Cushing 综合征、先天性肾上腺增生症等;④补钠过多致肾小管钠-钾交换加强,钾排出增多;⑤应用顺铂及某些抗生素,如青霉素、氨基糖苷类、多黏菌素 B 等。

(3)其他途径失钾:如大面积皮肤烧伤、腹腔引流、不适当的血液和腹膜透析等。

3. 钾向细胞内转移  细胞外钾转移至细胞内引起,见于:①碱中毒,一般血 pH 每升高 0.1,血钾约下降 0.7mmol/L;②静脉滴注大量葡萄糖液和胰岛素时;③低血钾性周期性瘫痪;④急性重症疾病如颅脑外伤、心肺复苏后、急性缺血性心脏病等致肾上腺素分泌增多,及应用 $\beta_2$ 肾上腺素能受体激活药可促进钾进入细胞内;⑤棉子油或钡盐中毒可阻断钾通道;⑥使用叶酸、维生素 $B_{12}$ 治疗贫血;⑦因低温储存的红细胞可丢失钾 50% 左右,反复输入人体后细胞外钾迅速进入细胞内;⑧低温疗法使钾进入细胞内。

【临床表现】

临床表现与血钾下降的速度、程度和其他伴随的电解质及酸碱失衡有关。慢性轻型低钾血症无症状或症状轻,而迅速发生的重型低钾血症症状往往很重,甚至致命。碱中毒和血钙升高则促发或加重症状。各系统症状如下。

1. 心血管  心脏出现心电图异常、洋地黄毒性增加、引起心律失常甚至心脏骤停。血钾降至 3.5mmol/L 时,心电图 T 波低而宽,Q-T 间期延长,出现 U 波;重者 T 波倒置,ST 段下移,出现心动过速,可有房性、室性期前收缩或室性心动过速;更严重时呈低钾性心肌病、心肌坏死、纤维化而出现心室扑动、心室颤动、心脏骤停而猝死。血钾降低可导致血压升高或加重高血压。

2. 骨骼肌  表现一般血钾<3.0mmol/L 时,患者感软弱、乏力;<2.5mmol/L 时,全身性肌无力,肢体软瘫,腱反射减弱或消失,甚至膈肌、呼吸肌麻痹,而出现呼吸困难、吞咽困难,严重者可窒

息。尚有麻木、疼痛等感觉障碍。病程长者伴肌纤维萎缩、溶解和坏死等病变。

3. 平滑肌　血钾<3.0mmol/L时出现腹胀、便秘、肠蠕动减弱或消失；<2.5mmol/L时可发生麻痹性肠梗阻。尚可见尿潴留。

4. 泌尿系统　长期低钾血症可导致肾小管上皮细胞空泡变性坏死，尿浓缩功能下降而出现口渴多饮和夜尿多，尿渗透压降低；进而发生失钾性肾病，出现蛋白尿和管型尿等。钾缺乏时细胞内缺钾，细胞外$Na^+$和$H^+$进入细胞内，肾远端小管$K^+$与$Na^+$交换减少而$H^+$与$Na^+$交换增多，故可导致代谢性碱中毒，而细胞内呈酸中毒和反常性酸性尿。

5. 内分泌　醛固酮分泌减少，肾素和血管紧张素Ⅱ分泌增多；胰岛素分泌减少并抑制胰岛素作用致糖耐量减低。

6. 中枢神经　表现精神委靡、反应迟钝、定向力障碍、嗜睡或昏迷。低钾血症尚可加重肝性脑病，可能与肾小管氨生成增多，使体内氨增多有关。

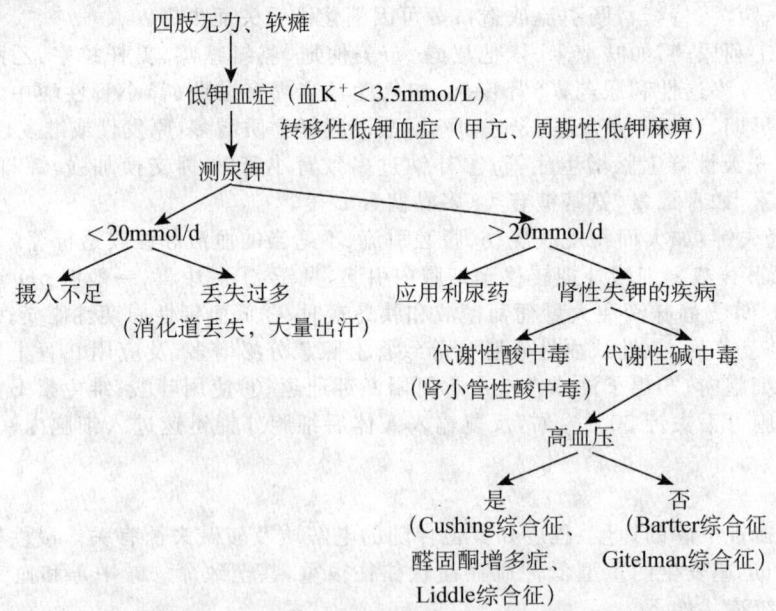

**问题讨论**

患者，男性，42岁发作性四肢无力、软瘫3年。查体：生命体征正常，发育良好，营养中等，神志清楚，脑神经（一）；双肺呼吸音清，心脏未闻及病理性杂音；腹略胀，肝脾未触及，肠鸣音2～3次/分；双上肢肌力、肌张力正常，双下肢肌力Ⅱ级，肌张力正常，双下肢腱反射减弱，病理反射未引出。请分析患者应考虑哪些问题？怎样进行下一步问诊和检查？

关键问题：需详细了解有关药物应用史，利尿剂、泻药等；饮食情况；尿量和粪便情况；有无引起低钾血症的相关疾病。

追踪路径：

诊断要点：发作性的四肢无力+电解质血钾偏低，可通过详细询问病史了解病因。

【诊断】

一般根据病史、临床表现，结合血钾测定可作出诊断。典型的心电图表现（如低T波、Q-T间期延长和U波）有助于诊断。病因鉴别时，要首先区分是肾性（一般尿钾多>20mmol/L）亦或肾外性失钾；并对可能病因做相应的检查，血压情况、血浆肾素和醛固酮水平、酸碱平衡状态和阴离子间隙测定,对鉴别诊断有重要意义。

【防治】

应首先进行钾的补充,并积极治疗原发病,阻止钾的进一步丢失。如有危及生命的紧急情况如严重心律失常、呼吸肌麻痹时应及时处理。

1. 补钾量　根据血钾水平,大致估计补钾量。若无酸碱平衡紊乱等影响钾在细胞内外分布的因素时,血清 $K^+$ 下降 1 mmol/L,$K^+$ 丢失约 300mmol(相当于氯化钾 24g)。一般每日补钾以不超过 200mmol 为宜。

2. 补钾种类　对无症状的轻度低钾血症,最好是饮食补钾。可给予富含钾的食物,如菠菜、花菜、西红柿、胡萝卜、南瓜等蔬菜,椰子、香蕉、橘子、芒果等水果,豆类、花生以及动物瘦肉等。含钾量均在 6 mmol/100g 以上。药物补钾:①最常用氯化钾,含钾 13.4mmol/g,为减少胃肠道反应,宜将 10%氯化钾溶液稀释于果汁或牛奶中餐后服,或用氯化钾缓释片;②枸橼酸钾,含钾约 9mmol/g,适用于伴高氯血症者(如肾小管性酸中毒)的治疗;③谷氨酸钾,含钾约 4.5mmol/g,适用于肝衰竭者;④门冬氨酸钾镁,含钾 3.0mmol/g,镁 3.5mmol/g,门冬氨酸和镁有助于钾进入细胞内。

3. 补钾方法　①途径:首选为口服补钾;或鼻饲补钾。患者无法进食、口服吸收差、严重低钾血症则需静脉补钾。较高浓度或补钾速度较快时应选择中心静脉。②速度:一般静脉补钾的速度以 10~20mmol/h 为宜。③浓度:静注液体以含钾 20~40mmol/L 相当于氯化钾 1.5~3.0g/L 为宜,重症者可提高到 40~60mmol/L。当有呼吸肌麻痹或严重心律失常等危重情况时,补钾速度应加快。可在心电监护下 5~10mmol 氯化钾于 15~20min 内快速滴注,使血清 $K^+$ 上升至 3.0mmol/L,随后减慢补钾速度并密切随访血 $K^+$。

4. 注意事项　①静脉补钾稀释溶液的选择,可选择 5%葡萄糖溶液或 0.9%氯化钠溶液。低钾血症时将氯化钾加入生理盐水中静脉滴注,如血清 $K^+$ 已基本正常,将氯化钾加入葡萄糖溶液中补充有助于预防高钾血症和纠正钾缺乏症。②补钾时必须检查肾功能和尿量,每小时>30ml,每日尿量>700ml 以上则补钾安全。③血清 $K^+$ 浓度的监测非常重要,严重低钾血症治疗期间每 3~6 小时随访 1 次。④钾进入细胞内较为缓慢,细胞内外的钾平衡时间约需 15h,故应注意输注中和输注后的严密观察,防止发生一过性高钾血症。⑤难治性低钾血症需注意有无碱中毒和低镁血症等;⑥补钾后可使原有的低钙血症明显而出现手足搐搦,应及时补给钙剂。

## 二、高钾血症和钾过多

高钾血症(hyperkalemia)是指血清 $K^+$≥5.5mmol/L 的一种病理生理状态。体内总钾含量升高时称为钾过多。

【病因和发病机制】

1. 摄入钾过多　常因饮食钾过多、服用含钾丰富的药物、静脉补钾过多过快或输入较大量库存血等引起。一般肾功能正常排钾代偿机制完善,单纯钾摄入过多很少引起高钾血症。

2. 肾排钾减少　其特征是机体钾总量增多致血清钾过高。

(1)肾小球滤过率下降:少尿型急性肾衰竭、慢性肾衰竭为临床最常见的原因。

(2)肾小管排钾减少:如肾上腺皮质功能减退症、醛固酮减少症、肾小管性酸中毒、长期使用保钾性利尿药、β受体阻断药或血管紧张素转换酶抑制药。

3. 钾转移至细胞外增多　由细胞内钾释放或转移到细胞外所致。

(1)组织破坏:细胞内钾进入细胞外液,如重度溶血性贫血、严重创伤、烧伤、肿瘤接受大剂量化疗及骨骼肌溶解症等。

(2)细胞膜转运功能障碍:①代谢性酸中毒时血 pH 降低,$H^+$ 进入细胞内,钾转移到细胞外,血清钾升高;②重度失水、休克致组织缺氧;③剧烈运动、破伤风、癫痫持续状态等;④高钾性周期性瘫痪;⑤使用麻醉药、引起去极化肌肉麻痹药物(如氯琥珀胆碱)、带正电荷的氨基酸(如精氨酸)等。

【临床表现】

高钾血症对机体的影响主要表现在心肌和骨骼肌。

1. 心血管症状　主要表现为心肌收缩功能降低,心音低钝,可使心脏停搏于舒张期;出现心率减慢、室性期前收缩、房室传导阻滞、心室颤动及心脏停搏。心电图是诊断高钾血症程度的重要参考指标,血清钾＞6mmol/L时,出现基底窄而高尖的T波;7～9mmol/L时,PR间期延长,P波消失,QRS波群变宽,R波渐低,S波渐深,ST段与T波融合;＞9～10mmol/L时,出现正弦波,QRS波群延长,T波高尖;进而心室颤动、蠕动。血压早期升高,晚期降低,出现血管收缩等类缺血症,如皮肤苍白、湿冷、麻木、酸痛等。

2. 骨骼肌　因影响神经肌肉复极过程,患者疲乏无力,四肢松弛性瘫痪,腱反射消失,也可出现动作迟钝、嗜睡等中枢神经症状。

【诊断与鉴别诊断】

有导致高钾血症基础疾病及临床表现时,血清钾＞5.5mmol/L即可确诊。血钾水平和体内总钾含量不一定呈平行关系。钾缺乏时也可因血液浓缩和酸中毒而使血钾增高;反之,钾过多时可因细胞外液水过多或碱中毒而使血钾不高。临床上判断高钾血症对机体影响的严重程度更为重要,包括症状、血$K^+$浓度和心电图改变,尤其是对心电图的随访可作为诊断、病情判定和疗效观察的重要指标。确定高钾血症诊断后,还需明确导致高钾血症的原发病。

【防治】

早期识别和积极治疗原发病,去除引起血钾继续升高的因素,包括停用含钾高的食物和药物、控制钾摄入、去除坏死组织和体内积血。高钾血症对机体的危害是心脏毒性,治疗原则是迅速降低血钾水平,保护心脏。

1. 对抗钾的心脏毒性作用　钙剂可对抗钾的心肌毒性,伴有心电图异常时首选钙剂。在心电监护下,应用10%葡萄糖酸钙或5%氯化钙缓慢静脉注射,一般数分钟起作用,但持续时间30～60min,故需多次应用。有心力衰竭者不宜同时使用洋地黄。

2. 促进钾向细胞内转移　①葡萄糖和胰岛素:一般用5%～10%葡萄糖溶液,按每4克葡萄糖给予1U普通胰岛素持续静脉滴注。②乳酸钠或碳酸氢钠液:药物性碱血症促使钾进入细胞内,并增加血浆渗透压,扩容,起到稀释性降低血钾作用。用4%～5%碳酸氢钠100～200ml(或11.2%乳酸钠液60～100ml)静脉滴注,一般15～30min起作用,持续1～2h。注射中应注意防止诱发肺水肿。③选择性$\beta_2$受体激动药:可促进钾转入细胞内,如沙丁胺醇10～20mg雾化吸入。心动过速时慎用。

3. 促进排钾　①利尿药:应用呋塞米、依他尼酸、氢氯噻嗪等排钾性利尿药,首选襻利尿药,但肾衰竭时效果不佳。②阳离子交换树脂:与钾交换,可清除体内钾。常用聚苯乙烯磺酸钠交换树脂10～20g,每日口服2～3次;可单独或并用25%山梨醇液口服,1次20ml,每日2～3次。或40g交换树脂加入25%山梨醇溶液100～200ml中保留灌肠。③透析疗法:适用于急重症高钾血症者伴肾功能损害对治疗反应不佳时,以血液透析为佳,也可使用腹膜透析。

## 第三节　酸碱平衡紊乱

人体主要通过3条途径来维持及调节酸碱平衡:体液缓冲系统调节、肺调节、肾调节和体液缓冲系统(包括碳酸氢盐系统、磷酸盐系统、血红蛋白及血浆蛋白系统),尤以碳酸氢盐系统最重要;正常体内碳酸氢盐($HCO_3^-$)/碳酸($H_2CO_3$)为20:1。缓冲系统一般在2～4h或之后发挥作用。肺调节作用最快,仅需10～30min发挥作用,主要以$CO_2$形式排出挥发性酸。肾调节最慢,一般数小时之后发生,但其作用强而持久,且是非挥发性酸和碱性物质排出的惟一途径(每日可排出非挥发性酸约1mmol/kg)。早期由于$HCO_3^-/H_2CO_3$等的缓冲作用,尚能使其比值保持在20:1,pH和$H^+$浓度维持在正常范围,则称为代偿性酸中毒或碱中毒。体液缓冲系统是暂时的,过多的酸或碱性物质需最终依赖肺和肾的调节。当病情严重,代偿失效,$HCO_3^-/H_2CO_3$比值不能维持在20:1,pH和$H^+$浓度超出正常范围时,则发生失代偿性酸中毒或碱中毒。

临床上常用的测定酸碱平衡的指标如下:

1. 血 pH  血浆中 $H^+$ 浓度的负对数值。正常动脉血 pH 为 $7.35\sim7.45$,平均 7.40,比静脉血高 $0.03\sim0.04$,受呼吸和代谢双重因素的影响,反映酸碱平衡的总结果。pH>7.45 表示失代偿性碱中毒;<7.35 表示失代偿性酸中毒;血 pH 正常时可能处于代偿期的酸碱平衡紊乱或混合型酸碱平衡紊乱。单凭 pH 不能区分酸碱平衡紊乱为代谢性或呼吸性、单纯性或复合性。

2. $H^+$ 浓度  正常动脉血的 $H^+$ 浓度为 $35\sim45$ mmol/L,$H^+$ 浓度越高,pH 越低。

3. 二氧化碳分压($PaCO_2$)  指在血浆中溶解的 $CO_2$ 所产生的张力,基本反映了肺泡中的 $CO_2$ 浓度,为呼吸性酸碱平衡的重要指标。正常动脉血 $PaCO_2$ 为 $35\sim45$ mmHg,平均 40mmHg,增高说明通气不足,为呼吸性酸中毒;降低说明换气过度,属呼吸性碱中毒。代谢性因素也可使 $PaCO_2$ 呈代偿性降低或升高,代谢性酸中毒时 $PaCO_2$ 降低,代谢性碱中毒时升高。

4. 标准碳酸氢盐(standard bicarbonate,SB)和实际碳酸氢盐(actual bicarbonate,AB)  是反映代谢性酸碱平衡紊乱的重要指标。SB 指在标准条件(37℃条件下,全血标本与 $PaCO_2$ 为 40mmHg 的气体平衡后使血红蛋白完全氧合)下所测得 $HCO_3^-$ 的含量。SB 不受呼吸因素的影响,反映 $HCO_3^-$ 的储备量,正常值为 $22\sim26$(平均 24)mmol/L。AB 指在实际条件下所测得的 $HCO_3^-$ 含量。AB 反映机体实际的 $HCO_3^-$ 含量,故受呼吸因素的影响。正常人 SB 与 AB 无差异,AB 与 SB 的差数反映呼吸因素对 $HCO_3^-$ 影响的程度:AB>SB 表示 $CO_2$ 潴留,AB<SB 表示 $CO_2$ 排出增加。

5. 缓冲碱(buffer base,BB)  是指碳酸氢盐、血红蛋白、血浆蛋白、磷酸盐等全部碱量的总和,是反映代谢性酸碱平衡的又一指标。全血 BB 正常值为 $45\sim55$(平均 50)mmol/L,受血红蛋白及血浆蛋白浓度的影响,BB 增加表示碱中毒,减少表示酸中毒。

6. 碱剩余(base excess,BE)或碱缺乏(base deficit,BD)  指血液标本在标准条件下,用酸或碱滴定至 pH7.4 所消耗的酸量(BE)或碱量(BD),能真实反映 BB 的增加或减少,不受呼吸因素的影响。正常值为 $0\pm2.3$。BE 用正值表示说明 BB 增加;BD 用负值表示说明 BB 减少。

7. 二氧化碳结合力($CO_2CP$)  是指在静脉血浆中 $HCO_3^-$ 和 $H_2CO_3$ 中 $CO_2$ 含量的总和,正常值 $22\sim29$(平均 25)mmol/L。不论代谢性或呼吸性酸碱平衡紊乱均影响 $CO_2CP$ 的结果,数值减少可能为代谢性酸中毒或代偿后的呼吸性碱中毒,增多可能为代谢性碱中毒或代偿后的呼吸性酸中毒。

8. 阴离子间隙(anion gap,AG)  指血清中可测定的阳离子与可测定的阴离子浓度之和的差值,表示未测定的带阴离子物质的浓度之和,主要是清蛋白(白蛋白)、有机酸(如乙酰乙酸、丙酮酸、乳酸)和无机酸(如磷酸、硫酸)。AG(mmol/L)=$(Na^+ + K^+) - (HCO_3^- + Cl^-)$。正常值为 $8\sim16$(平均 12)mmol/L,AG 增高常表示有机酸增多的代谢性酸中毒,下降可能是低白蛋白血症所致。

## 一、代谢性酸中毒

代谢性酸中毒(metabolic acidosis)是指 $HCO_3^-$ 原发性下降引起的酸碱平衡紊乱。根据代偿情况及 pH 的变化程度可以分为代偿型与失代偿型,前者 pH 保持在正常范围,后者 pH<7.35。

【病因和发病机制】

1. AG 升高的代谢性酸中毒

(1)内源性有机酸生成过多:主要是乳酸、酮体、硫酸和磷酸生成过多。乳酸酸中毒的原因:①乳酸生成过多,常见休克、心搏骤停、低氧血症等原因引起的缺氧,丙酮酸大量转变为乳酸。②原发性乳酸利用障碍(严重肝疾患、酒精中毒和低灌注)。酮症酸中毒的原因常见于糖尿病、饥饿和酒精中毒等。硫酸、磷酸生成过多主要见于蛋白质分解增加。

(2)摄入过多的酸性药物:过多服用酸性药物阿司匹林、盐酸、氯化铵等药物可造成酸中毒。此外,含阳离子的氨基酸(如精氨酸、赖氨酸、组氨酸等)在代谢过程中也可生成 $H^+$。故静脉注射某些高营养液体可造成代谢性酸中毒。

(3)肾排酸减少:急、慢性肾衰竭时,由于肾小球滤过率下降,硫酸根、磷酸根及 $HCO_3^-$ 的滤过减少,酸根离子不能排出体外。

2. AG 正常的代谢性酸中毒

(1) 胃肠道 $HCO_3^-$ 丢失过多：肠液、胰液和胆汁中的 $HCO_3^-$ 浓度均高于血浆,严重腹泻以及小肠和胆道瘘管、肠吸引术等均可引起 $HCO_3^-$ 大量丢失和血氯代偿性增高。

(2) 肾性病因：①肾小管性酸中毒时,肾小管排泄 $H^+$ 能力下降,引起 $H^+$ 的潴留和 $HCO_3^-$ 重吸收减少。由于 $HCO_3^-$ 吸收减少,肾小管加强 $Cl^-$ 的吸收。此时将引起 AG 正常的高血氯性酸中毒。②肾上腺皮质功能不全、服用醛固酮拮抗药或肾素分泌不足时,都会引起低醛固酮血症。醛固酮能保钠排钾,刺激远曲小管分泌 $K^+$ 和 $H^+$。③乙酰唑胺服用过多时能抑制肾小管上皮细胞碳酸酐酶的活性,导致排 $H^+$ 减少和重吸收 $HCO_3^-$ 减少。

【临床表现】

代谢性酸中毒的代偿,可通过肺的过度换气以增加 $CO_2$ 排出来降低 $PaCO_2$；肾除了全部重吸收原尿中的 $HCO_3^-$ 外,还通过肾小管泌氨、泌氢增多,换回更多的 $HCO_3^-$。故患者常有呼吸加快,重症患者呼吸深大,呈 Kussmaul 呼吸。

代谢性酸中毒轻者由于代偿良好,症状可缺如。失代偿时可出现乏力、食欲减退、恶心和呕吐等症状,重症患者主要是引起心血管系统和中枢神经系统的功能障碍。心血管受损主要表现为心律失常、心收缩力降低及心血管对儿茶酚胺的反应性降低,外周血管扩张,血压下降,甚至休克。中枢神经系统功能障碍的主要表现是抑制,可有嗜睡、昏迷。代谢性酸中毒还可引起骨钙动员增多,引起骨病,蛋白质合成下降和分解增多。

【诊断】

主要根据临床表现和血气分析的结果进行诊断。血 $HCO_3^-$ 降低,AB、SB 减少,缓冲碱减少,BE 负值增大,$PaCO_2$ 基本正常或有所下降；代偿时 pH 在正常范围,失代偿时 pH 降低。了解 AG 有助于鉴别代谢性酸中毒的类型。由 $HCO_3^-$ 丢失或摄入含氯酸性物而致代谢性酸中毒,AG 正常,由非挥发酸形成增多或肾衰竭而引起代谢性酸中毒,AG 增大。对于确诊为代谢性酸中毒的病人,需积极寻找原发病因。

【防治原则】

治疗原发病。去除引起代谢性酸中毒的发病原因,针对感染、损伤、休克、肾病变等基础疾病治疗。同时注意纠正水、电解质紊乱。

AG 正常或轻度升高时,酸中毒主要因 $HCO_3^-$ 的净丢失所致,故需补碱。AG 明显升高时,若属乳酸和酮体等积累所致,因可代谢生成 $HCO_3^-$,且补碱可引起一系列不良反应。故仅 pH<7.2 时才给予补碱；若是其他不能转化为 $HCO_3^-$ 的酸性物质积累所致,仍需补碱。

一般多选用碳酸氢钠,直接补充 $HCO_3^-$,轻者 1.0~3.0g/d 分次口服,重者 10~15g/d 静脉输入。乳酸钠也是常用的碱性药物,在体内可结合 $H^+$ 生成乳酸,后者在肝内进一步氧化成 $H_2O$ 和 $CO_2$,除肝功能不良或乳酸酸中毒外,均可应用。三羟甲基氨基甲烷(THAM)为不含钠的有机胺缓冲碱,在体内的作用是：$THAM + H_2CO_3 \rightarrow THAM \cdot H^+ + HCO_3^-$。THAM 不仅可直接缓冲 $H_2CO_3$,而且在中和 $H_2CO_3$ 后可产生 $HCO_3^-$,因此,既可用于治疗呼吸性酸中毒又可治疗代谢性酸中毒。THAM 缺点是对呼吸中枢有抑制作用,故滴入速度不宜过快。

代谢性酸中毒时,原发病或治疗过程使高钾血症和低钾血症均很常见,严重时可引起危及生命的心律失常和呼吸肌麻痹,应及时纠正并密切注意随访。

## 二、呼吸性酸中毒

呼吸性酸中毒(respiraiory acidosis)的基本特征是血浆 $H_2CO_3$ 浓度原发性增高,致使动脉血 $PaCO_2$ 升高。失代偿时 pH 下降。

【病因和发病机制】

引起呼吸性酸中毒的原因不外乎是 $CO_2$ 排出障碍或 $CO_2$ 吸入过多,但多数情况下是由于肺通气功能不足导致的 $CO_2$ 排出受阻。常见原因如下。

1. $CO_2$ 的呼出发生障碍　如肺水肿、严重肺部感染、气管堵塞、气胸、血胸、开放性胸部损伤、严重腹部胀气、延髓型脊髓灰质炎。麻醉药或镇静药使用过量(如吗啡、巴比妥)等情况,都可导致呼吸障碍。$CO_2$ 在体内潴留而发生急性呼吸性酸中毒。慢性支气管炎、肺气肿和支气管哮喘、慢性酒精中毒、睡眠呼吸暂停综合征、胸廓畸形等则是慢性呼吸性酸中毒的常见原因。

2. 吸入过多的 $CO_2$　见于通风不良、大气中 $CO_2$ 浓度增高时,或外科手术行闭式气体吸入麻醉时 $CO_2$ 未被充分吸走,以致升高了吸入气中 $CO_2$ 浓度。

【临床表现】

与代谢性酸中毒相似,呼吸性酸中毒时,也可由于血浆[$H^+$]增高和高钾血症而引起心肌收缩力减弱、心律失常和回心血量减少。严重失代偿性呼吸性酸中毒时可出现 $CO_2$ 麻醉,早期症状有头痛、视物模糊、乏力,如果酸中毒持续则出现精神错乱、震颤、谵妄或嗜睡,高浓度的 $CO_2$ 可使脑血管扩张,引起颅内压增高。脑血流量增加和神经精神症状的出现也与脑脊液 pH 下降有关。$CO_2$ 分子为脂溶性,易于通过细胞膜和血-脑屏障,因而细胞内和脑脊液 pH 的下降较一般细胞外液更显著,这可以解释神经系统和细胞功能紊乱何以在呼吸性酸中毒时较代谢性酸中毒时更为明显。

【诊断】

根据临床表现和血气分析 pH 和 $PaCO_2$ 可确诊。详细询问用药史及外伤史,测定血细胞比容,检查呼吸道、胸廓、胸膜和神经肌肉功能,肺功能测定等则有助于原发病的诊断。

【治疗】

根据起病缓急和病情程度决定治疗方案。对于急性患者,主要是治疗原发病和保持呼吸道通畅,应用气管插管和人工呼吸机确保氧供。应随时监测血气,避免过度通气。呼吸中枢抑制者可应用呼吸兴奋药。一般不主张使用碱性药物,但可考虑应用 THAM,但若呼吸功能未改善,其作用是暂时的。伴有高钾血症累及心脏时可应用 5% 碳酸氢钠。对于慢性患者,主要是采用各种措施改善肺功能,以纠正缺氧和排出过多的 $CO_2$。

## 三、代谢性碱中毒

代谢性碱中毒(metabolic alkalosis)的特征是血浆 $HCO_3^-$ 原发性增高引起动脉血 pH 升高,$PaCO_2$ 亦代偿性升高。

【病因和发病机制】

1. 氢离子丢失过多

(1) 胃液丢失:呕吐、胃液引流、胃瘘丢失大量胃液时,肠液中的 $HCO_3^-$ 未被盐酸中和即回到血液,血中 $HCO_3^-$ 含量增加,pH 升高而发生碱中毒。此外,胃液丢失时也丧失了大量 $Cl^-$ 和大量 $K^+$,低氯、低钾血症也是造成代谢性碱中毒的原因之一;细胞外液容量减少也可以造成代谢性碱中毒。

(2) 经肾丢失:主要由于盐皮质激素过多引起。醛固酮能促进远曲小管和集合管的 $H^+$、$K^+$ 排泌,导致 $H^+$ 经肾丢失和 $HCO_3^-$ 吸收增多,从而引起代谢性碱中毒和低钾血症。经肾丢失 $H^+$ 或 $K^+$ 导致代谢性碱中毒也可见于过量使用利尿剂时,如利尿酸主要通过排出可滴定酸与 $NH_4^+$ 而增加 $H^+$ 的排出,噻嗪类增加肾脏排 $K^+$;利尿药还可使细胞外液容量减少和 $Cl^-$ 降低,前者刺激醛固酮分泌,后者促使 $HCO_3^-$ 重吸收增多而导致代谢性碱中毒。

2. 碱性物质摄入过多

(1) 碳酸氢盐摄入过多:肾具有较强的排泄 $HCO_3^-$ 的能力,正常人长期摄入大量 $HCO_3^-$,不致引起血浆 $HCO_3^-$ 增高,但肾功能受损患者骤然输入或长期使用碳酸氢盐,可发生代谢性碱中毒。

(2) 大量输入库存血液:库存血中的枸橼酸盐经代谢可生成 $HCO_3^-$,若输入过多,可发生代谢性碱中毒。

3. 肾重吸收 $HCO_3^-$ 能力增强

(1) 有效循环血量的减少：肾重吸收 $Na^+$ 和 $HCO_3^-$ 能力增强，出现反常性酸性尿，血 $HCO_3^-$ 和 pH 均升高，导致容量不足性碱中毒。

(2) 低钾血症：细胞内 $K^+$ 向细胞外移动，而细胞外液中的 $H^+$ 向内转移。同时，肾小管上皮细胞内缺 $K^+$ 可导致 $H^+$ 的排泌增多，$HCO_3^-$ 重吸收增强而发生代谢性碱中毒。

【临床表现】

代谢性碱中毒时往往伴有低钾血症和 pH 升高时 $Ca^{2+}$ 降低。常见手足抽搐和神经、肌肉应激性增高。如伴有明显的缺钾，则可出现肌肉无力或麻痹，腹胀甚至麻痹性肠梗阻。碱中毒时血红蛋白氧离曲线左移，氧合血红蛋白不易释放出氧气，造成组织缺氧。严重的代谢性碱中毒可引起呼吸浅慢，烦躁不安，精神错乱、谵妄乃至昏迷。

【诊断与鉴别诊断】

根据实验室检查 $HCO_3^-$、AB、SB、BB、BE 增加；失代偿期 pH>7.45，$H^+$ 浓度<35nmol/L 可确诊。积极寻找和区别导致 $H^+$ 丢失或碱潴留的原发病因，缺钾性碱中毒者的血清钾降低，尿呈酸性；低氯性者的血清氯降低，尿 $Cl^-$<10mmol/L。观察肾功能和有效血容量状态，肾功能下降提示可能存在碱剂补充过多或胃液丢失等；如肾功能正常，但代谢性碱中毒持续存在时注意有效血容量是否不足。

【治疗】

停止摄入碱，避免过度应用利尿药。积极处理原发病如醛固酮瘤引起原发性醛固酮增多症者及时手术治疗；循环血容量不足时用生理盐水扩容；低钾血症者补钾；低氯血症者给予生理盐水等。

严重代谢性碱中毒，当血 pH>7.6，伴显著低通气（$PaCO_2$>60mmHg）、对补钾和氯化钠治疗反应欠佳时，应给予补酸药物及其他：①氯化铵，可提供 $Cl^-$，铵经肝转化后可生成 $H^+$。每日 3~6g，分次口服；必要时稀释成 0.9% 等渗溶液，分 2~3 次静脉滴注，补充量按血 $HCO_3^-$ 下降 1 mmol/L，补给氯化铵 0.044g/kg，但不能用于肝功能障碍的患者。②稀盐酸，直接提供 $H^+$ 和 $Cl^-$。10% 盐酸 20ml 相当于氯化铵 3g，可稀释 40 倍后口服，每日 4~6 次。③盐酸精氨酸，对重症碱中毒有明显效果，适用于肝功能不全时，但肾功能减退时禁用。④乙酰唑胺，碳酸酐酶抑制药乙酰唑胺可使肾排出 $HCO_3^-$ 增加。

## 四、呼吸性碱中毒

呼吸性碱中毒（respiratory alkalosis）的特征是血浆 $H_2CO_3$ 原发性减少。

【病因和发病机制】

肺通气过度是各种原因引起呼吸性碱中毒的基本发生机制。

1. 低氧血症　高空、高原、潜水等吸入气的氧分压过低，而引起通气过度。许多肺疾患如肺炎、肺梗死、间质性肺疾病等可以引起呼吸性碱中毒。

2. 呼吸中枢受到直接刺激　见于癔症发作时、革兰阴性杆菌败血症、中枢神经系统疾病如脑血管障碍、脑炎、脑外伤及脑肿瘤等，均可刺激呼吸中枢引起过度通气。某些药物如水杨酸、尼古丁可直接兴奋呼吸中枢致使通气增强。高热、甲状腺功能亢进等，因机体代谢过盛可使肺通气功能增强。

3. 人工呼吸机使用不当　常因通气量过大，引起严重的呼吸性碱中毒。

【临床表现】

慢性呼吸性碱中毒通过代偿，pH 在正常范围或接近正常，故通常无症状。急性呼吸性碱中毒时经常出现症状，包括易激动、窒息感、气促、眩晕、四肢及口周围感觉异常，意识改变及抽搐等。此外，呼吸性碱中毒时也可因细胞内外离子交换和肾排钾增加而发生低钾血症，也可因血红蛋白氧离曲线左移而发生组织缺氧。

【诊断与鉴别诊断】

根据实验室检查 $PaCO_2$ 降低,除外代谢因素影响的 $CO_2$ 结合力降低,AB<SB;失代偿期 pH>7.45 可确诊。应尽可能作出原发病诊断。

【治疗】

主要是治疗原发病。应用人工呼吸机时,需适当调整呼吸机的潮气量和呼吸频率等。对焦虑过度通气综合征,进行心理治疗,吸入 $CO_2$ 含量较高的混合空气,或用纸袋罩于患者口鼻使其再吸入呼出的气体。精神性通气过度者可应用小剂量镇静药。乙酰唑胺口服,每日 500mg,有利于排出 $HCO_3^-$。抽搐者给予钙剂。

## 五、混合型酸碱平衡紊乱

在具体病例中,酸碱平衡紊乱常伴有水电解质的紊乱,而且常常是 2 种甚至 3 种酸碱紊乱同时存在。混合型酸碱紊乱(mixed acid-base disturbance)是指 2 种或 2 种以上的原发性酸碱平衡紊乱同时并存。

1. 2 种酸碱平衡紊乱并存的情况

(1)呼吸性酸中毒合并代谢性酸中毒:①慢性呼吸性酸中毒患者,发生中毒性休克伴有乳酸酸中毒(如阻塞性肺疾病);②心搏呼吸骤停患者,发生急性呼吸性酸中毒和乳酸酸中毒。此时血浆 pH 显著下降,血浆 $HCO_3^-$ 可降低,$PCO_2$ 可上升。

(2)呼吸性酸中毒合并代谢性碱中毒:慢性阻塞性肺疾患呼吸性酸中毒患者,因心力衰竭接受利尿药治疗时,可出现呼吸性酸中毒合并代谢性碱中毒。此时,血浆 pH 可以正常、轻度升高或降低,血浆 $HCO_3^-$ 和 $PaCO_2$ 显著升高。

(3)呼吸性碱中毒合并代谢性酸中毒:①革兰阴性杆菌败血症导致急性肾小管坏死后,患者可发生代谢性酸中毒,又可因高热伴有通气过度而出现呼吸性碱中毒;②水杨酸中毒时,不仅可引起代谢性酸中毒,而且还可刺激呼吸中枢,引起通气增加而致呼吸性碱中毒。此时,血浆 pH 可以正常、轻度升高或下降,血浆 $HCO_3^-$ 和 $PaCO_2$ 显著降低。

(4)呼吸性碱中毒合并代谢性碱中毒:见于肝硬化患者因过度通气发生呼吸性碱中毒时,接受利尿药治疗或呕吐而并发代谢性碱中毒。此时,血浆 pH 明显升高,血浆 $HCO_3^-$ 增高,$PaCO_2$ 可降低。

(5)代谢性酸中毒合并代谢性碱中毒:见于肾衰竭患者接受胃吸引术时。根据 2 种紊乱各自的严重程度,血浆 $HCO_3^-$、$PaCO_2$、pH 可以正常、偏高或偏低。

2. 三重性酸碱平衡紊乱 主要有以下两种类型:①呼吸性碱中毒、代谢性酸中毒合并代谢性碱中毒;②呼吸性酸中毒、代谢性酸中毒合并代谢性碱中毒。

混合型酸碱平衡紊乱的情况比较复杂,为了正确判断酸碱平衡紊乱,必须了解原发疾病对酸碱平衡的影响,在充分了解原发病病情的基础上,综合实验室检查,进行综合分析,才能做出正确判断。

### 复习指导

1. 人体的体液容量与分布、电解质浓度和酸碱平衡受神经-内分泌系统调节,以维持正常的生理功能。病理状态下机体内环境稳态被破坏,出现不同类型的水、电解质和酸碱平衡紊乱。水、电解质和酸碱平衡紊乱的临床表现与其程度、变化速度及机体代偿能力有关,其中与变化速度的关系最为密切。严重水、电解质和酸碱平衡紊乱可危及生命,应早期诊断、及时纠正、并积极预防。水、电解质和酸碱平衡紊乱常继发于其他疾病,给予相应治疗的同时应积极寻找原发病。

2. 本章在临床实践中经常遇到,亦是考试重点,每年必考。低钾的原因、临床表现及补钾的原则相对更为重要,水、钠代谢紊乱中补液原则及液体选择经常涉及,需认真掌握。酸碱代谢失衡的临床表现及诊断亦多次考到,必须牢记。

(牛晓红)

# 第92章 高尿酸血症与痛风

> **学习要求**
>
> 学习高尿酸血症与痛风的临床表现及诊断依据,知晓本病的常见病因,能够在疾病不同的时期选择合理的治疗药物。

痛风(gout)是嘌呤代谢障碍和(或)尿酸排泄障碍所引起尿酸增高的一组代谢性疾病。痛风发病有明显的异质性,高尿酸血症患者只有出现特征性急性关节炎、痛风石形成、慢性关节炎、关节畸形、慢性间质性肾炎和尿酸性尿路结石时才称之为痛风。随着人均寿命延长及饮食习惯的改变,高尿酸血症和痛风发病率正逐年增加。

> **临床提示** 中年男性+关节肿痛及活动障碍,尤其是肥胖及体力活动减少者→考虑本病。

【病因和发病机制】

临床上分为原发性和继发性两大类,前者多由先天性嘌呤代谢异常所致,常与肥胖、糖脂代谢紊乱、高血压、动脉硬化和心血管疾病等聚集发生,后者则由某些系统性疾病或者药物引起。本节只阐述原发性高尿酸血症的发病机制。

1. 高尿酸血症的形成 尿酸是嘌呤代谢的终产物,来源包括内源性和外源性2条途径。其中内源性占80%,大部分由细胞代谢分解的核酸和其他嘌呤类化合物产生;外源性占20%,源于富含嘌呤或核酸蛋白食物。内源性嘌呤代谢紊乱在高尿酸血症的发生中占主要地位。嘌呤的合成代谢及调节机制见(图92-1)。高尿酸血症的发生主要包括两方面因素。

(1)尿酸排泄减少:尿酸可以自由通过肾小球,但滤过的尿酸在肾小管全部被重吸收,然后由肾小管排出尿酸盐,部分再被肾小管重吸收。因此,尿酸在肾小球滤过减少、肾小管重吸收增多或肾小管分泌减少及尿酸盐结晶沉积,均可出现尿酸排泄障碍。80%~90%的高尿酸血症具有尿酸排泄障碍,上述异常不同程度存在,但以肾小管分泌减少最为重要。

(2)尿酸生成增多:尿酸生成过程中,各环节均有酶的参与,酶的缺陷是导致高尿酸血症的原因。酶缺陷的部位有①磷酸核糖焦磷酸(PRPP)合成酶活性增高,致PRPP的量增多;②磷酸核糖焦磷酸酰基转移酶(PRPPAT)的浓度或活性增高,对PRPP的亲和力增强,降低对嘌呤核苷酸负反馈作用的敏感性;③次黄嘌呤-鸟嘌呤磷酸核糖转移酶(HGPRT)部分缺乏,使鸟嘌呤转变为鸟嘌呤核苷酸及次黄嘌呤转变为次黄嘌呤核苷酸减少,以致对嘌呤代谢的负反馈作用减弱;④黄嘌呤氧化酶(XO)活性增加,加速次黄嘌呤转变为黄嘌呤,黄嘌呤转变为尿酸。已证实前3种酶缺陷可引起痛风,且为X伴性连锁遗传。

高尿酸血症常伴有代谢综合征、肥胖、动脉粥样硬化、糖尿病、冠心病和高血压等,认为其共同发

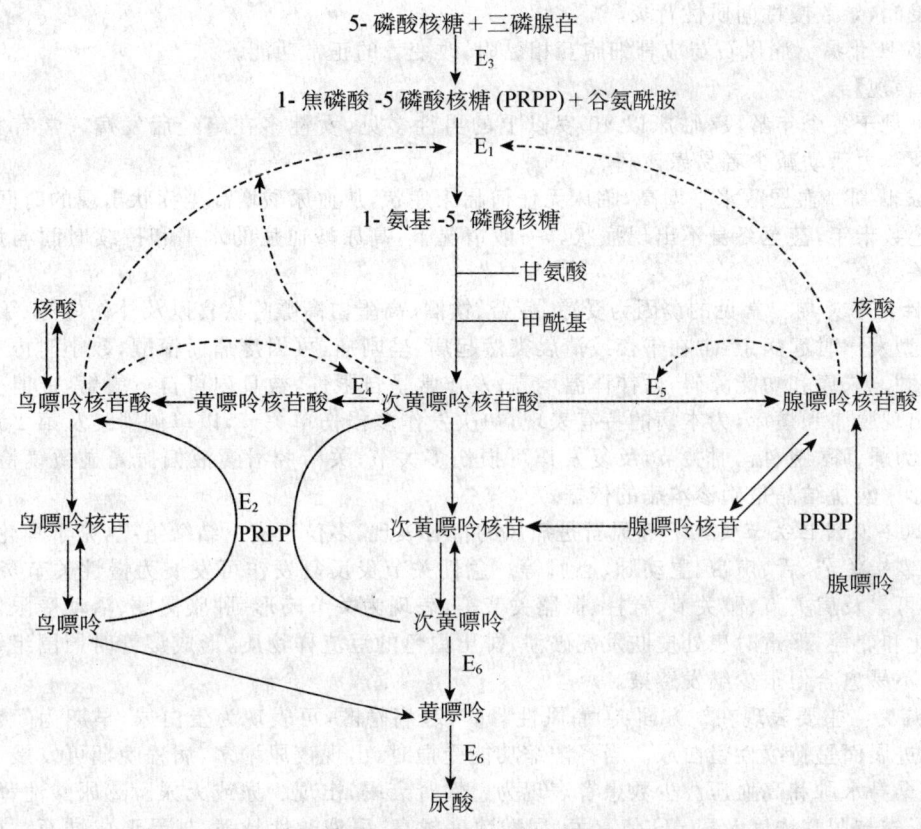

图 92-1 嘌呤合成和代谢途径及其反馈调节机制

$E_1$. 磷酸核糖焦磷酸酰基转移酶；$E_2$. 次黄嘌呤-鸟嘌呤磷酸核糖转移酶；$E_3$. PRPP'合成酶；$E_4$. 次黄嘌呤核苷-5'-磷酸脱氢酶；$E_5$. 腺苷酸代琥珀酸合成酶；$E_6$. 黄嘌呤氧化酶；--→ 表示负反馈控制；—→ 表示促进

病基础为胰岛素抵抗。目前认为高尿酸血症是心血管疾病独立的危险因素。原发性高尿酸血症与痛风需建立在排除其他疾病基础之上；而继发者则主要由于肾疾病致尿酸排泄减少，骨髓增生性疾病致尿酸生成增多，某些药物抑制尿酸的排泄等多种原因所致。

2. 痛风的发生　并非所有高尿酸血症均可引起痛风，临床上仅有部分高尿酸血症患者发展为痛风，部分患者可终身无痛风的发生，确切原因尚不清楚。37℃时血清尿酸的饱和浓度约为 420μmol/L(7mg/dl)，超过此值即为高尿酸血症。当血尿酸浓度过高和(或)在酸性环境下，尿酸可析出针状结晶，沉积在骨关节、肾和皮下等组织，引起组织病理学改变，导致痛风性骨关节炎、痛风肾和皮下痛风石等。

【病理生理】

1. 急性关节炎　是由于尿酸盐结晶、沉积引起的炎症反应。关节组织血液供应少，温度低，pH值低，且关节周围含较多酸性黏多糖，尿酸盐易沉积。关节滑囊内尿酸盐沉积，白细胞吞噬尿酸盐，释放白三烯 $B_4$(ILB$_4$)、补体 C5a 及糖蛋白等化学趋化因子；巨噬细胞、单核细胞受尿酸盐刺激后可释放前列腺素 $E_2$(PGE$_2$)及白介素 l(IL-1)。

2. 痛风石　高血尿酸可使尿酸盐以结晶形式沉积在关节、骨组织及皮下，引起慢性炎症反应，致单核细胞、上皮细胞和巨噬细胞浸润，形成异物结节即痛风石。

3. 痛风性肾病　是痛风特征性的病理变化之一，尿酸盐沉积在肾髓质和锥体，周围有白细胞和巨噬细胞浸润,导致慢性间质性肾炎。

4. 痛风性骨病　痛风石与成骨细胞互相黏附,改变骨的正常功能。

【临床表现】

本病可见于各个年龄段,临床以 40 岁以上的男性多见,女性多在绝经后发病。常有家族遗传史。肥胖及体力活动减少者易患该病。

1. 无症状期　血尿酸水平增高,临床无任何临床症状,从血尿酸增高至症状出现的时间不等,可长达数年至数十年,甚至终身不出现症状。一般情况下,高尿酸血症的水平和持续时间与痛风的症状密切相关。

2. 急性关节炎期　常见的诱因为受凉、疲劳、饮酒、高蛋白高嘌呤饮食以及外伤应激、手术治疗、感染等;典型发作时起病急,常在午夜或清晨突然起病,呈剧痛,可因疼痛而惊醒,数小时内出现受累关节的红、肿、热、痛和功能障碍,可伴体温增高;发作常呈自限性,数日内可自行缓解,此时受累关节局部皮肤出现脱屑和瘙痒,为本病的特有表现;初次发作多损伤单关节,以单侧跗趾及第 1 跖趾关节常见,其次为踝、膝、腕、指、肘关节,反复发作可损伤多关节;关节腔滑囊液偏振光显微镜检查,发现双折光针形尿酸盐结晶是确诊本病的依据。

3. 痛风石及慢性关节炎期　痛风石是痛风的特有表现,多位于皮下结缔组织,见于耳轮、跗趾关节、指间和掌指关节、舌、声带、主动脉、心肌等。急性关节炎反复发作可发展为慢性关节炎,常为多关节受累,可累及肩关节、髋关节、脊柱、骶髂关节等,表现为关节畸形、肿胀僵硬、活动受限及周围组织的纤维化和变性,严重时患处皮肤发亮破溃,排出白色的豆渣样物质,形成瘘管时周围组织呈慢性肉芽肿,虽不易愈合但很少继发感染。

4. 肾病变　主要表现在 3 方面:①痛风性肾病,起病隐匿,可表现为蛋白尿,早期为间歇性蛋白尿,随病情进展而呈持续性蛋白尿。当肾浓缩功能受损时,出现夜尿增多,病程晚期可发展为肾功能不全,出现全身水肿和高血压。少数患者表现为急性肾衰竭,出现少尿或无尿。②尿酸性肾石病,尿酸结石的形成与尿酸浓度及尿 pH 值有关,尿酸浓度越高,尿液酸性越强,越易形成结石。痛风患者尿酸结石呈泥沙样,常无症状,结石较大者可发生肾绞痛、血尿。③急性梗阻性肾病,尿酸盐结晶短期大量沉积,可引起尿路阻塞而发生急性梗阻性肾病,导致肾积水、肾盂肾炎、肾积脓或肾周围炎,感染可加速结石的增长和肾实质的损害。

【实验室及其他检查】

1. 血尿酸测定　血尿酸增高是诊断痛风的重要指标。测定方法采用血清尿酸酶法,正常男性为 150~380μmol/L(2.5~6.4mg/dl),女性为 100~300μmol/L(1.6~5.0mg/dl),绝经后尿酸水平接近男性。由于血尿酸存在较大波动,应反复多次测定。

2. 尿尿酸测定　限制嘌呤饮食 5d 后,每日尿酸排出量超过 3.57mmol(600mg),可认为尿酸生成增多。

3. 滑囊液检查　关节腔抽取滑囊液,偏振光显微镜下发现针形尿酸盐结晶。急性期检出率达 95% 以上。

4. 痛风石内容物检查　偏振光显微镜下发现针形尿酸盐结晶,紫脲酸铵试验,尿酸酶分解及紫外线分光光度计可分析结晶的化学成分。

5. X 线检查　急性关节炎期可见非特征性软组织肿胀,关节显影正常;病情进展反复发作后可见软骨缘破坏,关节面不规则,慢性期特征性改变为穿凿样、虫蚀样圆形或弧形的骨质透亮缺损(图 92-2)。

6. 电子计算机 X 线体层显像(CT)与磁共振成像(MRI)检查　CT 扫描可见受累部位不均匀的斑点状高密度影像;MRI 的 $T_1$ 和 $T_2$ 呈斑点状低信号。

【诊断与鉴别诊断】

1. 诊断　中、老年男性如出现关节红肿热痛或活动障碍,同时伴尿路结石或肾绞痛发作,化验检查提示高尿酸血症,应考虑痛风的存在。男性和绝经后女性血尿酸>420μmol/L(7.0mg/dl)、绝经前女性>350μmol/L(5.8mg/dl)可诊断为高尿酸血症。关节囊液穿刺或痛风石活检证实为尿酸盐结晶可作出诊断。X线检查、CT或MRI等影像学检查可进一步明确诊断。部分急性关节炎期诊断有困难者,秋水仙碱试验性治疗有效可确诊。

2. 鉴别诊断

(1) 风湿性关节炎：是风湿热的一种表现。起病急,青少年多见,关节红、肿、热、痛明显,不能活动,发病部位常见于膝、髋、踝等下肢大关节,其次是肩、肘、腕关节,手足小关节少见；亦可侵犯心脏,引起风湿性心脏病,并有发热、皮下结节和皮疹等表现。辅助检查示红细胞沉降率加快,血尿酸不高。治愈后很少复发,关节不留畸形,有些病人可遗留心脏病变。

(2) 类风湿关节炎：是一种以关节滑膜炎为特征的慢性全身性自身免疫性疾病,该病好发于手、腕、足等小关节,反复发作,呈对称分布,常伴有晨僵。类风湿因子多为阳性,血尿酸不高。

(3) 继发性痛风：能引起继发性高尿酸血症的疾病主要包括核酸代谢亢进和肾排泄尿酸盐降低2类,多具有原发疾病的临床特征。实验室检查血清尿酸含量明显升高,痛风症状不典型,多有肾受累。

(4) 假性痛风：关节滑囊液检查可发现有焦磷酸钙结晶或磷灰石,X线可见软骨呈线状钙化或关节旁钙化；发作时红细胞沉降率增快,白细胞增高,血尿酸正常；膝关节多受累。

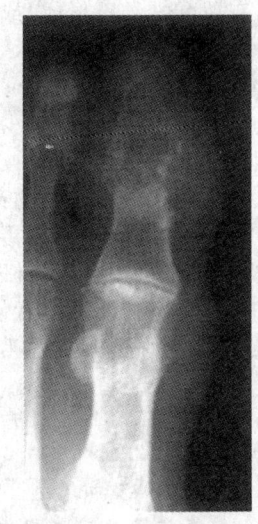

图92-2  痛风结节

第一跖趾关节和趾间关节表现为偏心性软组织肿胀(痛风结节)伴边缘相对清楚的骨质侵蚀(图片摘自 Harald Ostensen 主编《WHO肌骨系统放射诊断手册》图6-17,人民军医出版社出版)

【预防和治疗】

原发性高尿酸血症与痛风的防治目的是控制高尿酸血症预防尿酸盐沉积,控制体重及血脂等代谢指标；迅速终止急性关节炎的发作；预防尿酸结石形成防止肾损害,提高生活质量。

1. 一般治疗  控制饮食总热量；限制蛋白摄入；少食富含嘌呤食物(动物内脏及蛤蜊、酵母等)；戒酒；鼓励患者多饮水,每天饮水2 000ml以上以增加尿酸的排泄；慎用抑制尿酸排泄的药物如噻嗪类利尿药等；避免诱发因素和积极治疗相关疾病等。

2. 急性痛风性关节炎的治疗  绝对卧床,抬高患肢,避免关节负重。

(1) 秋水仙碱(Colchicine)：控制急性痛风性关节炎的特效药物,秋水仙碱通过降低中性粒细胞的活性、黏附性及趋化性,抑制粒细胞向炎症区域的游走,从而发挥抗炎作用。①口服法,初始口服剂量为1mg,随后0.5mg/h或1mg/2h,直到症状缓解或出现胃肠道不良反应停用。90%的患者口服秋水仙碱后48h内疼痛症状缓解。症状缓解后0.5mg,每日2~3次,维持数天后停药。不良反应为恶心、呕吐、厌食、腹胀和水样腹泻等胃肠道症状,该药还可以引起白细胞减少、血小板减少等骨髓抑制表现、肝功受损以及脱发等。②静脉法,对消化道症状重者可使用静脉法。使用时避免药液外漏,以免引起剧烈疼痛和组织坏死；此外静脉给药可产生严重的不良反应,国内极少静脉给药。

(2) 非甾体抗炎药：不能耐受秋水仙碱的患者可选用。通过抑制前列腺素的合成而达到消炎镇痛的作用。其主要表现为胃、十二指肠溃疡引起的上消化道出血,餐后服用可减少胃肠道不良反应。常用药物,如吲哚美辛、双氯芬酸、布洛芬及萘普生。症状缓解应减量,5~7d后停用。

(3) 糖皮质激素：上述药物治疗无效或使用禁忌时,可考虑使用糖皮质激素短程治疗。如泼尼松每日20~40mg,疗程不超过2周,症状缓解后减量。该类药物的特点是起效快、缓解率高,但停药后症状易复发。

3. 发作间歇期和慢性期的处理  治疗目的是维持血尿酸正常水平,较大痛风石或经皮溃破者可手术剔除。

(1) 通过抑制肾小管对尿酸的重吸收：从而增加尿酸的排泄,降低血尿酸水平,适于肾功能正常者;已有尿酸盐结石形成,或每日尿排出尿酸盐>3.57mmol(600mg)时不宜使用;应从小剂量开始逐步递增,用药期间应多饮水,并每日口服碳酸氢钠3~6g以碱化尿液,减少尿酸结晶形成。常用药物①苯溴马隆(Benzbromarone),25~100mg/d,该药的不良反应轻,一般不影响肝、肾功能;少数有胃肠道反应,过敏性皮炎、发热少见。②丙磺舒(Probenecid,羧苯磺胺)。少数患者可出现皮疹、发热、胃肠道刺激等不良反应。

(2)抑制尿酸生成药物:别嘌醇通过抑制黄嘌呤氧化酶,减少尿酸的生成,适用于尿酸生成过多或使用排尿酸药物有禁忌者。常用剂量1次100mg,每日2~4次,待血尿酸降至360μmol/L以下,可减少别嘌醇的用量,与排尿酸药合用效果更佳。不良反应有腹痛腹泻,过敏性皮疹、发热、肝损害、骨髓抑制等,肾功能不全者使用时剂量酌减。

4. 其他　高尿酸血症和痛风常与代谢综合征同时发生,应积极控制体重、血压和血脂。

### 复习指导

1. 高尿酸血症是心脑血管疾病的独立危险因素。

2. 原发性痛风主要为先天性嘌呤代谢障碍所致;诊断依据包括血尿酸增高,滑囊液及痛风石检查证实为尿酸盐结晶及X线特征。

3. 秋水仙碱为痛风性急性关节炎期的特效药,慢性关节炎期使用促进尿酸排泄及抑制尿酸合成的药物。

(牛晓红)

# 第93章 骨质疏松症
chapter 93

> **学习要求**
>
> 学习骨质疏松症的临床表现和诊断标准,知晓骨质疏松症的危害及风险评估方法,掌握骨质疏松症的基本治疗原则。

骨质疏松症(osteoporosis,OP)是一种以骨量低下和骨微结构破坏为特征,导致骨脆性增加、易发生骨折的全身性代谢性骨病。可发生于任何年龄,多见于绝经后妇女和老年男性。

【定义和分类】

骨质疏松症分为原发性和继发性两大类。原发性骨质疏松症包括绝经后骨质疏松症(Ⅰ型)、老年性骨质疏松症(Ⅱ型)和特发性骨质疏松(包括青少年型)。绝经后骨质疏松症一般发生在女性绝经后5~10年内;老年性骨质疏松症指老年人70岁后发生的骨质疏松;继发性骨质疏松症指由影响骨代谢的疾病或药物所致的骨质疏松症;特发性骨质疏松病因尚不明。

> **临床提示** 骨质疏松症不仅指骨量的减少,更强调骨骼微结构的破坏。

【流行病学】

随人类寿命的延长和社会老龄化的到来,骨质疏松症已成为人类重要的健康问题。目前我国是世界上老年人口绝对数量最多的国家,2003—2006年全国性大规模流行病学调查显示,以椎体和股骨颈骨密度值为基础的骨质疏松症,50岁以上人群女性患病率为20.7%,男性为14.4%;60岁以上的人群中的患病率明显增高,女性尤为突出。

骨质疏松性骨折(脆性骨折)为骨质疏松症的严重后果,髋部骨折发生后的1年内,20%的患者死于各种并发症者,存活者中约50%致残,因此骨质疏松性骨折的危害巨大。未来数十年,中国人髋部骨折率会进一步增长,女性一生中发生骨质疏松症性骨折的危险性为40%,高于乳腺癌、子宫内膜癌、卵巢癌的总和。

> **临床提示** 减少脆性骨折的发生是治疗骨质疏松症的主要目的。

【临床表现】

骨质疏松症典型的临床表现:①骨痛。早期常无明显的症状,随疾病进展,患者可有腰背疼或全身骨骼疼痛,负荷后疼痛加重或活动受限,严重时翻身、起坐及行走均有困难。②脊柱变形。骨质疏松严重者,可有身高缩短和脊柱畸形,胸椎压缩性骨折可导致胸廓畸形,影响心肺功能。③骨折。脆性骨折(Fragility fracture)是指无外伤或较轻微外伤情况下引起的骨折,轻微外伤一般是指在人体站立高度下活动过程中发生的骨折。常见部位为胸腰椎、髋部、桡尺骨远端和肱骨近端。一次脆性骨折后,再次发生骨折的风险明显增加。

【骨质疏松症危险因素和风险评估】

1. 危险因素

(1)固有因素:人种(白种人和黄种人)、母系家族史、老龄和女性绝经。

(2)非固有因素:低体重、性激素低下、吸烟、酗酒、饮过多咖啡、缺乏体力活动、饮食中营养失衡、蛋白质过多或不足、高钠饮食、钙和(或)维生素D缺乏、伴有影响骨代谢的疾病和应用影响骨代谢药物。

2. 风险评估　评估骨质疏松风险的方法较多,仅推荐临床常用的2种筛查方法。

(1)国际骨质疏松症基金会(IOM)骨质疏松症1min测试题:①您是否曾经因为轻微碰撞或者跌倒就会伤到自己的骨骼?②您父母有没有过轻微碰撞或跌倒就发生髋部骨折?③您是否经常连续3个月以上服用"可的松、泼尼松"等激素类药物?④您的身高是否比年轻时降低了3cm以上?⑤您经常大量饮酒吗?⑥您每天吸烟超过20支吗?⑦您经常腹泻吗(消化道疾病或肠炎引起)?⑧女士回答:您是否在45岁以前就绝经了?⑨女士回答:您是否曾经有过连续12个月以上没有月经(除了怀孕期间)?⑩男士回答:您是否有过阳萎或性欲缺乏这些症状?只要其中有一题回答结果"是",即为阳性。

(2)亚洲人骨质疏松自我筛查工具(Osteoporosis Self Assessment Tool for Asian,OSTA)OSTA指数=(体重-年龄)×0.2。风险级别:①低,OSTA指数>-1;②中,OSTA指数-1~-4;③高,OSTA指数<-4。

【诊断和鉴别诊断】

1. 骨质疏松症的诊断　骨质疏松症的诊断标准:发生了脆性骨折和(或)骨密度低下。

(1)脆性骨折:脆性骨折是骨强度下降的明确体现,是骨质疏松症的最终结果和合并症,一旦发生,临床上即可诊断骨质疏松症。

(2)骨密度测定:骨质疏松症以骨强度下降、骨折风险性增加为特征,骨强度取决于骨密度及骨质量,骨密度约反映70%的骨强度,骨密度(BMD)测量是目前诊断骨质疏松、预测骨质疏松性骨折风险的最佳定量标准。骨密度及骨测量的方法较多,其中双能X线吸收测定法(DXA)测量值是目前国际学术界公认的骨质疏松症诊断的金标准。骨密度通常用T-Score(T值)表示,T值=(测定值-骨峰值)/正常成年人骨密度标准差,T值用于绝经后妇女和50岁以上的男性的骨密度水平。

基于DXA测定的诊断标准(WHO):①正常,骨密度值(T值)低于同性别、同种族正常成年人骨峰值<1个标准差;②骨量低下(骨量减少),T值降低1~2.5个标准差;③骨质疏松,T值降低程度≥2.5个标准差;④严重骨质疏松,符合骨质疏松诊断标准,同时伴有1处或多处骨折。

对于儿童、绝经前妇女和50岁以下的男性,其骨密度水平建议用Z值表示。Z值=(测定值-同龄人骨密度均值)/同龄人骨密度标准差。

**临床提示**　采用双能X线法进行骨密度的测定,是目前临床诊断骨质疏松症的主要方法。

2. 骨质疏松症的鉴别诊断　诊断原发性骨质疏松症一定要排除其他影响骨代谢的疾病,如性腺、肾上腺、甲状旁腺及甲状腺疾病等内分泌疾病;类风湿关节炎等风湿免疫性疾病;影响钙和维生素D吸收的肠道和肾疾病;长期服用糖皮质激素等影响骨代谢的药物;以及各种先天和获得性的骨代谢异常疾病。

【骨质疏松症预防】

1. 调整生活方式　摄入高钙、低盐和适量蛋白质的均衡饮食;适当户外活动和日照;避免嗜烟、酗酒;防止跌倒发生;加强自身和环境的保护措施(各种关节保护器)等。

2. 钙剂　钙摄入可减缓骨的丢失,改善骨矿化。我国成年人每日钙摄入推荐量为800mg元素钙,绝经后妇女和老年人每日钙摄入推荐量为1 000mg。膳食营养调查显示,我国老年人每日从饮食中获得钙平均为400mg,故每日应补充钙剂500~600mg。目前尚无充分的证据表明单纯补钙可替代其他抗骨质疏松的药物治疗。

3. 维生素 D  促进钙的吸收、对维持肌力、改善身体稳定性、降低骨折风险有益。成年人推荐剂量 200U/d,老年人推荐剂量 400~800U/d,治疗骨质疏松维生素 D 剂量为 800~1 200U/d。活性维生素 D 包括 1,25 双羟维生素 $D_3$(骨化三醇)和 1α 羟基维生素 $D_3$(α-骨化醇),更适合老年人、肾功能不全、1α 羟化酶缺乏的患者。国际骨质疏松基金会建议老年人血清 25OHD 水平等于或高于 30ng/ml(75nmol/L)以降低跌倒和骨折的风险。

【骨质疏松症的治疗】

1. 药物治疗的适应证

(1)确诊骨质疏松者(T≤-2.5),无论是否有过骨折。

(2)骨量低下者(-2.5<T 值≤-1.0),并存在 1 项以上骨质疏松危险因素,无论是否有过骨折。

(3)无骨密度测定条件时,具备以下情况之一者:发生过脆性骨折;OSTA 筛查为高风险;采用 FRAX 工具计算出髋部骨折概率≥3%,或任何重要的骨质疏松性骨折发生概率≥20%。

2. 抗骨质疏松药物

(1)二膦酸盐类(bisphosphonates):是目前最重要的一类抗吸收制剂,能有效抑制破骨细胞活性、降低骨转换,明显提高腰椎和髋部骨密度,显著降低椎体和髋部等部位骨折的风险。根据化学结构不同,二膦酸盐可分为 3 代。第一代如依替膦酸(etidronate,Eti),第二代如帕米膦酸盐(pamidronate,Pam),第三代包括阿仑膦酸盐(alendronate,Ale)、利塞膦酸盐(risedronate,Ris)、伊班膦酸盐(ibandronate,Iba)和唑来膦酸盐(zoledronate,Zol)。

目前推荐此类药物用于高转换型骨质疏松症患者,尤其是老年性和绝经后骨质疏松有雌激素替代治疗禁忌证(如乳腺癌、子宫内膜癌)者,对于男性骨质疏松症和特发性骨质疏松症,可作为候选药物。同时,二膦酸盐也是糖皮质激素性骨质疏松症的首选药物。①制剂和用量:a. 依替膦酸(1-羟基乙磷酸钠,邦特林),400mg/d,清晨空腹以 200ml 水送服,服药后 30min 不能平卧和进食,服药后 1h 方可进餐或饮用含钙饮料。每个疗程 2 周,通常需隔月 1 个疗程。b. 阿仑膦酸盐,常用剂量为 10mg/d,服药期间无需间隔;新的制剂为 70mg/片,每周 1 次,服药方法同依替膦酸。c. 唑来膦酸注射液,静脉注射 5mg,每年 1 次。②不良反应:a. 长期(5~10 年或以上)应用可影响骨矿化,一般主张第二代二膦酸盐间歇用药;b. 消化道反应:偶可发生浅表性消化性溃疡,有食管憩室和食管裂孔疝等的患者忌用;c. 静脉注射可导致二膦酸盐-钙螯合物沉积,血栓栓塞性疾病、肾功能不全者禁用;d. 下颌骨坏死 已有下颌骨病变或慢性牙科疾病者慎用。

(2)降钙素(calcitonin):降钙素是一种钙调节激素,能抑制破骨细胞的活性、减少破骨细胞的数量,减少骨量丢失并增加骨量,同时能明显缓解骨质疏松骨折、骨骼变形或骨肿瘤所致的疼痛。适用于①高转换型骨质疏松,如绝经后骨质疏松症;②骨质疏松性疼痛症;③变形性骨炎;④急性高钙血症或高钙血症危象。包括 2 种制剂,即鲑鱼降钙素和鳗鱼降钙素类似物。鲑鱼降钙素注射剂 1 次 50U,皮下注射或肌内注射,每周 2~7 次;鲑鱼降钙素鼻喷剂每日 200U;鳗鱼降钙素每周 20U,肌内注射。少数患者可有面部潮红、恶心等不良反应,偶有过敏现象。

> **临床提示**  二膦酸盐是目前治疗骨质疏松症最重要的主要药物。

(3)雌激素类:雌激素类药物能抑制骨转换,阻止骨丢失,能降低骨质疏松性椎体、非椎体骨折风险,是防治绝经后骨质疏松的有效手段,包括雌激素(estrogen replacement treatment,ET)和雌、孕激素(EPT)补充疗法。适用于 60 岁以前围绝经和绝经后妇女,特别是有绝经症状(潮热、出汗等)及泌尿生殖道萎缩症状的妇女。禁忌证包括乳腺癌、子宫内膜癌等雌激素依赖性肿瘤、不明原因阴道出血、血栓性疾病、活动性肝病及结缔组织病等。子宫内膜异位症、子宫肌瘤、乳腺癌家族史、胆囊疾病和垂体泌乳素瘤者慎用。

(4)甲状旁腺激素(PTH):能促进骨形成,增加骨量,是当前促进骨形成药物的代表性药物,用于治疗男性和女性严重骨质疏松症,国内即将上市。临床试验表明 rhPTH(1-34)能有效治疗绝经后骨质疏松症提高骨密度,降低椎体和非椎体骨折发生的风险。一般剂量 20μg/d,皮下注射,治疗时间不宜超过 2 年。

(5)选择性雌激素受体调节剂(SERMs):选择性地作用于雌激素靶器官,与不同的雌激素受体结合产生不同的生物效应。如雷洛昔芬(raloxifene)与骨骼的雌激素受体结合后,可抑制骨吸收;与乳腺和子宫雌激素受体结合,则表现为抗雌激素的活性。适应证为治疗绝经后骨质疏松症,雷洛昔芬 60mg,每日 1 次,少数患者服药期间会出现潮热和下肢痉挛症状。

(6)其他:雷奈酸锶(strontium ranelate)是新一代的抗骨质疏松药物,可促进维生素 D 的合成和骨矿化,短期小剂量治疗可抑制破骨细胞活性,长期应用可促进骨形成,适用于绝经后骨质疏松症。临床试验显示,维生素 $K_2$(四烯甲萘醌)可以促进骨形成,并有一定抑制骨吸收的作用。

### 复习指导

1. 骨质疏松症可分为原发性和继发性 2 类,原发性骨质疏松症又分为绝经后骨质疏松(Ⅰ型)和老年性骨质疏松症(Ⅱ型);继发性骨质疏松是多由各种原发疾病引起。

2. 骨质疏松症轻者无明显不适,重者表现为腰背痛、全身痛。骨折的常见部位包括前臂和髋部,髋部骨折常预后不良。

3. 骨质疏松症的诊断基于骨密度(BMD)测量骨量低下或发生了脆性骨折,同时应对患者骨折或再次骨折风险进行评价。

4. 骨质疏松症的基础治疗包括运动、钙剂、维生素 D,药物包括二膦酸盐、降钙素、PTH、选择性雌激素受体调节剂、雷奈酸锶等。

(侯宁宁)

# 第八篇 PART 8

# 风湿性疾病

# 第94章 总论

> **学习要求**
>
> 学习风湿性疾病的概念及分类,知晓风湿性疾病特点、常见自身抗体与其意义以及风湿病常用的药物,对风湿性疾病有基本认识。

【概述】

风湿性疾病(rheumatic disease)是一组累及骨、关节及关节周围软组织(如肌肉、肌腱、筋膜、神经等)的疾病。其病因多样,包括感染、自身免疫、代谢异常、内分泌因素、肿瘤、退行性变、地理环境、理化因素、遗传因素等。既可系统性侵犯,亦可局限性受累;可为器质性病变,亦可是精神性或功能性异常。根据其发生机制、病理及临床特点将风湿性疾病分为十大类(表94-1)。其中弥漫性结缔组织病、脊柱关节炎(既往称血清阴性脊柱关节病)、骨关节炎、晶体性关节炎最为常见。

表94-1 风湿性疾病的分类

| 分类 | 常见疾病举例 |
| --- | --- |
| 弥漫性结缔组织病 | 类风湿关节炎、系统性红斑狼疮、干燥综合征、硬皮病、特发性炎性肌病、血管炎、幼年特发性关节炎等 |
| 脊柱关节炎 | 强直性脊柱炎、银屑性关节炎、炎症肠病相关性关节炎、反应性关节炎 |
| 退行性变 | 原发性和继发性骨关节炎 |
| 与代谢内分泌相关的风湿病表现 | ①晶体性关节炎:痛风、焦磷酸盐沉积症(假性痛风)。②内分泌疾病的骨骼肌肉表现:甲状腺功能亢进症性肌病、甲状腺功能减退所致骨骼肌溶解、糖尿病关节病变、肢端肥大症。③遗传性结缔组织病:Ehlers-Danlos综合征、马方综合征、成骨发育不全。④其他:淀粉样变、血友病性关节病 |
| 感染相关的风湿病 | ①感染直接导致:化脓性关节炎、脊柱关节结核、布氏杆菌性关节炎和脊柱炎、莱姆病、梅毒性关节炎。②反应性:Poncet病、风湿热 |
| 肿瘤相关的风湿病 | 骨关节及滑膜肿瘤;白血病、多发性骨髓瘤、转移瘤导致的骨关节疼痛 |
| 神经血管疾病 | 神经性关节病、反射性交感神经营养不良、压迫性神经病、雷诺现象 |
| 骨与软骨病变 | 骨质疏松症、肥大性骨关节病、弥漫性特发性骨肥厚 |
| 非关节性风湿病 | 关节周围病变(滑囊炎、腱鞘炎)、椎间盘病变、纤维肌痛症 |
| 其他 | 复发性风湿症、药物致风湿综合征(如Steven-Johnson综合征) |

弥漫性结缔组织病简称为结缔组织病是风湿性疾病的重要组成部分,主要特点如下。
1. **属于自身免疫性疾病** 多数能够检测到自身抗体。

2. 是炎症性疾病　临床可见关节炎、血管炎、肌炎等炎症表现。实验室检查可见血细胞沉降率、C 反应蛋白等炎症指标升高。受累部位组织病理学可见炎症反应证据。

3. 多系统多器官损害的疾病　临床表现多种多样,典型代表如 SLE。

4. 临床表现的异质性　即同一种疾病可有不同表现,不同疾病亦可有相同临床表现。

5. 多是慢性病程　逐渐累及多个器官,贻误诊治将慢性迁延致不可逆的器官损害。

6. 多具有遗传背景　RA、SLE 具有多种遗传易感基因,且有家族聚集倾向。

7. 其他　多数糖皮质激素治疗有效。

【病理】

多表现为受累器官和组织的炎症反应,即淋巴细胞、巨噬细胞、浆细胞等炎症细胞浸润,有些尚可见免疫复合物沉积。不同风湿性疾病表现不同,如晶体沉积致局部化学性炎症;外分泌腺炎;侵袭性滑膜炎、血管炎、骨骼肌炎等;各级血管管壁炎症可致血管壁增厚、管腔狭窄及其供应组织器官缺血。

【病史采集】

1. 性别及年龄　如 SLE 多见于育龄期女性,SpA 多见于青少年男性,骨关节炎多见于中、老年人。

2. 着重询问关节症状　RA、SpA、痛风等以关节症状为主,应着重询问,包括起病缓急、受累关节名称及数目、疼痛性质和程度、功能状态、病情演变、既往药物治疗反应。

3. 重视关节外表现　RA 尚可出现关节外表现,其他弥漫性结缔组织病往往多器官多系统损害,因此常需全系统询问,系统回顾十分必要。

4. 既往史　既往不明原因血细胞减少、浆膜炎、癫痫发作提示 SLE 可能,饮酒史是痛风发作的重要因素,吸烟史与 RA 并间质性肺疾病关系密切,反复流产史提示抗磷脂抗体综合征(APS),冶游史者需排除淋菌性关节炎,高血压、糖尿病、冠心病、胃溃疡病史是临床医师用药时必须考虑的因素。

5. 家族史　如 SpA 常有阳性家族史,炎性关节病患者若有银屑病史或家族史则提示银屑病关节炎。

【体格检查】

1. 肌肉骨骼系统检查　关节检查着重记录受累关节名称、关节肿胀及疼痛个数、有无畸形和运动障碍。脊柱检查注意各个方向活动度、胸廓扩张度。肌肉检查注意四肢近端和远端肌力、有无压痛或肿胀。

2. 肌肉骨骼系统外检查　皮肤、黏膜、毛发、淋巴结、心、肺、神经系统等都应重点检查。

3. 重视特征性体征　如面部蝶形红斑;眶周紫红色水肿斑、关节伸侧脱屑性皮疹(Gottron 征)对;指端硬化、肢体及面部皮肤发紧、发硬;关节部位、耳郭发现痛风石、猖獗性龋齿、舌苔消失、腊肠指(趾)、鞍鼻等。

【实验室检查】

1. 常规检查　"三大"常规、肝肾功能、血糖、血脂、电解质、传染病筛查、凝血功能等均必需。

2. 特殊检查

(1)自身抗体谱:包括抗核抗体(anti-nuclear antibodies,ANAs)谱、类风湿因子(rheumatoid factor,RF)和抗 CCP 抗体、抗中性粒细胞胞质抗体(antineutrophil cytoplasmic antibodies,ANCA)、抗磷脂抗体谱等。

①抗核抗体(ANAs):是针对细胞内所有抗原成分的自身抗体的总称,根据靶抗原成分和分布部位,可分为六大类:抗 DNA 抗体、抗组蛋白抗体、抗 DNA 组蛋白复合物抗体、抗非组蛋白抗体、抗核仁抗体及抗细胞其他成分抗体。其中抗非组蛋白抗体主要指针对盐水可提取的可溶性核抗原(extractable nuclear antigens,ENA)的抗体,通常称作抗 ENA 抗体。ANAs 阳性最常见于弥漫性结缔组织病,但也见于其他疾病,如慢性活动性肝炎、慢性淋巴细胞性甲状腺炎、重症肌无力、传染性单核细胞增多症、Waldenstrom 巨球蛋白血症、感染性疾病、某些肿瘤性疾病等。此外,某些正常人(尤其老年女性、SLE 一级亲属)亦可出现低滴度阳性。因此,ANAs 检测是非常重要筛选试验,其阳性仅提示可能存在自身免疫性疾病的可能性,但并不足以作为诊断或排除诊断的依据,而应当全面评估,并

结合患者临床表现以做出合理解释。此外,当出现 ANAs 尚应当进一步检测其滴度并进一步区分是哪一类 ANAs,因为不同的 ANAs 具有不同的临床意义和诊断特异性(表 94-2)。

表 94-2 常见的 ANAs 及临床意义

| 抗体名称 | 疾病名称 |
|---|---|
| 抗 ds-DNA 抗体 | SLE(特异性抗体) |
| 抗组蛋白抗体 | 药物性狼疮,SLE,RA,传染性单核细胞增多症,正常人 |
| 抗 Sm 抗体 | SLE(标记性抗体) |
| 抗 U1RNP 抗体 | MCTD,SLE,SSc |
| 抗 SSA/Ro 及 SSB/La 抗体 | SS,SLE |
| 抗 Scl-70 抗体 | SSc(标记性抗体) |
| 抗 Ku 抗体 | PM+SSc 重叠综合征 |
| 抗着丝点抗体 | 局限型 SSc |
| 抗核糖体 P 蛋白抗体 | SLE |
| 抗 Jo-1 抗体 | 多发性肌炎,皮肌炎 |

②类风湿因子(rheumatoid factor,RF):是针对 IgG 抗体 Fc 段上抗原决定簇的抗体,在 RA 患者中阳性率 70%。RF 尚见于其他结缔组织病,如 SLE、SS、MCTD、SSc 等,亦见于某些细菌或病毒感染(如感染性心内膜炎、麻风、结核、梅毒、传染性单核细胞增多症、巨细胞病毒感染、慢性乙型肝炎等)、结节病、肺间质病变、冷球蛋白血症等。此外,约 5% 正常人可阳性。RF 可分为 IgG 型、IgA 型和 IgM 型,乳胶凝集试验检测的 RF 属 IgM 型。

**临床提示** RF 阳性不等于就是类风湿关节炎,而应结合临床情况具体分析。

③抗中性粒细胞胞质抗体(antineutrophil cytoplasmic antibodies,ANCA):是针对中性粒细胞胞质成分的自身抗体,根据荧光染色模型可分为 p-ANCA(核周型)和 c-ANCA(胞质型)。p-ANCA 靶抗原主要是髓过氧化物酶(MPO),针对后者的抗体又称为抗髓过氧化物酶抗体(MPO-ANCA),主要见于 MPA 和嗜酸性肉芽肿性血管炎(CSS),亦可见于 SLE、结节性多动脉炎等结缔组织病;但某些非 MPO 抗原亦可产生 p-ANCA,见于炎症性肠病、病毒感染(乙型肝炎病毒、HIV)、细菌感染(感染性心内膜炎等)及 SLE、RA 等结缔组织病。c-ANCA 的靶抗原主要是蛋白酶 3(PR3),针对后者的抗体称为抗蛋白酶 3 抗体(PR3-ANCA),主要见于 WG,特异性可达 90%。因此发现 ANCA 阳性,应进一步检测 MPO-ANCA 及 PR3-ANCA。

④抗磷脂抗体:包括抗心磷脂抗体(aCL)、狼疮抗凝物和梅毒血清学试验假阳性,常见于 APS。与血栓形成相关的 aCL 其抗原表位多为 $\beta_2$-糖蛋白 I($\beta_2$-GPI),而非磷脂本身。因此临床上亦常检测抗 $\beta_2$-GPI 抗体。

⑤抗角蛋白抗体谱:是一组不同于 RF 且对 RA 有较高特异性的自身抗体,包括抗核周因子(APF)、抗角蛋白抗体(AKA)、抗聚角蛋白微丝蛋白抗体(AFA),其抗原均为聚角蛋白微丝蛋白(filaggrin)。环瓜氨酸多肽(CCP)是聚角蛋白微丝蛋白最主要的抗原表位,人工合成的 CCP 作为抗原检测到的抗 CCP 抗体较 AFA 有更好的敏感性和特异性。

(2)补体:血清总补体(CH50)、C3 和 C4 下降常提示免疫系统激活消耗补体,常见于 SLE 活动期,其恢复正常也是 SLE 稳定的指标之一。其他 CTD 很少出现补体水平下降。

(3)病理:受累组织炎症反应是诊断的重要依据,也是指导治疗、评估预后的重要手段。

(4)关节滑液:关节滑液检查目的是鉴别炎症性和非炎症关节病变及导致炎性病变的原因。炎性关节液白细胞数可达 $2\,000\times10^6/L$,非炎性关节液白细胞数多 $<2\,000\times10^6/L$。化脓性关节炎其关节液白细胞数多 $>50\,000\times10^6/L$。若发现尿酸盐结晶、焦磷酸盐结晶,则可明确痛风、假性痛风诊断。若怀疑化脓性关节炎,应行细菌培养。

【影像学检查】

1. X线 是最常用的影像学诊断方法,有助于关节病变诊断与鉴别诊断,亦能随访了解关节病变演变,但对早期关节侵蚀破坏不敏感。

2. CT 常用来早期发现肺间质病变。对强直性脊柱炎骶髂关节病变显示更为清晰(但应尽量少做以减少病人射线接触量)。CTA有助于评价大血管病变。

3. MRI 在显示软组织病变、早期发现骨髓水肿和骨侵蚀、滑膜增生等方面有优势,有助于疾病早期诊断。比如MRI发现骶髂关节面下片状骨髓水肿有助于早期诊断脊柱关节炎。

4. 高频彩超 有助于发现早期滑膜炎,较X线更早发现骨皮质侵蚀、软骨破坏,有助于类风湿关节炎的诊断和随诊。

5. 放射性核素扫描 有助于提供炎性关节病、骨肿瘤等信息,但特异性相对较差。

【治疗】

风湿性疾病多为慢性疾病,治疗目的是改善疾病预后,保护脏器功能,提高生活质量。

1. 药物治疗

(1)非甾体抗炎药(nonsteroidal anti-inflammatory drugs,NSAIDs):此类药物可抑制环氧合酶(COX),从而抑制花生四烯酸转化为前列腺素,产生抗炎镇痛作用。COX有2种同工酶,COX-1主要表达于胃肠道、血小板、肾组织,COX-2主要表达于炎症部位,但生理情况下也表达于脑、肾组织。非选择性NSAIDs由于同时抑制了COX-1和COX-2,易导致胃肠道不良反应,严重者可出现溃疡、出血甚至穿孔;肾不良反应包括水肿、电解质紊乱、血压升高,严重者导致肾功能不全。因此有胃肠道高风险人群应避免此类药物。选择性COX-2抑制剂对COX-2的抑制优于对COX-1的抑制,因此降低了胃肠道风险,肾风险类似,但却增加了心血管风险不良事件。因此,应当全面评估患者胃肠道、肾和心血管风险,合理选择此类药物。

(2)改变病情抗风湿药(disease modifying antirheumatic drugs,DMARDs):是指能够防止和延缓RA关节结构破坏的药物,是一组具有不同化学结构的化学药物或生物制剂。传统DMARDs特点是起效慢,停药后作用消失慢,故曾被称为慢作用抗风湿药。主要包括甲氨蝶呤、氯喹、羟氯喹、柳氮磺吡啶、来氟米特、青霉胺、金制剂等。其中青霉胺、金制剂目前已少用。生物制剂是指一类通过生物工程方法制造的生物大分子药物,被称为生物DMARDs,包括TNF-拮抗药、IL-6拮抗药、抗CD20单抗、CTLA-4融合蛋白等。

(3)糖皮质激素:具有强力抗炎作用,能够明显改善SLE、血管炎、多发性肌炎/皮肌炎等结缔组织病预后,但不能根治;对RA而言,具有改变病情作用,因此,提倡与DMARDs早期联用。糖皮质激素不良反应包括感染风险、高血压、血糖升高、骨质疏松、骨坏死、肥胖、精神异常、消化性溃疡、撤药反应等。因此使用时应当权衡利弊,个体化应用。

(4)免疫抑制药:通过不同途径产生免疫抑制作用,主要用于SLE、血管炎、多发性肌炎/皮肌炎等弥漫性结缔组织病的治疗,对改善预后有很大帮助。如环磷酰胺、吗替麦考酚酯、环孢素、甲氨蝶呤、硫唑嘌呤等。不良反应主要包括骨髓抑制、性腺抑制、胎儿畸形、肝肾毒性等。

2. 外科治疗 包括关节置换、矫形、滑膜切除术等,可以改善晚期关节病变患者关节功能、提高生活质量,但不能从根本上控制疾病发展,需要严格掌握适应证。

3. 其他 包括物理治疗、康复锻炼、职业训练、心理辅导等,也是不可或缺的部分。

复习指导

1. 风湿性疾病是一组累及骨、关节及关节周围软组织(如肌肉、肌腱、筋膜、神经等)的疾病。其病因多样,可系统性侵犯,亦可局限受累;可为器质性病变,亦可是精神性或功能性异常。

2. 自身抗体测定在风湿性疾病的诊断中有重要意义。

(刘升云)

# 第95章 类风湿关节炎

> **学习要求**
>
> 学习掌握类风湿关节炎的临床表现及诊断标准,能够根据患者症状体征,作出正确的诊断,进而制定合理的治疗方案。

类风湿关节炎(rheumatoid arthritis,RA)是临床主要表现为慢性持续性多关节肿痛并伴有全身系统性损害的慢性自身免疫性疾病,若不及时诊治,最终导致关节结构破坏及功能障碍。本病呈全球性分布,是造成人类丧失劳动力和致残的主要原因之一,因此早期诊断、早期治疗非常重要。我国RA 的患病率为 0.32%~0.36%,略低于 0.5%~1% 的世界平均水平。

【病因和发病机制】

该病确切病因尚不清楚,包括遗传因素及环境因素。遗传因素:HLA-DR4(或 DR1)阳性者具有易感性,且症状更重,预后更差。环境因素:一般认为感染可能是诱发因素;此外,性别、年龄、吸烟也与之有关。具有遗传易感性的个体,在后天环境因素刺激下,产生异常细胞免疫,外周血出现异常活化的 T、B 淋巴细胞,产生大量炎症因子和自身抗体,而关节滑膜细胞则大量活化增殖,出现侵袭性滑膜炎,分泌大量炎症因子和各种酶,导致关节炎症和结构破坏。

【病理】

RA 的基本病理改变是滑膜炎,急性期滑膜表现为渗出性和细胞浸润性。滑膜下层小血管扩张,内皮细胞肿胀、细胞间隙增大,间质水肿和中性粒细胞浸润。病变进入慢性期,滑膜变得肥厚,形成许多绒毛样突起。绒毛又名血管翳,有很强的破坏性,突向关节腔内或侵入到软骨和软骨下的骨质,是造成关节破坏、畸形、功能障碍的病理基础。这种绒毛大部分为具有巨噬细胞样功能的 A 型细胞及纤维母细胞样的 B 型细胞。滑膜下层的大量淋巴细胞呈弥漫状分布或聚集成结节状,如同淋巴滤泡。其中大部分为 $CD4^+$ T 细胞,其次为 B 细胞和浆细胞。另外,还可出现新生血管和大量被激活的纤维母样细胞及随后形成的纤维组织。

血管炎可发生在 RA 患者关节外的任何组织。它累及中、小动脉和(或)静脉,管壁有淋巴细胞浸润、纤维素沉着,内膜有增生,导致血管腔的狭窄或堵塞。类风湿结节是血管炎的一种特殊表现,常发生于关节伸侧受压部位,也可发生于其他内脏器官。结节中心为纤维素样坏死组织,周围有上皮样细胞浸润,排列成环状,外被以肉芽组织。肉芽组织间有大量的淋巴细胞和浆细胞浸润。

【临床表现】

流行病学资料显示,RA 可发生于任何年龄,80% 发生于 35~50 岁,女性约 3 倍于男性。多隐袭起病,少数急性起病,表现为对称性多关节肿痛,可有发热、乏力、食欲缺乏等全身症状,分为关节表现和关节外表现。

1. 关节表现　受累关节以近端指间关节、掌指关节、腕、肘和足、趾关节最为多见,同时,颈椎、颞颌关节、胸锁和肩锁关节也可受累。

(1)晨僵:早晨起床后病变关节感觉僵硬,称"晨僵"(日间长时间静止不动后也可出现)。晨僵出现在95%以上的RA患者,持续时间常>1h。晨僵的持续时间和关节炎症的程度呈正比,常被作为观察本病活动指标之一。

(2)痛与压痛:关节痛往往是最早的症状,最常累及的部位为腕关节、掌指关节和近端指间关节,多为对称性、持续性,疼痛的关节往往伴有压痛,受累关节的皮肤出现褐色色素沉着。

(3)关节肿:凡受累的关节均可肿胀,多因关节腔内积液或关节周围软组织炎症引起,病程较长者可因滑膜慢性炎症后的肥厚而引起肿胀,亦多呈对称性。

(4)关节畸形:见于较晚期患者,最为常见的关节畸形是腕和肘关节强直、掌指关节半脱位、手指尺侧偏斜和"天鹅颈(swan neck)样"及"纽扣花(boutonniere)样"畸形。重症患者关节呈纤维性或骨性强直,失去关节功能。

(5)特殊关节:①颈椎,颈椎的可动小关节及周围腱鞘受累可出现颈痛、活动受限,甚至因颈椎半脱位而出现脊髓受压。②肩、髋关节,肩、髋关节周围有较多肌腱等软组织包围,因此很难发现肿胀。最常见的症状是局部痛和活动受限,髋关节往往表现为臀部及下腰部疼痛,容易和强直性脊柱炎混淆。③颞颌关节,见于约1/4的RA患者,表现为讲话或咀嚼时疼痛加重,严重者可有张口受限。

(6)关节功能障碍:美国风湿病学会将因本病而影响了生活的程度分为4级。Ⅰ级,能照常进行日常生活和各项工作;Ⅱ级,可进行一般的日常生活和某种职业工作,但参与其他项目活动受限;Ⅲ级,可进行一般的日常生活,但参与某种职业工作或其他项目活动受限;Ⅳ级,日常生活的自理和参与工作的能力均受限。

2. 关节外表现

(1)类风湿结节:见于20%~30%的患者,是本病较常见的关节外表现,多位于关节伸侧面,如肘关节鹰嘴突附近、枕骨、跟腱等处。其大小不一,结节直径由数毫米至数厘米,质硬、无压痛,多为对称性分布。此外,几乎所有脏器如心、肺、眼等均可累及。其存在提示类风湿关节炎病情活动。

(2)类风湿血管炎:RA患者的系统性血管炎(systemic vasculitis)少见,体格检查可观察到指甲下或指端的小血管炎,少数引起局部组织的缺血性坏死。眼受累多为巩膜炎,严重者因巩膜软化而影响视力。RF阳性的患者可出现亚临床型的血管炎,其长期预后尚不明确。

(3)肺:肺为常见的受累脏器,男性多于女性,有时可为首发症状。①肺间质病变。是最常见的肺部病变,见于约30%的患者,逐渐出现气短和肺功能不全,如出现慢性纤维性肺泡炎提示预后较差。肺功能和肺影像学检查异常,特别是高分辨CT有助早期诊断。②结节样改变。肺内的类风湿结节表现为单个或多个结节,结节有时可液化,咳出后形成空洞。③Caplan综合征。肺尘埃沉着病患者合并RA时易出现大量肺结节,称之为Caplan综合征,也称类风湿肺尘埃沉着病。临床和胸部X线表现均类似肺内的类风湿结节,数量多,较大,可突然出现并伴关节症状加重。病理检查结节中心坏死区内含有粉尘。④胸膜炎。为单侧或双侧性的少量胸腔积液,偶为大量胸腔积液,见于约10%的患者。胸水呈渗出性,糖含量很低。⑤肺动脉高压。可为肺内动脉病变所致,也可为肺间质病变引起。

(4)心脏受累:心脏受累以心包炎最为常见,多见于RF阳性、有类风湿结节的患者,但多数患者无相关临床表现。通过超声心动图检查约30%出现小量心包积液。

(5)胃肠道:可有上腹部不适、胃痛、恶心、食欲减退、甚至黑粪,常与服用非甾体抗炎药有关。

(6)肾:RA的血管炎很少累及肾,偶有轻微膜性肾病、肾小球肾炎、肾内小血管炎及肾的淀粉样变(amyloidosis)等报道。

(7)神经系统:神经受压是RA患者出现神经系统病变的常见原因。最常受累的神经有正中神经、尺神经及桡神经,神经系统的受累可以根据临床症状和神经定位来诊断,如正中神经在腕关节处受压而出现腕管综合征。受压的周围神经病变与相应关节的滑膜炎的严重程度相关。随着炎症的减轻,患者的神经病变逐渐减轻,但有时需要手术减压治疗。多发性单神经炎则因小血管炎的缺血性病变所造成。脊髓受压表现为渐起的双手感觉异常和力量的减弱,腱反射多亢进,病理反射阳性。

(8) 血液系统:RA 患者常常合并贫血,一般是正细胞正色素性贫血,可因病变本身或因服用非甾体抗炎药而造成胃肠道长期少量出血所致;另外,与慢性疾病性贫血(anemia of chronic disease, ACD)的发病机制有关,在患者的炎症得以控制后,贫血也可以得以改善。在病情活动的 RA 患者常见血小板增多,其增高的程度和滑膜炎活动的关节数正相关,并受关节外表现的影响,血小板增高的机制还不是很明确,Felty 综合征是指 RA 患者伴有脾大、中性粒细胞减少,有的甚至有贫血和血小板减少。RA 患者出现 Felty 综合征时并非都处于关节炎活动期,其中很多患者合并有下肢溃疡、色素沉着,皮下结节,关节畸形,以及发热、乏力、食欲减退和体重下降等全身表现。RA 患者的贫血程度通常和病情活动度相关,尤其是和关节的炎症程度相关。

(9) 干燥综合征:30%~40%的 RA 患者在疾病的各个时期均可有口干、眼干症状,考虑继发干燥综合征,随着病程的延长,干燥综合征的患病率逐渐增多。

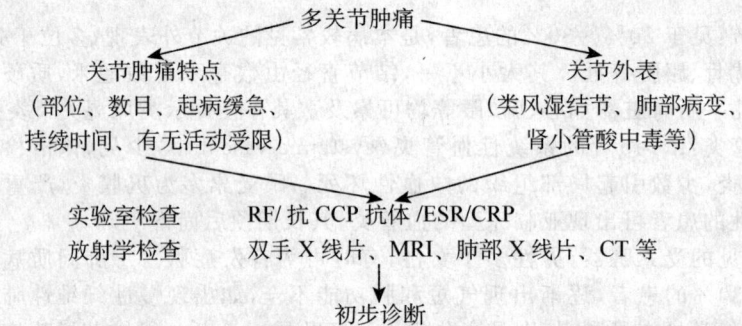

**问题讨论** 患者女性,52 岁,双手近端指间关节、腕关节肿胀、疼痛 6 月余,伴有晨僵,持续时间>1h,活动后可缓解。查体示左手第 2、3 近端指间关节和右手第 3、4 近端指间关节肿胀、压痛,双腕关节肿胀压痛。请分析该患者应考虑哪些问题?怎样进行进一步检查?请指出排查要点。

关键问题:关节肿痛的特点(累及哪些关节、关节数目、疼痛持续时间、双手晨僵持续时间,是否存在关节畸形),有无伴随症状?

追踪路径:

多关节肿痛

关节肿痛特点　　　　　　　　　　　关节外表
(部位、数目、起病缓急、　　　　　　(类风湿结节、肺部病变、
持续时间、有无活动受限)　　　　　　肾小管酸中毒等)

实验室检查　　RF/抗 CCP 抗体/ESR/CRP
放射学检查　　双手 X 线片、MRI、肺部 X 线片、CT 等

初步诊断

诊断要点:中年女性+对称性多关节肿痛+病程大于 6 周+累及小关节,应考虑类风湿关节炎,先通过仔细询问病史排除其他外伤、感染、银屑病等原因引起的关节炎,再通过放射学、免疫学辅助检查等明确诊断。

【辅助检查】

1. 血常规　常见轻中度贫血及血小板升高。
2. 炎症指标　红细胞沉降率及 CRP 升高。
3. 自身抗体　类风湿因子常阳性。但 RF 阳性亦可出现于其他疾病(如系统性红斑狼疮、干燥综合征等其他结缔组织病,感染性心内膜炎、结核、病毒性肝炎等感染性疾病),且 5%的正常老年人阳性,因此不能单凭 RF 阳性诊断类风湿关节炎。近些年出现的抗环瓜氨酸多肽抗体、抗角蛋白抗体、抗核周因子等对早期诊断有价值。
4. 影像学　X 线检查最常用,应每年查 1 次,早期表现为关节周围软组织肿胀,骨质疏松,逐渐出现关节边缘性骨侵蚀,关节间隙狭窄、畸形、骨性强直。关节彩超常可发现活动性滑膜炎及骨皮质连续性破坏。MRI 有利于发现早期骨髓水肿及骨侵蚀,但价格昂贵。

【诊断和鉴别诊断】

1. **病史** 详细询问病史和体格检查十分重要。RA 最重要的特征是持续性关节炎,表现为关节肿胀,而单纯疼痛不是关节炎表现。晨僵持续时间较长,活动后可减轻。常以小关节起病,亦可出现大关节侵犯。既往多强调对称性关节炎,实际并非严格对称。

2. **诊断** 早期诊断类风湿关节炎可参照 2010 年 ACR/EULAR 分类标准(表 95-1)。

表 95-1 2010 年 ACR/EULAR 类风湿关节炎分类标准

| 适用人群 | 评分 |
| --- | --- |
| 至少 1 个关节临床确定为滑膜炎(表现为关节肿胀) | |
| 且滑膜炎不能用其他原因解释 | |
| 分类标准评分系统(各项评分总和≥6 分可确诊) | |
| 1. 关节受累 | |
|   1 个大关节 | 0 |
|   2～10 个大关节 | 1 |
|   1～3 个小关节(伴或不伴大关节受累) | 2 |
|   4～10 个小关节(伴或不伴大关节受累) | 3 |
|   ≥10 个关节(至少 1 个小关节受累) | 5 |
| 2. 血清学(至少需要 1 项) | |
|   RF 和(或)ACPA 均阴性 | 0 |
|   RF 和(或)ACPA 低滴度阳性 | 2 |
|   RF 和(或)ACPA 高滴度阳性 | 3 |
| 3. 急性期反应物(至少需要 1 项) | |
|   CRP 和 ESR 均正常 | 0 |
|   CRP 或 ESR 异常 | 1 |
| 4. 症状持续时间 | |
|   <6 周 | 0 |
|   ≥6 周 | 1 |

①分类标准评分系统(各项评分总和≥6 分可确诊);②关节受累不包括远端指间关节、第 1 腕掌关节及第一跖趾关节;③大关节指肩、肘、髋、膝及踝关节;④小关节指掌指关节、近端指间关节、拇指指间关节、2～5 跖趾关节及腕关节

3. **鉴别诊断** 需与骨关节炎、银屑病关节炎、强直性脊柱炎、系统性红斑狼疮、痛风等鉴别。

【治疗】

1. **治疗原则** 早期诊断,早期治疗;尽早使用改善病情药(DMARDs),必要时联合治疗;避免药物不良反应。

2. **治疗目标** 尽快缓解关节症状,控制病情发展,阻止关节外并发症,维持改善关节功能,避免残疾,提高生活质量。

3. **药物治疗** 应根据患者疾病活动度、基本状况及关节外并发症等情况合理选择药物种类及剂量。

(1)糖皮质激素:能够迅速缓解关节症状,对活动期患者及肺间质病变、类风湿血管炎、神经病变等重症患者亦有效,根据病情选用合理剂量。多中小量(泼尼松 30mg/d 以下)起始,症状控制后快速减量,逐渐停用。原则是能小量勿大量,能短期不长期,补钙及活性维生素 D 预防骨质疏松。关节症状较重者可行关节腔内注射长效激素。

(2)改变病情抗风湿药(DMARDs):①甲氨蝶呤,是首选 DMARDs。一般 10～15mg,1 周 1 次,根据情况最大可用至 20mg,1 周 1 次。口服或皮下注射(口服不耐受可考虑皮下注射)。4～6 周起效,2～3 个月达高峰,6 个月左右达平台期。起效后可减量维持。常见不良反应为恶心、呕吐、口腔

溃疡、骨髓抑制、肝损害、肺间质病变,故初用期间应每4～8周检查1次血常规及肝功能,每周1次5mg叶酸能够减少对骨髓及肝不良反应。已有肺间质病变者不宜选用。②来氟米特,一般10～20mg,每日1次口服。疗效可接近甲氨蝶呤。主要不良反应为肝酶升高、高血压、腹泻、瘙痒、脱发、一过性WBC下降等。应定期查血常规及肝功能。③抗疟药,氯喹250～500mg/d,或羟氯喹200～400mg/d。3～6个月起效。不良反应包括视力下降、恶心、呕吐、头痛、脱发、心脏传导阻滞、肌肉损害等。④柳氮磺吡啶,有效剂量2～3g/d,可0.5g每日3次起始,逐渐加量。疗效可能优于羟氯喹。常见不良反应为胃肠道不适、转氨酶升高、贫血及白细胞减少、皮疹等。

(3) 抗风湿植物药:①雷公藤总苷,常20mg每日3次口服,病情稳定后可减量。常见不良反应为骨髓抑制、肝功异常、生殖毒性、皮疹、腹泻等。②白芍总苷(帕夫林),抗风湿作用缓和,多与DMARDs联用。常600mg,每日3次口服。常见不良反应为粪便变软变稀,少数可有腹泻。

(4) 生物制剂:①肿瘤坏死因子拮抗药,国内上市的有肿瘤坏死因子-α受体融合蛋白(国产为益赛普、进口为依那西普)、肿瘤坏死因子-α单克隆抗体(英夫利昔为人鼠嵌合抗体,阿达木单抗为全人源化单克隆抗体)。目前疗效肯定,多与甲氨蝶呤联用提高疗效。感染为常见不良反应。②其他,如抗CD20单抗——利妥昔单抗可用于肿瘤坏死因子拮抗药无效的难治性病例。其他如白介素-6拮抗药、CTLA-4拮抗药等。

4. **外科手术治疗** 包括关节置换和滑膜切除手术,前者适用于较晚期有畸形并失去功能的关节。滑膜切除术可以使病情得到一定的缓解,但当滑膜再次增生时病情又趋复发,所以必须同时应用DMARDS。

【预后】

若不及时诊治,约50%的患者于2年内出现关节侵蚀破坏。类风湿关节炎患者平均寿命较正常人群缩短,当心、肺等重要脏器受累时可致死亡。

### 复习指导

1. 类风湿关节炎是一种引起全身多关节慢性滑膜炎症的系统性自身免疫病,主要表现为关节破坏和畸形。自身抗体测定在本病的诊断中有重要意义。
2. 早期、积极的DMARDs治疗可使类风湿关节炎完全缓解。

(冯 玫)

# 第96章 系统性红斑狼疮
## chapter 96

> **学习要求**
>
> 学习掌握系统性红斑狼疮的病理改变及临床特征,能对典型患者作出正确诊断,并采取正确的治疗原则。

系统性红斑狼疮(systemic lupus erythematosus,SLE)是一种临床表现为多系统受累、血清以抗核抗体为代表的多种自身抗体阳性为特征的慢性系统性自身免疫疾病。我国的患病率为1/1 000。女性多见,尤其是20~40岁的育龄期女性。

【病因】

1. 遗传因素

(1)流行病学及家系调查资料显示SLE患者一级亲属中患病者是无SLE患者家庭的8倍。同卵双胞胎患SLE者是异卵双胞胎的5~10倍。然而,大部分患者表现为不显示遗传性。

(2)易感基因。研究证明SLE是多基因相关疾病,HLA-II类的DR2、DR3频率异常、HLA-III类的C2或C4缺损常与自身抗体的种类及临床症状有关。HLA之外的易感基因有1q23、1q41~42及染色体2、3、4、6等多个部位。

2. 环境因素

(1)阳光。紫外线可诱发皮肤上皮细胞凋亡,自身抗原暴露诱发自身抗体形成而致病。

(2)药物、化学物质及微生物病原体等也可诱发本病。

3. 雌激素 女性患者明显高于男性,在育龄期女性患病率为男性的9倍。

【发病机制】

外来抗原(如药物、化学物质、病原体等)诱发人体B细胞活化,易感者因免疫耐受减弱,活化的B细胞通过交叉反应与模拟外来抗原的自身抗原结合,将抗原呈递给T细胞并使之活化,在活化的T细胞刺激下,B细胞产生大量不同的自身抗体,从而导致组织损伤。造成组织损伤的机制有致病性自身抗体,致病性免疫复合物,T细胞和NK细胞功能失调等。

【病理】

本病的主要病理改变为血管炎。中小血管因免疫复合物沉积或抗体直接攻击而出现管壁的炎症和坏死,继发血栓形成使管腔狭窄,导致局部组织缺血和功能障碍。受损器官的特征性改变包括:①苏木紫小体(细胞核受抗体作用变性为嗜酸性团块);②"洋葱皮样"改变,即小动脉周围有明显的向心性纤维增生,以脾中央动脉表现明显。心包、心肌、心瓣膜、肺动脉、神经系统、肾等均可出现上述病理变化。

【临床表现】

临床表现多种多样,不同患者之间临床表现差异较大,早期症状常不典型。

1. 全身症状 活动期患者大多有全身症状,常表现为发热、乏力、疲倦及体重下降。

2. 皮肤黏膜 SLE患者皮肤黏膜表现多种多样。约80%的患者在病程中出现皮肤的受累,包括颊部呈蝶形分布的红斑、丘疹、盘状红斑、掌指部或甲周红斑、指端缺血、面部及躯干皮疹,其中以颊部蝶形红斑最具特征性。与SLE相关的特殊类型的皮损有:①亚急性皮肤型红斑狼疮(subacute cutaneous lupus erythematosus,SCLE),皮疹广泛,位于暴露部位,病变浅表,呈对称性,有时可形成疱状或大疱状,愈合不留瘢痕;②深层脂膜炎型(panniculitis-lupus profundus),此型较少见,累及真皮深层及皮下脂肪层,不累及表皮,表现为皮下结节,有时可与皮肤粘连成脐形。此外,还可表现为光过敏、皮肤网状青斑、口腔溃疡、脱发及雷诺现象等。

3. 浆膜炎 50%以上患者在急性发作期出现多发浆膜腔积液,包括双侧中小量胸腔积液和心包积液,严重也可出现大量胸腔积液和心包积液。

4. 肌肉骨骼 关节痛是常见症状之一,10%的患者出现Jaccoud关节病,其特点为可复性非侵蚀性关节半脱位,关节功能正常,关节X线片多无关节骨破坏。5%~10%患者合并肌炎。

5. 肾 患者易出现肾损害。可表现为无症状性蛋白尿和(或)血尿、高血压、肾病综合征或急进行肾小球肾炎等,随着病情进展,可发生尿毒症。

6. 心血管系统 活动期患者可出现心包炎,表现为纤维蛋白性心包炎或渗出性心包炎,心脏压塞少见。约10%的患者出现心肌损害,严重者可发生心力衰竭。疣状心内膜炎(Libman-Sack心内膜炎)也是狼疮累及心脏的一种类型,常见于二尖瓣后叶的心室侧。冠状动脉受累时,可表现为心绞痛和心电图ST-T改变,严重者可致急性心肌梗死。

7. 肺 约35%的患者可出现胸腔积液,多为双侧中小量。另一常见肺部病变为狼疮肺炎,表现为发热、干咳、气促,肺X线片可见片状浸润影,多位于下肺。肺间质性病变,主要是急性和亚急性期的磨玻璃样改变和慢性期的纤维化,表现为干咳、活动后气促和低氧血症。约2%的患者出现弥漫性肺泡出血(diffuse alveolar hemorrhage,DAH),病情凶险,病死率达50%以上,临床主要表现为咳嗽、咯血、低氧血症和呼吸困难,胸部X线显示弥漫性肺浸润影,肺泡灌洗液或肺活检标本的肺泡腔中发现大量充满含铁血黄素的巨噬细胞,或者肺泡灌洗液呈血性,而无脓液或其他病原学证据,对于DAH的诊断有重要意义。其他肺部病变如肺动脉高压,与肺血管炎、雷诺现象、肺血栓栓塞和广泛肺间质病变有关。

8. 神经系统 又称神经精神狼疮(neuropsychiatric lupus,NP-SLE),临床表现多种多样,轻者仅有偏头痛、性格改变、记忆力减退或轻度认知障碍,重者可表现为脑血管事件、脊髓损伤、横贯性脊髓炎、昏迷及癫痫持续状态等,结合影像学、脑脊液、脑电图等检查可确诊。

9. 消化系统 常见症状为食欲减退、恶心、呕吐、腹痛、腹泻和腹水,也可出现转氨酶升高、黄疸,少数患者甚至可表现为急腹症,如胰腺炎、肠梗阻,极易误诊。消化系统症状与肠壁和肠系膜的血管炎有关。

10. 血液系统 活动期可表现为血红蛋白下降、白细胞和(或)血小板减少。约10%为Coombs试验阳性的溶血性贫血,40%的患者出现白细胞减少或淋巴细胞绝对数减少。血小板减少与抗血小板抗体、抗磷脂抗体及骨髓巨核细胞成熟障碍有关。另外,还包括无痛性轻中度淋巴结增大,坏死性淋巴结炎,脾大。

11. 抗磷脂抗体综合征(antiphospholipid antibody syndrome,APS) 其临床表现为动脉和(或)静脉的血栓形成,习惯性自发性流产及血小板减少,APS出现在SLE患者中称为继发性APS。

12. 干燥综合征 约30%的患者合并继发性干燥综合征,有唾液腺和泪腺功能不全。

13. 眼 约15%的患者出现眼底变化,如出血、视盘水肿、视网膜渗出等,病理变化为视网膜血管炎。亦可累及视神经,两者均可对视力造成影响。

【实验室和其他检查】

1. 一般检查 血、尿常规检查可提示有无血液系统、肾受累。

2. 自身抗体 患者血清中可出现多种自身抗体,是诊断、评价疾病活动度及判断狼疮亚型的重要指标,最有临床意义的自身抗体为抗核抗体谱、抗磷脂抗体和抗组织细胞抗体。

(1)抗核抗体谱:①抗核抗体(ANA)。是初筛结缔组织病的主要抗体,几乎见于所有的狼疮患者,由于其特异性低,故其阳性不能与其他结缔组织病相鉴别。②抗ds-DNA抗体。诊断SLE的标记性抗体之一,常出现在疾病活动期,其浓度与疾病活动度密切相关。③抗 ENA 抗体。临床意义不相同的一组抗体。抗 Sm 抗体,是诊断 SLE 的标记性抗体之一,特异性达 99%,敏感性仅 25%,与疾病活动性无相关性;抗 RNP 抗体,阳性率达 40%,对 SLE 诊断的特异性不高,与雷诺现象相关;抗 SSA(Ro)抗体,对 SLE 合并干燥综合征有诊断意义,抗 SSA(Ro)抗体阳性的母亲所产婴儿易患新生儿红斑狼疮综合征;抗 SSB(La)抗体,临床意义与抗 SSA(Ro)抗体相同,阳性率低于抗 SSA 抗体;抗 rRNP 抗体,常提示 SLE 的活动,容易有 NP-SLE 或其他重要内脏的损害。

(2)抗磷脂抗体:包括抗心磷脂抗体、狼疮抗凝物、梅毒血清试验假阳性,结合临床表现可诊断继发性抗磷脂抗体综合征。

(3)抗组织细胞抗体:包括抗红细胞膜抗体、抗血小板抗体及抗神经元抗体。

3. 补体 目前常用的监测指标有总补体(CH50)、C3 及 C4。补体下降,尤其是 C3 下降提示病情活动。

4. 肾活检病理 对狼疮肾炎的诊断、治疗和评价预后有重要意义。

5. X 线等影像学检查 辅助判断受累器官,如头颅 MRI、CT 对患者脑部的梗死性或出血性病灶的发现和治疗提供帮助;高分辨率 CT 有助于诊断早期肺间质性病变。

【诊断和鉴别诊断】

2009 年 SLICC 修订的 ACR 系统性红斑狼疮分类标准较符合临床实际诊断思路,被认为在一定程度上反映了 SLE 的本质。其敏感性为 94%,特异性为 92%。

1. 临床标准 ①急性或亚急性皮肤狼疮;②慢性皮肤狼疮;③口腔/鼻溃疡;④脱发;⑤滑膜炎,观察到的 2 个或 2 个以上关节肿胀或伴晨僵的关节压痛;⑥浆膜炎;⑦肾,尿蛋白>0.5g/24h 或出现红细胞管型;⑧神经系统,癫痫、精神病、脊髓炎、脑炎、周围神经或脑神经病变及多发性单神经炎;⑨溶血性贫血;⑩白细胞减少(至少 1 次<4 000/mm$^3$)或淋巴细胞减少(至少 1 次<1 000/mm$^3$);⑪血小板减少(至少 1 次<100 000/mm$^3$)。

2. 免疫学标准 ①ANA 阳性;②抗 ds-DNA 抗体阳性;③抗 Sm 抗体阳性;④抗磷脂抗体至少 1 项阳性,狼疮抗凝物、梅毒血清学试验假阳性、抗心磷脂抗体 2 倍正常值以上、抗 β$_2$ 糖蛋白 1 阳性;⑤补体低,低 C3、C4 或 CH50;⑥无溶血性贫血患者,直接 Coombs 试验阳性。

满足以下至少 1 条可诊断为系统性红斑狼疮:①肾活检证实的狼疮肾炎,伴 ANA 阳性或抗 ds-DNA 抗体阳性;②满足分类标准中的 4 条,包括至少 1 条临床标准和 1 条免疫学标准。

SLE 应与下述疾病相互鉴别:类风湿关节炎、皮肤病、癫痫、精神病、免疫相关性血小板减少症、原发性肾小球肾炎和感染性心内膜炎及其他结缔组织病。有些药物如肼屈嗪、普鲁卡因胺、氯丙嗪、异烟肼可引起类似 SLE 的表现(药物性狼疮),但极少有肾受累和神经系统症状,且抗 Sm 和抗 ds-DNA 抗体阴性、血清补体水平正常,不难鉴别。

【病情的判断】

1. 疾病活动度 目前有多种标准可作此方面的评价,如 SLEDAI、SLAM、SIS、BILAG 等,临床上常用的为 SLEDAI 评分。

2. 疾病严重程度 根据受累器官及其程度评价疾病严重程度,出现神经系统受累提示病变严重;出现肾病变者,其严重性高于仅有发热、皮疹者,有肾功能不全者较仅有蛋白尿的狼疮肾炎为严重;狼疮危象是指急性的危及生命的重症 SLE,包括急进性狼疮性肾炎、严重的中枢神经系统损害、严重的溶血性贫血、血小板减少性紫癜、粒细胞缺乏症、严重心脏损害、严重狼疮性肺炎、严重狼疮性肝炎和严重的血管炎。

3. 并发症 肺部或其他部位感染、高血压和糖尿病等。

【治疗】

SLE 目前虽不能根治,但正规治疗后可以达到长期缓解,故应早诊断、早治疗。治疗原则是活动性强且病情重者予诱导缓解,后改为维持治疗。

1. 糖皮质激素(简称激素) 一般选用泼尼松、泼尼松龙或甲泼尼龙。对病情不甚严重者,可先使用泼尼松 1mg/(kg·d),晨起顿服,病情稳定后 2 周或服至 8 周后渐减量,开始每 1~2 周减 10%,减至<0.5mg/(kg·d)后,减药速度按病情适当调慢。长期服用激素会出现以下不良反应:向心性肥胖、血糖升高、高血压、感染、无菌性股骨头坏死、骨质疏松等。

激素冲击疗法:用于急性暴发性危重 SLE,如急性肾衰竭、NP-SLE、严重溶血性贫血、严重血小板减少及严重血管炎等,即甲泼尼龙 500~1 000mg 溶于葡萄糖溶液中,缓慢静脉滴注,每日 1 次,连用 3d,如病情需要,1 周后可重复冲击治疗,以便控制病情。

2. **抗疟药** 羟氯喹每次 0.1~0.2g,每日 2 次;氯喹每次 0.25g,每日 1 次,为狼疮的基础用药。对血象、肝肾功能影响很小,久服后可能造成眼底病变,氯喹可出现心肌损害。

3. **免疫抑制药** 活动程度较严重的 SLE 或有脏器受累者,应使用免疫抑制药以便于更好的控制病情活动,减少疾病复发及减少激素的使用量。常用有环磷酰胺(CTX)、硫唑嘌呤、环孢素及吗替麦考酚酯。

(1)环磷酰胺:CTX 冲击疗法,每次剂量 0.5~1.0g/m² 体表面积,加入 0.9% 氯化钠溶液 250ml 内,静脉缓慢滴注,时间>1h,通常每 4 周冲击 1 次(病情危重者可每 2 周冲击 1 次)冲击 8 次后,病情稳定后,改为每 3 个月冲击 1 次,至病情活动静止后至少 1 年停止,冲击疗法优于口服。CTX 口服剂量为 1~2mg/(kg·d),分 2 次口服。CTX 常见的不良反应有胃肠道反应、脱发、肝损伤等,尤其是血白细胞计数减少,应定期检查。

(2)硫唑嘌呤:适用于中等疾病活动度、脏器功能恶化缓慢者,硫唑嘌呤不良反应主要有骨髓抑制、肝损害、胃肠道反应等。剂量为口服 1~2mg/(kg·d)。

(3)环孢素:口服剂量 5mg/(kg·d),分 2 次口服,服用 3 个月后每月减 1mg/kg 至 3mg/(kg·d)维持。其主要不良反应为肝、肾损害,高血压,多毛等。由于血白细胞计数减少而暂不能使用 CTX 者,可用本药替代。

(4)吗替麦考酚酯(mycophenolate mofetil,MMF):服用剂量为 1~2g/d,分 2 次口服,其对白细胞、肝肾功能影响较小。

4. **丙种球蛋白(IVIG)** 适用于狼疮危象合并感染或其他并发症而不能使用激素冲击疗法者,一般 0.4g/(kg·d),静脉滴注,连续 3~5d 为 1 个疗程,如病情需要,1 周后可重复使用。

5. **血浆置换** 通过清除血浆中循环免疫复合物、游离的抗体、免疫球蛋白及补体成分发挥作用,同时改善网状内皮系统的吞噬功能,对于危重症患者或多种治疗无效的患者有迅速缓解病情的功效。

6. **其他** 人体造血干细胞移植及生物制剂。

【SLE 与妊娠】

无脏器受累且病情缓解达 6 个月以上者,可安全妊娠并分娩正常婴儿。活动期患者妊娠易出现流产、早产或死胎,妊娠前 3 个月至妊娠期应用环磷酰胺、甲氨蝶呤等者均可能影响胎儿发育,故妊娠前必须停药至少 3 个月。妊娠可诱发 SLE 活动,特别在妊娠早期和产后 6 周。

【预后】

随着早期诊断方法的增多和 SLE 治疗水平的提高,SLE 预后已明显改善。目前 1 年的存活率约为 96%,5 年约为 85%,10 年约为 75%,20 年约为 68%。活动期患者的死亡原因主要是多脏器严重损害和感染。慢性肾功能不全、药物的不良反应、冠状动脉粥样硬化性心脏病是 SLE 远期死亡的主要原因。

**复习指导**

1. SLE 的两大特点,即多系统受累及有以抗核抗体为代表的自身免疫证据。

2. 疾病活动性、病情严重程度、是否有合并症等的综合评估,直接影响治疗方案和预后,强调早期诊断和合理治疗。

(刘升云)

# 第97章 脊柱关节炎
## chapter 97

> **学习要求**
>
> 学习脊柱关节炎的疾病组成及最新分类标准,能根据临床症状、体征及相关检查作出正确的诊断。

脊柱关节炎(spondyloarthritis,SpA)是以脊柱、外周关节及关节周围组织炎症为主要表现的一组疾病,包括强直性脊柱炎、银屑病关节炎(PsA)、炎症肠病性关节炎(IBDA)、反应性关节炎(ReA)及幼年脊柱关节炎等。

2009年国际脊柱关节炎评估协会(ASAS)制定了中轴型SpA分类标准:起病年龄<45岁和炎性腰痛≥3个月的患者,加上影像学提示骶髂关节炎加上≥1个SpA特征或HLA-B27阳性加上≥2个其他SpA特征。慢性腰痛(持续3个月以上)具备以下5项中4项即可定义为炎性腰痛。①40岁前起病;②隐袭起病;③活动减轻;④休息不缓解;⑤夜间痛(起床活动减轻)。SpA特征包括炎性腰背痛、关节炎、附着点炎、葡萄膜炎、指(趾)炎、银屑病、炎性肠病、非甾体抗炎药(NSAIDs)有效、SpA家族史、HLA-B27阳性、C-反应蛋白升高。

2011年ASAS制定了外周型SpA分类标准,适用于仅有外周表现的患者。对于存在关节炎、附着点炎、指(趾)炎患者,有骶髂关节炎影像学表现加上下列至少1项(葡萄膜炎、银屑病、克罗恩病/溃疡性结肠炎、前驱感染史、HLA-B27阳性)SpA特征;无骶髂关节炎影像学改变加上下列至少2项(关节炎、附着点炎、指(趾)炎、既往炎性背腰痛病史以及脊柱关节炎家族史)其他的SpA特征即可诊断外周型SpA。

> **临床提示** 一般将SpA理解为强直性脊柱炎(ankylosing Spondylitis,AS)的早期阶段,若不能及时诊断治疗,则最终发展为强直性脊柱炎。若患者符合IBDA、EA、ReA,则应明确诊断之。而幼年脊柱关节炎则是指16周岁前发病的脊柱关节炎。

### (一)强直性脊柱炎

强直性脊柱炎(ankylosing spondylitis,AS)是一种与人类白细胞抗原HLA-B27相关、以骶髂关节及中轴关节病变为主的慢性炎症性进行性疾病。

【流行病学】

本病多发于青少年男性、发病年龄为20~30岁,40岁以后很少发病。我国患病率约为0.3%。患病率具有种族差异性,据报道中欧的患病率较高,一项流行病学调查显示其患病率约0.86%,但多在0.2%~0.4%。

【病因和发病机制】

尽管有资料提示免疫反应参与了本病的发生,一般认为遗传因素和环境因素相互作用在AS发病中起重要作用。

1. 遗传因素 本病有家族聚集倾向。我国90%的AS患者HLA-B27阳性,而一般人群中仅有2%~4%出现HLA-B27阳性,提示HLA-B27与本病的发病机制有关。

2. 环境因素 研究发现,强直性脊柱炎的发病可能与肠道及泌尿生殖道的肺炎克雷伯杆菌、沙门菌、致病性肠道细菌等感染密切相关。

【病理】

AS病变部位主要见于滑膜、关节囊、肌腱及韧带的骨附着点,虹膜和主动脉根也可出现。

1. 肌腱端炎 关节囊、肌腱、韧带的骨附着点炎症是AS的主要病理特点。表现为以关节囊、肌腱、韧带的骨附着点为中心的慢性炎症,初期以淋巴细胞、浆细胞浸润为主。炎症过程引起附着点的侵蚀,附近骨髓炎症、水肿,进而肉芽组织形成,最后受累部位钙化,新骨形成。

2. 滑膜炎 AS的滑膜炎并不少见,典型表现为滑膜增生和淋巴细胞浸润。

【临床表现】

1. 多隐袭起病,可有发热、乏力、食欲下降等全身症状,分为关节表现和关节外表现。

(1) 关节表现:①炎性腰背痛,多40岁前隐袭起病,疼痛位于下腰部及双臀区,夜间明显,严重时影响睡眠,可有腰部晨僵,起床困难,活动后减轻或消失,休息后无改善,服用非甾体抗炎药能够明显缓解症状。②外周非对称性大关节炎,见于50%的患者,儿童常以外周关节炎起病。多累及髋、膝、踝、肩等大关节,而肘、手小关节极少累及。常为非对称性,有时持续一段时间可自行缓解,较少表现为持续性和破坏性。③肌腱端炎,表现为肌腱、韧带、筋膜附着于骨的部位交替性疼痛。常见的肌腱附着点有足跟、胫骨粗隆、膝关节内外侧、股骨大转子、坐骨结节(表现为臀区痛)、髂嵴、椎体棘突、肩胛区、枕骨粗隆、锁骨两端、胸肋关节等处。④脊柱及胸廓活动受限,随病情进展,可逐渐出现自下而上的脊柱强直及胸廓扩张受限,晚期病人可有脊柱后凸畸形。

(2) 关节外表现:①眼部表现。25%~30%患者可出现眼部受累,常为急性前葡萄膜炎及虹膜睫状体炎,表现为眼部疼痛、畏光流泪、球结膜充血水肿等,不及时治疗常导致虹膜粘连、视力丧失。②心血管表现。多见于病程在15年以上者。表现为升主动脉炎、主动脉瓣关闭不全及传导阻滞,偶有心包炎及心肌炎。③肺部表现。主要表现为肺尖纤维化,常为双上肺受累,有时与结核较难区别。④肾病变。主要表现为淀粉样变和IgA肾病,发病率较低。

2. 体征 常见体征为胸廓活动度降低,脊柱前屈、背伸及侧弯受限。主要检查方法如下。

(1) 胸廓活动度:患者直立,用刻度软尺测量其第4肋间隙水平(妇女乳房下缘)深吸气末和深呼气末之间的胸围差。一般认为,<2.5cm为异常。

(2) Schober试验:患者直立,在背部正中线和髂后嵴水平线交界处及垂直向上测量10cm处标记;令患者前屈(双膝应直立)测量正中线上两标记间的距离。前屈后两标记间距增加<5cm,提示腰椎活动度降低。

【实验室和辅助检查】

1. 常规实验室检查 疾病活动期可见血细胞沉降率(ESR)和C反应蛋白(CRP)升高,轻、中度贫血、血小板升高。90%以上的患者HLAB27阳性,但B27阴性并不能排除强直性脊柱炎的诊断,可根据症状、体征及影像学检查进行诊断。

2. 影像学检查 X线上可表现为骶髂关节面虫蚀样改变、周围骨质硬化、间隙假性增宽,晚期可消失,出现骨性强直。腰椎病变在X线表现为"竹节样"改变及椎体方形变。骶髂关节病变在X线上分为0~Ⅳ级:0级为正常;Ⅰ级,可疑改变;Ⅱ级,轻度异常,具有明确的侵蚀、硬化,但关节间隙无改变;Ⅲ级,中度异常,有明显的侵蚀,关节面硬化,间隙狭窄或增宽,以及部分强直;Ⅳ级,严重异常,完全性关节强直。骶髂关节MRI能够在骨质破坏之前发现骶髂关节的骨髓水肿,有利于早期诊断,敏感性较高,能清晰显示骶髂关节,但容易出现假阳性。

【诊断和鉴别诊断】

1. 诊断  主要根据病史、症状、体征、相关实验室检查及影像学检查。典型的病例容易作出诊断,但对不典型的患者需注意与其他关节炎的鉴别。目前诊断采用 1984 年修订的 AS 分类标准:①下腰痛的病程至少持续 3 个月,疼痛随活动改善,休息不减轻;②腰椎在前后和侧屈方向活动受限;③胸廓扩展范围小于同年龄和性别的正常值;④双侧骶髂关节炎Ⅱ~Ⅳ级,或单侧Ⅲ~Ⅳ级。如果患者具备④并分别附加①~③条中的任何 1 条可确诊为 AS。

2. 鉴别诊断  慢性腰背痛、僵硬是十分常见的临床症状,很多原因均可以引起,如外伤、骨折、重度骨质疏松、脊柱侧凸、椎间盘突出等,应注意鉴别。外伤性腰痛和椎间盘突出于青壮年也尤为常见,外伤性腰痛多有明确的外伤史,休息后缓解,与强直性脊柱炎的休息痛不难鉴别。有时应注意与以外周关节起病的类风湿关节炎相鉴别,可行如抗 CCP 抗体、RF、HLA-B27 及相关影像学检查。

【治疗】

治疗的目的在于减轻患者痛苦,延缓病情进展及保持关节功能,主要包括患者教育、药物治疗及外科治疗。

1. 一般治疗  对患者的教育是治疗成功的关键。鼓励患者进行颈、胸、腰椎活动度的锻炼,避免过度负重和剧烈运动。适宜睡硬板床、多取低枕仰卧位。

2. 药物治疗

(1)非甾体类抗炎药(NSAIDs):不仅能够减轻疼痛、晨僵症状,且能够控制骨髓水肿,抑制脊柱骨赘形成。本病具有对 NSAIDs 反应良好的特点。常用药物主要包括双氯芬酸、美洛昔康、塞来昔布、布洛芬等。

(2)改变病情抗风湿药(DMARDs):主要用于控制病情、抑制病情的发展。主要包括柳氮磺吡啶、甲氨蝶呤、沙利度胺等。

(3)糖皮质激素:合并急性葡萄膜炎等关节外症状者可考虑全身应用糖皮质激素。对顽固性关节病变者可给予关节腔注射中长效糖皮质激素。

(4)生物制剂:生物制剂是一种新的控制疾病的药物,具有良好的抗炎和阻止疾病进展的效果。包括重组人可溶性肿瘤坏死因子受体融合蛋白(如依那西普)、抗肿瘤坏死因子的单克隆抗体(如英夫利昔单抗和阿达木单抗)。但仍应同时应用 NSAIDs。

3. 外科治疗  对于髋关节完全强直,关节活动受限者,为了改善关节的功能,可选择关节置换术。严重的脊柱畸形可进行手术矫正。

【预后】

本病如经正规治疗,多数患者预后良好。起病年龄小、出现髋关节受累、反复发作的葡萄膜炎、未经正规治疗及延误诊断和治疗者预后较差。在专科医师指导下定期随访尤为重要。

(二)其他类型脊柱关节炎

1. 银屑病关节炎(psoriatic arthritis,PsA)  可隐袭起病,亦可急性起病。关节炎可表现为远端指间关节炎、对称性多关节炎、寡关节炎、残损性关节炎、中轴关节炎。其他可表现为指(趾)炎、附着点炎、腱鞘炎。皮肤病变包括寻常型银屑病皮损、脓疱性银屑病皮损、红皮病性银屑病皮损。指甲改变包括点状凹陷、甲营养不良。

2. 反应性关节炎(reactive arthritis,ReA)  发病前 1~4 周常有肠道或泌尿生殖道感染病史,多见于成年人,儿童少见。男女发病率相似。关节多表现为非对称性少关节炎,且多见于下肢大关节,30% 患者可有急性腰背痛,夜间明显,向臀部放射。其他表现可有附着点炎、滑囊炎、结膜炎、葡萄膜炎、溢脓性角皮病、甲剥离、龟头炎、尿道炎、宫颈炎等。

3. 炎症肠病性关节炎(inflammatory bowel disease associated arthritis,IBDA)  指炎性肠病患者(克罗恩病和溃疡性结肠炎)出现关节炎表现,关节炎常与肠病同时或之后出现。临床除原有肠道疾病表现外,尚有:①外周关节炎,多为下肢负重关节,亦可出现指(趾)炎、跟腱炎、跖底筋膜炎;②中轴关节受累,表现为脊柱炎和骶髂关节炎;③其他,如结节性红斑、坏疽性脓皮病、前葡萄膜炎等。

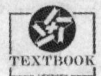

## 复习指导

1. 脊柱关节炎包含强直性脊柱炎、银屑病性关节炎、反应性关节炎、炎症肠病性关节炎和一组未分化脊柱关节病。

2. 共同特点是临床症状可单独出现或重叠存在,与 HLA-B27 相关,有家族聚集倾向。

(刘升云)

# 第98章 干燥综合征

> **学习要求**
>
> 学习干燥综合征临床特点,能够对此病作出正确的诊断并选择合理的治疗方法。

干燥综合征(Sjogren's syndrome,SS)是一种以外分泌腺体炎症与功能障碍为特征的慢性系统性自身免疫性疾病。分为原发性和继发性两类,后者指发生于另一种诊断已明确的自身免疫性疾病的干燥综合征。本章主要叙述原发性干燥综合征(primary Sjogren's syndrome,pSS)。pSS在我国人群的患病率为0.29%~0.77%,女性多发,男女比例为1:9,老年人群患病率为3%~4%。

【病因】

pSS的病因至今不明,多数学者认为是多种病因相互作用的结果,如感染因素、遗传背景、内分泌因素都可能参与本病的发生和延续。某些病毒如EB病毒、丙型肝炎病毒、HIV等可能是非直接性的病因。病毒通过分子模拟交叉反应或在感染过程中使易感人群或其组织隐蔽抗原暴露成为自身抗原,诱发自身免疫反应甚至引起自身免疫性疾病。如SSA、SSB如果在凋亡时未被清除,则可能成为易感者的自身抗原。流行病学调查显示患者家族中本病的发病率高于正常人群,但目前在基因检测中尚未发现公认的HLA易感基因。

【发病机制】

免疫功能紊乱为其发病及病变延续的主要基础。唾液腺组织的管道上皮细胞可能起了抗原递呈细胞的作用,自身(外来)抗原和MHC复合物被递呈后,T细胞识别,T、B细胞活化增殖,后者分化为浆细胞,产生大量免疫球蛋白及自身抗体,同时NK细胞功能下降,使机体体液免疫及细胞免疫异常反应,通过各种细胞因子和炎症介质造成组织损伤。

【病理和病理生理】

本病的基本病理改变为由柱状上皮细胞组成的外分泌腺体间大量淋巴细胞、浆细胞及单核细胞浸润,并形成淋巴滤泡样结构。其他病变包括腺管狭窄、扩张、萎缩和纤维化。以唾液腺和泪腺最易受累,其他系统的外分泌腺体,如皮肤、呼吸道黏膜、胃肠道、阴道黏膜及内脏器官具有外分泌腺体结构的组织,如肾小管、胆小管和胰腺管等亦可受累。这种病理改变可影响中小血管形成血管炎,如白细胞型和淋巴细胞型血管炎、急性坏死性血管炎和闭塞性血管炎等,为本病出现肾损害、皮疹、雷诺现象、神经系统病变及皮肤溃疡等表现的病理基础。

【临床表现】

本病起病隐匿,临床表现多样。女性多见,发病年龄多在40~50岁,亦可见于儿童。

1. 局部表现

(1)口眼干燥:因唾液腺病变,导致唾液黏蛋白缺少而引起下述常见症状。①70%~80%患者有口干,但并非均为首发症状,严重者因口腔黏膜、牙和舌发黏致在讲话时需频繁饮水,进食固体食物时需伴水或流质送下。②猖獗性龋齿为本病的特征之一,即出现多个难以控制发展的龋齿,表现为牙逐渐变黑,继而小片脱落,最终遗留残根,见于约50%的患者;③成年人腮腺炎,50%患者表现有单侧或双侧腮腺间歇性交替性肿痛,10d左右可自行消退,少数呈持续性肿大。少数患者有颌下腺肿大,舌下腺肿大者少见。对部分腮腺持续性肿大者应警惕恶性淋巴瘤的可能。④舌部病变,表现为舌痛、舌面干、裂、舌乳头萎缩而光滑。⑤口腔黏膜病变,表现为溃疡或继发感染。

(2)干燥性角结膜炎:泪腺受累,泪液黏蛋白分泌减少,出现眼干涩、异物感、泪少等症状,严重者哭时无泪。部分患者有眼睑缘反复化脓性感染、结膜炎、角膜炎等。

(3)其他浅表部位:鼻、硬腭、消化道黏膜、气管及其分支、阴道黏膜的外分泌腺体均可受累,其分泌较少而出现相应的临床症状。

2. **系统表现**　约2/3患者会出现系统损害。

(1)全身症状:如乏力、低热、消瘦等非特异症状。

(2)皮肤:皮肤病变的病理基础为局部血管受损。紫癜样皮疹为特征性表现,多见于下肢,为米粒样大小边界清楚的红丘疹,压之不褪色,分批出现,可自行消退而遗留褐色色素沉着。也可出现结节红斑、荨麻疹样皮疹及雷诺现象。

(3)骨骼肌肉:关节痛较为常见,关节肿胀少见,且多不严重,呈一过性,多无关节破坏。肌炎见于约5%的患者。

(4)肾:肾损害主要累及远端肾小管,表现为Ⅰ型肾小管酸中毒,肾小管排钾过多,引起血钾降低,严重者出现周期性低钾性肌肉麻痹。肾小管排钙过多,可出现肾钙化、肾结石、软骨病,重吸收水分障碍则可引起肾性尿崩。近端肾小管损害较少见。小部分患者可出现较明显的肾小球损害,表现为大量蛋白尿、低蛋白血症甚至肾功能不全。

(5)肺部:本病最常见的呼吸系统病变为肺间质病变。轻者多无症状,仅表现为肺功能异常,少数可出现进行性气短,低氧血症,严重者呼吸衰竭,肺CT显示有弥漫性肺间质纤维化。气管及其分支的腺体分泌减少,可引起干咳或反复感染。小支气管受累可出现肺大疱。另有小部分患者出现肺动脉高压。肺纤维化及重度肺动脉高压者预后不良。

(6)消化系统:胃肠道黏膜层的外分泌腺体受累,可出现萎缩性胃炎、胃酸减少、消化不良、慢性腹泻等非特异性症状。25%的患者有肝损害,可无症状或出现肝功能损害等不同表现。肝病理改变以肝内小胆管壁及其周围淋巴细胞浸润、界板破坏等慢性活动性肝炎的改变为主。部分患者可合并自身免疫性肝炎或原发性胆汁性肝硬化,慢性胰腺炎亦非罕见。

(7)神经系统:神经系统受累以周围神经病变多见,其中以感觉障碍为主的神经病变或感觉神经元病变最为常见。中枢神经系统受累可出现多种精神障碍,包括心境、睡眠与认知障碍。局灶性中枢神经系统受累包括脑干及小脑综合征,短暂脑缺血发作,运动障碍,视神经病,可表现为失语、癫痫发作、构音障碍、局部感觉和运动异常及视觉减退等。

(8)血液系统:本病可出现白细胞减少和(或)血小板减少。本病发生淋巴瘤的风险约为正常人群的44倍,多出现在黏膜相关的淋巴组织、唾液腺及颈部淋巴结等。B细胞单克隆性高度增殖可出现多发性骨髓瘤。

【实验室检查】

1. **自身抗体**　本病患者血清中可以检测到多种自身抗体。50%~80%的患者抗核抗体阳性,其中抗SSA抗体及抗SSB抗体阳性率分别为70%和40%,前者在本病中敏感性高,后者则特异性较强。5%~10%尚出现抗RNP抗体和抗着丝点抗体。70%~90%的患者类风湿因子阳性,约20%可出现抗心磷脂抗体。

2. **高球蛋白血症**　出现在90%以上的患者,呈多克隆性,明显高于其他结缔组织病,引起紫癜、红细胞沉降率增快、血清絮状等表现。个别患者可出现巨球蛋白血症,冷球蛋白血症,或单克隆性高丙种球蛋白血症,出现上述情况时需警惕淋巴瘤或多发性骨髓瘤的可能。

## 【诊断和鉴别诊断】

SS的诊断需风湿科、眼科和口腔科的多科协作。在临床工作中诊断SS,尤其是不典型pSS有赖于医生对本病的警惕,及口干燥症、干燥性角结膜炎、抗SSA和(或)抗SSB抗体检测、唇腺活检。尤其是后2项检查特异性强,主观影响因素少,是目前诊断本病必不可少的依据。对于SS的诊断,国际上有多种标准,如哥本哈根标准、圣地亚哥标准、欧洲标准及2002年国际分类标准等。2012年美国风湿病学院(ACR)提出了最新的分类标准,该分类标准强调了口眼干燥的客观证据(表98-1)。

表98-1 干燥综合征分类标准

| 适用于有症状或体征的可疑SS患者,并需满足下列3条客观特征中的至少2条 |
| --- |
| 血清抗SSA/Ro和(或)抗SSB/La抗体阳性或(RF阳性和ANA滴度≥1:320) |
| 唇腺病理活检显示淋巴细胞浸润灶≥1个灶/4mm² |
| 干燥性角结膜炎眼染色评分＊≥3(指目前未每日使用滴眼剂治疗青光眼、未做过角膜手术及最近5年内未做过眼睑整形手术者) |
| 需排除以下情况 |
| 既往有头或颈部放疗史 |
| HCV感染 |
| 获得性免疫缺陷综合征 |
| 结节病 |
| 淀粉样变 |
| 移植物抗宿主病 |
| IgG4相关疾病 |

＊. 眼染色评分是采用角膜荧光染色及睑结膜丽丝胺绿染色进行评估并利用系统进行评分

本病易误诊为类风湿关节炎、系统性红斑狼疮、混合性结缔组织病、慢性肝炎、肾小管酸中毒等,因此,对于一些以系统损害为主的临床表现者需考虑到本病的可能。

另外,本病还需与口眼干燥症相鉴别。临床上一些内分泌疾病(如糖尿病、甲状腺功能减退症、尿崩症等),HIV或HCV感染,糖皮质激素、抗焦虑药、抗胆碱能等特殊药物的使用,头颈部放疗、吸烟、张口呼吸等情况,则可引起口干;而眼干则可见于蒸发过快(如甲状腺功能亢进症眼病、佩戴隐形眼镜、重症肌无力等),或其他导致泪液分泌减少的疾病(如病毒感染等)。

## 【治疗】

本病目前尚无根治方法,主要为替代和对症治疗。目的在于预防长期口、眼干燥造成的猖獗牙、角膜损伤等局部损伤,并防治系统损害。

1. 对症治疗

(1)为减轻口干,应停止吸烟、饮酒及避免使用引起口干的药物如阿托品等。可使用人工唾液,如含羧甲基纤维素、黏液素、聚丙烯酸、黄胶原等成分的制剂。乙酰胆碱类似物如毛果芸香碱,可刺激有功能的唾液腺分泌,但可引起出汗和胃肠激惹。同时应保持口腔清洁,勤漱口,减少龋齿及口腔感染。

(2)干燥性角结膜炎可使用人工泪液,减轻症状及预防角膜损伤。一些眼膏亦可起到保护角膜的作用。

(3)关节、肌肉疼痛者,可使用非甾体类抗炎药和羟氯喹。

(4)对于周期性低钾性麻痹,应静脉补钾,平稳后改口服钾盐,部分患者需终身服用。

2. 免疫抑制和免疫调节治疗 对于出现系统损害者应根据受损器官及严重程度进行相应治疗。羟氯喹可降低患者IgG水平,降低ANA和RF滴度,改善唾液腺功能,适用于大部分患者,尤其关节肌肉疼痛、乏力、发热患者。合并有神经系统损害、肾小球肾炎、间质性肺炎、肝损伤、血液系统受累尤其血小板低下、肌炎等要考虑应用糖皮质激素,酌情决定激素剂量,泼尼松每日 10～60mg,必要时大剂量甲泼尼龙冲击。对于病情较重或进展迅速者,同时可联合使用免疫抑制药,如环磷酰胺每日 50～150mg 或每 4 周 0.5～1g/m²、甲氨蝶呤每周 10～15mg、硫唑嘌呤 1～2mg/(kg·d)、环孢素 2.5～5mg/(kg·d),来氟米特每日 20mg 等,也可静脉应用人免疫球蛋白 0.4/(kg·d),连用 3～5d,需要时可重复使用。

3. 生物制剂　B 淋巴细胞靶向治疗,如抗 CD20 单克隆抗体(利妥昔单抗)及抗 CD22 单克隆抗体(依帕珠单抗),研究表明可显著改善患者的干燥症状,可能成为将来治疗 pSS 的有效药物。而肿瘤坏死因子(TNF-α)拮抗剂对本病的疗效并不肯定。

4. 其他　出现恶性淋巴瘤者宜积极、及时进行化疗。

【预后】

病变仅局限于唾液腺、泪腺、皮肤黏膜外分泌腺体者预后较好。有内脏损害者经恰当治疗后大多可以控制病情达到缓解,如延误治疗,亦可恶化甚至危及生命。内脏损害中有进行性肺纤维化、中枢神经病变、肾小球受损伴肾功能不全、恶性淋巴瘤者预后较差。

复习指导

1. SS 特点:外分泌腺损伤,可有多系统受累的弥漫性结缔组织病。
2. SS 诊断依据:血抗 SSA 和(或)SSB 抗体,和(或)典型的外分泌腺的灶性淋巴细胞浸润。
3. SS 治疗:替代和对症治疗,若出现内脏损伤者,应积极免疫抑制治疗。

(刘升云)

# 第99章 血管炎病

> **学习要求**
>
> 熟记血管炎分类,知晓各分类的临床表现及实验室检查特点,并能够正确选择治疗方法。

血管炎(vasculitis)指因血管壁炎症和坏死引起相应组织器官缺血的系统性自身免疫病,因此被称为系统性血管炎(systemic vasculitis)。继发于另一确诊疾病的血管炎则称为继发性血管炎。

【分类】

系统性血管炎至今尚未有一个满意的分类,目前临床较常采用1993年Chapel Hill会议根据受累血管的大小进行的命名和分类(表99-1)。

表 99-1 系统性血管炎分类(1993年 Chapel Hill 会议)

| 大血管血管炎 | 小血管血管炎 |
| --- | --- |
| 巨细胞(颞)动脉炎 | Wegener 肉芽肿 |
| 大动脉炎 | 变应性肉芽肿性血管炎 |
| 中血管血管炎 | 显微镜下多血管炎 |
| 结节性多动脉炎 | 过敏性紫癜 |
| 川崎病 | 原发性冷球蛋白血症血管炎 |
| | 皮肤白细胞破碎性血管炎 |

血管炎的基本病理改变是血管壁炎症完整性破坏,可导致血扩张和动脉瘤以及管腔狭窄,病变可相互重叠,受累血管呈节段性。血管炎的临床表现除因炎症缺血引起的全身症状外,不同血管受累可引发不同的具体表现。诊断比较困难,需综合各种资料综合判断。早期诊治非常重要,主要使用糖皮质激素加免疫抑制药,可根据不同病变部位,需要和病期调整剂量和方法。一般预后与受累血管大小、种类、部位有关,重要血管的小动脉或微动脉受累者预后差。

下面介绍几种比较常见的血管炎症。

## 第一节 大动脉炎

大动脉炎(takayasu arteritis,TA)主要累及主动脉及其主要分支,引起不同部位动脉狭窄或闭塞，出现相应部位缺血表现，少数也可引起动脉扩张或动脉瘤。本病好发青壮年女性，起病年龄多在40岁以下，发病高峰年龄在15～30岁。

【病理和病理生理】

基本病变大动脉管壁肉芽肿性炎。主要累及弹力动脉，如主动脉及其主要分支、肺动脉、冠状动脉等，可见动脉全层炎症细胞浸润，随病程进展逐渐出现纤维性增生，管腔狭窄。部分动脉壁由于弹力纤维和平滑肌断裂而变薄，导致局部扩张或形成动脉瘤。

【临床表现】

包括全身非特异性炎症和动脉闭塞导致相应组织器官缺血两组症状。

全身非特异性炎症表现为全身不适、易疲劳、发热、食欲减退、多汗、体重下降、红细胞沉降率和C反应蛋白等炎症指标升高。

组织或器官缺血症状因受累动脉的不同可分为以下几种类型。

1. 头臂动脉型（主动脉弓综合征） 颈动脉和椎动脉狭窄可有头晕、眩晕、头痛、视物昏花、咀嚼无力等表现，严重者甚至反复晕厥、抽搐、失语、偏瘫。上肢缺血表现为单侧或双侧上肢无力、发凉、酸痛、麻木。体格检查可发现颈动脉、桡动脉、肱动脉搏动减弱或消失，相应部位可闻及血管杂音。

2. 胸腹主动脉型 下肢缺血可致下肢无力、发凉、酸痛、易疲劳和间歇性跛行等。肾动脉狭窄可致肾性高血压。肠系膜血管狭窄可有腹痛、腹泻、便血、肠道功能紊乱等消化道表现。体格检查可于背部、腹部闻及血管杂音，下肢血压低于上肢血压。

3. 广泛型 同时具有上述2种类型特点。

4. 肺动脉型 约50%患者伴有肺动脉狭窄，偶见单纯肺动脉受累报道。临床表现为心悸、气短，晚期可并发肺动脉高压。查体可于肺动脉瓣区闻及收缩期喷射性杂音和$P_2$亢进。

5. 其他 累及冠状动脉开口可致心绞痛，甚至心肌梗死。

【实验室和其他检查】

1. 实验室检查 可见非特异性炎症指标升高：如红细胞沉降率增快、C反应蛋白增高、白细胞高、正细胞正色素性贫血、轻度血小板升高、球蛋白增高等。血清中可发现抗内皮细胞抗体和抗主动脉抗体。

2. 影像学 血管彩超可发现主动脉及其主要分支管壁增厚、管腔狭窄或闭塞、瘤样扩张及血流速度改变等。血管造影是诊断大动脉炎最可靠的检查，能够明确受累血管部位、广泛程度及狭窄程度。CTA、MRA也是常用的影像学检查手段。

3. 大动脉活检 表现为大动脉管壁肉芽肿性炎，但阳性率仅1/3，故阴性不能排除诊断。目前开展较少。

【诊断和鉴别诊断】

有以下1种或1种以上表现者应怀疑本病：①单侧或双侧肢体缺血伴患侧动脉搏动减弱或消失，血压降低或测不出；②脑缺血表现伴单侧或双侧颈动脉搏动减弱或消失，颈部闻及血管杂音；③近期发生高血压或顽固性高血压，伴有肾动脉杂音；④青年女性出现不明原因低热，伴血管杂音及四肢脉搏异常；⑤典型大动脉炎眼底改变（视网膜脉络膜炎、视网膜或玻璃体积血、视盘周围动静脉花冠状吻合）。

**临床提示** 年轻女性不明原因发热注意排除大动脉炎。

1990年美国风湿病学会（ACR）关于大动脉炎分类标准如下：①年龄≤40岁；②间歇性跛行；③一侧或双侧肱动脉搏动减弱；④双上肢收缩压相差10mmHg以上；⑤一侧或双侧锁骨下动脉或腹主动脉区闻及血管杂音；⑥动脉造影异常。符合上述6条中3条者可诊断本病，但需除外先天性主动脉狭窄、肾动脉纤维肌性结构不良、动脉粥样硬化、血栓闭塞性脉管炎、贝赫切特病、结节性多动脉炎及胸廓出口综合征。

# 第99章 血管炎病

【治疗与预后】

对活动期患者可用泼尼松 0.5～1mg/(kg·d)，病情好转后递减，直至病情稳定，5～10mg/d 维持 1～2 年以上。对糖皮质激素疗效不佳者可与免疫抑制药合用，常用环磷酰胺，每日 1～2mg/kg。其次还可选用硫唑嘌呤、甲氨蝶呤等。对于重要血管狭窄、闭塞，可待病情稳定后行介入治疗、人工血管重建术、血管成形术等。对症治疗可用扩血管药、改善微循环药物、抗血小板药物、降压药等。

本病多于漫长病程中逐渐形成丰富的侧支循环，只要不累及重要脏器，多数预后良好。5 年生存率为 93.8%，10 年生存率为 90.9%，常见死因为脑出血、肾衰竭及心力衰竭。

## 第二节 巨细胞动脉炎和风湿性多肌痛

巨细胞动脉炎(giant cell arteritis, GCA)又称颞动脉炎(temporal arteritis)，是一种累及中动脉与大动脉的肉芽肿性血管炎，常累及 1 个或多个颈动脉分支，尤其是颞动脉，典型表现为颞侧头痛、间歇性下颌运动障碍和视力障碍三联征。西方人 GCA 多合并风湿性多肌痛(polymyalgia rheumatica, PMR)，PMR 也易发展成 GCA。我国 GCA 患者较少合并 PMR。

【病理和病理生理】

GCA 病理表现为肉芽肿性动脉炎，可见到血管壁内数量不等的巨细胞，一般呈节段性或斑片状分布。主要累及起源于主动脉弓的分支动脉，颞浅动脉最常受累，其次是椎动脉、眼动脉及后睫状动脉。

【临床表现】

多见于 50 岁以上老年人，女性发病明显高于男性，为 2～4∶1。常缓慢起病，亦可突然起病。全身症状有发热、不适、疲劳、关节肌肉疼痛、体重减轻等。

头痛为最常见症状，表现为一侧或双侧颞部钝痛、针刺样疼痛或烧灼样疼痛、头皮触痛，持续性或间歇性，具有特征性。局部可有红斑。颞浅动脉受累可有纡曲突出、增粗变硬，呈串珠状改变，可有压痛。间歇性下颌运动障碍亦具特征性，表现为长时间咀嚼及说话后颞颌部疼痛，休息后好转。眼动脉受累可致视力受损，常表现为突发的进行性视力下降，贻误诊治可短期内失明。此外，尚可有复视、眼肌麻痹、听力减退、眩晕表现。偶尔枕后、耳后动脉受累可出现枕部疼痛、梳头疼痛、睡觉困难。部分患者可有大动脉受累表现，主要累及主动脉弓、胸主动脉及其分支，出现上肢麻木、无力、脉弱或无脉，血压降低或测不出，双上肢血压不等，颈部及锁骨上、下窝可闻及血管杂音。

部分患者伴有 PMR，但大多数 PMR 可单独存在。PMR 临床表现为颈部、肩胛带、骨盆带肌疼痛、晨僵，但无明显肌力下降，肌活检、肌酶谱、肌电图均正常，不同于多发性肌炎。

【实验室和其他检查】

多无特异性，可见炎症指标如红细胞沉降率、C 反应蛋白升高，可有贫血，碱性磷酸酶、血清 IgG 和补体可升高。颞动脉病理活检发现肉芽肿性炎即可明确 GCA 诊断，但应注意其变常为跳跃性阶段分布，因此，活检血管长度在 2cm 左右为宜。颞动脉彩超发现管腔低回声晕轮征亦可提示 GCA 诊断。

【诊断】

50 岁以上老年人一侧或双侧颞部头痛，颞动脉搏动减弱或消失，动脉增粗、变硬，活检为肉芽肿性动脉炎可确诊 GCA。ACR 1990 年 GCA 分类标准为：①50 岁以后发病；②新近出现的头痛；③颞动脉有压痛，搏动减弱（非因动脉粥样硬化）；④红细胞沉降率≥50mm/h；⑤颞动脉活检示血管炎，表现以单个核细胞为主的浸润或肉芽肿性炎症，并且常有多核巨细胞。具备 3 条即可诊断 GCA。2012 年 ACR 出台了最新的 PMR 分类标准（表 99-2）。

表 99-2  2012 年 ACR 风湿性多肌痛分类标准

必备条件：

①50 岁以后起病；②12 周内新发的双肩疼痛，且其他原因不能解释；③ESR 和（或）CRP 异常

若无彩超，则以下评分总分≥4 分，可诊断 PMR

①晨僵＞45min(2 分)；②髋部疼痛或活动受累(1 分)；③无其他关节受累(1 分)；④RF 或 ACPA 阴性（2 分）；

若有彩超，则以下评分总分≥6 分，可诊断 PMR

①晨僵＞45min(2 分)；②髋部疼痛或活动受限(1 分)；③无其他关节受累(1 分)；④RF 或 ACPA 阴性(2 分)；⑤至少 1 侧肩关节有三角肌下滑囊炎和（或）二头肌腱鞘炎和（或）盂肱滑膜炎；同时至少 1 侧髋关节有滑膜炎和（或）转子滑囊炎(1 分)；⑥双侧肩关节有三角肌下滑囊炎，二头肌腱鞘炎或盂肱滑膜炎(1 分)

【治疗与预后】

GCA 对糖皮质激素反应十分敏感，泼尼松 40～60mg/d，1 周内症状可消失，1 个月后逐渐减量到 7.5～10mg/d，维持 1～2 年，大多数患者可完全缓解。PMR 仅需中小量泼尼松（30mg/d）即可缓解。预后良好。但激素减量过快易复发，有激素抵抗者可合并应用免疫抑制药（如环磷酰胺、硫唑嘌呤、甲氨蝶呤等）。

## 第三节  结节性多动脉炎

结节性多动脉炎(polyarteritis nodosa,PAN)是一种累及中、小动脉的非肉芽肿性坏死性血管炎，导致微动脉瘤形成、血栓形成、动脉瘤破裂出血及受累器官梗死，可累及任何器官，但以皮肤、关节、周围神经、胃肠道和肾受累最为常见。

【病理和病理生理】

病理表现为中、小动脉的局灶性全层坏死性血管炎，急性期主要为纤维素样坏死和多种炎症细胞浸润，正常血管壁结构被完全破坏，同时可见动脉瘤和血栓形成。病变好发于血管分叉处，但很少累及肺和脾动脉。

【临床表现】

PAN 男性发病率略高于女性，发病高峰为 40～60 岁，常急性起病，并非良性病程，多数表现为严重的全身多器官受损，并迅速恶化，甚至死亡。

1. 全身症状  可有发热、疲劳不适，食欲减退，体重下降等。
2. 系统症状  临床表现多样，因不同器官累及而有不同表现。

(1)皮肤侵犯见于 25%～52% 的患者，表现为血管性紫癜、痛性溃疡、网状青斑、雷诺现象、指(趾)端缺血坏死等。

(2)关节肌肉表现见于 46%～63% 的患者，表现为较广泛的关节痛和肌痛，可有间歇性跛行。

(3)神经系统受累见于 36%～72% 的患者，以周围神经受累为主，表现为周围神经炎，如多发性单神经炎和多神经炎，可出现肢体感觉异常、腕下垂、足下垂等，可有中枢神经受累。

(4)肾损害见于 30%～60% 的患者，多表现为较严重的高血压及轻到中度的氮质血症，可出现轻中度的蛋白尿和血尿，尿沉渣可完全正常，通常无肾小球肾炎表现。急性肾动脉坏死性血管炎可致血栓形成和肾梗死，亦可出现肾小动脉动脉瘤。肾梗死和肾小动脉动脉瘤破裂可出现突发腰痛，危及生命。

(5)胃肠道亦常累及，出现腹痛、腹泻、恶心、呕吐，甚至穿孔、胃肠道出血、肠梗死，是最严重的表

现之一。其他尚可出现胰腺炎、阑尾炎、胆囊炎及肝、脾梗死。

(6) 心脏受累表现为冠状动脉炎,导致心绞痛,甚至可发生心肌梗死、心力衰竭。其他表现如与体温不相称的窦性心动过速、心脏扩大、心包摩擦音、心律失常亦可见到。

(7) 尸检发现 80% 的男性患者有附睾和睾丸受累,临床表现睾丸疼痛和硬结肿胀。

(8) 眼部症状包括视网膜血管炎、视网膜脱离及絮状斑点。

【实验室和其他检查】

1. 实验室检查  无特异性实验室检查,可见轻度贫血、白细胞轻度升高,红细胞沉降率增快、C反应蛋白增高、清蛋白下降、球蛋白升高等,肾损害时可有蛋白尿、血尿、管型尿、血肌酐升高,部分病例 HBsAg 阳性。

2. 血管造影  常见有肾、肝、肠系膜及其他内脏器官的中、小动脉有微小动脉瘤形成和节段性狭窄。

3. 病理检查  对可疑病变部位进行病理活检发现灶性坏死性血管炎有助于诊断。常选择皮肤、腓肠神经、睾丸及骨骼肌。

【诊断和鉴别诊断】

1990 年 ACR 分类标准(表 99-3),在 10 项中有 3 项阳性者即可诊断为 PAN,但应排除其他结缔组织病并发的血管炎。然而 PAN 临床表现多样,应尽早行病理及血管造影检查以助确诊。

表 99-3  ACR 关于结节性多动脉炎的分类标准

| 标准 | 定义 |
| --- | --- |
| 1. 体重下降 | 病初即有,无节食或其他因素 |
| 2. 网状青斑 | 四肢或躯干呈斑点及网状斑 |
| 3. 睾丸痛或触痛 | 并非由于感染、外伤或其他因素所致 |
| 4. 肌痛、无力或下肢触痛 | 弥漫性肌痛(不包括肩部、骨盆带肌)或肌无力或小腿肌肉压痛 |
| 5. 单神经炎或多发性神经炎 | 单神经炎、多发性单神经炎或多神经炎的出现 |
| 6. 舒张压≥90mmHg | 出现舒张压≥90mmHg 的高血压 |
| 7. 尿素氮或肌酐升高 | 血尿素氮≥14.3mmol/L 或血肌酐≥133μmol/L,除外脱水或阻塞 |
| 8. 乙型肝炎病毒 | HBsAg 阳性或 HBsAb 阳性 |
| 9. 动脉造影异常 | 显示内脏动脉闭塞或动脉瘤,除外其他原因引起 |
| 10. 中小动脉活检 | 血管壁有中性粒细胞或中性粒细胞、单核细胞浸润 |

【治疗与预后】

糖皮质激素为治疗本病首选药物,泼尼松每日 1mg/kg,病情缓解后逐渐减量维持。对糖皮质激素抵抗者或重症病例应联合使用环磷酰胺 2mg/(kg·d) 口服或静脉大剂量冲击治疗。对有 HBV 感染者不宜用环磷酰胺,可用糖皮质激素合并抗病毒药阿糖腺苷与干扰素 α 治疗。

预后取决于是否有内脏和中枢神经系统的受累及病变严重程度。未经治疗者预后差,5 年生存率<15%,多数患者死亡发生于疾病的第 1 年,积极合理治疗者 10 年生存率可达 83%。

## 第四节  贝赫切特病

贝赫切特病(Behcet's disease,BD,也称白塞病)是一种以口腔和外阴溃疡、眼炎及皮肤损害为临床特征,并累及多个系统的慢性疾病,病情呈反复发作和缓解的交替过程,曾称为"眼、口、生殖器综合征"。其基本病理改变为血管炎,小静脉最常累及,但亦可出现全身大中小血管病变,出现管腔狭窄及动脉瘤。

本病1937年由土耳其医生 Behcet 首先描述。多见于东亚、中东及地中海地区,因此有"丝绸之路病"之称,男性发病略高于女性。我国比较常见,常累及青壮年。以女性略占多数,但男性患者中眼葡萄膜炎和内脏受累较女性高3~4倍。

【临床表现】

1. 基本症状

(1) 口腔溃疡:常反复发作,此起彼伏。溃疡多位于颊黏膜、舌缘、唇、软腭,7~14d 自行消退,不留瘢痕。每年发作至少3次。98%以上的患者首发表现为复发性口腔溃疡,因此被认为是诊断本病的必要条件。

(2) 外阴溃疡:女性常位于大、小阴唇、阴道,男性多位于阴囊和阴茎,也可以出现在会阴或肛门周围。见于约80%的患者,但发作频率不如口腔溃疡。

(3) 皮肤病变:包括结节性红斑、假性毛囊炎、痤疮样毛囊炎、浅表血栓性静脉炎等不同表现。结节性红斑最为常见,为双下肢胫前可触性的红斑结节,常有触痛。假性毛囊炎、痤疮样毛囊炎常被忽视。血栓性静脉炎也常在下肢可以见到,急性期在静脉部位出现条形红肿、压痛症状,急性期后可以扪及索条状静脉,可伴有下肢指凹性水肿。针刺试验阳性指抽血或输液后的皮肤针眼周围出现红肿甚至脓疱,为本病重要临床表现,但尚见于其他疾病,如结节病、结核感染等。

(4) 眼炎:最为常见的眼部病变是葡萄膜炎、视网膜血管炎、前房积脓、结膜炎、角膜溃疡、视神经炎等,反复发作可致视力下降甚至失明。男性合并眼炎的明显多于女性患者。

2. 系统性症状

(1) 消化道溃疡:全消化道均可出现,但以回盲部为多,表现为右下腹痛,伴有局部压痛和反跳痛,可伴有恶心、呕吐、腹胀、食欲减退、腹泻、吞咽困难等。治疗不及时可致溃疡出血、肠穿孔、腹膜炎、瘘管形成、局部肿物、食管狭窄等并发症。

(2) 神经系统病变:见于20%的患者,除个别外都在基本症状出现后的数月到数年内出现。脑、脊髓的任何部位都可因小血管炎而受损(即使在同一患者,神经系统可多部位受累),临床表现随其受累部位的不同而不同。患者多发病急骤,根据其症状可分为脑膜脑炎、瘫痪、脑干损害、良性颅内高压、脊髓损害、周围神经系统损害等类型。腰椎穿刺示有颅内压增高,脑脊液检查约80%有轻度白细胞增高,单核细胞、多核细胞各占50%,33%~65%有蛋白的升高,葡萄糖多在正常范围。脑 CT 对诊断有一定的帮助,脑磁共振检查对小病灶就更为灵敏。神经病变的复发率和死亡率都很高,约77%患者经治疗病情缓解,但仍遗有后遗症,死亡多出现在神经系统发病后的1~2年内。

(3) 心血管病变:可有大、中血管病变,包括任何部位大、中动脉炎和大、中静脉炎。大、中动脉炎类似于大动脉炎,可形成动脉瘤,如主动脉瘤、肺内动脉瘤,极易漏诊,需警惕。大、中静脉炎除管壁炎症外尚有明显的血栓形成。大静脉炎主要表现为上、下腔静脉的狭窄和梗阻,在梗阻的远端组织出现水肿。中静脉的血栓性静脉炎多见于四肢,尤其是下肢,亦见于脑静脉。诊断有赖于详细的病史询问、体格检查、血管造影及多普勒彩超等检查。心脏受累较少,可出现主动脉瓣关闭不全、二尖瓣狭窄和关闭不全、房室传导阻滞、心肌梗死、心包炎等。

(4) 关节炎:见于30%~50%患者,为非侵蚀性、对称或非对称性外周大关节炎,以膝关节受累最为多见,其次是腕、踝、肘关节。多为一过性的关节痛,可反复发作并自限。

(5) 肺病变:较少见。可有肺内小动脉瘤、肺栓塞表现。动脉瘤破裂可致咯血、胸痛、气短等症状。肺栓塞者预后不良。

(6) 肾病变:表现多样,可有微小病变、淀粉样变、IgA 肾病、增殖性肾小球肾炎、新月体性肾小球肾炎等多种病理表现,临床可表现为血尿、蛋白尿。

(7) 附睾炎:约见于4.5%的患者。可以累及双侧或单侧,表现为附睾肿大、疼痛和压痛,在经适当的治疗后能完全消失。

(8) 其他症状:疾病活动或有新的脏器受损时可出现发热,低热多见。

【实验室和其他检查】

无特异血清学检查。ANA 谱、ANCA、抗磷脂抗体、补体水平及循环免疫复合物多正常,仅有时有轻度球蛋白增高,红细胞沉降率及 C 反应蛋白可升高。PPD 试验约 40% 强阳性。

针刺反应是本病目前惟一的特异性较强的试验,但阳性率较低。做法是消毒皮肤后用无菌皮内针头在前臂屈面的中部刺入皮内然后退出,48h 后针刺处出现红肿甚至脓疱为阳性。静脉穿刺的检查或肌内注射治疗时,也往往出现针刺阳性反应。但亦见于其他疾病。

【诊断和鉴别诊断】

可采用国际贝赫切特病研究小组制定的国际标准。

1. 反复口腔溃疡,每年至少有 3 次。
2. 反复外阴溃疡。
3. 眼炎,包括前葡萄膜炎、后葡萄膜炎、视网膜血管炎、裂隙灯下发现玻璃体内细胞。
4. 皮肤病变,如结节性红斑,假性毛囊炎,丘疹性脓疱疹,痤疮样结节。
5. 针刺试验呈阳性结果。

第 1 项加其余 4 项中任意 2 项可确诊。建议排除如 Reiter 综合征、Steven-Johnson 综合征、系统性红斑狼疮、干燥综合征等疾病。

其他与本病密切相关并有利于本病诊断的症状有:关节炎/关节痛、皮下栓塞性静脉炎、深静脉血栓、动脉血栓或动脉瘤、中枢神经病变、消化道溃疡、附睾炎、阳性家族史。

【治疗与预后】

1. 对症治疗  根据患者的不同临床症状而应用不同的药物。①非甾体抗炎药,主要对关节炎有效。②秋水仙碱,对有关节病变及结节性红斑者可能有效,有时对口腔溃疡者也有一定疗效。剂量为 0.5mg,每日 3 次。③糖皮质激素,口腔溃疡者可涂抹软膏,可使早期溃疡停止进展或减轻炎症性疼痛;眼药水或眼药膏对轻型的前葡萄膜炎有一定的疗效。④沙利度胺,对黏膜溃疡、特别是口腔黏膜溃疡有较好的疗效,每日剂量 25~100mg,但应注意其生殖毒性和神经毒性。

2. 内脏血管炎和眼炎的治疗  内脏系统的血管炎需要应用糖皮质激素和免疫抑制药,可根据病变部位和进展来选择药物的种类、剂量和途径。常用药物剂量和方法(表 99-4)。难治性病例尚可选用肿瘤坏死因子拮抗药。

表 99-4  治疗贝赫切特病的药物用法和指征

| 药物 | 剂量 | 指征 |
| --- | --- | --- |
| 泼尼松 | 30~40mg/d,口服 | 眼炎、血管炎,大量口腔溃疡、外阴溃疡伴发热、消化道溃疡 |
| 甲泼尼龙 | 1 000mg/d,静脉滴注,连续 3d | 严重眼炎、中枢神经系统病变、严重血管炎 |
| 硫唑嘌呤 | 2~2.5mg/(kg·d),口服 | 眼炎、血管炎 |
| 甲氨蝶呤 | 每周 7.5~15mg,口服 | 眼炎、血管炎 |
| 环磷酰胺 | 1~2mg/(kg·d)或每月 1g 静脉滴注 | 严重眼炎、中枢神经系统病变、严重血管炎 |
| 环孢素 | 3~5mg/(kg·d) | 顽固性眼炎 |
| 雷公藤多苷 | 20mg,每日 3 次 | 眼炎、黏膜溃疡 |

3. 手术  有动脉瘤者应结合临床而考虑切除。

大部分患者预后良好。然而有眼病者可以使视力严重下降,甚至失明。胃肠道受累后引起溃疡出血、穿孔、肠瘘、吸收不良、感染等都是严重的并发症,死亡率很高。有中枢神经系统病变者死亡率亦高,存活者往往有严重的后遗症。大、中动脉受累后可因动脉瘤破裂、心肌梗死等而出现突然死亡。

# 第五节 其他血管炎病

## 一、显微镜下多血管炎

显微镜下多血管炎(microscopic polyangitis,MPA)是一种累及小血管(小动脉、微小静脉、微小动脉和毛细血管)的局灶坏死性血管炎,常见受累器官为肺、肾和皮肤,病理少见免疫复合物沉积于血管壁。

平均发病年龄为50岁,男女之比1.8:1,多数患者有发热、关节痛、肌痛、皮疹、乏力、食欲减退和体重下降等全身症状。肾受累者,表现为急进性肾小球肾炎;有的患者可有肺部病变,如肺间质纤维化、弥漫性肺泡出血。神经系统最常累及腓神经、桡神经、尺神经等,表现为受累神经分布区麻木和疼痛,继之发生运动和感觉障碍。具体症状参见相关疾病章节。

实验室检查可见正细胞正色素性贫血、白细胞计数和中性粒细胞可正常或增高,血小板增高。尿液检查见有镜下血尿、各种管型及蛋白尿。血肌酐正常或升高。急性期红细胞沉降率增快,C反应蛋白增高,C3、C4正常。多数患者p-ANCA及MPO-ANCA阳性,部分患者RF阳性。

无统一诊断标准,中、老年患者出现不明原因发热或肺受累、肾受累应警惕MPA可能,尽早进行ANCA检查及肾组织活检有助于早期诊断。

首选糖皮质激素与环磷酰胺联合治疗。难治性病例可试用肿瘤坏死因子拮抗药或CD20单抗,部分病人有效。本病未经治疗者预后极差,多于2年内死亡,死亡主要原因为感染、肾衰竭和肺出血。

## 二、Churg-Strauss 综合征

Churg-Strauss 综合征(Churg-Strauss syndrome,CSS)是以过敏性哮喘、嗜酸粒细胞增多、肉芽肿性炎为特征的累及中等大小血管的坏死性血管炎,曾被称为变应性肉芽肿性血管炎(allergic granulomatous angiitis)。其病理学特点是伴有大量有嗜酸粒细胞浸润和血管外肉芽肿形成的坏死性血管炎。确切患病率不清。

本病较少见,可发生于任何年龄,平均发病年龄为44岁,男略多于女性。发病分3个阶段。前驱期:表现为过敏症状,如过敏性鼻炎、哮喘、嗜酸粒细胞性肺炎和嗜酸粒细胞性胃肠炎等,血中嗜酸粒细胞增多。3~7年后血管炎期,表现为皮肤瘀斑、紫癜或溃疡;周围神经病变如单神经或多神经病变;腹部器官缺血或梗死所致腹痛、腹泻、腹部包块;胃肠道、尿道或前列腺可见嗜酸粒细胞肉芽肿,肾损害较轻;嗜酸粒细胞性肺炎及胃肠炎此期亦可出现。冠状动脉炎可为本病重要表现,导致心肌梗死、心力衰竭,为本病主要死因。眼部受累可出现结膜炎、表层巩膜炎、全葡萄膜炎和边缘性角膜溃疡。最终血管炎消退,过敏症状占主导。

实验室检查多有外周血嗜酸粒细胞增多(常>$1.5\times10^9$/L),部分患者血清IgE升高。约40%患者ANCA阳性,且多为p-ANCA及MPO-ANCA阳性。但ANCA阴性并不能排除本病。X线检查可见一过性片状或结节性肺浸润或弥漫性间质性病变。病变组织活检多见坏死性微小肉芽肿,常伴有嗜酸粒细胞浸润。

成年人如出现过敏性鼻炎和哮喘、嗜酸粒细胞增多及脏器受累者应考虑CSS的诊断。1990年ACR CSS分类标准为:①哮喘;②外周血白细胞分类嗜酸粒细胞增多>10%;③单发或多发性神经病变;④游走性或一过性肺浸润;⑤鼻窦病变;⑥血管外嗜酸粒细胞浸润。凡具备上述4条或4条以上者可诊断。应注意与PAN、超敏性血管炎、WG、慢性嗜酸粒细胞性肺炎等鉴别。

治疗首选糖皮质激素。大剂量糖皮质激素1~2mg/(kg·d)的应用,使本病预后明显改善,5年生存率从25%上升至50%以上。病情较重或合并主要器官功能受损者可联合使用糖皮质激素和免疫抑制药如环磷酰胺、硫唑嘌呤等。CSS主要死于充血性心力衰竭和心肌梗死。哮喘发作频繁及全

身血管炎进展迅速者预后不佳。

## 三、韦格纳肉芽肿

韦格纳肉芽肿(Wegener's granulomatosis,WG)是一种累及全身小动脉、静脉及毛细血管的坏死性肉芽肿血管炎,典型病变为上、下呼吸道及肾病变三联征。其病因未明,发病率为每年0.4/10万人,任何年龄均可发病,30～50岁多见,男性多于女性。

临床表现如下:

1. **全身症状** 常出现发热、全身不适、体重减轻、关节痛和肌痛等。
2. **系统性症状**

(1)上呼吸道病变:见于70%的患者,常先于其他表现出现,表现为慢性鼻炎、鼻窦炎、中耳炎等,症状有鼻塞、鼻窦部疼痛、听力下降、脓性或血性分泌物。严重者可有鼻咽部溃疡、鼻中隔或软腭穿孔、鞍鼻畸形。气管受累常导致气管狭窄。

(2)肺部病变:见于70%～80%患者,可致咳嗽、咯血、胸痛和呼吸困难,约34%患者出现迁移性或多发性肺病变,X线检查可见中下肺野结节和浸润,有的呈空洞,20%可见胸腔积液,肺功能检查示肺活量和弥散功能下降。

(3)肾:70%～80%患者在病程中出现不同程度的肾小球肾炎,常见的表现为血尿、蛋白尿、细胞管型,重者可有急进性肾小球肾炎,短期内出现肾功能不全。

(4)其他:①眼病变(52%),眶部血管炎表现为结膜炎、角膜溃疡、巩膜炎、葡萄膜炎及视神经病变,15%～20%眼球突出;②皮肤病变(46%),可见紫癜、溃疡、疱疹和皮下结节;③心脏受累(8%),可见心包炎、心肌炎和冠状动脉炎;④病程中25%～50%患者可出现神经系统损害,表现为单神经炎、末梢神经炎、癫痫发作或精神异常。

病情活动期实验室检查常有红细胞沉降率增快、C反应蛋白增高、白细胞升高、轻度贫血,自身抗体检查可发现c-ANCA及PR3-ANCA阳性。在典型病例(上、下呼吸道肉芽肿血管炎伴肾小球肾炎)中大约90%为c-ANCA阳性,而缺乏肾病变者阳性率降至70%,病情缓解时c-ANCA滴度下降或转阴。其他血管炎及结缔组织病c-ANCA阳性率甚低,因此,该抗体可作为本病诊断与治疗观察的重要参考指标。部分病例可有RF阳性。

鼻窦及鼻病变组织活检示坏死性肉芽肿和(或)血管炎,类型可多种多样。肾活检示局灶性节段坏死性肾小球肾炎,皮肤活检示白细胞破碎性血管炎。

对于出现三联征典型表现者,实验室检查c-ANCA阳性,组织病理检查呈坏死性肉芽肿炎者可确诊。若只有二联征或仅局限某一部位病变,组织病理不典型或不能进行活检时,则需与败血症(特别是真菌和分枝杆菌感染)、淋巴瘤性肉芽肿、变应性肉芽肿血管炎、肺出血-肾炎综合征(Good-pasture syndrome)及中线恶性网状细胞增多症等鉴别。

治疗原则与MPA相同。对有肾受累或下呼吸道病变者,开始治疗即应联合应用糖皮质激素与环磷酰胺。泼尼松或泼尼松龙1mg/(kg·d)甚至更大量,至少用药4周,症状缓解后逐渐减量维持。环磷酰胺是治疗本病首选的免疫抑制药,常用剂量为2mg/(kg·d),口服或静脉注射,可延长生存时间。对环磷酰胺不能耐受者可选用甲氨蝶呤,每周1次,1次15～25mg,维持至病情缓解。对上述治疗效果不佳者可试用环孢素、雷公藤总苷等。难治性病例可试用肿瘤坏死因子拮抗药或CD20单抗。糖皮质激素联合免疫抑制药治疗期间建议同服复方磺胺甲噁唑预防金黄色葡萄球菌及卡氏肺孢子菌感染。

未经治疗者生存期仅5个月,单纯糖皮质激素仅使患者生存期延长至12个月,联合环磷酰胺治疗则使80%患者存活时间超过5年。常见死因为肾功能不全及感染。

**附 超敏性血管炎**

超敏性血管炎(hypersensitivity angiitis)是一种主要累及皮肤细小血管(尤其是毛细血管后静

脉),并以中性粒细胞浸润和其核破碎为病理特征的血管炎病,因此又称白细胞破碎性血管炎(leukocytoclastic vasculitis)、变应性血管炎(allergic vasculitis)。其发病机制主要与Ⅲ型变态反应有关。

本病常急性发病,在接触药物或化学品等致敏原病因素后迅速出现各种皮损,如紫癜、荨麻疹、斑丘疹、结节、瘀斑、大疱、坏死性溃疡等;可伴有全身症状,如发热、肌痛、关节痛。临床表现多样,轻者仅有皮疹,重者可有蛋白尿、血尿、甚至肾功能不全、肺炎、末梢神经炎等广泛的系统性病变。

可有红细胞沉降率增快、C反应蛋白升高,血清补体正常或C4下降,偶见有嗜酸粒细胞增多。组织病理可见微静脉、微动脉、毛细血管壁中性粒细胞或淋巴细胞浸润,白细胞核破碎及血管壁纤维素样坏死。

本病诊断较困难。若皮肤活检有血管炎表现,且能找到诱发药物或化学品,脱离诱因后于数天或数周内消失,可以诊断。美国风湿病学会(ACR)1990年超敏性血管炎分类诊断标准为:①发病年龄≥16岁;②发病前服药史;③隆起性紫癜,压之不褪色;④斑丘疹(1处或多处皮肤出现、大小不等、扁平、突出皮表);⑤皮肤活检示微动脉或微静脉血管壁或血管外围有中性粒细胞浸润。以上5项中具备3项或以上者即可诊断超敏性血管炎。但有些患者找不到诱发因素,而症状持续不减,呈慢性经过者,常需与过敏性紫癜、冷球蛋白血症、显微镜下多血管炎等鉴别。

本病在病因去除后可自限,因此需制订个体化治疗方案。首先应停止接触可疑过敏药物或化学品,如有感染积极治疗感染,若有内脏损害或皮损较重可用糖皮质激素,泼尼松30～60mg/d。对无皮肤溃疡的下肢皮肤血管炎可试用秋水仙碱0.5mg,每日2～3次。上述治疗无效或活动性病例还可试用氨苯砜,75～150mg/d。对皮肤坏死或糖皮质激素不能耐受者可用环磷酰胺或硫唑嘌呤。

### 复习指导

1. 血管炎是一种以血管壁炎症和坏死引起相应组织器官缺血的系统性自身免疫病,亦称为系统性血管炎。目前主要依据受累血管的大小对血管炎进行了命名和定义。

2. 系统性血管炎可累及全身多个系统,引起多系统、多脏器功能障碍,或局限于某一脏器,常见部位为皮肤、肾、肺、神经系统等。

(刘升云)

# 第100章 特发性炎症性肌病

chapter 100

> **学习要求**
>
> 学习炎症性肌病的临床特征及诊断要点，知晓如何对炎症性肌病患者作出诊断和鉴别，并能够正确选择治疗方法。

特发性炎症性肌病（idiopathic inflammatory myositis，IIM）是一组病因不明的骨骼肌非化脓性炎症性疾病，临床上以对称性四肢近端肌无力为特征。根据患病年龄及并发疾病不同，本组疾病分为7类：①多发性肌炎（polymyositis，PM）；②皮肌炎（dermatomyositis，DM）；③恶性肿瘤相关性 PM 或 DM；④儿童 PM 或 DM；⑤其他结缔组织病伴发的 PM 或 DM；⑥包涵体肌炎；⑦其他肌炎。临床上以 PM/DM 最为多见，发病率为每年 0.5~8.4/10 万人，成年男、女性比为 1∶2。发病年龄有2个高峰，10~15 岁及 45~60 岁，PM 的发病率约为 DM 的 2 倍。本章主要讨论 PM 及 DM。

【病因与发病机制】

病因尚不清楚。目前认为是遗传易感个体中，由免疫介导和某些环境因素触发的一类疾病。

1. 免疫异常　以下研究结果支持本病为自身免疫病：①该病可检测到高水平的自身抗体，如肌炎特异性自身抗体（myositis-specific autoantibodies，MSAs）；②常伴发其他自身免疫病，如桥本甲状腺炎、原发性胆汁性肝硬化、系统性红斑狼疮、系统性硬化症等；③骨骼肌抗原免疫动物可发生炎性肌病。

2. 病毒感染　动物模型发现病毒感染可能为发生炎症性肌病的重要因素。患者在感染了细小核糖核酸病毒后，逐渐发生慢性肌炎。某些病毒，如柯萨奇病毒 A9 可引起肌炎症状，柯萨奇病毒 B1 可引起新生瑞士鼠发生肌炎。给成熟的 BALB/C 鼠注射心肌炎病毒 221A，可产生剂量依赖的 PM 模型。

3. 遗传因素　人类组织相容性复合物（MHC）作为 PM/DM 的遗传学易感因素可能亦参与了发病。研究发现，具 HLA-DR3 的人患炎症性肌病的风险高，抗 Jo-1 抗体阳性的患者均有 HLA-DR52 抗原。

【病理】

PM/DM 的组织病理学改变主要表现为：①肌间质、血管周围炎症细胞浸润为特征性表现。炎症细胞以淋巴细胞为主，巨噬细胞、浆细胞、嗜酸粒细胞等亦可见。②肌纤维变性、坏死和萎缩。初期可见个别肌纤维肿胀，呈灶性透明变性或颗粒变性；随着疾病进展，肌纤维可呈玻璃样、颗粒状和空泡变性，甚至坏死。③可见肌细胞再生和肌束间纤维化。

在 PM 中浸润细胞主要聚集于肌纤维周围的肌内膜区，免疫病理发现以 $CD8^+$ T 细胞为主。而在 DM 炎症细胞主要浸润肌束和小血管周围的肌外膜区，并以 B 细胞和 $CD4^+$ T 细胞为主。血管损害为 DM 的最早期病变,导致肌束边缘的肌纤维直径变小。束周萎缩为 DM 的特征性改变之一。DM 的皮肤病理改变无特异性。

【临床表现】

PM/DM 在成年人发病隐匿,儿童发病较急。早期表现为全身不适乏力、发热、体重下降等。

1. **肌肉病变** 本病累及骨骼肌,受累肌群包括四肢近端肌肉、颈屈肌、喉部肌肉、食管肌肉、呼吸肌等,面肌与眼外肌受累少见。以对称性四肢近端肌无力为特征,表现为上肢不能上举,穿衣抬腿困难,不能下蹲、起立或上楼。其他肌群受累表现为平卧位抬头、翻身、发音困难,重症者吞咽、饮水以致呼吸均困难。多数无远端肌肉受累。

2. **皮肤改变** DM 可出现特异性皮肤表现:①以上眼睑为中心的眶周水肿性紫红色斑,又称"向阳性皮疹";②四肢肘、膝关节伸侧面和内踝附近、掌指关节、指间关节伸面紫红色丘疹,称 Gottron 征;③"披肩"征和"V 字"征,分别指肩颈后皮疹和颈前、前胸领口"V"字区弥漫性红斑;④部分患者双手掌面外侧皮肤出现角化、裂纹,皮肤粗糙脱屑,类似技术工人的手,故称"技工"手。此外甲周红斑、雷诺现象亦可见。

3. **关节病变** 关节痛和关节炎见于约 15% 患者,呈非对称性,常累及手指关节,由于手部肌肉萎缩可引起手指屈曲畸形,但影像学多无骨关节破坏。

4. **消化道病变** 食管上部及咽部肌肉受累可引起吞咽困难、食物反流,造成反流性食管炎。X 线检查钡剂造影可见食管梨状窝钡剂潴留,甚至胃蠕动减慢及排空时间延长。

5. **肺部病变** 5%~10% 患者出现肺间质病变。临床表现有发热、干咳、呼吸困难、发绀,易继发感染。查体可闻及肺底捻发音。动脉血气显示低氧血症,严重者出现呼吸衰竭,预后较差。肺影像学检查在急性期可见毛玻璃状、颗粒状等阴影,晚期呈蜂窝状或轮状阴影,表现为弥漫性肺纤维化。肺功能示限制性通气障碍及弥散功能障碍。其他肺部表现有肺门影增大、肺不张、胸膜增厚、胸腔积液及肺动脉高压等。

6. **心脏** 严重者可出现心肌受累。心肌内炎症细胞浸润,间质水肿变性,局灶性坏死、心室肥厚,导致心电图 ST-T 改变。充血性心力衰竭、严重心律失常者少见。

7. **肾** 肾累及少见。极少数暴发起病者,因骨骼肌溶解,可出现肌红蛋白尿和急性肾衰竭。少数可出现局灶增生性肾小球肾炎,但肾功能多正常。

8. **钙质沉着** 多见于慢性皮肌炎患者,尤其是儿童 DM。沿深筋膜钙化多见,患者出现局部软组织发木或发硬的浸润感,X 线显示软组织内钙化点或钙化块。若钙质沉积在皮下,则沉着处可出现溃烂、石灰样物质流出,并可继发感染。

9. **儿童 PM/DM** 儿童 DM 多于 PM,特点是:①起病急骤较成年人多见,肌肉水肿和肌痛明显;②多伴发血管炎,出现消化道出血,胃肠黏膜坏死、胃肠穿孔或视网膜血管炎等;③后期多发生皮下和肌肉钙质沉着,肌肉萎缩。

10. **包涵体肌炎** 老年男性多见,起病隐匿,可累及远端肌群,表现为不对称性远端肌无力,肌痛和肌肉压痛罕见,指屈肌受累及足下垂常见。肌酶正常,对糖皮质激素治疗反应差。病理特点为光镜下可见肌细胞胞质及胞核内嗜酸性包涵体,电镜下显示胞质及胞核内有小管状的丝状体。

11. **恶性肿瘤相关性 PM/DM** 约 1/4 患者可发生恶性肿瘤,男性多见,DM 多于 PM。肌炎可先于癌肿 1~2 年出现,或同时或后于肿瘤出现。所患肿瘤多为实体瘤,如肺癌、胃癌、结肠癌、乳腺癌、卵巢癌等,亦可出现血液系统肿瘤,如淋巴癌等。因此,所有成年人的 DM 及 PM,尤其 40 岁以上患者均应警惕肿瘤的存在。肿瘤切除后肌炎症状多可改善。

12. **其他结缔组织病伴发的 PM/DM** 许多结缔组织病,尤其是系统性红斑狼疮、系统性硬化症、干燥综合征、类风湿关节炎、血管炎等常并发肌病,但一般症状不重。

【实验室和辅助检查】

PM/DM 多有红细胞沉降率增快,有时有轻度贫血,免疫球蛋白和 γ 球蛋白增多等。

1. **肌酶谱** 肌酶活性增高,是诊断本病的重要指标之一。肌酶包括肌酸激酶(CK)、天门冬酸氨基转移酶(AST)、丙氨酸氨基转移酶(ALT)、乳酸脱氢酶(LDH)、醛缩酶(ALD)等,其中以 CK 升高最具特异性。临床上多以 CK 的高低推断病情的轻重、监测疗效及评价预后。但亦常出现临床表现与 CK 水平不一致的情况,如起病极早期患者、晚期肌萎缩明显而病情活动者、老年人 PM/DM 及存在 CK 活性的循环抑制物,上述情况可出现显著的肌无力表现,而 CK 无明显升高。

2. 自身抗体　MSAs 对诊断肌炎特异性好,但敏感性不足。MSAs 可分为 3 类,即抗合成酶抗体、抗非合成酶细胞质(SRP)抗体和抗核抗原(Mi2)抗体。抗合成酶抗体中,抗组氨酰 tRNA 合成酶抗体,即抗 Jo-1 抗体最为常见,临床上常表现为抗合成酶综合征。此外,尚可出现 ANA、类风湿因子及抗肌红蛋白、肌球蛋白、肌钙蛋白等抗体,但均不特异。

3. 肌电图(EMS)　约 90% 患者 EMS 异常,显示肌源性损害。典型表现为低波幅、短程多相波(棘波);可有插入(电极)性激惹增强,表现为正锐波,自发性纤颤波;自发性、杂乱、高频放电。疾病晚期可出现神经源性损害,EMS 呈现肌源性和神经源性的混合相。

4. 肌活检(详见病理部分)　活检部位多选肱二头肌、股四头肌。但活检时宜避开 EMS 针刺部位,以免造成假阳性。

5. 肌肉磁共振成像　$T_2$ 加权像和脂肪抑制序列可显示受累肌肉炎症/水肿导致的高信号改变,敏感性较高,有助于诊断,并可用于引导肌肉活检,提高阳性率。

【诊断及鉴别诊断】

1. PM/DM 诊断标准　①四肢对称性近端肌无力,伴或不伴吞咽困难和呼吸肌无力;②血清肌酶升高;③EMG 有肌源性损害;④肌活检显示有骨骼肌纤维变性、坏死、再生及炎症细胞浸润;⑤皮肤特征性表现。

满足上述前 4 条者为 PM,5 条全具备为"典型 DM"。但诊断前应排除肌营养不良、肉芽肿性肌炎、感染、骨骼肌溶解、近期使用过各种药物和毒物、代谢性疾病、重症肌无力、内分泌疾病等。

2. 抗合成酶综合征　抗合成酶综合征是指 PM/DM 中抗 Jo-1 抗体或其他抗合成酶抗体阳性,合并发热、肺间质病变、关节炎、雷诺现象、技工手的临床综合征。

3. 无肌炎的皮肌炎　DM 中 10% 的患者表现为无肌炎的皮肌炎(amyopathic dermatomyositis, or dermatomyositis sine myositis),即有 Gottron 征等 DM 典型的皮肤改变,而无肌炎的临床和(或)亚临床表现。对于"无肌炎的皮肌炎"是不是 DM 的一个独立临床表现型,或仅为 DM 的过渡性表现,目前仍存有争议。

【治疗】

炎症性肌病的治疗应遵循个体化原则,治疗前应对患者的临床情况进行整体评估。

1. 一般治疗　支持疗法、对症处理、功能锻炼等不容忽视。对有呼吸肌、吞咽肌受累的患者,其呼吸道的管理、胃肠道或静脉营养支持、维持水电解质酸碱平衡、防治感染、抗生素的合理使用及必要时机械通气等至关重要。

2. 首选糖皮质激素治疗　一般患者可口服泼尼松 1~2mg/(kg·d),重症者可甲泼尼龙静脉使用。经治 1~4 周病情多可改善,治疗 3~6 个月,缓慢减量,疗程一般不应少于 2 年,减量过快,易病情复发。

3. 免疫抑制药的使用　免疫抑制药与糖皮质激素联合使用,有助于控制病情,并减少激素用量。常用药物甲氨蝶呤(MTX)每周 10~25mg,口服、肌内注射或静脉注射,不良反应主要有肝酶升高、骨髓抑制、血细胞减少、口腔炎等。硫唑嘌呤(AZA)常用剂量 2~3mg/(kg·d)口服,初始剂量从 50mg/d 开始,逐渐增加至 150mg/d,病情控制后逐渐减量,维持量为 50mg/d。不良反应有骨髓抑制、血细胞减少、肝酶升高等。两者均需定期观察血象及肝功能。对 MTX 不能耐受或效果不满意者可用环磷酰胺(CTX)50~100mg/d 口服,重症患者,可 0.8~1.0g 静脉冲击治疗。其不良反应主要有骨髓抑制、血细胞减少、出血性膀胱炎、胃肠道不适、性腺抑制及诱发恶性肿瘤等。用药期间需监测血、尿常规、肝肾功能等。

4. 大剂量丙种球蛋白静脉冲击(IVIG)治疗

IVIG治疗炎症性肌病疗效肯定,尤其用于危重症患者,可明显改善患者的呼吸肌无力、吞咽困难等症状。不良反应少见,偶有发热、头痛、呼吸急促、血管收缩、白细胞减少等,但对于心、肾功能不全、高凝血状态或有深静脉血栓形成者应慎用。

5. 其他药物　如羟氯喹对DM皮损有一定疗效,须定期监测视网膜毒性。

【预后】

PM/DM的5年及10年生存率分别为70%~80%和60%,多数患者呈慢性经过,2~3年逐渐缓解,亦可缓解复发交替出现。一般认为病程超过7年者,较少死于原发病。影响该病预后的因素有全身性肌无力,有呼吸肌受累及吞咽困难,心脏、肺部等重要脏器受累,发病年龄大,合并恶性肿瘤和激素抵抗者。

### 复习指导

1. 特发性炎症性肌病是一组病因不明的骨骼肌非化脓性炎症性疾病。以对称性四肢近端肌无力、肌酸激酶增高为特征。

2. 首选糖皮质激素治疗,联合细胞毒药物治疗有助于控制病情,大剂量丙种球蛋白可改善肌无力症状。

(刘升云)

# 第101章 系统性硬化病

chapter 101

> **学习要求**
>
> 学习系统性硬化病的分类、临床特征及诊断要点，知晓如何对系统性硬化病人作出诊断和鉴别，并能够正确选择治疗方法。

系统性硬化病(systemic sclerosis,SSc)，曾称硬皮病、进行性系统性硬化，是一种原因不明的临床上以局限性或弥漫性皮肤增厚和纤维化为特征，并可累及消化道、肺、心、肾等多个内脏的结缔组织病。本病发病率不高，呈全球性分布。发病年龄多在30～50岁，儿童少见，女性多见，发病率约为男性的4倍。根据皮肤受累情况将SSc分为以下几型。

1. 弥漫皮肤型SSc　皮肤有广泛的、对称的硬皮病变，至少累及四肢的远端和近端、面部、躯干的胸部和腹部。

2. 局限皮肤型SSc　皮损局限于肘(膝)的远端，但可以累及面部和颈部。进展慢，内脏病变出现较晚。包括CREST综合征，即患者具有钙质沉着(calcinosis)、雷诺现象(Raynaud's phenomenon)、食管功能障碍(esophageal dysmotility)、指端硬化(sclerodactyly)和毛细血管扩张(telangiectasis)。

3. 无皮肤硬化的SSc　临床无皮肤硬化表现，有特征性内脏损害表现和血清学异常。

4. 重叠综合征　上述3种情况中任1种与诊断明确的类风湿关节炎、系统性红斑狼疮、多发性肌炎/皮肌炎同时出现。

5. 未分化结缔组织病　雷诺现象伴SSc的临床和(或)血清学特点，但无SSc的皮肤硬化和内脏受累。

【病因和发病机制】

1. 病因　可能与遗传因素和环境因素有关。

(1)遗传因素：家族性SSc的发生率为1.6%～7%。SSc亲属血清中ANA的阳性率高于普通人群。另外，很多文献报道了HLA-Ⅱ类基因与本病的相关性。

(2)环境因素：已明确长期接触某些化学物质可以引起硬皮病样皮肤改变或内脏纤维化，如乙烯基氯化物、环氧树脂、L-色氨酸、博来霉素、喷他佐辛等。

(3)性别：本病育龄女性发病率明显高于男性，故性激素可能影响发病。

(4)免疫异常：移植物抗宿主病可诱发硬皮病样改变，提示SSc与免疫异常有关。

可见，本病可能是在遗传基础上反复受多种环境因素刺激而导致自身免疫紊乱，最后引起结缔组织代谢及血管异常。

2. 发病机制　尚不清楚，目前认为由于免疫系统功能失调，产生多种自身抗体，异常分泌多种细胞因子,引起血管内皮细胞损伤和活化,进而导致成纤维细胞合成胶原功能的异常,造成血管壁和组织的纤维化。

【病理和病理生理】

受累组织广泛的血管病变、胶原增殖和纤维化是本病的病理特点。血管病变主要见于小动脉、微小动脉和毛细血管。真皮层胶原水肿与增生及淋巴细胞、单核或巨噬细胞和浆细胞的浸润见于疾病早期。随病情进展,水肿消退、胶原明显增多,皮下组织与皮肤紧密粘连,表皮变薄,附件萎缩,小动脉玻璃样变。

【临床表现】

1. 早期表现 雷诺现象是约80%患者的首发症状,90%以上先于皮肤病变数月甚至20多年,大部分在雷诺现象出现后的5年内出现皮肤变硬。

2. 皮肤病变 是本病标志性特点,呈对称性。典型皮肤病变可分为肿胀期、硬化期和萎缩期:①肿胀期,病变一般先见于手指和面部,呈非指凹性肿胀水肿;②硬化期,皮肤逐渐变厚、发硬,如皮革样,不易捏起。面部受累可表现为面纹消失,缺乏表情,鼻尖变小,鼻翼变软,口周出现放射性皱褶,口唇变薄、内收,张口困难,称"面具脸",是本病特征性表现之一;③萎缩期,5~10年后进入萎缩期,通常在最晚受累的皮肤出现最早。

3. 关节和肌肉病变 60%~80%患者出现多关节痛。

4. 消化道病变 约70%患者出现消化道异常。食管受累最常见,下2/3食管蠕动减弱可引起吞咽困难、吞咽痛。下段食管和括约肌受累可致反流性食管炎,出现胸骨后烧热感、反酸,长期可引起食管溃疡、出血、狭窄等并发症。

5. 肺病变 在SSc中普遍存在,是本病常见死亡原因之一。最常见的病变为肺间质纤维化,导致肺功能下降,甚至通气功能障碍。早期病变HRCT呈磨玻璃样改变。

6. 心脏病变 多见于晚期患者。最常见的为无症状性心包积液,但大量心包积液少见。

7. 肾病变 发生率15%~20%,是SSc的主要死因,提示预后不佳,应早期重视。

【实验室和其他检查】

1. 一般检查 ESR正常或稍高,轻度高球蛋白血症。

2. 自身抗体 ANA阳性率达95%,为斑点型和核仁型。抗核抗体谱中抗Scl-70抗体和ACA的特异性最强。

3. 病理及甲褶检查 皮肤活检可见胶原纤维增多、纤维化。甲褶毛细血管显微镜检查显示毛细血管袢扩张和正常血管消失。

【诊断和鉴别诊断】

1. 1980年美国风湿病学会(ARA)提出的SSc分类标准 目前临床上以此作为诊断依据。

(1)主要标准:近端皮肤硬化。手指及掌指(跖趾)关节近端皮肤增厚、紧绷、肿胀。这种改变可累及全部肢体、面部、颈部和躯干(胸、腹部)。

(2)次要标准:①指端硬化。皮肤硬化仅限手指。②指尖凹陷性瘢痕或指垫消失。指端由于缺血而有凹陷区或指垫组织萎缩。③双肺底纤维化。在立位X线胸片上可见网状或结节状致密影,以双肺底为著,也可呈弥漫斑点影或蜂窝状改变。要除外原发性肺病所引起的这种改变。

凡具有主要标准或2个以上次要标准者,可诊断为SSc。

2. 鉴别诊断 本病应与系统性红斑狼疮、混合性结缔组织病、皮肌炎、硬肿病、嗜酸粒细胞性筋膜炎、条形硬皮病、神经性胃无力和淀粉样变等相鉴别。

【治疗】

本病尚无有效根治或改变病情进展的药物,主要针对不同患者应注意个体化和对症治疗。

1. 一般治疗

(1)糖皮质激素:可减轻早期皮肤水肿,但不能阻止皮肤纤维化。总的来说对本病疗效不显著,对炎性肌病、间质性肺部疾患的炎症期、关节炎有一定疗效。剂量为泼尼松30~40mg/d,连用数周,渐减量至10～15mg/d维持。对晚期特别是有氮质血症者,糖皮质激素可促进肾血管闭塞性改变,故禁用。

(2)免疫抑制药:常用的有环孢素、环磷酰胺、硫唑嘌呤、甲氨蝶呤等,有报道对皮肤、关节和肾病变有一定疗效,与糖皮质激素合用,常可提高疗效和减少糖皮质激素用量,不良反应多。

(3)青霉胺(D-penicilamine):对皮肤硬化前期或病程3年以内的弥漫皮肤型SSc患者可试用此药。一般从0.125g/d开始,据病情渐加至0.75～1g/d。应用至少6～12个月,可能会减轻硬皮,减少肾危象和肺间质纤维化,病情稳定后减量维持1～3年。目前其疗效尚不肯定。

2. 对症治疗

(1)肾损害:SSc患者应经常监测血压,预防肾危象出现。肾危象应首选ACEI类药物,常用卡托普利、依那普利、贝那普利等。发生尿毒症需进行透析,透析2年以上必要时可考虑肾移植。早期积极应用ACEI可使部分患者避免透析。

(2)肺部病变:纤维化早期可用糖皮质激素抑制局部免疫反应;临床常用环磷酰胺、N-乙酰半胱氨酸,但疗效一般。肺动脉高压患者可选用波生坦、西地那非和多种前列环素类似物(如依前列醇、曲前列素和伊洛前列素)。

3. 其他 秋水仙碱可抑制前胶原转化为胶原,或阻止胶原的沉积,对皮肤硬化可能有帮助,但其他药物如N-乙酰半胱氨酸、苯丁酸氮芥经验证无效。

【预后】

本病临床表现多样,自然病程差异较大。预后与内脏受累密切相关,弥漫皮肤型进展快,多伴有内脏病变,预后差,10年生存率50%左右。局限型内脏病变出现晚,10年生存率70%。Cannon等报道SSc伴肾损害者10年内的病死率为60%,不伴肾损害者10年内的病死率仅为10%。CREST综合征者可长期局限而不发展,预后良好。

## 复习指导

1. 系统性硬化病,曾称硬皮病、进行性系统性硬化,是一种原因不明的临床上以局限性或弥漫性皮肤增厚和纤维化为特征,并可累及消化道、肺、心、肾等多个内脏的结缔组织病。

2. 系统性硬化症需个体化和对症治疗。

(刘升云)

# 第102章 雷诺现象与雷诺病

chapter 102

> **学习要求**
>
> 学习雷诺现象的典型临床表现,知晓常见出现雷诺现象的疾病。

雷诺现象(Raynaud's phenomenon)是指患者遇寒冷或紧张的刺激后,手指(足趾)皮肤出现变白,随后变紫,变红,伴局部皮温降低,感觉异常和疼痛等持续时间短暂的临床现象。常反复发作,原发的称为雷诺病;继发于其他明确疾病者称为雷诺现象。

【病因和发病机制】

病因尚不明确。目前多认为前列腺素代谢异常,微循环和血管内皮细胞的功能异常是其病理生理基础。

【临床表现】

本病多见于20~40岁女性。好发于秋、冬季节。

典型发作可分为3期:①缺血期,指(趾)末端皮肤出现发作性苍白、僵冷,伴出汗、麻木或疼痛。②缺氧期,受累部位继续缺氧,毛细血管扩张淤血,皮肤发绀而呈现紫色,皮温降低、疼痛。③充血期,一般多于保暖后出现。此期血管痉挛解除,动脉充血,皮肤潮红,皮温回升,可出现刺痛。多数病例只有手指受累,手指和足趾同时受累也不少见,足趾单独发作者少见。有时可累及耳郭、面颊、颏及鼻尖。非典型发作可仅出现苍白、发绀,无明显充血期;有些患者出现苍白后转潮红,或苍白、青紫、潮红并存。

发作间期可以没有症状,体格检查可能完全正常。部分患者可主诉长期手、足发冷,体格检查可见手指发凉和苍白。发作期除肤色改变外,脉搏搏动正常,间或发现手、足发凉多汗。多次反复发作者受累部位可发生营养障碍,表现为皮肤干燥、指端皮下组织萎缩,指腹逐渐消失。指端近指甲处出现急性溃疡或慢性角化性凹陷,指甲生长缓慢、开裂、变形,有的因慢性缺血而出现手背组织纤维化。

【诊断和鉴别诊断】

诊断雷诺现象主要根据临床表现,即起病年龄、性别、诱因、肢体远端对称性相继出现苍白、青紫及潮红的皮肤改变,无其他系统疾病可解释的典型病例不难诊断。非典型病例或患者描述不清楚者可借助如下辅助检查。

1. 激发试验　①冷水试验,将指(趾)浸于4℃的冷水中1min,可诱发典型发作;②握拳试验,两手握拳1.5min后,弯曲状态下松开手指,也可出现上述症状;③将手指浸泡在10~15℃水中,全身裸露于寒冷的环境中更易激发。激发试验阴性者并不能除外雷诺现象和雷诺病。

2. 指动脉压力测定　如指动脉压力>40mmHg,则提示动脉存在梗阻。

3. 指温恢复时间测定　浸入冰水20s后,指温恢复正常的平均时间为5~10min。雷诺现象与雷诺病的恢复时间常超过20min。

4. 指动脉造影和低温（浸入冰水后）指动脉造影　可鉴别肢端动脉是否存在器质性改变。

雷诺现象与雷诺病的区别在于是否存在原发病。后者为双侧性，无基础疾病。一般无皮肤的营养障碍和坏疽，即使出现，只累及很小面积，且尽管发病多年，症状无进行性加重。

雷诺现象应和手、足发绀症鉴别：手、足发绀症为四肢对称性发绀，指（趾）、腕、踝部皮肤持续性出现分布不均的蓝斑或发红，伴大量出汗和指（趾）厥冷。至于非典型病例，以下几点可供参考。雷诺现象肤色的变化是阵发性的，而手、足发绀症为持续性；雷诺现象有典型的指尖苍白，而手、足发绀症苍白不明显；雷诺现象只累及手指，手、足发绀症则整个手、足均累及；雷诺现象手掌皮肤一般是干的，手足发绀症手掌黏潮；另外，手、足发绀症很少出现指尖萎缩和溃疡。

常见出现雷诺现象的疾病有：①结缔组织病，如系统性硬化病、类风湿关节炎、系统性红斑狼疮、皮肌炎/多发性肌炎等；②阻塞性动脉疾病，如四肢动脉粥样硬化、血栓性脉管炎、急性动脉阻塞等；③原发性肺动脉高压；④神经系统疾病，如脊髓空洞症、椎间盘疾病、脊髓肿瘤和脊髓灰质炎等；⑤血液异常，如血中冷凝素增加、冷球蛋白血症、冷纤维蛋白原血症、骨髓增生性疾病、巨球蛋白血症等；⑥职业性创伤，如反复的振动性损害、锤击手综合征、电休克、冻伤等；⑦吸烟和药物，如麦角衍化物，β受体阻断药，铅、铊、砷中毒，避孕药等。

上述不同疾病雷诺现象的发生率差别很大。如系统性硬化病发生率达80%～90%，系统性红斑狼疮发生率20%～40%，动脉粥样硬化患者较少并发此症，但50岁以上男性有雷诺现象的患者中，动脉粥样硬化则为主要原因。

【治疗】

雷诺现象轻者只需注意保暖严防冻伤，避免皮肤受损，避免精神紧张和过度劳累。必须停止吸烟，因尼古丁为血管收缩药，能引起皮肤血管收缩。反复发作或症状比较严重者，同时尚无指尖萎缩者，可加用钙拮抗药。反复发作，伴指尖萎缩，但无开放性溃疡发生者，除用钙拮抗药外，可加用影响交感神经活性的药物。反复发作且缺血严重、皮肤呈青色、指（趾）端开放性溃疡或坏死者，可静脉滴注血管扩张药前列腺素（PGE1和PGE2）3～5d。β受体阻滞药、可乐定和麦角制剂均为禁忌使用药物，因为这些药物可使血管收缩，并可诱发或加重症状。交感神经节封闭或切除术可用于对药物治疗无效的严重病例，但长期疗效不肯定。雷诺现象治疗取决于对基础疾病的认知和治疗，应积极治疗原发病。

【预后】

预后相对良好，约15%患者可自然缓解，30%逐渐加重。长期持续动脉痉挛可导致动脉器质性狭窄而不可逆，<1%患者需要截指（趾）。

【复习指导】

1. 雷诺现象是指患者遇寒冷或紧张的刺激后，手指（足趾）皮肤出现变白，随后变紫，变红，伴局部皮温降低，感觉异常和疼痛等持续时间短暂的临床现象。
2. 雷诺现象可见于多种疾病，应积极治疗原发病。

（刘升云）

# 第103章 骨关节炎
## chapter 103

> **学习要求**
>
> 学习骨关节炎的临床表现及治疗原则,能够针对性进行筛查和进行危险因素预防。

骨关节炎(osteoarthritis,OA)是一种常见的慢性关节性疾病,主要病变是关节软骨的退行性变和继发性骨质增生。本病多见于中、老年人,女性多于男性。本章主要讨论原发性症状性 OA。

【分类】

根据有无明确病因分为原发性(特发性)和继发性 OA;根据关节分布分为局限性和全身性 OA;根据有无症状分为症状性和无症状性(放射学)OA。原发性 OA 指随年龄老化而与其他疾病无关的关节病变,继发性骨关节炎则是由损伤、炎症、遗传及代谢、内分泌等疾病所引起。

【流行病学】

骨关节炎的发病率随年龄的增高而增加,40 岁以下约为 5%,60~75 岁高于 50%,75 岁以上高达 80%。其患病率和年龄、性别、民族以及地理因素有关,如 45 岁以下女性患病率仅 2%,而 45~65 岁则为 30%。55 岁以下男、女性受累的关节大致相同,而高龄男性髋关节受累多于女性,手关节受累女性多见。高加索人多为髋关节受累,亚洲人多为膝关节受累。

【病因和发病机制】

1. 病因

(1)原发性(特发性)OA:一般易感因素包括遗传因素、高龄、肥胖、性激素、骨密度、吸烟及存在其他疾病等。

(2)继发性 OA:指在已知病因基础上引起的软骨退变而发生的骨关节炎,属病理性的,如机械因素创伤、关节形态异常、长期从事反复使用某些关节的职业或剧烈的文体活动等。

2. 发病机制　本病的发病机制还不完全清楚。现认为是在多种因素包括损伤机制、基因改变以及细胞因子等的联合作用下,引起关节软骨的生化、结构以及代谢发生改变。

【病理】

主要病理特点为修复不良和关节结构破坏。

1. 关节软骨　软骨变性为本病特征性病理改变。多见于负重较大的部位,如膝关节和髋关节。表现为软化、破溃;局部剥脱及关节边缘骨与软骨赘生物形成。

2. 骨质改变　与类风湿关节炎血管翳侵入所致骨囊性变不同,OA 软骨下骨板囊性变可能为软骨或软骨下骨板压力异常、局部骨质挫伤、坏死或压力增高,关节液被挤入骨内所致。

3. 滑膜改变　轻度的滑膜炎一般为继发性,由滑膜细胞吞噬了落入滑液的软骨小碎片所引起。早期可有充血、局限性淋巴细胞及浆细胞浸润,后期由于软骨及骨质病变严重,滑膜呈绒毛样增生失去弹性,其内可埋有破碎软骨或骨质小块,引起异物巨细胞反应。

【临床表现】

一般起病隐匿,进展缓慢。主要临床表现是局部关节及其周围疼痛、僵硬以及病情进展后出现的关节骨性肥大、功能障碍等。好发于膝、髋、手(远端指间关节、第一腕掌关节)、足(第一跖趾关节、足跟)、脊柱(颈椎及腰椎)等负重或活动较多的关节。

1. 症状和体征

(1) 关节疼痛及压痛：特点为隐匿发作、持续钝痛，多发生于活动以后，休息可以缓解，疼痛常与天气变化有关，晚期可出现持续性疼痛或夜间痛。

(2) 晨僵和黏着感：多见于老年人下肢关节。晨僵提示滑膜炎的存在，持续时间较短，一般不超过30min。

(3) 关节肿胀：因局部骨性肥大或渗出性滑膜炎引起，可伴局部温度增高、积液和滑膜肥厚，严重者可见关节畸形、半脱位等。

(4) 骨摩擦音：以膝关节多见，可能为软骨缺失和关节面欠光整所致。

(5) 关节无力、活动障碍：关节疼痛、活动度下降、肌肉萎缩、软组织挛缩、可引起关节无力，行走时下肢发软或关节绞锁，不能完全伸直或活动障碍。

2. 常见受累关节及其临床特点

(1) 手：中、老年女性多见，最常累及远端指间关节，也可累及近端指间关节和第一腕掌关节。特征性表现为指间关节伸侧面的骨样肿大结节，位于远端指间关节者称赫伯登(Heberden)结节，位于近端指间关节者称布夏尔(Bouchard)结节，关节疼痛和压痛不太明显，有遗传倾向，常母女均罹患。第一腕掌关节的骨质增生表现为"方形手"畸形，而手指关节增生及侧向半脱位可致蛇样畸形。

(2) 膝：膝关节受累在临床上最为常见。早期以疼痛和僵硬为主，单侧或双侧交替，多发生于上下楼时。体格检查可见关节局部肿胀、压痛、屈伸活动受限、骨摩擦音以及膝内翻畸形等。少数患者关节周围肌肉萎缩，多为失用性。髌骨关节OA也称髌骨软化，主要发生在青年人，与创伤有关。

(3) 髋：年长者多见，男性患病率较高，单侧多于双侧。主要症状为隐匿发生的疼痛，可放射至腹股沟、臀外侧、股(大腿)内侧，有时可集中于膝而忽略真正病变部位。髋关节活动障碍多发生在内旋和外展位，体格检查可见不同程度的活动受限和跛行。

(4) 足：常见于第1跖趾关节。体征可见骨性肥大和姆外翻畸形，足底可出现骨刺，导致行走困难，跗骨关节也可累及。

(5) 脊柱：包括骨突关节OA和椎间盘退行性变，骨突关节OA和椎间盘退行性变是两个不同的病理过程。骨突关节OA和其他关节OA相同，椎间盘退行性变多伴有椎体唇样骨赘，以颈、腰段多见，两者常同时存在，表现为局部疼痛、僵硬，久坐或久站后加重，疼痛可放射至臀部或下肢。伸展时疼痛加重多提示骨突关节病变，屈曲时加重多提示椎间盘病变。

(6) 其他部位：肩锁关节、颞下颌关节、肘关节也可累及。

3. 骨关节炎的特殊类型

(1) 原发性全身性OA：主要好发于中年绝经期妇女，主要累及远端指间关节(DIP)、近端指间关节(PIP)和第一腕掌关节。原发性全身性OA分为结节型和非结节型，结节型以DIP受累为主，女性多见，有家族聚集倾向，非结节型以PIP受累为主，常出现外周关节炎，重症患者可有红细胞沉降率增快及C-反应蛋白增高等。

(2) 侵蚀性炎症性OA：起病和全身性OA相似，但有明显的发作性炎症表现。主要累及远端和近端指间关节及腕掌关节，受累关节可发生胶冻样囊肿、不同程度的疼痛和压痛。手X线片可见远端和近端指间关节明显的骨赘生成，软骨下骨硬化和明显骨侵蚀，呈现"鸥翅"样征。本病可持续多年，但最终大多没有症状。

(3) 弥漫性特发性骨肥厚(diffuse idiopathic skeletal hyperostosis, DISH)：多见于50岁以上老年人，肥胖者居多。主要侵犯脊柱，全身其他关节也可累及。特点为至少连续4个椎体前侧缘的骨化，伴或不伴有椎体之间的局限性爪状骨赘，受累区椎间盘高度保持相对完整，且缺少退行性椎间盘改变的X线表现，包括真空现象和椎体缘硬化，无椎间小关节的骨性强直和骶髂关节侵蚀、硬化或融合，与HLA-B27不相关，可与强直性脊柱炎鉴别。

(4) 快速进展性OA：多见于髋关节，其他关节也可发生，疼痛剧烈，关节间隙于短期内明显变窄。

本病发病机制不清,有学者认为6个月内关节间隙减少2mm或以上者即可诊断。

【实验室与影像学检查】

一般红细胞沉降率正常,C反应蛋白不高,RF和自身抗体阴性,有滑膜炎的患者可出现红细胞沉降率和C-反应蛋白轻度升高。滑液分析有助于排除其他关节疾病,OA的关节液黄色或草黄色,黏度正常,凝固试验正常,白细胞数低于$2\times10^6$/L,葡萄糖含量很少低于血糖水平的50%。

影像学检查不仅可以帮助确诊骨关节炎,而且有助于评估关节损伤的严重程度,评价疾病进展性和治疗反应,及早发现疾病或相关的并发症。典型X线表现为受累关节间隙不对称性狭窄,软骨下骨质硬化及囊性变,关节边缘骨赘形成。严重者关节面萎陷、变形或半脱位。

磁共振成像(MRI)可直接检查关节软骨、滑膜、半月板、关节内及关节周围韧带和骨髓水肿等,能直接反映软骨的厚度,甚至软骨基质损害状态,有利于早期诊断。还可用于排除肿瘤和缺血性骨坏死等。但其表现常与炎性关节炎重叠,需注意鉴别。同时价格较贵,尚不能普及。CT用于椎间盘病变的诊断明显优于X线。超声有助于检测关节少量渗出、滑膜增生、骨赘、腘窝囊肿、炎症反应,也有助于鉴别手的侵蚀性和非侵蚀性骨关节炎。

【诊断和鉴别诊断】

根据患者的症状、体征、影像学及实验室检查,诊断并不难。外周关节OA应与类风湿关节炎、银屑病关节炎、痛风性关节炎等鉴别;髋关节OA应与髋关节结核、股骨头无菌性坏死鉴别;中轴关节OA应与脊柱关节病鉴别。

【治疗】

治疗原则应以非药物治疗联合药物治疗为主,必要时手术治疗。

非药物治疗包括患者教育、运动和生活指导及物理治疗等。幼年时营养合理,终身保持适度合理的运动,不过量运动并防止急慢性损伤;老年人应避免剧烈运动,以散步、太极拳等和缓运动为主;当关节疼痛、僵硬、肿胀时应减量甚至停止运动。同时应注意保暖,保持合适体重。关节病变较重的老年朋友应扶手杖行走,减轻关节负担。有氧运动如步行、游泳、骑自行车等有助于保持关节功能。物理治疗包括针灸、按摩、推拿、热疗、水疗等,可以止痛、消肿和改善关节功能。

非甾体抗炎药在本病主要起镇痛作用,但老年患者应注意心血管和胃肠道的双重风险,必要时可加用质子泵抑制药,或选用选择性COX-2抑制药。透明质酸(hyaluronic acid)关节内注射,有较长时间的缓解症状和改善功能的作用,主要用于膝关节,尤其适用于X线表现轻度至中度病例。应避免全身使用糖皮质激素,但对于急性发作的剧烈疼痛、夜间痛、关节积液的严重病例,激素关节内注射能迅速缓解症状。改善病情的药物及软骨保护药一般起效较慢,需治疗数周才见效,具有降低基质金属蛋白酶和胶原酶活性,刺激软骨细胞合成蛋白聚糖和滑膜细胞合成透明质酸,以及恢复和增强关节周围组织微循环等作用。既可抗炎、止痛,又可保护关节软骨,延缓骨关节炎发展。常用药物包括氨基葡萄糖、双醋瑞因、硫酸软骨素等。

骨关节炎症状十分严重、药物治疗无效,影响病人日常生活的,就应考虑手术治疗。手术指征包括:①有关节损害的放射学证据;②存在中到重度的持续疼痛或者已造成残疾;③对各种非手术治疗无效的病人。

【预后】

大多数患者预后良好,严重关节畸形和功能障碍者仅属少数。

> 复习指导

1. 骨关节炎主要临床表现是局部关节及其周围疼痛、僵硬及病情进展后出现的关节骨性肥大、功能障碍等。疼痛在承重时加重,骨质增生而致关节畸形,活动时关节有摩擦音,局部压痛及关节轻度肿胀为主要表现。

2. 治疗原则应以非药物治疗联合药物治疗为主,必要时手术治疗。

(冯 玫)

# 第九篇

PART 9

# 理化因素引起的疾病

# 第104章 化学因素引起的疾病
chapter 104

> **学习要求**
>
> 学习急性中毒的诊断方法、处理原则及一些常见中毒的诊断要点,能够在临床诊疗中正确处理常见中毒;知晓阿托品和胆碱酯酶复能剂的作用、不良反应和使用方法,熟记一氧化碳中毒不同程度的表现及毒蛇咬伤与非毒蛇咬伤的鉴别要点。

## 第一节 中毒概述

中毒(poisoning)是指有毒化学物质进入人体后达到中毒量而产生组织和器官损害引起的全身性疾病。引起中毒的外来化学物质称为毒物(poison)。根据毒物来源和用途分为:①工业性毒物;②药物;③农药;④有毒动、植物;⑤日常生活性毒物。

中毒可分为急性和慢性两大类,主要由毒物的剂量和时间决定。急性中毒是由短时间内吸收大量毒物所致,起病急骤,症状严重,病情变化迅速,不及时治疗,可危及生命;慢性中毒是由长时间吸收小量毒物的结果,起病缓慢,病程较长,缺乏特异性诊断指标。

【病因和发病机制】

1. 病因

(1)职业中毒:常为慢性中毒,在农药、药物或工业原料等生产过程中,接触有毒的原料、中间产物或成品,如果不注意劳动保护,即可发生中毒。在毒物保管、使用和运输方面违反安全防护制度,也会发生中毒。

(2)生活中毒:常为急性中毒。常见原因有误服、意外接触毒物、用药过量、自杀或谋害等。

2. 毒物吸收、代谢和排出  毒物可经过呼吸道、消化道、皮肤黏膜、伤口等途径进入人体。毒物被吸收后进入血液,分布于全身的体液及组织,并到达效应部位,毒物蓄积的部位是其主要的致毒部位,毒物从蓄积部位不断释放出来并作用于其他部位,引起毒性损害。影响毒物体内分布的主要因素为毒物与血浆蛋白的结合力,毒物与组织的亲和力,以及毒物通过某些屏障如血-脑屏障的能力等。

毒物主要在肝通过氧化、还原、水解、结合等途径进行代谢,大多数毒物经代谢后毒性降低,但少数毒物经代谢后毒性反而增加。影响代谢的因素很多,如年龄、性别、毒物进入的途径、剂量、肝功能等。毒物主要经肾从尿中排出,其次是经肝胆途径由消化道排出,挥发性物质可经呼吸道排出,此外,少数毒物可随汗液、唾液、乳汁等排出。

3. 中毒机制  毒物种类繁多,其中毒机制不一。

(1)局部刺激和腐蚀作用:强酸或强碱吸收组织中的水分,与蛋白质脂肪结合,造成皮肤灼伤、黏膜损害。

(2) 引起机体组织和器官缺氧：一氧化碳、硫化氢或氰化物中毒后，阻碍氧的吸收、转运或利用，引起缺氧。脑和心肌对缺氧敏感，易发生中毒损伤。

(3) 对机体的麻醉作用：吸入性麻醉药有亲脂性，易通过血-脑屏障，抑制脑功能。

(4) 抑制酶的活性：很多毒物及其代谢产物通过抑制酶的活力而产生毒性作用，如有机磷农药抑制胆碱酯酶，造成乙酰胆碱堆积；重金属抑制含巯基的酶，造成呼吸链中断。

(5) 受体的竞争：阿托品过量时通过竞争性阻断毒蕈碱受体，抑制胆碱能神经；河豚中毒，筒箭毒类毒抑制运动终板膜上的 N 受体，造成肌肉松弛。

(6) 干扰细胞与细胞器的生理功能：自由基引起细胞膜脂质过氧化导致多器官系统损害；酚类（棉酚、五氯酚）使线粒体内氧化磷酸化作用解耦联，ATP 形成和储存释放能量障碍。

【临床表现】

1. **急性中毒** 急性中毒可产生严重的症状，共同表现为发绀、昏迷、惊厥、呼吸困难、休克和少尿等。

(1) 皮肤黏膜表现。①灼伤：硝酸痂皮黄色，硫酸痂皮黑色，盐酸痂皮棕色。②发绀：氧合血红蛋白减少所致，亚硝酸盐中毒（腌制食品）引起青紫病。③黄疸：四氯化碳、毒蕈、鱼胆中毒损害肝可致黄疸；砷化氢中毒引起急性溶血也可致黄疸。④皮肤干燥潮红：阿托品类中毒、抗组胺药、三环类抗抑郁药中毒等。⑤皮肤潮湿多汗：有机磷农药中毒、毒扁豆碱、某些毒蕈中毒等。⑥其他：一氧化碳中毒，氰化物中毒可使皮肤黏膜呈现樱桃红色。

(2) 瞳孔表现。扩大见于阿托品、莨菪碱类中毒；缩小见于有机磷农药、氨基甲酸酯类杀虫药中毒及吗啡中毒等；视觉障碍见于甲醇中毒等。

(3) 神经系统表现。①意识改变：嗜睡、兴奋、惊厥、谵妄、昏迷见于麻醉药、催眠药、安定药、有机溶剂、窒息性毒物、阿托品、乙醇、农药中毒等。②肌束颤动见于有机磷杀虫药及氨基甲酸酯类杀虫药中毒。③瘫痪：见于蛇毒、可溶性钡盐、三氧化二砷、磷酸三邻甲苯酯、正己烷等中毒。④精神失常：见于四乙铅、一氧化碳、酒精、阿托品、二硫化碳、有机溶剂、抗组胺药等中毒及成瘾药物戒断综合征等。⑤肢体麻木见于砷及铊等中毒、有机磷杀虫药中毒迟发性神经病等。

(4) 呼吸系统表现。①呼出气味：乙醇中毒呼出气有酒味；氰化物有苦杏仁味；有机磷农药、黄磷、铊等有大蒜味；苯酚、甲酚皂溶液（来苏）有苯酚味。②呼吸加快：引起酸中毒的毒物如水杨酸类、甲醇等兴奋呼吸中枢，中毒后呼吸加快；刺激性气体中毒引起脑水肿时，呼吸可加快。③呼吸减慢：催眠药、吗啡中毒时过度抑制呼吸中枢导致呼吸麻痹，使呼吸减慢。

(5) 循环系统表现。①心律失常：洋地黄、夹竹桃、乌头、蟾蜍等中毒时兴奋迷走神经，拟肾上腺素药、三环类抗抑郁药等兴奋交感神经和氨茶碱中毒等通过不同机制可引起心律失常。②心搏骤停：毒物直接作用于心肌，见于洋地黄、奎尼丁、氨茶碱、锑剂或依米丁（吐根碱）等中毒；缺氧所致，见于窒息性气体毒物（如甲烷、丙烷和二氧化碳等）中毒；严重低钾血症所致，见于可溶性钡盐、棉酚或排钾性利尿药中毒等。③休克：剧烈呕吐和腹泻导致血容量减少，见于三氧化二砷中毒等；血浆渗出而致血容量减少，见于强酸和强碱引起严重化学灼伤；抑制血管中枢，引起外周血管扩张，致有效血容量不足，见于严重巴比妥类中毒等。

(6) 消化系统表现。①恶心、呕吐、腹痛：是中毒基本的常见表现，口服中毒时明显。②消化道出血：强酸、强碱等直接损伤胃肠道黏膜，可致消化道出血，严重时可发生胃肠穿孔及食管狭窄。

(7) 泌尿系统表现。中毒后肾损害有肾小管堵塞（如砷化氢中毒产生大量红细胞破坏物堵塞肾小管）、肾缺血或肾小管坏死（如头孢菌素类、氨基糖苷类抗生素、毒蕈及蛇毒等中毒）等导致急性肾衰竭出现少尿或无尿。

(8) 血液系统表现。①溶血性贫血和黄疸：见于砷化氢中毒、苯胺或硝基苯等中毒；②出血：见于肝素或双香豆素过量、敌鼠和蛇毒咬伤中毒等引起凝血障碍；③白细胞减少：见于氯霉素、抗肿瘤药或苯等中毒。

(9)发热。见于阿托品中毒及致惊厥性毒物、一氧化碳、乙醇、海洛因等中毒。

急性中毒临床表现及其常见毒物(表104-1)。

表104-1  急性中毒临床表现及其常见毒物

| 临床表现 | | 发生机制 | 常见毒物 |
| --- | --- | --- | --- |
| 皮肤 | 干热 | 汗腺分泌受抑 | 阿托品 |
| | 发绀 | 呼吸受抑 | 麻醉药、有机溶药、有机磷农药 |
| | | 高铁血红蛋白血症 | 亚硝酸盐、苯胺、硝基苯、伯氨喹啉 |
| | 潮红 | 血管扩张 | 阿托品、乙醇、硝酸甘油 |
| | | 碳氧血红蛋白血症 | 一氧化碳 |
| | 黄疸 | 溶血 | 砷化氢、苯胺、硝基苯、伯氨喹啉 |
| | | 中毒性肝炎 | 四氯化碳、砷、鱼胆、蛇毒、毒蕈 |
| 瞳孔 | 缩小 | 副交感神经兴奋 | 有机磷、毒蕈、毒扁豆碱、毛果云香碱 |
| | | 动眼神经缩瞳核兴奋 | 吗啡 |
| | 扩大 | 副交感神经受抑 | 阿托品、莨菪碱类、麻醉药 |
| 循环系统 | 心动过速 | 兴奋交感神经 | 阿托品、拟肾上腺素药 |
| | 心律失常 | 兴奋迷走神经 | 乌头、洋地黄、夹竹桃 |
| | 心搏骤停 | 直接作用于心肌 | 洋地黄、锑剂、河豚 |
| | | 缺氧 | 窒息性毒物 |
| | | 低钾血症 | 钡盐、排钾利尿药 |
| | 休克 | 组织缺氧 | 一氧化碳、硫化氢、氰化物 |
| | | 周围血管扩张 | 三氧化二砷、巴比妥类 |
| | | 血容量减少 | 强酸、强碱(渗出);三氧化二砷(呕吐) |
| | | 心肌损害 | 吐根碱、锑、砷 |
| 呼吸系统 | 呼出气味 | 特殊气味 | 汽油、煤油 |
| | | 苦杏仁味 | 氰化物、硝基苯 |
| | | 大蒜味 | 有机磷农药、黄磷 |
| | | 苯酚味 | 苯酚、甲酚皂溶液 |
| | 呼吸加快 | 呼吸中枢兴奋 | 阿托品、二氧化碳、水杨酸类 |
| | | 肺水肿 | 刺激性气体、磷化锌、安妥 |
| | 呼吸减慢 | 中枢神经受抑 | 催眠药、吗啡 |
| | | 缺氧 | 窒息性毒物 |
| 消化系统 | 黏膜糜烂 | 组织腐蚀 | 强酸、强碱、甲醛、苯酚 |
| | 呕吐腹泻 | 胃肠黏膜受刺激 | 腐蚀性或刺激性毒物、食物 |
| | | 副交感神经兴奋 | 中毒、有机磷农药、毒蕈 |
| | 腹痛 | 胃肠黏膜受刺激 | 腐蚀性毒物 |
| | | 平滑肌痉挛 | 有机磷、铅 |
| 泌尿系统 | 少尿无尿 | 肾小管中毒 | 氯化汞、四氯化碳、抗生素、毒蕈、蛇毒、生鱼胆 |
| | | 肾缺血 | 产生休克的毒物 |
| | | 肾小管坏死 | 磺胺药、砷化氢 |
| 血液系统 | 出血 | 血凝障碍 | 敌鼠、杀鼠灵、蛇毒、抗凝血药 |
| | | 血小板异常 | 阿司匹林、抗癌药 |
| | 溶血性贫血 | 红细胞破坏 | 砷化氢、苯胺、硝基苯 |

(续 表)

| 临床表现 | | 发生机理 | 常见毒物 |
|---|---|---|---|
| 神经系统 | 昏迷 | 中枢神经受抑 | 催眠药、麻醉药、吗啡 |
| | | 缺氧 | 氰化物、硫化氢、CO |
| | | 高铁血红蛋白血症 | 农药中毒 |
| | 谵妄 | 大脑兴奋 | 乙醇(酒精)、阿托品、抗组胺药 |
| | 惊厥 | 运动神经末梢兴奋 | 有机磷农药 |
| | | 脑干兴奋 | 有机磷农药、贝美格 |
| | | 大脑兴奋 | 异烟肼、抗组胺药物 |
| | 瘫痪 | | 钡盐、三氧化二砷、蛇毒 |
| | 精神失常 | | $CO_2$、CO、乙醇、阿托品 |

2.慢性中毒 多见于职业中毒和地方病,如开矿工矽肺发病率高。因接触毒物不同,表现也不同。

(1)神经系统:痴呆、脑萎缩多为重度急性中毒的后遗症(见于四乙铅、一氧化碳、汽油、溴甲烷等中毒)、震颤麻痹综合征(见于一氧化碳、吩噻嗪或锰等中毒)和周围神经病(见于铅、砷、二硫化碳、链霉素或有机磷杀虫药等中毒)。

(2)消化系统:砷、四氯化碳、甲氨蝶呤、乙醇、维生素A、三硝基甲苯或氯乙烯中毒常引起中毒性肝病。

(3)泌尿系统:镉、汞、铅、镇痛药、阿司匹林、吲哚美辛等中毒可引起中毒性肾脏损害。

(4)血液系统:苯、三硝基甲苯、砷、放射性物质、抗恶性肿瘤药、抗菌药物、镇痛抗炎药中毒可出现再生障碍性贫血或白细胞减少。

(5)骨骼系统:氟中毒可引起氟骨症;黄磷中毒可致下颌骨坏死。

【诊断】

以往身体健康的人突然出现危重症状,如接触药物或毒物的情况明确,诊断不难;如接触史不明,但不能用其他病因解释时,应考虑到急性中毒的可能性。发病时间长,或在一个地区一定时间内,人群中发生类似的疾病,应考虑到慢性中毒。中毒的诊断主要根据中毒患者的接触史、临床表现、实验室检查结果,必要时做毒物分析及现场调查。完整的诊断应包括中毒的毒物品种、病变性质及严重程度等,有时还需要做诊断性治疗。

1.病史 采集详尽的中毒病史是诊断的首要环节,询问毒物接触的时间、中毒途径及环境、毒物名称及剂量,了解主要的临床症状、发病过程和初步处理经过。

(1)生产性中毒:询问职业史、工种、生产过程、接触毒物的种类、数量和途径、防护措施、同伴发病情况、中毒人数等。

(2)非生产性中毒:主要包括误服、自杀或他杀等。要了解患者发病前的生活情况、精神心理状态,本人或家人常服用的药物。

老年人、小儿、失语或昏迷患者误服、误治、谋杀、慢性或隐匿性中毒等常不易了解病史,因此,应该询问患者亲属、朋友、同事或目击者,了解患者发病前进食、饮酒和用药情况、精神状态、家庭经济情况及社会关系等。仔细检查发病现场,如病人衣物、厨房、冰箱、卧室及室内垃圾有无剩余毒物、药瓶、容器和文字记录等。怀疑食物中毒时,应调查同餐进食者有无类似症状。

2.临床表现 毒物种类繁多,表现复杂、进展迅速,往往短时间内产生严重的症状,如突然出现发绀、昏迷、呕吐、惊厥、呼吸困难、休克、无尿等,此时要考虑急性中毒的可能。急性中毒若有毒物接触史,要分析症状的特点、出现的时间、顺序、临床表现的规律性,认真进行系统检查,查体包括神志、呼吸、脉搏、血压、瞳孔、皮肤黏膜情况等,即可作出初步诊断,采取相应的救治措施。不同毒物中毒可有类似表现。常见中毒综合征见表104-2。

# 第九篇 理化因素引起的疾病

表 104-2 常见中毒综合征

| 中毒综合征 | 意识 | 呼吸 | 瞳孔 | 其他 | 毒物 |
|---|---|---|---|---|---|
| 胆碱能 | 昏迷 | 加快或减慢 | 缩小 | 肌震颤、大小便失禁、流涎、多汗、心动过缓 | 有机磷农药、氨基甲酸酯类杀虫剂 |
| 镇静催眠药 | 昏迷 | 减慢 | 缩小 | 低体温、反射迟钝、低血压 | 镇静药、氯丙嗪、巴比妥类 |
| 阿片类 | 昏迷 | 减慢 | 针尖状 | 体温降低、低血压 | 阿片类 |
| 三环抗抑郁药 | 昏迷（最初兴奋） | 减慢 | 扩大 | 心律失常、惊厥、低血压、QT间期延长、肌颤 | 三环抗抑郁药物 |
| 抗胆碱能 | 激动、幻觉 | 加快 | 扩大 | 发热、潮红、皮肤黏膜干燥、尿潴留 | 抗胆碱药（阿托品、曼陀罗等） |
| 拟交感药 | 激动、幻觉 | 加快 | 扩大 | 抽搐、心动过速、高血压、反射亢进、肌震颤 | 可卡因、苯丙胺、咖啡因、茶碱类 |

3. 实验室检查

(1) 毒物检查：采集剩余的毒物、容器或可能含毒的标本如呕吐物、胃内容物、血、尿、粪和其他可疑标本等送检。

(2) 特异检查：有机磷杀虫药中毒时测定血液胆碱酯酶活性；一氧化碳中毒时测定血中碳氧血红蛋白含量；亚硝酸盐、苯的氨基和硝基化合物等中毒时测定高铁血红蛋白含量。

(3) 化验检查：血液、尿液及粪便常规检查；肝、肾功能检查；血电解质检查；动脉血气分析；心电图、颅脑 CT、X 线及神经肌电图检查等。

【治疗】

1. 治疗原则 ①立即终止毒物接触；②紧急复苏和对症支持治疗；③清除体内毒物；④应用特效解毒药；⑤预防并发症。

2. 急性中毒治疗

(1) 终止毒物接触：毒物经呼吸道或皮肤侵入时，要立即将患者撤离中毒现场，转到空气新鲜的地方，脱去污染的衣服。用大量温水或肥皂水清洗皮肤和毛发上的毒物，不必用药物中和，毒物溅入眼内时用清水彻底冲洗，局部一般不用解毒药，及时清除伤口中的毒物。

(2) 紧急复苏和对症支持治疗：心搏、呼吸骤停是中毒的严重表现，病死率极高，应立即采取有效急救复苏措施（心肺复苏术）。休克、严重心律失常、中毒性肺水肿及脑水肿、呼吸和循环衰竭等应及时对症治疗，稳定生命体征，观察神志、体温、脉搏、呼吸和血压等情况。若患者昏迷，要维持呼吸道通畅，可用口咽气道；有呼吸抑制，应吸氧，必要时进行人工呼吸、气管插管、机械通气；心律失常时给予相应的药物控制；血压下降时补液，必要时用多巴胺；脑水肿时，应用甘露醇和地塞米松等；惊厥时，选用抗惊厥药如安定、苯巴比妥钠等。

(3) 清除胃肠道尚未吸收的毒物

①催吐：适用于神志清醒且合作者。昏迷、惊厥、休克状态、腐蚀性毒物摄入和无呕吐反射者禁用催吐法。a. 反射刺激催吐，嘱患者用手指或压舌板刺激咽后壁或舌根以诱发呕吐。未见效时，让患者饮温水 300～500ml，然后再用上述方法刺激呕吐，直到呕出清亮胃内容物为止。b. 药物催吐，口服吐根糖浆 30ml 后饮水 240ml，20min 后出现呕吐。

②洗胃：经口中毒时，只要胃内毒物尚未完全排空，即需用洗胃法清除毒物。a. 适应证，在服毒后 1h 内洗胃效果最佳。一般经口摄入毒物 4～6h 都必须洗胃，如果摄入吸收及胃排空较慢的毒物、

饱餐后服毒或用了减慢胃肠蠕动的药物,毒物为缓释制剂或凝结成块,服毒后曾食入适量牛奶或蛋清,即使超过4～6h仍有必要洗胃。b. 禁忌证,惊厥或昏迷、吞服强腐蚀剂、食管静脉曲张患者不宜进行洗胃。c. 洗胃原则,严格掌握洗胃液先出后入、快进快出、出入量基本相等。d. 洗胃方法,患者取左侧卧位,头稍低并转向一侧,取出义齿,经口腔插入涂有液状石蜡的胃管,成年人一般插入50～55cm,吸出胃液可证明胃管确在胃内;如不能确定,可经胃管注入适量空气,如在胃区听到咕噜声,则胃管在胃内。首先吸出全部胃内容物,留送毒物分析。然后,每次向胃内注入温水(25～30℃)300～500ml,反复灌洗,直至洗出液清亮、无味为止。洗胃液总量至少2～5L,甚至更多。洗胃后根据需要可灌入吸附药及泻药。拔出胃管时(要先将胃管尾部夹住,以免拔胃管过程中管内液体反流入气管内)应将胃内液体完全吸出。e. 洗胃液的选择可根据进入胃内的毒物的种类不同,选用适当的溶液,可加入相应的解毒药:保护剂如牛奶、豆浆、蛋清、植物油等,能够保护和润滑胃肠黏膜,适用于腐蚀性毒物和重金属盐类中毒。溶剂,口服脂溶性毒物如汽油、煤油等有机溶剂时,可先用液状石蜡150～200ml,使其溶解而不被吸收,然后洗胃。吸附剂常选用药用炭,安全、可靠,适用于大多数经口中毒者(脂溶性和醇类毒物除外),可吸附残留的毒物使之不被吸收,尤其是巴比妥类、水杨酸类、生物碱、苯酚、氯化汞等。中和剂应用,强酸用弱碱(如氢氧化铝凝胶、镁乳等)中和,不要用碳酸氢钠,因其遇酸后可生成二氧化碳,使胃肠充气膨胀,有造成穿孔危险;强碱可用弱酸类物质(如食醋、果汁等)中和。解毒药与体内存留的毒物起中和、沉淀、氧化等化学作用,改变其毒物的理化性质,使其失去毒性,根据毒物种类的不同可选用:1:5 000高锰酸钾液,使生物碱、蕈类氧化而解毒。沉淀剂可与某些金属络合变成复合物,减轻其毒性并延缓吸收,例如,汞用甲醛化次硫酸钠、砷用新鲜配制的氢氧化铁、铅用硫酸钠、磷用硫酸铜、铁用碳酸氢钠、碘用淀粉。通常洗胃液配制见表104-3。f. 洗胃并发症:窒息、胃食管穿孔或出血、急性胃扩张、水中毒、吸入性肺炎等。

③导泻:洗胃结束后经胃管注入泻药以清除胃肠道内毒物。a. 常用硫酸钠或硫酸镁15g口服或由胃管注入。但镁离子吸收过多对中枢神经系统有抑制作用,不适用于昏迷、肾或呼吸衰竭、磷化锌、有机磷杀虫药中毒晚期。b. 灌肠,洗胃或灌入吸附药后,再灌入泻药,对于清除肠道毒物有益,但不适用于腐蚀性毒物口服中毒者。口服中毒6h以上、导泻无效及抑制肠蠕动毒物中毒者应用1%温肥皂水连续多次灌肠。

④其他:近年出现了新的肠道净化方法—全肠道灌洗法,即选用非吸收性化合物如聚乙二醇溶液,从鼻胃管持续滴入胃内,在1～2h内灌注4 000～6 000ml液体;这种方法适用于大量摄入毒物、又难以用催吐或洗胃清除者,如百草枯、缓释胶囊药、含铁片剂中毒等。

表104-3 洗胃液选择及注意事项

| 洗胃液 | 常见毒物 | 注意事项 |
| --- | --- | --- |
| 牛奶、蛋清、植物油 | 腐蚀性毒物 | |
| 液状石蜡 | 汽油、煤油、甲醇等 | 口服液状石蜡后再用清水洗胃 |
| 10%药用炭悬液 | 河豚、生物碱及其他多种毒物 | |
| 1:5 000 高锰酸钾 | 镇静催眠药、有机磷杀虫药、氰化物等 | 对硫磷中毒禁用 |
| 2%碳酸氢钠 | 有机磷杀虫药、苯、汞等 | 敌百虫及强酸中毒禁用 |
| 10%氢氧化镁悬液 | 硝酸、盐酸、硫酸等 | |
| 3%～5%醋酸、食醋 | 氢氧化钠、氢氧化钾等 | |
| 生理盐水 | 砷、硝酸银等 | |
| 石灰水上清液 | 氟化钠、氟乙酰胺等 | |
| 5%～10%硫代硫酸钠 | 氰化物、汞、砷等 | |
| 0.3%过氧化氢 | 阿片类、氰化物、高锰酸钾等 | |

(4) 促进已吸收毒物排出

①呼吸道中毒物：应保持呼吸道通畅，吸氧，可促使毒物从呼吸道排出。

②肾脏中毒物：很多毒物或药物吸收后，以原形态或在体内代谢后由肾排出，故利尿为加速毒物排出的常用疗法；一般用多饮水、利尿、补液法，以增加尿量，但如毒物有致肺水肿、脑水肿等作用者，不宜应用；有休克、心功能不全或肾损伤者慎用或禁用。5%碳酸氢钠静脉滴注碱化尿液，减少某些毒物经肾小管重吸收，适用于治疗巴比妥类药、水杨酸类药、磺胺类药、三环类抗抑郁药等过量中毒。

③血液中毒物：有以下多种方法。

血液透析：采用"人工肾"设备有效地清除血液中分子量较小和水溶性的毒物（如苯巴比妥、水杨酸类、甲醇、乙二醇和锂盐等），氯酸盐或重铬酸盐中毒能引起急性肾衰竭，是血液透析的首选指征。短效巴比妥类、格鲁米特（导眠能）和有机磷杀虫药因具有脂溶性，一般不进行血液透析。

血液灌流：血液灌流（HP）所能清除的毒物，包括一切可吸附的大、中、小分子物质（分子量在113～40 000Da），而无论是否水溶性或脂溶性，是目前最常用的中毒抢救措施，但是与血液透析相比无法治疗急性肾衰竭和水、电解质失衡。血液灌流时，血液的正常成分如血小板、白细胞、凝血因子、二价阳离子等也能被吸附排出，因此，需要认真监测和必要的补充。

血浆置换：血浆置换适用于与血浆蛋白紧密结合、又不易被透析法清除的毒物或药物中毒，特别是生物毒（如蛇毒、蕈中毒）及砷化氢等溶血毒物中毒。一般在4h内置换3 000～4 000ml血浆。在抢救重症有机磷农药中毒时，能帮助恢复乙酰胆碱酯酶活性。

(5) 应用特效解毒药

①金属中毒解毒药：此类药物多属螯合药，常用的有氨羧螯合药和巯基螯合药。

依地酸二钠钙：简称CaNa$_2$EDTA，用于治疗铅中毒。每日1g加于5%葡萄糖溶液250ml中静脉滴注，连用3d为1个疗程，间隔3～4d可重复用药。

二巯丙醇：简称BAL，用于治疗砷、汞中毒。急性砷中毒治疗剂量：第1～2天，2～3mg/kg，每4～6小时1次，肌内注射；第3～10天，每日2次。

二巯丙磺钠，简称Na-DMPS，用于治疗汞、砷、铜或锑等中毒。汞中毒时，用5%二巯丙磺钠2.5～5ml，每日1次，肌内注射，用药3d为1个疗程，间隔4d后可重复用药，剂量及疗程可根据病程调整。

二巯基丁二酸：简称DMSA，用于治疗锑、铅、汞、砷或铜等中毒，用法为0.5g，每日3次口服，连用3d停4d为1个疗程。急性锑中毒出现心律失常时，给予二巯丁二钠，每次1.0g，静脉注射，每小时1次，连用4～5次。常用毒物络合药的应用（表104-4）。

表104-4 毒物络合药的应用

| 毒物种类 | 毒物螯合剂 |
| --- | --- |
| 铅、锰中毒 | 依地酸钙钠、促排灵 |
| 砷、汞、锑中毒 | 二巯丙醇、二巯基丁二酸钠、二巯丙磺钠 |
| 铁、镍、铊中毒 | 二乙基二硫化氨基甲酸钠、去铁胺 |

②高铁血红蛋白血症解毒药：小剂量亚甲蓝（美蓝）用于治疗亚硝酸盐、苯胺或硝基苯等中毒引起的高铁血红蛋白血症。亚甲蓝可使高铁血红蛋白还原为正常，1%亚甲蓝5～10ml（1～2mg/kg）稀释后静脉注射，根据病情可重复给药。

③氰化物中毒解毒药：氰化物中毒可采用亚硝酸盐-硫代硫酸钠疗法。中毒后立即吸入亚硝酸异戊酯，继而，3%亚硝酸钠溶液10ml缓慢静脉注射。随即用25%硫代硫酸钠50ml缓慢静脉注射，硫代硫酸钠剂量可根据病情适当调整。适量的亚硝酸盐使血红蛋白氧化，产生一定量的高铁血红蛋白。高铁血红蛋白与血液中氰化物结合，并能夺取已与氧化型细胞色素氧化酶结合的氰离子，形成

氰化高铁血红蛋白。氰离子与硫代硫酸钠作用,转变为毒性低的硫氰酸盐排出体外。

④灭鼠剂解毒药:乙酰胺为氟乙酰胺中毒的特效解毒药,成年人2.5~5g,肌内注射,每日2~4次;抗凝血类杀鼠药给予维生素 $K_1$,轻者10~20mg,肌内注射,每日3~4次;重者10~20mg,静脉注射,后用60~80mg 静脉滴注,日总量可达120mg 以上,一般用药12~15d。

⑤甲醇中毒解毒药:甲吡唑、乙醇是治疗甲醇和乙二醇中毒的有效解毒药,是乙醇脱氢酶(ADH)抑制药,前者较后者作用更强。甲醇能引起视力障碍或失明,乙二醇能引起肾衰竭。甲吡唑静脉负荷量15 mg/kg,加入100ml 以上生理盐水或5%葡萄糖溶液输注30min 以上。维持量10mg/kg,每12小时1次,连用4次;乙醇可以口服或静脉滴注,目前国内尚无可供静脉应用的乙醇制剂。口服20%乙醇,负荷剂量800mg/kg,维持剂量80 mg/(kg·h)。

⑥中枢神经抑制药解毒药:纳洛酮是阿片类麻醉药的解毒药,0.4~0.8mg 静脉注射。重症患者1h 后重复1次;氟马西尼是苯二氮䓬类中毒的解毒药,0.2mg 稀释后静脉注射,可重复给药。纳洛酮对急性酒精中毒有催醒作用,对各种镇静催眠药中毒也有一定疗效。

⑦有机磷杀虫药中毒解毒药:抗胆碱能药物阿托品、盐酸戊乙奎醚;肟类复能药氯解磷定、碘解磷定。

⑧其他:奥曲肽能降低胰岛 B 细胞作用,用于治疗磺酰脲类药物过量引起的低血糖;高血糖素能诱导释放儿茶酚胺,是 β 受体阻滞药和钙通道阻滞药中毒的解毒药;甲酰四氢叶酸是甲氨蝶呤中毒的特效解毒药。

常见中毒的特效解药及其用量(表104-5)。

表104-5 常见中毒的特效解药及其用量

| 常见中毒 | 特效解毒药 | 用 量 | 联合用药 |
| --- | --- | --- | --- |
| 有机磷农药或沙林毒气 | 阿托品或长托宁 | 1次 1~10mg 静脉注射、数分至数小时重复给药1次(依病情而定) | 氯磷定1~2g 肌内注射、1~4h 给药1次,最大量不超12g/d |
| 氰化物 | 亚硝酸异戊酯或4-二甲基氨基苯酚 | 1次1支、每分钟经鼻吸入1支;0.2g 肌内注射、1h 后追加半量 | 硫代硫酸钠10~20g 静脉注射、1h 后追加半量 |
| 硫化氢 | 同上 | 同上 | 同上 |
| 毒蛇咬伤 | 精制抗蛇毒血清 | 根据毒蛇种类选择专用血清;剂量依受毒量而定,在伤后4h 内静脉注射 | 上海蛇药1号1支、4~8h 静脉注射;或南通蛇药2号5~10片、4~8h 口服1次 |
| 乙醇中毒 | 纳络酮 | 0.4~1.2mg 静脉注射、10min 重复 | 50%葡萄糖溶液 |
| 甲醇中毒 | 高纯度乙醇(10%) | 首次10ml/kg 静脉注射,之后以每小时0.8~1.0ml/kg 静脉滴注维持 | 叶酸50mg 静脉注射、4~8h 注射1次;5%碳酸氢钠静脉滴注纠酸 |
| 阿片毒品类 | 纳络酮 | 5~20μg/kg(V)、3~5min 重复 | |
| 安定类中毒 | 氟马西尼 | 0.2mg 静脉注射,可逐步增量至2mg,静脉滴注维持 | 纳络酮0.4~0.8mg 静脉注射 |
| 箭毒类肌松剂中毒 | 新斯的明 | 0.5~2mg 静脉注射,总量<5mg | 阿托品0.6~1.2mg 静脉注射 |

(续 表)

| 常见中毒 | 特效解毒药 | 用 量 | 联合用药 |
|---|---|---|---|
| 阿托品类中毒 | 毒扁豆碱 | 0.5～2mg 静脉注射,酌情重复给药 | |
| 异烟肼中毒 | 维生素 $B_6$ | 1～5g 静脉注射,每 10min 重复 1 次,最大总量 40g | |
| 有机氟杀鼠剂中毒 | 解氟灵 | 2.5～5g 肌内注射,每日 2～4 次 | 无水乙醇 5ml 稀释后静脉滴注 |
| 抗凝血杀鼠剂中毒 | 维生素 $K_1$ | 首剂 10～20mg 静脉注射,继以每日 60～80mg 静脉滴注维持 | 新鲜全血或成分输血 |
| β受体阻滞药中毒 | 胰高血糖素 | 首剂 5～10mg 静脉注射,继以 1～5mg/h 静脉滴注维持 | 异丙肾上腺素 0.5～2mg 静脉滴注 |
| 肝素药中毒 | 鱼精蛋白 | 按1mg 中和 100U 肝素计算,一次最大注射量不超过 50mg 静脉注射,1h 后可追加半量 | 新鲜血浆 |
| 亚硝酸盐中毒 | 亚甲蓝(美蓝) | 1～2mg/kg 静脉注射、1h 后可再追加半量 | 大剂量维生素 C,静脉滴注 |
| 地高辛类中毒 | 地高辛抗体 | 按1:1的剂量中和,一次最大量 40mg 静脉注射 | 适量氯化钾静脉滴注 |
| 重金属类中毒 | 二巯丁二钠 | 首剂 2g 静脉注射,以后每日 1g,每日 2～3 次静脉注射 | 青霉胺每次 0.2g,每日 4 次口服 |
| 一氧化碳中毒 | 氧气 | 100%纯氧或高压氧疗 | 细胞色素 C 10～20mg 静脉注射,8～12h 重复给药 |

(6)预防并发症:出现惊厥时,保护患者避免受伤;卧床时间较长者,要定时翻身,以免发生坠积性肺炎、压疮或血栓栓塞性疾患等。

3. 慢性中毒的治疗 慢性中毒多累及 1 个器官,也可能累及数个器官。治疗时查明原因,脱离接触致病毒物,避免接触对受累器官有毒性的毒物或药物。

(1)解毒治疗:慢性金属中毒(铅、汞、砷、锰等中毒)可采用解毒药。用法同"急性中毒的治疗"。

(2)对症治疗:中毒性肝病、中毒性肾病、周围神经病、帕金森病、再生障碍性贫血、白细胞减少、血小板减少的中毒患者,治疗参见有关章节。

【预防】

1. 加强防毒科普宣传 在厂矿、农村、城市居民中结合实际情况,向群众进行有关中毒的预防和急救教育。农药储存、运输、供应、喷洒,应遵照有关规定保证安全。利用各种渠道,因时、因地制宜地进行防毒宣传:春夏农药喷洒旺季进行防治农药中毒的宣传,夏季进行食物中毒的防治宣传,冬季进行一氧化碳中毒的防治宣传等。

2. 加强毒物管理 严格遵守有关毒物的防护、管理和使用制度,加强毒物保管。接触有毒气体、粉尘和蒸气的车间和岗位,应加强局部和全面通风,以排出毒物,使毒物含量降低到最低水平。加强毒麻药品的管理、个人防护,有毒物质应有显著的标识。做好环境卫生和有毒物质的监测。

3. 预防食物中毒 食物的选购、处理、储存和食用等方面要严格把关,坚决杜绝病从口入。特殊的食品、不易辨明的蕈类、有毒或变质的动植物性食物不可食用。河豚、木薯、附子等经过适当处理消除毒性后可进食。不宜用镀锌器皿存放酸性食品,如清凉饮料或果汁等。

4. 合理用药、防止药物毒物　严格按照医嘱用药,不得随意加大剂量,避免药物滥用。盛药物或化学物品的容器要加标签,消毒液和杀虫药等要严加管理。家庭用药应做到药品放置在儿童拿不到的地方,加锁保管。精神病患者用药,要有专人负责。

5. 建立中毒控制长效机制　加强立法建设,更好地预防和控制外源性化学药物的危害。高危地区重点中毒事件监测,预防地方性中毒病,中毒发病情况的医院哨点监测,建立并逐步完善突发中毒事件的应急机制。

## 第二节　农药中毒

农药(pesticide)是农业生产中用于消灭、控制有害动、植物(害虫、病菌、鼠类、杂草等)和调节植物生长的各种药物,还包括提高农药药效的辅助药、增效药等。农药按用途可分为:杀虫药、杀鼠药、杀螨药、杀菌药、除草药、脱叶药及植物生长调节剂等,其中以杀虫药品种最多,用量最大。按化学性质可分为有机磷、有机氯、氨基甲酸酯类、拟除虫菊酯类、甲脒类、有机氟等。除微生物杀虫药基本无毒外,均具有不同毒性。混配农药毒性往往呈相加或相乘。本节重点介绍有机磷、氨基甲酸酯类杀虫药和灭鼠药中毒。

### 一、有机磷杀虫药中毒

有机磷农药属有机磷酸酯或硫代磷酸酯类化合物,多呈油性或结晶状,色泽由淡黄色至棕色,稍有挥发性,且有蒜味。一般难溶于水,不易溶于多种有机溶剂,在碱性条件下易分解失效(敌百虫除外),常用的剂型有乳剂、油剂和粉剂等。有机磷农药按其用途分为有机磷杀虫药(OPI)、除草药、杀菌药,大部分为有机磷杀虫药。有机磷杀虫药中毒是我国最常见的急性农药中毒。有机磷化合物的基本化学结构式见图104-1。

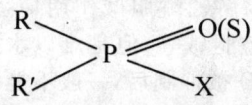

图104-1　OPI 结构通式

R 和 R′ 为烷基、芳基、羟胺基;X 为烷氧基、丙基或其他基团;O(S) 为含氧、含硫的直链硫氢化合物

【分类】

国内生产的 OPI 的毒性大小是按大白鼠急性经口进入体内的半数致死量($LD_{50}$)进行划分的,通常分为 4 类,这种分类对抢救有机磷杀虫药中毒具有重要的参考价值。

1. 剧毒类　$LD_{50} < 10mg/kg$,如甲拌磷(3911)、内吸磷(1059)、对硫磷(1605)、速灭磷和特普(TEPP)等。

2. 高毒类　$LD_{50}$ 10~100mg/kg,如甲基对硫磷、甲胺磷、氧乐果、敌敌畏(DDVP)、磷胺、久效磷、水胺硫磷、杀扑磷和亚砜磷等。

3. 中度毒类　$LD_{50}$ 100~1 000mg/kg,如乐果、倍硫磷、除线磷、碘依可酯乙硫磷(1240)、美曲膦酯(敌百虫)、乙酰甲胺磷、敌匹硫磷(二嗪农)和亚胺硫磷等。

4. 低毒类　$LD_{50}$ 1 000~5 000mg/kg,如马拉硫磷(4049)、肟硫磷(辛硫磷)、甲基乙酯磷、碘硫磷和溴硫磷等。

> **临床提示**　有明确的农药接触史＋典型中毒症状和体征＋实验室检查应考虑本病。

【病因】

1. 生产性中毒　在生产过程中,生产设备密闭不严,化学物跑、冒、滴、漏以及杀虫药精制、出料和包装时,手套破损或衣服和口罩污染,而杀虫药经皮肤或呼吸道吸入。

2. 使用性中毒　在施药喷洒时,药液污染皮肤由皮肤吸收,以及吸入空气中的杀虫药所致;配药时浓度过高或直接接触杀虫药原液也可引起中毒。

3. 生活性中毒　在日常生活中,主要由于自服、误服或饮用被杀虫药污染水源、蔬菜和食品等引起;也有滥用 OPI 治疗皮肤病或驱虫而中毒。

【毒物代谢】

有机磷可经消化道、呼吸道、皮肤、伤口 4 个途径进入人体。

有机磷吸收后随血液、淋巴循环迅速分布至全身各器官,其中肝内浓度最高,其次是肺、肾、脾,肌肉及脑组织中含量最少。有机磷农药主要在肝内通过氧化及水解作用进行生物转化和代谢。含硫有机磷,经过氧化其毒性增强,经过水解而降低其毒性。对硫磷氧化为对氧磷后对 ChE 抑制作用增强 300 倍;内吸磷氧化后其抑制 ChE 能力增加 5 倍,然后经水解后毒性降低。敌百虫在肝内通过侧链脱去氧化氢转化为敌敌畏,毒性增强,而后经水解、脱胺、脱烷基等降解后失去毒性。马拉硫磷在肝内经酯酶水解而解毒。OPI 吸收后 6~12h 血中浓度达高峰,24h 内通过肾由尿排泄,48h 后完全排出体外。

【中毒机制】

有机磷杀虫药能抑制多种酶,但是对人的毒性作用主要是抑制胆碱酯酶(ChE)。人体的胆碱能神经包括运动神经、交感神经节前纤维和部分节后纤维以及副交感神经节前、节后纤维,这些神经受刺激后,在其末梢与细胞连接处释放乙酰胆碱,支配器官的运动。在生理情况下释放出的乙酰胆碱在胆碱酯酶的作用下迅速被水解而失去活力,当有机磷杀虫药进入机体后与胆碱酯酶结合使其失去水解乙酰胆碱的能力,造成体内大量乙酰胆碱蓄积,作用于胆碱能受体导致胆碱能神经系统功能紊乱(先兴奋后衰竭),产生中毒症状即一系列毒蕈碱样、烟碱样和中枢神经系统症状;严重患者因昏迷和呼吸衰竭而死亡。

体内 ChE 分为真性胆碱酯酶即乙酰胆碱酯酶(AChE)和假性胆碱酯酶即丁酰胆碱酯酶(BChE)。AChE 主要存在于中枢神经系统灰质、红细胞、交感神经节和运动终板中,水解乙酰胆碱作用最强。BChE 存在于中枢神经白质、血清、肝、肠黏膜下层和一些腺体中,能水解丁酰胆碱等,但是难以水解 ACh。AChE 被有机磷杀虫药抑制后在神经末梢恢复较快,红细胞中的 AChE 被抑制后,一般不能自行恢复,需待数月至红细胞再生后全血 ChE 活力才能恢复。BChE 对有机磷杀虫药敏感,但抑制后恢复较快。长期接触有机磷杀虫药时,其 ChE 活力可明显下降,而临床症状往往较轻,可能与人体对积聚的 ACh 耐受性增强有关。

【临床表现】

急性中毒的发病时间与有机磷杀虫药的种类、剂量、侵入途径和机体状态(如空腹或进餐)有关。口服中毒在 10min 至 2h 即可出现症状,且病情迅速发展;吸入后 30min、皮肤吸收后 2~6h 出现症状,发病时间相对迟些。有机磷杀虫药中毒可导致 3 个时相的神经毒性作用,3 个时相的表现如下。

1. 急性胆碱能危象(acute chollnergic crisis) 胆碱能危象在中毒后立即出现,是急性有机磷杀虫药中毒的主要临床表现。

(1)毒蕈碱样症状(muscarinic signs):又称 M 样症状,出现最早,主要是副交感神经末梢过度兴奋所致,产生类似毒蕈碱样作用。平滑肌痉挛表现为恶心、呕吐、腹痛、腹泻、肠鸣音亢进、瞳孔缩小、视物模糊、胸闷、气短、呼吸困难;腺体分泌增加表现多汗、流泪、流涎、鼻溢、痰多、肺部湿啰音,严重者发生肺水肿;括约肌松弛表现为大、小便失禁;心血管系统受抑制而致心搏缓慢,血压下降。

(2)烟碱样症状(nicotinic signs):又称 N 样症状。ACh 在骨骼肌神经肌肉接头处蓄积过多,出现面部、眼睑、舌、四肢和全身骨骼肌肌纤维颤动,甚至全身肌肉强直性痉挛;也可出现全身紧束感和压迫感,继而出现肌力减退或瘫痪。呼吸肌麻痹可引起呼吸衰竭或停止。交感神经节受 ACh 刺激,其节后交感神经纤维末梢释放儿茶酚胺可见血压上升、心率加快、心律不齐、体温升高等症状。

(3)中枢神经系统症状:过多 ACh 刺激所致,主要表现为头痛、头晕、乏力、共济失调、烦躁不安、意识模糊、谵妄、抽搐、昏迷等。

(4)局部损害:部分 OPI 如敌敌畏、对硫磷接触皮肤后发生过敏性皮炎、皮肤水疱或剥脱性皮炎;污染眼部时,可引起结膜充血和瞳孔缩小。

2. 中间型综合征(intermediate syndrome) 多发生在中毒后 24~96h,胆碱能危象与迟发性多发神经病之间,故称中间综合征。发病时胆碱能危象多已控制,表现以肌无力最为突出。涉及颈肌、肢体近端肌、第Ⅲ～Ⅶ、Ⅸ、Ⅹ对脑神经支配的肌肉,重者累及呼吸肌。表现为抬头困难、眼睑下垂、眼外展受限、面瘫和呼吸肌麻痹,引起通气障碍性呼吸困难或衰竭,可导致死亡。与ChE长期受抑制,影响神经肌肉接头处突触后功能有关。高频重复刺激周围神经的肌电图检查,肌诱发电位波幅进行性递减;全血或红细胞ChE活性在30%以下。该综合征一般持续2～20d,个别可达1个月,多见于重度OPI(甲胺磷、敌敌畏、乐果、久效磷)中毒及复能药用量不足患者。

3. 迟发性多发神经病(delayed polyneuropathy) 有些患者在急性中毒后2～3周,胆碱能症状消失后出现迟发性神经损害,表现感觉、运动型多发性神经病变,主要累及肢体末端,可有下肢瘫痪、四肢肌肉萎缩等症状。目前认为这种病变不是ChE受抑制引起,而是由于OPI抑制神经靶酯酶(neuropathy target esterase,NTE),并使其老化所致。神经-肌电图检查提示神经源性损害;全血或红细胞ChE活性正常。恢复期一般为0.5～2年,多见于急性重度和中度OPI(甲胺磷、敌敌畏、乐果和美曲膦酯(敌百虫)等中毒患者。

4. 其他 口服乐果和马拉硫磷中毒患者经积极抢救治疗,病情好转,但是在数日至1周后突然恶化重新出现胆碱能危象,或肺水肿或突然死亡,这种现象称为"反跳",可能与残留在皮肤或体内的OPI重吸收或过早停用解毒药有关。

【实验室检查】

1. 全血ChE活力测定 :是诊断OPI中毒的特异性实验指标,对判断中毒程度、疗效和预后估计极为重要。血ChE活力正常人为100%,急性OPI中毒时,轻度中毒为70%～50%;中度中毒为50%～30%;重度中毒为30%以下。对于长期OPI接触者,血ChE活力可处于较低水平。

2. 尿中有机磷杀虫药分解产物测定 对硫磷和甲基对硫磷在体内氧化分解生成对硝基酚由尿排出,敌百虫中毒时,尿中出现三氯乙醇,尿中检出这些物质有助于中毒的诊断。

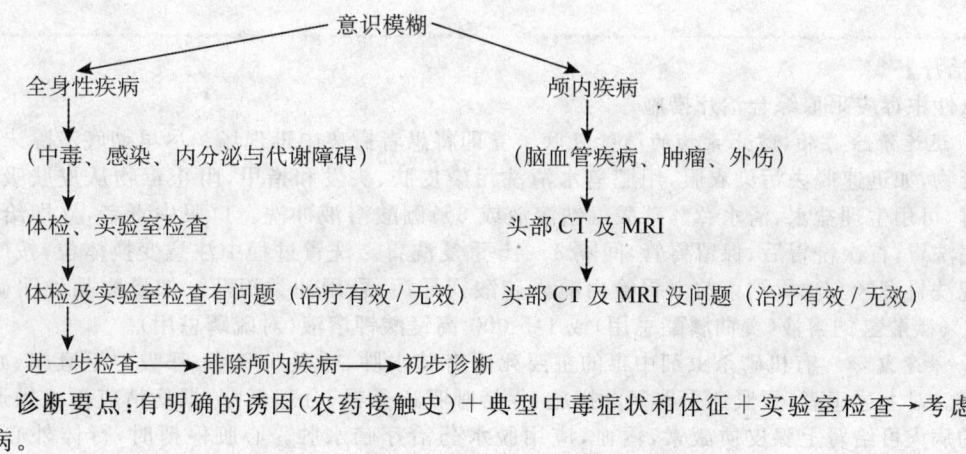

问题讨论 女性,40岁。出现意识模糊、口吐白沫30min入院。1d前患者曾与家人发生过剧烈口角。既往体健,无烟酒嗜好。查体见体温36.1℃,血压85/60mmHg。意识模糊,呼之不应,压眶无反应。全身皮肤多汗,双侧瞳孔对称、等大(约1mm)。双下肢无水肿,脑膜刺激征阴性,未引出病理反射。辅助检查示血、尿常规、肝、肾功能、血糖及电解质正常。请分析患者考虑哪些疾病?怎样进行下一步检查?

关键问题:本次昏迷起病急缓、发生过程、历时长短、昏迷的演化过程?有无恶心、呕吐,呕吐物的形状;有无抽搐、头部外伤?昏迷是首次发生,还是反复多次?既往有无高血压,糖尿病,药物服用史?

追踪路径:

意识模糊
├── 全身性疾病
│   (中毒、感染、内分泌与代谢障碍)
│   ↓
│   体检、实验室检查
│   ↓
│   体检及实验室检查有问题(治疗有效/无效)
│   ↓
│   进一步检查 → 排除颅内疾病 → 初步诊断
└── 颅内疾病
    (脑血管疾病、肿瘤、外伤)
    ↓
    头部CT及MRI
    ↓
    头部CT及MRI没问题(治疗有效/无效)

诊断要点:有明确的诱因(农药接触史)+典型中毒症状和体征+实验室检查→考虑本病。

## 第九篇　理化因素引起的疾病

【诊断】

主要根据患者OPI接触史、典型临床表现如呼出气大蒜味、瞳孔缩小、多汗、腺体分泌物增多、肌纤维颤动和意识障碍等，一般不难诊断。如有血ChE活力降低，即可确诊。OPI中毒应与中暑、急性胃肠炎或催眠药中毒等鉴别（表104-6）。

表104-6　急性有机磷中毒的鉴别诊断

| 项目 | 有机磷中毒 | 急性胃肠炎 | 中暑 | 催眠药中毒 |
|---|---|---|---|---|
| 病史 | 有接触史或口服 | 有不清洁食物史 | 有高温接触史 | 有服药史 |
| 多汗 | 明显 | 不明显 | 不明显 | 无 |
| 瞳孔缩小 | 明显 | 无 | 无 | 有 |
| 肌束震颤 | 有 | 无 | 可有腓肠肌痉挛 | 无 |
| 体温 | 正常或稍高 | 常增高 | 高热或正常 | 多正常 |
| 血ChE | 降低 | 正常 | 正常 | 正常 |

此外尚需与拟除虫菊酯类中毒及甲脒类中毒鉴别。前者呼气和洗胃液无特殊臭味，血ChE活力正常；后者以嗜睡、发绀、出血性膀胱炎为主要表现，而无瞳孔缩小和多汗、流涎等表现。

> **链接**　急性中毒诊断分级见下表104-7。
>
> 表104-7　急性中毒诊断分级
>
> | 诊断分级 | 临床症状 | 全血或红细胞ChE活性 |
> |---|---|---|
> | 接触反应 | 轻度的毒蕈碱症状和（或）中枢神经症状 | 70%以下 |
> | 急性轻度中毒 | 短时间接触大量有机磷，24h内出现上述症状 | 50%~70% |
> | 急性中度中毒 | 轻度中毒的基础上，出现烟碱样症状 | 30%~50% |
> | 急性重度中毒 | 除胆碱能兴奋外，出现肺水肿、昏迷、呼吸衰竭、脑水肿其中之一 | 30%以下 |
> | 中间期肌无力综合征 | 急性中毒后1~4d，胆碱能危象基本消失且意识清晰，出现肌无力表现 | 一般30%以下 |
> | 迟发性多发性周围神经病 | 急性中毒症状消失后2~3周，出现感觉、运动型多发性周围神经病，神经-肌电图示神经源性损害 | 可正常 |

【治疗】

急性中毒应采取综合治疗措施。

1. 迅速清除毒物，防止毒物的继续吸收　立即将患者撤离中毒现场。尽早彻底清除未被吸收入血的毒物，如迅速脱去污染衣服，用肥皂水清洗污染皮肤、头发和指甲，阻止毒物从皮肤吸收。眼部污染时，可用生理盐水、清水、2%碳酸氢钠溶液或3%硼酸溶液冲洗。口服中毒者，立即给予温水反复彻底洗胃，首次洗胃后，保留胃管，间隔3~4h重复洗胃。洗胃过程中注意变换体位，按摩胃区，避免出现洗胃盲区。洗胃结束前由胃管内灌入硫酸镁导泻，忌用油类泻药。如毒物品种明确，洗胃液可用2%碳酸氢钠溶液（美曲膦酯忌用）或1:5 000高锰酸钾溶液（对硫磷忌用）。

2. 紧急复苏　有机磷杀虫剂中毒的主要死因有肺水肿、呼吸肌麻痹、呼吸中枢衰竭、心脏骤停、休克等。对上述患者，要紧急采取复苏措施：保持呼吸道通畅，合理氧疗，据病情应用机械通气，重度中毒的病人可给肾上腺皮质激素，输血，应用脱水药治疗脑水肿。心脏停搏时，行体外心脏按压复苏等。

**3. 特效解毒药** 在清除毒物过程中,应早期、足量、联合和重复应用解毒药,中毒早期即联合应用 ChE 复活药与抗胆碱药才能取得更好疗效。

(1) ChE 复活药(cholinesterase reactivator):为肟类化合物,能使被抑制的胆碱酯酶恢复活性。肟类化合物含有季胺基和肟基2个功能不同的基团。季胺基(阳离子基团)通过静电引力能与磷酰化胆碱酯酶的阴离子部位结合,促使药物靠近磷酰化胆碱酯酶,使胺基颈部与磷酰基颈部接近。阴离子肟基与磷酰化胆碱酯酶的磷原子有较强的亲和力,结合形成肟类-磷酰化酶复合物。随后磷酰肟从磷酰化胆碱酯酶上脱落下来,使胆碱酯酶游离出来,恢复乙酰胆碱酯酶的活力。常用的药物有碘解磷定(PAM-Ⅰ)和氯解磷定(PAM-Cl),此外还有双复磷($DMO_4$)和双解磷($TMB_4$)等,其中我国目前常用的为前两种。ChE 复活药对解除烟碱样症状较为明显,对各种有机磷杀虫药中毒的疗效并不一样。碘解磷定和氯解磷定对内吸磷、对硫磷、甲胺磷、甲拌磷等中毒的疗效好,对美曲膦酯(敌百虫)、敌敌畏等中毒疗效差,对乐果和马拉硫磷中毒疗效可疑。双复磷对敌敌畏、美曲膦酯(敌百虫)中毒效果较碘解磷定好。胆碱酯酶复能药对中毒24~48h已经老化的胆碱酯酶无复活作用,此时应给予阿托品治疗。①氯解磷定(pyraloxime methylchloride,PAM-CI,氯磷定),含肟量高,作用强,水溶性大,毒性小,可以肌内注射,使用方便,起效快,为复能药的首选。②碘解磷定(pralidoxime Iodide,PAM-I,解磷定),含肟量少,疗效低,水溶性差,仅能静脉注射或静脉滴注,国外已经淘汰此药。③双复磷(obidoxime,$DMO_4$),重活化作用强,毒性较大,水溶性大,可供静脉注射或肌内注射,为次选的复能药。有机磷农药中毒肟类复能药的用法见表104-8。

表 104-8 有机磷农药中毒肟类复能药的用法

| 中毒程度 | 氯解磷定 | 碘解磷定 | 双复磷 |
| --- | --- | --- | --- |
| 轻度中毒 | 首次0.5~1.0g 肌内注射,必要时2~4h 重复1次,症状好转后减量,胆碱酯酶活力稳定在50%以上2d后停药 | 首次0.5~1.0g 静脉注射,必要时2~4h 重复1次,症状好转后减量,胆碱酯酶活力稳定在50%以上2d后停药 | 首次0.125~0.25g 肌内注射,必要时3~4h 重复1次,症状好转后及胆碱酯酶活力稳定在50%以上停药 |
| 中度中毒 | 首次1.0~2.0g 肌内注射,以后1~2h 重复1次,每次0.5~1.0g,症状好转后减量,胆碱酯酶活力稳定在50%以上2d后停药 | 首次2.0g,间隔30min分2次静脉注射,以后1~2h 重复1次,每次0.5~1.0g,症状好转后减量,胆碱酯酶活力稳定在50%以上2d后停药 | 首次0.5~0.75g 肌内注射或静脉注射,3~4h后重复1次,每次0.25~0.5g,症状好转后减量,胆碱酯酶活力稳定在50%以上2~3d后停药 |
| 重度中毒 | 首次2.0~2.5g 肌内注射,1h后重复1.0g,以后每2h给1.0g 肌内注射或静脉注射,前10h 不少于6.0~7.0g,症状好转、酶活力恢复到50%以上后,减量或停药观察 | 首次2.0~2.5g,间隔30min,分2次缓慢静脉注射,以后每2h给1.0g,前10h 不少于6.0~7.0g,症状好转、酶活力恢复到50%以上后,减量或停药观察 | 首次0.75~1.0g 肌内注射或静脉注射,1h后重复1次,再后每4h给0.5g,症状好转、酶活力恢复到50%以上后,减量或停药观察 |

(2) 胆碱受体阻滞药(cholinoceptor blocking drugs):能有效地同乙酰胆碱争夺胆碱能受体,阻断乙酰胆碱的作用,对抗急性有机磷杀虫药中毒所致的呼吸中枢抑制、支气管痉挛、肺水肿、循环衰竭。胆碱受体阻滞药用于有机磷中毒治疗主要有2类。一类是外周作用较强的抗胆碱药,对外周及中枢毒蕈碱(M)样胆碱能受体有阻断作用,如阿托品、山莨菪碱等;另一类是中枢作用较强的抗胆碱药,对中枢毒蕈碱(M)样受体、烟碱(N)样受体及外周毒蕈碱(M)样受体有阻断作用,如东莨菪碱、长托

宁等。

①阿托品：为毒蕈碱（M）样受体阻滞药，主要阻断节后胆碱能神经支配的效应器上的毒蕈碱样受体，对抗乙酰胆碱及各种毒蕈碱样症状，对烟碱样症状和恢复胆碱酯酶活力没有作用。

有机磷农药毒性大，中毒症状发展快，胆碱受体阻滞药应用不及时可因支气管痉挛及分泌物堵塞支气管而致周围性呼吸衰竭，两者都可以导致死亡。阿托品使用应早期、足量、重复给药，迅速达到阿托品化。阿托品化的指征：瞳孔较前扩大、口干、皮肤黏膜干燥和颜面潮红、肺湿啰音消失及心率加快至90～100/min。越早达阿托品化越好，最好在2h之内，一旦达到阿托品化即应减少阿托品用量。如果在使用过程中出现瞳孔扩大、神志模糊、烦躁不安、抽搐、昏迷、尿潴留提示阿托品中毒，应停用阿托品。"阿托品化"和阿托品中毒的剂量接近，后者可引起抽搐，昏迷等。因此使用过程中应严密观察病情变化，注意区别"阿托品化"与阿托品中毒。阿托品的应用、阿托品化及阿托品中毒区别见表104-9、表104-10。

表104-9　有机磷杀虫药中毒时阿托品的应用

| 中毒程度 | 首次用量（mg） | 重复用量（mg） | 间隔时间（min） |
| --- | --- | --- | --- |
| 轻度 | 1～4 | 0.5～1.0 | 15～30 |
| 中度 | 5～10 | 1.0～2.0 | 15 |
| 重度 | 10～20 | 2.0～3.0 | 5～15 |

表104-10　阿托品化及阿托品中毒区别

|  | 阿托品化 | 阿托品中毒 |
| --- | --- | --- |
| 神经系统 | 意识清楚或模糊 | 谵妄、躁动、幻觉、双手抓空、抽搐、昏迷 |
| 皮肤 | 颜面潮红、干燥 | 紫红、干燥 |
| 瞳孔 | 由小扩大后不再缩小 | 极度散大 |
| 体温 | 正常或轻度升高 | 高热，>40℃ |
| 心率 | ≤120/min，脉搏快而有力 | 心动过速，甚至有心室颤动发生 |

②盐酸戊乙奎醚（Penehyclidine，长托宁）：是一种新型抗胆碱药，能拮抗中枢和外围M、N受体，可选择性作用于$M_1$、$M_3$受体亚型，对$M_2$受体作用极弱，对心率无明显影响。该药有效剂量小，作用时间（半衰期6～8h）长，不良反应少，可替代阿托品治疗OPI中毒；首次用药需与氯解磷定合用（表104-11）。

表104-11　盐酸戊乙奎醚与氯解磷定用法与用量

| 中毒程度 | 首次用药剂量（mg/人） | | 重复用药剂量（mg/人） | |
| --- | --- | --- | --- | --- |
|  | 盐酸戊乙奎醚 | 氯解磷定 | 盐酸戊乙奎醚 | 氯解磷定 |
| 轻度 | 1～2 | 0～1 000 | 1 | 0～500 |
| 中度 | 2～4 | 1 000～2 000 | 1～2 | 500～1 000 |
| 重度 | 4～6 | 2 000～3 000 | 2～3 | 1 000～1 500 |

4. 对症治疗　重度OPI中毒患者常伴有多种并发症，主要是肺水肿、呼吸衰竭、休克、急性脑水肿、心脏骤停、酸碱电解质平衡紊乱、消化道出血等。因此，积极对症治疗，维持生命体征的稳定非常重要。应根据具体病情制定出符合患者实际情况的个体化诊治方案。

5. 中间型综合征治疗　出现呼吸肌麻痹时，立即给予人工机械通气。早期采用突击量氯磷定治疗，1次1g，肌内注射，酌情选择给药间隔时间，连用2～3d。

【预防】

生产和使用有机磷杀虫药时应严格执行操作规程,做好个人防护。普及防治中毒知识,做好农药的管理,严防中毒事件的发生。慢性接触者,应定期体检和测定全血胆碱酯酶活力。

## 二、其他农药及灭鼠药中毒

【毒物介绍】

百草枯(paraquat,PQ),最常用商品名为克无踪(gramoxone)。是全球广泛使用的有机杂环类接触性除草药和脱叶药。该农药与土壤接触很快分解,无残留毒性,但对人、畜有很强的毒性作用。常见的有氨基甲酸酯类杀虫药中毒、灭鼠药中毒和百草枯中毒。氨基甲酸酯类杀虫药(carbamate insecticides)是近年来发展起来的一类新型农药,化学结构通式为 $R_2O-CONH-R_1$。这类农药分为五大类:①萘基氨基甲酸酯类,如西维因;②苯基氨基甲酸酯类,如叶蝉散;③氨基甲酸肟酯类,如涕灭威;④杂环甲基氨基甲酸酯类,如呋喃丹;⑤杂环二甲基氨基甲酸酯类,如异索威。它们具有选择性强、速效、残毒期短、对人畜毒性低的优点。

【病因】

短时间内接触大量氨基甲酸酯类杀虫药,如发生在生产、成品包装、保管、运输和使用过程中。也可为误服或自杀中毒。投毒者常选用灭鼠药。

【毒物的吸收和代谢】

1. 氨基甲酸酯类  可经消化道、呼吸道和皮肤吸收。吸收后主要分布于肝、肾、脂肪和肌肉中。在体内代谢迅速,一部分经肝水解、氧化或与葡萄糖醛酸结合而解毒;一部分以原形或其代谢产物形式迅速由肾排泄,24h 可排出 70%~90%。

2. 灭鼠药  多因误服进入消化道,呼吸道和皮肤吸收,见于生产加工过程中。

3. 百草枯  可经消化道和呼吸道吸收,百草枯口服后吸收快,主要蓄积在肺和肌肉中,排泄缓慢。人经口致死量为 20% 百草枯溶液 5~15ml(或 40mg/kg),因其中毒致死量小,且常累及肺、肾、肝等全身多个器官,如不及时治疗,病死率可达 85%~95%。大多数由于误服或自杀口服引起中毒,但也可经皮肤和呼吸道吸收中毒致死。

【发病机制】

1. 氨基甲酸酯类杀虫药中毒  是由于其立体结构式与 ACh 相似,产生与有机磷杀虫药中毒类似的临床表现。但氨基甲酰化 ChE 在体内很快被水解,胆碱酯酶活性恢复快,ChE 活性一般于 4h 左右自动恢复正常,故临床症状很轻且恢复较快。

2. 灭鼠药  灭鼠药(rodenticide)是一类可以杀死啮齿类动物的化合物,用于杀灭鼠类的药物。当今世界已有 100 多种灭鼠药,我国常用的为 10 多种。目前已广泛用于农村和城市。

(1) 毒鼠强:对中枢神经系统,特别是脑干有强烈的兴奋性,中毒后主要引起惊厥。其对氨酪酸(γ-氨基丁酸)(GABA)有拮抗作用,由于其剧烈的毒性和稳定性,易造成二次中毒,且无解毒药。

(2) 氟乙酰胺:氟乙酰胺进入人体后经脱胺(钠)后形成氟乙酸,干扰三羧酸循环。导致柠檬酸积聚,丙酮酸代谢受阻,妨碍了正常的氧化磷酸化,造成心、脑、肺、肝和肾细胞变性坏死,脑水肿和肺水肿。还易造成二次中毒。

(3) 溴鼠隆:干扰肝维生素 K 的利用,抑制凝血因子(Ⅱ、Ⅶ、Ⅸ、Ⅹ)及影响凝血酶原合成,导致凝血时间及凝血酶原时间延长。同时,其分解产物苄叉丙酮能严重破坏毛细血管内皮作用,使其通透性增加而加重出血。

(4) 磷化锌:在胃和肺中可与胃酸和水反应,生成磷化氢及氯化锌。磷化氢可抑制细胞色素氧化酶,影响细胞代谢,使神经细胞内呼吸功能障碍。氯化锌对胃肠黏膜的强烈刺激与腐蚀作用导致炎症、充血、出血、溃疡。吸入后可致肺充血及水肿,造成多脏器功能衰竭。

3. 百草枯  百草枯中毒对机体造成的损害主要是引起多脏器损伤和衰竭,最常见为肺、肝、肾等重要脏器,其中以肺损伤最为严重,其作用机制是百草枯通过肺泡上皮细胞和气管 Clara 细胞进入肺内,作用于细胞内的氧化还原反应,引起一系列氧化还原反应,生成大量活性氧自由基,引起细胞膜脂质过氧化损害。使体内超氧化酶、过氧化氢酶及还原型谷胱甘肽减低。

【临床表现及辅助检查】

1. 氨基甲酸酯类中毒　临床表现与有机磷杀虫药中毒相似,但是潜伏期短,症状较轻,恢复快,只要彻底清除毒物,通常无反复发作。生产性中毒主要通过呼吸道和皮肤吸收,接触后2～6h发病;口服中毒发病较快,可在10～30min出现症状。

(1) 轻度中毒:头晕、头痛、乏力、视物模糊、恶心、呕吐、流涎、多汗、食欲减退和瞳孔缩小等毒蕈碱样症状和中枢神经系统症状。

(2) 中度中毒:除上述症状加重外,尚有肌纤维震颤等胆碱样症状和轻度呼吸困难。

(3) 重度中毒:昏迷、抽搐、肺水肿、呼吸衰竭,心肌、肝、肾功能损害及大、小便失禁等。

(4) 实验室检查:一次接触大剂量氨基甲酸酯类杀虫药后,血ChE活力在15min下降至最低水平,30～40min可恢复到50%～60%,1～2h可基本恢复正常。随着血ChE活力的恢复,临床症状很快好转或消失,尿中酚类衍生物排出量明显增加,血ChE活力恢复正常后,可维持数小时至1d恢复至正常水平。反复接触该类杀虫药,血ChE活力可抑制到50%,而临床可无中毒症状。

2. 灭鼠药中毒　基本表现和处理见表104-12。

表104-12　急性灭鼠剂中毒的诊断及处理要点

| 灭鼠药 | 诊断依据 | 处理要点 |
| --- | --- | --- |
| 毒鼠强 | 接触史<br>临床表现:阵挛性惊厥、癫痫大发作<br>实验室及其他检查:血、尿及胃内容物中检出毒鼠强成分;心电图有心肌损伤改变 | 清除毒物,病情危重时行血液净化治疗<br>保护心肌,禁用阿片类药物<br>抗惊厥治疗:选用地西泮、苯巴比妥钠、γ-羟基丁酸钠、二巯丙磺钠等药物 |
| 氟乙酰胺 | 接触史<br>临床表现:昏迷、抽搐、心脏损害、呼吸和循环衰竭<br>实验室及其他检查:血、尿柠檬酸及酮体含量增高;胃内容物检出氟乙酰胺;心电图有心肌损伤改变 | 清除毒物:石灰水洗胃<br>保护心肌,昏迷患者尽早行高压氧治疗<br>特效解毒药:乙酰胺2.5～5.0g肌内注射,每日3次,疗程5～7d |
| 溴鼠隆 | 接触史<br>临床表现:广泛出血<br>实验室及其他检查:出凝血时间和凝血酶原时间延长;胃内容物检出溴鼠隆成分 | 清除毒物<br>特效措施:维生素$K_1$ 10～20mg静脉注射,每3～4小时1次,24h总量120mg,疗程1周<br>输新鲜全血 |
| 磷化锌 | 接触史<br>临床表现:呕吐物有特殊蒜臭味,惊厥、昏迷,上消化道出血<br>实验室及其他检查:血磷升高,血钙降低;血、尿及胃内容物中检出磷化锌及其代谢产物 | 清除毒物:硫酸铜洗胃<br>禁用牛奶、蛋清、油类或高脂食物<br>对症治疗 |

3. 百草枯中毒

(1) 局部刺激症状:皮肤,百草枯后能引起组织损伤、手皮肤干裂和指甲脱落。长期接触皮肤出现水疱和溃疡。眼被污染后会引起严重的结膜炎,会长期不愈而成永久性角膜浑浊。如经口误服可

# 第104章 化学因素引起的疾病

引起舌、咽部灼热感。

(2) 多器官、系统中毒:除大量经口误服较快出现肺水肿和出血外,大多呈渐进式发展,1~3d 肺、肾、肝、心脏及肾上腺等会发生坏死。病程中可伴发热。患者可以发生食管炎和胃炎,致呕吐和腹痛。重者引起胃穿孔、纵隔气肿、气胸、腹泻,也可导致胰腺炎及严重腹痛、肝坏死。肾受损伤后出现血尿、蛋白尿、脓尿。肾小管细胞急性坏死会出现少尿和无尿、急性肾衰竭。肺损害一般较为突出,临床有以下3类表现。①大量经口误服可于24h内迅速出现肺水肿和肺出血,严重者可由此致死。1~2d内未致死者其后可出现急性呼吸窘迫综合征(ARDS)。再往后则出现迟发性肺纤维化。②非大量吸收者通常于1~2周内出现肺部症状,表现为肺不张、肺浸润、胸膜渗出和肺功能明显受损,此后发生肺纤维化。③无明显肺浸润、肺不张和胸膜渗出等改变,为缓慢发展的肺间质浸润或肺纤维化,肺功能损害随病变的进展而加重,最终也可发展为呼吸衰竭而死亡。

(3) 辅助检查:百草枯通过白细胞特别是中性粒细胞产生氧自由基,因而病人外周血白细胞计数明显升高;血、尿中可检出百草枯;肺泡/肺动脉 $PaO_2$ 差增大,重度低氧血症。影像学特征早期(4~7d)主要表现为磨玻璃样改变、肺间质纤维化、胸膜下陷、胸腔积液和心脏增大;中期(8~14d)主要表现为肺纹理增多、磨玻璃样改变、肺间质纤维化、胸膜下陷、胸膜增厚、心脏增大;中、后期(15~28d)主要表现为磨玻璃样改变、肺间质纤维化、胸膜下陷、胸膜增厚;后期(>28d)则以肺间质纤维化、胸膜下陷多见。

【诊断和鉴别诊断】

根据毒物接触史、临床表现及相应的实验室等辅助检查结果即可诊断。氨基甲酸酯类中毒者如血 ChE 活力降至70%以下为轻度中毒,降至30%以下为重度中毒。目前认为百草枯如摄入量 20mg/kg 为轻度中毒,摄入量在 20~40mg/kg 为中度中毒,摄入量>40mg/kg 为重度中毒。

氨基甲酸酯类杀虫药中毒需要与 OPI 中毒、乙型脑炎、中暑和急性胃肠炎鉴别。特别注意与 OPI 中毒相鉴别,潜伏期短,呕吐物和洗胃液无大蒜臭味,症状轻,恢复快,AChE 恢复较快,尿中有酚类衍生物排出增加是鉴别要点。灭鼠药的百草枯诊断中接触史是鉴别的关键。

【治疗】

1. 氨基甲酸酯类中毒

(1) 清除毒物:生产性中毒者迅速脱离中毒环境,皮肤污染用肥皂水彻底清洗,洗胃用2%碳酸氢钠溶液;导泻可用盐类泻药。

(2) 解毒治疗:应尽早用阿托品类药物,禁用肟类复活药。阿托品使用剂量比 OPI 中毒小,轻度中毒 1~2mg,中度中毒 5mg,肌内注射,不需阿托品化;重度中毒 10mg,静脉注射,可重复注射,并尽快阿托品化。切忌盲目大量投药,谨防阿托品中毒,全部维持用药时间24h左右即可。

(3) 对症治疗:重度中毒患者注意心肺功能监测,保持呼吸道通畅,必要时气管切开,防治肺水肿、脑水肿、支气管痉挛和休克;酌情使用保护肝、肾功能的药和糖皮质激素;抽搐者可选用地西泮,不宜用巴比妥类药;维持水电酸碱平衡,防治感染。

2. 灭鼠药中毒 处理要点见表104-12。

3. 百草枯中毒

(1) 急救处理:首先要迅速清除尚未吸收的毒物。①应立即脱除污染衣物用肥皂水彻底清洗后再用清水洗净。眼部污染用2%~4%碳酸氢钠溶液冲洗15min后再用0.9%氯化钠注射液洗净。②洗胃。百草枯中毒无特效解毒药,所以彻底洗胃和减少毒物的吸收是使患者存活的关键。首先给予白陶土灌服、催吐等治疗;洗胃液内加入白陶土(30%),白陶土能够使百草枯吸收、失活,最好在1h内服用,用4%碳酸氢钠溶液 50~80L 反复洗胃,直至洗出的液体澄清无味。洗胃液的温度在35℃为宜,既避免毒物吸收又避免发生寒战。洗胃时,动作要轻柔,以免加重对胃黏膜的损伤。洗胃过程中,每次注入量以 200~400ml 为宜,若>500ml 会促进胃内容物进入肠道,导致百草枯在肠道内吸收,影响洗胃效果。③洗胃后口服药用炭以吸附剩余毒物,每2~4小时重复服用药用炭。④导泻。洗胃完毕,用25%硫酸镁或20%甘露醇溶液 250ml 重复口服导泻 2~3d,彻底清除毒物,阻止消化道黏膜对毒物的继续吸收,持续到患者的粪便颜色由绿色转变成漂白土色为止。⑤灌肠。用肥皂水500ml灌肠重复数次,直至液体为无色为止。

补液、利尿促进毒物排泄:在保持水电解质平衡的条件下,大剂量静脉补液能够使肾对百草枯的清除处于最佳状态,促进百草枯的排出。入院24h内补充10 000~20 000ml液体,大量补液能够稀释毒物,促使毒物从患者肾内排泄,清除百草枯在体内的残留,同时监测患者尿量,应保持尿量200ml/h,必要时可给予呋塞米20mg静脉推注。通过补液利尿,促进百草枯早期从体内排泄。同时注意出入量的平衡,避免加重心脏负荷,导致心力衰竭和肺水肿。

氧疗:尽量避免使用氧气(氧气能够增强百草枯的毒性);若患者氧分压<40mmHg或出现呼吸窘迫综合征时可以给予低浓度、低流量(3~5L/min)、短时间的氧吸入。发生呼吸衰竭早期应用机械通气,宜采用鼻罩无创通气以减轻患者口腔咽部疼痛,便于口腔护理;严重患者应进行气管切开给予人工辅助通气,实施有创机械通气治疗。一般此期患者出现肺纤维化,即使给予机械通气,仍无法改善患者的血氧饱和度。

(2)抗氧化、自由基类药物:目前在临床上主要是应用维生素C、维生素E和还原性谷胱甘肽。认为至少应用2种不同的抗氧化药物来减轻肺纤维化。近年来研究提示依达拉奉、乌司他丁、氨溴索等药物有较强的抗氧化作用。

(3)糖皮质激素和免疫抑制药:目前临床治疗百草枯中毒多采用大剂量激素及免疫抑制药冲击治疗,甲泼尼松龙和环磷酰胺较常用。甲泼尼松龙能减少巨噬细胞和粒细胞诱导的活性氧族生成,抑制炎症反应。环磷酰胺几乎可抑制所有体液和细胞免疫,降低炎症反应强度。该项治疗效果尚有争议,多采用大剂量糖皮质激素联合应用免疫抑制治疗。

(4)百草枯竞争药和拮抗药:主要是应用百草枯竞争药普萘洛尔和拮抗药维生素$B_1$。

(5)血液灌流联合血液透析:百草枯进入人体吸收后,30min至4h达峰值,故应尽早进行血液灌流+血液透析,中毒后2~10h进行血液灌流+血液透析效果较好,一般行5次血液灌流+血液透析,每次持续5~7h,术后用等量的硫酸鱼精蛋白中和肝素;若出现消化道出血或凝血常规明显异常,可以给予无肝素血液灌流和血液透析。

(6)肺移植:肺移植能从根本上解决百草枯中毒患者肺纤维化的问题。但因移植术中、术后涉及的一些问题,以及肺移植时机的选择、供体肺缺乏、治疗费用昂贵等问题,肺移植术很难广泛开展。

## 第三节　急性一氧化碳中毒

**临床提示**　有一氧化碳接触史+中枢神经系统症状和体征+实验室检查应考虑本病。

生产生活中,含碳物质燃烧不完全,均可产生一氧化碳(carbon monoxide,CO)。吸入过量的CO后可以发生急性一氧化碳中毒(acute carbon monoxide poisoning)。CO是无色、无臭和无味气体,比重0.967。空气中CO浓度达到12.5%时,有爆炸危险。急性一氧化碳中毒是常见的生活中毒和职业中毒,在中国北方冬季为高发季节。

【病因】

1. 生活中毒　在我国北方冬季用煤炉、火炕取暖时,由于烟囱阻塞、倒烟及通风不良等易引起中毒。

2. 职业中毒　工业上在炼钢、炼焦、烧窑或合成氨、甲醇、丙酮等生产过程中,如炉门或窑门关闭不严、煤气道泄漏均可导致中毒(高炉煤气和发生炉含CO 30%~35%;水煤气含CO 30%~40%)。

3. 意外中毒　煤气管道泄露,煤矿瓦斯、火药爆炸,汽车排出尾气都可逸出大量的一氧化碳;失火现场空气中CO浓度高达10%,也可引起现场人员中毒。

【中毒机制】

CO中毒主要引起组织缺氧。CO吸入体内后，85%与血液中红细胞的血红蛋白结合，形成稳定的COHb。CO与血红蛋白的亲和力比氧与血红蛋白的亲和力大240倍，吸入低浓度的CO即可产生大量COHb。COHb不能携带氧，不易解离，比氧合血红蛋白解离慢3 600倍。COHb使血红蛋白氧解离曲线左移，血氧不易释放给组织而造成细胞缺氧。CO与肌球蛋白结合，影响到细胞内氧弥散，损害线粒体的功能。CO抑制细胞色素氧化酶，影响细胞呼吸和氧化过程，阻碍对氧的利用。组织缺氧程度与血液中COHb占Hb的百分比呈比例关系。血液中COHb百分比与空气中CO浓度和接触时间有密切关系。

CO中毒时，脑和心脏最易遭受损害（对缺氧最敏感的器官）。脑内小血管迅速麻痹扩张，脑内ATP无氧情况下耗尽，钠泵运转不灵，$Na^+$蓄积于细胞内而诱发脑细胞内水肿。

【临床表现】

1. 急性中毒　正常人血液中的COHb含量可达5%～10%，中毒的症状与患者健康状况，血液中COHb含量有密切关系。

急性中毒的表现见表104-13。

表104-13　急性CO中毒的表现

| | 轻度中毒 | 中度中毒 | 重度中毒 |
|---|---|---|---|
| 症状 | 头痛、头晕、乏力、恶心、呕吐、站立不稳、短暂性晕厥等 | 除上述症状外，皮肤黏膜呈樱桃色，谵妄、昏迷、瞳孔对光反射迟钝，呼吸、血压、脉搏的变化 | 深昏迷、各种反射消失，并发严重的并发症 |
| COHb的浓度 | 10%～30% | 30%～40% | 高于50% |
| 预后 | 迅速离开现场，吸入新鲜空气症状较快缓解 | 积极治疗可恢复且无明显并发症 | 抢救能存活者可留有神经系统后遗症 |

2. 急性一氧化碳中毒迟发脑病　又称"神经精神后发症"。3%～10%的重度中毒患者，意识障碍恢复后，经过2～60d的"假愈期"发生迟发脑病，可出现下列临床表现。①精神意识障碍，可呈痴呆、谵妄状态或去大脑皮质状态。②锥体外系神经障碍，出现帕金森病。③锥体系神经损害，如偏瘫，病理反射阳性。④大脑皮质局灶性功能障碍，如失语、失明、继发性癫痫。⑤周围神经炎，出现皮肤感觉障碍、色素减退、水肿，球后视神经炎，脑神经麻痹。

【实验室和其他检查】

1. 血液COHb测定　不仅可明确诊断，且助于分型、估计预后。可采用简易测定方法，如加碱法、煮沸法、硫酸铜法、分光镜检查法等。最好中毒8h内取血测定。

2. 脑电图检查　据报道54%～97%的急性一氧化碳中毒患者可以发现异常脑电图，常出现弥漫性低波幅慢波，一般以额部及颞部的θ波及δ波多见，常与临床上的意识障碍有关。

3. 头部CT、MRI检查　脑水肿时可见脑部有病理性密度减低区。

【诊断与鉴别诊断】

1. 诊断　根据CO暴露史、临床表现，结合及时血液COHb测定的结果，可作出急性CO中毒诊断。

2. 鉴别诊断　急性CO中毒应与脑血管意外、催眠药中毒、脑膜炎、糖尿病酮症酸中毒及其他气体（如氰化物）中毒引起的昏迷相鉴别。

患者女性,60岁,冬天煤炉取暖过夜。清晨被家人发现昏迷不醒急送医院。查体见呼吸 30/min,心率 100/min,血压 90/60mmHg,昏迷,口唇呈樱桃红色。既往体健。请分析患者要考虑哪些问题?怎样进行下一步追问和检查?

**关键问题**:本次昏迷起病急缓、发生过程、历时长短、昏迷的演化过程?有无伴恶心、呕吐、呕吐物的形状;有无伴抽搐、头部外伤?昏迷是首次发生,还是反复多次?既往有无高血压,糖尿病,药物服用史?

**追踪路径**:

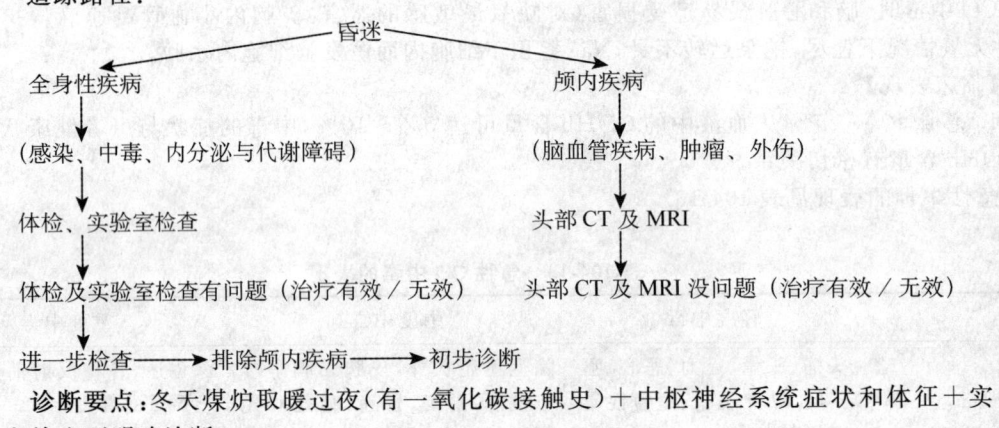

**诊断要点**:冬天煤炉取暖过夜(有一氧化碳接触史)+中枢神经系统症状和体征+实验室检查可明确诊断。

【治疗】

1. **现场急救** ①立即打开门窗,流通空气,或迅速将患者转移到空气新鲜处。②卧床休息,保暖,保持呼吸道通畅,避免活动后加重心、肺负担及增加氧的消耗量。③有自主呼吸,充分给予氧气吸入。④神志不清的中毒必须在最短的时间内,检查患者呼吸、脉搏、血压情况,根据这些情况进行紧急处理。⑤呼吸心搏停止,立即进行人工呼吸和心脏按压。⑥启动 120 急救服务系统。

2. **纠正缺氧** ①病情稳定后,尽快送到医院进一步检查治疗。②及时有效给氧是急性一氧化碳中毒最重要的治疗措施,吸氧尽可能>3L/min,有中毒症状的患者直到症状完全消失。③争取尽早进行高压氧舱治疗,减少后遗症。即使是轻度、中度,也应进行高压氧舱治疗。

3. **防治脑水肿** ①患者发生昏迷提示有脑水肿的可能性,对于昏迷时间较长、瞳孔缩小、四肢强直性抽搐或病理反射阳性的患者,提示已存在脑水肿,应尽快应用脱水药。②临床上常用 20% 甘露醇 125~250ml 快速静脉滴注,脑水肿程度较轻的患者选择 125ml,15min 内滴入,8h 1 次;脑水肿程度较重的患者选用 250ml,30min 内滴入,8h 1 次或 6h 1 次。

4. **人工冬眠及降温治疗** 对于高热昏迷患者可以进行人工冬眠及降温治疗。

5. **促进脑细胞代谢** 适当补充脑细胞代谢需要的药物,能量合剂[维生素 C、三磷腺苷(ATP)、辅酶 A、细胞色素 C]、胞磷胆碱、吡拉西坦(脑复康)、醒脑静、脑活素等。

6. **防治并发症** 昏迷期间应加强护理,保持呼吸道通畅,防治肺部感染、压疮,加强对症支持疗法。

【预后及预防】

轻度中毒可完全恢复,中度中毒患者积极治疗不留后遗症,昏迷时间过长者可有精神神经后遗症,预后不佳,少数可留有永久性症状。加强 CO 中毒宣传;安全生产(特制的防毒面具);测定工厂空气中 CO 浓度,我国规定车间空气中 CO 最高容许浓度为 $30mg/m^3$。

## 第四节 有机溶剂中毒

有机溶剂是指难溶于水的染料、油脂、树脂、蜡、烃类等有机化合物。这类化合物种类繁多、用途广,常用于清洗、除污、稀释和提取等过程。目前在工业及科学研究领域广泛应用的有近500种,按其化学组成可分为:芳香烃类(苯类);脂肪开链烃类(戊烷、汽油、煤油等);脂肪族环烃类(环乙烷等);卤代烃类(氯仿、氯乙烷、氯苯、四氯化碳等);醇类(甲醇、乙醇、异丁醇等);醚类(乙醚、四氢呋喃等);酯类(甲酸甲酯、乙酸甲苯酯等);酮类(丙酮、丁酮、环乙酮等);二醇类(乙二醇、乙二醇单乙醚等);其他(二硫化碳、硝基丙烷、吡啶、二甲基甲酰胺等)。

【理化特性】

常温、常压下为液体,挥发性强,具有各自的独特气味;多易燃、易爆;脂溶性强,不溶或微溶于水;共同毒性有刺激作用、麻醉作用;特殊毒性有神经毒性、肝肾毒性、造血毒性。

【中毒机制】

有机溶剂中毒机制,按其不同溶剂而异,下面主要阐述最常见的苯与苯胺的中毒机制。

1. 苯中毒机制　多数认为与苯的代谢产物酚类有关。苯具有较强的亲脂性,多聚集于细胞膜内,使膜的双层结构肿胀,影响膜和膜上蛋白的功能,干扰膜的脂质和磷脂代谢,抑制细胞膜的氧化还原功能,最终导致中枢神经麻醉。苯的代谢产物以骨髓基质为靶部位,抑制它生成造血干细胞,干扰细胞增殖和分化的调节因子,致使造血细胞再生障碍,阻断造血干细胞分化过程而引起白血病。苯的代谢产物酚类化合物,可直接毒害造血细胞,也可通过疏基作用使谷胱甘肽和维生素C代谢障碍。

2. 苯胺中毒机制　苯胺的作用机制主要是在血液中使血红蛋白中的二价铁氧化为三价铁,形成高铁血红蛋白,使其失去携氧能力,且阻碍血红蛋白释放氧,造成组织缺氧。苯胺还直接作用于珠蛋白分子中的疏基,使红细胞内的珠蛋白变性,在红细胞内形成海因小体,导致红细胞的结构与功能出现缺陷,容易发生溶血性反应。此外,苯胺中毒后,对肝、肾和皮肤均有严重损害,导致肝细胞坏死、肝功能损害,继发性肾损害及肾衰竭。

【中毒表现】

苯胺可经呼吸道、消化道、皮肤吸收,皮肤吸收是引起中毒的主要原因。不同有机溶剂有其不同的中毒表现。

1. 神经系统　苯及苯胺等大多数有机溶剂中毒,均可出现不同程度的神经系统损害的表现。

(1) 急性中毒:轻者头晕、头痛、眩晕、兴奋或酩酊状态;重者剧烈头痛、呕吐、血压升高、心率慢、行为紊乱、躁动、幻觉、妄想、谵妄、精神异常、抽搐、昏迷甚至死亡。

(2) 慢性中毒:①神经衰弱综合征。头痛、头晕、失眠、多梦、厌食、乏力等。②脑神经损害。甲醇毒害视神经可导致双目失明;三氯乙烯毒害三叉神经,也可导致前庭神经麻痹、听力障碍。③中毒性脑病。反应迟钝、意识障碍、震颤、行动困难、生活不能自理或发生中毒性精神病。④小脑症候群。慢性酒精中毒损害小脑功能,出现步态不稳,行为失常,意向性肌颤等。⑤周围神经病。有些有机溶剂可损害周围神经系统。a. 慢性二硫化碳、正乙烷及甲基正丁基酮中毒损伤周围神经系统可致手足麻木、感觉过敏,不能握重物,肌无力,肌萎缩以至运动神经传导速度减慢等;b. 三氯乙烯中毒发生周围神经病时,可伴有毛发粗硬和水肿、糖耐量降低。

2. 呼吸道损害　很多有机溶剂蒸气具有刺激性,大量接触可导致呛咳或流泪。

(1) 吸入酮类或卤代烷类及酯类可引起化学性肺炎、肺水肿。

(2) 误吸入汽油、煤油等可致吸入性化学性肺炎,甚至肺水肿及渗出性胸膜炎。

3. 消化道损害　经口服有机溶剂中毒者均有明显的恶心、呕吐等胃肠症状。卤代烃类、乙醇、二甲基甲酰胺等中毒后主要对肝产生毒性,可引起肝细胞变性、坏死,中毒性肝炎、脂肪肝及肝硬化。

4. 肾损害

(1) 酚、醇、卤代烃类等中毒后皆可导致急性肾小管坏死、肾小球损害，严重者可发生急性肾衰竭，以非少尿型肾衰竭较多见。

(2) 四氯化碳、二硫化碳、甲苯、汽油等中毒后可致慢性中毒性肾病。

(3) 烃化物如汽油等吸入中毒后可导致肺出血-肾炎综合征（Goodpasture syndrome）。

5. 造血功能损害　长期接触苯可引起白细胞减少症、再生障碍性贫血，慢性苯中毒可致白血病。三硝基甲苯可致高铁血红蛋白血症、溶血和再生障碍性贫血。

6. 心血管损害　苯、汽油、三氯乙烯、二氯乙烷、四氯化碳和二硫化碳中毒后可引起急性或慢性心肌损害，出现各种类型心律失常。长期接触二硫化碳、乙醇可致动脉粥样硬化。

7. 生殖功能损害　苯、二硫化碳、汽油等中毒可致生殖功能损害。女性表现为月经紊乱、性欲减退，受孕力改变，甚至胎儿畸形。男性表现为性欲降低、阳痿、精子异常（精子缺乏或异常精子增多）。

8. 皮肤损害　皮肤直接接触有机溶剂后可发生急、慢性接触性皮炎。①有机溶剂急性皮肤损害，表现为丘疹、红斑、水肿、水疱、糜烂、溃疡等；②有机溶剂慢性皮肤损害，表现为角化过度、脱屑、皲裂；③长期接触石油易导致暴露部位皮肤色素沉着。

9. 有机溶剂复合损害　当机体受到2种以上有机溶剂的毒害时，联合作用毒性可相加或相减。①乙醇可抑制甲醇在肝内的代谢，减少甲醇的毒性作用，可作为抢救急性甲醇中毒的解毒药；②乙醇及其他醇类可增加四氯化碳的毒性，加重肝、肾损害的程度。

【中毒诊断与治疗】

有机溶剂中毒的诊断与治疗，不是单纯中毒的临床医学问题而是政策性很强的工作，故应根据《职业性急性化学物中毒诊断国家标准》执行。

## 第五节　镇静催眠药中毒

镇静催眠药对中枢神经系统有广泛的抑制作用，产生镇静、催眠和抗惊厥等效应。小剂量时，产生镇静作用，使患者安静，减轻或消除激动、焦虑不安等；中等剂量时，引起近似生理性睡眠；大剂量时则产生抗惊厥等作用。本类药物长期使用，几乎都可产生耐药性和依赖性，突然停药可产生戒断症状，故须避免长期使用。

【病因与药物分类】

镇静催眠药临床上常用于失眠、癫痫、烦躁、抑郁、惊厥等病人。药物保管不善、用药剂量过大、谋害、误服及长期服用催眠药的病人，均可引起急、慢性中毒。镇静催眠药分类如下。

1. 苯二氮䓬类　常用的有20余种，兼有镇静与抗焦虑作用。呼吸抑制作用小，不影响肝酶活性，大剂量也不引起麻醉作用，长期应用耐受性和成瘾作用轻。据清除半衰期分为：①短效类：$t_{1/2}$＜6h，咪达唑仑、三唑仑和溴替唑仑。②中效类：$t_{1/2}$ 6～30h，阿普唑仑、劳拉西泮、奥沙西泮、溴西泮、氟硝西泮（氟硝基安定）和艾司唑仑。③长效类：$t_{1/2}$≥30h，氯氮䓬、甲氨二氮䓬、氯硝西泮、地西泮、氟西泮、夸西泮、氯巴占、哈拉西泮和普拉西泮。

2. 巴比妥类　1950年以前常用的镇静催眠药，近25年来逐渐被苯二氮䓬类替代。目前主要用作静脉麻醉药、抗惊厥药和脑复苏治疗。巴比妥类随剂量增加，相继出现镇静催眠、抗惊厥和麻醉作用。根据药物作用时间分为以下几类：①超短效类，如甲己炔巴比妥、硫戊巴比妥和硫喷妥；②短效类，口服起效时间10～15min，作用3～4h，如司可巴比妥、戊巴比妥和他布比妥；③中效类，口服45～60min起效，持续6～8h，如异戊巴比妥、布他比妥、阿普比妥和仲丁比妥；④长效类，口服1h起效，持续10～12h，如巴比妥、苯巴比妥、甲苯巴比妥和扑米酮（扑痫酮）。

3. 非巴比妥非苯二氮䓬类　20世纪50～60年代常用的镇静催眠药，随后发现其药理作用并不优于巴比妥类和苯二氮䓬类，且药物动力学不易预测，过量或中毒后毒性反应大，逐渐被苯二氮䓬类取代。常用的非巴比妥非苯二氮䓬类药物有水合氯醛、格鲁米特、甲丙氨酯(眠尔通)、甲喹酮和乙氯维诺等。

【发病机制】

1. 药物代谢　镇静催眠药均为脂溶性,易通过血-脑屏障,作用于中枢神经系统;其吸收、分布、蛋白结合、代谢、排出过程以及起效时间和作用时间都与药物脂溶性强弱有关。脂溶性强者易通过血-脑屏障,起效快,药效短。多数镇静催眠药及其代谢产物可通过胎盘屏障,也可由乳汁排泄。

2. 发病机制　镇静催眠药主要通过刺激 γ-氨基丁酸(GABA)产生中枢抑制作用。

(1)苯二氮䓬类:中枢神经系统内苯二氮䓬类受体分布于脑皮质、边缘系统、中脑、脑干和脊髓。苯二氮䓬类与中枢神经系统特异性受体结合发挥作用。GABA 是中枢神经系统一种抑制性神经递质。苯二氮䓬类与特异性受体结合可加强 GABA 与 GABA 受体结合的亲和力,使与 GABA 受体偶联的氯离子通道开放,促进氯离子内流和细胞膜超极化,引起 GABA 介导的抑制作用。

(2)巴比妥类:巴比妥类对 GABA 作用与苯二氮䓬类相似,但由于两者在中枢神经系统的分布不同,作用也有所不同。苯二氮䓬主要选择性作用于边缘系统,影响情绪和记忆力,巴比妥类分布广泛,但主要作用于网状结构上行激活系统而引起意识障碍。巴比妥类对中枢神经系统的抑制有剂量-效应关系,剂量的增加,由镇静、催眠到麻醉,以至延脑中枢麻痹。

(3)非巴比妥非苯二氮䓬类:对中枢神经系统有与巴比妥类相似的作用。

3. 耐受性、依赖性和戒断综合征　各种镇静催眠药均可产生耐受性、依赖性和戒断综合征。长期服用苯二氮䓬类可使苯二氮䓬受体减少(下调),而发生耐受。长期服用苯二氮䓬类突然停药时,发生苯二氮䓬受体密度上调而可出现戒断综合征。其特点是出现与药理相反的症状,如停用巴比妥类出现躁动和癫痫样发作;停用苯二氮䓬类出现焦虑和睡眠障碍。镇静催眠药间可有交叉耐受,致死量不因产生耐受性而有所改变。

【临床表现】

1. 急性中毒

(1)苯二氮䓬类中毒:中枢神经系统抑制较轻,无锥体外系和自主神经症状。主要症状是嗜睡、头晕、意识模糊、言语含糊不清,共济失调。如未合并其他镇静催眠药中毒,很少出现长时间深度昏迷和呼吸抑制等。如果出现,应考虑同时服用了其他镇静催眠药或酒等。

(2)巴比妥类中毒:中毒症状与剂量呈正相关:轻度中毒时出现嗜睡、注意力不集中、记忆力减退、情绪不稳定、共济失调、发音含糊不清、眼球震颤和步态不稳。重度中毒时中枢神经系统抑制进行性加重,昏迷程度加深,可发生低血压或休克。长期昏迷患者可并发肺炎、肺水肿、脑水肿和肾衰竭而危及生命。存活者可出现黄疸或肝损害。

(3)非巴比妥非苯二氮䓬类中毒,其症状虽与巴比妥类中毒相似,但各有其特点。①水合氯醛中毒,对心、肝、肾损害较大;②格鲁米特中毒,意识障碍有周期性波动,有抗胆碱能神经症状,如瞳孔散大、口干、便秘等;③甲喹酮中毒,可有明显的呼吸抑制,出现锥体束征(如肌张力增强、腱反射亢进和抽搐等);④甲丙氨酯中毒,常有面色潮红、瞳孔散大、血压下降。

2. 慢性中毒

(1)意识障碍和轻躁狂状态:出现一时性躁动不安或意识朦胧状态。言语兴奋、欣快、易疲乏,伴有震颤、咬字不清和步态不稳等。

(2)智能障碍:记忆力、计算力和理解力均有明显下降,工作学习能力减退。

(3)人格变化:患者丧失进取心,对家庭和社会失去责任感。

3. 戒断综合征　患者长期服用大剂量镇静催眠药过程中突然停药或迅速减少药量,可发生戒断综合征。主要表现为自主神经兴奋性增高和轻、重度神经精神症状。①轻症:最后一次服药后 1d 或数日内出现焦虑、易激动、头痛、失眠、无力、厌食和震颤。2～3d 后达到高峰,可有恶心、呕吐、肌肉痉挛。②重症:患者用药时间超过 1 个月,药量为治疗量 5 倍以上时突然停药,1～2d 或 7～8d 可出现癫痫样发作、幻觉、谵妄、高热、定向力丧失等严重症状。

【实验室和其他检查】

1. 药物浓度测定。血液、尿液、胃液定性及定量测定,对诊断有参考意义。血、尿或分泌物中药物浓度与病情严重程度和预后无关。

2. 血液生化检查。严重中毒患者应行血糖、肝肾功能和电解质等检查及心电监护,可判断机体损害程度。

3. 动脉血气分析、血氧饱和度监测,可以了解呼吸抑制程度。

4. 腹部立位X线平片。摄入水合氯醛后,立位腹部X线平片可呈现高密度影。

【诊断与鉴别诊断】

1. 诊断 镇静安眠药急性中毒的早期发现、诊断及治疗对预后有极其重要的意义。根据病人服药史、临床表现和对体液(血、尿、胃液等)中化学物质的鉴定诊断。

2. 鉴别诊断 镇静催眠药中毒应与脑血管意外、癫痫、糖尿病酮症酸中毒昏迷、高渗高血糖状态、尿毒症昏迷、癔症等疾病相鉴别。

【治疗】

治疗原则:清除毒物,密切监护,及时应用特效解毒药,维持重要器官的基本生理功能,通过多种途径将药物全部代谢和排出体外。

1. 清除毒物 ①洗胃。②吸附、导泻。药用炭能有效吸附消化道内镇静催眠药,同时可注入50%硫酸钠溶液导泻。③补液、强化利尿、碱化尿液。强化利尿应在补液而容量恢复后进行。巴比妥类为弱酸性物质,碱化尿液可促使长效巴比妥类离子化,减少肾小管重吸收,促使肾药物排泄。④血液净化治疗。血液透析、血液灌流能明显降低苯巴比妥半衰期、缩短昏迷时间和改善心血管功能。长效巴比妥类中毒者血液透析效果好,对苯二氮䓬类中毒无效。

2. 特效解毒疗法 巴比妥类、非巴比妥非苯二氮䓬类无特效解毒药。氟马西尼(flumazenil)是相对特异的苯二氮䓬类受体竞争性拮抗药,能通过竞争抑制苯二氮䓬类受体而阻断苯二氮䓬类药物的中枢神经系统作用,对苯二氮䓬类中毒昏迷者有效。剂量为0.2mg静脉注射30s以上,需要时重复注射,总量可达2mg。此药禁用于三环类抗抑郁药中毒、对苯二氮䓬类已有躯体性依赖和为控制癫痫而用苯二氮䓬类药物的患者、颅内压升高的患者。

3. 维持昏迷患者的重要脏器功能 ①保持气道通畅:深昏迷患者应予气管插管或气管切开,必要时给予机械通气,以保证吸入足够的氧和排出二氧化碳。②维持呼吸中枢兴奋:对于深度昏迷或有呼吸抑制表现者,可适量使用中枢兴奋药。③维持血压:急性中毒出现低血压多由于血管扩张所致,应输液补充血容量,如无效,可考虑给予血管活性药物。④促进意识恢复:用纳洛酮促醒有一定疗效,每次0.4~0.8mg静脉注射,可根据病情间隔15~30min重复1次。⑤支持、对症治疗及并发症治疗:维持水电解质平衡,纠正酸中毒,心律失常,防治肺部感染、肺水肿、脑水肿、急性肾衰竭等。

【预后与预防】

轻度中毒无须治疗即可恢复。中度中毒经精心护理和适当治疗,在1~2d可恢复。吞服大量或复合毒物自杀者预后不良。重度中毒病死率高,苯二氮䓬类中毒罕见死亡者。严加控制镇静催眠药的处方、使用和保管,要防止药物的依赖性。长期大量服用催眠药的人,包括长期服用苯巴比妥的癫痫患者,不能突然停药,应逐渐减量后停药,预防戒断综合征。

## 第六节 急性毒品中毒

毒品(narcotics)是指国家规定管制的能使人成瘾的麻醉(镇痛)药品和精神药品,具有成瘾性、危害性和非法性。短时间内误用、滥用或故意使用大量毒品超过个体耐受量产生相应症状时称为急性毒品中毒(acute narcotics intoxication)。世界上的毒品数量已达600余种,我国规定管制的毒品为237种(截止1996年1月)。有一些物质如烟草、吸入剂、乙醇(酒精)虽然能够致瘾,也被WHO列为毒品,但是由于多种原因,我国没有将它们列入管制范畴。

【毒品分类】

1. 根据药物学原理,可分为麻醉药品和精神药品 2 类。

(1)麻醉药品:主要有阿片类,包括天然来源的阿片以及其中所含的有效成分,如吗啡、可待因,也包括半合成或人工合成的化合物,如海洛因、哌替啶(杜冷丁)、美沙酮、芬太尼及盐酸二氢埃托啡等;古柯类包括可卡因、古柯叶和古柯糊;大麻类包括大麻叶、大麻脂、大麻成品。

(2)精神药品:主要有镇静催眠药和抗焦虑药,如巴比妥类、苯二氮䓬类;中枢兴奋药,如苯丙胺、亚甲二氧基甲基苯丙胺(MDMA);致幻药,如麦角酰二乙胺、北美仙人球碱、苯环己哌啶(PCP);其他如烟草、乙醇(酒精)、挥发性有机溶剂等。

2. 根据毒品的来源,可分为天然原生植物类、半合成类和合成类 3 种。

3. 根据毒品对人体的作用,可分为镇静药、兴奋药和致幻药 3 类(表 104-14)。

表 104-14 毒品分类

| 来 源 | 作用效应及相关毒品 | | |
|---|---|---|---|
| | 镇静类 | 兴奋药 | 致幻药 |
| 天然毒品 | 罂粟、阿片 | 吗啡 | 古柯叶 | 仙人球毒碱 |
| | 海洛因 | 可待因 | 可卡因 | 墨西哥致幻毒碱 |
| | 蒂巴因 | 大麻(小量) | 大麻(大量) | 大麻 |
| 合成毒品 | 美沙酮 | 哌替啶 | 苯丙胺 | 麦角酸二乙酰胺 |
| | 芬太尼 | 喷他佐辛 | 甲基苯丙胺 | 苯环己哌啶 |
| | 苯巴比妥 | 地西泮 | 哌甲酯 | 二甲色胺 |

【中毒原因】

绝大多数毒品中毒为滥用引起,大多数为青少年。滥用方式主要包括烟吸、烫吸、鼻嗅、口服、注射。有时误食、误用、故意大量使用、用药过量和频繁用药等也可中毒。严重肝、肾、肺部疾病,胃排空延迟,严重甲状腺或肾上腺皮质功能减低,体质衰弱,阿片类与乙醇(酒精)或镇静催眠药同时服用等情况更易发生中毒。

【中毒机制】

1. 麻醉药

(1)阿片类药:毒品进入人体后作用时间取决于人体途径、肝代谢速度。口服 1～2h,鼻腔黏膜吸入 10～15min,肌内注射 30min,静脉注射 10min。皮下注射约 90min 发生作用。代谢后大部分以无活性代谢物由尿中排出,小部分以原形经尿和通过胆汁排出。脂溶性阿片类药(如海洛因、丙氧芬、芬太尼和丁丙诺啡)进入血液后很快分布于脂肪(包括胎盘)组织,非脂溶性阿片类药物不能储存于体内。海洛因脂溶性较吗啡强,易通过血-脑屏障,在脑内分解为吗啡;哌替啶活性代谢产物去甲哌替啶,神经毒性强,易致抽搐。

中枢神经内阿片受体主要有 μ(μ1、μ2)、κ 和 δ 三类,介导阿片类药的药理效应。阿片类药分为阿片受体激动药和部分激动药。前者主要激动 μ 受体,包括吗啡、哌替啶、美沙酮、芬太尼、可待因等,产生镇静、镇痛、麻醉、催眠、止吐、止泻、致幻或欣快等作用;后者主要激动 κ 受体,包括喷他佐辛、丁丙诺啡和布托啡诺等,对 μ 受体有不同程度拮抗作用。长期应用阿片类药易产生药物依赖性。药物依赖性或戒断综合征可能是摄入的阿片类药与阿片受体结合后抑制内源性阿片样物质(内啡肽)的生成,停用后,内啡肽不能很快生成补充出现成瘾或戒断现象。

成年人干阿片口服致死量为 2～5g;吗啡肌内注射中毒剂量为 60mg,致死量为 250～300mg。可待因中毒剂量为200mg,致死量为800mg。海洛因中毒剂量为50~100mg,致死量为750~1 200mg;哌替啶致死剂量为1.0g。

(2)可卡因:容易通过血-脑屏障,有明显的中枢兴奋和拟交感神经作用。成瘾性较吗啡和海洛因小,断药后可出现戒断综合征。急性中毒剂量为20mg,致死量为1 200mg,有较大个体差异。致死原因为呼吸抑制和心脏停搏。

(3)大麻:中毒机制尚不清楚,长期应用可产生精神依赖性。急性中毒时产生神经、精神、呼吸和循环系统损害等,与乙醇(酒精)作用类似。

2. 精神药

(1)苯丙胺类:苯丙胺类药包括苯丙胺、麻黄碱、甲基苯丙胺(冰毒)、芬氟拉明和安菲拉酮等,分子量小,容易透过血-脑屏障,能减少抑制性神经递质5-羟色胺(5-HT)的含量,促进儿茶酚胺类神经末梢释放去甲肾上腺素和多巴胺,出现兴奋和欣快感。苯丙胺口服吸收迅速,于1~2h达血药浓度,致死量为20~25mg/kg;甲基苯丙胺静脉注射2~10mg即可发生急性中毒,吸毒者静脉注射30~50mg及耐药者静脉注射1 000mg以上可致中毒。

(2)氯胺酮:为新的非巴比妥类静脉麻醉药,大部分在肝内代谢转化为去甲氯胺酮和脱氢去甲氯胺酮,大部分代谢物和小量原形经肾排泄。氯胺酮为中枢兴奋性氨基酸递质甲基-天门冬氨酸受体阻滞药,尚有拮抗 $\mu$ 受体和激动 $\kappa$ 受体作用;对脑干和边缘系统有兴奋作用,能使意识与感觉分离;尚可阻断痛觉冲动向背侧丘脑-新皮质传导,产生镇痛作用;可兴奋交感神经,快速大剂量使用时抑制呼吸。

【临床表现】

1. 麻醉药

(1)阿片类中毒:吗啡中毒的特征性表现为昏迷、瞳孔缩小或针尖样缩小和呼吸抑制"三联征",并伴有发绀、血压下降;哌替啶中毒时除血压降低、昏迷和呼吸抑制外,还可出现心动过速、瞳孔扩大、抽搐和谵妄等;海洛因中毒时除表现为吗啡中毒的"三联征"外,并伴有呼吸浅快、严重心律失常和非心源性肺水肿,病死率很高。芬太尼等中毒表现为呼吸抑制、胸壁肌强直、心动过缓和血压轻度下降;美沙酮中毒还可出现失明、下肢瘫痪等。

(2)可卡因中毒:急性重症中毒时体温和血压升高、胸痛、呼吸急促、心律失常、心肌梗死、肢体震颤、肌肉抽搐、癫痫大发作、脑血管意外等。

(3)大麻中毒:精神和行为异常、惊恐、躁动不安、意识障碍或昏迷;有些表现为短暂抑郁状态,悲观绝望,自杀心理。

2. 精神药

(1)苯丙胺类中毒:①精神或行为的异常,如欣快,焦虑,紧张,出汗,呕吐,刻板动作。②血压升高,心律失常,高热,惊厥,抽搐,循环衰竭或肝、肾衰竭,甚至死亡。

(2)氯胺酮中毒:表现神经精神症状,如血压升高、心率加快、头晕、恶心、呕吐,精神错乱、语言含糊不清、幻觉、高热及谵妄、肌颤和木僵等,严重者发生窒息、呼吸抑制而死亡。

【实验室检查】

1. 毒物检测  口服中毒时胃内容物、尿液、血液等毒物定性检测,有条件时测定血药浓度协助诊断。

2. 其他检查  动脉血气分析、血糖、电解质和肝、肾功能检查等。

【诊断与鉴别诊断】

通常根据滥用毒品史,相关临床表现,血、尿液、代谢物毒性检测及诊断性治疗判断。此外,阿片类中毒应与镇静催眠药、一氧化碳、酚噻嗪、OPI、可乐定中毒或脑桥出血鉴别。

【治疗】

1. 保持呼吸道通畅  吸氧,监测呼吸频率、血氧饱和度。必要时行气管插管或气管切开,人工通气。联合或交替使用呼吸兴奋药如尼可刹米、洛贝林(山梗菜碱)、二甲弗林(回苏灵)。非心源性肺水肿者给予吸氧、血管扩张药和襻利尿药,禁用氨茶碱。

2. 建立静脉通道　监测血中 CPK 及电解质浓度。昏迷病人或有呼吸道症状的病人需行胸部 X 线检查。注意有无骨骼肌溶解及肾功能衰竭,并作相应处理。

3. 清除毒物　如皮下注射过量,应尽早用橡皮带或布带扎紧注射部位的上方,同时冷敷注射部位,延缓毒物吸收。结扎部位应每 20～30min 间歇放松 1～2min,不能连续结扎。口服者尽快洗胃、导泻,因吗啡引起胃排空延迟,肠蠕动减慢,故口服者不论摄药时间长短均进行洗胃。洗胃后胃管注入 50% 硫酸钠溶液 60ml(或 15～30g),直肠灌入药用炭混悬液。

4. 特效解毒药

(1)纳洛酮(naloxone):为阿片受体完全拮抗药。可静脉、肌肉、皮下或气管内给药。阿片类中毒伴呼吸衰竭者,立即静注纳洛酮 2mg;非成瘾中毒者 2～3min 重复应用,阿片成瘾中毒者 3～10min 重复,总剂量达可达 20mg。无效时,应注意合并非阿片类或其他毒品中毒、头部外伤、颅内病变和严重缺氧性脑损害。长半衰期阿片类(如美沙酮)或强效阿片类(如芬太尼)中毒时,宜增加静脉用量。纳洛酮对芬太尼中毒所致的肌肉强直有效,但对哌替啶中毒引起的癫痫发作、惊厥和海洛因、美沙酮中毒引起的非心源性肺水肿无效。

(2)纳美芬(nalmefene):给药途径多,作用时间长,不良反应少,治疗吗啡中毒优于纳洛酮,尚可用于乙醇中毒。0.1～0.5mg 静脉注射,2～3min 逐渐增剂量,最大剂量可达 1 次 1.6mg。

(3)左洛啡烷(levallorphan):为阿片拮抗药,逆转阿片中毒引起的呼吸抑制,但是不能逆转乙醇中毒的呼吸抑制,反而可加重病情。首次 1～2mg 静脉注射,继而 5～15min 注射 0.5mg,连用 1～2 次。

【预防】

要严格对麻醉镇痛药和精神药品加强管理,严格掌握适应证、用药剂量和持续时间,避免滥用和误用,药品有专人负责保管。肝、肾或肺功能障碍患者,甲状腺功能减退,哺乳期妇女禁用;年老体弱或危重症病人减量使用。用于治疗药时,勿与有呼吸抑制作用的药物合用,在吗啡急性中毒时,切忌用。

# 第七节　急性乙醇中毒

乙醇(ethanol,$C_2H_5OH$)又名酒精,是无色、易挥发、易燃的液体,具有芳香气味,能溶于水。各种酒类的乙醇含量各不相同,由谷类或水果发酵制成的酒类乙醇浓度较低,如啤酒为 9%～11%,黄酒为 15%～17%,葡萄酒为 10%～25%;而由蒸馏形成的烈性酒,其浓度较高,如白酒、威士忌可达 40%～60%。急性乙醇中毒(acute ethanol poisoning)是由一次饮入过量乙醇或酒类饮料而引起的中枢神经系统由兴奋转为抑制的状态。我国乙醇(酒精)中毒的发病率比西方国家为低,但近年来其发病率似有增高趋势,应予重视。

【病因】

乙醇存在于所有含酒类的饮料中,由谷类、蔬菜、水果中的糖经酵母菌发酵而产生,除引起中枢神经抑制外,还可影响糖代谢,抑制糖原异生,并使肝糖原明显下降,导致低血糖。乙醇中毒神经系统损害的发生率几乎 100%。乙醇对成年人的中毒量由于个体差异很大,大多数成年人致死量为纯乙醇 250～500ml。

【发病机制】

1. 乙醇的代谢　乙醇因其脂溶性,可快速有效地从胃肠道吸收,摄入的乙醇 80% 由小肠上段吸收。饮酒后 5min,在人体的血液中即可检测出乙醇的含量。乙醇进入人体后有 90% 左右在肝内代谢、分解,其余一小部分以原型经肾和呼吸道排出。乙醇的代谢过程很慢,以一个体重为 70kg 的人为例计算,其每小时乙醇的氧化量只有 15ml。肝功能不全还会影响乙醇的代谢速度。

2. 中毒机制

(1) 中枢神经系统抑制作用：乙醇具有脂溶性，进入体内通过对细胞膜作用抑制神经细胞活性，是中枢神经抑制剂，作呕反射丧失，易引起误吸。血乙醇浓度升高时，作用于小脑，引起共济失调。血乙醇浓度达 2 000～3 000mg/L 时作用于网状结构，出现昏睡或昏迷；血乙醇浓度达 3 000～4 000mg/L 时抑制延髓中枢，引起呼吸、循环衰竭或死亡。乙醇代谢物乙醛能升高中枢神经的腺苷水平，产生与苯二氮䓬类和巴比妥类相似的作用，即增强 GABA 介导的氯离子内流。因此，乙醇与苯二氮䓬类和巴比妥类有交叉耐受作用。小剂量乙醇表现兴奋作用，可能与乙醇抑制 GABA 作用有关。乙醇代谢物乙醛可引起神经兴奋和行为改变。血乙醛浓度升高尚可引起肝、脑和其他组织器官损伤。

(2) 代谢异常：血乙醇浓度过高时，NADH：NAD 比值增加，影响依赖 NAD 的代谢反应，如糖原异生作用障碍出现严重低血糖，血乳酸增高和酮体蓄积，发生代谢性酸中毒。

【临床表现】

乙醇最常用于酒类饮料，临床表现与患者饮酒量、血乙醇浓度和耐受性有关。急性乙醇中毒的不同阶段及表现（表 104-15）。

表 104-15  急性乙醇中毒的不同阶段及表现

| 阶段 | 血乙醇浓度（%Wt/vol） | 临床表现 |
| --- | --- | --- |
| 清醒期 | 0.01～0.05 | 行为基本正常 |
| 欣快期 | 0.03～0.12 | 轻度精神愉快、好交际、健谈、自信增强、反射下降，注意力、判断力、自控力下降 |
| 兴奋期 | 0.09～0.25 | 情绪不稳、反射减低、重要的判断力丧失、记忆与理解力减退，感觉反射下降，反应时间延长，部分肌肉不协调 |
| 意识模糊期 | 0.18～0.30 | 定向力障碍、精神错乱、头晕、情感夸大状态（恐惧、愤怒、悲痛等），感觉失调（复视等），对颜色、形态、运动、大小的知觉失调，痛觉减退，平衡及肌肉运动失调，步态蹒跚、言语含糊 |
| 木僵期 | 0.27～0.40 | 情感淡漠、全身乏力、接近瘫痪、对刺激反应显著降低、肌肉明显不协调、不能站立行走、呕吐、尿便失禁，清醒程度下降，睡眠时呈木僵状态 |
| 昏迷期 | 0.35～0.50 | 意识完全丧失、昏迷，感觉丧失，反射抑制或消失，体温低于正常，尿便失禁，呼吸循环抑制，可能死亡 |
| 死亡 | >0.45 | 死于呼吸麻痹 |

【实验室和其他检查】

1. 血乙醇浓度测定  乙醇浓度与中毒程度无明显相关性。无乙醇成瘾者，血乙醇浓度 4 000～5 000mg/L 可抑制呼吸致死；嗜酒者，血乙醇浓度 4 000mg/L 仅有轻度中毒。

2. 血液生化检查  急性中毒可出现低血糖、低钾、低镁、低钙血症和肝功能异常。

3. 动脉血气析  急性中毒者表现不同程度代谢性酸中毒。

4. 心电图检查  乙醇中毒性心肌病可见心律失常和心肌损害。

【诊断与鉴别诊断】

1. 诊断  根据饮酒史、呼气酒味、不同程度神志障碍和血乙醇浓度的测定可作出诊断。

2. 鉴别诊断  急性乙醇中毒应与伴有意识障碍或昏迷的其他疾病鉴别，如镇静催眠药、一氧化碳中毒、低血糖、肝性脑病、中枢神经系统感染、脑血管意外和颅脑外伤等。

【治疗】

轻者无需特殊处理,有共济失调者严格限制活动,以免发生外伤。昏迷者应迅速治疗,大多数病人在数小时内缓解。

1. 维持呼吸功能　保证气道通畅、供氧,必要时行气管内插管或机械通气辅助呼吸。
2. 维持循环功能　监测血压、心律(率)和心功能状态,静脉输注5％葡萄糖生理盐水。
3. 洗胃或导泻　清醒者迅速催吐。神志障碍或昏睡者,进行气管内插管后洗胃,由于摄入乙醇后很快吸收,洗胃和导泻效果不佳。同时服用其他毒物时,予药用炭吸附或导泻。
4. 纳洛酮　能使血乙醇浓度明显下降,逆转急性乙醇中毒对中枢的抑制作用,可作为非特异性的催醒药。此外,纳洛酮还可能有减少氧自由基介导的脂质过氧化反应和肝NAD氧化代谢作用。
5. 血液透析　血乙醇浓度超过4000mg/L时,考虑血液透析。
6. 支持治疗　注意保暖;给予足够热量、复合维生素B等,以防止肝损害。昏迷者,静脉输注葡萄糖50g和肌内注射维生素$B_1$100mg,维持体内水、电解质和酸碱平衡。果糖能加速乙醇代谢,但也能加重乙醇引起的代谢性酸中毒,不宜应用。

## 附　毒蛇咬伤中毒

毒蛇常常夏秋在我国南方森林、山区、草地中出现,人在割草、砍柴、采野果、拔菜、散步、军训时易被毒蛇咬伤而中毒。咬伤部位以手、臂、足和下肢为常见。

毒蛇有毒牙、毒腺,当咬伤人时,其毒液经毒牙注入伤口,经血液和淋巴循环扩散到全身,其中肾内最多,脑组织最少。蛇毒是一种复杂的蛋白质混合物,主要由酶、多肽、糖蛋白和金属离子等组成;主要成分有神经毒、血循毒和酶,成分的多少或有无因蛇种而异。

神经毒主要是阻断神经肌肉接头间的神经冲动引起弛缓性麻痹,终致周围性呼吸衰竭,甚至发展为缺氧性脑病,窒息死亡。常见含神经毒素的有银环蛇、金环蛇、海蛇、眼镜王蛇、蝮蛇等。常见含血循毒素的蛇种有尖吻蝮蛇、蝰蛇、烙铁头蛇、竹叶青蛇等。血循毒素有多种,主要毒性如下。

①心脏毒素:可损害心肌细胞结构及功能;②出血毒素:是一种血管毒,可引起广泛血液外渗,导致显著的全身出血,甚至多发内脏出血而死亡。③溶血毒素:能引起直接和间接溶血。两者有协同作用。④细胞毒素(膜毒素):能使多种细胞引起变性及溶解,导致细胞内容物释放。⑤酶:蛇毒含有丰富的酶,能水解卵磷脂、降低结缔组织黏度、破坏小血管和毛细血管细胞外基质和基底膜而减少体内能量供给,影响体内神经递质、蛋白质的合成,导致各系统的生理功能障碍。

有的毒蛇含有混合毒素,即2种蛇毒的作用,但表现最多的一种蛇毒毒素为主。

毒蛇咬伤后,局部可见牙痕和出血,并感觉剧痛、肿胀、麻木。神经毒表现为疼痛轻出血少,但有麻木感;一般咬后无明显不适,在1~6h可出现四肢无力、流涎、恶心、吞咽困难、复视、视物模糊、眼睑下垂、语言障碍、四肢瘫痪、瞳孔扩大、对光反射消失、抽搐、昏迷等。血液毒表现为刀割样剧痛,出血不止,局部肿胀;全身症状可在1~24h出现。可有寒战发热、全身肌肉酸痛、呕吐、皮下或内脏出血,继而发生贫血、黄疸;严重者可出现休克,血小板严重下降或DIC,急性肾衰竭、心力衰竭、心脏骤停。混合毒表现为疼痛、麻木,出血不多,局部红肿变黑。可有头晕、头痛、寒战发热、四肢无力、恶心、呕吐、全身肌肉酸痛、肝大、黄疸,严重者可出现心力衰竭、呼吸停止。

如有明确的被毒蛇咬伤的病史及相应中毒表现可以诊断,但应注意鉴别系毒蛇咬伤或非毒蛇咬伤(表104-16、图104-2和图104-3)。毒蛇咬伤有时尚需与毒蜘蛛或其他昆虫咬伤鉴别(表104-17)。

采集伤口渗液、血清、脑脊液和其他体液,用ELISA法15~30min即可测得由何种蛇毒引起血异常。

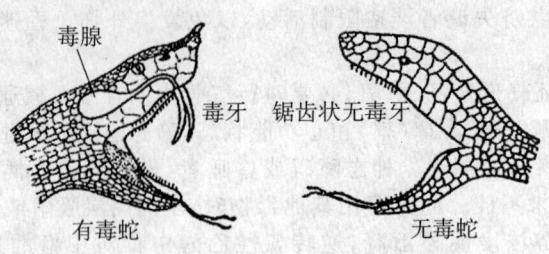

图 104-2　有毒蛇与无毒蛇的区别

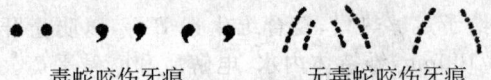

图 104-3　有毒蛇与无毒蛇牙痕区别

表 104-16　毒蛇、无毒蛇咬伤后主要区别

| 项目 | 毒蛇 | 无毒蛇 |
|---|---|---|
| 疼痛 | 灼烧、疼痛、范围扩展快，(银环蛇除外) | 痛，不扩展，不明显加剧 |
| 肿胀 | 红、肿显著、扩展快，(银环蛇、海蛇除外) | 红肿不显著不扩展 |
| 出血 | 常出血、周围瘀斑、水疱 | 少出血或不出血、无瘀斑、水疱 |
| 淋巴结 | 近处淋巴结增大、触痛 | 不增大、无触痛 |
| 全身症状 | 不同种类，症状不同 | 无 |

表 104-17　各类虫咬伤的鉴别

| 类别 | 相似症状 | 鉴别症状 |
|---|---|---|
| 蜈蚣 | 剧痛，局部炎症，可有组织坏死 | 牙痕，伤口无麻木，全身症状轻 |
| 蝎子 | 局部痛，麻，吸收中毒后肌肉紧张痛 | 流泪，流涎 |
| 水蛭 | 伤口出血难止 | 伤口痒，不痛，不肿，无麻木，全身无反应 |
| 蚂蟥 | 局部痛，肿 | 伤口无麻木，多个点状，休克，肾衰竭 |
| 毒蜘蛛 | 剧痛，麻木，可有组织坏死 | 无典型蛇咬伤痕 |

被毒蛇咬伤后，切忌慌张乱跑，否则会加速毒素的吸收。通常蛇毒于 3～5min 入血，救治越早越好。

1. 局部绑扎　用绳子、布条或头发等物在伤口近心端 2～3cm 处绑扎，其紧度以可以用力通过 1 个小指为准。指、趾处绑扎时扎紧即可。缚扎时间可持续 8～10h，每隔 15～30min 放松 1～2min，一般在伤口排毒和服药后 1～3h 解除缚扎。咬伤超过 12h 后不宜缚扎。

2. 伤口处理　为预防蛇毒吸收，将肢体放在低位。①扩创法：常规皮肤消毒后，沿牙痕做纵行切口 1.5cm，深达皮下，或做"十字形"切口，并用手由近心端向远心端挤压伤口的周围，使毒血排出，并用 1:5 000 的高锰酸钾溶液反复多次冲洗，使蛇毒在伤口破坏，减少播散及全身中毒。注意五步蛇、蝰蛇、蝮蛇因含有出血毒素，禁用切排法。②烧灼法：如当时在野外被毒蛇咬伤，可用火柴头 5～7 个放在伤口上点燃烧灼 1～2 次，局部高温可使蛇毒蛋白凝固丧失毒性。③吮吸法：用口吮、拔火罐或抽吸器等方法，将伤口毒血吸出，也可加用扩创法。如吮吸者口腔黏膜有炎症或破损时，不宜做吮吸法,以免引起中毒。具体采取何种措施,应根据当时环境及条件决定。

3. 应用特效解毒药

(1)局部解毒。①胰蛋白酶注射法:因胰蛋白酶能直接破坏蛇毒,将胰蛋白酶2 000~4 000U加0.5%普鲁卡因5~20ml,在牙痕中心周围注射达肌肉层或结扎上端进行套式封闭;根据病情,12h后仍可重复注射。早期局部用药,可获较高的疗效,如无胰蛋白酶可用糜蛋白酶替代。②依地酸二钠注射液:2%~5%依地酸二钠25ml加入1%普鲁卡因25ml做局部封闭和环状封闭。③局部注射高锰酸钾溶液:1‰高锰酸钾溶液1~2ml沿牙痕伤口局部注射。④其他,如选用蛇药制剂,可将药片以水溶化后涂于伤口周围。

(2)抗蛇毒血清是中和蛇毒的特效解毒药,起效迅速,应尽早使用,在20~30min使用更好。单价抗蛇毒血清疗效最好,应首选使用;不能确定时,选用多价抗蛇毒血清。用抗蛇毒血清前先做过敏试验,取0.1ml抗蛇毒血清,加1.9ml生理盐水稀释20倍,然后取0.1ml于前臂掌侧皮内注射,15~20min后注射部位皮丘在2cm以内,且周围无红晕或蜘蛛足者为阴性。皮试阴性者方可注射。皮试阳性者应按常规脱敏,并同时用异丙嗪和肾上腺糖皮质激素。

(3)中医中药:要点是清热解毒。我国常见的针对毒蛇研制的中成药制剂有广东蛇药、南通蛇药、上海蛇药、吴江蛇药、群生蛇药等。

4. 对症与支持治疗　血压低时应积极给予输血和补液,抗休克治疗,呼吸微弱时给予呼吸兴奋药和吸氧,必要时机械辅助性呼吸。肾上腺皮质激素和抗组胺类药物的应用,对中和毒蛇和减轻毒性症状有一定的作用。同时,还应给予全身抗感染药物治疗防止感染,常规注射TAT以预防破伤风的发生。抗胆碱能药新斯的明间接使胆碱能神经兴奋,对眼镜蛇科的神经毒有逆转作用。

## 复习指导

1. 毒蕈碱样症状:又称M样症状出现最早,主要是副交感神经末梢过度兴奋所致,产生类似毒蕈碱样作用。平滑肌痉挛表现有恶心、呕吐、腹痛、腹泻、肠鸣音亢进、瞳孔缩小、视力模糊、胸闷、气短、呼吸困难。腺体分泌增加表现:多汗、流泪、流涎、鼻溢、痰多、肺部湿啰音,严重者发生肺水肿。括约肌松弛表现为大、小便失禁。心血管系统受抑制可致心率缓慢,血压下降。

2. 百草枯中毒时影像学特征:早期(3d内)主要表现为肺纹理增多、磨玻璃样改变、胸膜下限和心脏增大。早期(4~7d)主要表现为磨玻璃样改变、肺间质纤维化、胸膜下限、胸腔积液和心脏增大;中期(8~14d)主要表现为肺纹理增多、磨玻璃样改变、肺间质纤维化、胸膜下限、胸膜增厚、心脏增大;中、后期(15~28d)主要表现为磨玻璃样改变、肺间质纤维化、胸膜下限、胸膜增厚;后期(>28d)则以肺间质纤维化、胸膜下陷多见。

3. 急性一氧化碳中毒治疗原则:主要是脱离接触、氧气及高压舱治疗、控制脑水肿、保护脑细胞、防治并发症。

(金武丕)

# 第105章 物理因素引起的疾病

chapter 105

> **学习要求**
>
> 学习中暑、淹溺、电击伤、高原病、冻僵、晕动病的发生机制、临床表现及诊断抢救治疗原则,在临床工作中正确救治该类疾病患者。

## 第一节 环境改变致病

### 一、中　暑

中暑(heat illness)是指高温环境中,机体热调节机制障碍或衰竭,体内湿热积聚,迅速发生出汗停止、高热、意识丧失和(或)惊厥的一组临床综合征。多发生在夏季,疲劳、饥饿和体质虚弱者易患。

【病因与发病机制】

高温环境作业,或在室温＞32℃、湿度较大(＞60%)、通风不良的环境中长时间或强体力劳动是中暑的致病因素。

有的人受外界环境中热原的作用且体内热量不能通过正常的生理性散热以达到热平衡,致使体内热蓄积,引起体温升高。如体温调节中枢失控,心功能减退、汗腺功能衰竭,体内热会进一步蓄积,体温骤增,一旦体温达42℃以上,超过50℃数分钟细胞即死亡。这称为"热射病"(heat stroke/sun stroke)。有的人因大量出汗使水和盐过多丢失,引起肌肉痉挛疼痛,称为热痉挛(heat cramp)。而有的人因对热环境不适应引起周围血管扩张、循环血量不足、发生虚脱;伴过多的出汗、失水和失盐,称为热衰竭(heat exhaustion)。

【临床表现】

1. 先兆中暑　患者在高温环境工作或生活一定时间后,出现口渴、乏力、多汗、头晕、眼花、耳鸣、头痛、恶心、胸闷、心悸、注意力不集中,体温正常或略高。如及时转移到阴凉通风处,补充水和盐分,短时间内即可恢复。

2. 轻症中暑　先兆中暑加重,出现早期循环功能紊乱,包括面色潮红或苍白、烦躁不安或表情淡漠、恶心、呕吐、大汗淋漓、皮肤湿冷、脉搏细数、血压偏低、心率加快、体温轻度升高。如及时处理,往往可于数小时内恢复。

3. 重症中暑

(1)热痉挛:好发于体力良好在高温环境中强体力作业者,或在高温环境下剧烈运动大量出汗后有肌肉痉挛,当活动停止后发生。症状可能与严重体钠缺失及过度通气有关。

(2) 热衰竭：好发于老年人、儿童和慢性疾病者。在热应激情况下体液和体钠丢失过多，补充不足所致。表现为疲乏无力，可有明显脱水征，体温可轻度升高。检查可见血细胞比容增高，高钠血症、氮质血症、肝功能异常。

(3) 热射病：是一种致命性的急症，典型表现为高热、无汗和神志障碍。临床上分为两类①劳力性（产热过多）：多为健康年轻人。约 50% 患者持续大量出汗，心率可达 160～180/min，脉压增大。此类患者可发生骨骼肌溶解、肾衰竭、DIC、多器官功能衰竭、甚至死亡。②非劳力性（散热减少）：多见于居住拥挤、通风不良的老年患者。表现为皮肤干热发红、无汗（84%～100%），直肠温度 41～46.5℃。行为异常、神志和瞳孔改变，严重者可发生休克、心力衰竭、肺水肿、脑水肿。5% 发生急性肾衰竭，24h 可死亡。

【实验室和其他检查】

根据不同病情程度可有白细胞计数增高和中性粒细胞增高、尿常规异常、转氨酶升高、血肌酐和尿素氮升高、血乳酸脱氢酶（LDH）和肌酸激酶（CK）增高、血液浓缩、电解质紊乱、呼吸性和代谢性酸中毒、心电图改变、血小板减少、凝血功能异常等。怀疑颅内感染或出血时，应行脑脊液和脑 CT 检查。

【诊断与鉴别诊断】

在高温环境中，重体力作业或剧烈运动之后或之中出现相应的临床表现即可以诊断。对肌痉挛、虚脱、昏迷伴有高热的患者应考虑。须注意排除流行性乙型脑炎、细菌性脑膜炎、中毒性细菌性痢疾、脑型疟疾、脑血管意外、脓毒症、甲状腺危象、伤寒、抗胆碱能药物中毒等原因引起的高温综合征。

【治疗】

主要治疗原则为迅速降温，纠正内环境紊乱，保护重要器官，预防并发症。

1. 先兆中暑与轻症中暑　将病人撤离高温、高湿现场，移至通风阴凉处或有空调的房间；平卧休息，松解或脱去衣服；用冷水擦拭皮肤，以利皮肤散热；口服清凉、含盐饮料或用仁丹、十滴水，外擦清凉油及清热解暑中药。

2. 重症中暑

(1) 热痉挛：主要是补充氯化钠，静脉滴注 5% 葡萄糖盐水或生理盐水 1 000～2 000ml。

(2) 热衰竭：及时补足血容量，防止血压下降。可用 5% 葡萄糖盐水或生理盐水静脉滴注，可适当补充血浆。必要时监测中心静脉压指导补液。

(3) 热射病

①降温治疗：脱离高热环境，迅速降低体温。应在 1h 内使直肠温度降至 37.8～38.9℃。a. 体外降温。头部降温可采用冰帽或用装满冰块的塑料袋紧贴两侧颈动脉处及双侧腹股沟区。全身降温可使用冰毯或用冰水擦拭皮肤。b. 体内降温。用 4～10℃ 冰盐水 200ml 进行胃或直肠灌洗；也可用 4～10℃ 冰 5% 葡萄糖溶液 1 000～2 000ml 静脉滴注，开始时滴速控制在每分钟 30～40 滴；或用低温透析液（10℃）进行血液透析，现在临床上还有亚低温治疗仪进行全面降温。c. 药物降温。常用氯丙嗪 20～50mg，加入 500ml 液体中静脉滴注。可在物理降温的同时配合使用。

②维持重要生命器官的功能：心血管系统的良好功能是散热不可缺少的，要维持心脏必需的高排血量，防止组织因灌注不足而加重受损。具体处理参见"心力衰竭"部分。

③纠正水盐代谢紊乱：液体的补充要根据血清钠和钾的测定结果和酸碱平衡情况而定。

④对症支持治疗：包括吸入氧气，高压氧（HBO）气管插管正压吸氧。并发休克时，除降温外按抗休克处理。昏迷时间较长者可用脱水药，多用地塞米松合用甘露醇，糖皮质激素的疗效尚有争议。抽搐时可用地西泮、巴比妥类等；持续性少尿、高钾血症时，早期透析治疗效好。

【预后与预防】

早期发现，及时正确治疗。如预后不良的征象是，体温＞42℃、降温后持续昏迷、肝肾功能异常、血乳酸浓度高、发生严重骨骼肌溶解伴高钾血症等。加强对中暑的了解和自我保健意识、注意劳动防护，防暑降温是预防中暑的必要措施。

## 二、冻　僵

冻僵(frozee rigor)又称意外低温(accidental hypothermia),是寒冷环境引起体温过低导致以神经系统和心血管损伤为主的严重的全身性疾病。

【病因和发病机制】

冻僵多发生于在寒冷环境中逗留和工作时间过久,而其保暖御寒措施不足,陷埋于积雪或浸没于冰水等情况时;也可发生在气温不太低,甚至在0℃以上由于穿着过紧或潮湿的鞋靴引起。

机体对寒冷反应的病理过程分为功能代偿和功能衰竭两方面。随着体温的下降,人体可通过交感神经兴奋收缩体表血管及肌头抖动产热,但短暂的增加产热后,会引起氧耗量增加,心脑功能下降,能量代谢降低,继而神经麻痹。如果持续时间较长即使体温恢复正常功能也很难恢复。

【临床表现】

冻僵患者在受寒冷初期有头痛不安、四肢肌肉和关节僵硬。皮肤苍白冰冷、心率和呼吸加快、血压增高。体温低于33℃时有嗜睡、记忆丧失、心跳和呼吸减慢、脉搏细弱、感觉和反应迟钝。体温低于26℃,出现昏迷,心排血量减少、血压下降、心律失常,甚至发生心室颤动。肝细胞缺氧,影响葡萄糖代谢使血糖降低和血钾增高。寒冷影响肾小管水和钠的再吸收,使尿量增多,血容量减少。20℃心搏停止,低温还可引起胃黏膜糜烂和出血及胰腺炎症,冻僵恢复后可出现血栓形成和组织缺血性坏死。

【诊断】

根据冻伤病史,结合测量肛温和作心电图便可确定诊断。不必做过多的化验。但应注意,普通的体温计不适用冻僵患者(只能测到35℃)。可用水温计插入肛门,最少5cm以上。

【治疗】

关键是迅速恢复病人中心体温,防止并发症。

1. 迅速将患者移至温暖处,搬动时要小心、轻放,避免碰撞后引起骨折。在未获得有确切的死亡证据前,必须积极抢救。

2. 复温。首先脱去湿冷衣服,采取全身保暖措施,盖以棉被或毛毯,并用热水袋,水壶加热(注意用垫子、衣服或毯子隔开,不要直接放在皮肤上以防烫伤)放腋下及腹股沟,有条件用电毯包裹躯干、红外线和短波透热等。也可用温水,将病人浸入40~42℃温浴盆中,水温自34~35℃开始,5~10min后提高水温到42℃,待肛温升到34℃,有规则的呼吸及心搏时,停止加温。如病人意识存在,可给予温热饮料或小量酒,静脉滴入加温10%葡萄糖溶液(可将输液管加长到5~6m,浸泡在38~40℃水浴中),有助于改善循环。

除体表复温外,也可采用中心复温法,尤其是那些严重冻僵的伤员。可采用体外循环血液加温和腹膜透析。腹膜透析在一般医院都能进行,可用加温到49~54℃的透析液悬挂在0.9~1.2m高度,通过在43℃水浴中保温的导管,灌入腹腔内,进行腹膜透析,每次20~30min,可连续透析5~6次。每小时可使肛温升高2.9~3.6℃,有助于改善心、肾功能。

3. 心搏呼吸停止者,立即进行心肺复苏。有心室颤动者,电击除颤,一般忌用肾上腺素。给予气管插管纠正缺氧。

4. 如伴有局部冻伤,应先抢救冻僵后,再按冻伤治疗原则处理。

5. 注意并发症(肺炎,心、肾功能不全,脑、肺水肿)的防治等。

6. 其他治疗。如纠正电解质紊乱,预防血栓形成、继发感染、脑水肿和肾衰竭。必要时行局部交感神经切断术,以解除交感神经兴奋引起的血管痉挛,改善局部供血。

# 第二节　意外事件致病

## 一、淹　溺

人淹没于水或其他液体中由于液体充塞呼吸道及肺泡或反射性引起喉痉挛发生窒息和缺氧并

处于临床死亡状态称为淹溺(drowning)。

【发病机制】

发生溺水后因惊慌、恐惧或骤然寒冷等强烈刺激，人体本能地屏气以避免水进入呼吸道。不久因缺氧不能继续屏气，水随着吸气而大量进入呼吸道和肺泡阻滞了气体交换引起严重缺氧、二氧化碳潴留及代谢性酸中毒。如溺水者喉部肌肉松弛吸入大量水分(22ml/kg)充塞呼吸道和肺泡而发生窒息称湿性淹溺(wet drowning)，占淹溺者的80%～90%。如溺水者喉痉挛致窒息，呼吸道和肺泡很少或无水吸入称干性淹溺(dry drowning)，占淹溺者的10%～20%。如果浸没的介质不同，主要是淡水或海水，溺水的特点也有区别(表105-1)。

表105-1 海水淹溺与淡水淹溺的特点

| 项目 | 海水淹溺 | 淡水淹溺 |
| --- | --- | --- |
| 病理改变 | 低渗、肺泡塌陷 | 高渗、肺水肿 |
| 血液总量 | 减少 | 增加 |
| 血液形状 | 浓缩显著 | 稀释显著 |
| RBC损害 | 很少 | 大量 |
| 血浆电解质变化 | 钠、钙、镁、氯离子增加 | 钠、钙、镁、氯离子减少，钾离子增加 |
| 心室颤动 | 极少发生 | 常见 |
| 主要致死原因 | 急性肺水肿、急性脑水肿、心力衰竭 | 急性肺水肿、急性脑水肿、心力衰竭 |

【临床表现】

淹溺患者出现神志丧失、呼吸停止或大动脉搏动消失，处于临床死亡状态，临床称为"近乎淹溺"。患者表现个体差异较大，与溺水持续时间长短、吸入水量多少、吸入介质的性质和器官损伤严重程度有关。

1. 症状　近乎淹溺者可有头痛或视觉障碍、剧烈咳嗽、胸痛、呼吸困难和咳粉红色泡沫样痰。溺入海水者，口渴感明显，最初数小时可有寒战和发热。

2. 体征　淹溺者口腔和鼻腔内充满泡沫或泥污、皮肤发绀、颜面肿胀、球结膜充血和肌张力增加；精神和神志状态改变包括烦躁不安、抽搐、昏睡和昏迷；呼吸表浅、急促或停止，肺部可闻及干、湿啰音；心律失常、心音微弱或心搏停止；腹部膨隆，四肢厥冷。跳水或潜水发生淹溺者可伴有头部或颈椎损伤。

【实验室及其他检查】

1. 血和尿液检查　外周血白细胞轻度增高。淡水淹溺者，血和尿液中能检测出游离血红蛋白，血钾升高、血钠、血氯下降。海水淹溺者，血钠、血氯增高，血钾变化不明显。血中尿素增高。淹溺者罕见致命性电解质平衡失常。严重者，出现DIC的实验室表现。

2. 心电图检查　心电图常见有窦性心动过速、非特异性ST段和T波改变。出现室性心律失常或完全性心脏传导阻滞时，提示病情严重。

3. 动脉血气检查　显示低氧血症、高碳酸血症和呼吸性酸中毒，可合并代谢性酸中毒。

4. X线检查　胸片常显示斑片状浸润，有时出现典型肺水肿征象。住院12～24h吸收好转或进展恶化。疑有颈椎损伤时，应进行颈椎X线检查。

【治疗】

1. 现场急救　尽快将溺水者从水中救出；采取头低俯卧位行体位引流；迅速清除口鼻腔中污水、污物、分泌物及其他异物；拍打背部促使气道液体排出，保持气道通畅。

2. 对呼吸、心搏停止者迅速进行心肺复苏　有条件时及时给予心脏电击除颤，并尽早行气管插管，吸入高浓度氧。在患者转运过程中，不应停止心肺复苏。

**3. 院内处理** 进入医院后,给予进一步生命支持。主要措施有①体温过低者,可采用体外或体内复温措施。②给予高流量吸氧,人工呼吸无效者应行气管内插管或气者切开并正压给氧,同时将40%～50%的乙醇置于湿化瓶内可促进塌陷的肺泡复张、改善气体交换、纠正缺氧和迅速改善肺水肿。静脉注射呼吸兴奋药,如洛贝林、尼可刹米等。③心力衰竭者可用毛花苷C(西地兰)和呋塞米(速尿)。④对症处理:如纠正低血容量;防治脑水肿;防治肺部感染;防治急性肾衰竭;纠正水、电解质和酸碱失衡等。

【预后与预防】

近乎淹溺经治疗后存活者常无后遗症。治疗1h恢复神志的淹溺者预后较好。由水中救出后到自主呼吸恢复时间越短预后越好。约20%淹溺者恢复后遗留不同程度的脑功能障碍、中枢性四肢瘫痪、锥体外系综合征和周围神经或肌肉损伤。加强游泳安全知识宣传,游泳前做如准备活动,加强海上作业人员安全和急救知识教育是防止淹溺的重要措施。

## 二、电击伤

电击伤(electrical injury)是指一定量的电流或电能(静电)通过人体致使局部和全身组织损伤和功能障碍,严重时可致呼吸、心搏骤停而死亡,俗称触电。闪电(雷击)伤属于电击伤的一种。多见于夏秋两季,特别是6～9月份,缺乏安全用电知识的电工和男性青少年。

【病因与发病机制】

电击伤的根本病因是电,由于缺乏安全用电知识而导致人体直接接触电源,电流直接进入人体;或在高压电和超高压电场中,电流亦可能击穿空气或其他介质进入人体。在高电压或闪电时,人体接触电的常见原因为:大多数为不重视电业安全工作规程,尤其在农村缺乏安全用电知识,私拉、私接电线,或抢救电击者直接用手拉。

此外暴风雨、大风雪、火灾、交通事故等可造成电线断裂而造成电击伤事故,雷电则可直接引起电击伤。人在220kV以上高压环境中,如进入1.8m安全距离之内,电压可击穿空气或其他介质进入人体而产生电击伤。

【发病机制】

电流进入机体后引起组织损伤和功能障碍的程度与电流种类、电流强度(mA)、电压高低、人体电阻、电流通过途径、触电时间等有关系。一般交流电较直流电危害大,50～60Hz低压交流电危害较>20 000Hz的交流电危害大。电压越高;电阻越小,触电时间越长,损伤越重。电流强度的危害具体见表105-2。

表105-2 电流强度与人体反应的关系

| 电流强度(mA) | 人体反应 |
| --- | --- |
| 0.5～1.5 | 手指麻木,刺痛感 |
| 5 | 安全电流 |
| 10～20 | 最大摆脱电流 |
| 20～25 | 手不能摆脱电源,呼吸困难 |
| 30～50 | 强烈痉挛,心律失常,昏迷 |
| 80～90 | 呼吸肌麻痹,心室颤动 |
| 90～100 | 呼吸肌麻痹,心室颤动后心脏停搏 |
| 1～2A | 持续心脏收缩,致死亡 |

若电流从头顶或上肢流入体内,纵贯身体由下肢流出,危险性大。若电流从一侧下肢流进,由另一侧肢体流出,则危险性小。凡电流通过脑干、心脏、脊髓时,后果严重。

【临床表现】

1. 全身表现 主要是中枢神经系统受抑制,尤其是自主神经系统。

(1)轻型:如瞬间接触电压低、电流弱的电源时,常表现为精神紧张,脸色苍白,表情呆滞,呼吸和心率加速,敏感者可出现晕厥、短暂意识丧失。一般都能恢复。恢复后可能有肌肉疼痛、头痛、疲乏、神经兴奋及心律失常(偶发期前收缩)。

(2)重型:发生心室颤动或心脏停搏、呼吸骤停,进入"假死"状态。为便于处理分为以下 3 种类型。①心搏停止,但呼吸存在;②呼吸停止,但心搏尚存在;③呼吸心搏都停止。

2. 局部表现 主要是电流进出口和电流通过线路上的组织烧伤。低压电引起的烧伤,时间短者特点如下。①伤口小,直径 0.5～2cm,呈椭圆形或圆形,焦黄或灰白色,创面干燥;②有进出口;③一般不损伤内脏,截肢率低。

3. 并发症 可引起永久性失明或耳聋,短期精神失常、高血钾、急性肾衰竭、心律失常、电烧伤后遗症等。

【实验室检查】

1. 心肌酶谱 早期可出现 CK、CK-MB、LDH、AST 增高。

2. 尿常规 可出现血红蛋白或肌红蛋白尿。

3. ECG 传导阻滞、房性或室性期前收缩、心室颤动等。

【治疗】

基本原则是迅速(脱离电源)、就地(进行抢救)、准确(姿势)、坚持(抢救)的"八字原则"。

为防止进一步损伤应迅速切断或用绝缘物使患者脱离电源。迅速把病人转移至安全地带,仰卧于坚实的平地上,畅通气道。立即实施现场心、肺复苏,具体见"心搏骤停和心脏性猝死"部分。轻型电击伤者须静卧、保暖、严密观察。除三度烧焦创面可涂碘酊外,一般创面禁忌涂用有色素的药物,可用清洁敷料或衣服包裹。对并发症做相应处理。

注意事项如下:①保持呼吸道通畅,必要时边转送边进行心、肺复苏。②对有较大烧伤创面患者,应注意创面保护。③对合并四肢骨折者,在搬运过程中应适当固定,保护患肢。④有心律失常者应密切观察心律变化,有条件者给予心电监护。⑤对有休克者,边转送边抗休克治疗,并注意检查是否合并内脏损伤。转运途中禁喝白开水。

【预防】

加强安全用电常识的宣传教育,严格遵守技术操作规程;雷雨时不可在大树下躲雨或使用金属柄在田野中行走;遇有火警或台风袭击时应切断电源;对触电患者的抢救既要争分夺秒,又要坚持不懈。

## 第三节 高 原 病

由低海拔地区进入海拔更高的地区时,由于对低氧环境的适应能力不全或失调而发生的综合征称为高原病(diseases of high altitude)。高原病亦可发生于海拔 3 000m 以下地区。其分为急性高原病和慢性高原病两类。

【病因与发病机制】

高原地区由于空气稀薄,大气压和氧分压降低,进入高原地区后人体发生缺氧。随着海拔升高,吸入空气的氧分压明显下降,为了适应低氧环境人体需要一些适应性改变以维持毛细血管和细胞的压力阶差,如果适应不良,就会出现氧供障碍,随后出现严重低氧血症和低碳酸血症。这就是高原病。高原病发病快慢、严重程度和发病率与所攀登高原海拔高度、攀登速度、高原停留时间和个体易感性有关。主要改变如下:

1. 神经系统 大脑皮质对缺氧的耐受性最低。急性缺氧时,最初发生脑血管扩张、血流量增加、颅压升高,出现大脑皮质兴奋性增强,缺氧持续或加重时,脑细胞无氧代谢加强,ATP 生成减少,使脑细胞膜钠泵发生障碍。最后细胞钠和水潴留,发生脑水肿。

2. 呼吸系统　低氧血症可刺激颈动脉窦和主动脉体的化学感受器,出现反射性呼吸加深、加快。造成过度换气和呼吸性碱中毒。适应力不足使肺小动脉痉挛,肺循环阻力增高,肺毛细血管压明显提升,通透性增加,血浆渗出而产生肺水肿。长期处于低氧环境可引起肺小动脉平滑肌肥厚及内膜纤维化,致使肺动脉压升高,最终发生慢性高原病。

3. 心血管系统　心率加快是进入高原后最早出现的改变之一。心率加快具有代偿意义。但缺氧持续会造成心肌损伤。长期移居肺动脉阻力增加,从而右心负担过重而出现右心室肥大,即高原性心脏病,高原性心脏病属于肺源性心脏病。

4. 造血系统　缺氧促使红细胞生成素增加,红细胞和血红蛋白生成增多,形成高黏度血症,形成血栓。居住时间的延长,可引起高原红细胞增多症(慢性高原病)。

5. 消化系统　进入高原后唾液分泌量减少;胃液分泌和蠕动均明显下降;肠腺分泌功能下降。胃排空时间延长,肠蠕动受抑制,张力减弱,这种情况随海拔升高更加明显。

【临床表现】

高原适应不全的速度和程度决定高原病发生的急缓和临床表现。

1. 急性高原病(acute mountain sickness)　分为3种类型,彼此可互相交叉或并存。

(1) 急性高原反应(acute high-altitude reaction):很常见。初入海拔3 000m以上地区,大多数人都可出现高原反应症状。未适应者一天内进入高原地区后6～24h发病,出现头痛、头晕、胸闷、气短、心悸、食欲减退,恶心、呕吐,记忆力和思维能力减退,可伴有失眠、多梦、口唇发绀。一般在第1～2天症状明显,以后减轻,1周左右消失;少数人症状加重,发展为高原肺水肿或高原脑水肿。

(2) 高原肺水肿(high-altitude pulmonary edema):是常见且致命的高原病。由平原迅速登上海拔3 000m以上地区后2～4d发病,先有急性高原反应表现,继而心动过速、呼吸困难、干咳加重、端坐呼吸、发绀、咳白色或粉红色泡沫样痰,肺部可闻及干、湿啰音。快速攀登、劳累、寒冷、呼吸道感染、服用催眠药和有高原肺水肿既往史者较易发病。

(3) 高原脑水肿(high-altitude cerebral edema):是罕见且严重的急性高原病。大多数进入高原地区1～3d发病,先有严重的高原反应症状并逐渐加重,出现显著的神经精神症状,如剧烈头痛、头晕、频繁恶心、呕吐、共济失调、步态不稳、精神委靡或烦躁,意识障碍由嗜睡、昏睡以至昏迷,部分病人可发生抽搐或脑膜刺激症状。

2. 慢性高原病(chronic mountain sickness)　又称Monge病,较少见。主要发生在久居高原或少数世居海拔4 000m以上的人。有以下几种临床类型。

(1) 慢性高原反应(chronic high altitude reaction):是指急性高原反应持续3个月以上不恢复者,表现头痛、头晕、失眠、记忆力减退、注意力不集中、心悸、气短、食欲减退、消化不良、手足麻木和颜面水肿,有时发生心律失常或短暂性晕厥。

(2) 高原红细胞增多症:是对高原缺氧的一种代偿性生理适应反应。红细胞超过$7.0×10^{12}/L$,血红蛋白超过200g/L,血细胞比容超过62%,可诊断本症。临床症状主要为头痛、头晕、胸闷、心慌、失眠和腹胀等,重症患者可有嗜睡、晕厥、视物模糊、肢体麻木和鼻出血。体征主要为口唇、面颊部、耳郭边缘、指甲呈青紫色,面部毛细血管扩张呈紫红色条纹,咽部和结膜充血,从而构成本病特有的"多血面容";颜面、下肢或全身可有水肿,时轻时重。

(3) 高原血压改变:久居或世居高原者通常血压偏低(≤90/60mmHg),常伴有头痛、头晕、疲倦和失眠等神经衰弱症状。血压升高时可诊断高原高血压,与原发性高血压病表现相似,但很少引起心和肾损害。

(4) 高原心脏病:多见于高原出生的婴幼儿,成年人移居高原6～12个月后发病。主要表现为心悸、胸闷、呼吸困难、乏力、咳嗽、发绀、$P_2$亢进或分裂,重症者有少尿、肝大、下肢水肿等右侧心力衰竭症状。

【实验室及其他检查】

1. **血液学检查** 急性高原病患者可有轻度白细胞增多；慢性者红细胞计数超过 $7.0\times10^{12}$/L，血红蛋白男性≥200g/L，女性≥180g/L；血细胞比容男性≥65%，女性≥60%。

2. **心电图检查** 慢性高原心脏病患者表现电轴右偏、肺型 P 波、右心室肥厚、T 波倒置和(或)右束支传导阻滞。

3. **胸部 X 线检查** 高原肺水肿患者胸片显示双侧肺野弥散性斑片或云絮状模糊阴影。高原心脏病者表现肺动脉明显突出，右肺下动脉横径≥17mm 和(或)右肺下动脉横径与气管横径比值≥1.1。

4. **肺功能检查** 动脉血气分析：高原肺水肿患者表现低氧血症、低碳酸血症和呼吸性碱中毒；慢性高原病患者肺活量减少，峰值呼气流速降低，每分通气量下降。右心导管检查肺动脉压、右心房和右心室压升高，PCWP 正常。

【诊断和鉴别诊断】

高原病的诊断依据：①进入海拔较高或高原地区后发病；②其症状与海拔高度、攀登速度及有无适应明显相关；③除外类似高原病表现的相关疾病；④氧疗或易地治疗明显有效。此外，不同临床类型高原病应与相关疾病鉴别。如急性高原反应应与晕车和急性胃肠炎等鉴别。高原肺水肿应与肺炎、高原支气管炎、肺栓塞或梗死、气胸鉴别。如果出现肺水肿或 ARDS，应与心源性或其他非心源性肺水肿(如药物或神经源肺水肿)鉴别。高原脑水肿应与代谢或中毒脑病、脑血管意外和颅脑创伤鉴别。高原红细胞增多症主要与真性红细胞增多症鉴别，后者常见于中、老年人，脾大明显，白细胞和血小板增多，对氧疗和易地治疗无效。

【治疗】

1. **急性高原反应** ①休息：一旦考虑急性高原反应，症状未改善前，应终止攀登，卧床休息和补充液体。②氧疗：经鼻管或面罩吸氧(1～2L/min)后，几乎全部病例症状缓解。③药物治疗：头痛者应用阿司匹林、对乙酰氨基酚、布洛芬或普鲁氯嗪；恶心呕吐时，甲氧氯普胺(胃复安)5～10mg，口服或肌内注射，异丙嗪(非那根)50mg 口服或肌内注射。严重病例，口服地塞米松(4mg，每 6 小时 1 次)，或联合应用地塞米松(4mg，每 12 小时 1 次)和乙酰唑胺(500mg，午后顿服)。④易地治疗：症状不缓解甚至恶化者，应尽快将患者转送到海拔较低的地区。

2. **高原肺水肿** ①休息：绝对卧床休息，采取半坐位或高枕卧位，注意保暖。②氧疗：应用通气面罩吸入 40%～50%氧气(6～12L/min)可有效缓解呼吸急促和心动过速。有条件者应用便携式高压气囊治疗。③易地治疗：氧疗无效时，应立即转送到海拔较低的地区。④药物治疗：不能及时转运的患者，若无低血压，舌下含服或口服硝苯地平(10mg，4h 1 次)降低肺动脉压和改善氧合作用减轻症状。地塞米松 10～20mg 缓慢静脉注射，每日 1～2 次。氨茶碱 0.25g 加 50%葡萄糖溶液 20ml，缓慢静脉注射。出现快速心房颤动、有心力衰竭时，应用洋地黄和抗血小板药物(阿司匹林、双嘧达莫、噻氯匹定或西洛他唑)。通常经上述治疗后，24～48h 内恢复。

3. **高原脑水肿** 治疗基本与急性高原反应和高原肺水肿相同。早期识别是成功治疗的关键。①易地治疗：如果出现共济失调，立即将患者转送到海拔较低的地区，海拔至少要下降 600m 以上。②氧疗：应用通气面罩吸入 40%～50%氧气(6～12L/min)。不能转送者应行便携式高压气囊治疗。③药物治疗：地塞米松 8mg，静脉注射，继之 4mg，每 6 小时 1 次。同时静脉给予甘露醇溶液和呋塞米(40～80mg)降低颅内高压。氨茶碱、大剂量维生素 C、高渗糖、细胞色素 C 等，均可减轻脑水肿。在最初 24h，尿量应保持在 900ml 以上。④保持气道通畅：昏迷患者注意保持气道通畅，必要时气管内插管。因该病患者常存在呼吸性碱中毒，故不宜过度通气。

4. **慢性高原病** ①易地治疗：在可能情况下，应转送到海平面地区居住。②氧疗：夜间给予低流量吸氧(1～2L/min)能缓解症状。③药物：乙酰唑胺(125mg，每日 2 次)或醋酸甲羟孕酮(20mg，每日 3 次)，能改善血氧饱和度。如出现血压增高给予控制血压。④静脉放血：静脉放血可作为临时治疗措施。可放血 300～500ml 暂时缓解症状。

## 第九篇　理化因素引起的疾病

【预后与预防】

急性高原病经及时诊断和积极治疗，一般预后良好。高原肺水肿和高原脑水肿，延误诊断和治疗常可致死。高原肺水肿恢复者，再次进入相同高原环境时容易复发。慢性高原病患者转移到平原后，多在1～2个月恢复，高原心脏病伴有肺动脉高压和右心室肥大者，一般不易恢复。

采取的预防措施如下：①进入高山前应对心理和体质进行适应性锻炼，如有条件者最好在低压舱内进行间断性低氧刺激与习服锻炼。②有器质性疾病、严重神经衰弱或呼吸道感染患者，不宜进入高原地区。③进入高原过程中，坚持阶梯升高原则。④进入高原后，要避免剧烈运动，减少劳动量及劳动强度，适应后逐渐增加。注意防冻保暖，避免烟酒和服用镇静催眠药，保证供给充分液体量。

### 附　晕动病

晕动病（motion sickness）包括晕车病、晕船病、晕机病是由于各种原因引起的摇摆、颠簸、旋转、加速运动等所致疾病的统称，个体对运动刺激的敏感性各不相同，因此发病不同，女性比男性易于发病。

晕动病的病因尚未完全明确，主要与前庭功能、个体特异性、遗传因素相关。外界环境如高温、高湿、通风不良、特殊气味、噪声等，个体因素如情绪紧张、心情不佳、睡眠不足、过度疲劳、饥饿或过饱、体质虚弱、内耳疾病等均为本病的诱因。

晕动病常是过多和多种方向的加速度及角加速度同时作用或反复作用的结果。内耳前庭器是人体平衡感受器官，它包括3对半规管和前庭的椭圆囊和球囊。它们都可感受各种特定运动状态的刺激。当乘坐交通工具发生启动、加减速刹车、晃动、颠簸、旋转升降时，前庭产生、传递电信号，虽在一定限度和时间内不会使人产生不良反应，但每个人的耐受性都有一定限度，这个限度就是致晕阈值，如果刺激超过了这个限度就要出现晕动病症状。

本病常在乘车、航海、飞行和其他运行数分钟至数小时后发生。初始感觉上腹不适，继有恶心、面色苍白、出冷汗，旋即有眩晕、精神抑郁、唾液分泌增多和呕吐。可有血压下降、呼吸深而慢、眼球震颤。严重呕吐引起失水和电解质紊乱。症状一般在停止运行或减速后数十分钟和数小时内消失或减轻，亦有持续数天后才逐渐恢复，并伴有精神委靡、四肢无力。重复运行或加速运动后，症状又可再度出现。但经多次发病后，症状反可减轻，甚至不发生。

根据既往史、运动史及相关症状，本病诊断不难，但应与内耳眩晕病、前庭神经炎、椎动脉供血不足等疾病相鉴别。

症状即将出现时患者可以听听音乐或与他人交谈以转移注意力，放松自己，症状严重时闭目仰卧，如无卧位条件时，可让头部紧靠在固定椅背或物体上，避免大幅度摇摆。

治疗措施如下：

1. 轻症患者　可给予口服。抗晕动病的药物，一般有以下几类。①抗组胺类：茶苯海明（晕海宁）、美可洛嗪（敏克静）、布可利嗪（安其敏）等属哌嗪类化合物，有嗜睡的不良反应。②镇静类：如异丙嗪，对化学物质引起的呕吐有很好的效果，肝病、高血压、动脉硬化者禁用此类药物。③前庭神经核阻滞药：如地芬尼多（眩晕停），对抗晕船有较好的效果。此药为非酚噻嗪类化合物，具有轻度抗胆碱作用，不良反应小，能阻断前庭神经核，有助于保护左、右两侧中枢神经系统的平衡。④其他：甲氧氯普胺（胃复安）、地西泮（安定）等药亦常用于晕动病的治疗。

2. 重症患者　应予全身检查，查血电解质等，并给予补液、对症治疗。

3. 锻炼前庭　方法同飞行员训练一样，在相当一段时间内反复刺激前庭，如旋转椅、秋千、俯虎、荡船等，使前庭产生适应习惯可以达到减轻晕动病症状的目的。但如果停止训练或脱离该刺激环境，晕动病症状会再次出现。

## 复习指导

1. 重症中暑的分类和治疗原则
(1) 热痉挛:主要是补充氯化钠,静脉滴注5%葡萄糖盐水或生理盐水1 000~2 000ml。
(2) 热衰竭:及时补足血容量,防止血压下降。必要时监测中心静脉压指导补液。
(3) 热射病:①降温治疗,脱离高热环境,迅速降低体温。应在1h内使直肠温度降至37.8~38.9℃。②维持重要生命器官的功能。③纠正水、盐代谢紊乱。④对症、支持治疗。

2. 淡水淹溺的发病机制。淡水淹溺破坏肺泡表面活性物质,引起肺泡塌陷,阻碍气体交换,造成全身缺氧。淡水进入血液循环,稀释血液,引起低钠、低氯及低蛋白血症。红细胞在低渗血浆中破坏而发生血管内溶血,引起高钾血症甚至心搏骤停。

3. 高原病肺水肿的治疗原则。
(1) 休息:绝对卧床休息,采取半坐位或高枕卧位,注意保暖。
(2) 氧疗:应用通气面罩吸入40%~50%氧气(6~12L/min)可有效缓解呼吸急促和心动过速。有条件者应用便携式高压气囊治疗。
(3) 易地治疗:氧疗无效时,应立即转送到海拔较低的地区。大多数病例降低到海拔3 000m以下地区2d后即可恢复。
(4) 药物治疗:不能及时转运的患者,若无低血压,舌下含服或口服硝苯地平(10mg,4h 1次)降低肺动脉压和改善氧合作用减轻症状。地塞米松10~20mg缓慢静脉注射,每日1~2次。氨茶碱0.25mg加50%葡萄糖溶液20ml。出现快速心房颤动、有心力衰竭时,应用洋地黄和抗血小板药物(阿司匹林、双嘧达莫、噻氯匹定或西洛他唑)。通常经上述治疗后,24~48h内恢复。

4. 晕动病的常见诱因包括外界环境因素如高温、高湿、通风不良、特殊气味、噪声等及个体因素如情绪紧张、心情不佳、睡眠不足、过度疲劳、饥饿或过饱、体质虚弱、内耳疾病等。

(金武玉)

## 参 考 文 献

[1] 胡大一.心血管内科高级教程.北京:人民军医出版社,2010.
[2] 陈灏珠.Braunwald.心脏病学.第7版.北京:人民卫生出版社,2007.
[3] 王吉耀.内科学.第2版.北京:人民卫生出版社,2010.
[4] 陆再英,钟南山,等.内科学.第7版.北京:人民卫生出版社,2008.
[5] 胡大一.新编心血管疾病防治指南与共识.北京:人民军医出版社,2012.
[6] 王国华,吴弘,秦永文,等.中国标准和Duke标准诊断感染性心内膜炎比较研究.中国心血管病研究,2007,5:481-484.
[7] 唐承薇,程南生.消化系统疾病.第1版.北京:人民卫生出版社,2011.
[8] 陈灏珠,林果为.实用内科学.第13版.北京:人民卫生出版社,2009.
[9] 中华医学会肝病学会脂肪肝和酒精性肝病学组.非酒精性脂肪性肝病诊疗指南(2010年修订版)[J].中华肝病杂志,2010,18(3):163-166.
[10] 中华医学会肝病学会脂肪肝和酒精性肝病学组.酒精性肝病诊疗指南(2010年修订版).中华肝脏病杂志,2010,18:167-170.
[11] 邓家栋,杨崇礼,杨天楹,等.邓家栋临床血液病学.上海:上海科技出版社,2001.
[12] 王振义,李家增,阮长耿,等.血栓与止血基础理论与临床.第3版.上海:上海科技出版社,2004.
[13] 成人原发免疫性血小板减少症诊治的中国专家共识.中华血液学杂志,2011,3(32):214-216.
[14] 血友病诊断和治疗中国专家共识.中华血液学杂志,2011,3:212-214.
[15] 临床用血技术规范.中国卫生部184号文,2000年6月.
[16] 吴德沛,孙爱宁,等.临床造血干细胞移植.安徽:安徽科学技术出版社,2010.
[17] 陈家伦.世纪之交的内分泌学浅述(上).中华内分泌代谢杂志,2000,16:337-341.
[18] 陈家伦.世纪之交的内分泌学浅述(中).中华内分泌代谢杂志,2001,17:1-4.
[19] 陈家伦.世纪之交的内分泌学浅述(下).中华内分泌代谢杂志,2001,17:65-68.
[20] 史轶蘩.协和内分泌与代谢学.北京:科学技术出版社,1999.
[21] 陈家伦.临床内分泌学.上海:上海科学技术出版社,2011.
[22] 宁光.内分泌高级教程.北京:人民军医出版社,2011.
[23] 陆召麟.内分泌内科学.第1版.北京:人民卫生出版社,2009.
[24] Lee Goldman、Andrew I.Schafer.西氏内科学(内分泌与代谢疾病分册).第24版.北京:北京大学医学出版社,2012.
[25] 廖二元,莫朝晖.内分泌学(第2版)(上、下).北京:人民卫生出版社,2007.
[26] 中华医学会糖尿病学分会.中国2型糖尿病防治指南(2010年版).北京:北京大学医学出版社,2010.
[27] 中华医学会骨质疏松和骨矿盐疾病分会.原发性骨质疏松诊治指南.中华骨质疏松和骨矿盐疾病杂志,2011,4:2-5.
[28] 张乃峥.临床风湿病学.上海:上海科学技术出版社,1999.
[29] 蒋明,David Yu,林孝义.中华风湿病学.北京:华夏出版社,2004.
[30] Maisch B,Seferovic PM,Ristic AD,et al.Task force on the diagnosis and management of pericardial diseases of the European Society of Cardiology.Guidelines on the diagnosis and management of pericardial diseases.Eeropean Heart Journal,2004,25(7):587-610.
[31] Goldman L,Ausiello D.Cecil's Textbook of Medicine.22$^{nd}$ ed.Philadephia:WB.Saunders Company,2004.
[32] Baddour L M,Wilson W R,Bayer A S,et al.Infective endocarditis:Diagnosis,Antimicrobial Therapy,and Management of Complication:A Statement for Healthcare Professionals.Circulation,2005,111(23):394-438.
[33] Wilson W,Taubert K A,Gewitz M,et al.Prevention of infective endocarditis:Guidelines from the American Heart Association.A guideline from the American Heart Association Rheumatic Fever,Endocarditis and Kawasaki Disease Committee,Council on Cardiovascular Disease in the Young,and the Council on Clinical

Cardiology, Council on Cardiovascular Suegery and Anesthesia, and the Quality of Care and Outcomes Research Interdisciplinary Working Group. J Am Dent Assoc, 2007, 138(6):739-745, 747-760.

[34] Habib G. Management of infective endocarditis. Heart, 2006, 92(1):124-130.

[35] Baddour L M, Wilson W R, Bayer A S, et al. Infective endocarditis: Diagnosis, Antimicrobial Therapy, and Management of Complication: A Statement for Healthcare Professionals. Circulation, 2005, 111(23):3167-3184.

[36] Gao B, Bataller R. Alcoholic liver disease: pathogenesis and new therapeutictargets. Gastroenterology, 2011, 141(5):1572-1585.

[37] Obika M, Noguchi H. Diagnosis and evaluation of nonalcoholic fatty liver disease. Experimental Diabetes Research, 2012: 145754.

[38] Pannicke N, Schramm C, Lohse AW. Autoimmune liver diseases. Internist (Berl), 2012, 53(8):943-954

[39] Machicao VI, Fallon MB. Hepatopulmonary syndrome. Seminars in Respiratory and Critical Care Medicine, 2012, 33(1):11-16.

[40] Hayashi Y, Yamamoto H, Yano T, Sugano K. Diagnosis and management of mid-gastrointestinal bleeding by double-balloon endoscopy. Therapeutic Advances in Gastroenterology, 2009, 2(2):109-117.

[41] Lichtman M, Beutler E, Kaushansky K, et al. Williams Hematology. 7th ed. New York: McGraw-Hill company, 2005.

[42] Ellison DH, Berl T. The Syndrome of Inappropriate Antidiuresis N Engl J Med. 2007;356:2064-72.

[43] Kronenberg HM, Melmed S, Polonsky KS and Larsen PR. William's Textbook of Endocrinology, 11th Edition, 2007.

[44] Dennis L. Kasper, Eugene Braunwald, Anthony S. Fauci. Harrison's Principles of Internal Medicine, 16th Edition, 2004.

[45] American Diabetes Association. Standards of medical care in diabetes-2010. Diabetes Care, 2010, 33:11-s61.

[46] International Diabetes Federation Clinical Guidelines Task Force. Global guideline on pregnancy and diabetes, 2009.

[47] DCCT/EDIC studyResearch Group. Intensive diabetes treatment and cardiovascular disease in patients with type diabetes. N Engl J Med, 2005, 353:2643-2653.

[48] Cassrtta M, Gorevic PD. Crystal arthritis: Gout and pseudogout in the geriatric patient. Geriatrics, 2004, 59(9):25-30.

[49] Firestein G, Budd R, Harris E, et al. Kelly's Textbook of Rheumatology. 8th ed. PA: Saunders. Philadelphia, 2009.

[50] Wallace DJ, Hahn BH. Dubois' Lupus Erythematosus, 7th ed. Lippincott Williams & Wilkins, 2007.

[51] J Sieper, M Rudwaleit, X Baraliakos, et al. The Assessment of SpondyloArthritis international Society (ASAS) handbook: a guide to assess spondyloarthritis. Ann Rheum Dis, 2009, 68:ii1-ii44.

[52] Singh JA, Furst DE, Bharat A, et al. 2012 Update of the 2008 American College of Rheumatology recommendations for the use of disease-modifying antirheumatic drugs and biologic agents in the treatment of rheumatoid arthritis. Arthritis Care Res (Hoboken). 2012, 64(5):625-639.

# 参 考 案 例

## （可供临床教学过程中进行病例讨论时选用）

### 病例 1

患者，男性，55岁，主因"气促、干咳半年"就诊。患者于半年前，无明显诱因出现干咳、气促，未在意，症状持续不缓解，遂多次在当地医院按"感冒"治疗（具体不详），效差，且症状呈进行性加重，当地做胸部 HRCT 示：双下肺间质病变及蜂窝样改变。为进一步诊治，故入院。发病以来，诉气促活动时加重，无发热、咳痰、咯血，亦无夜间阵发性呼吸困难，精神差，饮食睡眠差，小便正常。

查体：体温36.7℃，脉搏104/min，呼吸23/min，血压120/75mmHg，发育正常，神志清楚，自动体位，全身皮肤未见皮疹及出血点，全身淋巴结未触及增大，呼吸稍促，双肺呼吸音粗，双下肺可闻及Velcro啰音，心率104/min，律齐无杂音，腹平坦，双下肢无水肿，无病理征。

请做出初步诊断，并说明诊断依据，如何进行下一步检查，治疗原则是什么？

### 病例 2

患者，女性，60岁，主因"咳嗽、咳血丝痰2个月"就诊。患者于2个月前无明显诱因出现咳嗽、咳血丝痰，体重下降5kg，全身乏力明显，伴有低热及右侧胸痛。外院X线胸片提示右胸中等量胸腔积液。胸腔穿刺检查示淡红色，比重1.018，蛋白30g/L，LDH 290U/L，细胞数$500 \times 10^6$/L，ADA 32U/L，CEA25μg/L，胸腔积液未找到抗酸杆菌及肿瘤细胞，为求进一步诊治入院。起病以来精神差，夜间睡眠欠佳，无盗汗，食欲差，大、小便正常。

查体：体温37.6℃，脉搏85/min，呼吸18/min，血压130/65mmHg，发育正常，消瘦体型，神志清楚，自动体位，气管左偏，右侧肋间隙稍饱满，右侧呼吸运动减弱，右侧触觉语颤减弱，右侧呼吸音低。心率85/min，律齐无杂音，腹平坦，双下肢无水肿。

请做出初步诊断并说明诊断依据，如何进行下一步检查，治疗原则是什么？

### 病例 3

患者，男性，60岁。患高血压病3年，血压最高160/89mmHg，未规律服药。主因"活动后胸痛1年，加重1周"入院。患者于1年前于剧烈活动后出现胸痛，绞痛样，位于胸骨后及心前区，持续10min，放射至左上肢，休息或含服硝酸甘油0.5mg后3～5min可缓解，每周发作1～2次，伴头晕、乏力、心悸，无咳嗽、咳痰、发热、盗汗、咯血、休克、晕厥等症状。1周来上述症状加重，患者休息时胸痛亦发作，每天发作1～2次，持续约30min，含服硝酸甘油5mg可缓解，为求进一步诊治入我院。自发病以来，精神、食欲尚可，睡眠尚可，大便正常。

体格检查：体温36.2℃，脉搏70/min，呼吸18/min，血压160/90mmHg，精神尚可，双肺呼吸音清，未闻及干、湿啰音，心率70/min，律齐，未闻及杂音，腹软，肝、脾肋下未触及，双下肢不肿。

辅助检查：心电图示窦性心律，电轴不偏，ST-T无异常改变。LDL-C 5.0mmol/L。

请做出初步诊断，并说明诊断依据，如何进行下一步检查，治疗原则是什么？

### 病例 4

患者,女性,50岁。儿时常扁桃体炎发作。主因"活动后气促1年,加重伴水肿1个月"入院。患者1年前于活动后出现气促,休息后缓解,伴心悸、乏力、咳嗽,1个月前患者休息时出现气促,伴双下肢水肿,逐渐加重,不能平卧,今日凌晨患者休息时突然出现端坐呼吸、咳嗽、咳粉红色泡沫痰、大汗淋漓,无头晕、休克、晕厥、胸痛、胸闷等症状,今为求进一步诊治急诊入我院。自发病以来,精神、食欲差,睡眠欠佳,大便正常,小便量少。

体格检查:体温36.4℃,脉搏80/min,呼吸28/min,血压120/80mmHg,精神紧张,大汗,端坐呼吸,言语欠流利,双肺呼吸音粗,双肺满布大量湿啰音,心界向左扩大,心率120/min,律不规整,S1强弱不等,心尖部可闻及3/6级收缩期杂音及舒张期杂音,向腋下传导。脉搏短绌。腹软,肝、脾肋下未触及,双下肢重度凹陷性水肿。

辅助检查:心电图示快室率心房颤动,ST-T异常改变。心脏彩超示风湿性心脏病,二尖瓣狭窄伴关闭不全,左心房、左心室扩大。

请做出初步诊断,并说明诊断依据,如何进行下一步检查,治疗原则是什么?

### 病例 5

患者,女性,62岁。主因"反复乏力、腹胀5年,加重伴双下肢水肿1个月"就诊。患者5年前无明显诱因出现食欲减退、乏力、腹胀,到当地医院就诊,诊断为"胃炎",给予药物治疗(具体药物不详)后,偶有缓解,但症状经常反复,患者未引起重视。1个月前患者上述症状加重,尤以腹胀明显,腹部渐膨隆,随之出现尿少,双下肢水肿。无恶心、呕吐,无腹痛、腹泻,无黑粪及黏液血便。遂于今日来我院就诊,门诊查血常规示白细胞计数 $3.16×10^9$/L,PLT $37×10^9$/L;肝功能示总蛋白69.5g/L,清蛋白24.0g/L,总胆红素79.2μmol/L,谷丙转氨酶86U/L,谷草转氨酶128U/L。乙肝两对半示HBsAg(+),Anti-HBs(−),HBeAg(+),Anti-HBe(−),Anti-HBc(+)。为进一步诊治,收入我科。患者自发病以来,精神差,睡眠不佳,大便正常,食欲及小便如前述。

过去史:20年前体检发现"乙肝大三阳",未处理。否认"高血压、糖尿病、心脏病"病史。

体格检查:体温36.5℃,脉搏90/min,呼吸20/min,血压126/70mmHg。慢性肝病面容,神志清楚,结膜无苍白,巩膜轻度黄染,颈部见蜘蛛痣,可见肝掌。双肺呼吸音清,未闻及干、湿啰音,心律规整,各瓣膜听诊区未闻及杂音。腹部膨隆,无肌紧张,中、上腹轻压痛,无反跳痛,肝肋下未扪及,脾肋下2cm,移动性浊音阳性,双下肢中度凹陷性水肿。

请做出初步诊断,并说明诊断依据,如何进行下一步检查,治疗原则是什么?

### 病例 6

患者,男性,36岁。主因"持续性腹痛20h"入院。患者20h前饮酒后出现上腹部绞痛,先为上腹部后转为全腹部,伴胸闷、气促、背困,随来我院就诊。门诊查血常规示WBC $20.8×10^9$/L,HGB 191.0g/L,PLT $214×10^9$/L;血糖12.75mmol/L;$Ca^{2+}$ 2.0mmol/L;血淀粉酶1 203U/L;血脂肪酶1 188U/L。门诊以"急性胰腺炎"收入院。患者自发病以来,精神差,无排气、排便。

过去史:否认"肝炎、结核"病史及密切接触史;否认"高血压、糖尿病、心脏病"病史;否认精神疾患史。无手术、外伤及输血史,无药物及食物过敏史。

个人史:嗜酒10余年,每次250ml。

体格检查:体温38.5℃,脉搏130/min,呼吸28/min,血压102/79mmHg,急性病容,超力体型,双肺呼吸音清,心率130/min,律规整,腹膨隆,全腹部压痛及反跳痛阳性,肝、脾未及,肝区叩痛阳性,腹水征(−),肠鸣音消失。

请做出初步诊断,并说明诊断依据,如何进行下一步检查,治疗原则是什么?

### 病例 7

患者,男性,22岁,学生。因"全身水肿、尿少4d"就诊。患者4d前无明显诱因出现双眼睑及面部水肿,同时尿量减少,当天小便2次,具体量不详,3d前水肿发展到下肢并伴有腹胀、食欲缺乏、全身乏力等，无肉眼血尿、尿频、尿急、尿痛、排尿困难等，仍有尿少。昨天在当地检查化验尿蛋白(卌)、红细胞(+)、颗粒管型(+)，血白蛋白20g/L，血肌酐78μmol/L，诊断为"肾炎"给予利尿等治疗，为求进一步诊治，故入院。发病以来，有恶心、无发热、皮疹、关节疼痛、胸闷、气促、呼吸困难等，精神尚可，未影响正常生活，大便正常，睡眠良好。

**体格检查**：体温36.5℃，脉搏80/min，呼吸20/min，血压110/80mmHg，发育正常，全身水肿，以面部及双下肢为重，神志清楚，呼吸平稳，自动体位，检体合作，营养良好。扁桃体不大，全身皮肤未见皮疹，关节无红肿，两侧呼吸运动对称，双下肺呼吸音低，叩呈浊音，心率80/min，律规整，无杂音，腹膨隆，肝脾肋下未触及，移动性浊音阳性，肾区无叩击痛，阴囊及阴茎水肿明显，无病理征。

请做出初步诊断，并说明诊断依据，如何进行下一步检查，治疗原则是什么？

**病例8**

患者，男，37岁，农民。以"间歇头痛1年余，反复纳差、胸闷1个月，加重3d"为主诉入院。患者1年前无明显诱因下出现头晕、头痛，时查血压高，最高180/100mmHg，自服降压药物治疗，当时尿量正常，无肉眼血尿及尿频、尿急、尿痛、排尿困难等，查肾功能示Scr 400μmol/L左右，尿蛋白+，未进行系统治疗。间断口服保护肾、降压、排毒素药物治疗(具体药物不详)，肾功能损害逐渐进展，化验血肌酐400~700μmol/L，能正常生活。患者1个月前出现食欲缺乏伴有恶心，偶有呕吐，伴胸闷，15d前至我科住院治疗，时查血肌酐1 200μmol/L，Hb 28g/L，予行保护肾、排毒及输血等对症治疗，建议行血液透析治疗，家属因经济原因拒绝，住院4d出院。患者3d前再次出现胸闷，活动后加重，不能平卧，伴有咳嗽、咳痰，为泡沫样痰，偶有痰中带血，当地治疗(不详)效果不佳，今急诊至我科拟"尿毒症、心力衰竭"收住入院。近1个月患者有夜间不能平卧，病程中无发热、畏寒、寒战，无抽搐及意识障碍，无腹痛、腹泻，有恶心，无明显呕吐，无皮疹及关节痛，近1个月每日尿量约1 000ml，无呕血及黑粪，纳差明显，睡眠差。

既往体健，否认肝炎、结核等传染性疾病史，无糖尿病及高血压病史，无手术外伤史，无食物、药物过敏史，无输血史。

**体格检查**：体温36.8℃，脉搏102/min，呼吸32/min，血压150/130mmHg。神志清楚；呼吸促，痛苦貌，慢性肾衰面容，营养中等，发育正常，抬入病房，端坐位，查体合作，对答切题；全身皮肤黏膜无黄染，未见瘀点、瘀斑及出血点，浅表淋巴结未触及增大；头颅无畸形，颜面部无水肿，双侧瞳孔等大等圆，直径约3mm，对光反射灵敏，口唇无发绀，咽不红，扁桃体不肿大；颈软，无抵抗，甲状腺不大，气管居中；胸廓对称，无畸形，双肺呼吸音粗，满布湿啰音，心率102/min，律规整，各瓣膜区未闻及病理性杂音；腹软，肝、脾肋下未及，剑突下压之不适，双肾区无明显叩击痛，双侧输尿管点无压痛；外生殖器和肛门未检；双下肢轻度水肿；生理反射存在，病理反射未引出。

请做出初步诊断，并说明诊断依据，如何进行下一步检查，治疗原则是什么？

**病例9**

患者，男性，32岁。既往体健。主因"皮肤黄染、头晕、乏力1个月，加重1周"入院。患者于1个月前无明显诱因出现皮肤发黄，伴头晕、乏力、尿色加深，无发热、出血倾向、消瘦、盗汗、血尿等，1周来上述症状加重，并出现活动后心悸、气短，无胸闷、水肿、少尿，为求诊治就诊我科。自发病以来，精神、食欲欠佳，睡眠尚可，大便正常。

**体格检查**：体温36.2℃，脉搏90/min，呼吸20/min，血压115/80mmHg，贫血貌，皮肤、巩膜黄染，皮肤未见出血点，浅表淋巴结未及增大，双肺呼吸音清，未闻及干、湿啰音，心率90/min，律规整，未闻及杂音，腹软，肝肋下未触及，脾肋下3cm，双下肢无凹陷性水肿。

**辅助检查**：血常规示WBC 5.3×10$^9$/L，Hb 63g/L，MCV 92fl，PLT 145×10$^9$/L。网织红细胞比例0.26。尿常规示尿胆原增高，尿胆红素正常，尿隐血阴性。

请做出初步诊断，并说明诊断依据，如何进行下一步检查，治疗原则是什么？

### 病例 10

患者,女性,22岁。既往体健。主因"面色苍白、头晕、牙龈出血10余天,发热3d"入院。患者于10余天前无明显诱因出现面色苍白、头晕、乏力,伴牙龈出血,无血尿、黑粪、鼻出血,上述症状渐加重。近3d出现发热,体温最高达38.5℃,伴咳嗽、咳痰,无胸痛、气短,今为求诊治就诊我科。自发病以来,精神、食欲欠佳,睡眠尚可,大、小便正常。

体格检查:体温38.8℃,脉搏88/min,呼吸20/min,血压120/80mmHg,贫血貌,双下肢皮肤可见瘀斑,下颌下、颈部多发淋巴结增大,最大者1cm×1cm大小,质硬,活动度可,无触痛,右下肺可闻及干、湿性啰音,心率88/min,律规整,未闻及杂音,腹软,肝、脾肋下未触及。

辅助检查:血常规示WBC $43.0×10^9$/L,Hb 63g/L,MCV 90fl,PLT $15×10^9$/L,淋巴细胞占0.7(70%)。末梢血涂片可见原始幼稚细胞。X线胸片示右下肺炎。

请做出初步诊断,并说明诊断依据,如何进行下一步检查,治疗原则是什么?

### 病例 11

患者,女性,30岁,主因"多汗、消瘦、乏力1个月"就诊。患者于1个月前,无明显诱因出现多汗、消瘦,体重下降5kg,全身乏力症状明显,查$FT_3$ 32.3pmol/L,$FT_4$ 54.6pmol/L,TSH 0.01nmol/L,为进一步诊治,故入院。发病以来,诉心悸,为持续性,无胸闷、气促、夜间阵发性呼吸困难,大便次数增多,每日2~3次,为黄色软便,不伴烦渴、多尿、多饮,无恶心、呕吐,精神尚可,易激动,夜间睡眠差,食欲正常,小便正常。

体格检查:体温37℃,脉搏115/min,呼吸20/min,血压115/80mmHg,发育正常,消瘦体型,神志清楚,自动体位,皮肤湿润细腻,双眼球略突出,辐辏反射欠佳,甲状腺二度肿大,质软,无结节及触痛,两侧上极可触及震颤,可闻及血管杂音,双肺呼吸音清,心率115/min,律规整无杂音,腹平坦,双下肢水肿,无病理征。

请做出初步诊断,并说明诊断依据,如何进行下一步检查,治疗原则是什么?

### 病例 12

患者,女性,56岁,因"乏力、恶心、呕吐、体重下降2个月"入院。患者2个月来,感乏力、伴有恶心、呕吐,体重下降3kg,伴有睡眠增多。

体格检查:体温36.3℃,脉搏56/min,血压86/50mmHg,体重48kg,身高165cm。消瘦体型,毛发稀疏。甲状腺不肿大,双肺呼吸音清,心率56/min,律规整无杂音,腹平坦,双下肢无水肿,无病理征。四肢肌力5级。

实验室检查:血糖3.5mmol/L,血钠112 mmol/L,$FT_3$ 0.77pmol/L,$FT_4$ 4.37pmol/L,TSH 2.56nmol/L。

请做出初步诊断,并说明诊断依据,如何进行下一步检查,治疗原则是什么?

### 病例 13

患者女性,65岁,因"发现血糖高1年,尿频、尿痛、口渴2周,恶心、呕吐1d"就诊。1年前,患者体检时发现空腹血糖6.7mmol/L,遂控制饮食、增加活动量,未进行血糖复查。2周前,患者无明显原因的出现尿频、尿痛、口渴、多饮症状,于社区医院就诊,诊为"泌尿系感染",给予抗生素治疗,具体不详,症状无明显好转。1周前,患者自觉倦怠、乏力、嗜睡,伴食欲下降;1d前,患者出现恶心症状并呕吐2次,为胃内容物,遂来诊。

既往体健,无高血压、高血脂、心脑血管疾病史,无药物过敏史,无手术外伤史。

家族中其父患高血压病、糖尿病、脑出血史,已故。其母患"肺癌",已故。

体格检查:体温37.5℃,脉搏90/min,血压95/75mmHg,呼吸28/min,BMI 26.3kg/$m^2$。

老年女性,嗜睡状态,呼之能应,反应迟钝,平车入院。皮肤黏膜干燥,头颅无畸形,眼睑无水肿,扁桃体不大,甲状腺未触及,双肺呼吸清,未闻及干、湿啰音,心律规整,各瓣膜区未闻及病理性杂音。腹平软,未扪及包块,左中、下输尿管点压痛,肝、脾未及,肝、肾区无叩击痛。四肢脊柱无畸形,双下肢不肿,生理反射存在,病理反射未引出。

请做出初步诊断,并说明诊断依据,如何进行下一步检查,治疗原则是什么?

该患者1年前查空腹血糖高,2周前出现泌尿系感染症状,服用抗生素效果不佳,遂后出现嗜睡与消化道症状,查体发现患者体温高、血压低、心率快、呼吸急促,存在脱水表现,高度提示糖尿病急性代谢紊乱,因此检查包括血糖、肾功能、电解质、血气分析、血酮体、血常规、尿常规、尿沉渣,行心电图检查对患者心脏情况进行评价。

辅助检查:血糖21.3 mmol/L,血酮体2.5 mmol/L,血钠134 mmol/L,血钾3.2 mmol/L,尿素氮11.3 mmol/L(正常值2.86~8.2),血肌酐101μmol/L(正常值59~104),白细胞13.2×10$^9$/L,中性粒细胞分类0.85(85%),尿常规示 尿酮体(卌),亚硝酸盐(卄),镜检可见脓球;心电图见胸前导联广泛ST-T改变。

请做出初步诊断,并说明诊断依据,如何进行下一步检查,治疗原则是什么?

### 病例14

患者男性,75岁,"发现血糖高10年,意识不清2h"入院。10年前,患者行"白内障(左)"手术时发现空腹血糖高(8.1mmol/L)、血压高(145/100 mmHg),遂诊为"2型糖尿病、高血压"。目前患者服用"二甲双胍0.5g,每日1次,格列本脲5mg,每日1次",空腹血糖控制在5~6mmol/L;服用"硝苯地平缓释片20mg,每日1次",血压控制在125/75mmHg左右,平素生活自理,2h前被家人发现意识不清、呼之不应、小便失禁,遂急诊入院。

体格检查:体温36.3℃,脉搏82/min,血压140/80mmHg,呼吸22/min。

老年男性,昏迷状态,呼之不应,平车送入。皮肤湿冷,头颅无畸形,眼睑无水肿,口角无歪斜,甲状腺未触及,双肺呼吸清,未闻及干、湿啰音,心律规整,各瓣膜区未闻及病理性杂音。腹平软,肝、脾未触及,四肢脊柱无畸形,双下肢不肿,双侧巴宾斯基征阳性。

请做出初步诊断,并说明诊断依据,如何进行下一步检查,治疗原则是什么?

### 病例15

患者,女性,40岁,主因"多关节肿痛6个月"就诊。6个月前无明显诱因出现多关节肿痛、累及双手第2、3、4近端指间关节、第3、4掌指关节、双腕关节;伴双手晨僵、活动后好转、时间>1h;无发热、咳嗽、咳痰,无口干、眼干,无皮疹、雷诺现象。查RF阳性、ESR50mm/h,CRP24mg/dL,双手X线正位片示双手近端指间关节间隙变窄,双手骨质疏松。为进一步诊治,遂住院治疗。自发病以来,神志清、精神可、饮食可,大、小便正常,体重无明显变化。

体格检查:体温37℃,脉搏75/min,呼吸20/min,血压115/80mmHg,发育正常,营养中等,神志清楚,自动体位,皮肤湿润细腻。双肺呼吸音清、心率75/min、律规整、各瓣膜听诊区无杂音。腹平坦,肝、脾未触及。双手第2、3近端指间、第3、4掌指关节、双腕关节肿胀压痛,双手握力差,双下肢无水肿,无病理征。

请做出初步诊断,并说明诊断依据,如何进行下一步检查,治疗原则是什么?

### 病例16

患者,女性,30岁,主因"皮疹、关节痛2个月"就诊。2个月前日晒后出现面部皮疹、色红、稍突出皮肤,分布于双侧面颊,无瘙痒、破溃,后渐出现多关节疼痛,累及双肩、双肘、双膝关节,无咳嗽、咳痰、无发热、口干、眼干,无雷诺现象、口腔溃疡。查ANA1 320,抗Sm阳性,C3降低,尿常规示尿蛋白卄,为进一步诊治,遂住院治疗。发病来,神志清、精神差、饮食可,大便正常,体重增加2kg。

体格检查:体温37℃,脉搏75/min,呼吸20/min,血压140/95mmHg,发育正常,营养中等,神志清楚,自动体位,双侧面颊部红色皮疹、呈现蝶形,稍突出皮肤,无破溃,双肺呼吸音清,心脏听诊律规整,无杂音,腹平坦,双下肢轻度指陷性水肿,无病理征。

请做出初步诊断,并说明诊断依据,如何进行下一步检查,治疗原则是什么?

## 病例 17

患者,女性,27 岁。主因"被发现意识不清 30min"就诊于急诊科。30min 前家人在家中发现患者意识不清,呼之不应,口吐白沫,身旁有呕吐物,伴大汗、大小便失禁,不伴抽搐。病前与其丈夫发生过争吵。

既往史:否认"肝炎、结核"病史及密切接触史;否认"高血压、糖尿病、心脏病"病史;否认精神疾患史。无手术、外伤及输血史,无药物及食物过敏史。

体格检查:体温 36℃,脉搏 90/min,呼吸 28/min,血压 126/76mmHg,$SpO_2$ 92%。呈中度昏迷状态。全身皮肤多汗,呼出气有大蒜味。双眼睑震颤,双侧瞳孔针尖样大小。鼻腔、口腔分泌物多。胸廓对称,呼吸浅快,节律规整,双肺布满湿啰音。叩诊心界无扩大,心率 90/min,律规整,各瓣膜听诊区未闻及杂音。腹平软,肝、脾肋下未及,肠鸣音活跃。双下肢无水肿。脑膜刺激征阴性。

辅助检查:血常规 WBC $10.2\times10^9$/L,RBC $3.64\times10^{12}$/L,Hb 118 g/L,PLT $144\times10^9$/L。胆碱酯酶活力 30% 以下。

请做出初步诊断,并说明诊断依据,如何进行下一步检查,治疗原则是什么?

## 病例 18

患者,男性,52 岁。主因"被发现意识不清 1h"被他人送来急诊。1h 前他人在其生有煤火的居室发现患者意识不清,口角有白色呕吐物,伴大、小便失禁,无抽搐、发热,遂送往某院急诊科抢救。与其同室居住者已死亡。

既往史:否认"肝炎、结核"病史及密切接触史,否认"高血压、糖尿病、心脏病"病史。

体格检查:体温 35.6℃,脉搏 110/min,呼吸 22/min,血压 122/80mmHg。呈浅昏迷状态,压眶刺激四肢可活动。皮肤、巩膜无黄染。双瞳孔等大等圆,直径约 3mm,对光反射灵敏。胸廓对称,双肺呼吸音清,未闻及干、湿啰音。叩诊心界无扩大,心率 110/min,律规整,各瓣膜听诊区未闻及杂音。腹平软,肝、脾肋下未及,双下肢无水肿。脑膜刺激征、病理反射阴性。

辅助检查:头颅 CT 未见明显异常。血常规正常。碳氧血红蛋白 32%。

# 彩 图

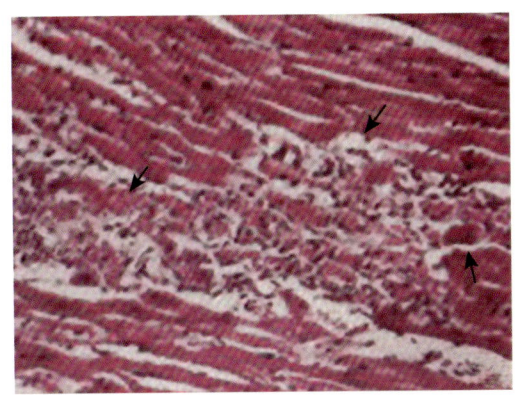

彩图 25-1　病毒性心肌炎病理

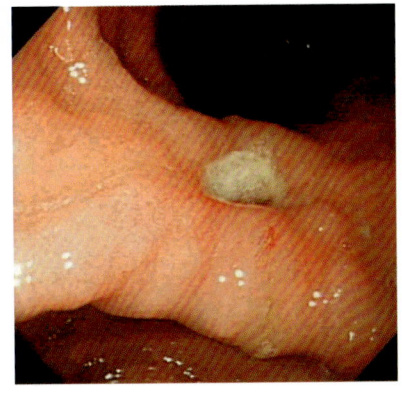

彩图 31-1　胃角溃疡（活动期）

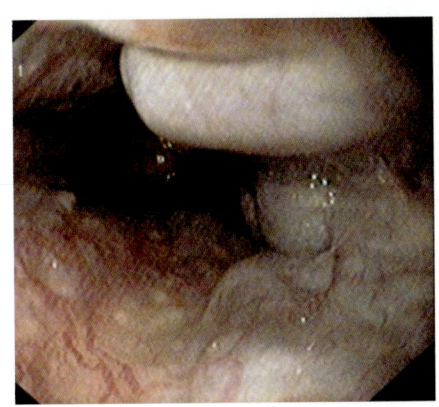

彩图 37-1　食管静脉曲张

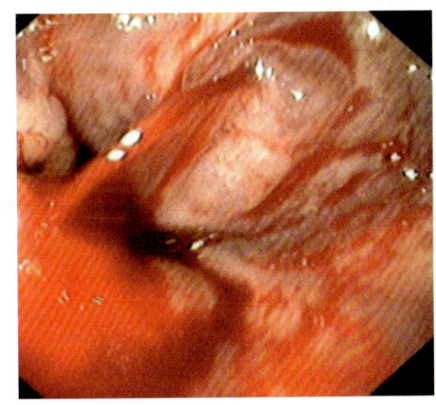

彩图 37-2　食管静脉曲张破裂出血

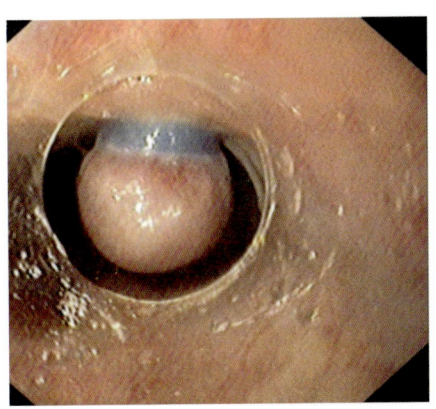

彩图 37-3　内镜下食管静脉曲张套扎

| | | | 白蛋白尿分级（mg/g） | | | | |
|---|---|---|---|---|---|---|---|
| | | | $A_1$ | | $A_2$ | $A_3$ | |
| | | | 最佳和高-正常 | | 高 | 非常高和肾病范畴 | |
| | | | <10 | 10~29 | 30~299 | 300~1999 | ≥2000 |
| GFR分期 [ml/(min·1.73m$^3$)] | $G_1$ | 高和最佳 | >105 | | | | |
| | | | 90~104 | | | | |
| | $G_2$ | 轻 | 75~89 | | | | |
| | | | 60~74 | | | | |
| | $G_3a$ | 轻-中 | 45~59 | | | | |
| | $G_3b$ | 中-重 | 30~44 | | | | |
| | $G_4$ | 重 | 15~29 | | | | |
| | $G_5$ | 肾衰竭 | <15 | | | | |

风险从小到大的顺序为：绿色、黄色、橙色、红色及带斜条红色

**彩图 45-1　用 GFR 及 ACR 进行的 CKD 相对风险分级**